临床检验诊断图谱丛书

NIAOYE YOUXING CHENGFEN
LINCHUANG JIANYAN ZHENDUAN TUPU

尿液有形成分
临床检验诊断图谱

顾　问：王　前　续　薇　张时民　李绵阳　吴　茅

主　编：闫立志　郑　磊

副主编：司徒博　高　洋　张　静　孙德华　陈　彪

人民卫生出版社
·北　京·

图书在版编目（CIP）数据

尿液有形成分临床检验诊断图谱 / 闫立志，郑磊主编. -- 北京：人民卫生出版社，2025. 5. -- ISBN 978-7-117-37976-2

Ⅰ. R446. 12-64

中国国家版本馆 CIP 数据核字第 20250DZ708 号

人卫智网	www.ipmph.com	医学教育、学术、考试、健康，购书智慧智能综合服务平台
人卫官网	www.pmph.com	人卫官方资讯发布平台

尿液有形成分临床检验诊断图谱

Niaoye Youxing Chengfen Linchuang Jianyan Zhenduan Tupu

主　　编：闫立志　郑　磊
出版发行：人民卫生出版社（中继线 010-59780011）
地　　址：北京市朝阳区潘家园南里 19 号
邮　　编：100021
E - mail：pmph @ pmph.com
购书热线：010-59787592　010-59787584　010-65264830
印　　刷：北京盛通印刷股份有限公司
经　　销：新华书店
开　　本：889×1194　1/16　　印张：26.5
字　　数：865 千字
版　　次：2025 年 5 月第 1 版
印　　次：2025 年 7 月第 1 次印刷
标准书号：ISBN 978-7-117-37976-2
定　　价：288.00 元

打击盗版举报电话：**010-59787491**　E-mail：**WQ @ pmph.com**
质量问题联系电话：**010-59787234**　E-mail：**zhiliang @ pmph.com**
数字融合服务电话：**4001118166**　E-mail：**zengzhi @ pmph.com**

编　者（以姓氏汉语拼音为序）

卞　聪　长沙市中医医院（长沙市第八医院）

曹　科　深圳市儿童医院

曹　喻　遵义医科大学附属医院

曹楠楠　广东省中医院

柴志欣　南方医科大学南方医院

陈　彪　福建医科大学附属第一医院

陈　红　临沂市人民医院

陈桓练　阳江市人民医院

陈建霞　深圳龙岗中心医院

陈思曼　深圳龙岗中心医院

陈志新　福建医科大学附属协和医院

程莎莎　南方医科大学第三附属医院

邓作欣　广西壮族自治区妇幼保健院

段爱军　河南信合医院

冯平锋　南方医科大学南方医院

付强强　南方医科大学南方医院

高　雅　南方医科大学南方医院

高　洋　包头市肿瘤医院

高海燕　哈尔滨医科大学附属第六医院

高菊兴　临沂市人民医院

郭宏波　内蒙古包钢医院

何　婧　浙江省人民医院

黄俊捷　南方医科大学南方医院

黄小玲　广东省第二中医院

贾　茹　梅河口市中心医院

姜朝新　广东省中西医结合医院

孔　虹　中国医科大学附属盛京医院

李宝花　深圳市光明区人民医院

李静芳　云南省肿瘤医院

梁　伟　宁波大学附属第一医院

廖　军　广州市第一人民医院

林宛颖　南方医科大学南方医院

刘小晴　中山大学附属第八医院

罗燕萍　深圳市罗湖医院集团罗湖区人民医院

罗宇虹　南方医科大学南方医院

吕　颖　广州中医药大学深圳医院（福田）

马威锋　乐清市人民医院

亓　涛　南方医科大学南方医院

曲良卓　暨南大学附属第五医院

任梦予　广州市中西医结合医院

茹进伟　乐昌市人民医院

沈亚娟　山东省立医院

石　梅　西安市阎良区人民医院

司徒博　南方医科大学南方医院

宋金龙　广州医科大学附属第一医院

孙德华　南方医科大学南方医院

田　毅　郑州大学第一附属医院

王翠峰　内蒙古科技大学包头医学院第一附属医院

肖明锋　广州中医药大学第一附属医院

肖伟利　内蒙古自治区人民医院

谢荣章　云浮市人民医院

闫立志　南方医科大学南方医院

姚金龙　江口县中医医院

于波海　广州中医药大学深圳医院（福田）

张　慧　吉林大学第一附属医院

张　静　南方医科大学南方医院

张军格　象山县红十字台胞医院

张如意　南方医科大学南方医院

张晓荷　南方医科大学南方医院

章海斌　南昌大学第二附属医院

赵纪维　南京市溧水区中医院

赵佳强　珠海市人民医院

赵黎明　内蒙古包钢医院

赵明海　南方医科大学南方医院

郑　磊　南方医科大学南方医院

钟子宏　珠海市人民医院

周慧君　遂宁市中心医院

庄晓静　桐乡市中医医院

通读郑磊教授和闫立志教授共同主编的《尿液有形成分临床检验诊断图谱》，令我感到十分欣慰，对他们的敬业精神深表赞誉！他们在日常工作中整理了大量临床经典案例，并拍摄数以万计宝贵的形态学图片，这些珍贵的资料不仅为临床诊断提供了重要参考，也为形态学研究积累了丰富的素材。他们对形态学的热爱和执着令人钦佩，也彰显了新时代检验人的工匠精神，既继承了传统检验技术的精髓，又积极拥抱新技术、新方法，推动了尿液有形成分检验创新发展。这种在传承中求突破、在创新中谋发展的精神，正是医学检验事业不断进步的动力源泉。

尿液有形成分检验是临床检验的重要组成部分，不仅为泌尿系统疾病的诊断提供了重要依据，还在病情监测、预后评估等方面发挥着不可替代的作用。尿液有形成分检验历经了从手工镜检到自动化分析的技术革新，尤其是近年来人工智能技术的快速发展，极大地提升了检验的准确性和工作效率。随着医学技术的不断进步，尿液有形成分检验的智能化和标准化已成为临床检验领域的重要发展方向，其临床应用价值日益凸显。

《尿液有形成分临床检验诊断图谱》一书，系统地介绍了泌尿系统的解剖与组织结构、尿液有形成分检验的流程与质量控制、各类有形成分的形态特征及临床意义。书中涵盖了红细胞、白细胞、上皮细胞、肿瘤细胞、管型、结晶等多种有形成分的详细解析，并通过大量高清图片和典型案例，帮助读者深入理解尿液有形成分的诊断价值。此外，本书还探讨了尿液检验技术的最新进展，特别是人工智能和数字成像技术在尿液有形成分分析中的应用，为读者提供了前沿的科研思路和实践参考。

本书的特色在于其内容的全面性和实用性。书中精选了数千张高清图片，直观展示了各类有形成分的形态特征，并结合临床案例进行了深入分析，具有较强的实践指导意义。本书不仅适合医学检验专业的师生作为教学参考书，也可作为临床检验人员的实用工具书，帮助他们在日常工作中准确识别和解读尿液有形成分。同时，本书还为临床医生提供了重要的诊断依据，协助他们更好地理解检验结果，制定精准的治疗方案。对于医学研究人员，本书提供了丰富的形态学资料，为科研工作提供了宝贵的素材。

尿液有形成分检验技术的发展历程，生动诠释了医学检验领域的创新与进步。从传统手工镜检到自动化分析，每一次技术革新都显著提升了临床诊断能力。当前，人工智能和大数据技术的融合应用，正推动着检验技术向智能化、标准化方向快速发展。本书的出版为尿液有形成分检验注入了新的活力，推动该领域的技术进步和临床应用，为临床诊断提供更加有力的支持！

丛玉隆

2025 年 3 月 20 日

开卷作序，倍感欣慰！通读郑磊教授和闫立志教授共同主编的《尿液有形成分临床检验诊断图谱》，收获颇丰，欣然为其作序！郑磊教授一直重视科室细胞形态学发展，善于多学科交叉融合，带领南方医科大学南方医院团队先后编写多本形态学著作、共识和指南等，为行业做出了示范和引领作用。闫立志教授长期从事形态学检验工作，有着丰富的临床经验，在实践中整理了许多临床经典案例，拍摄了大量精美细胞图片，"临床检验诊断图谱丛书"正体现了他对形态学的执着和热爱。

尿液有形成分检验作为检验医学重要组成部分，在人体多个系统疾病的诊断、鉴别诊断及预后评估中具有不可替代的作用。然而尿液有形成分种类繁多、形态复杂，且易受多种因素影响，使得其检验和诊断面临诸多挑战。虽然现有的文献和参考书籍不乏关于尿液有形成分的论述，但在系统性、全面性和实用性方面仍有待提升，《尿液有形成分临床检验诊断图谱》的出版，恰恰填补了这一空白。这本书不仅详细介绍了各种尿液有形成分的形态特征、检验方法及其临床意义，还结合了最新的行业标准、研究成果和实践经验，为读者提供了一本兼具理论知识学习和实践指导作用的参考书籍。

图片精美，内容详实！这本图谱精选了数千张高清图片，每一张都清晰展现了尿液有形成分的细微形态特征，为读者提供了直观、精准的视觉参考。本书内容详实，全面介绍了尿液中的细胞、结晶、管型及其他有诊断价值的有形成分。既深入探讨了尿液有形成分的形态学特征，又紧密结合临床实践，详细阐述了其形成机制和鉴别方法。此外，本书还系统梳理了尿液有形成分检验的理论知识，结合大量的临床案例，帮助读者将理论与实践紧密结合。书中对染色技术、仪器分析及人工智能在尿液检验中的应用进行了深入探讨，展现了该领域的最新进展和未来发展方向。

实用性强，值得力荐！作为一名医学检验领域的从业者，我深感本书的出版意义重大。我相信，本书的出版将极大地推动尿液有形成分检验技术的规范化、标准化和智能化，为临床诊断提供更加有力的支持。本书内容全面，图文并茂，既适合作为医学检验专业师生的教学参考书，也可作为临床检验人员的实用工具书。对于医学生而言，本书能够帮助他们深入理解尿液有形成分检验的基础知识；对于临床检验人员，它则是一本不可多得的实践指南；而对于临床医生，本书提供了丰富的尿液有形成分形态学资料，有助于他们准确解读检验结果，为患者提供精准的诊断和治疗建议。此外，本书还为医学研究人员提供了宝贵的科研素材和技术方法，为该领域的学术探索提供了重要支撑。

传承经典，勇于创新！作为医学检验领域的一名教师，我欣慰于年轻一代学者对专业的热爱与坚守，同时也对他们寄予厚望。也希望广大检验工作者能够以本书为鉴，继续深耕形态学领域，传承经典，勇于创新，为医学检验事业的发展贡献更多智慧和力量！愿每一位读者都能从本书中汲取营养，在实践中不断探索，推动尿液有形成分检验技术迈向新的高度！愿本书成为您医学检验道路上的良师益友，助力大家在学术与实践中取得更大的成就！

王 前

2025 年 3 月 10 日

尿液有形成分的检验在临床诊断中扮演着基础且关键的角色,在疾病的诊断鉴别、病情监测及预后评估等方面具有重要的临床意义。随着医学技术的发展与进步,新的检验技术逐渐应用于临床,尿液有形成分检验由手工镜检法发展到仪器全自动分析,不仅提升了检验速度,而且实现了尿液有形成分检验的规范化和标准化,尤其是人工智能技术在该领域的应用,进一步提高了尿液有形成分识别的准确率。然而,尿液有形成分种类繁多、形态各异,且易受多种因素影响,其检验和诊断仍然面临一定的挑战。

2019年作者出版了《尿液有形成分图谱新解与病例分析》一书,该书获得了广泛的关注。近年来,通过对尿液有形成分深入研究和积累,作者有了更为深刻的认识,尤其在染色技术和尿液细胞学方面进行了细化。基于这些新的认识,并结合最新的行业标准、研究成果和实践经验,我们邀请了多位国内在该领域具有丰富经验的专家学者共同编写了这本内容全面、图像清晰、易于理解的《尿液有形成分临床检验诊断图谱》。本书旨在为广大临床检验工作者、医学院校师生及研究人员提供一本全面、系统、实用的尿液有形成分检验参考书籍,以帮助他们提升专业素养和技能水平,推动尿液有形成分检验技术的发展,并为临床诊断提供更有力的支持。

本书共包含六个章节。第一章详细介绍了泌尿系统的解剖学、组织结构以及尿液检验基本概念,简要介绍了尿液有形成分检验的现状及发展趋势,阐述了尿液有形成分检验在临床诊断中的重要性。第二章从尿液有形成分检验流程和质量保证方面着手,强调了尿液有形成分检验的各个环节的重要性,包括样本采集、运送、处理、检验方法、结果报告及质量控制等。第三章重点关注尿液中有形成分(红细胞、白细胞、上皮细胞等)的形态特点、检验方法及其临床意义,通过分析典型病例,旨在帮助读者掌握尿液细胞检验的诊断技巧;此外,本章还从体液细胞学的角度介绍了尿液中的各类肿瘤细胞,并结合临床案例综合分析,从而丰富了尿液图谱的内容。第四章详细探讨了各种管型的形态特征、形成机制及其临床意义,并通过丰富的图片资料,使读者能够更加直观地理解管型检验在临床诊断中的应用。第五章展示了尿液中各种结晶的形态、形成原因及其临床意义。第六章则总结了一些尿液中可能发现的粪便污染物及常见的外界环境异物。

本书内容全面,涵盖了尿液有形成分检验的各个方面,包括检验流程、质量控制、各种有形成分的形态特征及临床意义。精选的数千张具有代表性的高清图片,直观展现了尿液有形成分的形态特征,有助于读者更精确地理解与掌握。本书紧密贴合临床实践,具有较强的实用性,并针对尿液有形成分检验中常见的问题提供了详尽的解答。此外,本书还关注尿液检验技术的最新进展和热点问题,探讨了新技术、新方法在尿液有形成分检验中的应用及其前景,为尿液检验技术的创新和发展提供了宝贵的思路和参考。

本书内容详实,覆盖读者范围广,适合作为医学检验专业师生的辅助教学用书,能有效地帮助学生和教师深入理解和掌握尿液有形成分检验的基础知识;对于临床检验人员而言,它是一本具备较强实用价值的参考工具书;在临床医生诊断泌尿系统疾病时,它亦可作为重要的参考资料,协助医生准确解读检验结果,并为患者提供准确的诊断和治疗建议。此外,对于医学研究人员,本书收集了大量尿液有形成分形态学资料,为科研工作提供了丰富的科研素材和理论支持。

在本图谱的编写过程中,得到了许多国内外专家和学者的鼎力支持与帮助,并提供了大量宝贵的意见和建议,对此,我们表达诚挚的感谢和崇高的敬意!同时,也要向所有参与本图谱编写、校对的同事和朋友们致以衷心的感谢,正是你们的勤奋工作和无私奉献,才使得本图谱顺利出版。

随着医学技术的不断进步和临床需求的日益增长,我们将持续关注尿液有形成分检验领域的最新发展和热点议题,不断完善本书的内容,以确保其全面性、系统性、科学性和实用性。我们诚挚地希望广大临床医生和检验同仁能够提出宝贵的意见和建议,我们将不懈努力、砥砺前行,不断追求更高的目标和更卓越的成果,为推动临床检验技术的发展做出更大的贡献!

闫立志　郑　磊

2025 年 3 月

第一章　概论

第二章　尿液有形成分检验流程及质量保证

第三章 尿液细胞检验在临床中的应用

第四章 尿液结晶检验在临床中的应用

第五章　尿液管型检验在临床中的应用

第六章　其他有形成分的临床意义

尿液有形成分检验是尿液分析组成部分,在泌尿系统疾病的诊断和治疗等方面有着重要的临床意义。掌握泌尿系统解剖和组织结构及相关基础知识,对于提高尿液有形成分检验质量十分必要,能够帮助检验人员更好地理解尿液形成的机制,准确判断病变部位和疾病类型,可以为临床诊断和治疗提供高质量的检验报告。

第一节　泌尿系统解剖与组织结构

泌尿系统(urinary system)由肾脏(kidney)、输尿管(ureter)、膀胱(urinary bladder)、尿道(urethra),以及相关的血管、淋巴管及神经等组成(图1-1)。其主要功能是排出机体新陈代谢过程中产生的废物和多余的水,维持机体内环境的平衡和稳定。尿液由肾脏生成,经由输尿管输送至膀胱储存,而后经尿道排出体外。

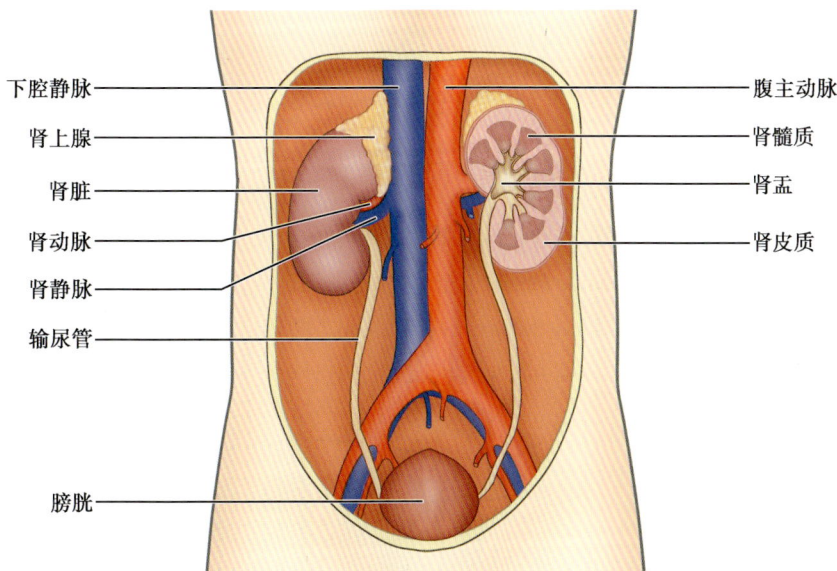

图 1-1 泌尿系统解剖结构示意图

一、肾脏位置与结构

肾脏是泌尿系统主要器官,主要的生理功能是排泄代谢产物,调节水、电解质和酸碱平衡,维持人体内环境稳定及内分泌功能。正常成人肾脏的长度、宽度和厚度分别为10.5~11.5cm、5~7.2cm 和2~3cm。成年男性一个肾脏重量为100~140g,女性略轻。

(一)肾脏的位置与毗邻

人体有两个肾脏,紧贴腹后壁,位于腹膜后脊柱两旁。左肾上端平第11胸椎,下端平第2腰椎下缘,右肾较左肾位置低半个至1个椎体。左肾前上部与胃底后面毗邻,中部与胰尾和脾血管接触,下部邻接空肠和结肠左曲。右肾前上部与肝毗邻,下部与结肠右曲相接触,内侧缘与十二指肠降部相邻。两肾后面的上 1/3 与膈相邻,下部自内侧向外侧分别与腰大肌、腰方肌及腹横肌相毗邻。肾上腺位于肾的上方,二者共为肾筋膜包绕,其间被疏松的结缔组织分隔。

(二) 肾脏的结构

肾脏外观形似蚕豆,分为上下两端,内外两侧缘和前后两面。肾脏的外缘隆起,内缘中间凹陷,凹陷中央称为肾门,是肾血管、淋巴管、输尿管及神经出入肾脏的部位。在肾脏的额状面,肾实质分为表层的肾皮质(renal cortex)和内侧的肾髓质(renal medulla)(图 1-2)。

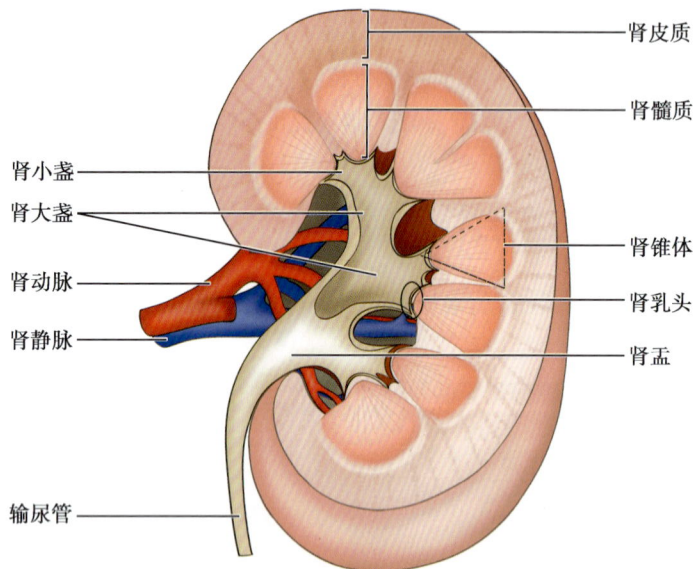

图 1-2 肾脏结构示意图

肾皮质位于浅层,呈红褐色,其内富含血管,是肾脏的主要过滤部位。肾皮质伸入肾髓质的部分称为肾柱(renal column)。

肾髓质色淡,内有 15～20 个肾锥体(renal pyramids),锥体的基底朝向皮质,顶部钝圆突入肾小盏,称为肾乳头(renal papilla)。髓质呈放射状伸入皮质,构成髓放线(medullary ray),髓放线之间的皮质称为皮质迷路(cortical labyrinth)。每条髓放线及其周围的皮质迷路组成一个肾小叶(renal lobule),皮质迷路中央有小叶间动脉和静脉穿行(图 1-3)。

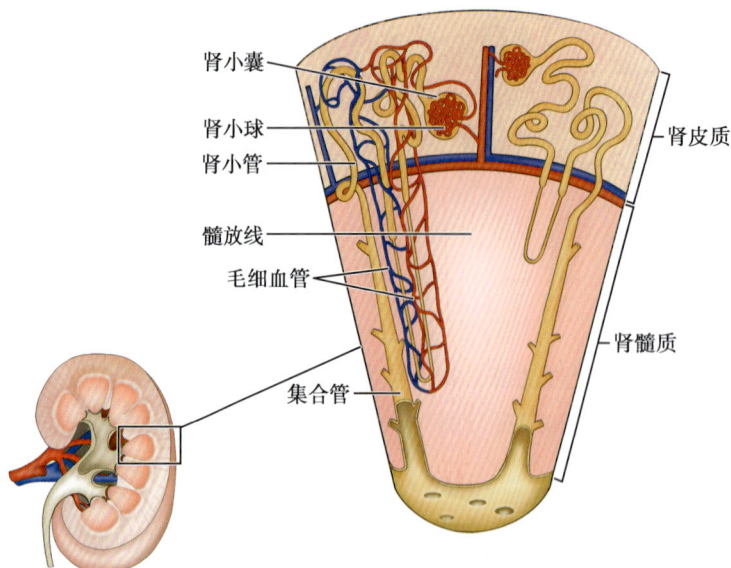

图 1-3 肾皮质与肾髓质解剖结构示意图

肾实质由大量肾单位（nephron）、集合小管（collecting tubule）和集合管（collecting duct）组成，其间的少量结缔组织、血管和神经构成肾间质。肾间质主要分布于髓质内，含丰富的纤维和间质细胞（interstitial cells）。肾单位是肾脏最基本的结构和功能单位，每个肾脏约有 100 万个肾单位。肾单位包括肾小体（renal corpuscle）和肾小管（renal tubule）两部分。

肾小体分布在皮质内，由肾小球毛细血管丛和周围包绕的肾小囊（renal capsule）两部分组成。肾小囊（又称包曼囊，Bowman's capsule）是由肾小管起始部膨大凹陷而形成的杯状双层囊，进出毛细血管丛的分别是入球小动脉（afferent arteriole）和出球小动脉（efferent arteriole），前者管径较后者粗，使得毛细血管内血压较高（图 1-4）。

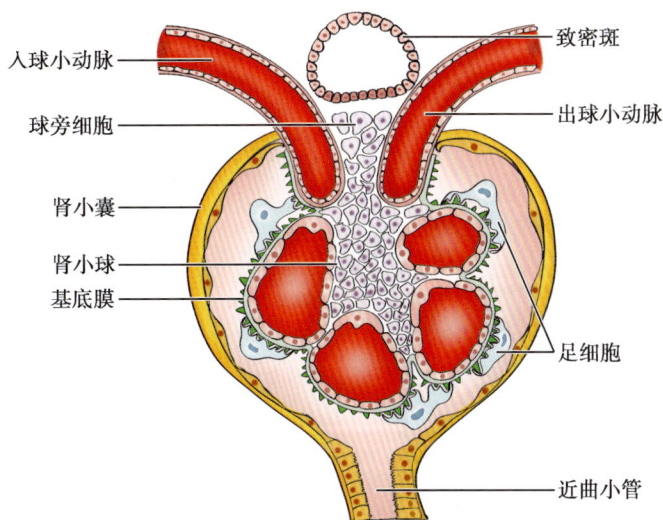

入球小动脉 —— 致密斑
球旁细胞 —— 出球小动脉
肾小囊
肾小球
基底膜 —— 足细胞
—— 近曲小管

图 1-4 肾小体结构示意图

肾小管与肾小囊壁层相连，是由单层上皮细胞围成的小管，细长且无分支，包括 3 段。①近端小管（proximal tubule）：分为曲部（近曲小管，proximal convoluted tubule）和直部（近直小管，proximal straight tubule）。曲部盘曲于肾小体的周围，直部位于髓放线内，直行进入髓质，骤然变细，成为细段。②细段（thin limb）：在髓质内反折一段后管径增粗，延续为远端小管。③远端小管（distal tubule）：分为直部（远直小管，distal straight tubule）和曲部（远曲小管，distal convoluted tubule）。

近直小管、细段和远直小管共同构成"U"形结构，称为髓袢（medullary loop），位于髓放线和髓质内。髓袢下行的一段称降支（descending limb），上行的一段称升支（ascending limb）。

集合小管位于皮质迷路内，由远曲小管汇合而成，随后汇入集合管。集合管分为皮质集合管（cortical collecting duct）（沿髓放线直行）和髓质集合管（medullary collecting duct），到达肾锥体乳头处称乳头管（papillary duct），开口于肾小盏（minor calyx）。肾乳头的顶端有许多乳头孔（papillary foramina），尿液经此孔排入肾小盏，相邻肾小盏合并为肾大盏，最后合并为漏斗形的肾盂（renal pelvis），出肾门后续于输尿管（ureter）。

不同部位的肾小管上皮细胞大小和形态特征有所区别（图 1-5）。①近端小管：近曲小管位于皮质，上皮细胞为立方形或锥形，细胞分界不清，细胞体积大，嗜酸性较强，游离面有刷状缘（brush border），基部有纵纹，富含线粒体和酶，有利于重吸收和代谢功能；近直小管位于髓放线和肾锥体，结构与曲部基本相似，但上皮细胞较矮，有微绒毛、侧突和质膜内褶不如曲部发达。②髓袢：位于髓质，管径细，管壁为单层扁平上皮，含核部分凸向管腔，无刷状缘，胞质内细胞器少、着色较浅，细胞核椭圆形。③远端小管：远直小管位于肾锥体和髓放线，上皮细胞为立方细胞，体积比近端小管细胞体积小，游离面无刷状缘，基底部有纵纹，胞质弱嗜酸性，细胞核位于中央或靠近管腔，电镜下细胞表面有少量短而小的微绒毛，基底面质膜内褶发达，向管腔分泌 Tamm-Horsfall 蛋白；远曲小管位于皮质，结构与直部基本相似，但质膜内褶不如直部发达。④集合管：管径由细变粗，管壁上皮细胞由单层立方逐渐增高为单层柱状，细胞分界清楚，染色较浅，至乳头管处为高柱状，在肾盏移行为尿路上皮（urothelium）。

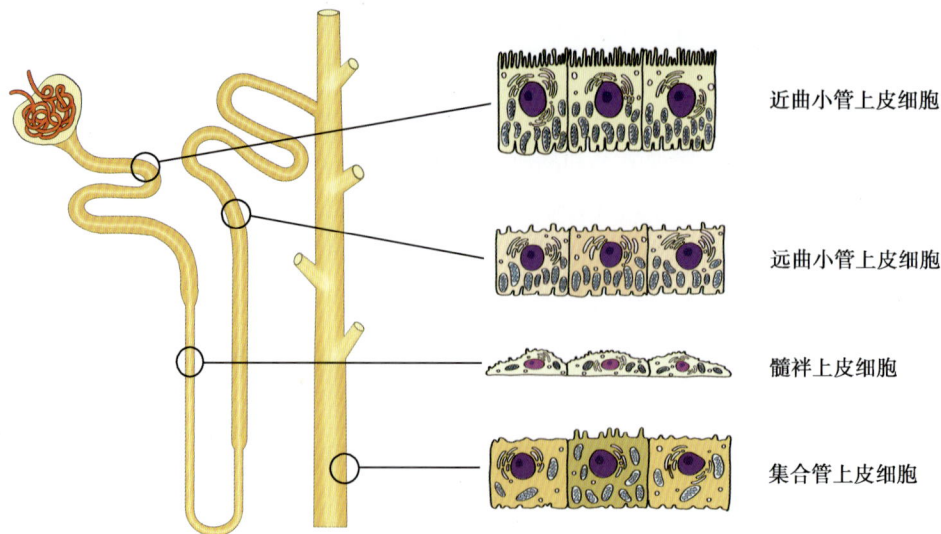

近曲小管上皮细胞

远曲小管上皮细胞

髓袢上皮细胞

集合管上皮细胞

图 1-5 肾小管结构示意图

二、输尿管位置与结构

（一）输尿管位置与毗邻

输尿管上接肾盂，下连膀胱，可分为腹部、盆部和壁内部三段。

1. **输尿管腹部** 位于腹膜后，为腹膜外器官。输尿管腹部沿腰大肌前面斜行向外下走行，在腰大肌中点稍下方，输尿管经过性腺血管后方。左侧输尿管的上部位于十二指肠空肠曲后方，左结肠血管从其前方越过。右侧输尿管的上部走行于十二指肠降部的后面，沿下腔静脉右侧下降，右结肠和回结肠血管从其前方越过。

2. **输尿管盆部** 输尿管盆部较腹部短，沿盆腔侧壁向下后方走行，经过髂内血管、腰骶干和骶髂关节的前方或前内侧，于脐动脉起始部、闭孔神经和血管的内侧跨过，在坐骨棘平面转向前内方，经盆底上方的结缔组织直达膀胱底。

坐骨棘平面以上部分称输尿管壁部，平面以下部分为脏部，男女输尿管脏部的走行不同：①男性输尿管脏部：先向前、内和下方，行于直肠前外侧与膀胱后壁之间，经输精管的后外侧与输尿管呈直角相互交叉，然后至输精管的内下方，经精囊腺顶端的稍上方，从外上向内下方斜穿膀胱壁，开口于膀胱三角的外侧角。②女性输尿管脏部：向前内方，行经子宫阔韧带基底附近的结缔组织，至子宫颈和阴道穹窿的两侧距子宫颈约 2.5cm，从子宫动脉的后下方绕过，经阴道前面至膀胱底。

3. **输尿管壁内部** 斜穿膀胱壁，开口于膀胱，长约 1.5cm。当膀胱充盈时，壁内部的管腔闭合，有阻止尿液逆流至输尿管的作用。

（二）输尿管的结构

输尿管管壁结构分为 3 层：黏膜层（mucosa）、肌层（muscle layer）和外膜（adventitia）。黏膜层由 4～5 层尿路上皮和固有层（lamina propria）组成，肌层主要由平滑肌组成，外膜由疏松结缔组织组成。

三、膀胱位置与结构

膀胱是储存尿液的器官，其形状、大小、位置及膀胱壁厚度随尿液充盈程度而异。正常成年人的膀胱容量平均为 350～500mL，最大容量约为 800mL。新生儿膀胱容量约为成人的 1/10，女性的容量小于男性，老年人因膀胱肌张力低而容量增大。

（一）膀胱的位置和毗邻

膀胱位于下腹部正中，盆腔内直肠前，在耻骨上方及后方，具体位置和大小取决于存储尿液的程度。膀胱充盈程度越大，则位置越靠上。在空虚状态下，男性膀胱主要位于腹前壁，女性膀胱主要位于腹前壁腹膜部位。新生儿膀胱的位置高于成年人，尿道内口在耻骨联合上缘水平，老年人的膀胱位置较低。耻骨前列腺韧带和耻骨膀胱韧带以及脐正中襞与脐外侧襞等结构将膀胱固定于盆腔。

膀胱前方为耻骨联合，二者之间称膀胱前隙（Retzius 间隙）或称耻骨后间隙，在此间隙内，男性有耻骨前列腺韧带，女性有耻骨膀胱韧带，间隙中还有丰富的结缔组织与静脉丛。男性膀胱的后方与精囊、输精管壶腹和直肠相毗邻；女性膀胱的后方与子宫和阴道相毗邻。

（二）膀胱的结构

膀胱上连输尿管，下连尿道。空虚的膀胱呈三棱锥体形，分尖、体、底和颈四部。膀胱尖朝向前上方，膀胱的后面朝向后下方，呈三角形，称膀胱底。膀胱尖与底之间为膀胱体。膀胱的最下部称膀胱颈。膀胱内面被覆黏膜，当膀胱壁收缩时，黏膜聚集成皱襞称膀胱襞。在膀胱底内面，位于左、右输尿管口和尿道内口之间，此处膀胱黏膜与肌层紧密连接，表层为膀胱上皮细胞，缺少黏膜下层组织，无论膀胱扩张或收缩，始终保持平滑，称膀胱三角（trigone of bladder）（图 1-6）。膀胱三角是肿瘤、结核和炎症的好发部位。

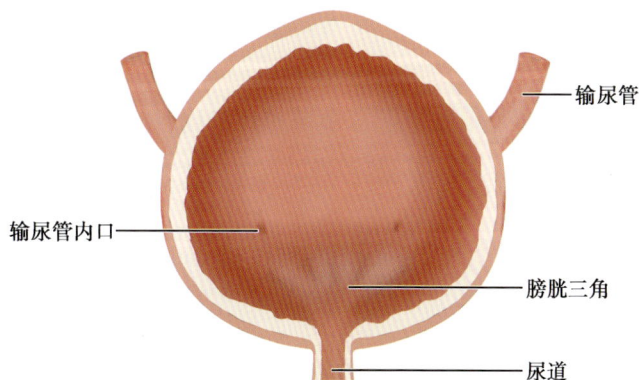

图 1-6　膀胱结构示意图

膀胱正常组织结构包括黏膜层、肌层和外膜层。

1. **黏膜层**　黏膜层位于膀胱腔面，由尿路上皮层和固有层构成，膀胱空虚时尿路上皮细胞为 8～10 层，充盈时为 3～4 层，细胞形态也随着膀胱的充盈状态而发生变化。尿路上皮分为表层尿路上皮细胞（伞细胞）、中层尿路上皮细胞和底层尿路上皮细胞（图 1-7）。

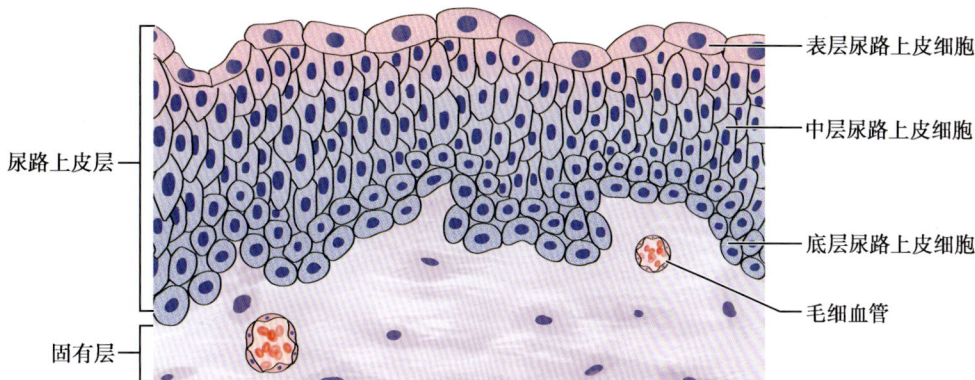

图 1-7　膀胱黏膜层示意图

2. **肌层** 肌层较厚,由内纵、中环和外纵三层平滑肌组成,各层肌纤维相互交错,分界不清,固有肌层间可含有脂肪细胞。

3. **外膜层** 膀胱顶壁是浆膜(脏层腹膜),其余是疏松结缔组织。

第二节　尿液的生成及影响因素

尿液(urine)由肾脏生成,经输尿管、膀胱及尿道排出体外。尿液生成和排泄依赖于泌尿系统正常的结构与完善的功能,受神经-体液及内分泌系统的调节,同时也受全身其他系统功能状态的影响。尿液可排出体内的代谢废物、异物、毒物等,同时调节水、电解质代谢及酸碱平衡,维持机体内环境的相对稳定。此外,肾脏还分泌一些生物活性物质,具有重要的生理功能。

尿液生成包括三个环节:①肾小球滤过;②肾小管重吸收;③肾小管和集合管分泌。

一、肾小球的滤过

正常肾小球滤过膜(glomerular filtration membrane)对血浆成分的滤过具有选择性。当血液流经肾小球时,除血细胞、大分子量蛋白质不能滤出外,血浆中的水、电解质、葡萄糖、氨基酸、尿素和小分子有机物都能由肾小球滤入肾小囊,形成超滤液(原尿)。影响肾小球滤过的因素有:

1. **有效滤过压** 有效滤过压=肾小球毛细血管压-(血浆胶体渗透压+肾小球囊内压)。在入球小动脉端,有效滤过压为2.0kPa。在毛细血管由入球端移行到出球小动脉端的过程中不断形成超滤液,血浆胶体渗透压随之升高,有效滤过压下降。

2. **滤过膜的通透性** 肾小球滤过膜包括毛细血管内皮(endothelium)、基底膜(basement membrane)和足细胞(podocyte)突起三层结构,缝隙孔径依次减小,构成机械性屏障。滤过膜表面覆盖有大量带负电荷的唾液酸,形成电荷屏障,使血浆中带负电荷的成分不易通过。

3. **滤过面积** 人体两肾约有200万个肾单位,肾小球毛细血管(滤过膜)总面积1.6m^{2}以上,接近人体总体表面积。

二、肾小管和集合管的重吸收

正常成年人每天形成原尿约180L,仅排出终尿1~2L,是由于肾小管和集合管具有选择性重吸收和浓缩功能,可减少营养物质丢失、排出代谢终产物。肾小管不同部位对物质的重吸收各不相同,有主动吸收和被动吸收:HCO_3^-、K^+、Na^+和水的大部分可以重吸收;硫酸盐、磷酸盐、尿素、尿酸可以部分重吸收;肌酐不被重吸收。同时由于髓袢降支对水的重吸收大于对溶质的重吸收,可使肾小管内液的渗透压逐渐升高,形成渗透梯度可进一步促进集合管对水的重吸收,以达到尿液的浓缩。

三、肾小管和集合管的分泌与排泄

肾小管能分泌H^+、K^+等,同时重吸收Na^+,故称为K^+-Na^+作用。肾小管不断产生NH_3,与其分泌的H^+结合,生成NH_4^+,分泌入管腔交换回Na^+,这是肾排H^+保Na^+的另一种方式(图1-8)。

尿液的生成是复杂的生理过程,受神经-体液等多种因素的调节。其中,抗利尿激素起着至关重要的作用,其主要作用于远曲小管和集合管,提高对水的通透性,从而增加水的重吸收,促进尿液浓缩;抗利尿激素还能增加髓袢升支粗段对NaCl的主动重吸收和集合管对尿素的通透性,从而增加髓质组织间液的溶质浓度,提高渗透浓度,有利于尿液的浓缩。

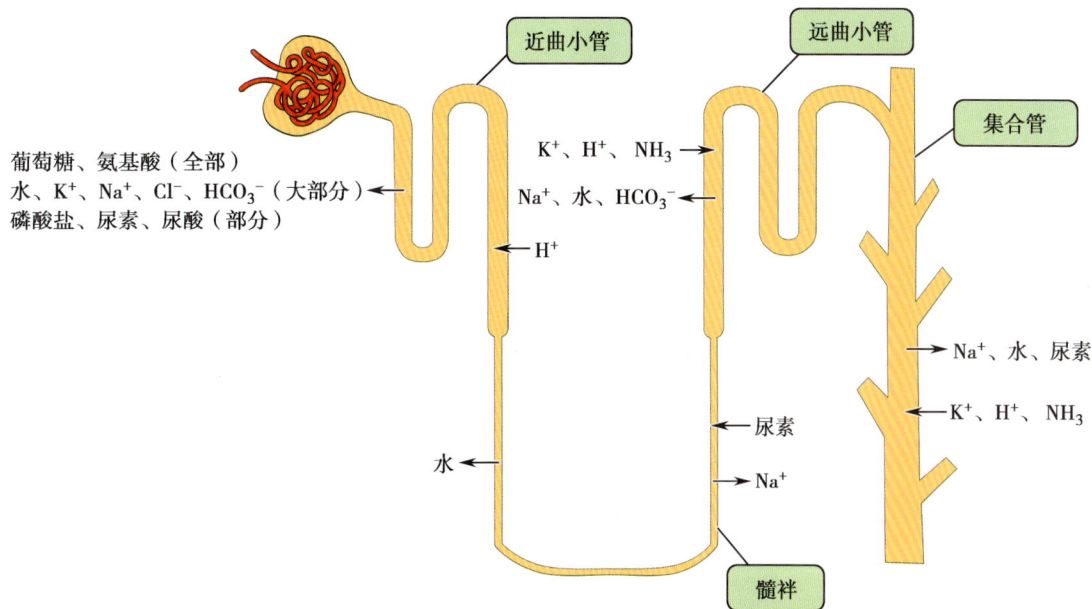

图 1-8 肾小管和集合管的分泌与排泄示意图

醛固酮、甲状旁腺素、糖皮质激素等也可影响肾小管与集合管的分泌,进而调节尿液的生成。此外,肾间质细胞分泌的肾素、红细胞生成素、1-羟化酶等,对尿液的生成同样具有重要的生理功能。

第三节　尿液检验概论

一、尿液理学检查

尿液理学检查包括尿量、颜色、透明度、比重、尿渗量及气味等项目。

(一)尿量

尿量(urine volume)指机体 24h 内排出体外的尿液总量。尿量主要取决于肾脏生成尿液的能力和肾脏的稀释与浓缩功能。尿量的变化还受机体的内分泌功能、年龄、环境(湿度和温度等)、活动量、饮食及药物等多种因素影响。尿量一般使用量筒等刻度容器直接测定。正常成人:1.0～1.5L/24h。

1. 多尿

多尿(polyuria)是指成人 24h 尿量超过 2 500mL,儿童 24h 尿量超过 3 000mL。尿量超过 5 000mL 时称为尿崩症(diabetes insipidus, DI)。

(1)生理性多尿:肾功能正常,生理性或外源性因素所致的尿液增多。常见于饮水过多、食用大量含水分高的食物、静脉输注液体、精神紧张等,也可见于服用利尿剂、咖啡因、脱水剂等药物。

(2)病理性多尿:常因肾小管重吸收功能和浓缩功能减退所致,病理性多尿的原因与发生机制见表 1-1。

2. 少尿或无尿

少尿(oliguria)是指尿量持续小于 17mL/h(儿童<0.8mL/kg)或 24h 尿量少于 400mL。12h 无尿或 24h 尿量小于 100mL 为无尿(anuria)。生理性少尿多见于出汗过多或饮水少,病理性少尿的原因见表 1-2。

(二)颜色与透明度

正常情况下,尿液为淡黄色、透明。尿液颜色主要来源于尿色素、尿胆原、尿胆素及尿卟啉,受饮食、药物及疾病等因

表 1-1　病理性多尿的原因与发生机制

原因		发生机制
代谢性疾病	糖尿病	尿糖增多引起的渗透性利尿,尿比重和尿渗透压均增高
内分泌疾病	尿崩症、原发性醛固酮增多症、甲状腺功能亢进等	抗利尿激素(antidiuretic hormone,ADH)严重分泌不足或缺乏,或肾脏对 ADH 不灵敏或灵敏度减低,导致肾小管重吸收水分的能力明显减弱
肾脏疾病	慢性肾炎、慢性肾盂肾炎、肾小管性酸中毒、急性肾衰竭多尿期、慢性肾衰竭早期等	肾小管受损致使肾浓缩功能减退,夜尿增多,昼夜尿量之比<2∶1

表 1-2　病理性少尿的原因与发生机制

原因		发生机制
肾前性	休克、高热、失血过多、剧烈呕吐、腹泻、大面积烧伤、心功能不全等	因肾缺血、血容量减低、血液浓缩或应激状态等造成肾血流量不足,肾小球滤过率减低
肾性	急慢性肾小球肾炎、肾衰竭、急性间质性肾炎、肾移植后的排斥反应等	肾实质病变导致肾小球滤过率减低
肾后性	尿路结石、损伤、肿瘤、尿路先天畸形、膀胱麻痹、前列腺肥大、前列腺癌等	尿路梗阻

素的影响,尿液颜色可发生各种变化。尿液透明度一般以浑浊度表示,分为透明、微浊、浑浊和明显浑浊 4 个等级;浑浊的尿液多由结晶、细胞、细菌、乳糜等物质引起。尿液颜色与透明度可通过肉眼观察,也可使用尿液分析仪进行检测。

尿液颜色受饮水量、食物的影响,颜色可从无色、淡黄色到深黄色(图 1-9)。例如,饮水量多、寒冷时,尿量多则颜色淡;饮水少、运动、大量出汗时,尿量少且颜色深。食用大量胡萝卜、木瓜等可使尿液呈橙黄色;食用芦荟、甜菜、红心火龙果可使尿液呈粉红色;此外,尿液颜色也受药物以及女性月经血污染的影响。病理情况下,尿液颜色多可发生变化,观察尿液的颜色对疾病的诊断有一定的参考价值。

尿液颜色的变化可以反映出多种生理和病理状态,以下是一些常见的尿液颜色及其临床意义。

(1)红色:红色是最常见的尿液异常颜色,导致尿液呈红色的原因及鉴别方法见表 1-3。

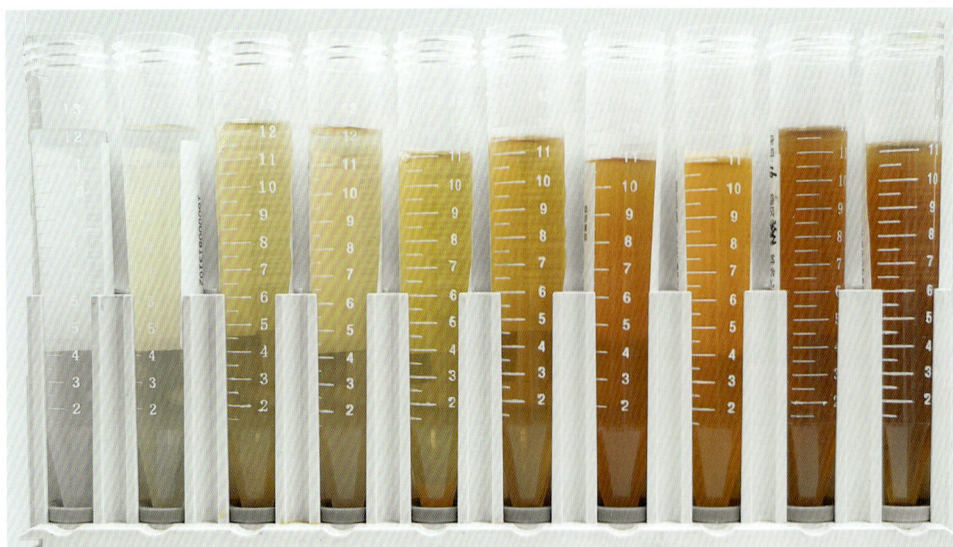

图 1-9　尿液颜色变化

表 1-3 导致尿液呈红色的原因及鉴别方法

项目	血尿	血红蛋白尿	肌红蛋白尿	假性血尿
原因	出血	血管内溶血	肌肉组织损伤	卟啉、药物、食物影响
颜色	淡红色、洗肉水样或混有血凝块	暗红色、棕红色、酱油色	粉红色或暗红色	红葡萄酒色、红色
显微镜检查	大量红细胞	少量或无红细胞	无红细胞	无红细胞
离心上清液颜色	无色或微红色	红色或暗红色	红色	红色
隐血试验（上清液）	弱阳性或阴性	阳性	阳性	阴性
尿蛋白定性试验	弱阳性或阴性	阳性	阳性	阴性

1）血尿（hematuria）：尿液内含有一定量的红细胞称为血尿。1 000mL 尿液内含有血液≥1mL，且尿液外观呈红色，称为肉眼血尿（gross hematuria）。由于含血量不同，尿液可呈淡红色、深红色、洗肉水样或混有血凝块（图 1-10）。若尿液外观无变化，离心镜检红细胞≥3 个/HPF，称为镜下血尿（microscopic hematuria）。导致血尿的病因有很多，除外女性月经血污染，血尿常见于泌尿生殖系统疾病如炎症、损伤、结石、出血或肿瘤等；出血性疾病如血小板减少性紫癜、血友病等；其他如感染性疾病、结缔组织疾病、心血管疾病、内分泌代谢疾病、某些健康人剧烈运动后的一过性血尿等。

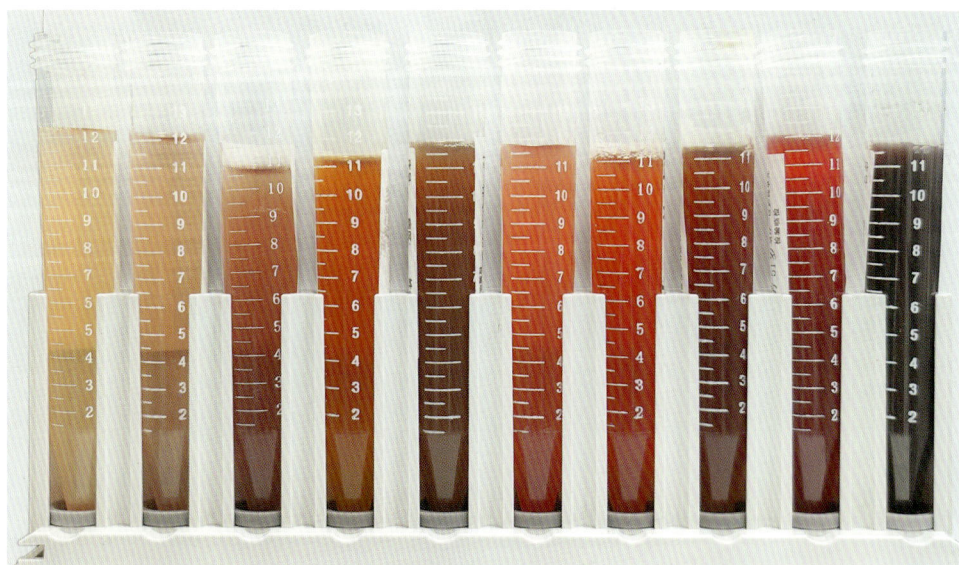

图 1-10 血尿颜色变化

2）血红蛋白尿（hemoglobinuria）：是指尿液中含有游离血红蛋白，尿液呈暗红色、棕红色或酱油色，尿液中红细胞破坏，隐血试验呈阳性。正常情况下，血浆中的游离血红蛋白低于 50mg/L，与结合珠蛋白结合形成复合物相对分子量较大，不能从肾脏排出，被肝细胞摄取后，经转化变成结合胆红素从胆管排出。当发生血管内溶血时，血红蛋白超过结合珠蛋白结合能力，超过肾阈值（约为 1.3g/L）时，游离的血红蛋白因分子量较小，可通过肾小球滤出形成血红蛋白尿。血红蛋白尿主要见于蚕豆病、血型不合引起的输血反应、阵发性睡眠性血红蛋白尿、阵发性冷性血红蛋白尿、免疫性溶血性贫血或输注脐带血引起的短暂性血红蛋白尿（图 1-11N）等。

3）肌红蛋白尿（myoglobinuria）：正常人血浆中肌红蛋白含量很低，尿中含量甚微，故不能从尿中检出。当机体心肌或骨骼肌组织发生严重损伤时，血浆肌红蛋白增高，通过肾小球滤过膜，形成肌红蛋白尿。肌红蛋白尿呈粉红色或暗红色，常见于肌肉组织广泛损伤、变性，如挤压综合征、横纹肌溶解症、心肌梗死、缺血性肌坏死、大面积烧伤、创伤等。健康人剧烈运动后，偶见肌红蛋白尿。

4）卟啉尿（porphyrinuria）：尿液呈红葡萄酒色，常见于先天性卟啉代谢异常等。

（2）深黄色：常见于胆红素尿，外观呈深黄色，振荡后泡沫亦呈黄色（图 1-11H）；如果标本久置，胆红素易被氧化为胆绿素，使尿液可呈现暗绿色。胆红素尿多见于阻塞性黄疸和肝细胞性黄疸。服用一些药物如呋喃唑酮、维生素 B$_2$ 等尿液可呈黄色或棕黄色外观，但振荡后泡沫呈乳白色。

（3）白色

1）乳糜尿（chyluria）：由于泌尿系统淋巴管破裂或深部淋巴管阻塞致使乳糜液或淋巴液进入尿液，尿液呈浑浊的乳白色（图 1-11F），称乳糜尿。若乳糜尿中同时含有血液，称血性乳糜尿或乳糜血尿（hematochyluria）。乳糜尿主要见于丝虫病，也可见于腹部淋巴结肿大、腹膜结核、肿瘤、腹部创伤或由手术等引起肾周围淋巴循环受阻；妊娠或分娩可诱发间歇性乳糜尿；糖尿病脂血症、类脂性肾病综合征、长骨骨折骨髓脂肪栓塞也可引起乳糜尿。

脂肪尿（lipiduria）是指尿中出现脂肪小滴，尿液多为黄色微浊或浑浊；脂肪尿多见于脂肪挤压损伤征、类脂性肾病、长骨骨折和肾病综合征等。

2）脓尿（pyuria）：尿液中含有大量白细胞，外观可呈不同程度的白色或黄色混浊（图 1-11G），放置后可有白色云雾状沉淀。显微镜检查可见大量的白细胞或白细胞团，蛋白定性常为阳性。脓尿见于泌尿生殖系统化脓性感染如肾盂肾炎、膀胱炎、前列腺炎、精囊炎及尿道炎等。

3）结晶尿（crystalluria）：外观呈黄色、灰白色或淡粉红色（图 1-11E），由于尿液中含有较高浓度的盐类结晶所致，可通过加热、加酸或加碱来判断是否为结晶尿；脓尿、菌尿和乳糜尿加热、加酸或加碱均不能使尿液变清。

（4）黑褐色：见于重症血尿（图 1-11L）、变性血红蛋白尿，也可见于酪氨酸尿、酚中毒、黑尿酸症或黑色素瘤等。

（5）绿色：见于铜绿假单胞菌感染或服用某些药物（如吲哚美辛、亚甲蓝、阿米替林等）（图 1-11I、K）。

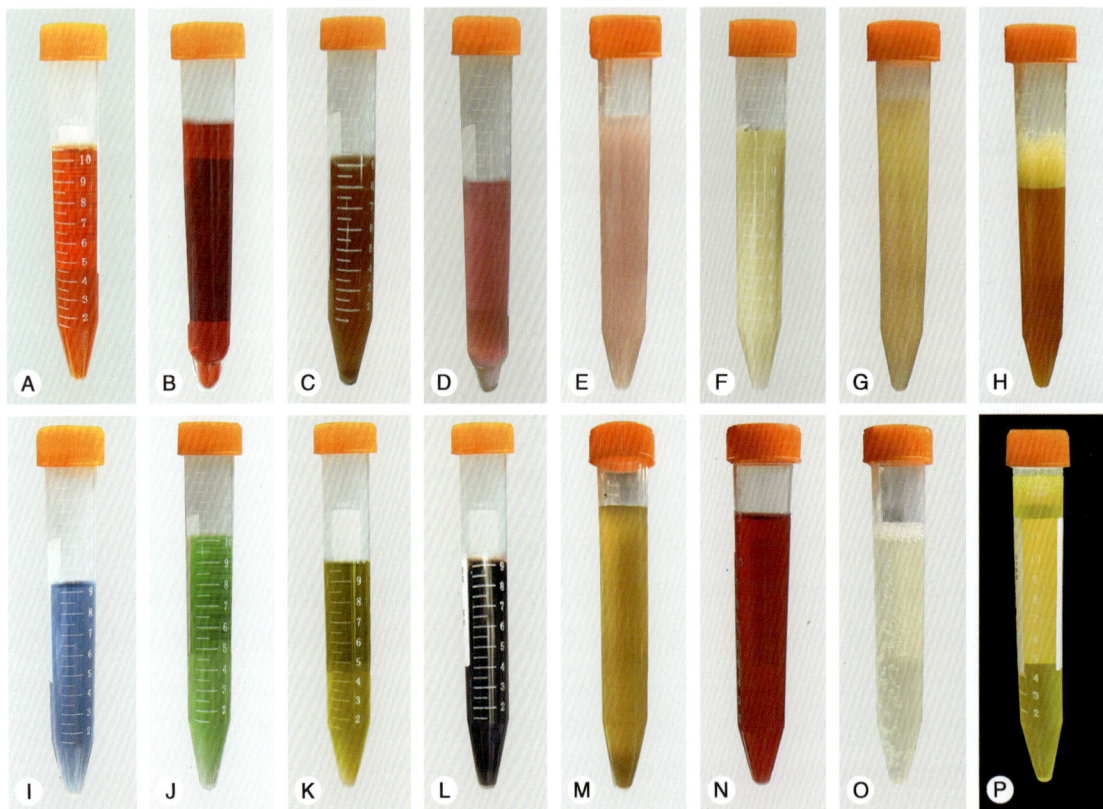

图 1-11　几种特殊尿液颜色

A. 患者使用利福平后，尿液呈橘红色；B. 患者食用红苋菜，尿液呈透明酒红色；C. 含有大量泥棕色管型的尿液，呈棕黄色；D. 患者食用火龙果，尿液呈粉红色；E. 含有大量非晶形尿酸盐的结晶尿呈粉红色；F. 乳糜尿呈乳白色；G. 含有大量白细胞的脓尿呈浑浊的黄色；H. 胆红素尿，呈深黄色；I～K. 患者均使用亚甲蓝注射液，尿液呈蓝色、绿色和黄绿色；L. 重症血尿，呈黑褐色；M. 粪便污染的尿液标本，呈黄色浑浊，底部有大量沉淀；N. 患者输注脐带血引起的短暂性血红蛋白尿，尿液呈红色、透明；O. 菌尿标本，淡黄色、微浊，尿液表面及管壁可见大量气泡，镜检可见大量短小杆菌和球菌（微生物培养确定是厌氧菌）；P. 患者使用荧光造影剂后，尿液呈荧光黄。

（6）蓝色：见于蓝尿布综合征（blue-diaper syndrome, BDS）又称蓝色尿综合征或 Drummond 综合征,是一种罕见的先天性色氨酸代谢异常性疾病;在 BDS 患儿中,由于肠道对色氨酸的吸收障碍,未被吸收的色氨酸进入肠道后被细菌转化为吲哚,被吸收入肝代谢形成尿蓝母,后者随尿液排出体外,在空气中氧化变为靛蓝,导致尿液及尿布呈现蓝色。此外,蓝色尿液也可见于尿蓝母、靛青生成过多的胃肠疾病或服用某些药物及食物等。

（7）荧光色：见于使用荧光造影剂后（图 1-11P）。

（三）气味

正常情况下,新鲜尿液具有微弱芳香气味,放置过久尿素分解会出现氨臭味,食用特殊食物或药物可导致尿液有特殊气味。例如,食用洋葱或大蒜等,其消化过程中产生的代谢物质会通过尿液排出,导致尿液出现特殊的气味;服用某些药物也会改变尿液气味,如服用磺胺类药物代谢产生的物质可使尿液有氨味。这种因饮食和药物引起的尿液气味变化通常是暂时的,在停止相关食物摄入或药物使用后,尿液气味会逐渐恢复正常。多种疾病可导致尿液气味发生变化,见表 1-4。

表 1-4　尿液气味及原因

疾病	尿液气味	原因
糖尿病酮症酸中毒	有烂苹果的气味	机体无法有效摄取和利用血糖,导致脂肪分解产生大量酮体（酸性）
苯丙酮尿症	有明显的鼠尿臭味	尿液中的苯丙酮酸、苯乙酸等物质含量高
慢性膀胱炎、慢性尿潴留等	有氨臭味	尿液在体内分解产生氨气
膀胱直肠瘘	有粪臭味	粪便经膀胱、尿道排出
泌尿系统感染	有恶臭味	多因细菌大量繁殖引起

二、尿液化学成分分析

尿液化学成分分析是对尿液中的各种化学成分进行检测和分析,以确定尿液中多种无机物质和有机物质的含量。常用的尿液化学检验项目有尿液 pH、蛋白质、葡萄糖、酮体、血红蛋白、白细胞酯酶、亚硝酸盐、胆红素、尿胆原、微量白蛋白、维生素 C 等。尿液化学成分常用的检验方法有干化学法和湿化学法,其中干化学法可使用仪器法自动分析,是目前应用最广泛的筛检方法。

干化学法检测尿液化学成分有其优势和局限性。尿液中的一些物质如维生素 C、药物、胆红素等可能干扰干化学检测结果。下面介绍几种常见的尿液化学成分。

（一）尿液 pH 测定

肾脏是调节酸碱平衡的重要器官,肾小管通过分泌 H^+,形成可滴定酸和 NH_4^+ 随尿排出,使尿液呈弱酸性,同时重吸收 HCO_3^- 以维持体内酸碱平衡。尿液的酸碱性（pH）取决于尿中酸性磷酸盐（主要是 $H_2PO_4^-$）和碱性磷酸盐（主要是 HPO_4^-）的相对含量,受饮食、运动、药物和疾病种类影响较大。正常情况下,新鲜尿液的 pH 通常在 4.5~8.0 之间。

尿 pH 可间接反映肾小管的功能,了解机体酸碱平衡和电解质平衡情况,是诊断呼吸性或代谢性酸中毒、碱中毒的重要参考指标。尿 pH 值常用的检测方法为干化学试带法、指示剂法及 pH 试纸法。干化学试带法操作简便、快速,可用尿液分析仪检测。试带法干扰因素:①尿液标本存放时间过长会导致细菌生长分解尿素产生氨,使 pH 偏高;②尿液 pH 检测与试带质量密切相关,试带应密封、避光、干燥保存,并在保质期内使用。

（二）尿液蛋白质定性检测

健康成年人尿中蛋白质排出量为 30~130mg/24h,蛋白定性结果为阴性。当 24h 尿蛋白排出量大于 150mg 或尿中蛋白浓度大于 100mg/L 时,蛋白定性结果呈阳性,称为蛋白尿（proteinuria）。

尿蛋白质是诊断肾脏疾病的重要指标,检查方法主要有试带法、加热乙酸法及磺基水杨酸法。①试带法:利用 pH 指示剂的蛋白误差原理,本法对白蛋白较敏感,对球蛋白、血红蛋白、本周蛋白及黏蛋白不敏感;②加热乙酸法:为传统方法。加热煮沸可使蛋白质变性、凝固,然后加酸使尿液 pH 接近尿蛋白质等电点(pH=4.7),在含有适量无机盐状况下,蛋白质更易于变性下沉,同时可消除某些磷酸盐在碱性条件下易析出结晶的干扰。③磺基水杨酸法:又称磺柳酸法;与清蛋白、球蛋白、糖蛋白和本周蛋白等均能发生反应;操作简便、反应灵敏、结果显示快,敏感度高,但有一定的假阳性。

试带法干扰因素:①强碱性尿(pH>9)或标本内含有其他分泌物(如生殖系统分泌物)或含有较多细胞成分时,可引起假阳性;②强酸性尿(pH<3)或应用大剂量青霉素、庆大霉素、含碘造影剂时,可使试带法呈假阴性。

(三)尿液葡萄糖定性检测

肾小球滤过的葡萄糖在肾近曲小管几乎全部被重吸收,健康人尿液中葡萄糖排出量仅 $0.6 \sim 1.7$ mmol/L,定性为阴性。当血浆葡萄糖含量超过肾糖阈(>8.88 mmol/L)或肾小管重吸收能力下降时,尿糖定性为阳性,称为糖尿(glucosuria)。

尿糖是糖尿病筛检的指标之一,尿液葡萄糖定性试验包括干化学试带法和班氏法。试带法利用葡萄糖氧化酶法,适用于检查尿中的葡萄糖,而与乳糖、半乳糖、果糖等其他还原物质不反应。

试带法干扰因素:①尿中还原性物质如维生素 C、尿酸、水杨酸等,可使试带法呈假阴性;②高比密尿或高酮体(>0.4 g/L)尿,可使试带法糖定性呈假阴性;③尿液 PH<4 或次氯酸、过氧化物等强氧化剂可使试带法呈假阳性。

(四)尿液酮体定性检测

酮体(ketone boby,KET)是脂肪代谢的中间产物,包括乙酰乙酸、β-羟丁酸和丙酮。正常生理情况下,肝脏合成的酮体大部分被其他组织利用,血浆中含量仅为 $2.0 \sim 4.0$ mg/L,其中乙酰乙酸、β-羟丁酸和丙酮分别占 20%、78% 和 2%。当体内脂肪代谢加速,例如长期饥饿、营养不良、剧烈呕吐、腹泻、子痫、严重感染、发热等情况,生成的大量酮体便在血中蓄积称为酮血症(ketonemia),从尿中排出形成酮尿(ketonuria)。

尿酮体检验主要用于糖代谢障碍和脂肪不完全氧化的判断与评价。目前常用的尿酮体定性检查方法有改良 Rothera 法、亚硝基铁氰化钠法等。试带法主要检测丙酮和乙酰乙酸,对 β-羟丁酸的检测敏感性较低。试带法干扰因素:①丙酮和乙酰乙酸具有挥发性,乙酰乙酸受热易分解,因此应使用新鲜尿标本并尽快检测;②尿液被细菌污染后,酮体消失,易导致假阴性。

(五)尿液胆红素定性检测

胆红素(bilirubin,Bil)主要由非结合胆红素(unconjugated bilirubin,UCB)和结合胆红素(conjugated bilirubin,CB)组成。非结合胆红素不能透过肾小球滤过膜,而结合胆红素可自由通过。如果血中结合胆红素水平升高,有较多的胆红素滤出超过肾阈值时,导致尿胆红素定性阳性,称为胆红素尿。

尿胆红素定性检测有助于黄疸的鉴别诊断。检测方法有干化学试带法(偶氮法)和 Harrison 法,临床上以干化学试带法较为常用。试带法的干扰因素:①因胆红素不稳定,易被光照分解,所以标本要求新鲜,避光保存,及时检测;②尿液中若含有大量产生亚硝酸盐的细菌,能抑制偶氮反应而使结果呈假阴性;③维生素 C(>0.5 g/L)能抑制偶氮反应而使试带法为假阴性;④大剂量氯丙嗪或高浓度的盐酸苯偶氮吡啶的代谢产物在酸性条件下可使试带法呈假阳性。

(六)尿液尿胆原定性检测

结合胆红素随胆汁排入肠道后,在细菌的作用下逐步转化为尿胆原(urobilinogen,URO)和粪胆原等,从粪便排出。尿胆原在肠道被重吸收回肝脏,大部分转化为结合胆红素再排入肠道,构成胆红素的肠肝循环,小部分尿胆原进入血液从尿液中排出。

尿胆原与血清胆红素、尿胆红素联合应用主要用于黄疸类型的鉴别;溶血性黄疸时尿胆原显著增加,肝细胞性黄疸时尿胆原增加,阻塞性黄疸时尿胆原减少或阴性。尿胆原定性检测方法有试带法和改良 Ehrlich 法。试带法的干扰因素:①尿胆原排出后很容易氧化为尿胆素,故应尽快测定;②尿液中存在的某些物质如甲醛、亚硝酸盐、维生素 C 等可使检测呈假阴性;③氯丙嗪、吩噻嗪类药物或标本中存在内源性干扰物时可能造成假阳性结果。

（七）尿液血红蛋白定性检测

尿血红蛋白来源有两个：①当血管内溶血时，红细胞破坏后，血红蛋白释放入血浆，游离血红蛋白超过了结合珠蛋白结合能力，游离的血红蛋白则由肾小球滤过，随尿液排出；②肾及上尿路出血，红细胞在低渗、高渗或酸性环境中被破坏释放血红蛋白。

尿血红蛋白定性检测对于诊断肾脏疾病、尿路感染以及血管内溶血性疾病等具有参考价值。常用检测方法为试带法，该方法简便快速，灵敏度高，可作为筛检试验；除与游离血红蛋白反应外，也与完整的红细胞反应，同时也可与肌红蛋白反应。干扰因素：①长时间放置可因细菌繁殖造成假阳性；②尿液中大量维生素 C 或其他还原性物质可使结果呈假阴性；③标本污染如被血、铁剂、碘化物等物质污染，可造成假阳性。

（八）尿液亚硝酸盐定性检测

当尿液中有病原微生物增殖，且在膀胱中储留时间足够长，某些含有硝酸盐还原酶的病原菌（如大肠埃希菌属、克雷伯菌属、变形杆菌、假单胞菌属及某些厌氧菌等）可将尿中的硝酸盐还原为亚硝酸盐（nitrite, NIT）。因此，亚硝酸盐定性试验可作为泌尿系感染的筛选指标之一，尤其对于无症状的感染具有较高的诊断意义。

尿液亚硝酸盐定性检测采用试带法（Griess 法）的干扰因素：①标本被非感染性细菌污染时会呈假阳性；②患者大量饮水或服用利尿剂后，由于排尿次数增多会使结果假阴性；③大剂量维生素 C 可抑制 Griss 反应而呈假阴性；④饮食中摄入大量含亚硝酸盐的食物，会使结果呈假阳性。

（九）尿液白细胞酯酶检测

尿液中的粒细胞、单核细胞以及巨噬细胞胞质中均含有嗜天青颗粒，其内含有白细胞酯酶，能水解吲哚酚酯生成吲哚酚和有机酸，吲哚酚与重氮盐反应，生成紫红色缩合物，颜色深浅与粒细胞数量成正比。白细胞酯酶阳性时，应结合尿液有形成分分析结果或使用显微镜观察白细胞数量。尿液白细胞 10～25 个/μL 或 5～15 个/HPF 时，白细胞酯酶即可出现阳性，但无法检测淋巴细胞。

干扰因素：①阴道分泌物（含白细胞）和甲醛污染产生假阳性；②大剂量头孢氨苄、庆大霉素等药物可使结果偏低或出现假阴性，呋喃妥因可产生假阳性；③尿蛋白≥5g/L，尿葡萄糖≥30g/L，可使结果偏低或出现假阴性，检测前应先用加热乙酸法除去；④高浓度胆红素尿可使反应呈假阳性。

三、尿液有形成分分析

尿液有形成分（urine formed element）分析是利用显微镜或尿液有形成分分析仪对尿液中细胞、管型、结晶、细菌等有形成分进行识别及计数，结合尿液理学和化学检测结果，主要用于泌尿系统疾病的诊断、鉴别诊断及预后评估等。尿液有形成分分析与尿干化学检测原理及适用范围有所区别，联合使用可提高阳性率；当尿液有形成分分析与尿干化学检测结果不符时，应根据复检规则进行人工显微镜检查或在操作系统中对数字图像进行复核，避免漏检或发出错误报告。

尿液有形成分复杂，影响因素较多，关于尿液的细胞、管型、结晶及其他有形成分形态特征及临床意义，详见各章节。

四、尿液细胞学检查

尿液细胞学检查是将尿液标本制备成涂片，经染色后，在显微镜下对各类细胞进行鉴别和分类的一种方法。尿液细胞学检查与尿液有形成分分析检测方法和侧重点不同，前者主要结合染色法用于白细胞分类、上皮细胞鉴别、异型细胞及肿瘤细胞筛查等。尿液细胞学检查是一种重要的非侵入性诊断工具，主要用于肾脏疾病、泌尿系统炎症及肿瘤的辅助诊断。

本书基于瑞-吉染色和活体染色，结合其他染色技术，详细介绍了尿液中各种细胞形态特征及临床意义，详见第三章。

五、尿液其他检查

（一）乳糜尿定性检测

乳糜尿内含脂肪微粒、卵磷脂、胆固醇及少量纤维蛋白原和白蛋白等。如含有较多血液时，称为乳糜血尿。乳糜尿的程度与患者摄入脂肪量、淋巴管破裂程度和运动强度等有关。

乳糜尿的定性检查方法是乳糜试验，向尿液中加入乙醚等有机溶剂，抽提乳糜微粒中的脂肪，再用苏丹Ⅲ染色，镜检观察有无橘红色脂肪小滴，从而实现定性诊断。如果尿液中存在大量脂肪滴、脓细胞或其他物质，可能会导致假阳性结果；当乳糜微粒含量较少时，可能会出现假阴性。

（二）尿液含铁血黄素定性检测

含铁血黄素（hemosiderin）是一种橙黄色不稳定的铁蛋白聚合物，呈颗粒状。人体内的铁约有 25% 为贮存铁，以铁蛋白和含铁血黄素两种形式存在。当发生血管内溶血时，大部分血红蛋白随尿排出产生血红蛋白尿，少部分被肾小管上皮细胞重吸收并在细胞内分解为含铁血黄素，当细胞脱落时随尿排出。

尿液含铁血黄素可通过普鲁士蓝染色法来明确，其中的高铁离子与亚铁氰化钾作用，在酸性环境下产生普鲁士蓝色的亚铁氰化铁沉淀。显微镜下观察到细胞胞质内蓝色颗粒或块状物质即为阳性。

（三）尿卟啉定性检测

卟啉（porphyrin）是构成血红蛋白、肌红蛋白及细胞色素的重要成分，是血红素合成的中间体。健康人血和尿中含有少量的卟啉类化合物。卟啉病（porphyria）患者卟啉代谢紊乱，过多的卟啉从尿液中排出即卟啉尿（porphyrinuria）。

尿卟啉定性检查需要收集患者清晨清洁中段尿液 100mL，加冰醋酸 5mL 混合，室温放置 48h 后观察结果，如有暗褐色沉淀则为阳性。

（四）尿液苯丙酮酸定性检测

苯丙氨酸（phenylalanine）是人体必需的氨基酸之一，苯丙酮酸（phenylpyruvic acid）是其代谢产物，大部分苯丙氨酸在转氨酶作用下可转变为苯丙酮酸并随尿液排出。苯丙酮酸尿（phenylketonuria，PKU）是氨基酸代谢障碍所致的尿液异常改变，为常染色体隐性遗传疾病。由于肝脏中缺乏 L-苯丙氨酸羟化酶，苯丙氨酸不能转化为酪氨酸，只能转变为苯丙酮酸，大量苯丙酮酸在患者体内积蓄，对神经系统造成损害并影响体内色素代谢，同时大量苯丙酮酸不能被肾小管重吸收而排入尿中，导致该类尿有特殊的鼠臭味。

苯丙酮酸定性检查可通过向尿液中加入硝普钠试剂，与苯丙酮酸发生显色反应，生成红色化合物，经比色测定。此外，也可用试纸法测定，该种方法具有快速、简便的优点，但灵敏度可能相对较低。

（五）尿液本周蛋白定性检测

本周蛋白（Bence Jones protein，BJP）又称凝溶蛋白，是一种免疫球蛋白的轻链单体，有 κ 和 λ 两种，相对分子质量为2.3 万，二聚体为 4.6 万，能自由通过肾小球滤过膜。血液中免疫球蛋白轻链浓度增高，超过了肾近曲小管重吸收阈值时，尿液中出现 BJP，称为本周蛋白尿（Bence-Jones proteinuria）。尿 BJP 增高主要见于多发性骨髓瘤、原发性巨球蛋白血症、原发性淀粉样变性等，此外，肾盂肾炎、慢性肾炎、肾癌、肾病综合征等患者尿 BJP 也可出现不同程度的增高。

BJP 常用的检测方法有热沉淀法、免疫固定电泳法等。热沉淀法的原理是根据本周蛋白的凝溶特性，在一定 pH 条件下加热至 40～60℃时发生沉淀，升高至 100℃时沉淀消失，再冷却 60℃以下时又可重现沉淀。免疫固定电泳法检测尿BJP 的敏感性高、特异性强，对多发性骨髓瘤的早期诊断具有重要意义。

（六）尿液肌红蛋白定性检测

肌红蛋白（myoglobin，Mb）是存在于横纹肌细胞中的一种色素蛋白质，每个肌红蛋白分子由一条蛋白肽链和一个亚铁血红素组成，分子量 1.745kD，约为 Hb 分子量的 1/4，有种属特异性，可与氧可逆性结合，为肌肉组织供能。当横纹肌组织受损伤时，Mb 大量释放至细胞外进入血液循环，因其分子量较小，可自由透过肾小球形成肌红蛋白尿

（myoglobinuria）。

肌红蛋白尿外观呈深红色、酱油色等，镜检无红细胞或可见少量红细胞，因 Mb 的血红素也具有类过氧化物酶的活性，故隐血试验阳性。Mb 定性检查的方法是利用肌红蛋白的特性，在 80% 饱和硫酸铵浓度下，Mb 溶解，而血红蛋白和其他蛋白沉淀，在尿液中加入试剂分离 Mb，再进行隐血试验，若阳性，则为肌红蛋白尿。单克隆抗体免疫法是敏感且特异的方法，既可作为确证实验又可进行尿中 Mb 定量分析，尤其对急性心肌梗死的肌红蛋白尿检查有重要临床价值。

（七）尿液总蛋白定量检测

尿液总蛋白定量测定在诊断肾脏疾病、评估肾病的严重程度、监测疗效和鉴别诊断中具有重要的临床意义，定量结果高低与肾脏损伤的程度往往相关，定量值越高，可能意味着肾脏病变越严重。当肾小球发生病变如急性肾小球肾炎、慢性肾小球肾炎等，尿总蛋白定量升高常提示肾小球滤过屏障受损，蛋白漏出增加；而肾小管发生病变如肾小管间质性肾炎等肾小管功能障碍时，对蛋白的重吸收减少，也会导致尿液总蛋白定量增加；在肾病综合征中，大量蛋白尿（尿蛋白定量＞3.5g/24h）是其主要表现之一。

尿总蛋白定量测定常用双缩脲法，该法对各种蛋白质呈色基本相同，特异性、准确度和精密度好；但对蛋白质含量较低时不宜采用。

（八）尿液 β2- 微球蛋白定量检测

β2- 微球蛋白（β2-microglobulin，β2-MG）是一种低分子量蛋白质（11.800kD），广泛存在于有核细胞的表面。β2-MG 可自由通过肾小球，但在近端肾小管几乎被全部重吸收和降解，故尿中排出量极少。当肾小管损伤时，肾小管重吸收功能减退，使得 β2-MG 排泄增加。其他疾病例如多发性骨髓瘤、淋巴瘤等疾病产生和释放的 β2-MG 也可导致尿中含量增高。

目前，尿液 β2-MG 常用的检测方法有免疫比浊法、酶联免疫吸附法和放射免疫分析法等。其中免疫比浊法操作相对简便、快速，是常用的检测方法。

（九）尿液免疫球蛋白定量检测

血浆中的免疫球蛋白（immunoglobulin，Ig）有五大类：即 IgG、IgA、IgM、IgD 和 IgE。它们的分子量为 16～100kD，不易通过肾小球滤过膜，所以正常情况下尿液中的免疫球蛋白含量极低。当肾脏的滤过和重吸收功能出现异常时，尿液中的 Ig 水平会发生改变；此外，尿路感染局部免疫反应也可使尿 Ig 增高。尿液中常见的免疫球蛋白包括 IgA、IgG 和 IgM。

尿 Ig 常用的测定方法包括免疫比浊法、酶联免疫吸附法等。免疫比浊法操作相对简便，可自动化检测，适合大规模样本的分析。

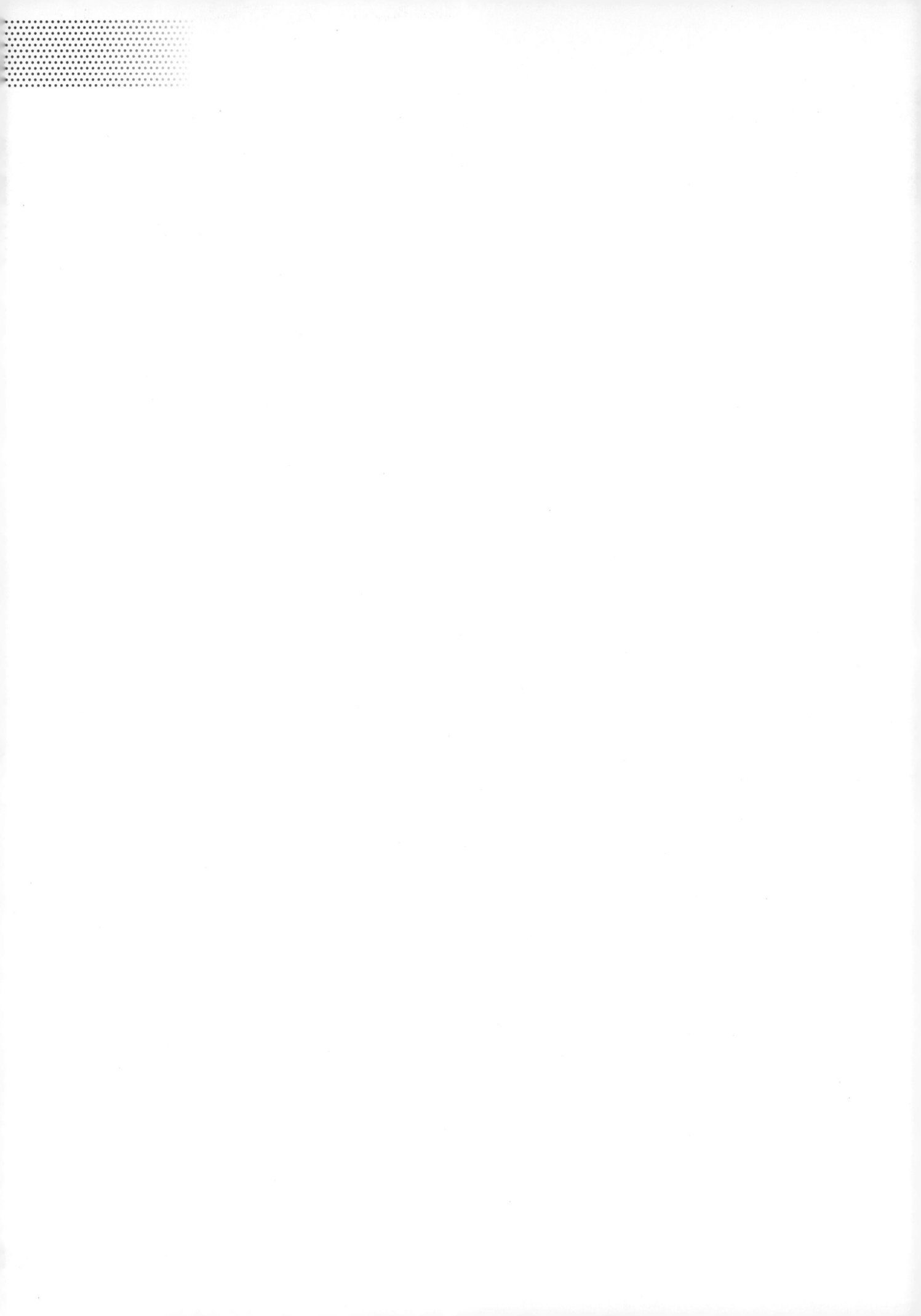

尿液有形成分常用的检验方法有手工镜检法及尿液有形成分分析仪检测法,学习和掌握尿液有形成分检验流程及注意事项,是保证检验质量的前提。

第一节　尿液标本类型与采集

一、标本采集要求

（一）容器选择

1. **容器材料**　容器应为透明、无渗漏,具有易开启且密封性良好的盖子,且不与尿液成分发生反应的惰性环保材料。新生儿或无法自主排尿的儿童,可使用专用尿液采集袋。

2. **容器容量**　用于尿液常规分析的容器容量至少为 10mL;用于细胞学检查的容器容量在 50～100mL;用于收集 24h 尿液标本的容器容积 2～3L。

3. **容器清洁度**　容器清洁、干燥、无污染。

（二）基本采集要求

1. **患者准备**　留取尿液标本之前,医护人员需对患者进行指导,告知患者注意事项,如注意手卫生、清洁尿道口及其周围皮肤等。

2. **避免污染**　女性应避开月经期,避免阴道分泌物污染;男性避免包皮垢污染;避免粪便污染;不能从尿布或便盆内采集尿液标本。

3. **采集时间**　随机尿采集时间无特殊要求,但量要足够;首次晨尿宜卧床 8h 后留取,且尿液在膀胱中储留不少于4h;二次晨尿是留取首次晨尿后 2～4h 内的尿液;计时尿应收集规定时间段内所有尿液,起始时先排空尿液。

4. **特殊标本的要求**　用于微生物检查的尿液标本,应用无菌容器留取中段尿。导管尿和耻骨上膀胱穿刺尿标本,由医护人员采用无菌技术采集;使用尿袋收集标本应按要求留取,避免污染。

二、标本类型及适用范围

尿液标本类型和采集方式取决于尿液检查目的及待检者状况。常用的尿液标本包括晨尿、随机尿、计时尿及特殊尿标本等。正确采集尿液标本是保证检测结果准确的前提,以下主要介绍不同尿液标本的采集方法和适用范围。

（一）常规尿液标本

临床常用的尿液标本,包括随机尿、首次晨尿和二次晨尿,均要求采集清洁中段尿送检,采集方式及适用范围见表 2-1。

（二）计时尿

计时尿是采集规定时间段内的尿液标本,其化学成分较恒定、有形成分含量较多,能够准确反映待检者的状况,常用于化学成分和有形成分的定量测定。标本留取时需要待检者准确计时,根据检验目的添加适量防腐剂。

表 2-1　常用尿液标本采集方式及适用范围

标本类型	采集方式	适用范围
随机尿	留取任意时间的尿液	标本容易收集、无创；易受饮食、运动、药物等影响，低浓度有可能漏检；适用于门诊、急诊尿液一般检查
首次晨尿	清晨起床后，未进早餐或未做剧烈运动，采集第一次排出的尿液	各种有形成分充分浓缩；尿液在膀胱中停留时间过长，硝酸盐及葡萄糖易被分解，部分有形成分易破坏；主要用于肾脏浓缩功能的评价，尿人绒毛膜促性腺激素（hCG）的检测，细胞、管型、结晶等有形成分检查
二次晨尿	首次晨尿后 2～4h 内的尿液，要求从前一天晚上十点到采集此次尿液标本期间饮水量在 200mL 以内	有形成分比较浓缩，细胞等有形成分相对完整；适用于细胞、管型、结晶等有形成分检查，特别适用于尿红细胞形态分析

1. **餐后尿**　通常收集午餐后 2～4h 内的尿液，主要用于尿糖、尿胆原、尿蛋白检测。

2. **3h 尿**　通常收集上午 6～9 时的尿液，主要用于尿液有形成分检查及 1h 尿排泄率检查。

3. **12h 尿**　收集晚 8 时至次日早 8 时的全部尿液，主要用于尿液有形成分计数、微量白蛋白和球蛋白排泄率测定。

4. **24h 尿**　收集上午 8 时（起始时先排空尿液）至次日上午 8 时排出的全部尿液，并根据检验目的加入适量防腐剂，可用于尿蛋白、尿尿酸、尿尿素、尿肌酐、尿微量白蛋白、尿离子、尿轻链、尿肾上腺三项等定量分析，或用于结核分枝杆菌检查。

（三）特殊尿液标本

特殊尿液标本有导尿标本、穿刺尿、膀胱冲洗液、肾盂尿及刷检标本等，主要用于尿液细菌培养或细胞学检查。

1. **导尿标本**　导尿标本是通过导尿术获取的标本。女性尿道短，尿管轻轻插入尿道 4～6cm，见尿后再插入 1～2cm；成人男性尿道全长约 17～20cm，有两个弯曲（活动的耻骨前弯和固定的耻骨下弯），三个狭窄部（尿道内口、膜部和尿道外口），导尿管轻轻插入尿道 18～20cm 左右，见尿后再插入 5～7cm。

导尿标本细胞数量多，形态完整，适用于肾盂、输尿管、膀胱等部位肿瘤的细胞学检查。但导尿有机械性创伤，同时增加潜在感染风险。导尿标本细胞常形成细胞团或细胞簇，还可出现不同程度的反应性改变。

2. **穿刺尿**　由临床医生经耻骨上膀胱穿刺术收集的尿液标本。微创，可能导致出血、尿液外溢、伤口感染等，需排除膀胱无法充盈或充盈不佳等禁忌证。主要用于急慢性尿潴留导尿失败者、需要经穿刺采取膀胱尿液做细胞学检查及细菌培养等。

3. **膀胱冲洗液**　在导尿或膀胱镜检查时，用平衡盐溶液（温度应控制在 35～37℃，有膀胱出血除外）冲洗膀胱后收集的标本。膀胱冲洗液细胞数量丰富且细胞形态相对完整，污染较少，背景干净，主要用于膀胱肿瘤细胞检查。需要注意的是，经由器械操作或冲洗等均为刺激因素，由此获得的细胞可能呈现出对刺激的反应性改变，易造成假阳性诊断。

4. **肾盂尿**　由临床医生采集，将输尿管镜轻轻插入肾盂，通过输尿管导管收集的尿液标本。肾盂尿主要用于微生物培养及细胞学检查等。

5. **刷检标本**　在可视内镜下，于膀胱、输尿管及肾盂等可疑部位刷取细胞成分，直接涂片；用于输尿管或肾盂占位性病变的检查，可定位诊断。

第二节　尿液有形成分显微镜检查

一、标本接收

尿液标本由专人送检，检验人员收到标本后，应核对标本管是否破损、标本是否溢洒、条形码是否完整；核对检验申请项目与标本类型是否一致,并检查标本量是否足够;对于特殊尿液标本,核对标本量、采集时间及防腐剂使用情况;对于以上情况不符合要求的,视为不合格标本。此外,在检验过程中若发现有粪便污染或女性尿液有阴道分泌物污染等,同样视为不合格标本。对于不合格标本要及时通知送检科室,告知标本采集注意事项和要求;对于再次采集确有困难的,在与临床医生协商后,可执行让步检验,同时在检验报告单上注明"结果仅供参考"等字样。

二、涂片制备

(一)标本离心

标本离心可使有形成分浓缩,提高检出率,特别是可以提高肿瘤细胞检出率。尿液有形成分分析及尿液细胞学检查推荐使用水平离心机,留取 10mL 新鲜尿液标本,相对离心力 400g,离心 5min;尿液细胞学检查可使用 50mL 离心管。离心结束后,弃去上清液,留底部沉淀用于镜检或制片。

(二)制片

尿液有形成分分析及尿液细胞学检查常用的制片方法有推片法、细胞离心涂片机制片法、液基薄层细胞制片法;若观察未染色的有形成分可使用直接镜检法。

1. **直接镜检法**　取离心后的尿液标本 10～15μL,滴加在载玻片上,加盖一张 18mm×18mm 盖玻片,镜检。主要用于尿液有形成分未染色显微镜直接镜检。活体染色制片方法同未染色直接镜检法。

2. **推片法**　尿液标本永久染色,如瑞-吉染色、巴氏染色、HE 染色需要制片,推片为首选方法。离心结束后,用一次性吸管将上清液尽可能弃去,混匀剩余沉渣,取干燥、洁净玻片推片。制片方式与血涂片类似,根据沉渣的浊度、黏度判断推片角度和速度,沉渣浊度较高时,推片角度控制在 30°～45°,速度慢一些;沉渣浊度较小时,推片角度控制在 45°～60°,速度尽量快一些,保证推片薄厚适当,头、体、尾分明,片膜长度控制在 2～4cm,一般体积较大的有形成分或成团细胞集中在片尾。

3. **细胞离心涂片机制片法**　取 10mL 尿液标本→相对离心力 400g,离心 5min→弃去上清液,混匀沉淀物→取 3～5 滴置于细胞离心涂片机内→离心制片。

4. **液基薄层细胞制片法**　标本静置 15～30min,留取下层 50mL→相对离心力 400g,离心 5min→弃去上清液→将沉淀移入液基专用样本瓶→装上过滤膜及载玻片→制片→立即固定于 95% 乙醇中。

三、染色

尿液有形成分分析通常使用未染色直接镜检法或使用仪器法分类和计数,但部分有形成分结构不清、仪器未能识别或识别错误、需要对细胞和管型进行细分类时,需要使用各种染色法。用于尿液有形成分的染色方法较多,可根据鉴别目的选择合适的染色方法,例如白细胞分类首选瑞-吉染色;管型的鉴别首选 Sternheimer-Malbin(SM)染色或 Sternheimer(S)染色;鉴别异型细胞或肿瘤细胞常用瑞-吉染色、巴氏染色、HE 染色或荧光染色等。常用的染色方法及适用范围见表 2-2。

(一)瑞-吉染色

1. **染色原理**　瑞-吉染色(Wright-Giemsa staining)是通过物理吸附和化学亲和作用使有形成分着色。根据尿液有形成分其化学性质不同,对染料中的酸性染料(曙红)和碱性染料(亚甲蓝)的亲和力不同,使不同成分呈现出不同的颜色。

2. **染色效果**　红细胞和白细胞染色效果与外周血涂片相同,颜色的深浅与染液浓度、环境温度及染色时间有关。上皮细胞胞质呈灰蓝色～蓝色,胞核呈紫红色。肿瘤细胞胞质呈蓝色或深蓝色,胞核呈紫红色,核仁深染。

3. **方法学评价**　瑞-吉染色主要用于白细胞分类、肿瘤细胞的筛查,该方法操作简便、染色快速。部分有形成分如透明管型或细胞管型基质、脂类等物质在染色过程中会被甲醇溶解,影响观察或鉴别。染色后的涂片易于长期保存,可用于教学和科研工作。

表 2-2　常用的染色方法及适用范围

染色方法	适用范围
瑞-吉染色	主要用于白细胞分类,上皮细胞鉴别,肿瘤细胞筛查等
SM 染色或 S 染色	适用于鉴别细胞的死活,管型及上皮细胞分类,鉴别诱饵细胞,异型细胞筛查
苏丹Ⅲ染色或油红 O 染色	适用于含中性脂肪物质的鉴别,如含中性脂肪的脂肪滴、脂肪颗粒细胞、脂肪管型等
铁染色/含铁血黄素染色	用于含铁血黄素染色颗粒、含铁血黄素细胞及含铁血黄素管型的鉴别
过氧化物酶染色	主要用于鉴别中性粒细胞和肾小管上皮细胞
革兰氏染色	鉴别细菌、真菌
抗酸染色	主要用于检测抗酸杆菌
碘染色	鉴别淀粉颗粒、细胞、原虫等
巴氏染色或 HE 染色	主要用于肿瘤细胞的鉴别诊断
荧光染色	鉴别真菌,筛查肿瘤细胞

（二）活体染色

活体染色方法种类较多,如 SM 染色、S 染色、碘染色、阿利新蓝染色、甲基绿染色及亚甲蓝染色等,其中尿液有形成分鉴别以 SM 染色、S 染色最为常用。

1. SM 染色

（1）染色原理:SM 染色是一种常用的活体染色法。SM 染液主要成分为结晶紫和沙黄,根据尿液有形成分的化学性质不同,对染料的结合能力也不同,染色后的有形成分呈现不同的颜色,结构清晰,容易识别。

（2）染色效果:尿液有形成分 SM 染色结果见表 2-3。

表 2-3　尿液有形成分 SM 染色结果判断

分类	有形成分	染色效果
细胞	红细胞	不着色或紫红色
	浓染白细胞	为死体白细胞,胞核呈深红色,胞质淡红色
	淡染白细胞	为活体白细胞,胞核呈蓝色,胞质不着色或淡蓝色
	闪光细胞	胞核呈淡蓝色或淡紫色,胞质内的布朗运动颗粒不着色
	上皮细胞	活体细胞胞核蓝色或淡紫色,胞质不着色或呈淡蓝色;死体细胞胞核呈深紫红色,胞质呈淡紫色到粉红色
管型	透明管型	着色浅,呈淡粉色或淡红色
	颗粒管型	管型内的颗粒呈紫红色到紫蓝色
	蜡样管型	着色深,均质状,呈紫红色或蓝紫色
	细胞管型	管型基质呈粉红色,细胞着色同白细胞或上皮细胞
	脂肪管型	管型基质呈粉红色,脂肪颗粒不着色
其他	结晶	不着色
	滴虫	活的滴虫不易着色,死的滴虫呈蓝色或蓝紫色
	细菌	活菌不着色,死菌呈蓝紫色或紫红色

（3）方法学评价:①SM 染色操作简单、染色快速,是尿液有形成分分析常用的染色法;②染色后的有形成分保持原有形态。③可鉴别有核细胞的死活;④适用于管型的分类（除血液管型、含铁血黄素管型外）;⑤染色深浅易受尿液 pH、染色时间长短及染液比例的影响。

2. S 染色

（1）检测原理：S 染液主要成分为阿利新蓝和派若宁，阿利新蓝可将细胞核和管型基质染成蓝色，派若宁可将细胞质和核糖核酸染成红色。颜色对比明显，有利于尿液有形成分的鉴别。

（2）染色效果：尿液有形成分 S 染色结果判断见表 2-4。

表 2-4　尿液有形成分 S 染色结果判断

分类	有形成分	染色效果
细胞	红细胞	不着色或呈紫红色
	浓染白细胞	为死体白细胞，胞质紫红色，胞核呈蓝色
	淡染白细胞	为活体白细胞，胞质及胞核略带粉色
	上皮细胞	染色效果同白细胞
管型	透明管型	基质较薄，着色较浅，呈淡蓝色
	颗粒管型	紫红色到蓝紫色
	细胞管型	管型基质呈淡蓝色或蓝色，细胞着色同白细胞或上皮细胞
	蜡样管型	基质厚重，着色较深，呈蓝紫色或紫红色
	脂肪管型	管型内的脂肪颗粒不着色
其他	结晶	不着色
	滴虫	活的滴虫不易着色，死的滴虫呈蓝色或蓝紫色

（3）方法学评价：与 SM 染色效果类似，主要用于白细胞和上皮细胞的鉴别、管型的分类及肿瘤细胞的筛查。染色深浅与尿液 pH、染色时间长短及染液比例有关。原液直接染色容易产生染料沉淀，需适当稀释后染色。

（三）抗酸染色

1. 染色原理　抗酸染色（acid-fast staining）是一种用于检测抗酸菌（如结核分枝杆菌）的染色技术。其原理主要基于抗酸性菌的细胞壁内含有大量包围在肽聚糖外面的脂质，脂质主要成分含有分枝菌酸，具有抗酸性，染色时能与石炭酸复红牢固结合不易脱色；其他脱色后经亚甲蓝复染呈蓝色的细菌为非抗酸性细菌。

2. 简要操作　制片→固定→初染（石炭酸复红染液，染色 10min，水洗）→脱色（酸性乙醇，30s～1min，水洗）→复染（亚甲蓝染液，1min，水洗）→干燥→镜检。

3. 染色效果　抗酸菌染成红色（图 2-1），非抗酸菌染成蓝色。

4. 方法学评价　适用于具有抗酸性和弱抗酸性的微生物鉴别，包括分枝杆菌属、诺卡菌属、红球菌属、冢村菌属、戈登菌属、米克戴德军团菌、隐孢子虫、圆孢子虫和肉孢子虫等。

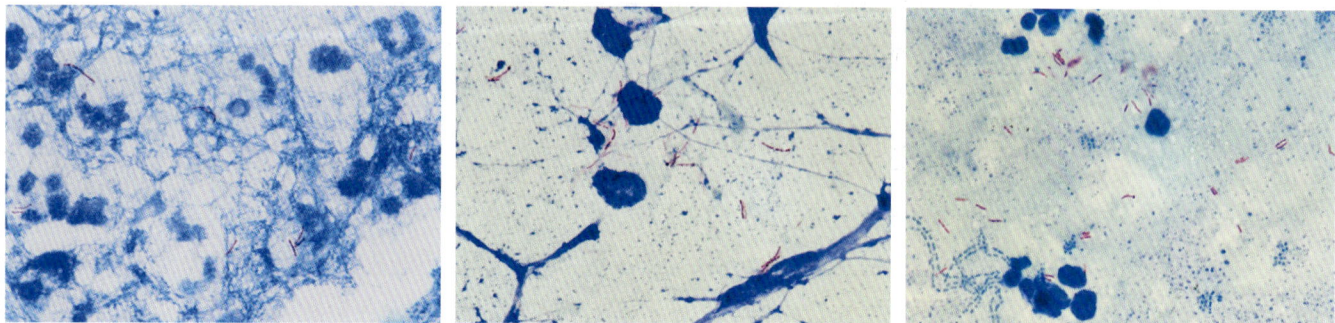

图 2-1　抗酸染色效果图（×1 000）

（四）革兰氏染色

1. **染色原理** 革兰氏染色（Gram staining）可将细菌区分为革兰氏阳性菌（G⁺）和革兰氏阴性菌（G⁻）两大类，是鉴别细菌最常用的染色方法。G⁻菌的细胞壁中含有较多类脂质，且肽聚糖层较薄、交联度低，故用乙醇或丙酮脱色时类脂质被溶解，细胞壁的通透性增加，初染的结晶紫和碘的复合物容易从细菌中渗出，细菌被脱色，再经沙黄溶液复染后呈现红色。G⁺菌细胞壁中肽聚糖层厚且交联度高，类脂质含量少，经脱色剂处理后肽聚糖层的孔径缩小，通透性降低，因此细菌仍保留初染时的紫色。

2. **操作步骤** ①初染：结晶紫初染1min，流水冲洗；②媒染：碘液染色1min，流水冲洗；③脱色：95%乙醇脱色，流水冲洗；④复染：石炭酸复红或沙黄复染30s，流水冲洗，自然干燥后镜检。

3. **染色效果** G⁺菌呈紫色，G⁻菌呈红色（图2-2）。

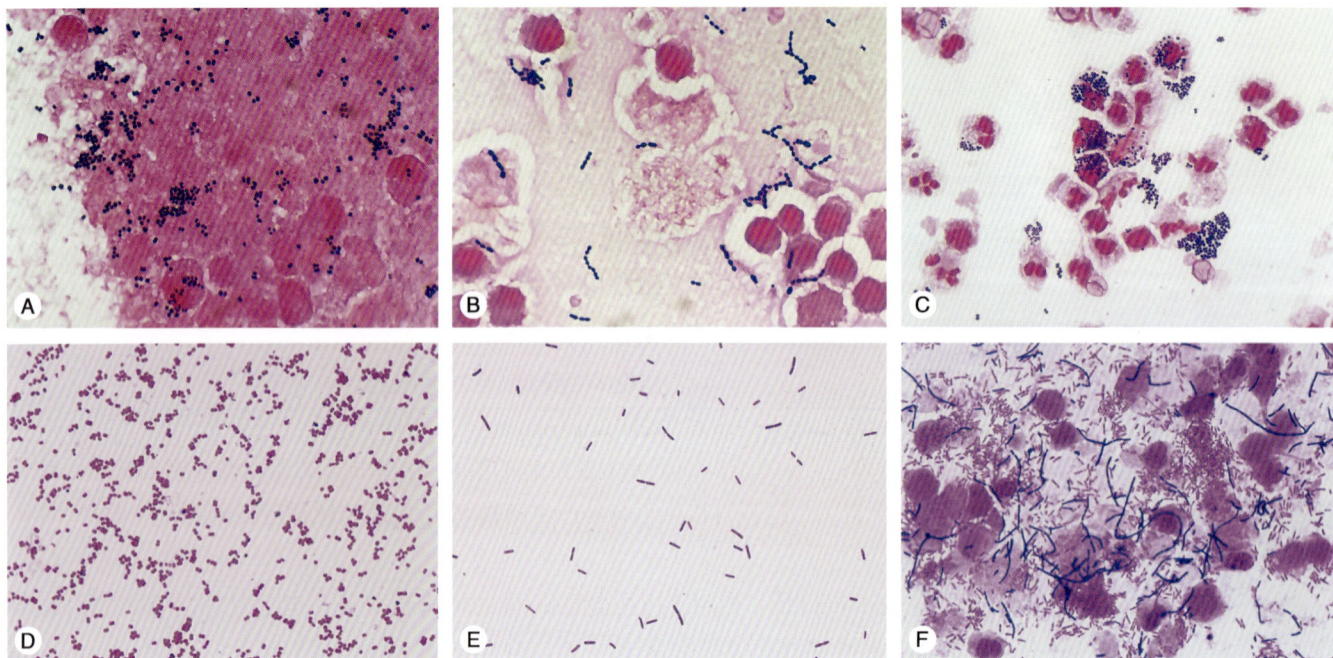

图2-2 革兰氏染色效果（×1 000）
A. G⁺球菌；B. 链球菌；C. 中性粒细胞吞噬G⁺球菌；D. G⁻球菌；E. G⁻杆菌；F. G⁺杆菌与G⁻杆菌。

（五）巴氏染色

1. **染色原理** 巴氏染色（Papanicolaou staining）是脱落细胞学常用的染色方法。细胞核内的核酸带有磷酸根，当染液pH>2时，核酸带负电荷，能结合带正电荷的碱性染料氧化苏木素矾，而呈紫蓝色。天然苏木素的染色力弱，需转变成氧化苏木素才具有染色性。染液中的伊红、亮绿及橘黄G6等为酸性染料，能与细胞质中具有相反电荷的蛋白质结合，而呈现不同的颜色。

2. **简要操作** 制片→固定→降梯度乙醇逐渐入水（水化）→苏木素染液（染核）→盐酸乙醇液（分色）→稀碳酸锂/氢氧化钠氨液（蓝化/返蓝）→水洗→升梯度乙醇（脱水）→橘黄染液（染胞质）→95%乙醇（漂洗）→EA染液（染胞质）→95%乙醇（漂洗）→100%乙醇（固定）→二甲苯（透明）→封片。

3. **染色效果** 巴氏染色后，角化前细胞胞质呈淡绿或淡蓝色，角化细胞胞质呈粉红或橘黄色，核呈蓝紫色、核仁红色；红细胞呈鲜红色或橙红色；白细胞质呈淡蓝或蓝绿色，胞核呈蓝紫色。巴氏染色效果见图2-3。

4. **方法学评价** 巴氏染色是一种常用的细胞学染色方法，主要用于上皮细胞分化程度的判断及肿瘤细胞的鉴别。细胞染色后结构清晰、层次分明、色彩丰富鲜艳。巴氏染色不仅适用于妇科细胞学涂片染色，也适用于尿液、浆膜腔积液、痰液等非妇科样本的染色。

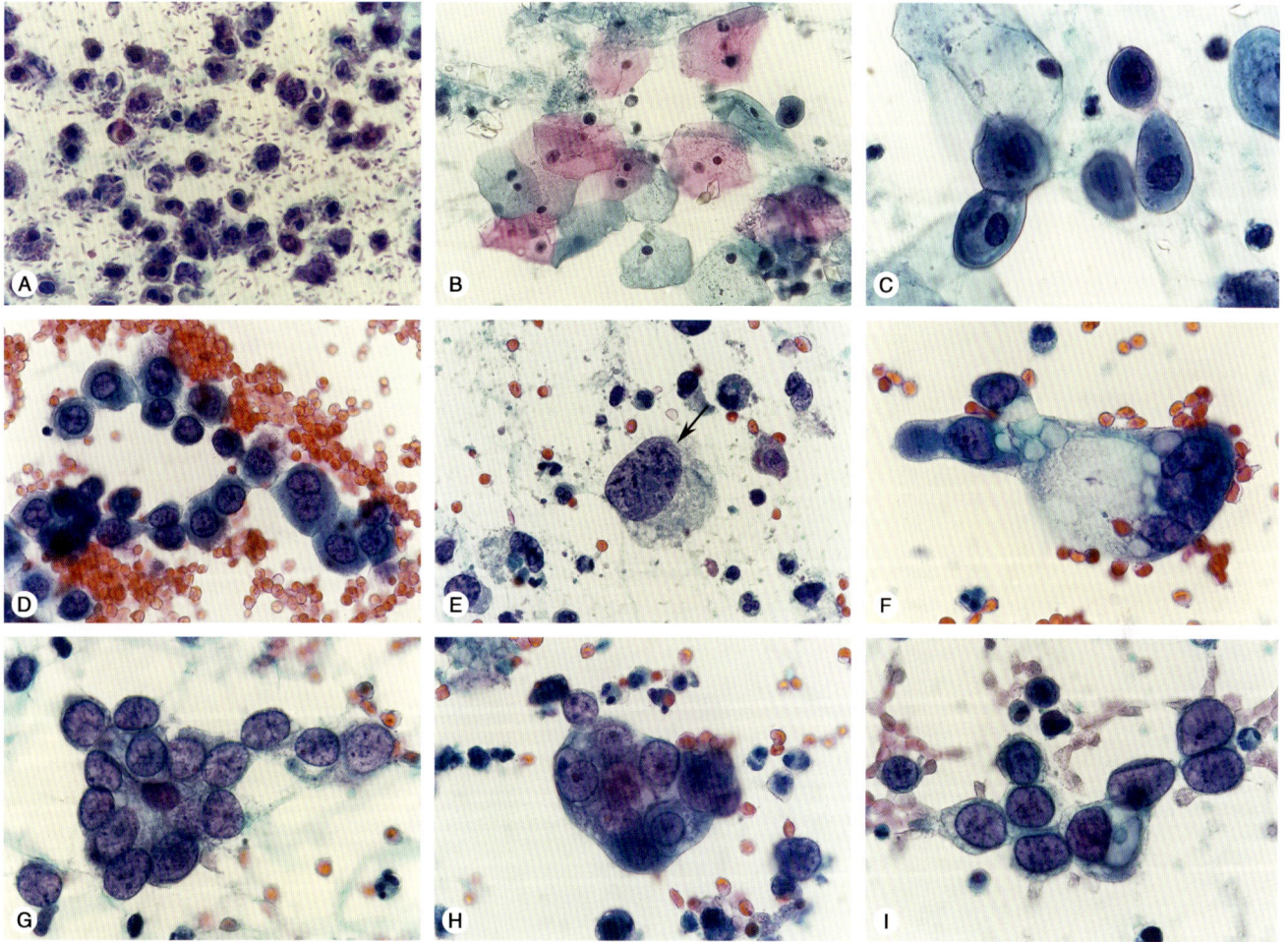

图 2-3 巴氏染色效果

A. 中性粒细胞（×400）；B. 鳞状上皮细胞（×200）；C. 中层尿路上皮细胞（×400）；D. 底层尿路上皮细胞（×400）；E～I. 高级别尿路上皮癌细胞（×400）。

（六）苏木精-伊红染色

1. 染色原理　苏木精-伊红染色（hematoxylin and eosin staining，HE staining），简称 HE 染色。其原理与巴氏染色基本相同，只是用伊红染液代替巴氏染色中的 EA 和橘黄 G 染液。碱性的苏木精染液使胞核内的染色质与胞质内的核糖体着紫蓝色，酸性的伊红染料使胞质和胞外基质中的成分着红色。

2. 简要操作　制片→固定→降梯度乙醇逐渐入水（水化）→苏木素染液（染核）→盐酸乙醇（分色）→稀碳酸锂/氢氧化钠氨（蓝化/返蓝）→伊红染液（染胞质）→升梯度乙醇（脱水）→二甲苯（透明）→封片。

3. 染色效果　①细胞或组织经 HE 染色后，细胞核被染成鲜明的蓝紫色；②软骨基质、钙盐颗粒、细菌等微生物被染成深蓝色或蓝紫色；③黏液呈灰蓝色；④细胞质、肌肉、结缔组织、嗜酸性颗粒、红细胞、蛋白性液体也被染成不同程度的红色或粉红色。HE 染色效果见图 2-4。

4. 方法学评价　HE 染色是病理检查中最基本、应用最广泛的常规染色方法。

（七）AIE 荧光染色

1. 染色原理　AIE 荧光染色液是一种含有聚集诱导发光（aggregation-induced emission，AIE）特性的小分子荧光探针染料。该类染色液在水溶液中无荧光，在细胞中发光，可实现细胞的快速染色；根据不同细胞的内环境差异，细胞及其他有形成分呈现出不同的荧光强度及颜色差异，可以对细胞形态进行识别和辅助诊断。

2. 染色效果　白细胞及上皮细胞胞质呈黄色荧光，胞核呈橘黄色荧光；肿瘤细胞荧光表现验强荧光；透明管型呈橘色荧光，蜡样管型、颗粒管型、蛋白管型呈黄色荧光；尿酸结晶可以自发荧光，其他结晶无荧光。AIE 荧光染色效果图见图 2-5。

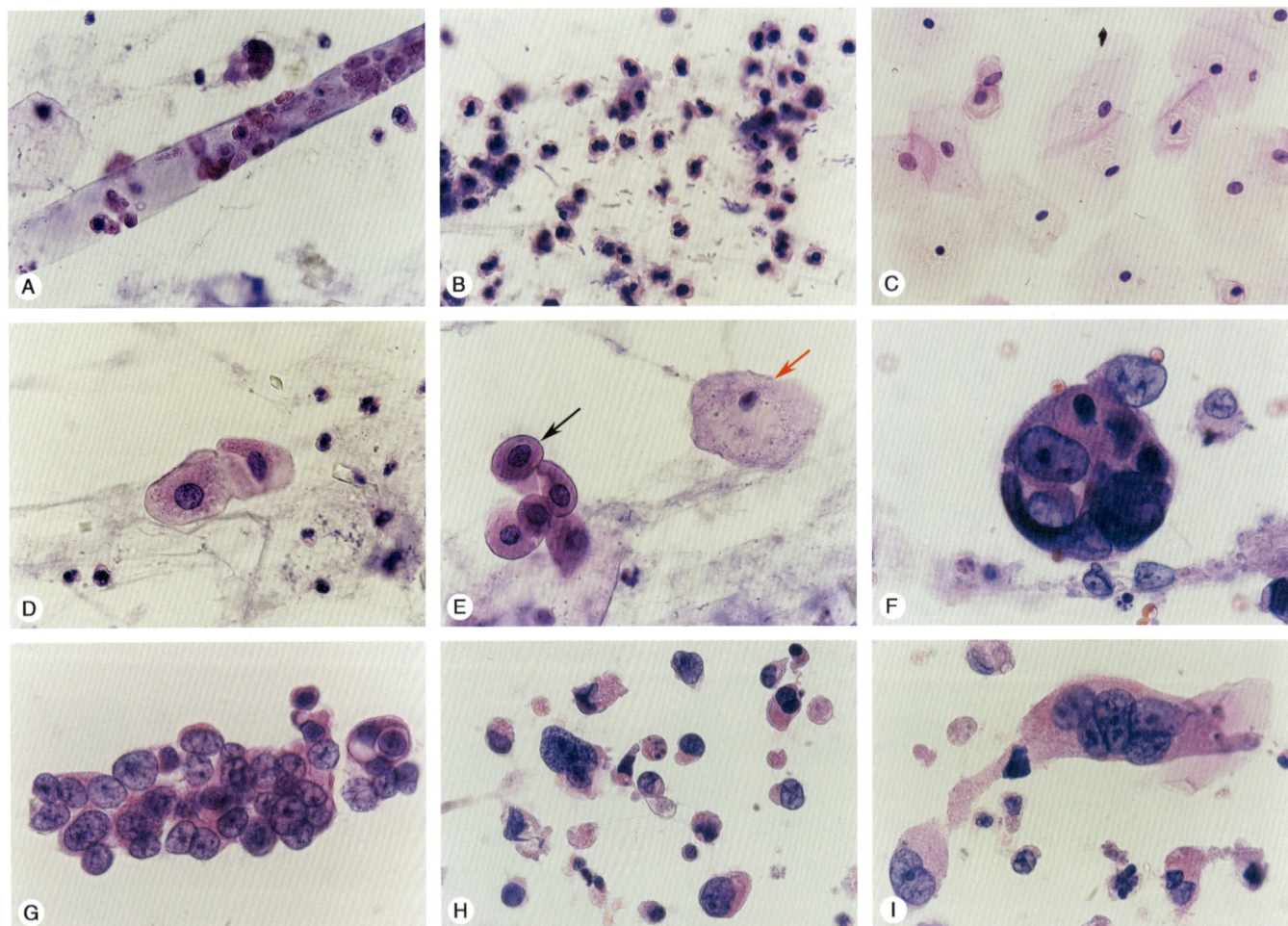

图 2-4 HE 染色效果（×400）

A. 肾小管上皮细胞管型；B. 中性粒细胞图；C. 鳞状上皮细胞；D. 表层尿路上皮细胞；E. 尿路上皮细胞（黑箭所指），鳞状上皮细胞（红箭所指）；F～I. 尿路上皮癌细胞。

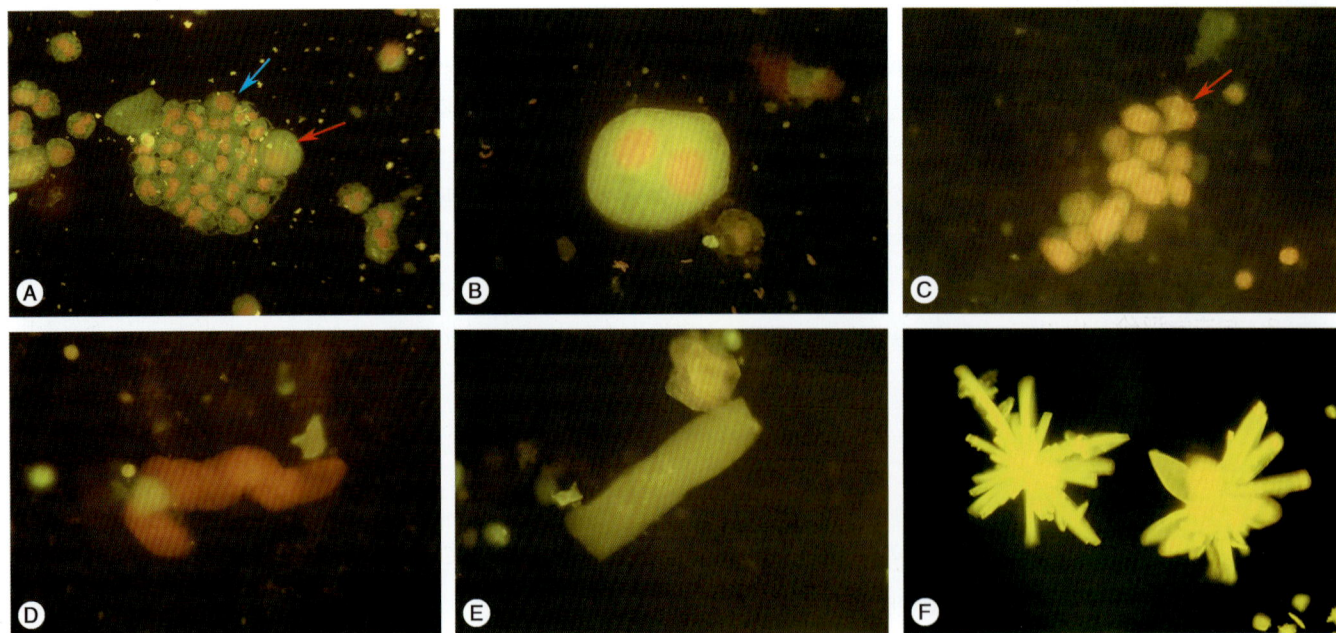

图 2-5 AIE 荧光染色效果（×400）图谱

A. 中性粒细胞（蓝箭所指），尿路上皮细胞（红箭所指）；B. 尿路上皮细胞；C. 肿瘤细胞（红箭所指）；D. 透明管型；E. 蜡样管型；F. 尿酸结晶（未加染液，自发荧光）。

3. **方法学评价** AIE 荧光染色主要用于各种细胞的鉴别,尤其在肿瘤细胞筛查方面有广泛的应用前景。此外,AIE 荧光染色也适用于细菌、真菌的鉴别。

(八)CellDetect 液基薄层细胞染色

1. **染色原理** CellDetect 染色液主要成分有苏木素、红色复红 1(植物提取液)、红色复红 2a(新品红、乙醇、防腐剂)、红色复红 2b(乙醇、防腐剂)、琼斯亮绿染色液等。红色复红 1 能提高染液与细胞的亲和力,使细胞更容易着色;红色复红 2a 和 2b 根据细胞代谢能力强弱可使细胞核呈现不同的颜色;亮绿染色液可将细胞胞质染成蓝绿色。根据染色特点及形态特征可以准确地识别尿液细胞。

2. **染色效果** 白细胞胞质呈蓝绿色,胞核呈紫红色;鳞状上皮细胞经染色后胞质呈蓝色,胞核被染成蓝绿色(图 2-6A、B);非典型上皮细胞胞核呈紫红色(图 2-6C);肿瘤细胞的细胞质呈蓝色,细胞核呈紫红色(图 2-7)。

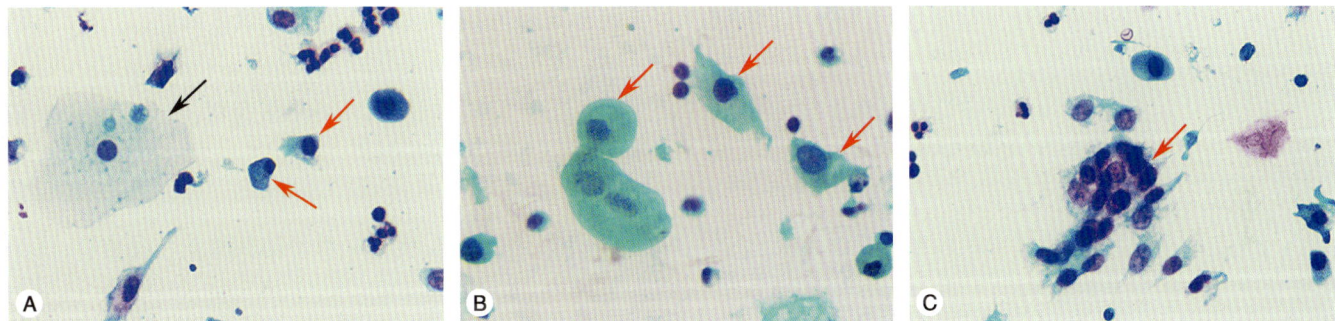

图 2-6 CellDetect 液基薄层细胞染色效果(×400)
A.鳞状上皮细胞(黑箭所指),肾小管上皮细胞(红箭所指);B.尿路上皮细胞(红箭所指);C.非典型尿路上皮细胞(红箭所指)。

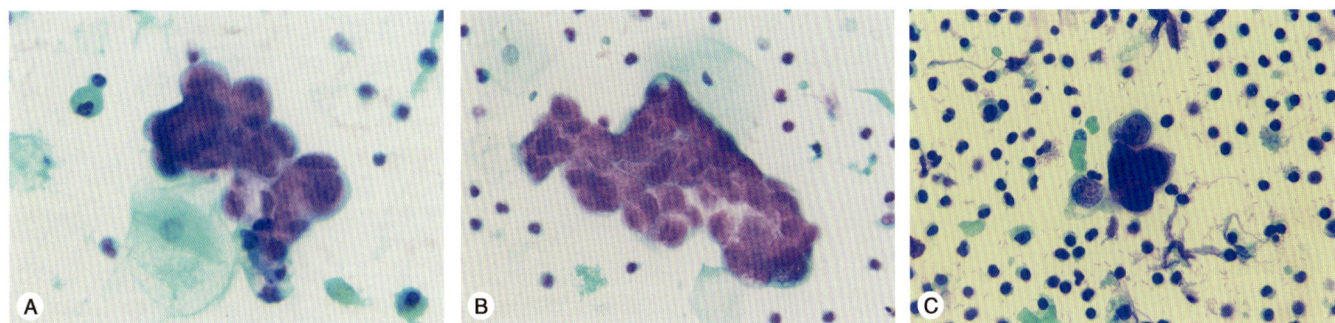

图 2-7 CellDetect 液基薄层细胞染色效果(×400)
A.可疑肿瘤细胞;B.肿瘤细胞;C.高级别尿路上皮癌细胞。

3. **方法学评价** CellDetect 染色是基于液基薄层细胞制片技术,使用特殊染色液使细胞着色,染色后的细胞结构清晰,颜色对比明显,结合细胞形态特征可以鉴别细胞的良恶性。该种染色技术能快速、简便地筛查出肿瘤细胞,结合染色特点,大大提高了诊断的特异性和敏感性。

(九)其他染色法

1. **苏丹Ⅲ染色或油红 O 染色**

(1)染色原理:苏丹Ⅲ或油红 O 是一种脂溶性染料,易溶于醇类和脂肪,更易溶入脂肪;当尿液中的脂肪滴或含有中性脂肪的成分接触染料时,染料脱离乙醇而溶于脂肪,从而使脂肪成分着色。

(2)染色效果:苏丹Ⅲ染色中性脂肪呈橙红色;油红 O 染色中性脂肪呈橘黄色。

(3)方法学评价:主要用于尿液中含中性脂肪的脂肪滴、脂肪颗粒细胞、脂肪管型等物质的鉴别。

2. 过氧化物酶染色

（1）染色原理：是以粒细胞过氧化物酶反应为基础的染色方法。

（2）染色效果：中性粒细胞和嗜酸性粒细胞过氧化物酶阳性,细胞内的颗粒呈棕黑色（湿片法颗粒呈深蓝色）;单核细胞阴性或弱阳性;淋巴细胞、肾小管上皮细胞及其他细胞均为阴性。

（3）方法学评价：方法简单方便,染色效果好。主要用于尿白细胞（中性粒细胞）与肾小管上皮细胞的鉴别、白细胞管型与肾小管上皮细胞管型的鉴别。

3. 碘染色

（1）染色原理：一般来说,碱性物质和还原性物质能够很好地被碘染色,酸性物质和氧化性物质的显色能力则较差。正常细胞内含有糖原,碘染色后呈黄褐色,染色深浅与细胞内糖原物质含量成正比;当细胞损伤、变性或坏死时细胞内糖原物质减少或丢失,此时碘染色表现为淡染或不染色。

（2）染色特点：淀粉颗粒呈蓝紫色;红细胞和白细胞呈淡黄色到黄褐色;上皮细胞呈淡黄色到黄褐色,胞核染色略深;结晶不被染色。

（3）适用范围：主要用于尿中淀粉颗粒及含淀粉物质的鉴别,也可用于尿液红细胞与结晶的鉴别,以及粪尿中原虫的染色等。碘染色操作简单,染色较快,但颜色较单一,部分细胞结构不清晰。

4. 铁染色/含铁血黄素染色法

（1）染色原理：含铁血黄素颗粒中的三价铁离子与试剂中的亚铁氰化钾结合,生成一种不溶性的蓝色化合物,该反应也被称为普鲁士蓝反应。

（2）染色效果：含铁血黄素颗粒呈蓝色,分散或成堆出现于尿液中,也可出现在细胞内或管型内。

（3）方法学评价：试剂配制和操作程序简单方便,且染色效果好,阳性颗粒颜色鲜明,适合常规使用。主要用于鉴别尿液中的含铁血黄素颗粒、含铁血黄素细胞及含铁血黄素管型。

四、显微镜检查

（一）显微镜类型及适用范围

尿液有形成分分析及尿液细胞学检查常用的显微镜有普通光学显微镜、相差显微镜、暗视野显微镜、偏振光显微镜、微分干涉显微镜及荧光显微镜等,其中以普通光学显微镜和相差显微镜最为常用。各种显微镜应用范围不同,可根据鉴别目的,选用合适的显微镜。

1. 光学显微镜 光学显微镜（optical microscope,OM）是利用凸透镜放大成像的光学原理,把人眼所不能分辨的微小物体放大成像,以便人们观察细微结构的光学仪器。

（1）工作原理：普通光学显微镜由光学部分和机械部分组成。光学部分主要包括目镜、物镜、光源、反光镜和聚光器等部件;机械部分包括镜架、镜筒、载物台及各种调节装置。每组镜片相当于一个凸透镜,目镜的焦距长,物镜的焦距短,物体先经过物镜成放大的实像,再经目镜成放大的虚像,二次放大,便能看清楚微小的物体（图 2-8A）;可以通过转换不同倍数的物镜以达到放大不同倍数的效果。

（2）适用范围：普通光学显微镜是尿液有形成分检验及尿液细胞学检查最常用的一种显微镜,应用范围广泛,适用于观察未染色及染色后的细胞及其他有形成分。

（3）注意事项：在使用普通光学显微镜时,应保证整个光路干净,避免灰尘及水渍污染;两眼同时观察,确保每只眼睛观察的视野均是清晰的;调节合适的亮度,避免光线过强或过暗;在使用油镜时,注意镜头的维护和保养。

2. 暗视野显微镜 暗视野显微镜（dark field microscope）是一种利用倾斜照明技术来增强样品成像效果的显微镜,适用于观察正常明场条件下成像不佳的标本。

（1）工作原理：暗视野显微镜的基本原理是丁达尔效应,在普通光学显微镜基础上安装了暗视野聚光器,暗视野

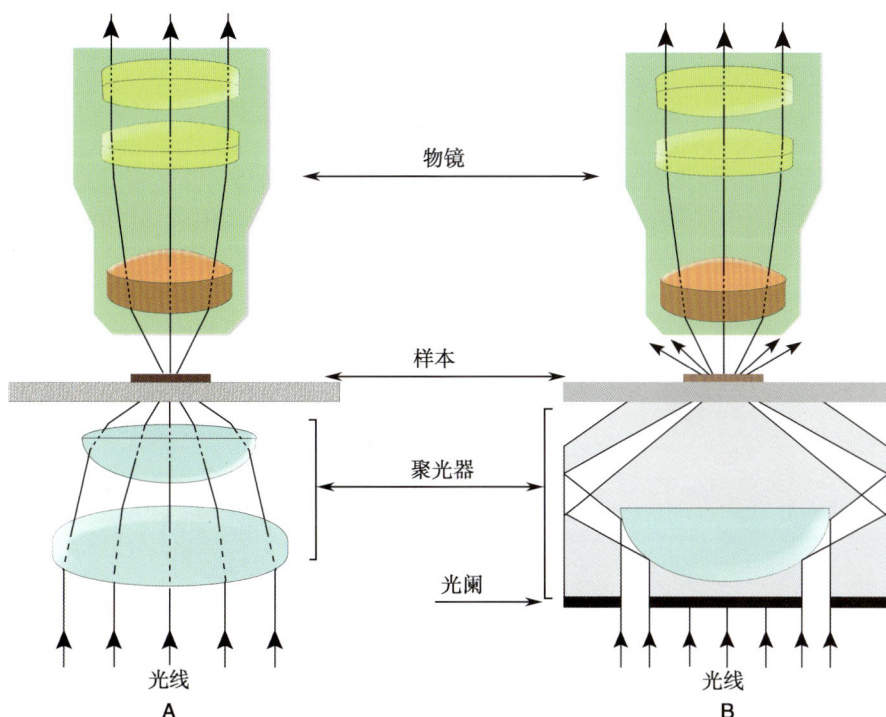

图 2-8 明视野显微镜原理图（A）与暗视野显微镜原理图（B）

聚光器使光源的中央光束被遮挡，光线不能直接进入物镜和目镜，仅散射光能通过，所以无物体时整个视野是黑暗的（图 2-8B）；当有物体时，照明光大部分被折回，由于物体所在的位置结构和厚度不同，所以光的散射性和折射光等都有很大的变化，从倾斜角度穿过样品的光线被衍射、折射并反射到显微镜物镜中，从而使物体在黑暗的背景中明亮可见。

（2）适用范围：暗视野显微镜常用来观察未染色的透明样品；在尿液显微镜检查中，暗视野显微镜主要用于观察结晶和脂类的折光性、鉴别闪光细胞或检查不染色的活细菌和螺旋体等。

3. 相差显微镜 相差显微镜（phase contrast microscope）是荷兰科学家 Zernike 于 1935 年发明的，用于观察未染色标本的显微镜。

（1）工作原理：相差显微镜的基本原理是把透过标本的可见光的光程差变成振幅差，从而提高了各种结构间的对比度，使各种结构变得清晰可见。光线透过样本后发生折射，偏离了原来的光路，同时被延迟了 $1/4\lambda$（波长），如果再增加或减少 $1/4\lambda$，则光程差变为 $1/2\lambda$，两束光合轴后干涉加强，振幅增大或减小，提高反差。在构造上，相差显微镜有两个重要部件（图 2-9）：①环形光阑（annular diaphragm）位于光源与聚光器之间，作用是使透过聚光器的光线形成空心光锥，聚焦到标本上；②相位板（annular phase plate）在物镜中加了涂有氟化镁的相位板，可将直射光或衍射光的相位推迟 $1/4\lambda$。

（2）适用范围：主要用于观察活细胞或不染色涂片，有时也可用于观察缺少反差的染色样品。在尿液有形成分分析中，主要用于红细胞位相分析、鉴别管型、观察结晶的折光性等。

4. 偏振光显微镜 偏振光显微镜（polarized light microscopy，PLM）是利用光的偏振特性对具有双折射性物质进行鉴定的显微镜。

（1）工作原理：PLM 有两个正交偏振器，起偏器（polarizer）用于产生偏振光，检偏器（analyzer），用于检验偏振光（图 2-10）。自然光穿过起偏镜后，将光线限定在一个振动方向，其他的振动面被限制无法通过起偏镜，光波就从自然光改变为偏振光。当偏振光通过某一物质时，若光的性质和进路不因照射方向而改变，这种物质在光学上就具有"各向同性"，又称单折射性，例如普通气体、液体以及非结晶性固体具有单折射性。若光线通过物质时，光的速度、折射率、吸收

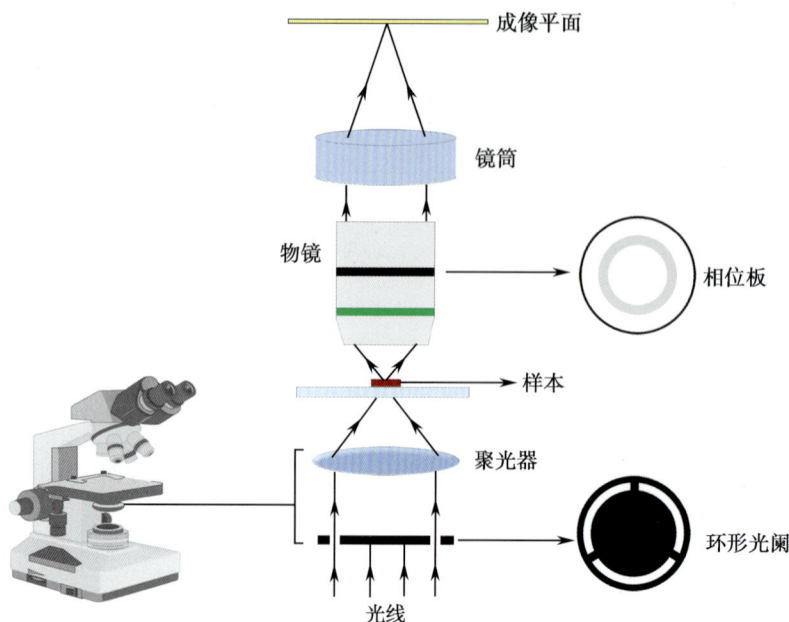

图 2-9　相差显微镜原理图

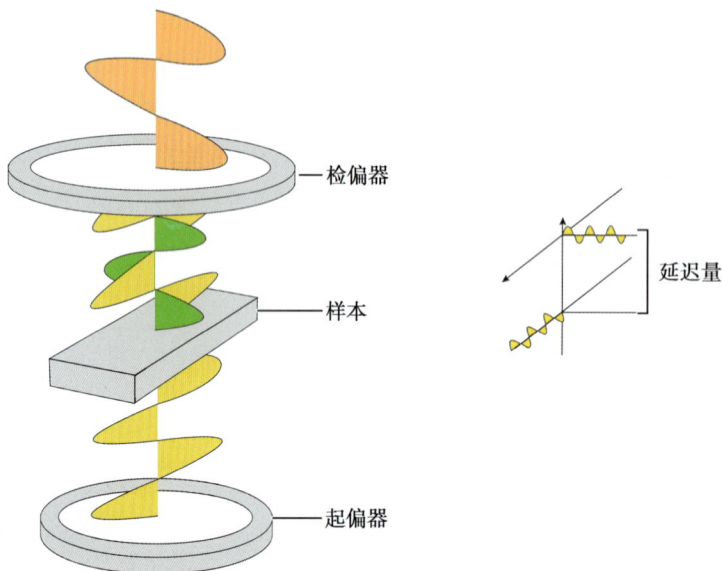

图 2-10　偏振光显微镜的起偏器和检偏器

性和偏振、振幅等因照射方向而有不同,光性发生了变化,这种物质在光学上则具有"各向异性",又称双折射性,例如晶体、纤维等具有双折射性。PLM 的两个偏振滤光片互为 90°,此时视野是全黑的,如果被检物体在光学上表现为单折射性,无论怎样旋转载物台,视野仍是黑暗;若被检物体具有双折射性或含有具双折射性的物质,则具双折射性的地方视野变明亮。

（2）适用范围:偏振光显微镜在尿液沉渣镜检中主要用于观察结晶的双折射现象,还可用于观察胆固醇酯、淀粉颗粒、脂肪球、结晶（如 2,8-DHA 结晶）等物质的"马耳他十字"结构。

5. 微分干涉显微镜　微分干涉显微镜（differential interference contrast microscope）是 1952 年 Nomarski 在相差显微镜原理的基础上发明的显微镜。

（1）工作原理:微分干涉显微镜是以平面偏振光为光源。光线经棱镜折射后分成两束,在不同时间经过样品的相邻部位,然后再经过另一棱镜将这两束光汇合,两束偏振光的光程长度的不同而产生的干涉会导致可见光亮度发生变化,从而使样品厚度上的微小区别转化成明暗区别。所观察到的样品表面具有明显的凹凸感,呈浮雕状,立体感强,样品各组成之间的相对层次关系都能显示出来,对颗粒、裂纹、孔洞以及凸起等都能做出正确的判断。

（2）适用范围:微分干涉显微镜常用于活体和未染色的生物成像,使结构清晰明显,立体感强。还用于基因注入、核移植、转基因等显微操作。

6. 荧光显微镜　荧光显微镜（fluorescence microscope）是利用特定波长的光照射被检物体产生荧光进行镜检的显微镜。

（1）工作原理:荧光显微镜由光源、滤光片系统和光学系统等主要部件组成,用荧光染色剂或荧光基团标记的反应物与标本作用,利用一定波长的光激发标本,使待检结构发射出相应的荧光后,再通过物镜和目镜系统放大以观察标本的荧光图像,从而用于对样品结构或组分的定性、定位、半定量研究。

（2）应用范围:目前在分子标记、荧光探针、药物筛选、自身免疫荧光、FISH 等方面应用广泛。荧光显微镜在尿液有形成分分析中主要用于鉴别细菌、真菌或原虫等病原生物,还可以筛查异常细胞、观察尿酸结晶自发荧光现象。

（二）镜检方法

1. 人工阅片　阅片前应严格核对患者信息及涂片标识,并仔细阅读患者资料,重点关注与病情或诊断相关的信息。尿液未染色直接镜检或染色涂片镜检时,先使用低倍镜浏览全片,观察有形成分的排列和分布,发现并鉴别体积大的物质;再使用高倍镜对有形成分进行分类计数（推荐使用×40 物镜）;使用油镜对细胞进行分类或观察体积较小的物质。镜检时在视野范围内采用"弓"字形阅片,避免遗漏视野。

2. 人工智能辅助阅片　人工智能（artificial intelligence, AI）辅助阅片系统是指通过 AI 技术对各种细胞或有形成分进行图像采集、分析和诊断的系统。AI 技术在医学领域应用广泛,涵盖了诊断、治疗、药物研发、病例管理和健康管理等多方面,尤其在医学图像识别方面,通过对 CT、磁共振成像（MRI）、数字 X 线摄影（DR）,以及病理组织切片、染色体等图像的自动阅片和分类,已经能够自动识别并出具检验报告。随着深度学习和神经网络算法的不断优化,AI 在医学诊断中的应用也将越发精准和可靠,在尿液有形成分识别方面,数字成像尿液有形成分分析仪就是结合 AI 技术,实现了尿液有形成分自动识别。

3. 方法学评价

（1）人工阅片:人工阅片是尿液有形成分分析及尿液细胞学检查的传统方法。未染色直接镜检操作简单、快速,适用于尿液有形成分常规镜检和复检;建议明视野显微镜与相差显微镜等联合使用,可提高有形成分检出率。染色镜检法主要用于尿液细胞学检查,操作稍繁琐,但有助于细胞的分类,准确度高。

（2）人工智能辅助阅片:AI 辅助阅片不仅准确率高,而且提高了工作效率,节省了劳动力。AI 辅助阅片系统可自动识别细胞等有形成分,但其检测结果仍需要人工复核;对未能识别或识别错误的物质,应进行人工校正;此外,AI 辅助阅片模型的训练复杂且耗时,需要不断完善和优化。

五、报告书写与临床沟通

（一）报告书写

1. 书写要求　尿液有形成分分析及尿液细胞学检查在泌尿系统疾病中有着重要的临床意义,如何发放一份高质量报告是检验人员比较关注的问题。在该领域,国内的一些团体组织也先后编写和制定了相关的共识、指南和行业标准。依据 GB/T 22576.3—2021《医学实验室质量和能力的要求》（第 3 部分:尿液检验领域的要求 5.8.3）:尿液沉渣显微镜检查宜以每高/低倍视野中的形态数量报告结果;多年来,多数实验室尿液有形成分报告书写仅仅是完成这一基本要求。2017 年中国医师协会检验医师分会在《中华医学杂志》发表的《尿液常规检验诊断报告模式专家共识》中首次提出尿液检验诊断报告的模板,报告内容不仅包括尿液有形成分的文字描述,还可以在此基础上给出提示性信息,如诊断意见或进一步检查的项目等,为临床诊疗提供更大帮助。针对国内不同实验室对尿液有形成分的形态描述、名称术语与结果报告不尽一致的情况,2021年由中华医学会检验分会血液学与体液学学组组织专家撰写了《尿液检验有形成分名称与结果报告专家共识》,不仅对尿液各种有形成分的名称进行了规范,还提出当发现异常尿液有形成分时,可采用分层报告或解释性注释,给予描述性诊断或建议意见,此共识的报告理念与2020年在中华检验医学杂志发表的《血细胞分析报告规范化指南》一致,都是采用分层报告,在条件允许的情况下为疾病诊疗尽量提供诊断/排除诊断或提示性意见,这种报告模式也得到了临床医生的高度认可。2024年新版的行业标准WST 229—2024《尿液理学、化学和有形成分检验》对尿液有形成分名称及报告书写格式要求进一步做了规范,并给出了参考标准。此外,ISO15189实验室认可准则中,建议尿液有形成分报告尽量满足CNAS-CL02《医学实验室质量和能力认可准则》7.4.1结果报告的要求。

2. 尿液有形成分报告方式

(1)管型:以"最低数~最高数/LP"或"平均值/LP"方式报告,并报告管型种类;若使用定量计数板以"个数/μL"方式报告。

(2)细胞:以"最低数~最高数/HP"或"平均值/HP"方式报告,并报告细胞种类;若使用定量计数板以"个数/μL"方式报告。

(3)结晶、细菌、真菌及寄生虫等:以半定量(−、±、+、++、+++)方式报告;若使用定量计数板以"个数/μL"方式报告。

(4)参考区间:尿液有形成分各种检测方法的参考区间见表2-5。

表2-5 尿液有形成分的参考区间

方法	红细胞	白细胞	透明管型	上皮细胞	结晶
未离心尿液直接涂片镜检法	0~偶见/HP	0~3/HP	0~偶见/LP	少见	少见
离心尿液直接涂片镜检法	0~3/HP	0~5/HP	0~偶见/LP	少见	少见
尿液有形成分定量计数板法	男 0~5/μL 女 0~24/μL	男 0~12/μL 女 0~26/μL	0~1/μL(不分性别)	少见	少见

3. 尿液细胞学检查图文报告 尿液细胞学检查推荐使用图文报告,报告内容主要包括常规细胞计数与分类、图像、形态学描述及初步诊断和建议等,具体如下:

(1)细胞计数与分类:包括细胞总数、有核细胞计数及分类等。

(2)图像:在细胞分布均匀、染色良好的部位,对诊断有价值的细胞或有形成分进行拍摄,选择有代表性的图片2~4张。

(3)形态学描述:对异型细胞、肿瘤细胞进行必要的形态描述,包括细胞分布、体积、胞质量及颜色、内容物、胞核大小及核形、核染色质、核仁数量与大小等;对其他有诊断价值的细胞或有形成分进行必要的形态学描述。

(4)初步诊断和建议

1)初步诊断:①细胞分级报告:未查见恶性细胞、查见异型细胞、查见可疑恶性细胞、查见恶性细胞。②报告其他有价值的细胞。③报告有价值的非细胞有形成分。

2)提示或建议:根据细胞数量、种类、形态学特征,结合临床资料,提示进一步检查的方向或给出合理化建议。

4. 尿液细胞学巴黎报告系统 尿液细胞学诊断报告系统-巴黎分类,通常称为尿液细胞学巴黎报告系统(the Paris system for reporting urinary cytology, TPS)。TPS是一个国际性的标准化系统,旨在提高尿液细胞学诊断的准确性和一致性。TPS主要内容包括以下几个方面:

(1)非诊断性/不满意(unsatisfactory, UN)

(2)高级别尿路上皮癌阴性(negative for high-grade urothelial carcinoma, NHGUC)

（3）非典型尿路上皮细胞（atypical urothelial cells，AUC）

（4）可疑高级别尿路上皮癌（suspicious for high-grade urothelial carcinoma，SHGUC）

（5）高级别尿路上皮癌（high-grade urothelial carcinoma，HGUC）

TPS涵盖了诊断类别、诊断标准、不同诊断类别的恶性风险以及临床处理方法等。第1版TPS于2016年正式出版，自发布后便受到了病理科医生和泌尿外科医生的广泛关注和认可。2022年第2版更新了诊断标准，并引入了"非典型鳞状细胞"和"高级别恶性风险"等新的诊断术语；由于低级别尿路上皮肿瘤（low-grade urothelial neoplasm，LGUN）与正常尿路上皮很难区分，新版TPS将LGUN放到了NHGUC中。

尿液细胞种类及影响因素较多，尤其是尿液上皮细胞及肿瘤细胞形态多变，在鉴别此类细胞时，可参考TPS，以提高疾病诊断的准确率。

（二）临床沟通

为保证尿液有形成分检验质量，临床征询或沟通是必不可少的。在检验过程中观察到的某些有形成分定性困难时，需要结合患者的临床表现及其他检查进行综合判断；此外，在发现某些有诊断价值或需要临床医生及时处理的有形成分，应尽快通知临床，采取进一步检查或治疗措施。征询或沟通对象可以是临床医生和/或患者。以下情况建议进行临床沟通：

1. **发现异物或肠道寄生虫**　在镜检时，若发现异物、肠道寄生虫或虫卵等，应排除粪便污染。若因标本留取不合格引起的，建议按要求重新留取标本送检。

2. **检出药物结晶**　若尿液中发现药物结晶或疑似药物结晶，应了解临床用药情况，包括药物种类及剂量、不良反应及输注要求等；若明确是药物结晶，应及时报告，并告知临床医生采取必要的措施。

3. **检出病理性结晶**　尿液中发现病理性结晶，如酪氨酸结晶、胱氨酸结晶、胆固醇结晶等，必要时联系临床，询问患者临床病史、症状体征等，提出进一步检查的建议。

4. **检出真菌**　尿液发现真菌时，应排除粪便污染或从尿袋留取标本等原因（此类情况需重新正确留取标本送检），方可在备注中描述名称及数量，大量出现时应建议临床做尿液真菌培养。

5. **检出大量泥棕色管型**　泥棕色管型多见于因急性肾小管坏死引起的急性肾损伤；当尿沉渣镜检泥棕色管型数量＞10个/LP时，应视作危急值，及时报告给临床并处理。

6. **检出诱饵细胞**　使用活体染色检出诱饵细胞时，应查阅患者病史资料或与临床医生联系，确定患者是否有肾移植、骨髓移植病史或因免疫力低下引起的多瘤病毒感染等；若无法排除是诱饵细胞，可建议临床进一步做病毒核酸检测。

7. **检出异型细胞或肿瘤细胞**　尿液细胞学检查在泌尿系统肿瘤诊断方面有着重要的临床意义，在涂片染色镜检发现异型细胞或肿瘤细胞时，应结合细胞形态特征、患者病史及相关检查综合分析。若能明确是肿瘤细胞，应及时报告或与临床医生进行有效的沟通；若不除外是肿瘤细胞，可提出进一步检查的建议。

8. **检出大量急性坏死的肾小管上皮细胞**　若镜检发现大量肾小管上皮细胞，并出现形态改变（体积明显增大，胞质颗粒增多、增粗）时，应及时通知临床医生进行处理，以免患者病情加重，导致急性肾功能衰竭等。

9. **发现罕见的有诊断价值的有形成分**　尿液有形成分复杂，影响因素多，若镜检发现少见类型的有诊断价值的有形成分，应主动联系临床医生，告知其临床意义。

六、质量保证

为保证检验结果的准确性，需要注意检验前的质量控制，例如待检者状态、饮食、用药情况，以及尿液放置和保存的温度、时间等。实验室应制定尿液标本采集的标准化操作程序（standard operation procedure，SOP），规范标本的采集和处理，保证检验质量。

（一）待检者准备

1. 采集前的要求 尿液标本采集前,医护人员应告知待检者尿液标本采集的方法及注意事项。尿液标本采集的一般要求见表2-6。

表2-6 尿液标本采集的一般要求

项目	一般要求
待检者要求	待检者处于安静状态,按常规生活、饮食
生理状态	运动、性生活、月经、过度空腹或饮食、饮酒、吸烟及体位等可影响某些检查结果
避免污染	留取标本前,待检者应洗手、清洁外生殖器、尿道口及周围皮肤;留取清洁中段尿;女性特别要避免阴道分泌物或月经血污染尿液,男性要避免精液混入;要避免化学物质(如表面活性剂、消毒剂)、粪便及其他污染物混入
采集时机	用于细菌培养的标本,需在使用抗生素治疗前使用无菌容器采集,以利于细菌生长

2. 待检者的状态 待检者的生理状态和饮食习惯会直接影响检测结果。医务人员应了解这些影响因素,并将相关要求和注意事项告知待检者,减少非疾病因素对结果的影响。

（二）标本运送

1. 缩短转运时间 尽量减少运送环节,缩短储存时间,由专人运送。

2. 防止气泡产生 标本运送过程中,避免剧烈振荡;轨道或气压管道运送时务必防止尿液产生过多泡沫,避免细胞溶解。

3. 注意生物安全 运送过程要注意生物安全,防止标本渗漏或溢洒,避免污染环境、器材和衣服等。

（三）标本保存

尿液标本保存不当,其中的细胞、管型等有形成分可能被破坏,盐类结晶析出,细菌或真菌大量繁殖,影响检验结果的准确性。为避免标本因素造成的干扰,对于尿液标本可选择适当的保存方法。

1. 冷藏 2～8℃冷藏是保存尿液标本最简便的方法,一般可保存6h,但要加盖、避光。冷藏可以抑制细菌生长,但尿酸盐和磷酸盐的析出会影响检查结果,可水浴后再进行检查。

注意:即使在冷藏条件下,2～4h后白细胞形态也可能发生变化。

2. 防腐 尿液常规检查尽量不要使用防腐剂,对计时尿或标本收集后2h内无法检测的,根据检测项目,加入适当的防腐剂。

（四）检验人员内部比对

形态学检验人员的内部比对要求如下:

1. 人员比对 ①比对频率:每年至少2次;②标本数量:每次至少20份临床标本(包括细胞、管型、结晶、真菌等不同类型的有形成分);③判定标准:每项检验的比对结果符合率≥90%。

2. 人员考核 每年至少1次;每次使用50张形态学图片,内容包括细胞、管型、结晶、病原体等不同类型的有形成分;通常≥80分为合格。

第三节 尿液有形成分仪器法

目前,尿液有形成分分析仪根据检测原理主要分为两大类:一类是流式尿液有形成分分析仪,另一类是数字成像技术尿液有形成分分析仪。后者根据数字图像拍摄方式又分为流动拍摄型数字影像尿液有形成分分析仪和静止拍摄型数字影像尿液有形成分分析仪。

一、流式尿液有形成分分析仪

（一）检测原理

流式尿液有形成分分析仪是采用流式细胞技术、特异性荧光染色技术和全方位波形分析技术，并运用波长为 488nm 的蓝色半导体激光对通过有核细胞染色通道（core channel，CR）和无核细胞 Surface 通道（surface channel，SF）的尿液中各种有形成分进行分析（图 2-11）。

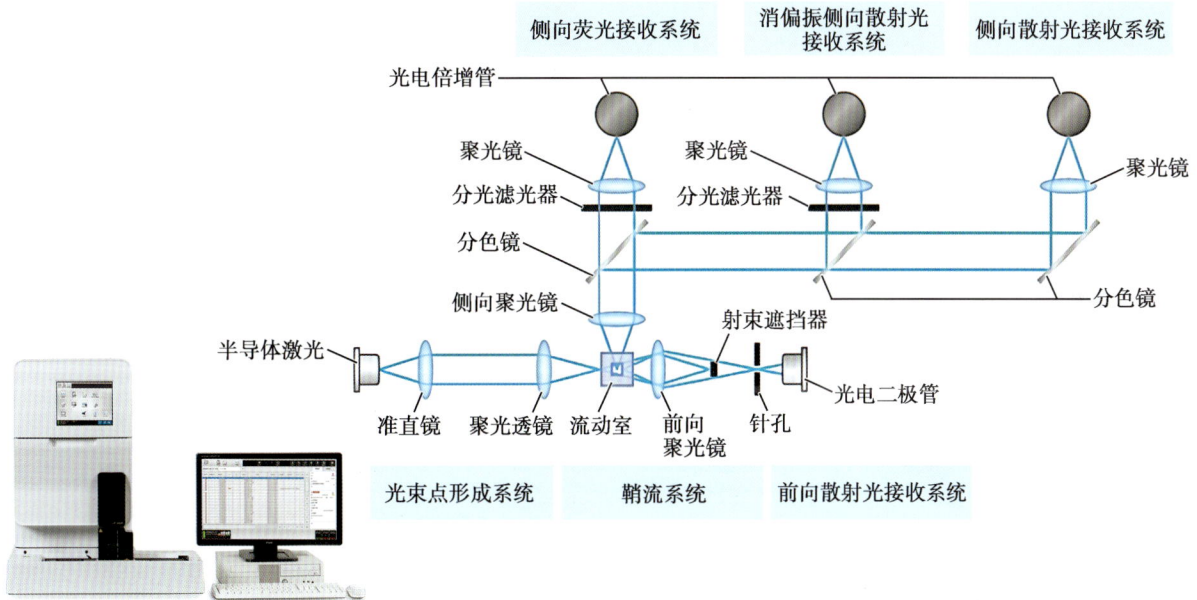

图 2-11 流式尿液有形成分分析仪检测原理

流式尿液有形成分分析仪有 SF 染色通道和 CR 染色通道两个通道，两者均由聚甲炔系的荧光色素构成。被 UF Fluorocell 染色的尿液中的有形成分，经过蓝色半导体激光照射，通过 4 类光信号形成的波形对尿液中的有形成分进行分类：①前向散射光（FSC），主要反映有形成分的大小及透光率的信息；②侧向散射光（SSC），主要反映有形成分的内部结构和厚度的信息；③侧向荧光（FL），有关有形成分染色程度的信息；④消偏振侧向散射光（DSS），有形成分具有的双折射性大小的信息（图 2-12）。

1. CR 染色通道 CR 通道中红细胞被表面活化剂除去，结晶被螯合剂等除去，进而对白细胞、细菌、上皮细胞等具

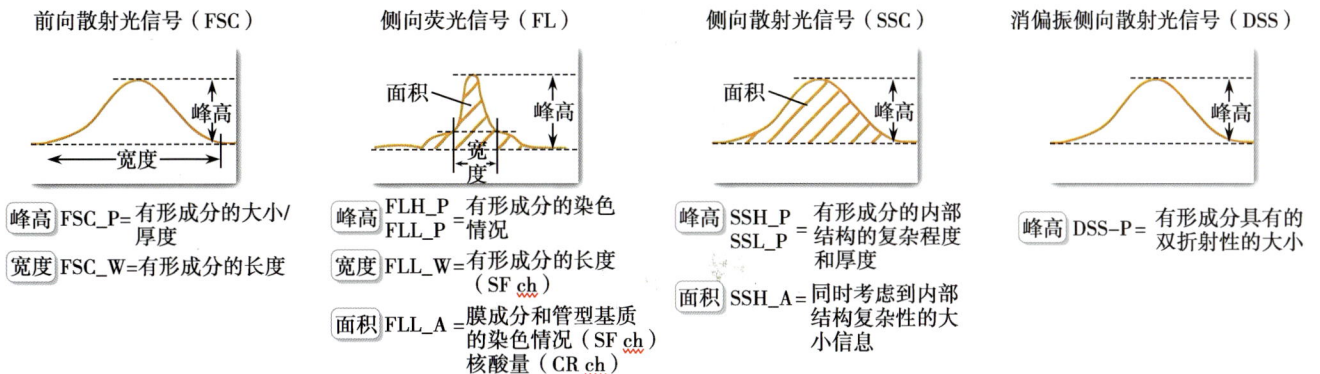

图 2-12 流式尿液有形成分分析仪信号波形

P：Peak，信号强度 = 波形高度；W：Width，脉冲宽度 = 波形宽度；A：Area，信号波形面积 = 波形面积；H：High，高灵敏度；L：Low，低灵敏度。

有核酸的成分进行分析。根据各类细胞核酸含量的不同,使用核酸染色试剂对各类细胞染色,通过分析细胞核酸量的荧光信号的波形面积值,对具有核酸的细胞进行分类;并采用波长较短的蓝色半导体激光,提高细菌等极微小成分的检出精度,能基于细菌细胞壁结构差异的检测原理快速、准确地对细菌进行分型。革兰氏阳性菌细胞壁肽聚糖层厚,前向散射光强度相对较高,而渗透至菌体内的色素量少,侧向荧光强度低;革兰氏阴性菌细胞壁肽聚糖层薄,前向散射光强度相对较低,渗透至菌体内的色素量大,侧向荧光强度高(图 2-13)。

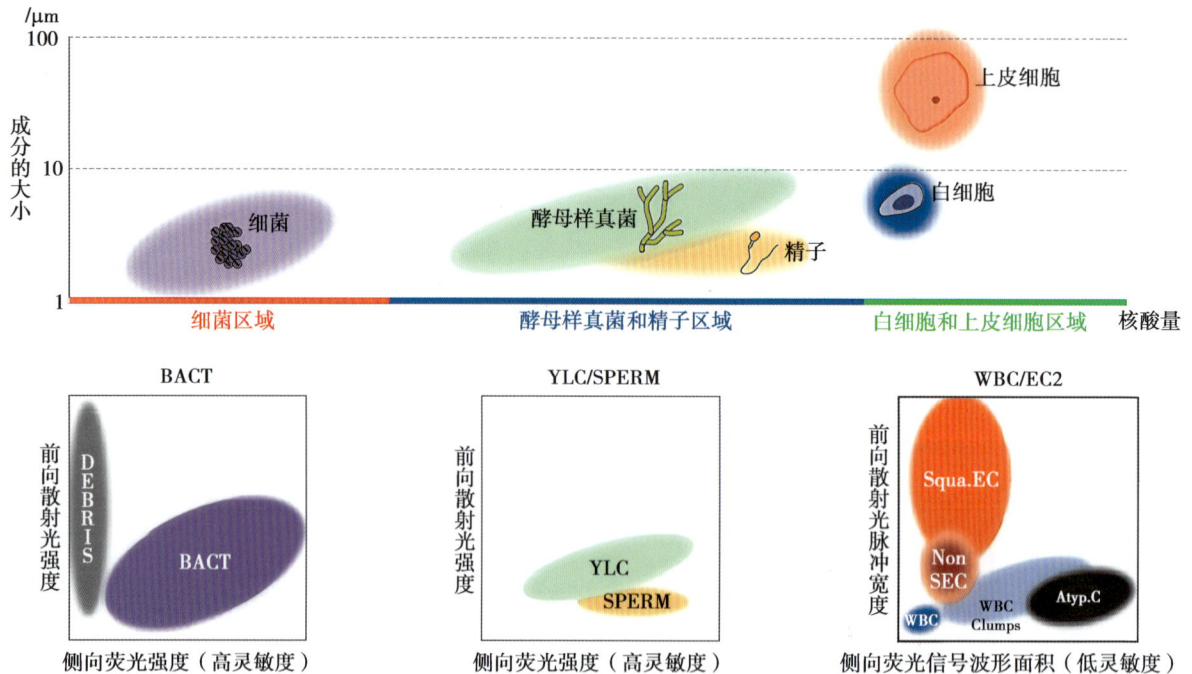

图 2-13 流式尿液有形成分分析仪荧光核酸染色技术

2. SF 染色通道 SF 通道主要用来分析管型、红细胞、结晶等无核酸成分。为了区分管型和类管型成分(黏液丝、盐类或细菌聚集块等),除了加入分散试剂外,还利用新型染色技术,获得染色有形成分的信号波形信息,从而实现更高精度的分析(图 2-14)。此外,草酸钙结晶与红细胞形态类似,可通过消偏振侧向散射光(DSS)捕捉结晶的双折射性与红细胞进行区分。

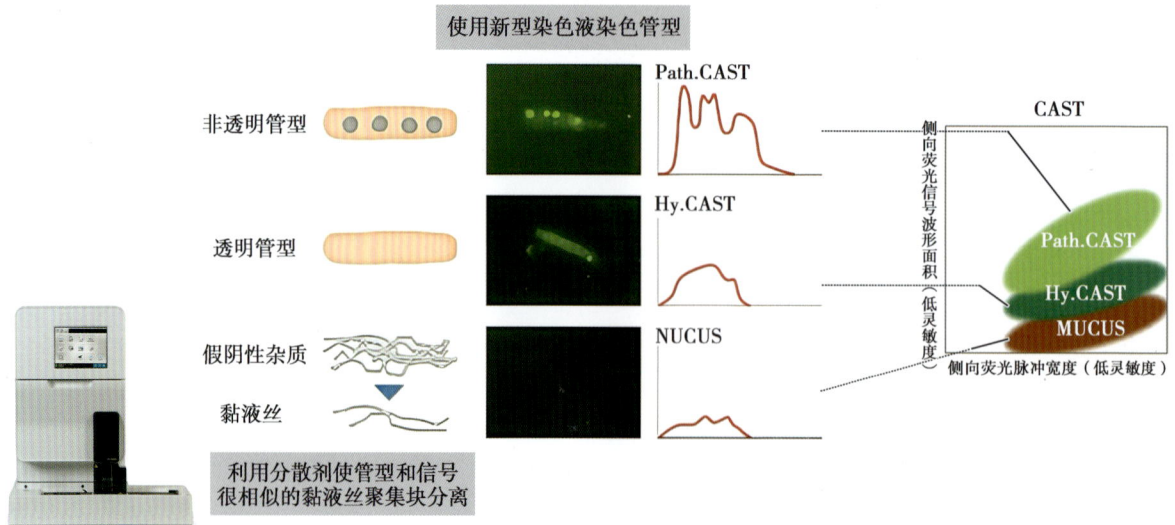

图 2-14 流式尿液有形成分分析仪 SF 通道对管型的分析

（二）报告参数

1. **定量参数** 红细胞、白细胞、上皮细胞、鳞状上皮细胞、管型、细菌。
2. **定性项目** 白细胞团、非鳞状上皮细胞、透明管型与非透明管型、结晶、酵母样真菌孢子、精子、黏液丝。
3. **研究参数和信息** 红细胞多样性指标、大红细胞与小红细胞、未溶红细胞及溶解红细胞、尿路上皮细胞、肾小管上皮细胞、非典型上皮细胞、电导率及渗透压等。

（三）方法学评价

目前，流式尿液有形成分分析仪凭借先进的原理、丰富的检测参数，能为泌尿系统疾病的诊断和治疗提供全面且准确的信息，如肾功能异常的早期发现、尿路感染性疾病的筛查、均一/非均一性红细胞的提示、细菌革兰氏染色分型等。其优点较多，但也存在一定的局限，具体的方法学评价如下：

1. **优点**

（1）采用流式细胞及核酸荧光染色技术进行尿液有形成分的检测，配备具有溯源性的定标品及双水平定量的质控品，保证了尿液有形成分检测结果的准确性。

（2）尿液细菌革兰氏染色分型与尿液细菌定量检测一步完成，完善了尿液感染的诊断路径，对防止滥用抗生素有一定的作用。

（3）对尿液中的红细胞进行初步分类，有助于判定红细胞的来源，为临床的诊治提供有价值的参考信息。

（4）直观展示各参数的具体数值、分布情况及异常报警信息。这种呈现方式便于临床医生快速解读和综合判断病情，提高了临床工作的效率。

2. **局限性** 由于尿液中有形成分的多样性与易变性，因此尿液有形成分分析需要联合尿液干化学检测，并制定详细的审核及复检规则。对于异常细胞、特殊管型、难以识别的成分或干扰物，需结合人工镜检进行综合判断。

二、数字成像技术有形成分分析仪

基于数字成像技术有形成分分析仪是目前国内市场主流产品，主要采用数字图像分析技术，以显微镜为基本检测平台，配合数字图像及计算机处理软件对尿液有形成分进行分类和定量计数。仪器拍摄图像的方式有两种：一种是标本在平面鞘液流辅助下，在流动过程中拍摄图像（分割后的图像）；另一类是先将未染色或活体染色后的有形成分稳定地沉淀于特殊的计数板内，在静止状态下拍摄图像（分割后或全景图像）。

基于数字成像技术有形成分分析仪与流式细胞技术尿液有形成分分析仪相比，前者不仅可以准确分类计数各种尿液有形成分，还可以获得清晰的数字图像，便于检验人员复核或进行回顾性分析。当出现未识别或识别错误的有形成分，还可在电脑软件上进行人工校正并同步修改分类计数结果。

由于尿液有形成分种类多，识别难度较大，目前基于数字成像技术尿液有形成分分析仪，对复杂或罕见的有形成分尚不能完全准确识别，对细胞、管型、结晶的亚类有时也不能准确划分，仍需要人工显微镜镜检确认。因此，对于不同原理有形成分分析仪，需建立切实可行的复检规则，按要求做好室内质控，完成实验室间比对，以保证检验质量。

（一）基于多层景深融合技术尿液有形成分分析仪

1. **检测原理** 在尿液有形成分分析领域，计算机视觉（computer vision）通过CCD/CMOS和图像采集卡等视觉感知设备，将尿液中各种有形成分转换成数字图像信号传送给计算机，通过分析软件对图像进行形态学分析与图像特征提取，识别尿液中的有形成分，实现分类和计数。其中基于多景深融合技术尿液有形成分分析仪，通过研制高精密运动控制平台，实现物镜的小步长稳定运动，从而模拟手动调焦的过程，在0.1s内的时间里，连续拍摄多张间隔几微米、不同景深的细胞照片，然后通过智能图像处理算法选取每张细胞图中最清晰的部分进行拟合，最终获得一张融合了细胞所有细节的照片（图2-15），精准地还原了细胞等有形成分的纹理结构和病理特征。

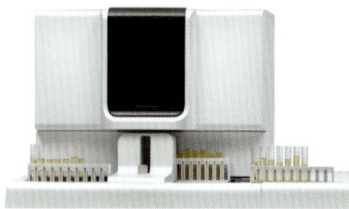

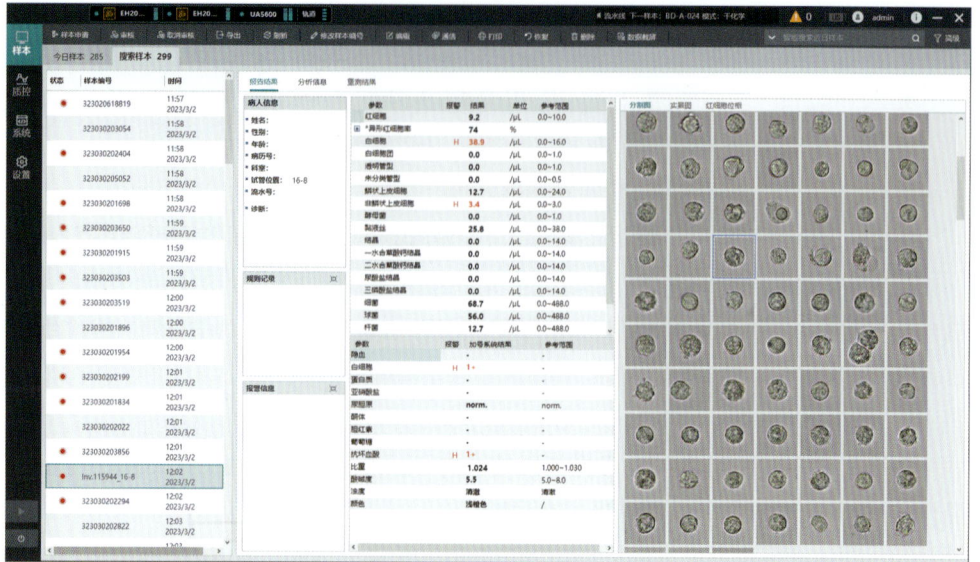

图 2-15 全自动尿液有形成分分析仪及拍摄的数字图像

2. 检测范围 可识别红细胞(正常形态红细胞和异常形态红细胞)、白细胞及白细胞团、吞噬细胞、细菌(球菌、杆菌)、酵母菌、鳞状上皮细胞、线索细胞、非鳞状上皮细胞(尿路上皮细胞、肾小管上皮细胞、诱饵细胞、非典型尿路上皮细胞)及其他上皮细胞、常见的结晶(草酸钙结晶、尿酸结晶、磷酸铵镁结晶、磷酸钙结晶、非晶形盐结晶团等)、透明管型、病理管型(颗粒管型、细胞管型、蜡样管型、血液管型、结晶管型、泥棕色管型、其他病理管型)、黏液丝、精子、阴道毛滴虫等 40 余种有形成分。

3. 方法学评价

(1)图像清晰:基于多景深融合技术尿液有形成分分析仪,采用先进的防抖和图像拍摄技术,获得 2K 全景真彩图像。

(2)高统计量:在兼顾高速与高清晰拍摄图像的前提下,采用自动多倍统计分析模式,保障足够高的样本统计量,防止漏检。

(3)分类精准:通过多智能体决策算法,精准捕捉图像关键特征,实现有形成分识别能力大幅提升。

(4)存在的不足:该方法由于统计量高,拍摄图像速度快、数量多,因此对平台运动精度及显微成像组件有更高的性能指标要求,相比其他方法,硬件成本更高。

(二)基于平面鞘流数字成像技术

1. 检测原理 基于平面鞘流数字成像尿液有形成分分析仪采用平面鞘流数字成像和荧光流式细胞分析技术,结合先进的 ViT(Vision Transformer)架构的 AI 网络识别尿液有形成分。仪器加样后自动分配至影像通道和荧光通道,影像通道采用平面鞘流数字成像技术,通过在样品流的四周包围一层流速更高的鞘液流,在平面鞘流池中形成"鞘液-样本-鞘液"层流,约束样本层流的厚度,使每个有形成分以单层独立的状态流动,避免重叠、聚集,保证颗粒在镜头的焦面上通过(图 2-16)。显微镜与高清数字照相机连接,高频闪光灯提供光源支持,高速拍摄并获得清晰的有形成分图像(图 2-17)。

荧光通道采用荧光流式细胞分析技术,仪器自动将样本按比例稀释,经核酸荧光染色后,被引导通过粒子鞘流器,在鞘液包裹下以单行列队形式通过粒子鞘流器形成稳定的鞘流。激光光束照射粒子时导致光的散射并激发荧光标记物使其发射荧光,产生前向散射光(FSC,反映粒子大小信息)、侧向散射光(SSC,反映粒子内部复杂程度)和侧向荧光(FL,反映粒子染色程度)三种基础信号,收集放大信号并进行分析(图 2-18)。

2. 检测参数 仪器基于人工智能技术,利用 ViT 架构的 AI 网络进行尿液有形成分识别,不仅提取各种尿液有形成分细节及纹理,还兼顾了与周围物质的相互关系,目前可以识别以下有形成分:

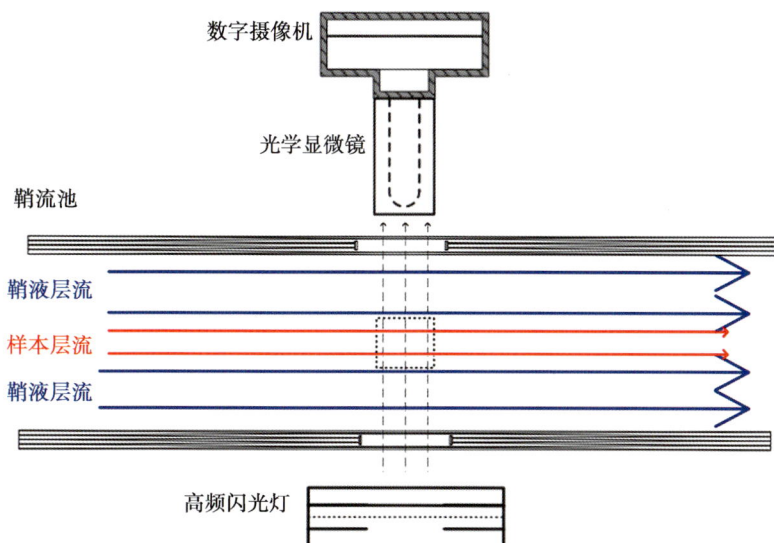

图 2-16 平面鞘流技术和影像光学系统示意图

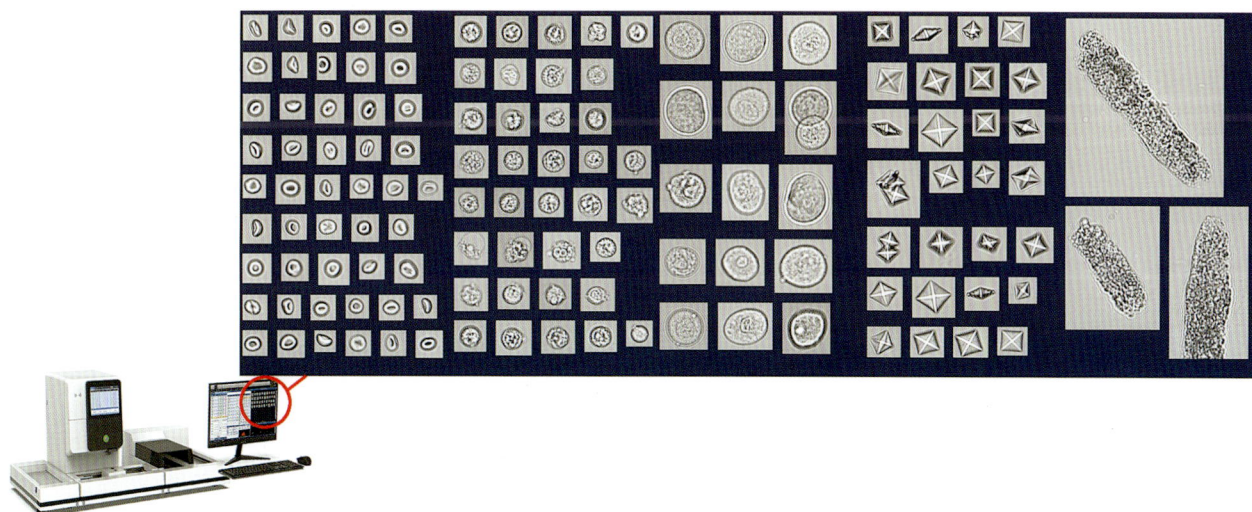

图 2-17 基于平面鞘流数字成像尿液有形成分分析仪拍摄的图像

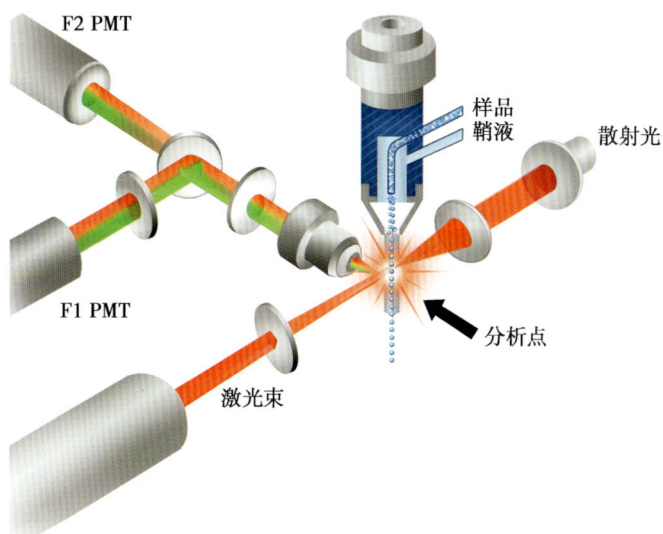

图 2-18 粒子鞘流技术和荧光光学系统示意图

（1）管型类：透明管型及病理管型（颗粒管型、蜡样管型、细胞管型及宽大管型等）。

（2）细胞类：红细胞总数、红细胞分类（正常形态红细胞和异常形态红细胞）、白细胞及白细胞团、巨噬细胞、鳞状上皮细胞及非鳞状上皮细胞（尿路上皮细胞、肾小管上皮细胞）、线索细胞等。

（3）结晶类：常见类型的草酸钙结晶（一水草酸钙结晶、二水草酸钙结晶）、尿酸结晶、磷酸铵镁结晶、磷酸钙结晶、尿酸铵结晶、胱氨酸结晶、胆固醇结晶、胆红素结晶、酪氨酸结晶等。

（4）其他：细菌、酵母样真菌、精子、黏液丝及脂肪滴等。

3. 方法学评价

（1）平面鞘流数字成像技术：无须等待有形成分沉降，检测速度快；在实现尿液有形成分多项目识别的同时提高了高浓度样本定量计数准确性。

（2）荧光流式细胞分析技术：解决传统利用影像法检测无法给出细菌革兰阴阳性分型提示、异型/肿瘤细胞提示的问题，为临床早期诊断及用药提供支持。

（3）人工智能辅助识别技术：检测效率高，保证了有形成分识别准确性。

（4）超高速图像处理技术：大幅提高图像采集速度与处理速度，增大样本实际检测量，提高仪器检测精密度、灵敏度，解决低浓度有形成分易漏检等问题。

（5）存在的不足：对少见或罕见的有形成分尚不能准确识别。

（三）基于超活体 S 染色结合全视野超分辨显微镜成像技术

1. **检测原理**　基于超活体 S 染色尿液有形成分分析仪通过自动加样和自动染色，将染色后的样本充入计数池内，自然沉降后采用多焦平面智能扫描与超分辨成像技术，将视野内全部有形成分转换成数字图像（图 2-19），结合人工智能对获得的彩色、高清图像进行辅助识别与分析。

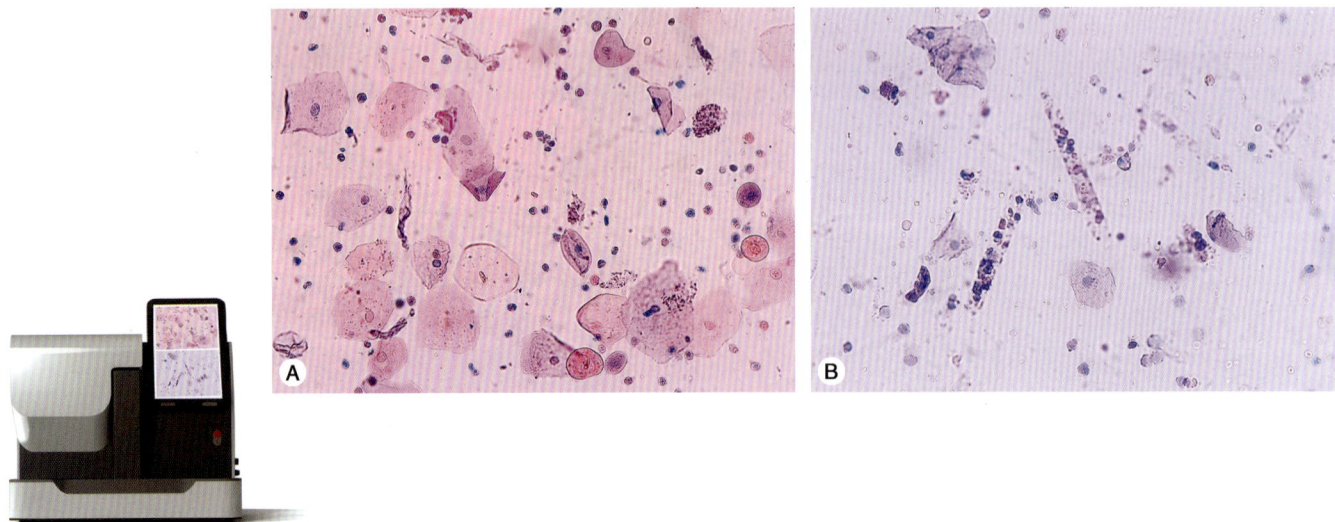

图 2-19　超活体 S 染色效果图
A. 白细胞及各层鳞状上皮细胞；B. 白细胞及白细胞管型。

2. 检测范围

（1）结晶：识别和计数尿液结晶。

（2）细胞：红细胞识别及分类；白细胞识别和计数，区分细胞的死活；上皮细胞分类和计数；诱饵细胞鉴别；异常细胞的筛查。

（3）管型：管型计数及分类（除外血液管型及含铁血黄素管型）。

（4）其他：识别细菌、酵母菌、精子等成分。

3. 方法学评价

（1）超活体S染色技术：与S染色效果类似，能够保证有形成分的完整性，对细胞、管型等成分有较好的着色效果和抗干扰能力。

（2）多焦平面扫描技术与超分辨显微镜成像技术：解决了标本分层识别问题，保证图片的清晰度，有利于有形成分的识别。

（3）全视野扫描技术：全视野扫描技术还原了镜检视野，真正地实现了全视野成像，有利于对标本整体概况的快速浏览和复检，及时发现标本异常状况，降低漏检率。

（4）人工智能识别技术：结合人工智能识别技术，提高了尿液有形成分识别率，降低了人工复检的差异性。

（5）存在的不足：由于染液具有挥发性，长时间开盖放置会影响染色效果，如需长时间待机，需取出封盖冷藏保存。

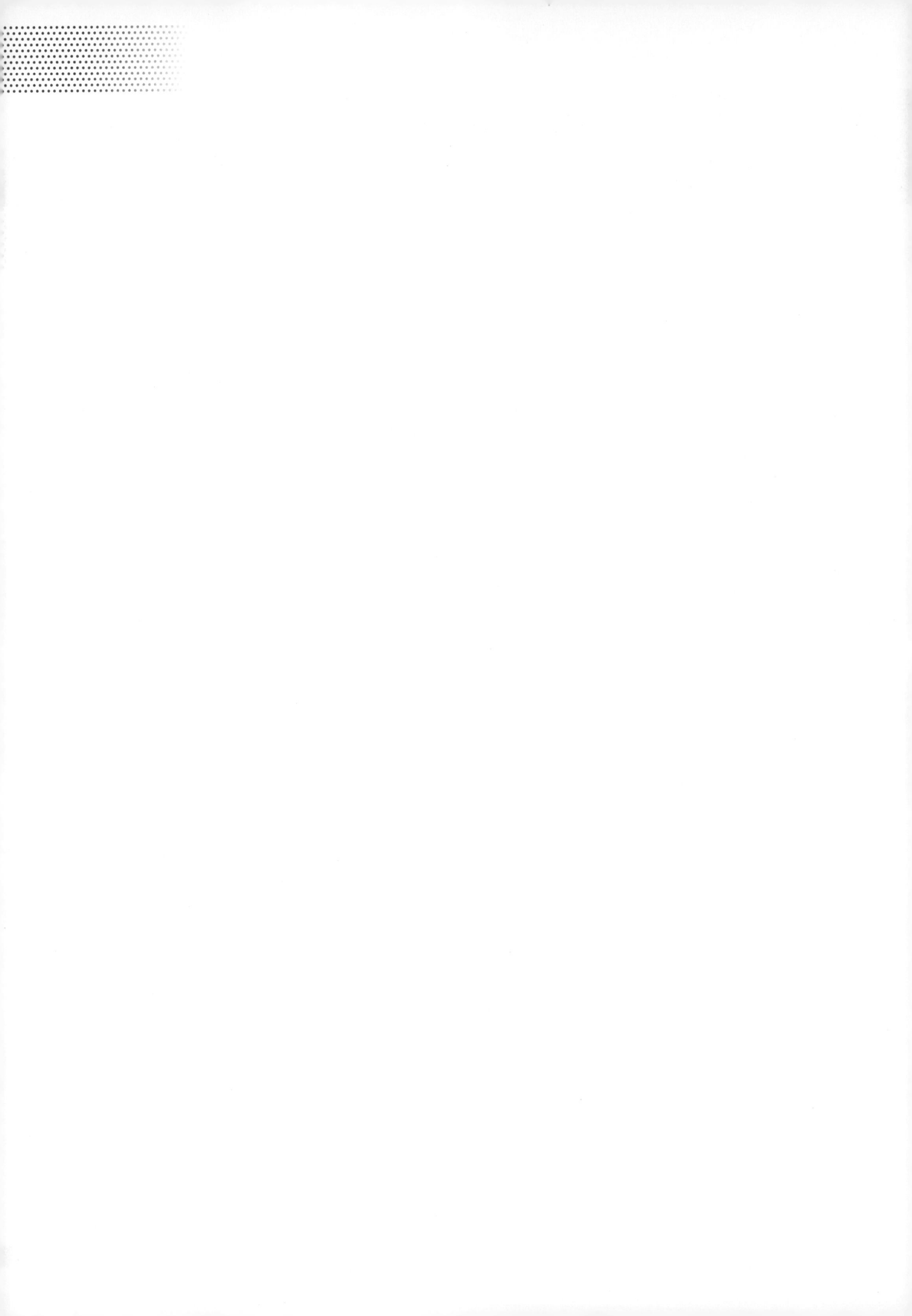

第一节　尿液细胞检验概论

　　尿液中的细胞种类丰富,形态多变,且影响因素较多。准确计数和分类尿液中的各种细胞,对评估人体的健康状况、诊断泌尿系统疾病(如肾脏疾病、泌尿系统炎症、肿瘤等)具有重要的临床意义。尿液细胞常用的检验方法有手工镜检法和尿液有形成分分析仪计数法;尿液细胞学检查需要结合各种染色技术,通过人工阅片或结合人工智能阅片,准确识别各类细胞,用于疾病的诊断。

一、尿液细胞种类

　　尿液中常见的细胞有红细胞、白细胞、巨噬细胞及各类上皮细胞(图 3-1);在泌尿系统肿瘤患者的尿液中,还能发现各种形态的肿瘤细胞。在不同的疾病中,尿液脱落的细胞数量及种类各不相同;此外,细胞受多种因素影响,如标本采集方法、标本储存条件、标本留取时间、尿液 pH 及渗透压等,这些因素可使细胞形态发生变化。

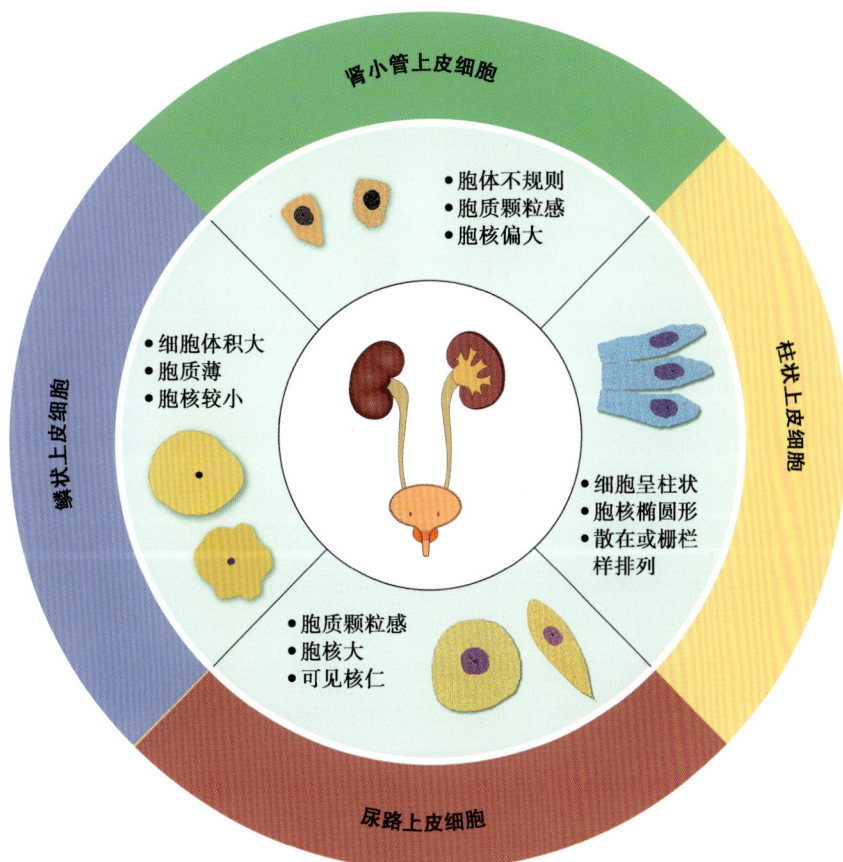

图 3-1　尿液中的上皮细胞

二、尿液细胞鉴别方法

（一）显微镜直接镜检法

显微镜直接镜检法是尿液细胞常用的分类计数方法。明视野显微镜可以观察细胞的大小及形态特征,可以区分红细胞、白细胞及上皮细胞等,但对成片或成团细胞、诱饵细胞或肿瘤细胞等识别较困难,需要结合染色法进行明确;相差显微镜主要用于正常形态红细胞和异常形态红细胞的鉴别;偏振光显微镜多用于观察细胞内的脂肪颗粒是否有"马耳他十字"结构。

（二）染色镜检法

尿液细胞染色方法较多,可根据所要鉴别的细胞,选择合理的染色方法;常用的染色法适用范围见表 3-1。

表 3-1　各种染色方法适用范围

染色方法	适用范围
瑞 - 吉染色	适用于白细胞分类;上皮细胞种类鉴别;肿瘤细胞筛查
SM 染色或 S 染色	鉴别各种上皮细胞;鉴别诱饵细胞;筛查肿瘤细胞;区分有核细胞的死活
苏丹Ⅲ染色或油红 O 染色	鉴别脂肪颗粒细胞
含铁血黄素染色或铁染色	含铁血黄素细胞确证实验
过氧化物酶染色	主要用于中性粒细胞和肾小管上皮细胞的鉴别
Hansel 染色	鉴别嗜酸性粒细胞

三、尿液细胞检验质量保证

尿液细胞检验质量与多种因素密切相关,如标本因素、制片与染色质量、检验人员专业水平等。

（一）标本因素

1. 标本采集　患者在留取尿液前,医务人员应详细告知标本留取注意事项;特殊尿液标本由临床医生采集。标本"满意度"是指标本的可用性,用于细胞学检查的尿液标本质量取决于:采集方法、标本量、细胞数及细胞形态等。

2. 标本种类　不同类型的尿液标本,细胞数量差异较大,例如晨尿细胞数明显多于随机尿。适用于细胞学检查的标本有首次晨尿或二次晨尿、计时尿及器械尿等。首次晨尿中的细胞在膀胱内存留时间较长,细胞可能退变,推荐使用二次晨尿。

器械操作获取的泌尿道标本是细胞因外力作用而脱落的标本,包括膀胱冲洗液及尿道、输尿管和肾盂等部位的冲洗液或刷检标本。冲洗液中的细胞受到多种因素的影响,包括医生的技术水平、冲洗的方法、冲洗液量,以及膀胱镜到黏膜的距离等。冲洗液不建议使用生理盐水(0.9%NaCl),可能会破坏细胞,推荐使用无菌、无热原的平衡盐溶液。

3. 标本量　用于尿液有形成分分析及细胞学检查的尿液标本量应满足要求。标本量较少时,细胞数量相对减少,容易漏检。用于尿有形成分分析的标本量至少 10mL;用于细胞学检查的尿液标本建议留取 50～100mL。

4. 标本保存条件　尿液标本中的细胞在采集时可能就已退变,即使加入防腐剂或保存液,细胞形态也会发生改变,所以新鲜采集的尿液标本应及时检测或制片。用于细胞学检查的尿液标本建议在 4h 内处理,如无法及时检测,可置于 2～8℃冰箱中保存,但不宜超过 12h。

（二）制片、固定与染色

1. 制片

（1）尿液有形成分显微镜检查:取适量未染色或染色的尿液标本滴加在玻片上,加盖 18mm×18mm 盖玻片(厚度

0.17mm），避免产生气泡。

（2）尿液细胞学检查：良好的制片、满意的染色是保证检验质量的前提。无论使用何种制片技术及染色方法均应严格执行标准操作流程。尿液细胞学检查常用的制片方法有推片法、细胞涂片离心机制片及液基薄层细胞制片等。合格的涂片厚薄适度，镜检观察各类细胞形态完整、分布均匀、结构清晰。

2. 固定 制备后的涂片应立即固定，以保持细胞原有的形态；标本越新鲜，固定越快，细胞结构越清晰，染色效果越好。用于巴氏染色或 HE 染色的涂片可以采用湿固定法，固定时间为 15～30min；用于瑞-吉染色的涂片自然干燥即可。

3. 染色 瑞-吉染色是临床实验室常用的染色方法，本书也是基于瑞-吉染色，结合其他染色技术鉴别尿液中的各种细胞。染色满意的涂片，细胞着色清晰，无偏深或偏浅，无偏酸或偏碱。

（三）阅片

养成良好的阅片习惯是保证细胞学检查质量的关键因素。阅片时，应先在低倍镜下浏览全片，评估染色效果，观察细胞分布和排列，发现异常细胞或有形成分，再转至高倍镜或油镜下观察。在鉴别细胞时，结合细胞形态综合分析；当常规染色法对异型细胞诊断较困难时，应查阅患者病史资料，结合肿瘤标志物检查、免疫细胞化学染色、流式免疫表型分析、基因检测等进一步明确。此外，检验人员在养成良好的阅片习惯同时，应努力提高形态学水平，保证检验质量；从事细胞学检查的人员应定期参加培训和考核。

（四）复查与会诊

对涂片进行复查与会诊是细胞学检查质量保证的一个重要措施。复查一般是由上级医（技）师核查或审阅；如无上级医生，则需多名检验人员共同讨论和确定，必要时请专家会诊。

（五）随访

对细胞学诊断阳性或发现异常细胞的患者，均应进行定期随访观察，有助于疾病的明确诊断，还可以提升检验人员综合水平。

四、尿液细胞检查的临床意义

1. 辅助诊断泌尿系统炎症 尿液细胞学检查能够对白细胞准确分类，还可检出细菌、真菌、寄生虫等病原体；若发现中性粒细胞噬菌现象，对于泌尿系统细菌性炎症有一定的提示作用。

2. 辅助诊断病毒感染 病毒感染后，尿液中的上皮细胞可发生形态改变，如胞体增大，部分细胞体积巨大；胞质出现空泡、变性颗粒或包涵体等；胞核数量增多、空泡样改变或出现核内包涵体等。病毒感染后的细胞需通过染色法才能识别，主要用于病毒感染的辅助诊断。

3. 辅助诊断泌尿系统肿瘤 尿液肿瘤细胞筛查是细胞学检查主要内容，对各类异型细胞准确分级报告，可用于泌尿系统肿瘤的辅助诊断。

4. 辅助诊断肝胆系统疾病 在一些肝胆系统疾病，如肝硬化、肝癌、梗阻性黄疸或肝细胞性黄疸患者的尿液呈深黄色，大部分尿液有形成分被黄染，还可以发现多种病理性结晶等。

5. 诊断肾脏疾病 准确鉴别尿液中的管型和细胞，可用于肾脏疾病的诊断、鉴别诊断及预后评估；观察尿液红细胞形态，还可判断血尿来源。

6. 辅助诊断血管内溶血 尿液细胞学检查可以发现含铁血黄素颗粒、含铁血黄素细胞及含铁血黄素管型，主要用于血管内溶血辅助诊断。

7. 其他 不同病例中的尿液细胞种类及数量差别较大，准确识别各类细胞，在多种疾病的诊断及预后评估等方面有着重要的临床意义。

第二节 尿液非肿瘤细胞形态特征及临床意义

一、红细胞形态特征及临床意义

红细胞（red blood cells，RBCs/erythrocytes）是常见的尿液有形成分之一，在诊断泌尿系统出血性疾病方面有着重要的临床意义。根据红细胞形态可以将红细胞分为正常形态红细胞和异常形态红细胞；或根据红细胞来源分为非肾小球性红细胞（nonglomerular RBCs）和肾小球性红细胞（glomerular RBCs）；仪器法可将红细胞分为均一性红细胞和非均一性红细胞；根据红细胞大小分为正常红细胞、大红细胞（直径＞8μm）和小红细胞（直径＜6μm）。

尿液红细胞形态除了与疾病有关外，还受尿液 pH、比重、渗透压及标本存放时间等因素影响，形态可能发生变化，所以在鉴别红细胞种类时，需使用新鲜尿液标本并及时镜检，必要时结合患者病史资料及其他检查综合分析。此外，在观察尿液红细胞形态时，还需参考血液红细胞的形态。

（一）非肾小球性红细胞

1. 正常红细胞

（1）形态特征：尿液中的红细胞与血液中的红细胞形态类似，直径 6～8μm，无核，双凹圆盘状（图 3-2）。受尿渗透压及 pH 等多种因素影响，红细胞大小可发生改变，使得尿液中红细胞与血液中的红细胞大小不一致。

尿液中的红细胞活体染色不易着色，瑞-吉染色后的形态发生变化，所以使用相差显微镜直接镜检是观察尿红细胞形态比较理想的方法，镜下红细胞结构清晰，而且还可以观察各种红细胞的折光性（图 3-3）。

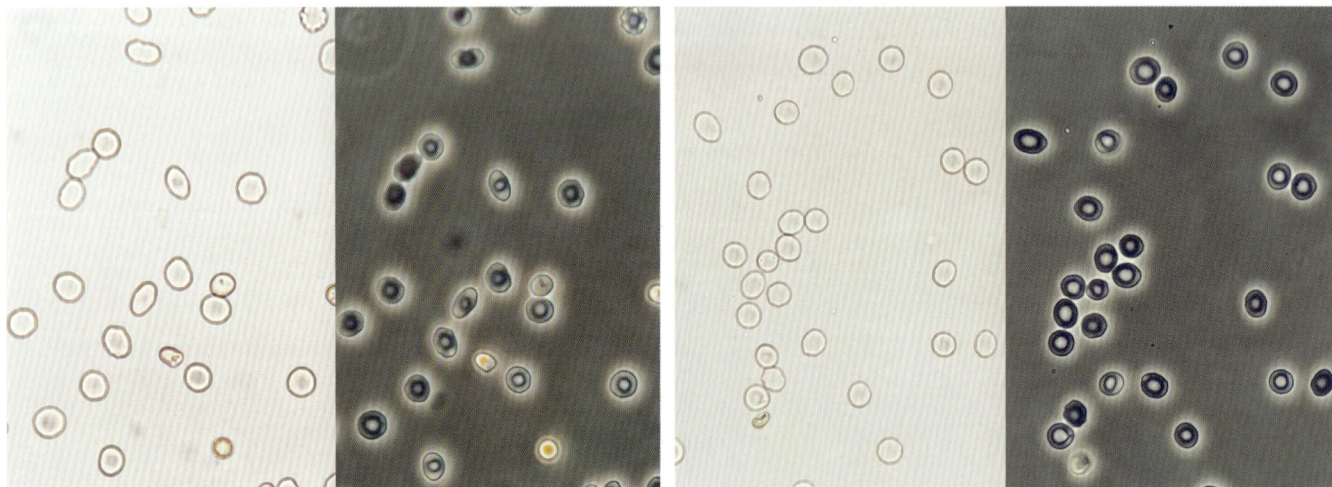

图 3-2 红细胞，相差显微镜观察细胞结构更清晰（明视野＋相差显微镜镜检，×1 000）

图 3-3 红细胞，双凹圆盘状；来源于肾结石确诊病例（明视野＋相差显微镜镜检，×1 000）

（2）与相似物质的鉴别：尿液中很多物质与红细胞形态相似，如酵母样真菌孢子、脂肪滴、草酸钙结晶、卵磷脂小体等，可根据物质的体积、形态、折光性及化学试验进行区分，详见表 3-2。仪器法可能将这些物质混淆，需要人工进行复核，并对检验结果进行校正。

2. 皱缩红细胞
皱缩红细胞（crenated RBCs）是一种比较常见的红细胞形态改变，该类细胞体积变小，细胞皱缩，表面呈锯齿样突起，中央孔消失，细胞呈桑葚样或星芒状（图 3-4）。

高渗尿、酸性尿或陈旧性尿液易出现皱缩红细胞。若尿液中仅出现皱缩红细胞，且数量较多时，应考虑渗透压或 pH 等因素的影响；若伴其他类型的异常形态红细胞出现，可能来源于肾性血尿，建议结合临床资料综合分析。

表 3-2　红细胞与类似物鉴别要点

相似物	形态	折光性	大小	加蒸馏水	化学试验
正常红细胞	淡黄色、无核，双凹圆盘状	弱	基本一致	破坏	潜血试验（＋）
酵母样真菌孢子	无色、椭圆，出芽状，有时可见假菌丝	稍强	大小不等	不破坏	潜血试验（－）
脂肪滴	圆球形，散在，中央无凹陷	强	大小不等	不破坏	苏丹Ⅲ染色阳性
草酸钙结晶	圆形，中央有凹陷	强	大小不等	不破坏	加 10% 盐酸溶解
卵磷脂小体	无色，大小不等颗粒状，中央无凹陷	稍强	大小不等	不破坏	潜血试验（－）
淀粉颗粒	无色，大小不等，卵圆形或中央凹陷	弱	大小不等	不破坏	碘染色呈蓝紫色

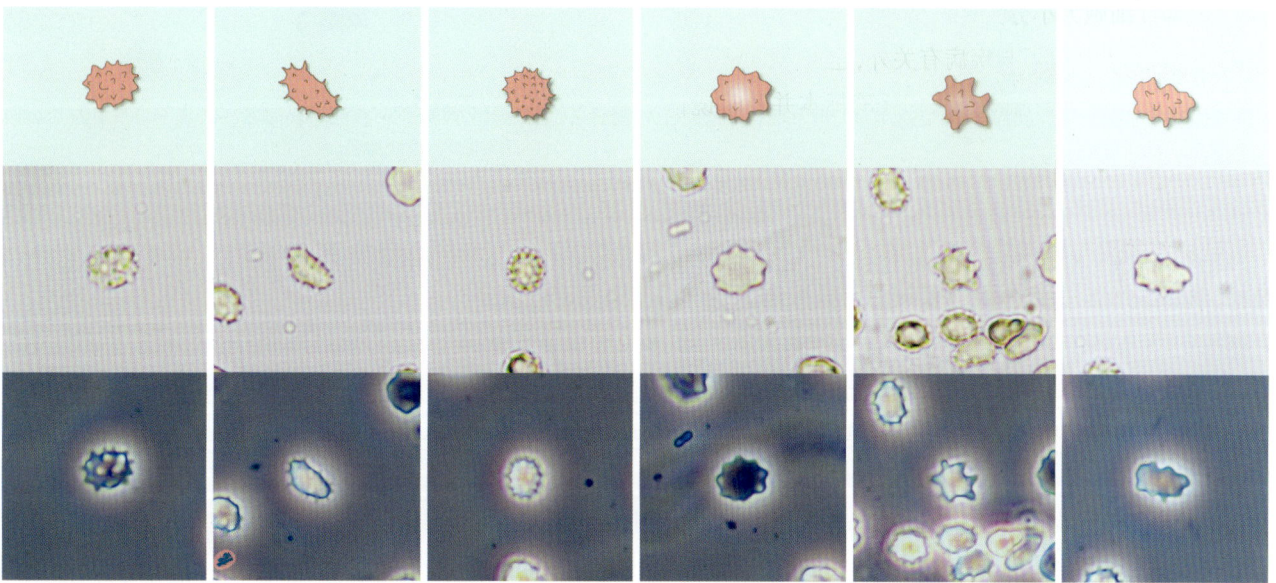

图 3-4　皱缩红细胞（明视野＋相差显微镜镜检，×1 000）
红细胞体积缩小，细胞表面有许多小突起，使得红细胞呈桑葚样或星芒状。

3. 影红细胞　影红细胞（ghost cells）又称影细胞。血红蛋白从红细胞内溢出或流失，仅剩细胞膜；影红细胞大小不等，呈较薄的环形。影红细胞折光性较弱，明视野显微镜观察容易漏诊，在相差显微镜下观察，影红细胞呈较暗的淡影（图 3-5）。正常红细胞活体染色不着色，而影红细胞易着色，SM 染色后细胞膜呈紫红色（图 3-6、图 3-7）。

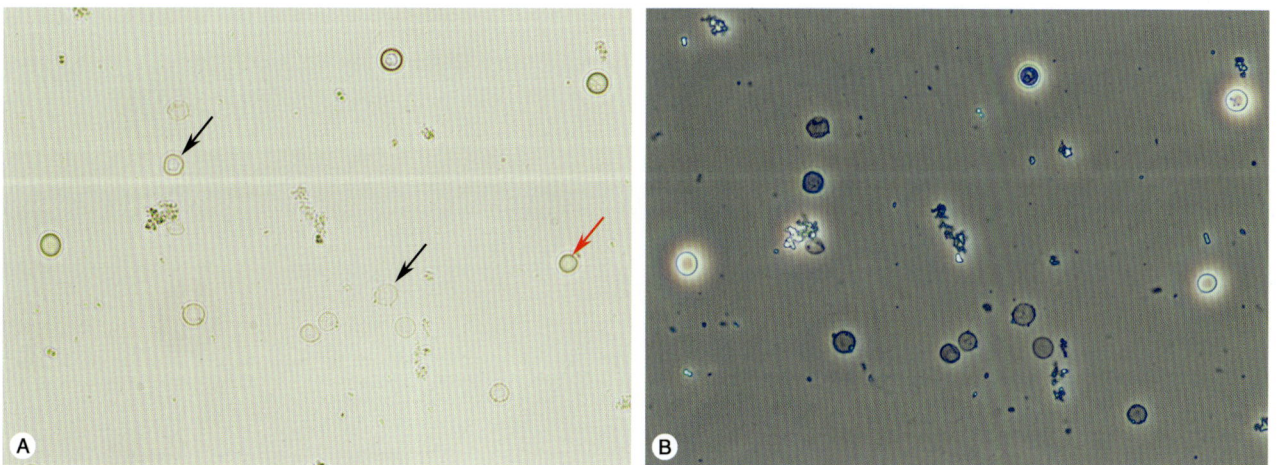

图 3-5　影红细胞（明视野＋相差显微镜镜检，×400）
A. 影红细胞（黑箭所指），正常红细胞（红箭所指）；B. 影红细胞在相差显微镜下观察折光性差，正常红细胞折光性稍强。

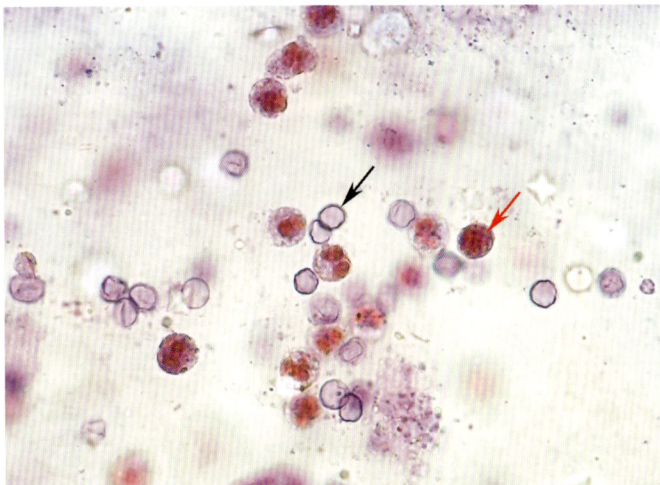

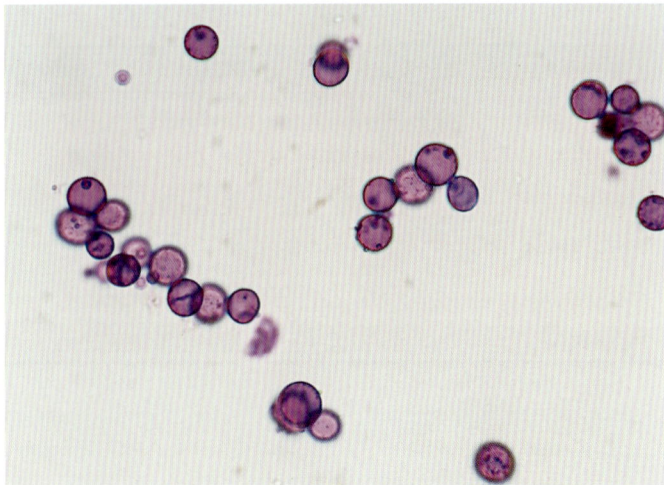

图 3-6 影红细胞（黑箭所指），细胞膜呈紫红色，红箭所指为死体白细胞（SM 染色，×1 000）

图 3-7 影红细胞，数量较多，着色较深，呈紫红色，部分红细胞内可见聚集的血红蛋白颗粒（SM 染色，×1 000）

影红细胞需要与环形红细胞进行区别，环形红细胞中的血红蛋白分布在细胞边缘，呈面包圈样，边缘较厚，多为肾性红细胞，而影红细胞边缘较薄，可使用相差显微镜观察或活体染色进行区分。

尿液中出现少量的影红细胞，意义不大；若大量出现，多见于低渗尿或陈旧尿；若影红细胞伴其他异常形态红细胞出现，且有显著的低色素样改变，可能来源于肾小球性疾病。

4. 球状突起样红细胞 球状突起样红细胞（RBCs with knobby）又称瘤状突起样红细胞，可能与某些理化因素、机械损伤或尿液潴留时间过久，红细胞膜损伤，通透性增强有关，导致红细胞内的血红蛋白膨出。球状突起样红细胞大小不等，边缘有小球状（瘤状）突起，该类红细胞血红蛋白丰富，中央孔消失或可见规则小孔（图 3-8）。红细胞表面的小球状突起可与细胞分离，愈合形成体积较小的红细胞，原红细胞可能破损，甚至出现碎裂或溶解；这类小红细胞与肾小球性小红细胞形态类似，需要结合整张涂片中的红细胞综合分析。

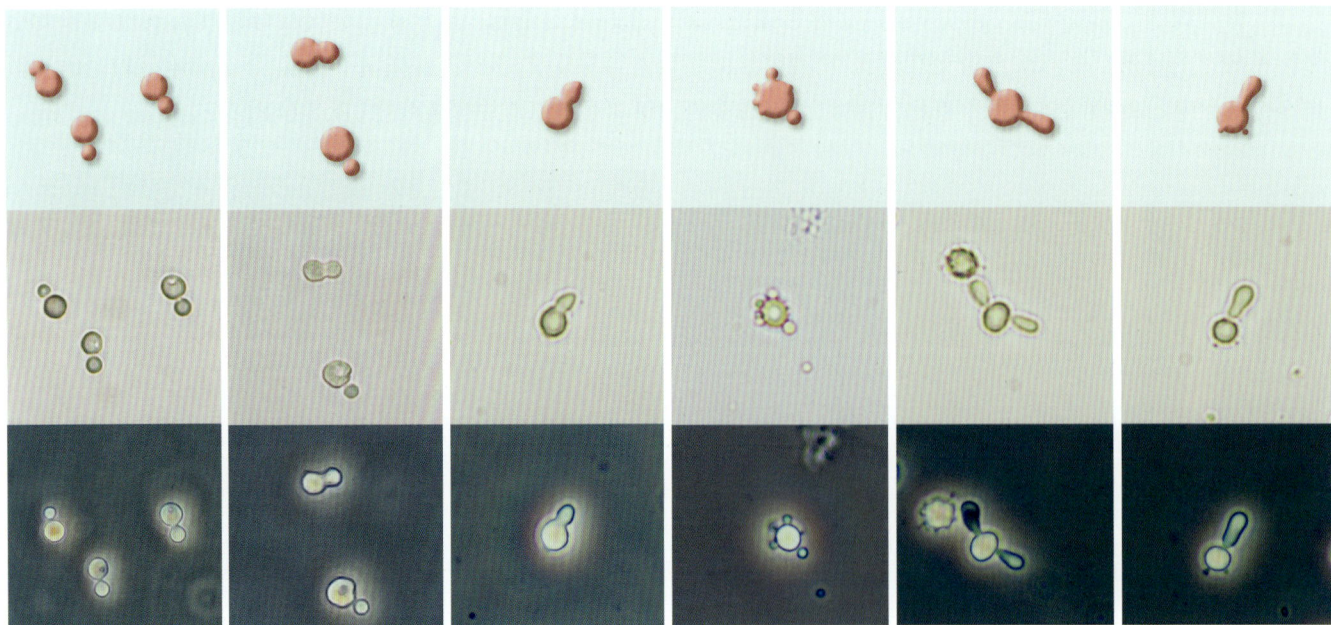

图 3-8 球状突起样红细胞（明视野+相差显微镜镜检，×1 000）
红细胞中央孔消失，边缘可见一个或多个瘤状突起，形似酵母样真菌孢子。

在实际临床工作中,球状突起样红细胞(图3-9)与棘细胞、酵母样真菌孢子形态类似,应注意区别。球状突起样红细胞和棘细胞鉴别要点是观察红细胞中央孔的大小、血红蛋白分布,并结合背景中其他红细胞形态综合分析。棘细胞中央孔扩大,可与其他种类的肾性红细胞同时出现。与真菌孢子的鉴别:可加入10%的乙酸或使用染色法进行区别,红细胞加入乙酸后溶解,而真菌孢子无变化。

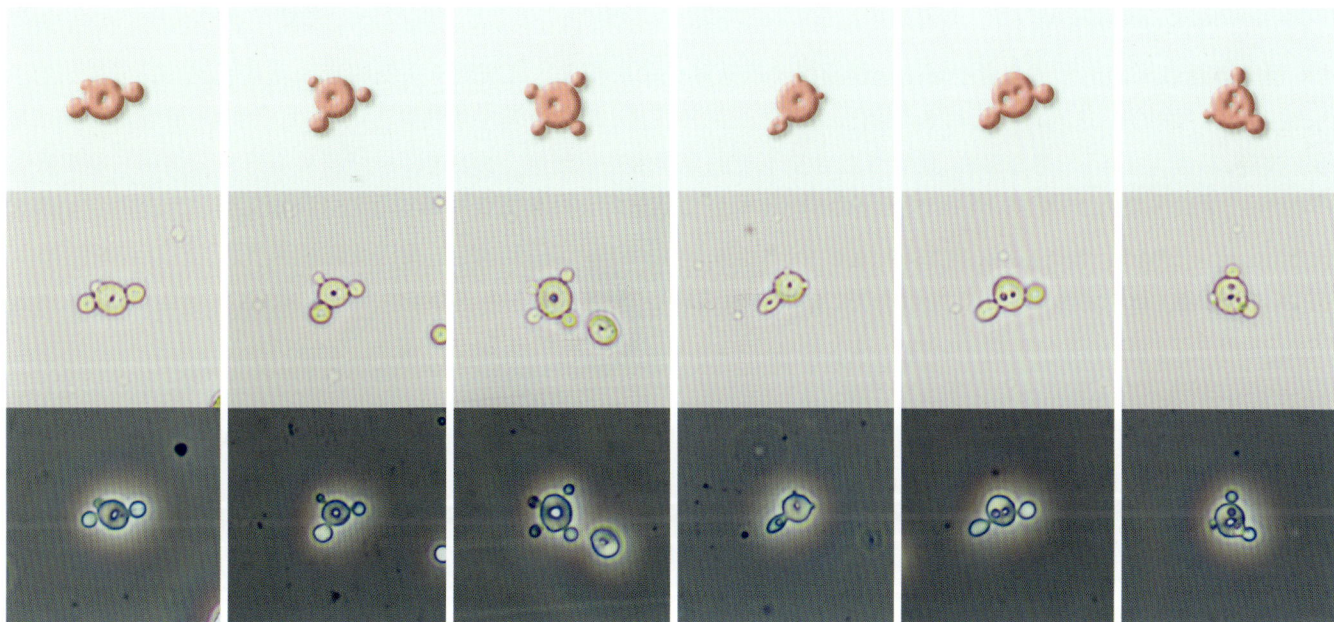

图3-9 球状突起样红细胞(明视野+相差显微镜镜检,×1 000)
红细胞中央孔较小,边缘可见一个或多个球状突起。

部分病例中的球状突起样红细胞表面的突起并非球状,可能是细杆状、棒状或多个小球相连(图3-10),这类红细胞常与典型的球状突起样红细胞同时出现。

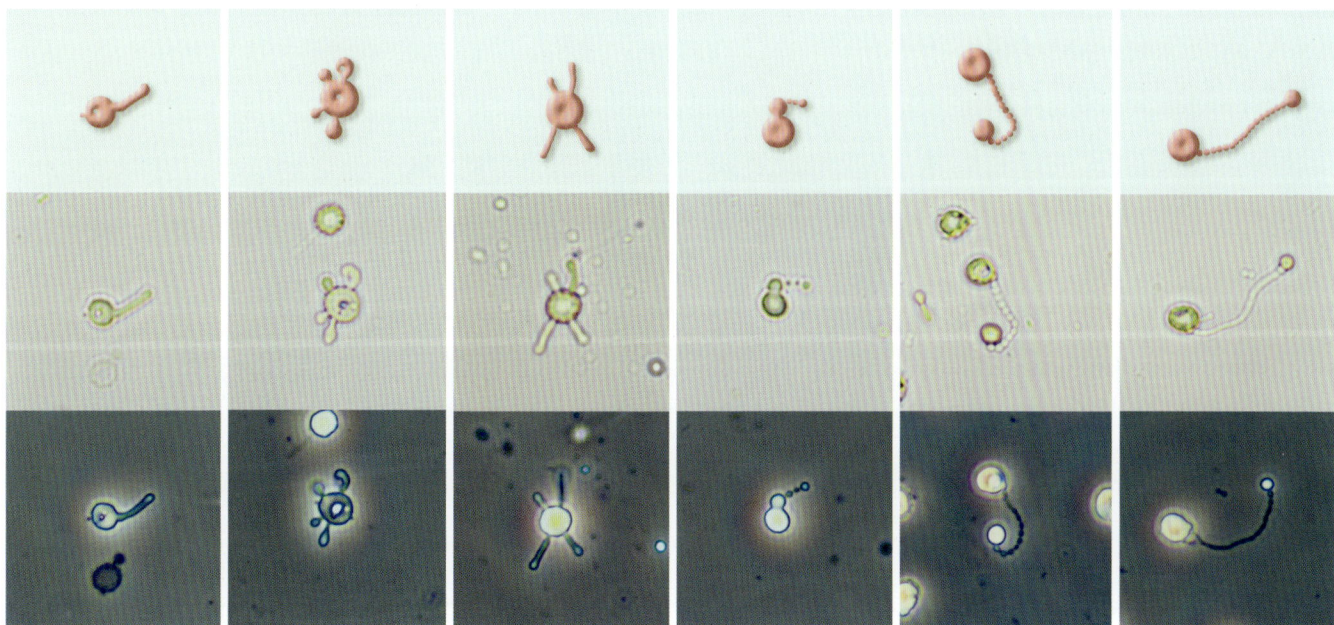

图3-10 球状突起样红细胞(明视野+相差显微镜镜检,×1 000)
红细胞中央孔消失,需要注意的是该类细胞不除外肾性红细胞,需要结合背景中其他种类的红细胞综合分析。

球状突起样红细胞多见于非肾小球性血尿,如结石、肿瘤等疾病;但在一些肾脏疾病中也可以发现球状突起样红细胞。

5. 难溶性红细胞 难溶性红细胞(poorly soluble RBCs)可能与细胞膜脂质成分变化及血红蛋白分布异常有关,因胞膜较为坚固,加少许弱酸都难使其破坏。该类红细胞大小和形态与正常红细胞类似,可使用瑞-吉染色进行鉴别,细胞着色且边缘较厚。难溶红细胞因不易破碎,可导致干化学隐血的反应敏感性降低,甚至可以出现假阴性结果。

(二)肾小球性红细胞

肾小球性红细胞的形成与肾小球基底膜损伤及尿液环境密切相关。红细胞从病变的肾小球基底膜的狭窄裂隙处渗出,受到挤压和损伤后进入肾小管和集合管内,并反复受到各段肾小管微环境中尿液渗透压和 pH 的影响,致使红细胞出现形态改变,形成大小不一、形态多样、血红蛋白含量不等的异常形态红细胞。2021 版《尿液检验有形成分名称与结果报告专家共识》(以下简称共识)及《T/CITS146-2024 尿液有形成分名称与结果报告规范化指南》对常见的异常形态红细胞名称进行了统一和规范,划分了几种常见的异常形态红细胞,包括棘细胞、环形红细胞、锯齿状红细胞及其他肾性红细胞等。

1. 棘细胞(acanthocytes) 大小不等,细胞边缘或中心部位带有一个或多个大小不等的棘状突起,中心孔明显扩大,呈口形、三角形或不规则形(图 3-11~图 3-13)。使用相差显微镜观察棘细胞,结构清晰,折光性弱。棘细胞

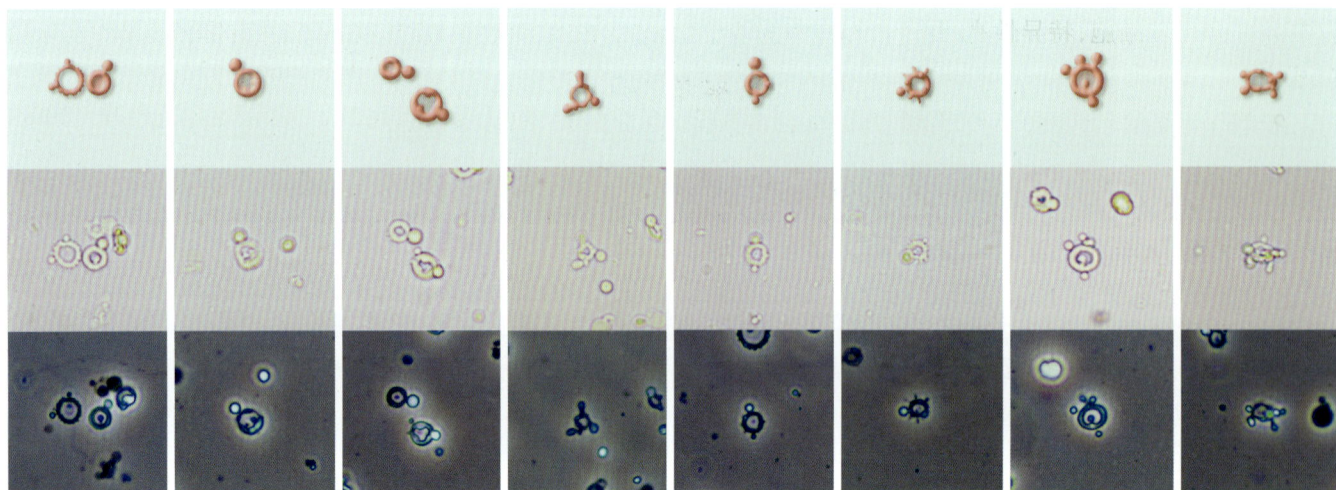

图 3-11 棘细胞(明视野+相差显微镜镜检,×1 000)
红细胞大小不等,中央孔扩大,边缘可见一个或多个球状突起。

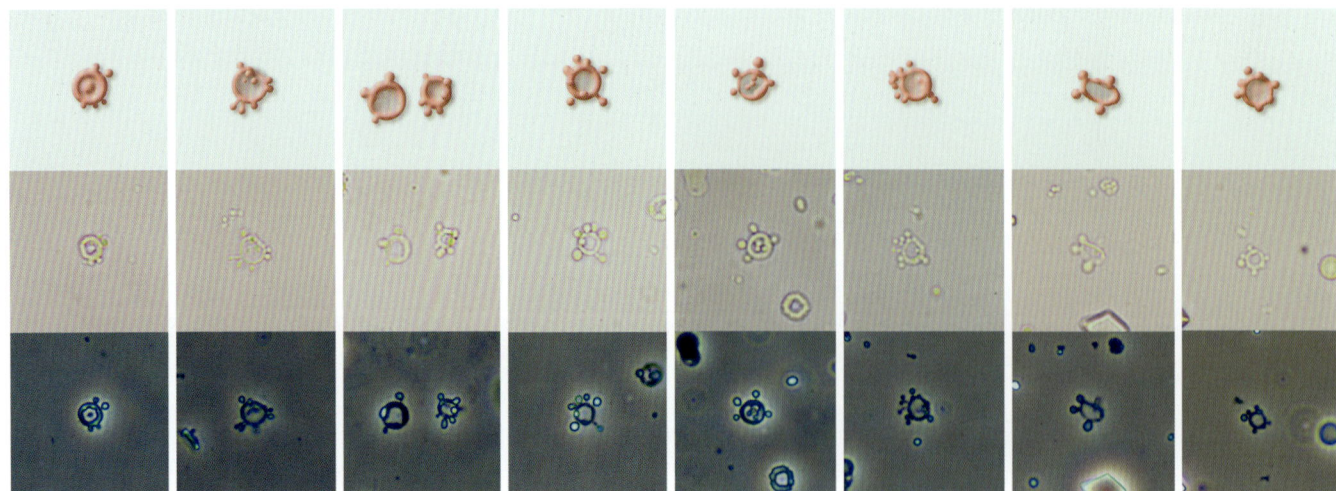

图 3-12 棘细胞(明视野+相差显微镜镜检,×1 000)
红细胞中央孔明显扩大,表面可见多个球状突起,是典型的肾性红细胞。

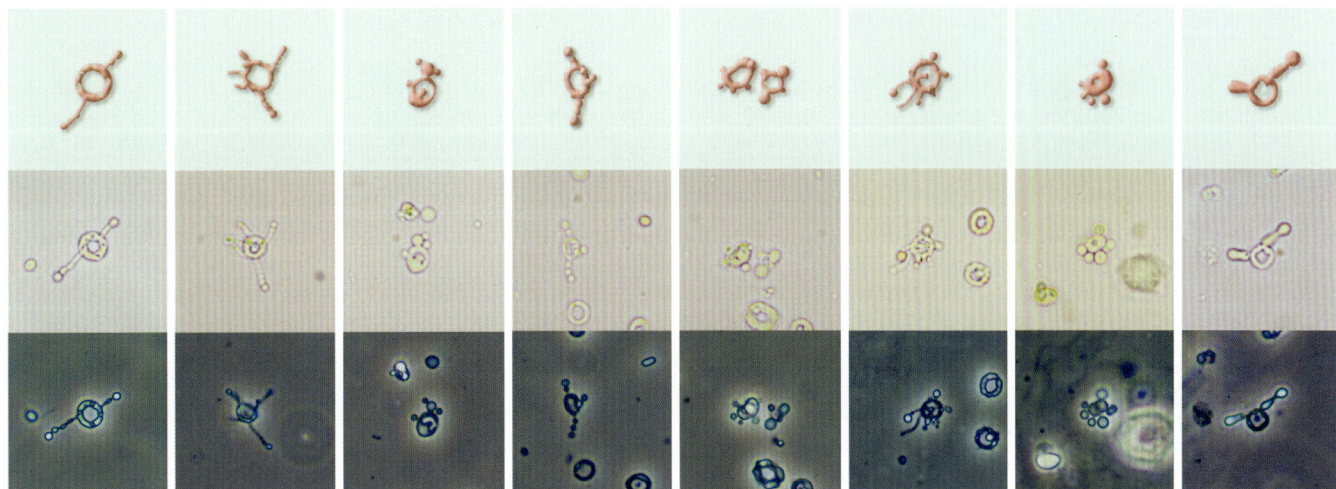

图 3-13 棘细胞(明视野+相差显微镜镜检,×1 000)
红细胞中央孔扩大,细胞表面可见一个或多个不规则的突起。

是典型的肾性红细胞,特异性高,是肾小球疾病的特征性细胞;通常认为棘细胞比例>5%是判定肾小球性血尿的标准。

2. **环形红细胞(ring-shaped RBCs)** 是红细胞内血红蛋白丢失或胞质向四周聚集形成的。环形红细胞大小不等,中心区域呈圆形空心的面包圈环状为主,也可呈三角形、十字形、古币形等空心环状等(图 3-14)。环形红细胞需要与影红细胞进行区别,前者在相差显微镜下有较厚的边缘,而影红细胞仅剩较薄的细胞膜。

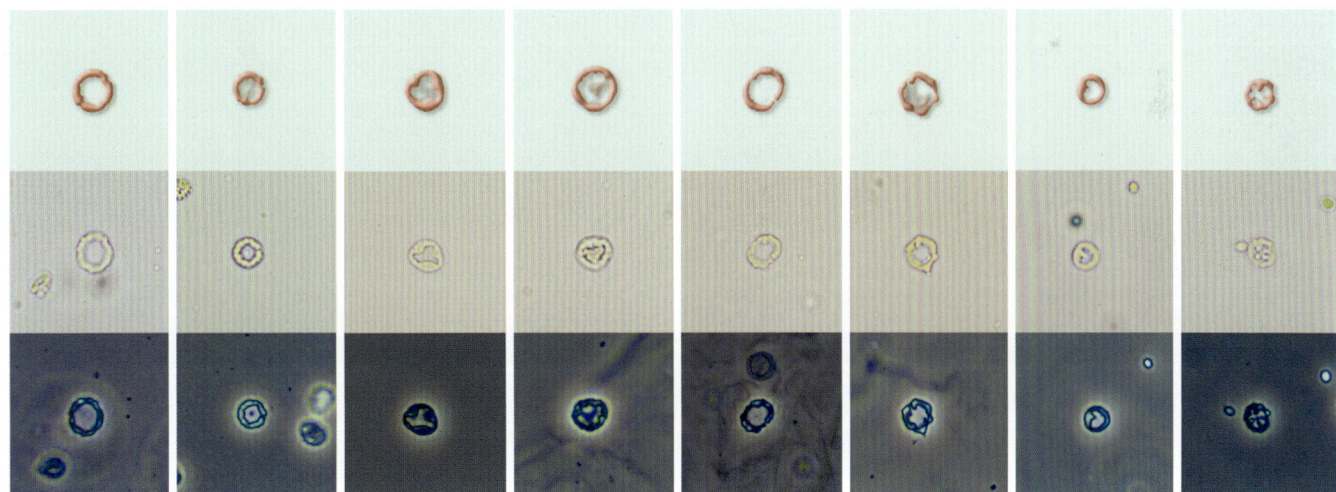

图 3-14 环形红细胞(明视野+相差显微镜镜检,×1 000)
细胞体积大小不等,边缘不整、呈环状,中央区呈口形、三角形或不规则形。

环形红细胞常与其他肾小球性红细胞同时出现,见于肾小球性疾病;若尿液中仅出现环形红细胞,也可能来源于非肾性血尿。

3. **靶形红细胞(target cells)** 是红细胞内血红蛋白大量丢失,并向细胞周围聚集,中心区域仅残留少量血红蛋白,形成靶形(图 3-15)。2021 版《共识》将靶形红细胞划归到环形红细胞,其临床意义也与环形红细胞类似。

4. **锯齿状红细胞(saw-toothed cells)** 形成与环形红细胞类似,该类细胞大小不等,边缘呈锯齿状或车轮状,且伴有中央孔扩大(图 3-16)。该类红细胞主要见于肾小球疾病。

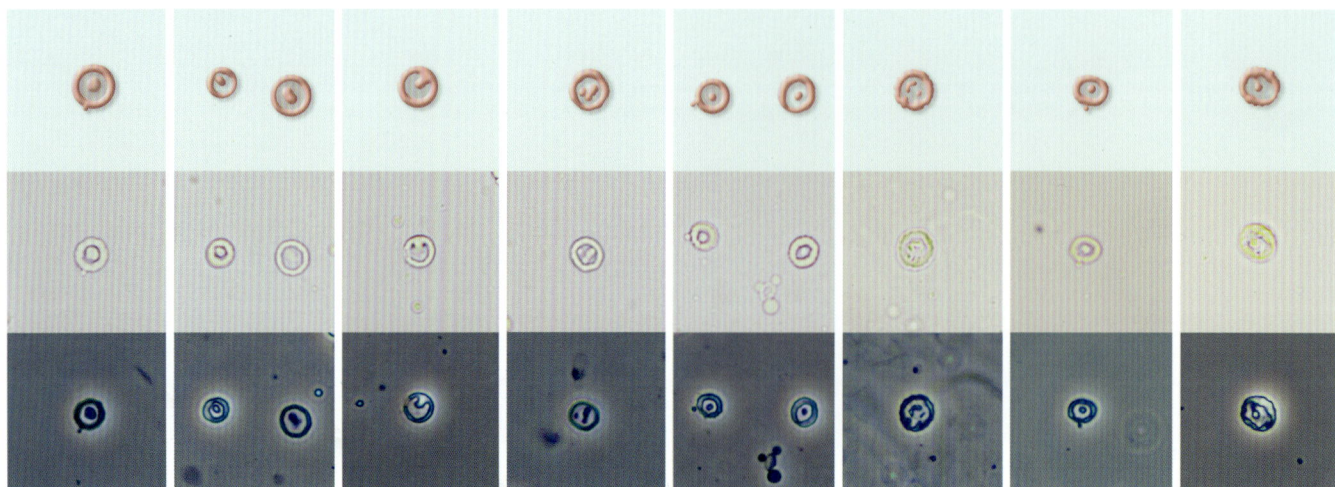

图 3-15 靶形红细胞（明视野＋相差显微镜镜检，×1 000）
细胞体积大小不等，边缘不整、呈环状，中心区域呈靶形或半岛形。

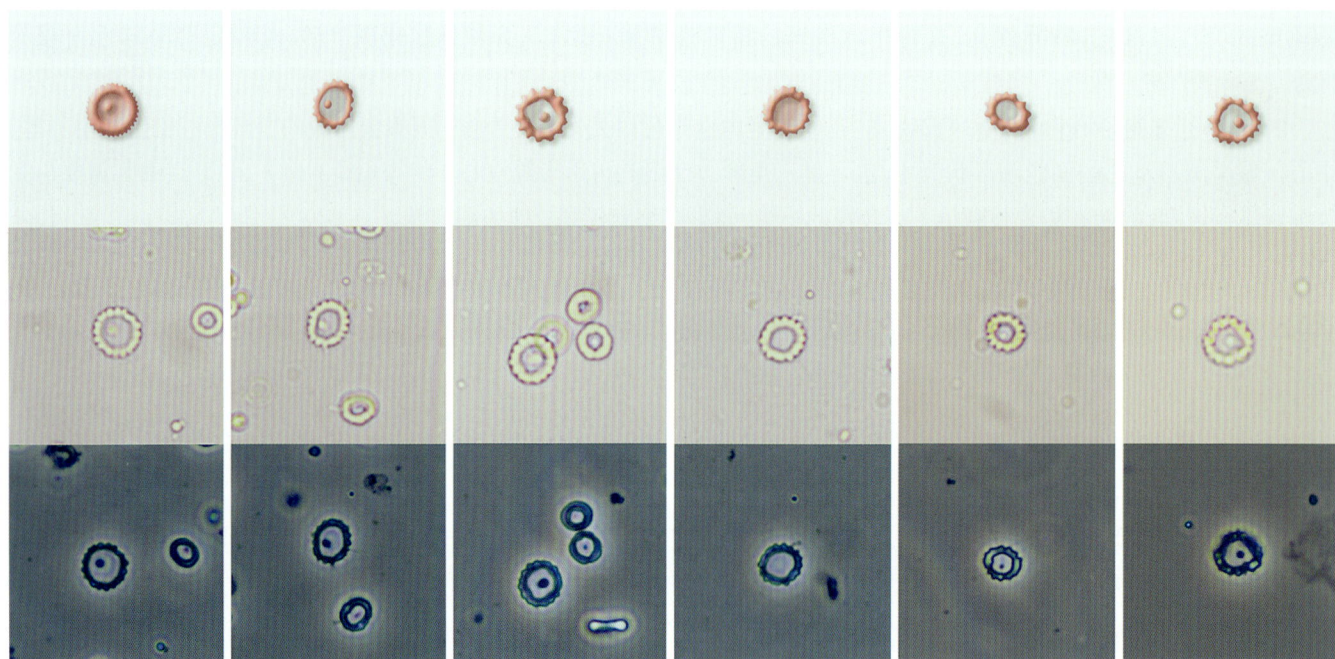

图 3-16 锯齿状红细胞（明视野＋相差显微镜镜检，×1 000）
红细胞大小不等，中央孔明显增大，细胞边缘呈锯齿状。

5. **小红细胞（microcytes）** 红细胞直径＜6μm，呈小球形或不规则形，部分细胞伴有低色素性改变（图 3-17）。尿液小红细胞来源可以有以下几种情况：①来源于患者本身血液中的小红细胞，如缺铁性贫血等；②球状（瘤状）突起样红细胞表面的突起游离形成；③高渗尿液环境中红细胞皱缩，体积缩小；④红细胞通过狭窄的肾小球基底膜时形成，如隐匿性肾炎、IgA 肾病及紫癜性肾炎等。鉴于小红细胞成因较多，在临床实际工作中，需要结合视野中的其他红细胞形态综合分析。

6. **大红细胞（macrocytes）** 红细胞直径＞8μm，体积增大。该类红细胞并非与特定类型的泌尿系统疾病相关。

7. **其他肾性红细胞** 除以上几种常见的肾性红细胞外，尿液中还可能发现不规则的红细胞及红细胞碎片（图 3-18），这些红细胞无固定形态，无法划归到某一种具体的肾性红细胞，常与其他种类的肾性红细胞同时出现，多见于肾小球疾病，偶见于血栓性微血管病、溶血性疾病、弥漫性血管内凝血等。

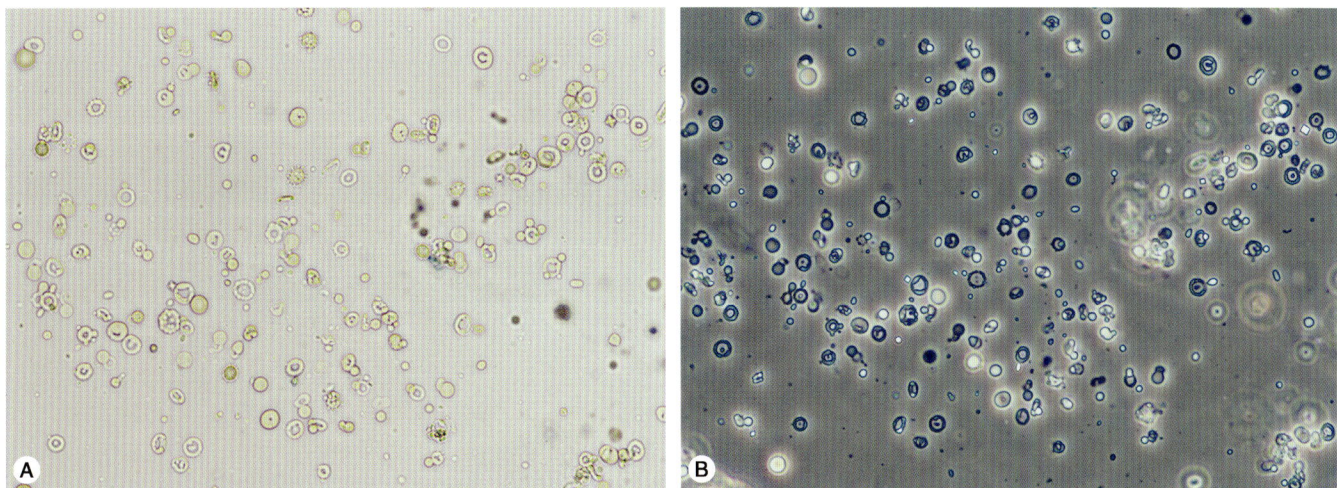

图 3-17 小红细胞及其他肾性红细胞,来源于膜性肾病确诊病例
A. 多种肾性红细胞同时出现(明视野,×400);B. 相差显微镜观察红细胞结构清晰,肾性红细胞折光性弱(相差显微镜检,×400)。

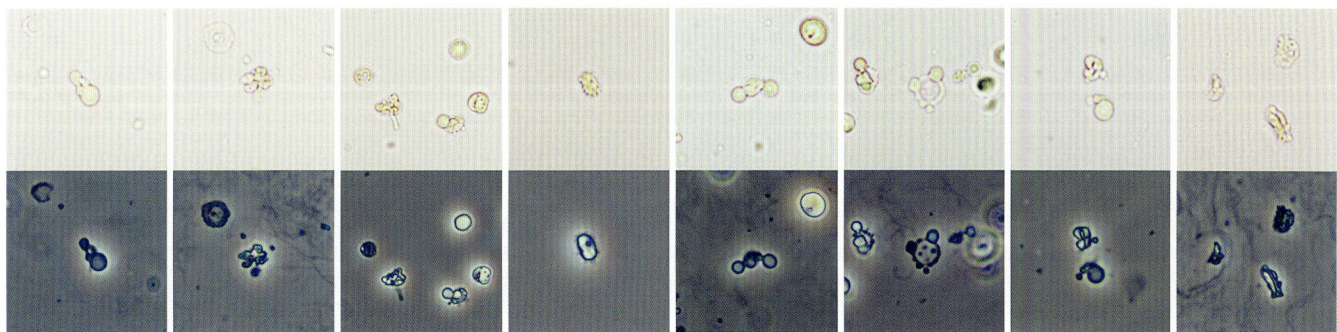

图 3-18 不规则形红细胞或红细胞碎片(明视野+相差显微镜检,×1 000)
红细胞形态不规则,无固定形态,来源于肾小球性疾病。

(三)尿液红细胞检验的临床意义

健康人尿液中偶见红细胞(非离心尿红细胞≤1 个/HPF);离心尿显微镜检查红细胞大于 3 个/HPF,称为镜下血尿;若含血量超过 1mL/L,可呈肉眼血尿。鉴别尿液红细胞对泌尿系统出血性疾病有诊断价值;区分红细胞种类,对判断泌尿系统出血部位有重要的临床意义,尤其是尿液红细胞形态分析作为一种无创检查,在肾脏疾病诊断及预后监测等方面有诊断价值。

1. **非肾小球性红细胞临床意义** 非肾小球性红细胞多为均一性红细胞,主要见于肾小球以下部位和泌尿道毛细血管破裂所致出血,红细胞未受肾小球基底膜挤压。尿中>70% 的红细胞形态、大小正常,细胞内血红蛋白含量正常。异常形态红细胞偶见,且种类不超过 2 种。以均一性红细胞为主的血尿称为均一性红细胞血尿(isomorphic erythrocyte hematuria),因红细胞多来自肾小球以下部位,又称为非肾(小球)源性血尿。

(1)一过性血尿:健康人特别是青少年在剧烈运动、急行军、冷水浴或重体力劳动后,可出现暂时性血尿,应动态观察加以区别。

(2)泌尿道疾病:炎症、肿瘤、结核、结石、创伤或器官先天畸形等。

(3)其他:肾移植排斥反应、出血性疾病、泌尿系统附近器官的疾病(前列腺炎、盆腔炎等)。女性则应注意月经血污染。

2. **肾小球性红细胞临床意义** 肾小球性红细胞多为非均一性红细胞,与肾小球基底膜病理性改变对红细胞的挤压损伤、各段肾小管内不断变化的 pH 值、渗透压、介质张力和各种代谢产物等对红细胞的作用有关。尿液中>70% 的红细胞为异常形态的红细胞,且种类在 2 种以上,以肾小球性红细胞为主的血尿称为非均一性红细胞血尿或肾(小球)源性血尿。肾小球性红细胞见于各种肾脏疾病。

3. 混合性红细胞临床意义 尿液中同时含有正常和异常形态红细胞称为混合性血尿（mixture hematuria）。依据红细胞比例，又可分为均一性红细胞为主型混合性血尿和非均一性红细胞为主型混合性血尿。混合性血尿提示出血部位可能不止一个，常见于 IgA 肾病等。

> 注：尿液红细胞影响因素较多，如 pH、渗透压、尿液标本类型及留取时间等。当异常形态红细胞比例未达到 70% 或棘细胞<5% 时，需要结合患者病史、其他检验或检查结果（如常规生化、相关抗体及影像学等）综合分析。对于一次检查不能明确的，可多次连续复查；对于不能明确诊断的，可提供诊断方向，给出实验室意见。

二、白细胞形态特征及临床意义

白细胞（white blood cells，WBCs；leucocytes）是尿液中较常见的一类细胞，以中性粒细胞为主，是临床诊断泌尿系统炎症主要参考指标。尿液中的白细胞受 pH、渗透压及标本因素的影响，形态会发生各种变化，必要时可使用染色法进行鉴别和分类。

（一）白细胞

尿沉渣未染色直接镜检，白细胞结构立体，呈球形，直径为 10～20μm，胞质颗粒感，通常看不清细胞核（图 3-19～图 3-21）。在尿液标本中加入乙酸（冰醋酸）后，细胞核结构清晰，可以区分单个核细胞及多个核细胞（图 3-22）。

白细胞易受尿液 pH 和渗透压的影响，体积会发生变化。在高渗尿或酸性尿液中，白细胞胞体皱缩，体积减小，但这种变化不如红细胞明显（图 3-23）。在低渗尿或碱性尿液中，白细胞胞体易肿胀或破碎（图 3-24），常伴有各种磷酸盐同时出现。中性粒细胞具有吞噬功能，可吞噬细菌、真菌孢子或菌丝、结晶等物质。吞噬异物的白细胞体积变大，使用相差显微镜观察，结构更清晰（图 3-25、图 3-26）。

当白细胞体积增大时，有时与肾小管上皮细胞不易鉴别，尿有形成分分析仪可能将肿胀的白细胞误认为是肾小管上皮细胞或尿路上皮细胞（图 3-27），需要手工复检或使用染色法进行鉴别。此外，未染色的白细胞与滴虫不易鉴别，滴虫体积比白细胞略大，呈圆形或梨形（图 3-28），活的滴虫可以运动，瑞-吉染色后滴虫结构清晰，可与白细胞进行鉴别。

不同病例中尿液白细胞数量多少不一，可伴其他细胞同时增多，主要用于肾盂肾炎、膀胱炎、尿道炎、急性肾小球肾炎、肾肿瘤、肾结核及前列腺炎等疾病的辅助诊断；当伴有大量细菌或胞内菌，需结合微生物培养，鉴定致病菌。

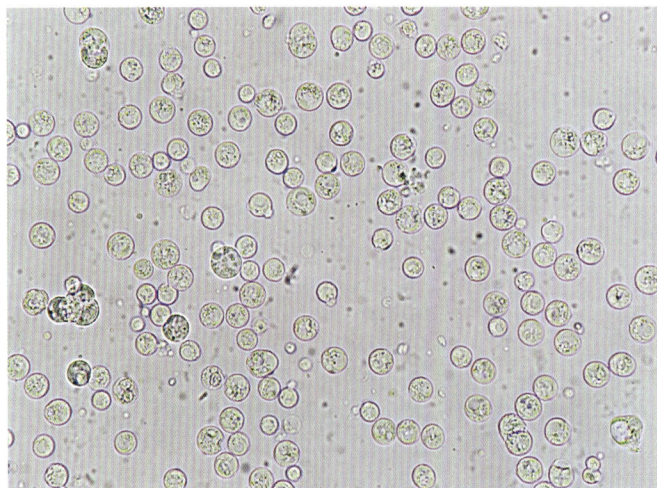

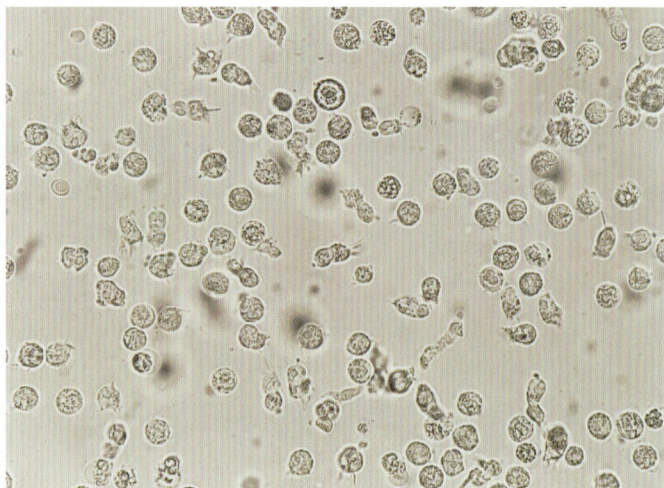

图 3-19 白细胞，细胞结构立体，呈球形，胞质颗粒感，胞核结构不清（未染色，×400）

图 3-20 白细胞，数量明显增多，部分细胞胞体不规则（未染色，×400）

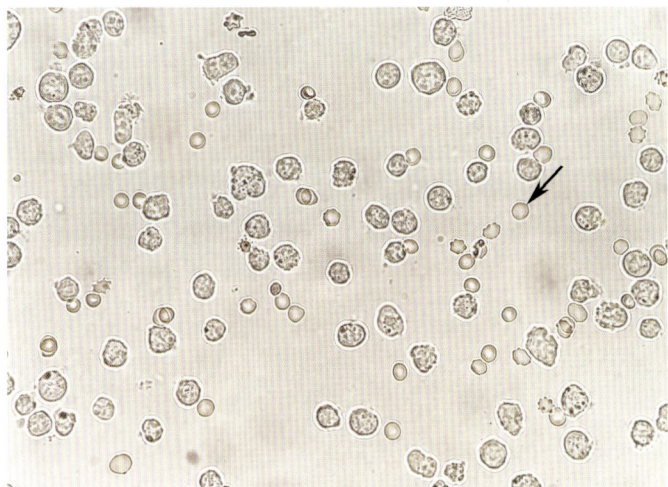

图 3-21　白细胞与红细胞（箭头所指）相比较，体积偏大，颗粒感明显（未染色，×400）

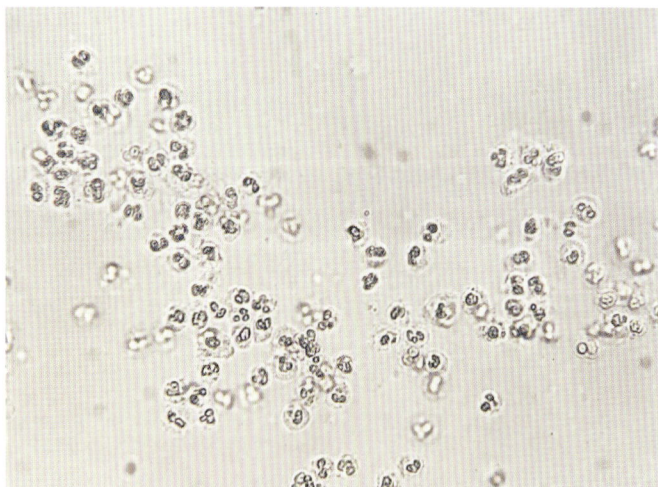

图 3-22　白细胞，加入乙酸，胞核结构清晰（未染色，×400）

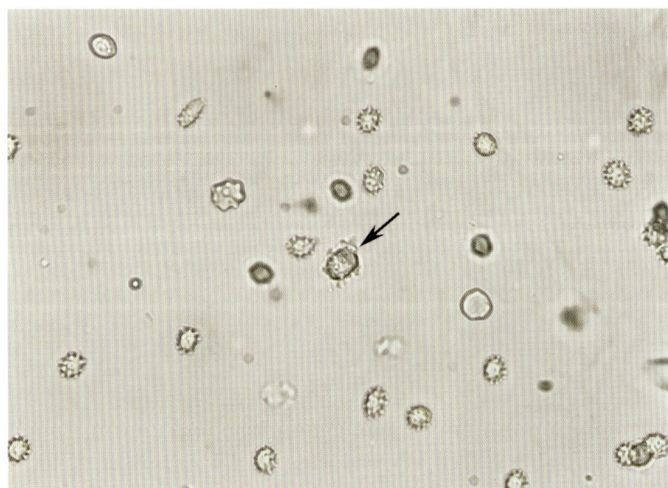

图 3-23　白细胞（箭头所指），尿液 pH 6.0，背景可见大量皱缩红细胞（未染色，×400）

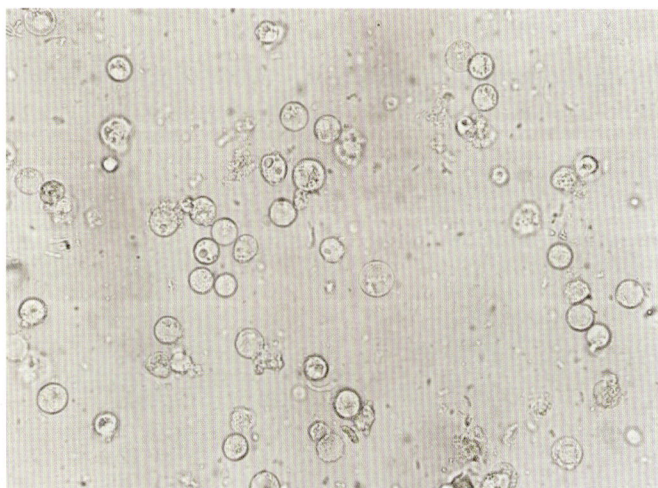

图 3-24　白细胞，碱性尿液标本中，细胞体积胀大，部分细胞仅有细胞膜和残存的颗粒（未染色，×400）

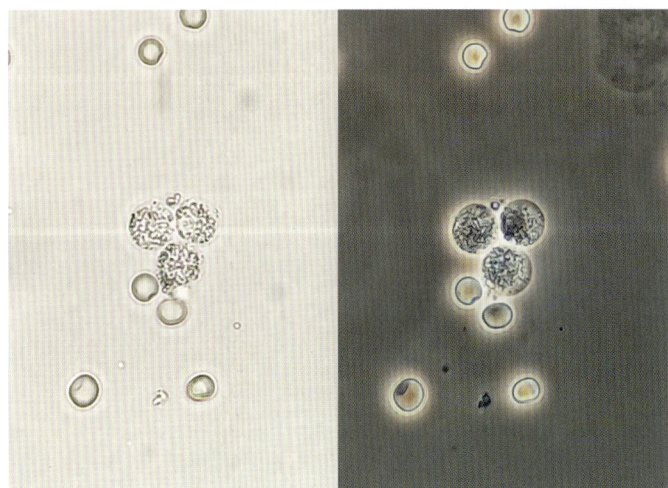

图 3-25　白细胞吞噬细菌，胞质内可见吞噬的大量杆菌（明视野+相差显微镜镜检，×1 000）

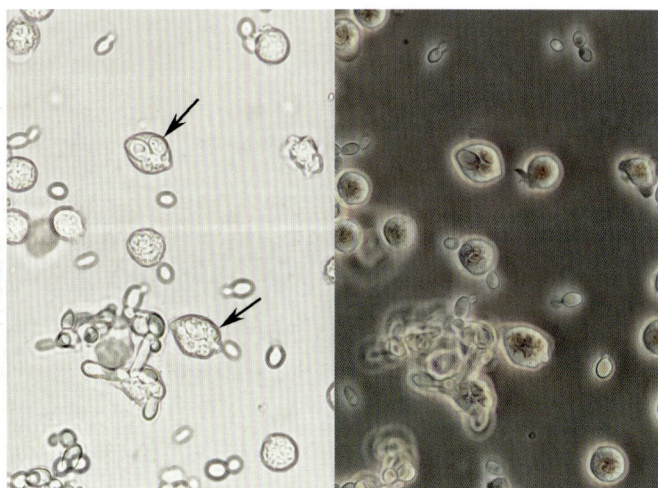

图 3-26　白细胞吞噬酵母样真菌孢子（箭头所指），背景可见散在的真菌孢子（明视野+相差显微镜镜检，×1 000）

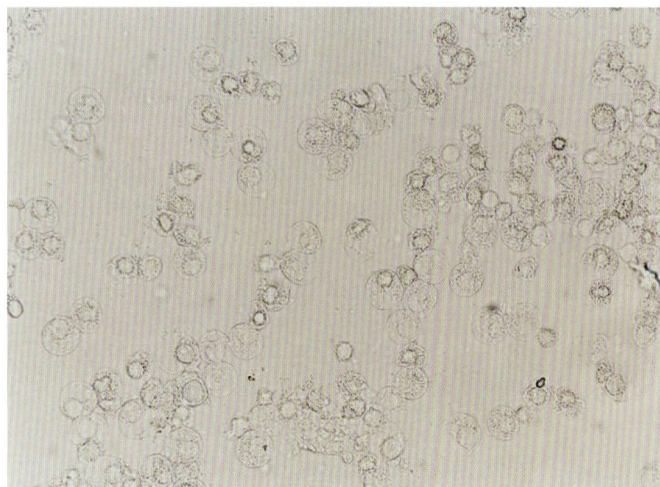

图 3-27 肿胀的白细胞,体积明显增大,胞体结构不清;来源于碱性尿(未染色,×400)

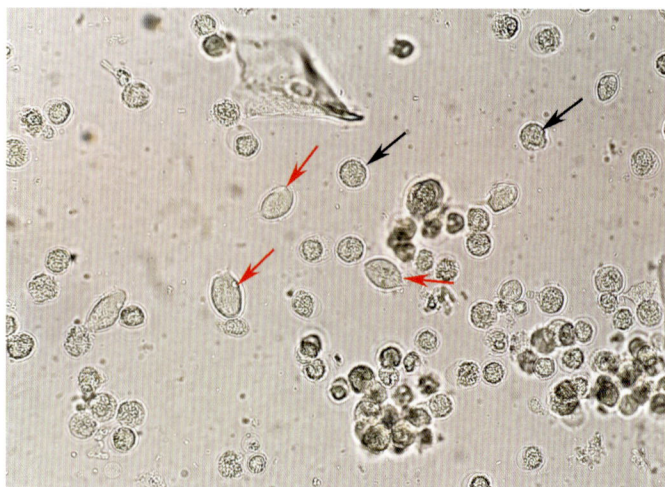

图 3-28 白细胞(黑箭所指)与滴虫(红箭所指),未染色直接镜检可以观察到运动的滴虫(未染色,×400)

(二)脓细胞

脓细胞(pus cells)是中性粒细胞发生变性坏死或退化,细胞肿胀或破坏后形成的一类细胞。脓细胞形态多变,胞质颗粒变性,细胞核结构模糊,常聚集成团(图 3-29),形成白细胞团(脓球)。脓细胞与白细胞并无本质区别,当尿中含有大量脓细胞时,尿液呈白色浑浊,多见于泌尿系统炎症。

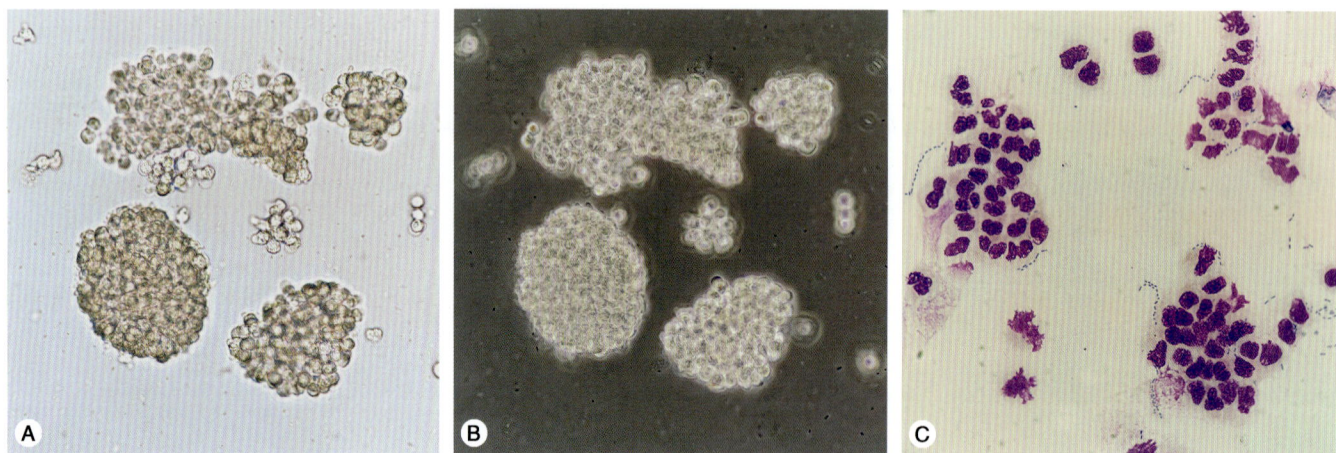

图 3-29 白细胞团(来源于脓尿标本)
A. 白细胞散在或聚集成团(未染色,×400);B. 细胞折光性稍强(相差显微镜镜检,×400);C. 细胞成团分布,边界不清(瑞-吉染色,×1 000)。

(三)闪光细胞

在低渗尿液中,细胞外液进入细胞内,使得白细胞胞体胀大,胞质内的变性颗粒呈剧烈的布朗运动,在暗视野下呈现微弱的闪光现象,称为闪光细胞(glitter cells)(图 3-30~图 3-33)。闪光细胞没有特异性,该类细胞增多主要见于急性肾盂肾炎或膀胱炎等。

(四)变形白细胞

正常白细胞呈圆球形,但在一些尿液中白细胞形态可发生变化,呈伪足样、阿米巴样或在细胞表面形成瘤状突起(图 3-34~图 3-37),称为变形白细胞(deformed WBC)。

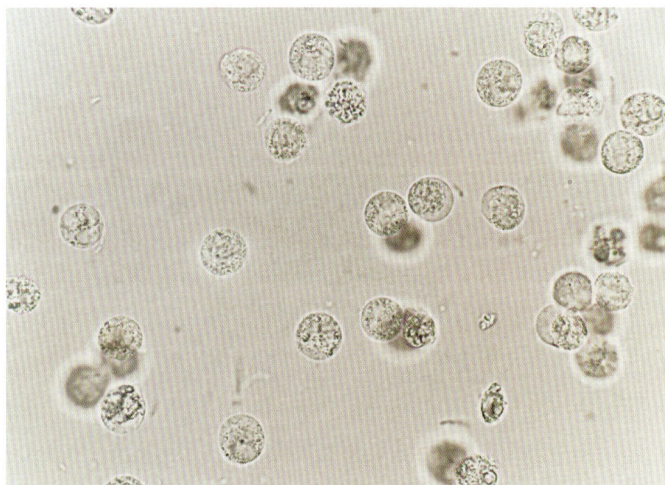

图 3-30 闪光细胞,细胞外液进入细胞内,使得细胞体积增大,其内可见呈布朗运动的粗大颗粒(明视野,未染色,×1 000)

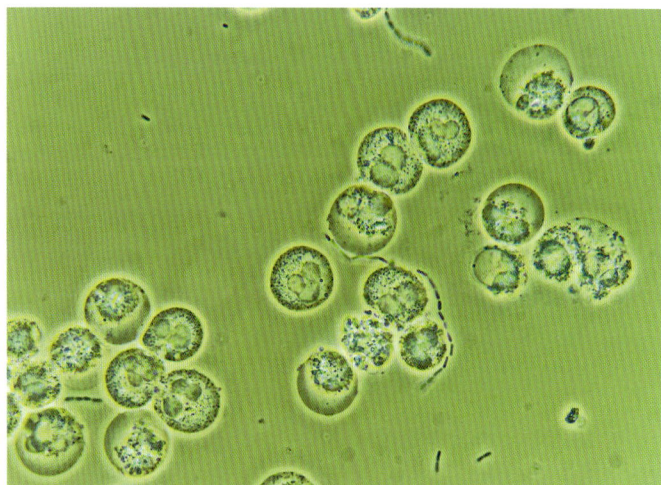

图 3-31 闪光细胞,胞体增大,胞质内的颗粒在相差显微镜观察结构更加清晰(相差显微镜镜检,×1 000)

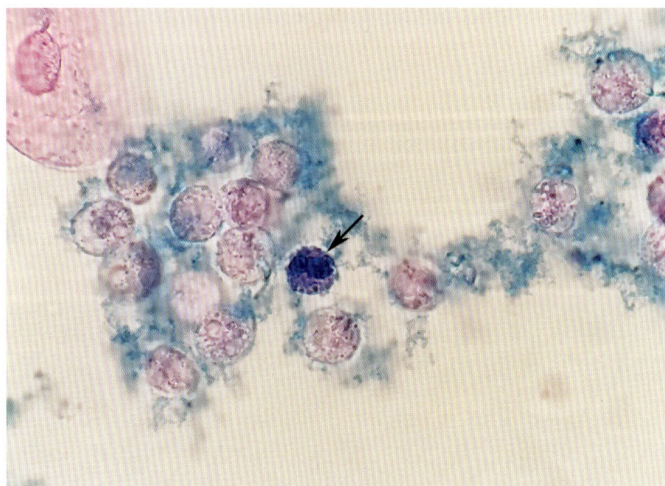

图 3-32 闪光细胞,胞体略带粉色,胞质内可见大量呈布朗运动的脂肪颗粒;箭头所指为死体白细胞(S 染色,×1 000)

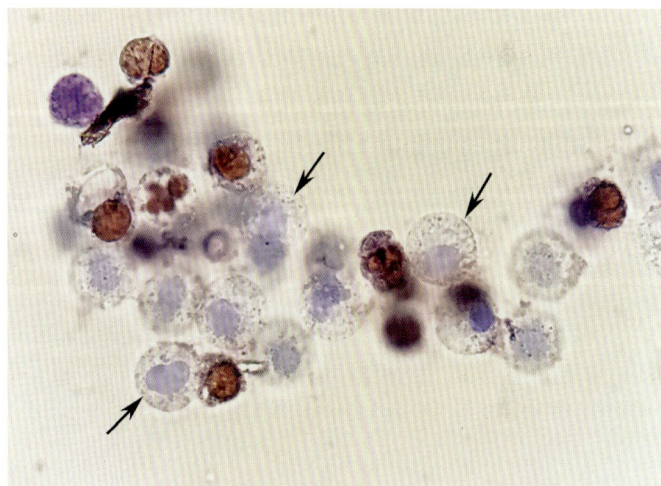

图 3-33 闪光细胞(箭头所指),胞体增大,胞质内可见粗大的颗粒,活体染色着色较浅(SM 染色,×1 000)

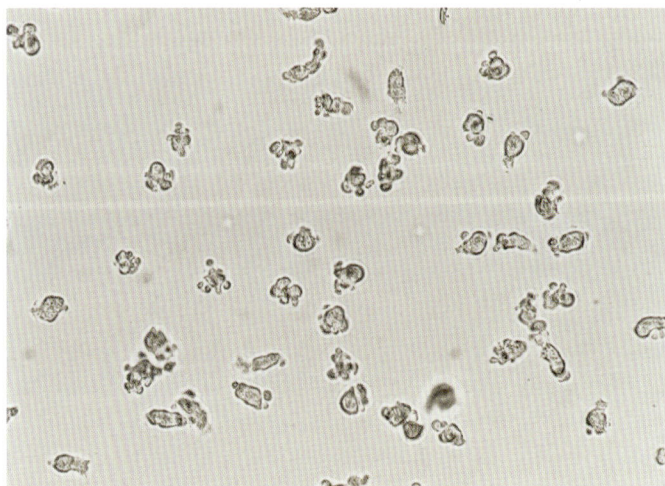

图 3-34 变形白细胞,胞体不规则,部分细胞呈梭形(未染色,×400)

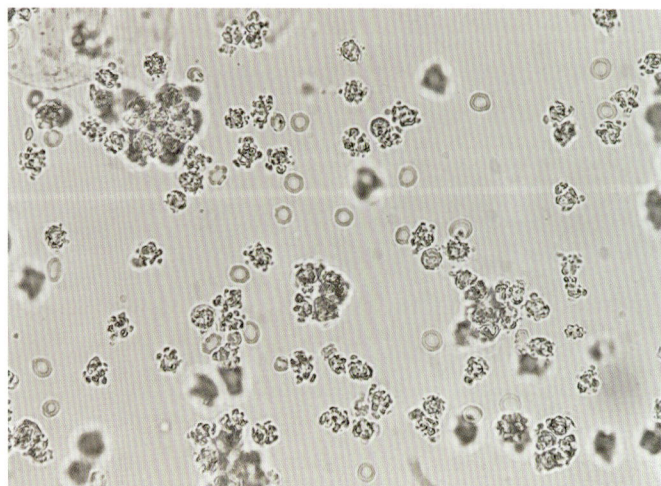

图 3-35 变形白细胞,胞体不规则,表面瘤状突起(未染色,×400)

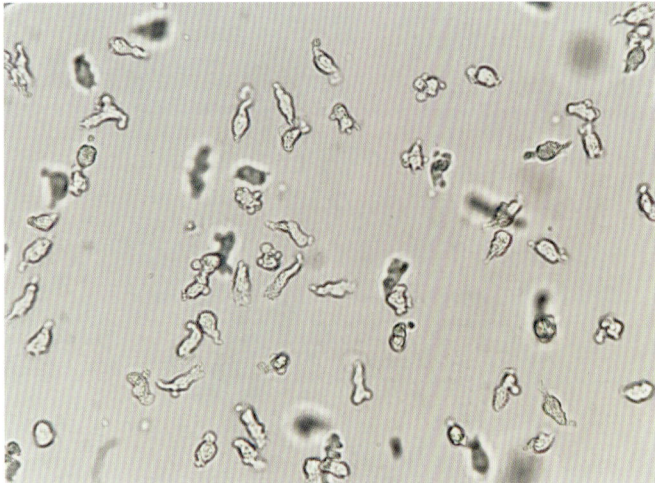

图 3-36 变形白细胞,胞体不规则,细胞呈梭形(未染色,×400)

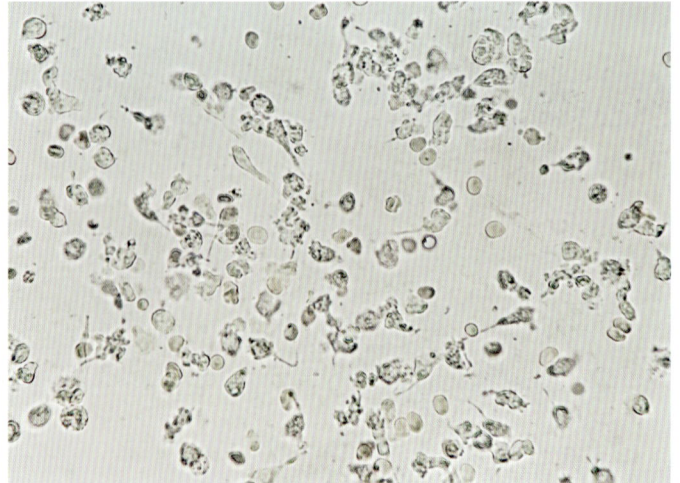

图 3-37 变形白细胞,胞体不规则,部分细胞呈伪足样(未染色,×400)

(五)陈旧性白细胞

白细胞在弱碱性或陈旧性尿液中易崩解破坏,细胞结构不完整,胞体增大,胞质颗粒增多、增粗或出现空泡,可见核碎裂、核固缩或核溶解;部分细胞破碎或呈阿米巴样(图 3-38)。

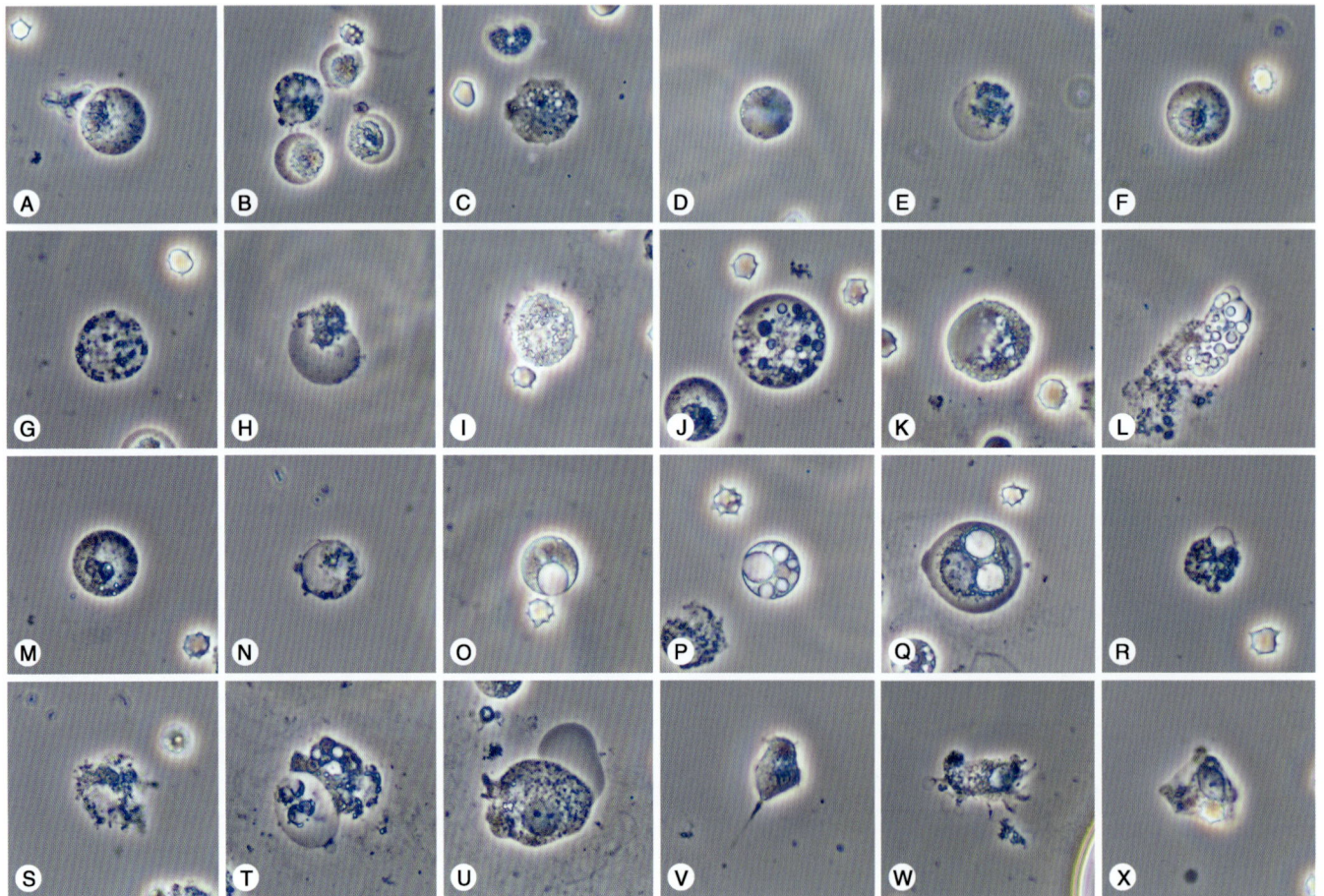

图 3-38 陈旧性白细胞(相差显微镜,×1 000)

A. 胞体肿胀;B. 出现外浆;C. 胞体不规整;D. 胞核溶解消失;E. 胞核碎裂;F. 胞核固缩;G. 胞质颗粒变性;H. 胞质空泡样改变;I～L. 胞体增大,胞质脂肪颗粒变性,可见大小不等的脂肪颗粒;M. 胞质颗粒增多、增粗;N. 胞质颗粒外溢;O～Q. 胞质内出现空泡;R. 胞体缩小,胞质颗粒变性;S～X. 胞体增大,形态不规则,部分细胞形似滴虫或阿米巴。

（六）染色法鉴别白细胞

尿沉渣未染色直接镜检时白细胞通常不需要分类，只需要与其他种类细胞区别即可。若区分白细胞死活可用SM染色或S染色；若区分白细胞种类可用瑞-吉染色。

1. 活体染色　常用的活体染色有SM染色、S染色、甲苯胺蓝染色、亚甲蓝和碘染色等，其中以SM染色或S染色最为常用（很多仪器法也是基于这两种染色方法鉴别各种有形成分）。

根据活体染色特性，可以将白细胞分为淡染白细胞和浓染白细胞。活体白细胞胞体完整，不易着色或着色较淡，称为淡染白细胞；SM染色时淡染白细胞不着色或呈淡蓝色（图3-39～图3-40），S染色淡染白细胞不着色或呈粉红色（图3-47）。死体或退化白细胞由于细胞膜破坏或通透性增强，细胞易着色，称为浓染白细胞；SM染色浓染白细胞胞质淡红色或紫红色，胞核着色偏深，呈深紫红色（图3-41～图3-46）；S染色浓染白细胞胞质呈紫红色，胞核呈蓝色（图3-48）。

SM染色或S染色可区分活体白细胞和死体白细胞，还可区分单个核细胞和多分叶核细胞。此外，活体染色易受尿液pH和染色时间的影响，细胞着色略有区别，但不影响细胞的鉴别；随着染色时间的延长，细胞着色可能偏深，建议在10min内镜检。

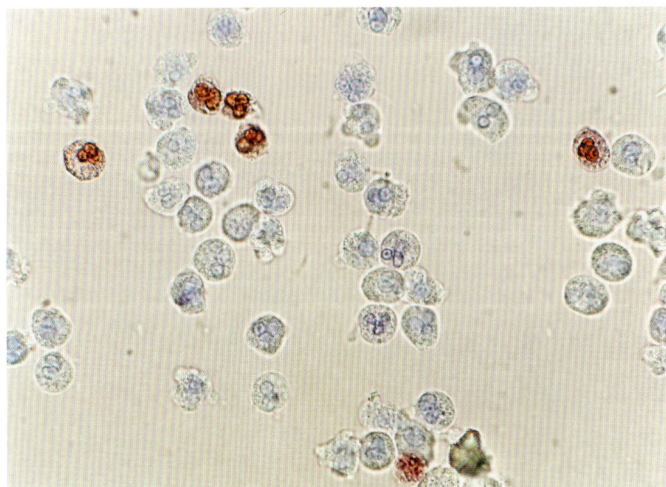

图3-39　淡染白细胞，不易着色，细胞略带蓝色（SM染色，×1 000）

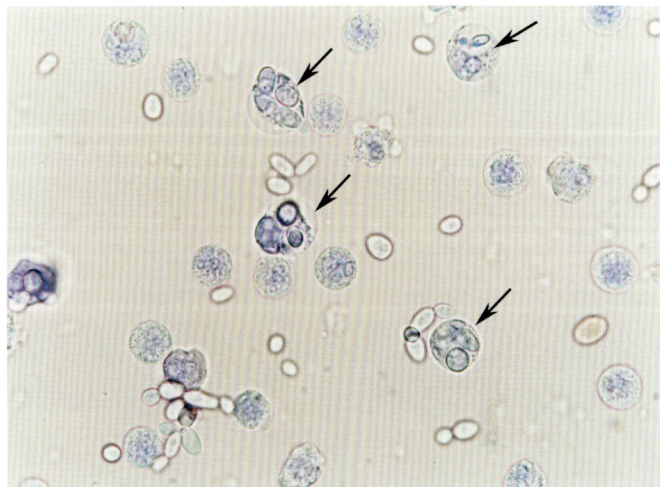

图3-40　白细胞吞噬真菌孢子（箭头所指），活细胞不易着色，细胞略带蓝色（SM染色，×1 000）

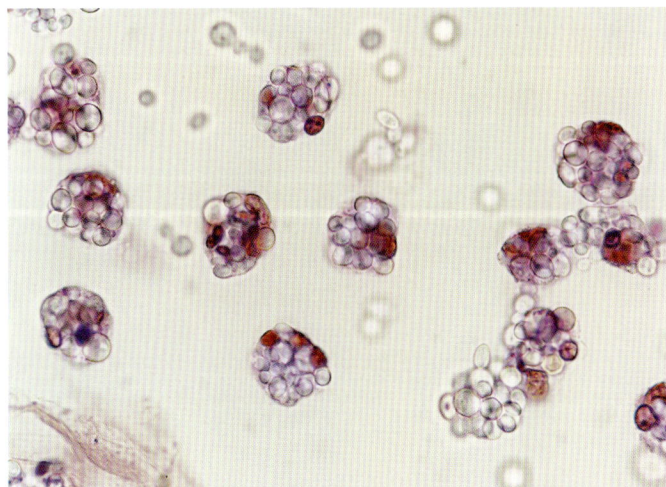

图3-41　白细胞吞噬真菌孢子，体积明显增大，死体细胞胞核呈紫红色，孢子不着色（SM染色，×1 000）

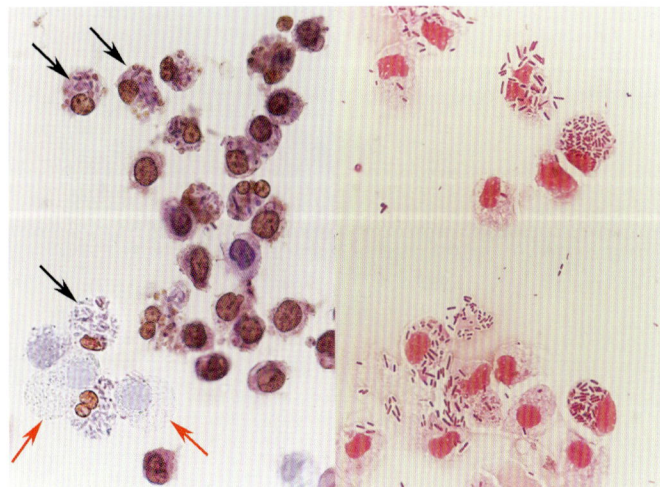

图3-42　白细胞吞噬杆菌（黑箭所指），体积增大，闪光细胞（红箭所指）；来源于膀胱炎确诊病例（SM染色＋革兰氏染色，×1 000）

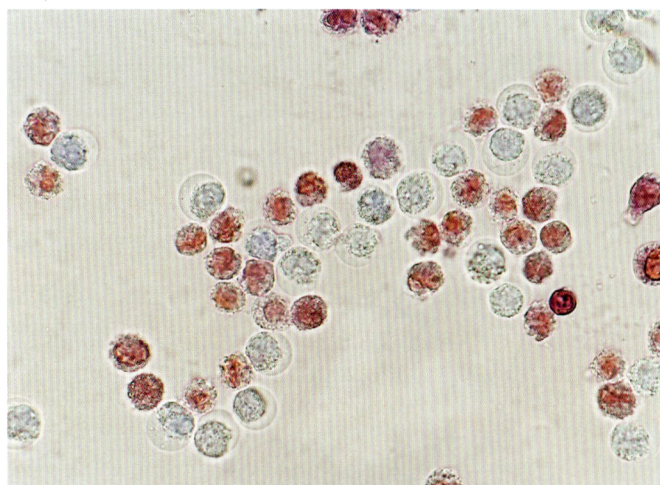

图 3-43 淡染白细胞与浓染白细胞,颜色对比明显(SM 染色,×1 000)

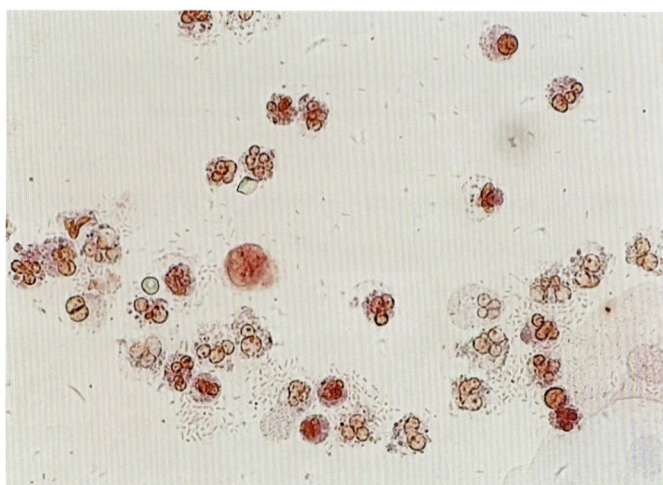

图 3-44 浓染白细胞,细胞容易着色,胞核呈红色或紫红色,染色后可以清晰地看到分叶核(SM 染色,×1 000)

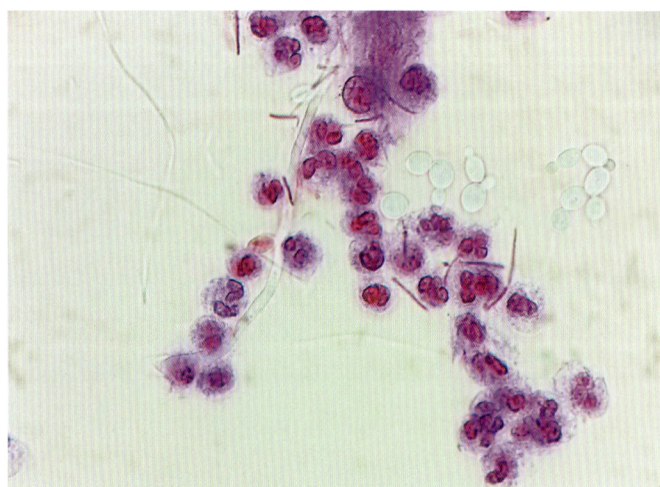

图 3-45 浓染白细胞,胞质为淡紫红色,胞核着色偏深,呈深紫红色;背景中的真菌孢子及菌丝不易着色,随着染色时间的延长,略带蓝色(SM 染色,×1 000)

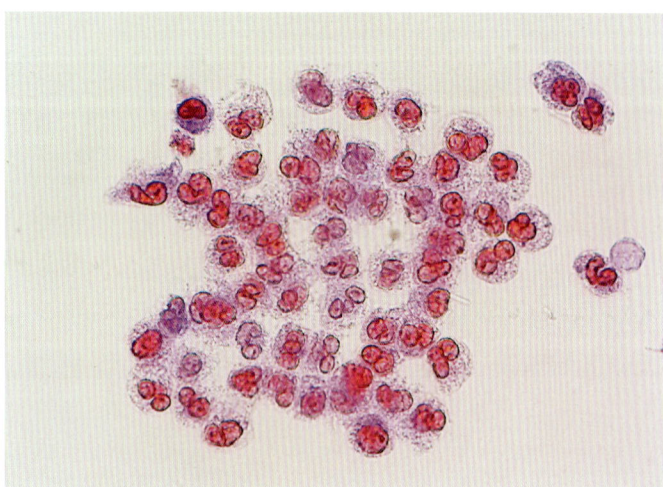

图 3-46 浓染白细胞,聚集成堆,胞质为淡紫红色,胞核分叶状,着色偏深,呈深紫红色(SM 染色,×1 000)

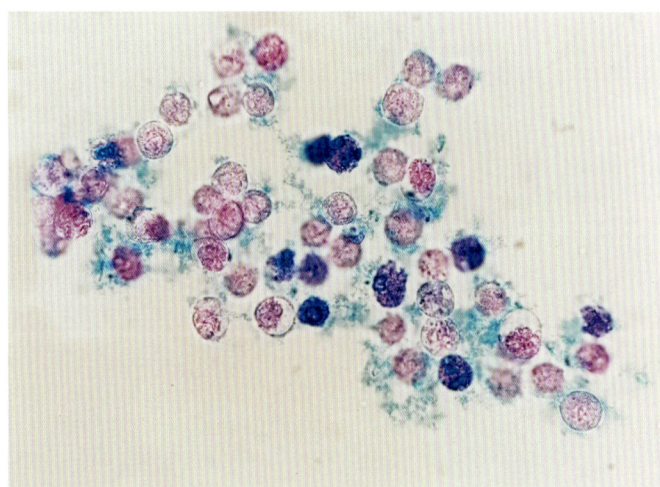

图 3-47 淡染白细胞,细胞结构完整,呈粉红色;浓染白细胞胞核呈深蓝色,胞质内颗粒呈紫红色(S 染色,×1 000)

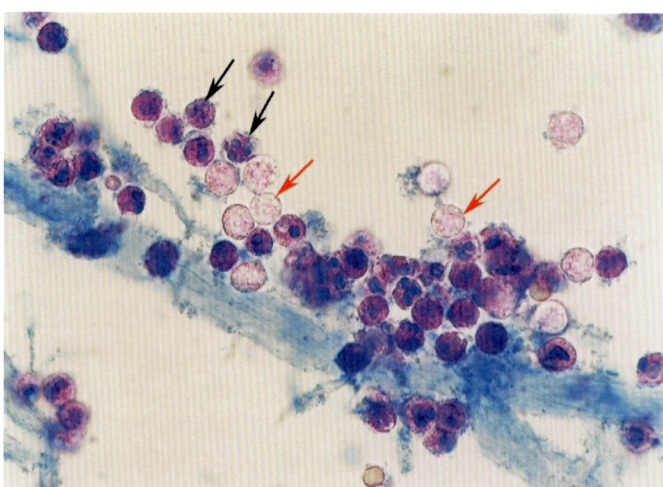

图 3-48 浓染白细胞(黑箭所指),胞质呈紫红色,胞核呈蓝色;淡染白细胞(红箭所指),胞质与胞核结构不清,呈粉红色(S 染色,×1 000)

2. **瑞-吉染色** 瑞-吉染色可用于尿液中性粒细胞、淋巴细胞、单核细胞、嗜酸性粒细胞及嗜碱性粒细胞的鉴别,还可以区分白细胞和滴虫。

（1）中性粒细胞（neutrophils）：胞体完整的中性粒细胞直径 $12 \sim 16\mu m$,以分叶核粒细胞为主,胞质颗粒增多、增粗（图 3-49）；有的细胞内可见数量不等的脂质空泡（图 3-50）。细菌性炎症患者的尿液可见中性粒细胞伴大量细菌（图 3-51）,部分中性粒细胞可吞噬细菌（图 3-52～图 3-54）；真菌感染时,中性粒细胞可伴大量真菌孢子及菌丝出现（图 3-55）。化脓性炎症时中性粒细胞易破碎,形态不完整,常伴大量细胞碎片或坏死颗粒（图 3-56）。此外,中性粒细胞可伴多种细胞同时出现（图 3-57、图 3-58）。陈旧性尿液、碱性尿液或推片均可导致中性粒细胞退化变性（退变）,退变的细胞结构不完整（图 3-59、图 3-60）。凋亡中性粒细胞胞体缩小,胞核溶解、固缩,部分细胞与肾小管上皮细胞不易鉴别（图 3-61、图 3-62）。尿液中性粒细胞增多常见于肾盂肾炎、膀胱炎、前列腺炎、精囊炎、尿道炎、肾结核及肾肿瘤等。在肾盂肾炎或膀胱炎患者的尿液中,中性粒细胞可伴各层尿路上皮细胞同时出现；若泌尿系统肿瘤合并炎症时,中性粒细胞也可伴肿瘤细胞大量出现。

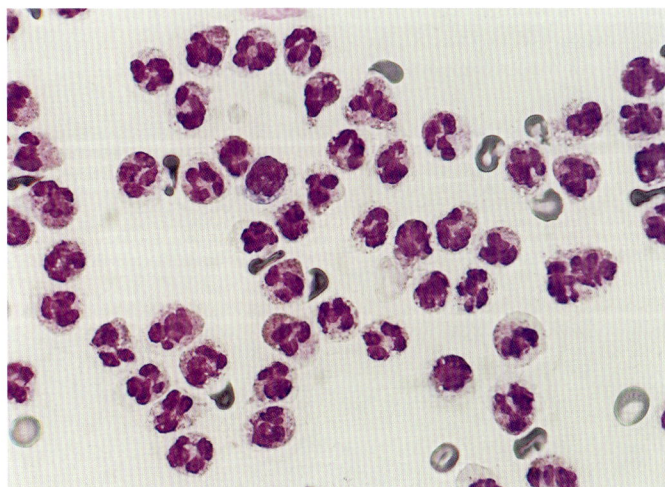

图 3-49 中性粒细胞,数量明显增多,胞体完整,胞质内的颗粒增粗、可见小空泡（瑞-吉染色,×1 000）

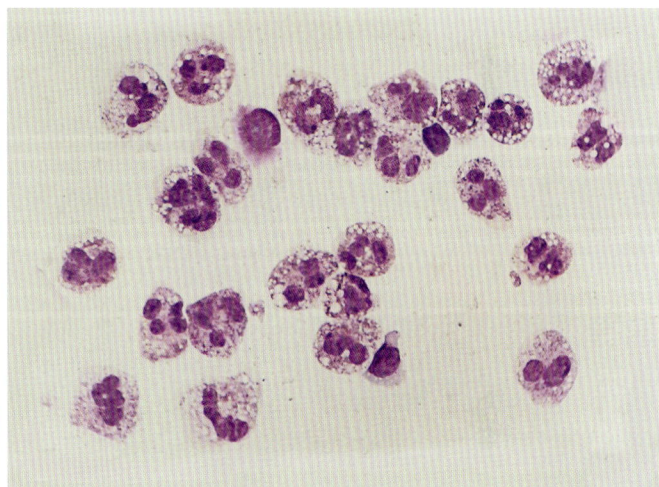

图 3-50 中性粒细胞,胞质内可见中毒颗粒及脂质空泡（瑞-吉染色,×1 000）

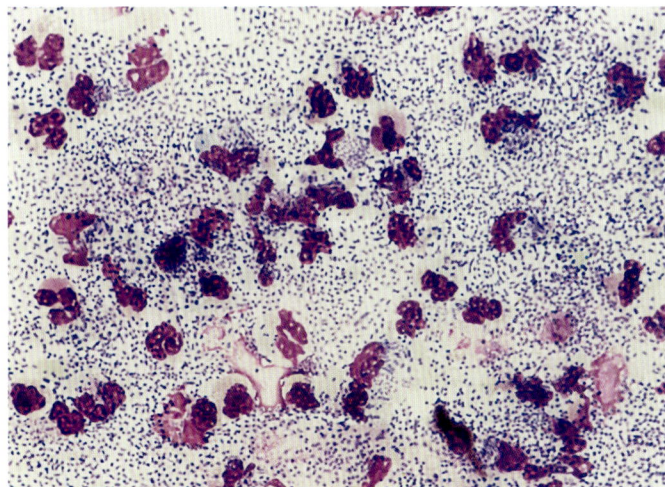

图 3-51 中性粒细胞,数量明显增多,背景可见满视野的球菌（瑞-吉染色,×1 000）

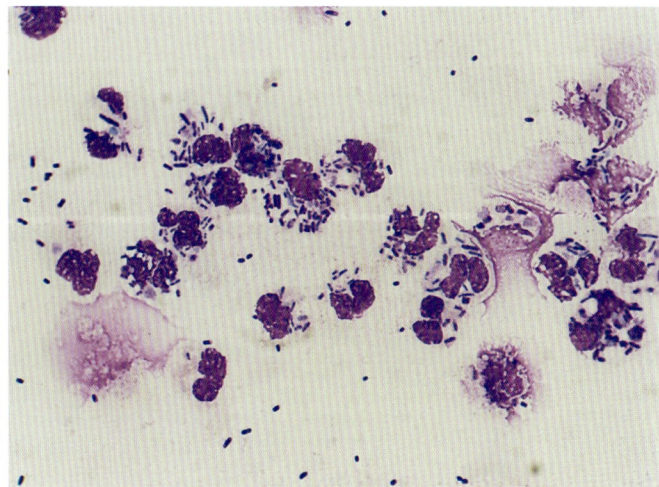

图 3-52 中性粒细胞吞噬细菌;来源于细菌性膀胱炎确诊病例（瑞-吉染色,×1 000）

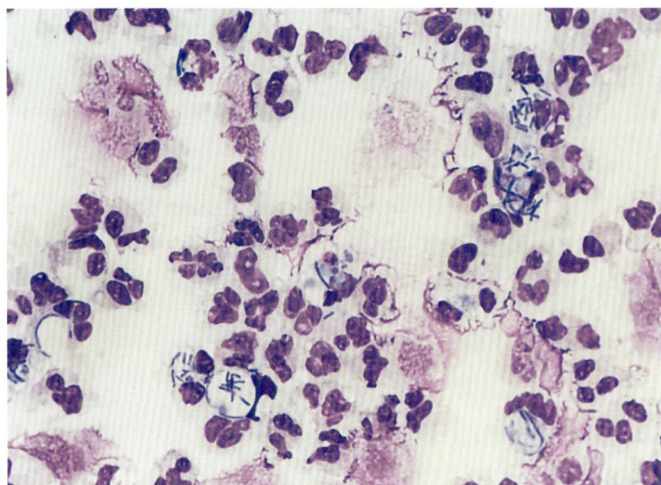

图 3-53 中性粒细胞,数量明显增多,部分中性粒细胞吞噬杆菌(瑞-吉染色,×1 000)

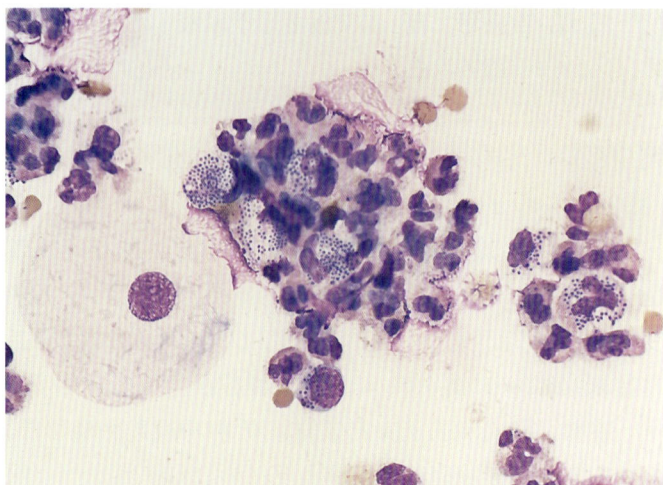

图 3-54 中性粒细胞,聚集成堆,部分细胞吞噬大量球菌;来源于脓尿标本(瑞-吉染色,×1 000)

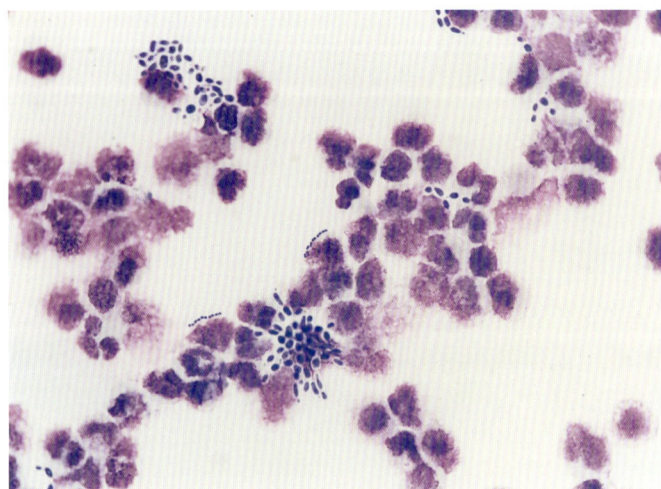

图 3-55 中性粒细胞伴大量真菌孢子增多,中性粒细胞退化,呈涂抹样细胞;来源于糖尿病患者的尿液标本(瑞-吉染色,×1 000)

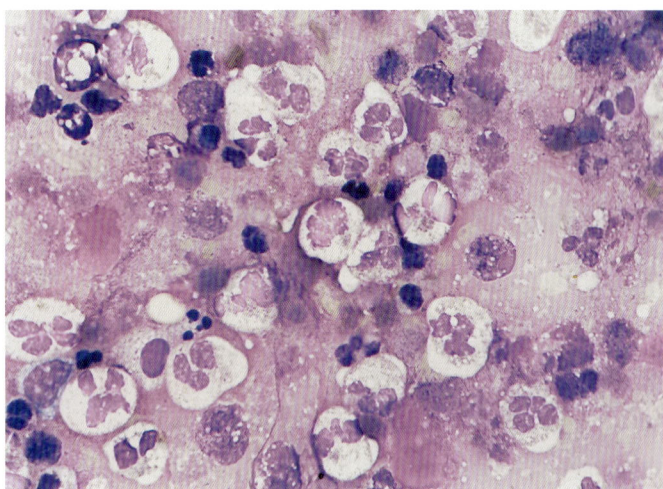

图 3-56 中性粒细胞大量,背景可见大量细胞碎片及坏死颗粒;来源于化脓性炎症确诊病例(瑞-吉染色,×1 000)

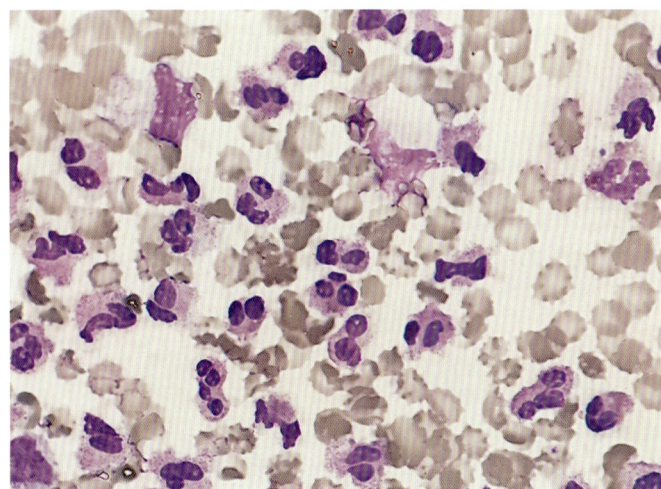

图 3-57 中性粒细胞伴大量红细胞;来源于输尿管结石确诊病例(瑞-吉染色,×1 000)

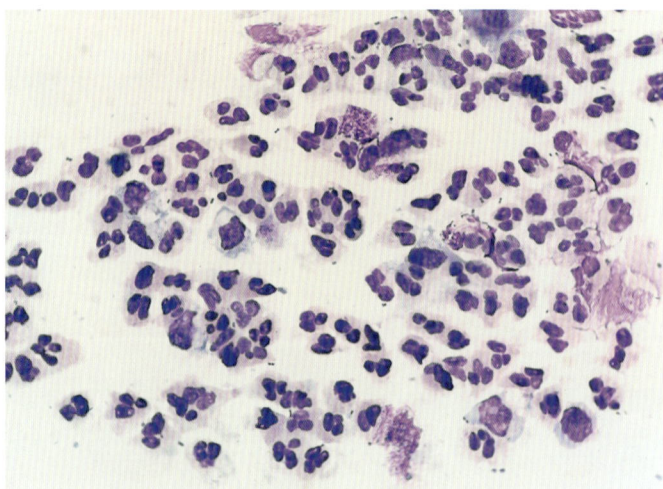

图 3-58 中性粒细胞伴单核细胞增多,成堆分布,可见少量细菌;来源于细菌性膀胱炎病例(瑞-吉染色,×1 000)

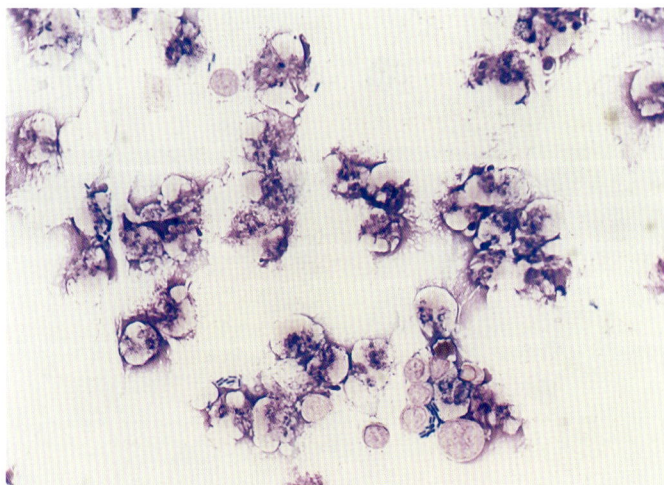

图 3-59 退变中性粒细胞,细胞结构不完整,胞核碎裂,在化脓性炎症时常见(瑞-吉染色,×1 000)

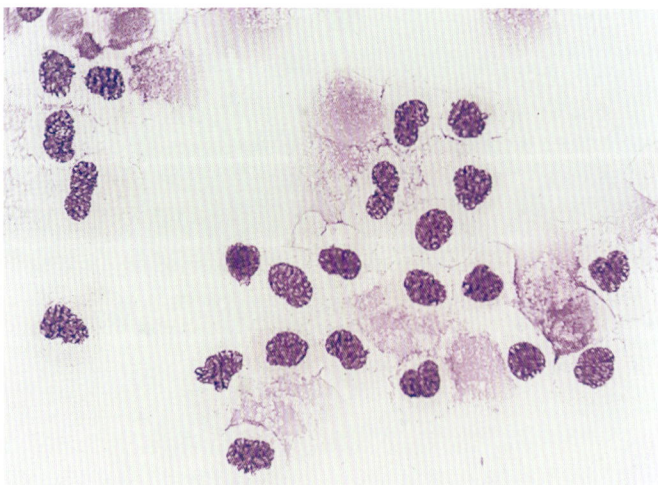

图 3-60 退变中性粒细胞,细胞肿胀,染色质疏松;来源于低渗尿液标本(瑞-吉染色,×1 000)

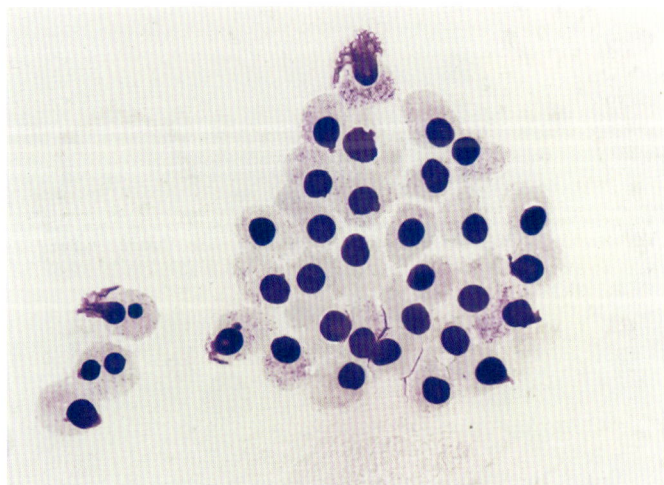

图 3-61 凋亡中性粒细胞,胞核呈深紫红色的小球状,与肾小管上皮细胞容易混淆,后者胞体不规则,胞质更厚重(瑞-吉染色,×1 000)

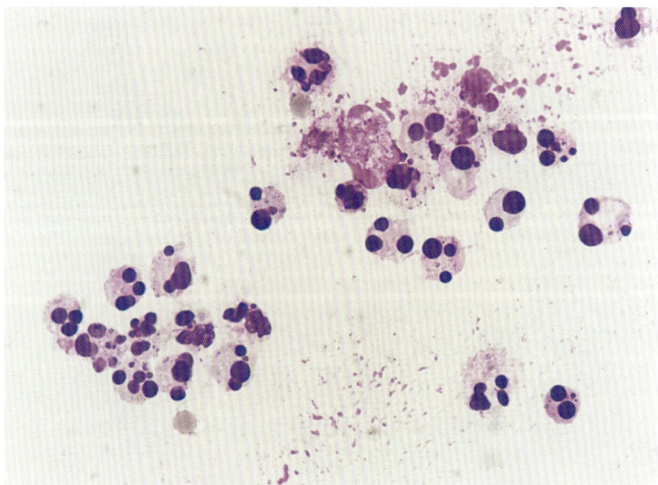

图 3-62 凋亡中性粒细胞,胞体缩小,核碎裂、固缩、溶解,呈深紫红色的小球状(瑞-吉染色,×1 000)

（2）嗜酸性粒细胞（eosinophils）及嗜碱性粒细胞（basophils）:未染色时与中性粒细胞不易区别,可用瑞-吉染色鉴别（图 3-63、图 3-64）。嗜酸性粒细胞还可使用 hansel 染色法鉴别,操作简便,特异性强。嗜酸性粒细胞增多见于间质性肾炎、寄生虫感染、药物过敏及变态反应性泌尿系统炎症等。

（3）淋巴细胞（lymphocyte）:细胞体积偏小,与外周血中的淋巴细胞相似（图 3-65、图 3-66）,部分病例可见反应性淋巴细胞（图 3-67）。淋巴细胞增多见于肾结核、病毒感染或肾移植排斥反应等疾病。

（4）单核细胞（monocyte）:直径 12～20μm,呈圆形或卵圆形,胞质量多,单个核,其内可见空泡、细胞碎片或微生物等（图 3-68～图 3-70）。单核细胞增多常见于泌尿系统感染恢复期、前列腺疾病、肾小球疾病、肾病综合征及肾移植后排斥反应的患者。

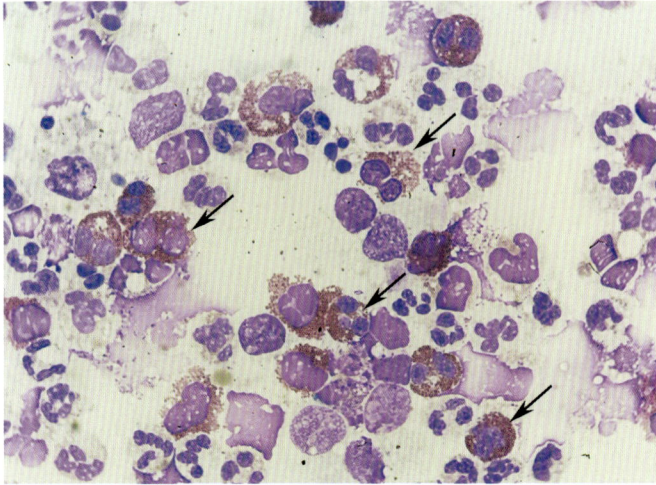

图 3-63 嗜酸性粒细胞（箭头所指），胞质内可见橘红色的嗜酸性颗粒（瑞-吉染色，×1 000）

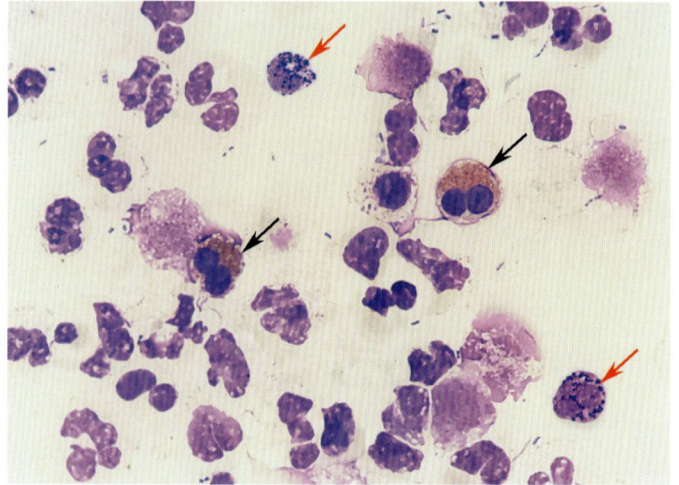

图 3-64 嗜碱性粒细胞（红箭所指）与嗜酸性粒细胞（黑箭所指），背景可见大量中性粒细胞（瑞-吉染色，×1 000）

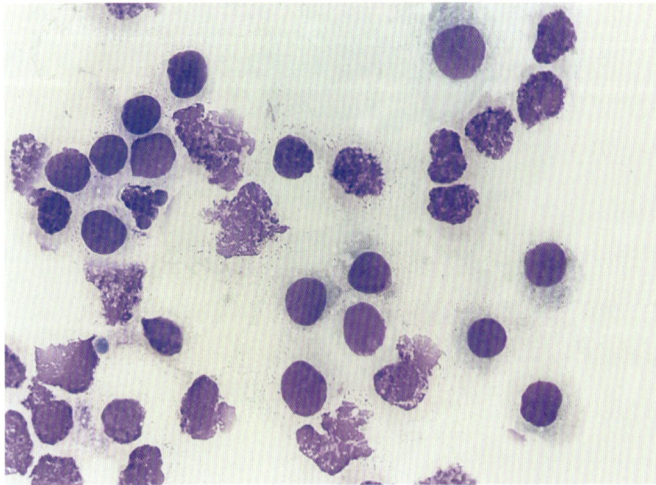

图 3-65 淋巴细胞，数量及比例明显增多，背景可见大量涂抹细胞；来源于肾移植术后出现排斥反应患者的尿液（瑞-吉染色，×1 000）

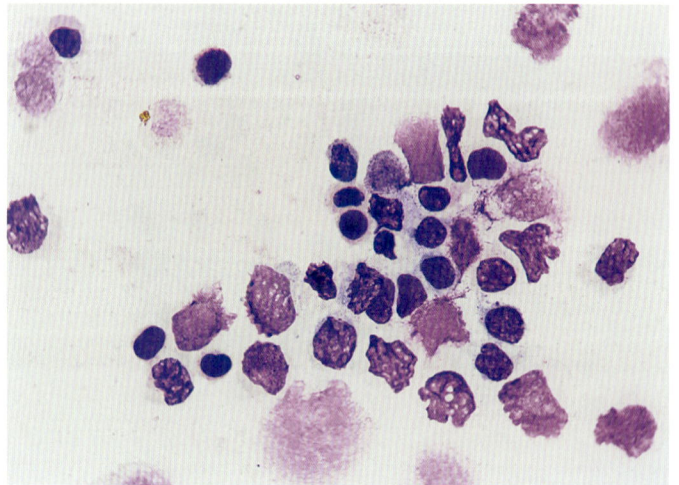

图 3-66 淋巴细胞，数量较多；来源于糖尿病肾病患者的尿液标本（瑞-吉染色，×1 000）

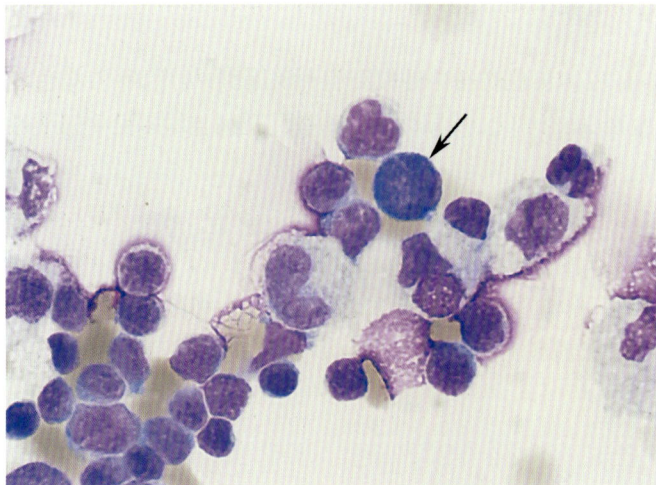

图 3-67 反应性淋巴细胞（箭头所指），体积偏大，胞质着色偏深（瑞-吉染色，×1 000）

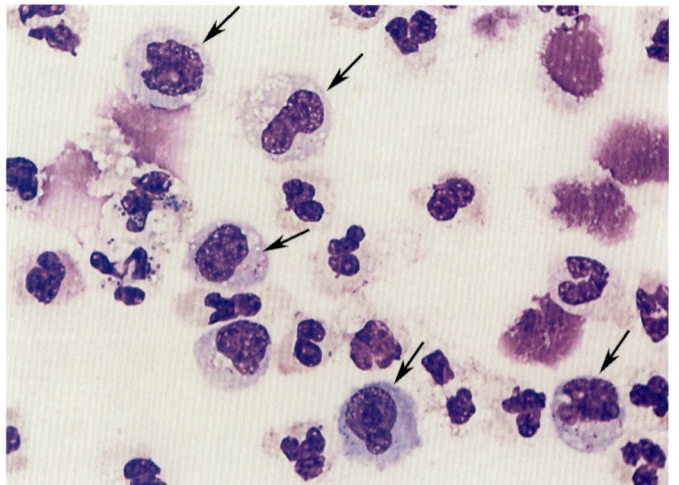

图 3-68 单核细胞（箭头所指），体积偏大，胞核不规则（瑞-吉染色，×1 000）

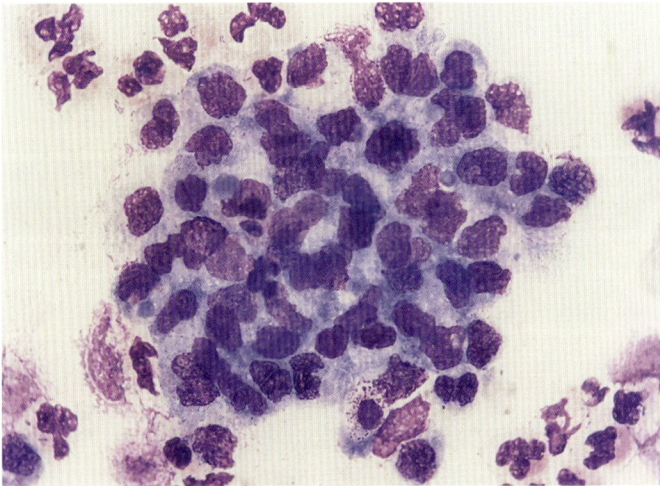

图 3-69 单核细胞,细胞数量明显增多,成团分布;来源于慢性泌尿系统炎症确诊病例(瑞-吉染色,×1 000)

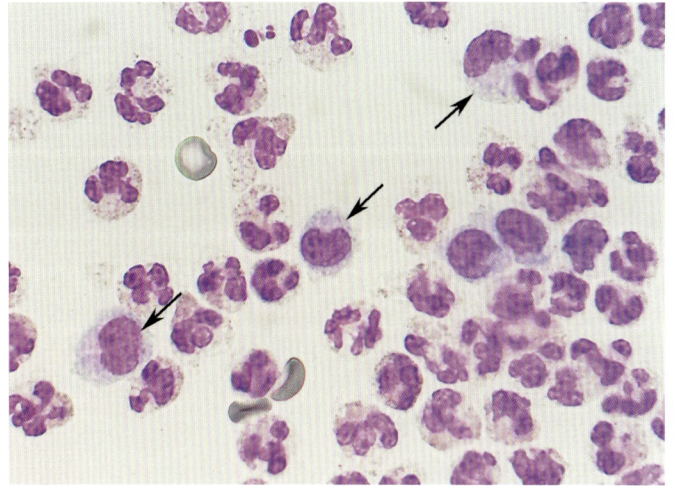

图 3-70 单核细胞(箭头所指)伴中性粒细胞增多,单核细胞体积较中性粒细胞偏大,胞质灰蓝色,胞核不规则(瑞-吉染色,×1 000)

(七)案例分析

尿液中的白细胞受多种因素影响,其形态可发生变化,可结合多种染色法对白细胞进行准确分类,同时也要考虑到各种染色法的适用范围及染色特性。以下几个案例结合不同染色法鉴别尿液白细胞,仅供参考(图 3-71～图 3-74)。

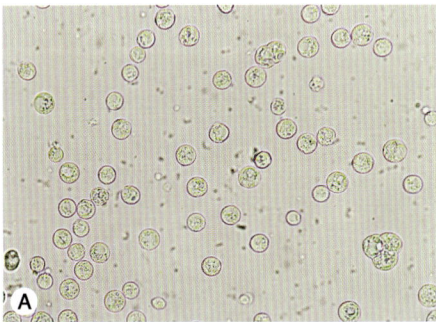

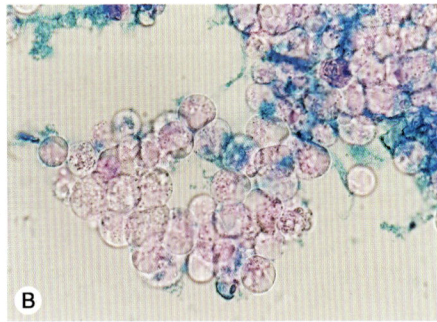

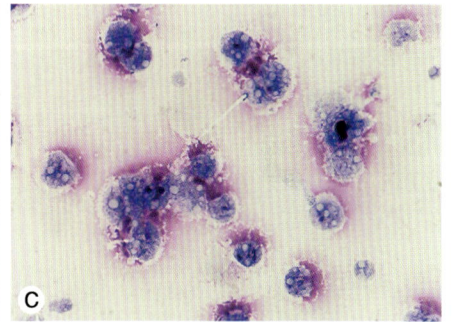

图 3-71 退化白细胞,来源于泌尿系统炎症确诊病例
A. 白细胞数量明显增多,胞质颗粒感(未染色,×400);B. 胞体相对于正常白细胞增大,活细胞胞质呈淡粉色,其内可见大小不一的颗粒(S染色,×1 000);C. 胞质灰蓝色,可见变性的脂肪颗粒,胞核消失(瑞-吉染色,×1 000)。

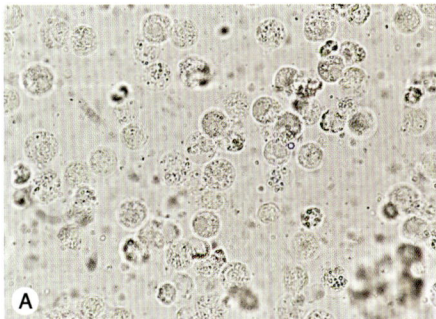

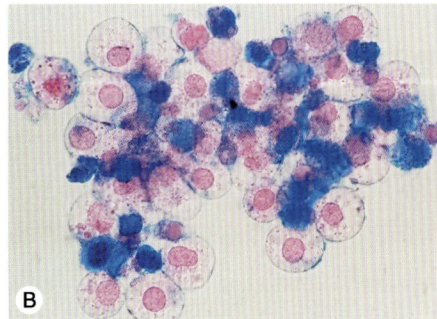

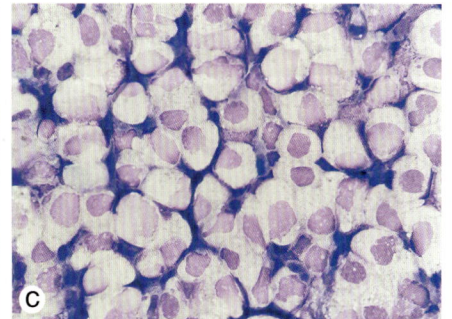

图 3-72 退化白细胞,来源于出血性膀胱炎确诊病例
A. 白细胞数量明显增多,胞体略增大,胞质颗粒增多(未染色,×1 000);B. 加入染液后,胞体明显增大,胞质量增多,其内可见大量呈布朗运动的小颗粒,细胞核圆形,大小一致(S染色,×1 000);C. 胞体增大,胞质着色较浅,胞核呈涂抹状,依据细胞形态分析,考虑是淋巴细胞(瑞-吉染色,×1 000)。

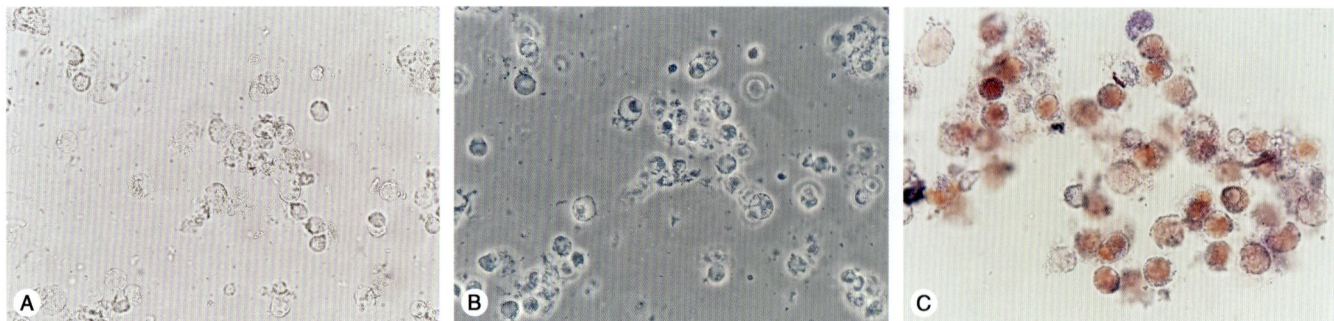

图 3-73 碱性尿液标本中的白细胞（尿干化学：pH 8.0）

A. 白细胞体积增大，部分细胞破碎或呈空泡样（未染色，×1 000）；B. 胞质内颗粒增多、增粗，胞核固缩（未染色，相差显微镜镜检，×1 000）；C. 胞体增大，胞质内颗粒增粗，胞核固缩、溶解（SM 染色，×1 000）。

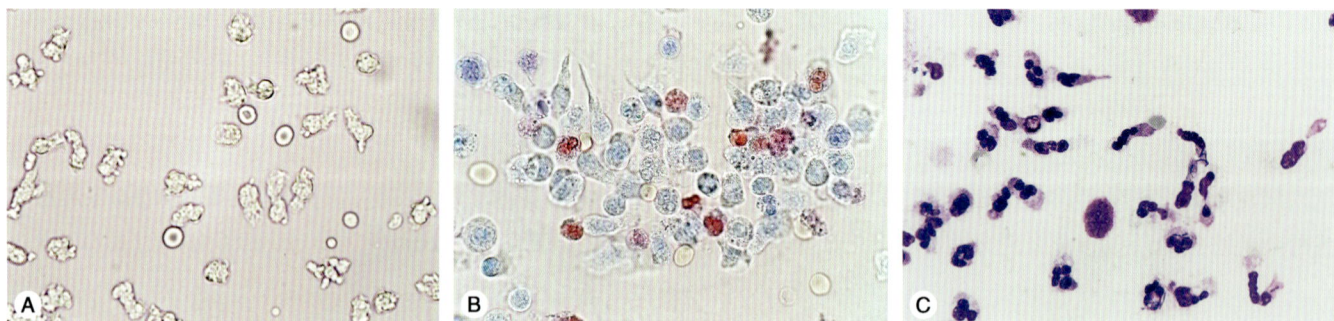

图 3-74 变形白细胞，来源于泌尿系统炎症确诊病例

A. 白细胞形态不规则（未染色，×1 000）；B. 以淡染白细胞为主，浓染白细胞少量（SM 染色，×1 000）；C. 细胞呈梭形或不规则形（瑞-吉染色，×1 000）。

三、巨噬细胞形态特征及临床意义

巨噬细胞（macrophages）来源于单核-巨噬系统。当组织损伤或感染时，单核细胞离开血流进入受影响的组织或器官，经一系列的分化和变化，转变成巨噬细胞。

1. **未染色** 巨噬细胞体积差别较大，有的细胞可达上百微米，胞体呈圆形、椭圆形或不规则形；胞质内容物丰富，可见各种形态的包涵体、脂肪颗粒及变性颗粒，还可发现吞噬的白细胞和红细胞等；胞核无或隐约可见（图 3-75～图 3-78）。新鲜尿液标本中巨噬细胞呈阿米巴样伪足活动，有的可见吞噬现象。

巨噬细胞胞质内的包涵体体积大小不一，均质状，数量不等，呈圆形、肾形、马蹄形或不规则形，圆形的包涵体形似脂肪球，明视野或相差显微镜镜检有较强的折光性（图 3-79、图 3-80），容易被误认为是细胞核，可使用活体染色进行鉴别。

退变的尿路上皮细胞胞质内也可以出现包涵体及各种颗粒，这类细胞与巨噬细胞形态相似，未染色时不易区分，可使用染色法鉴别。此外，巨噬细胞与脂肪颗粒细胞容易混淆，前者胞质内含有体积较大的包涵体及数量不等的脂肪颗粒，多见于泌尿系统细菌或病毒感染；后者胞质内只含有大量细小的脂肪颗粒，多见于糖尿病肾病、肾病综合征及慢性肾脏疾病等。有些参考书将胞质内含有各种形态包涵体的细胞统称为胞质内包涵体细胞。

2. **活体染色** 活体巨噬细胞 SM 染色后细胞着色较浅，呈淡蓝色或淡蓝紫色（图 3-81～图 3-88）；死体巨噬细胞 SM 染色后着色较深（图 3-89～图 3-98），包涵体结构清晰（呈均质状，体积大小不等，形态多样）。

3. **瑞-吉染色** 巨噬细胞在瑞-吉染色后胞质呈蓝色或灰蓝色；包涵体体积大小不一，形态各异，呈淡蓝色；脂肪颗粒溶解，形成大小不一的空泡；胞质内变性颗粒或碎裂的细胞核呈紫红色（图 3-99～图 3-104）。

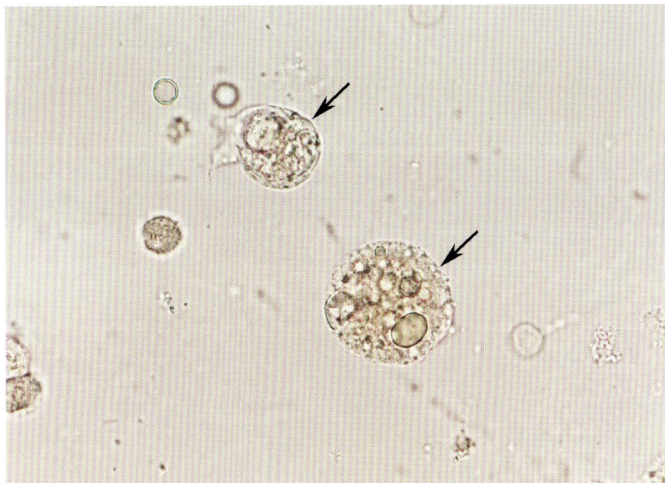

图 3-75 巨噬细胞（箭头所指），细胞体积大小不等，胞质内含有较多的包涵体（未染色，×1 000）

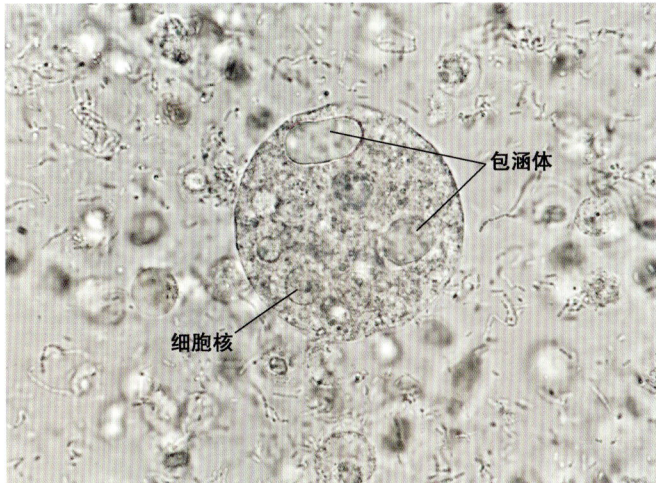

图 3-76 巨噬细胞，体积巨大，胞质内可见体积较大的包涵体及细小的脂肪颗粒；背景可见大量细菌及白细胞；来源于泌尿系统炎症确诊病例（未染色，×1 000）

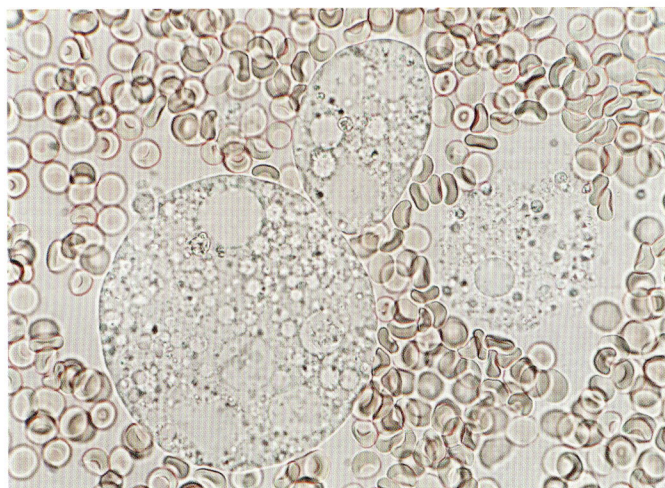

图 3-77 巨噬细胞，体积大小不等，其内含有大量脂肪颗粒及包涵体；背景可见大量正常红细胞（未染色，×1 000）

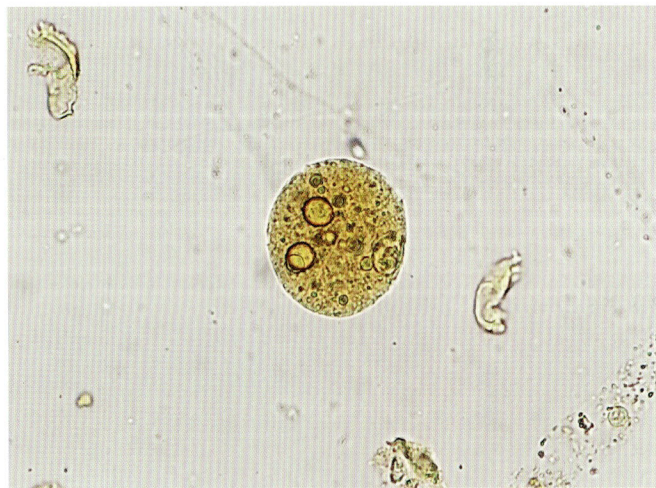

图 3-78 巨噬细胞，体积偏大，细胞被黄染；来源于梗阻性黄疸确诊病例（胆红素尿，未染色，×1 000）

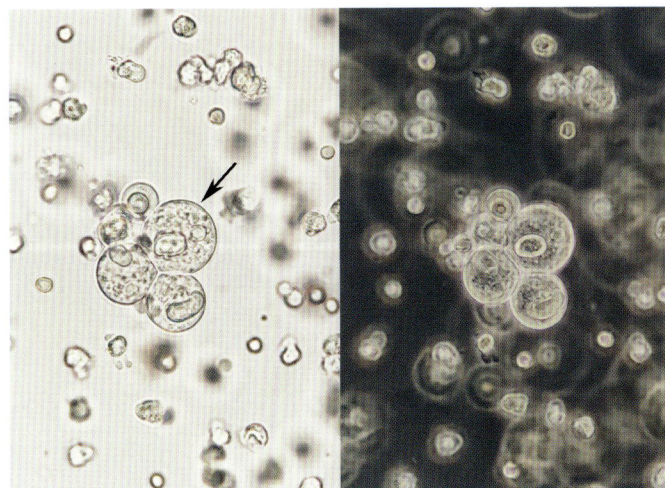

图 3-79 巨噬细胞，细胞体积稍偏大，成堆分布，胞质内可见包涵体，在相差显微镜下观察折光性强，容易被误认为是细胞核（明视野＋相差显微镜检查，×400）

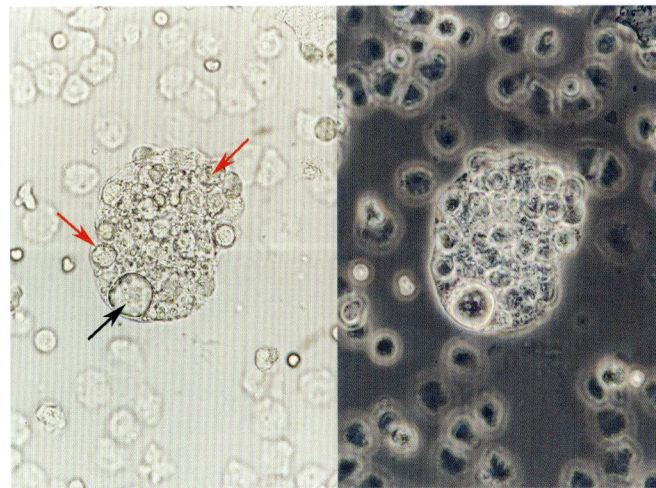

图 3-80 巨噬细胞，细胞体积巨大，胞质内可见包涵体（黑箭所指）和吞噬的大量白细胞（红箭所指）（明视野＋相差显微镜检查，×400）

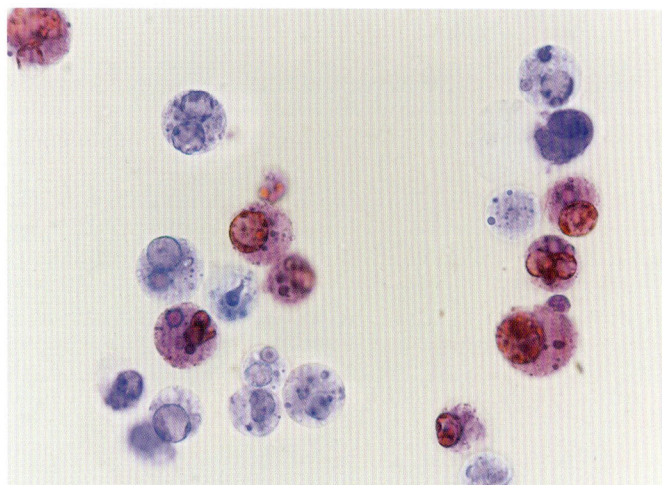

图 3-81 巨噬细胞,细胞数量较多,体积大小不等,活体细胞呈蓝紫色,死体细胞呈紫红色;来源于多瘤病毒感染确诊病例(SM 染色,×1 000)

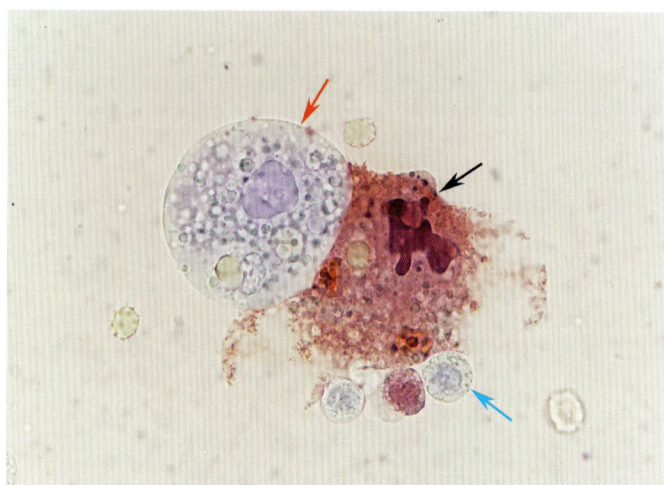

图 3-82 活体巨噬细胞(红箭所指);死体巨噬细胞(黑箭所指),胞体不完整,胞质内可见包涵体、红细胞及细小的脂肪颗粒;白细胞(蓝箭所指)(SM 染色,×1 000)

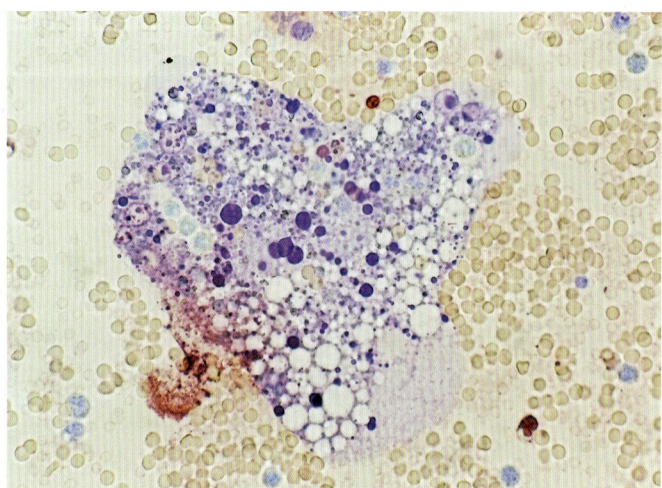

图 3-83 巨噬细胞,细胞体积巨大,胞质内可见大量包涵体、空泡及吞噬的白细胞和红细胞(SM 染色,×400)

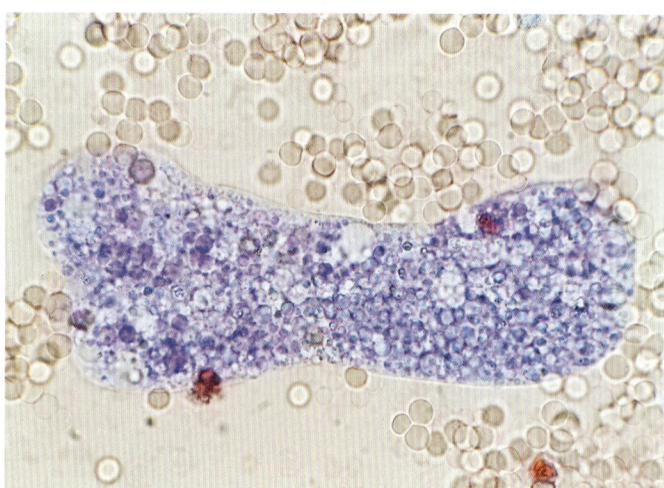

图 3-84 巨噬细胞,体积巨大,形态不规则,胞质内可见大量包涵体及脂肪颗粒(SM 染色,×1 000)

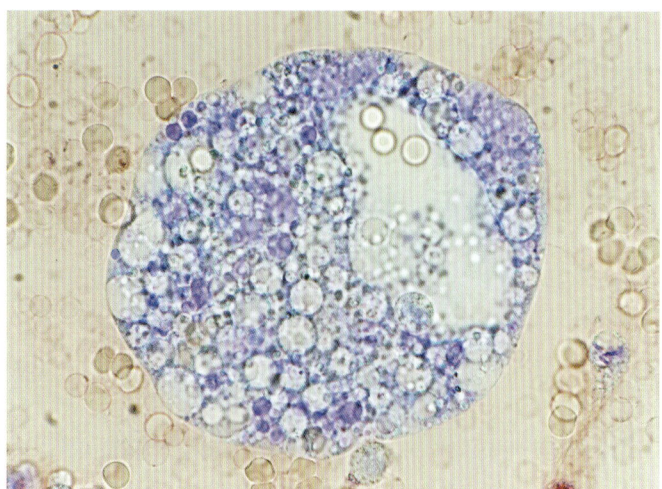

图 3-85 巨噬细胞,活体细胞不易着色,其内可见大量空泡(SM 染色,×1 000)

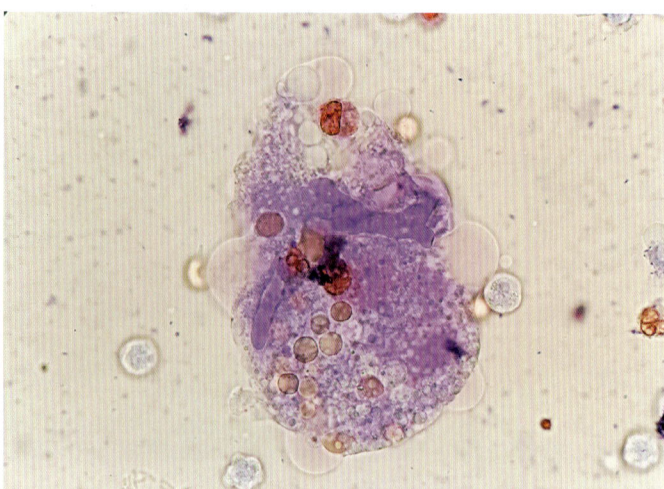

图 3-86 巨噬细胞,胞质内可见大量吞噬的红细胞及少量白细胞(SM 染色,×1 000)

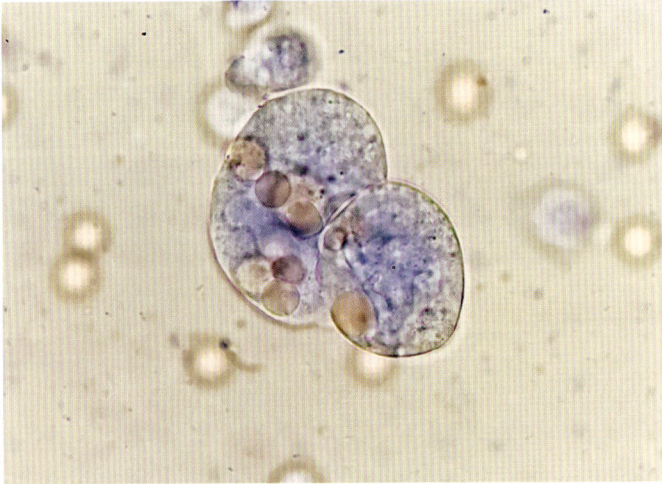

图 3-87 巨噬细胞,细胞略带蓝色,吞噬大量完整红细胞(SM 染色,×1 000)

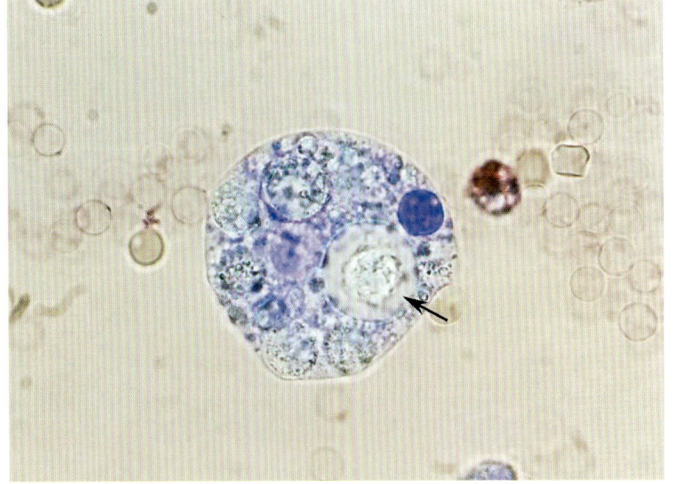

图 3-88 巨噬细胞,活体细胞内吞噬大量白细胞,箭头所指为胞质内形成的空泡样结构,内含一个活的白细胞(SM 染色,×1 000)

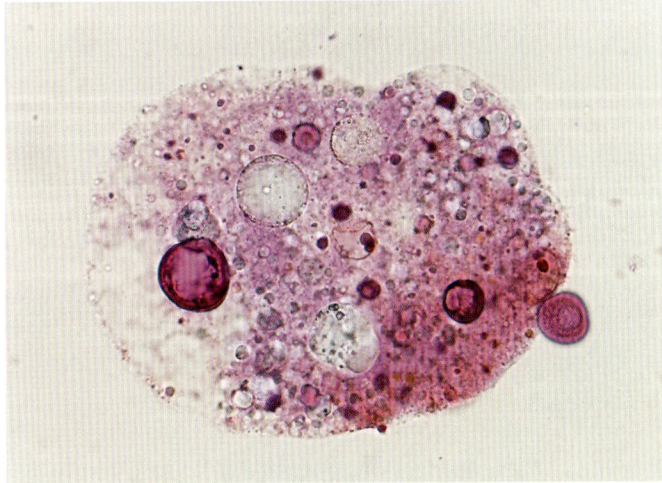

图 3-89 巨噬细胞,胞体巨大,胞质内可见吞噬的白细胞、紫红色的包涵体;来源于泌尿系统炎症确诊病例(SM 染色,×1 000)

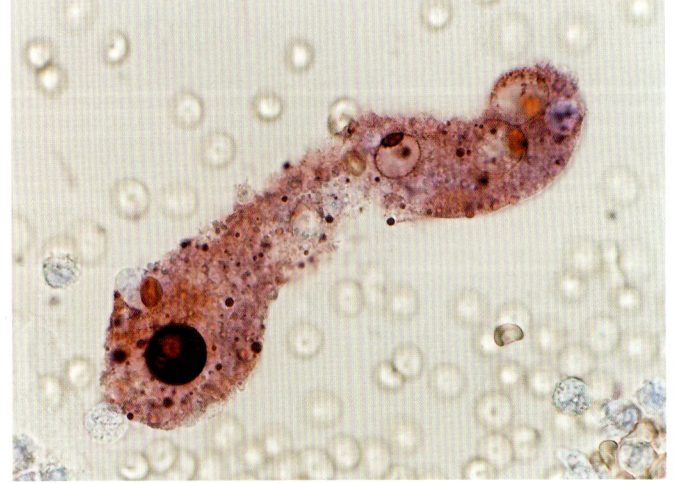

图 3-90 巨噬细胞,胞体巨大,形态不规则,胞质内可见大小不一的包涵体(SM 染色,×1 000)

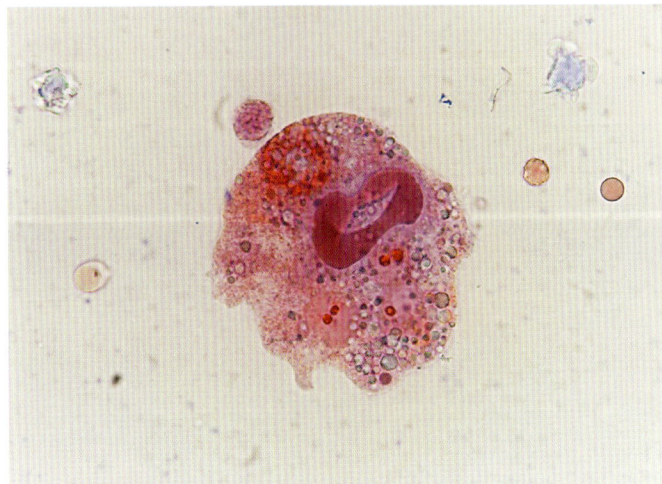

图 3-91 巨噬细胞,胞质内可见细小的脂肪颗粒和一个环形包涵体,注意这些包涵体呈均质状,并不是细胞核(SM 染色,×1 000)

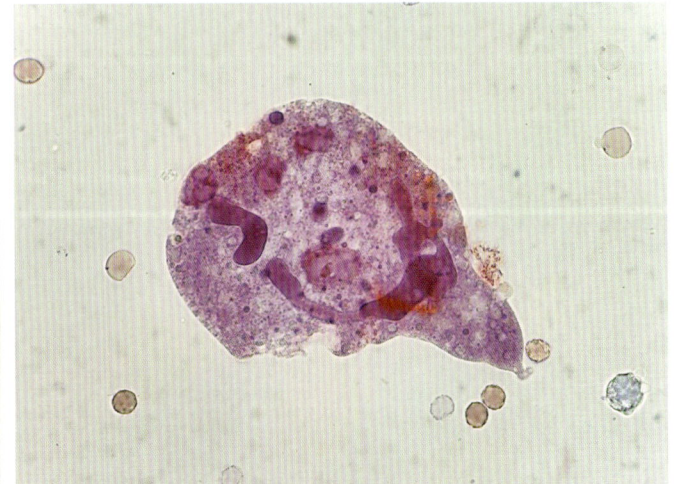

图 3-92 巨噬细胞,胞体巨大,其内可见多个不规则的均质状包涵体,呈紫红色(SM 染色,×1 000)

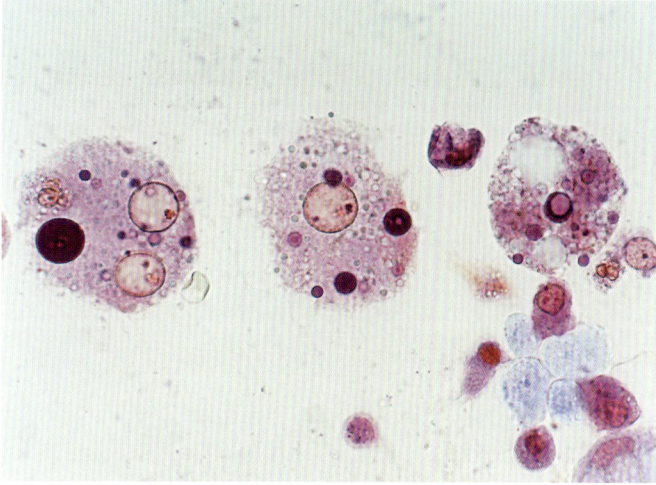

图 3-93 巨噬细胞,胞质内可见大小不等的包涵体,胞核呈空泡样改变;来源于巨细胞病毒感染病例(SM 染色,×1 000)

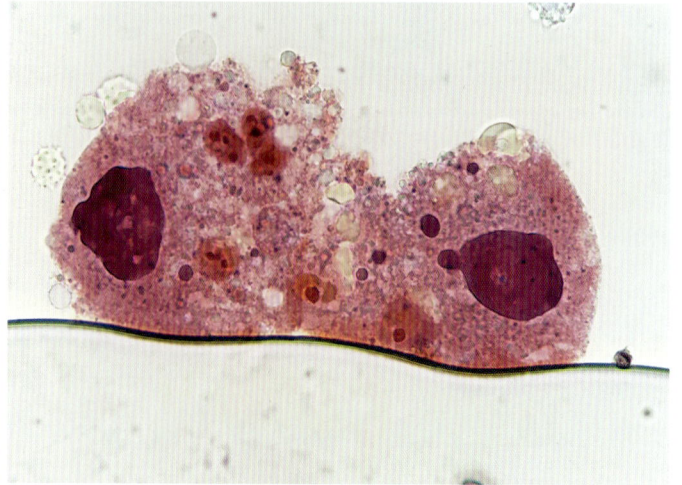

图 3-94 巨噬细胞,胞体巨大,胞质内可见体积巨大、形态不规则的均质状包涵体,活体染色极易着色(SM 染色,×1 000)

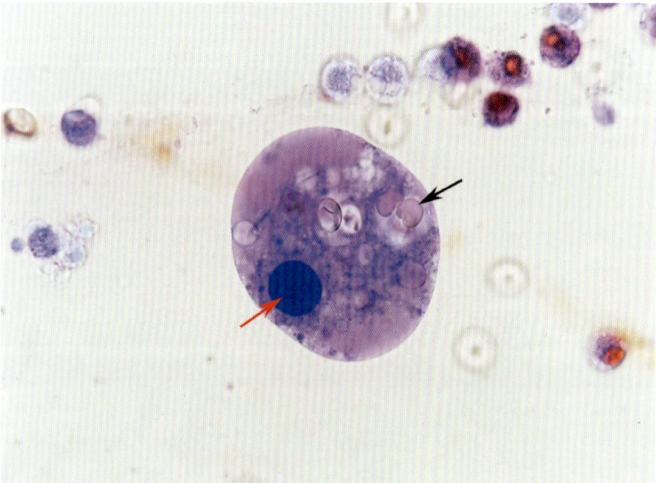

图 3-95 巨噬细胞,吞噬大量红细胞(黑箭所指),红箭所指为胞质内包涵体(SM 染色,×1 000)

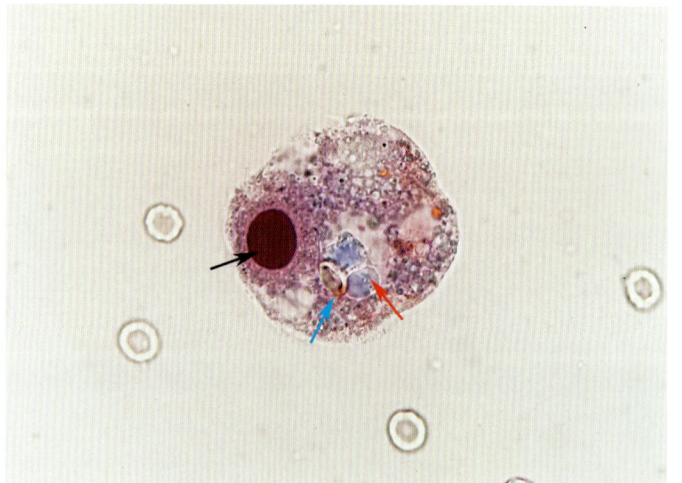

图 3-96 巨噬细胞,胞质内可见包涵体(黑箭所指)、大量未染色的脂肪颗粒及吞噬的红细胞(蓝箭所指)和白细胞(红箭所指)(SM 染色,×1 000)

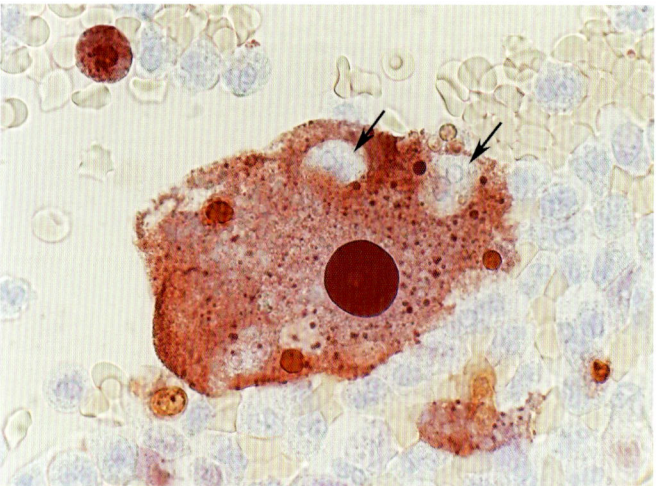

图 3-97 巨噬细胞,体积巨大,胞质内可见吞噬的白细胞(黑箭所指)(SM 染色,×1 000)

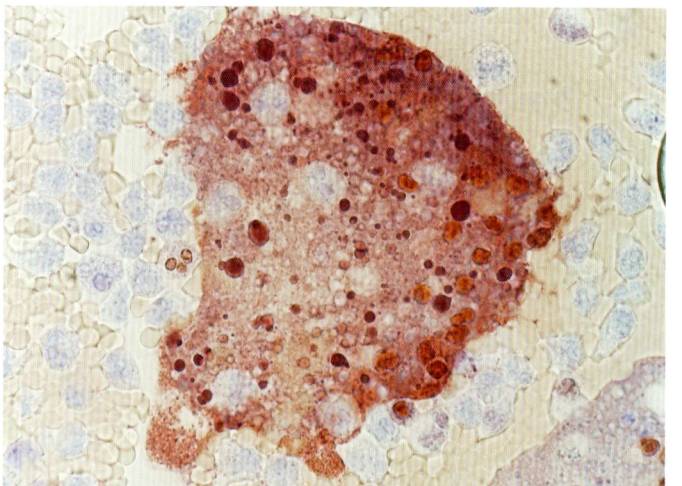

图 3-98 巨噬细胞,体积巨大,胞质内可见大量包涵体及吞噬的白细胞(SM 染色,×1 000)

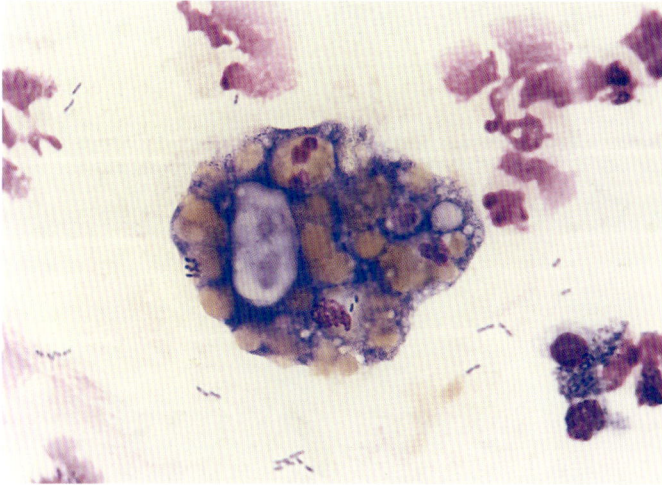

图 3-99 巨噬细胞,体积大,吞噬数十个红细胞及少量白细胞(瑞-吉染色,×1 000)

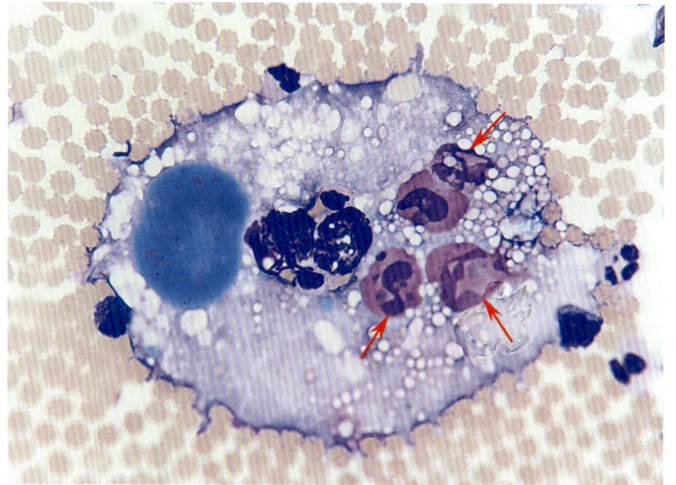

图 3-100 巨噬细胞,体积巨大,包涵体呈淡蓝色,红箭所指为中性粒细胞;背景可见大量红细胞(瑞-吉染色,×1 000)

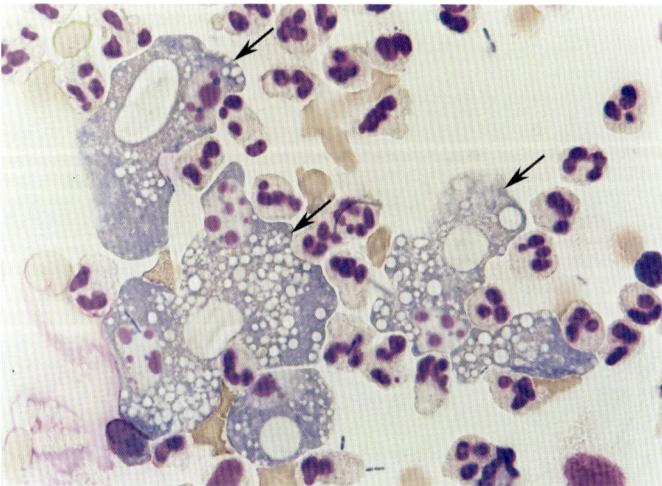

图 3-101 巨噬细胞(箭头所指),形态不规则,形似阿米巴滋养体,吞噬的中性粒细胞被溶解(瑞-吉染色,×1 000)

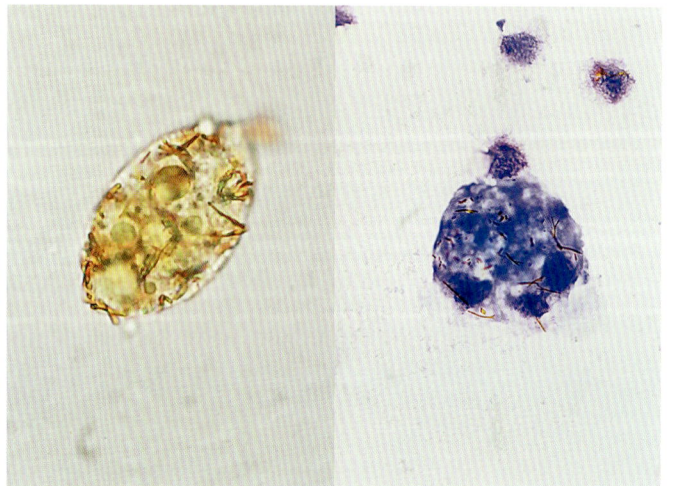

图 3-102 巨噬细胞,胞质内含有胆红素结晶及体积大小不等的包涵体(未染色+瑞-吉染色,×1 000)

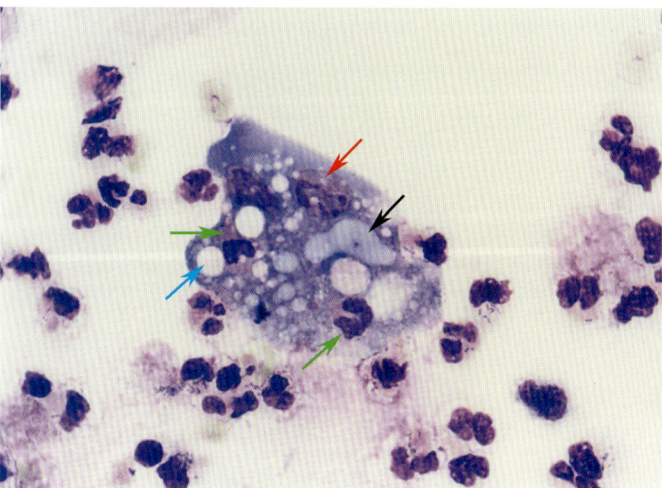

图 3-103 巨噬细胞,胞质内包涵体(黑箭所指)呈淡蓝色,胞核(红箭所指)紫红色;脂肪空泡(蓝箭所指);吞噬的中性粒细胞(绿箭所指)(瑞-吉染色,×1 000)

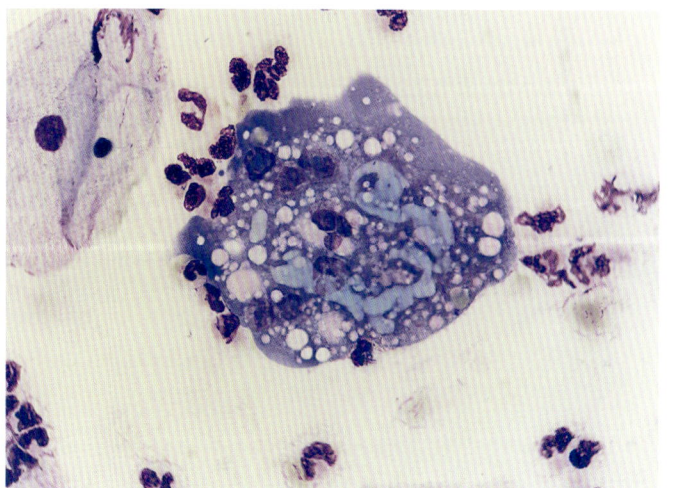

图 3-104 巨噬细胞,体积巨大,形态不规则,胞质内可见呈淡蓝色不规则的包涵体及大量脂质空泡;来源于泌尿系统炎症确诊病例(瑞-吉染色,×1 000)

069

尿液中出现大量巨噬细胞多见于泌尿系统炎症,如肾盂肾炎、膀胱炎、尿道炎等,常伴有大量白细胞增多;此外,病毒感染、肾脏疾病或泌尿系统肿瘤等疾病也可见巨噬细胞不同程度增多。

> 注:本书并未将有吞噬现象的细胞单独列出,其他参考书将此类细胞归类到吞噬细胞。在工作中我们发现不仅单核-巨噬细胞、中性粒细胞有吞噬功能,有的尿路上皮细胞,甚至肿瘤细胞也有吞噬现象。

四、肾小管上皮细胞及其各种变化

肾小管上皮细胞(renal tubular epithelial cells,RTEc)是尿液有形成分中比较重要的一类细胞,在判断肾小管损伤及坏死等方面有着重要的诊断价值。以前将肾小管上皮细胞与底层尿路上皮细胞统称为小圆上皮细胞,但两者临床意义不同,所以小圆上皮细胞这一概念现已不再使用。

尿液中的肾小管上皮细胞大小与形态,主要与疾病种类密切相关,如在急性肾小管损伤和慢性肾脏疾病中,肾小管上皮细胞形态有较大差别。此外,肾小管上皮细胞形态还与损伤的部位、尿液 pH 及渗透压、标本留取时间长短等因素有关。所以在鉴别肾小管上皮细胞时,不仅要抓住细胞主要特征,还需要结合病史及其他检查综合分析。肾小管上皮细胞在不同的疾病中形态会发生变化,可以形成含铁血黄素细胞、脂肪颗粒细胞及诱饵细胞等(图 3-105)。

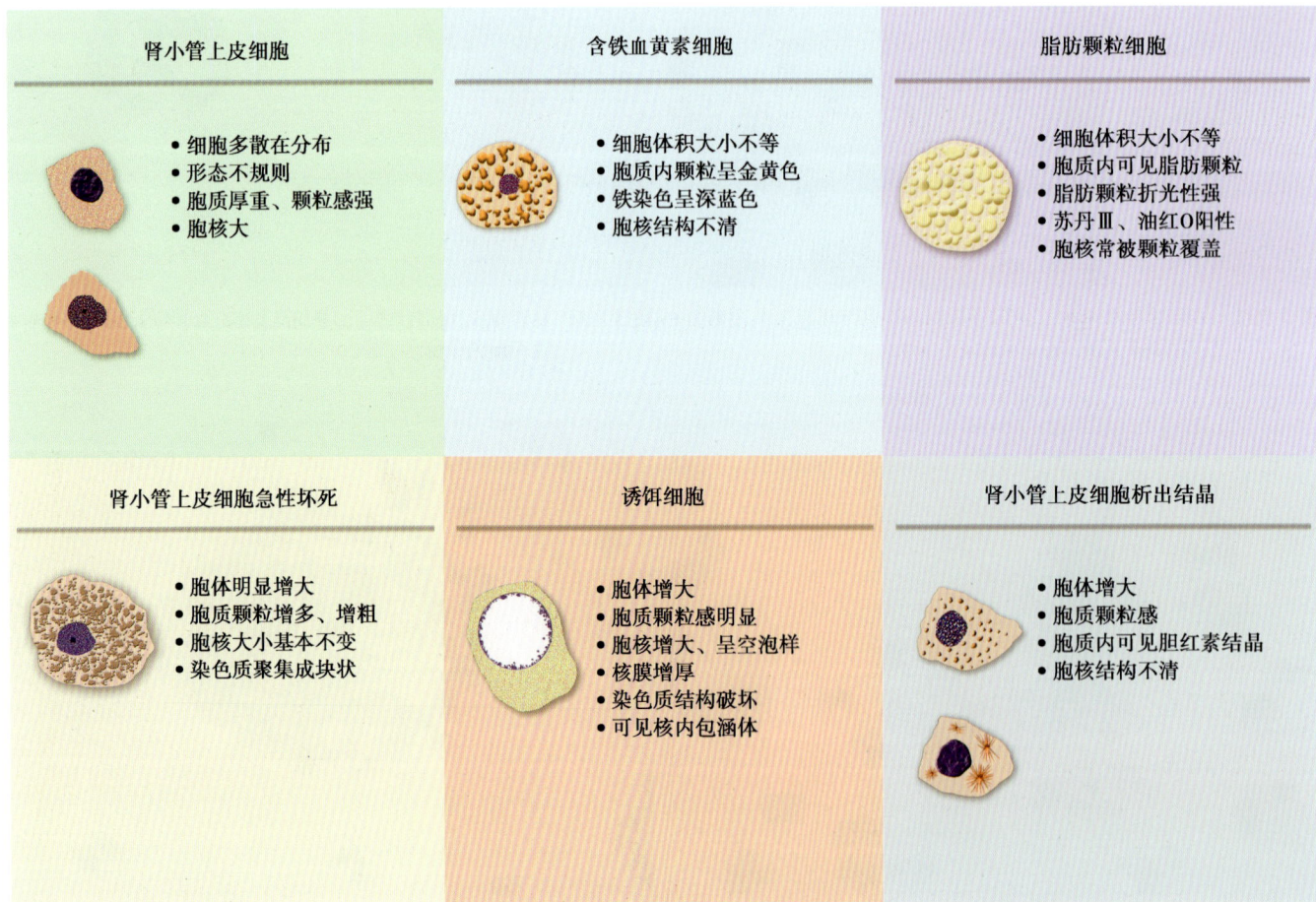

肾小管上皮细胞
- 细胞多散在分布
- 形态不规则
- 胞质厚重、颗粒感强
- 胞核大

含铁血黄素细胞
- 细胞体积大小不等
- 胞质内颗粒呈金黄色
- 铁染色呈深蓝色
- 胞核结构不清

脂肪颗粒细胞
- 细胞体积大小不等
- 胞质内可见脂肪颗粒
- 脂肪颗粒折光性强
- 苏丹Ⅲ、油红O阳性
- 胞核常被颗粒覆盖

肾小管上皮细胞急性坏死
- 胞体明显增大
- 胞质颗粒增多、增粗
- 胞核大小基本不变
- 染色质聚集成块状

诱饵细胞
- 胞体增大
- 胞质颗粒感明显
- 胞核增大、呈空泡样
- 核膜增厚
- 染色质结构破坏
- 可见核内包涵体

肾小管上皮细胞析出结晶
- 胞体增大
- 胞质颗粒感
- 胞质内可见胆红素结晶
- 胞核结构不清

图 3-105 肾小管上皮细胞及各种变化示意图

（一）肾小管上皮细胞

尿液中的肾小管上皮细胞来源于各段肾小管上皮脱落,包括近曲小管至髓袢、远曲小管、集合管及肾乳头的管腔等部位。尿液中的肾小管上皮细胞受多种因素影响,形态多变,必要时结合染色法进行区别。

1. **未染色** 肾小管上皮为单层立方上皮,尿液中的肾小管上皮细胞多呈散在分布,偶见成片或成堆分布;体积是中性粒细胞的 1.5~2 倍,胞体形态多样,有圆形、类圆形、多边形、纤维形、圆柱形或不规则形;胞质颗粒感明显,有时会有少量细小的脂肪颗粒;胞核大,呈圆形或椭圆形;染色质易聚集成粗颗粒状或块状(图 3-106、图 3-107)。相差显微镜观察,细胞结构更清晰(图 3-108～图 3-111)。胆红素尿中的肾小管上皮细胞易被黄染,即使不染色结构也非常清晰,有的细胞内可析出胆红素结晶(图 3-112、图 3-113)。

2. **活体染色** 活体染色是鉴别肾小管上皮细胞简便、快捷的方法。变性坏死后脱落的肾小管上皮细胞极易着色,SM 染色后胞质呈淡红色,胞核深染,呈深紫红色(图 3-114),受 pH 影响颜色略有区别;胆红素尿中的肾小管上皮细胞被黄染,SM 染色后胞质呈橘红色或橘黄色(图 3-115)。S 染色后肾小管上皮细胞胞质呈紫红色,胞核呈蓝色(图 3-116)。

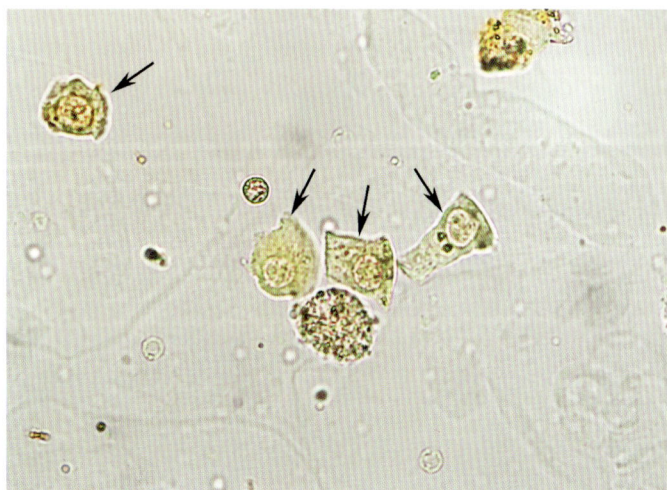

图 3-106 肾小管上皮细胞(箭头所指),结构清晰,形态典型(未染色,×1 000)

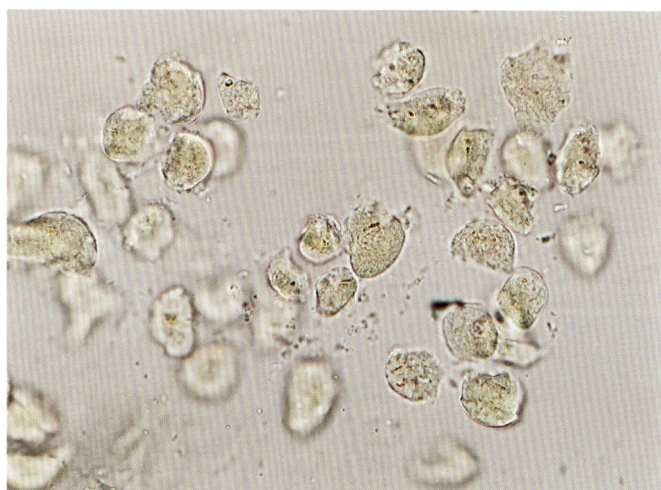

图 3-107 肾小管上皮细胞,与典型细胞比较,该类细胞形态不规则,胞质厚重,胞核结构不清(未染色,×1 000)

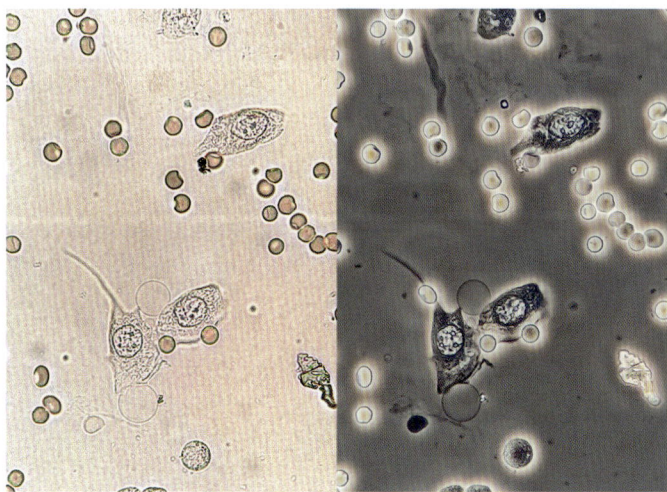

图 3-108 肾小管上皮细胞,多边形,胞核大;背景可见大量红细胞(未染色,明视野+相差显微镜镜检,×1 000)

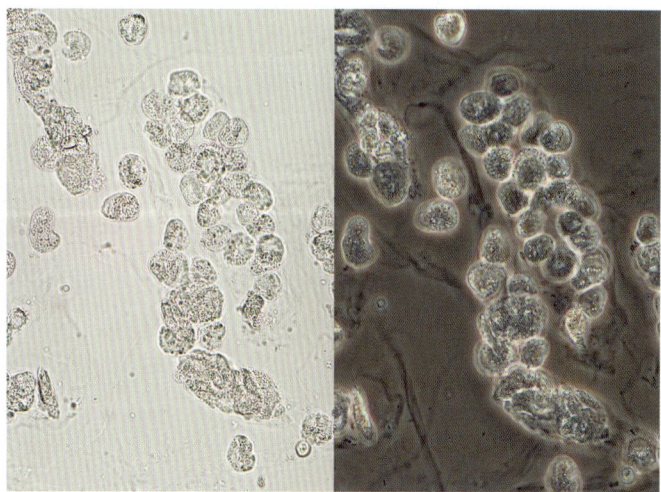

图 3-109 肾小管上皮细胞,数量较多,形态不规则;来源于肾小管急性坏死确诊病例(未染色,明视野+相差显微镜检,×400)

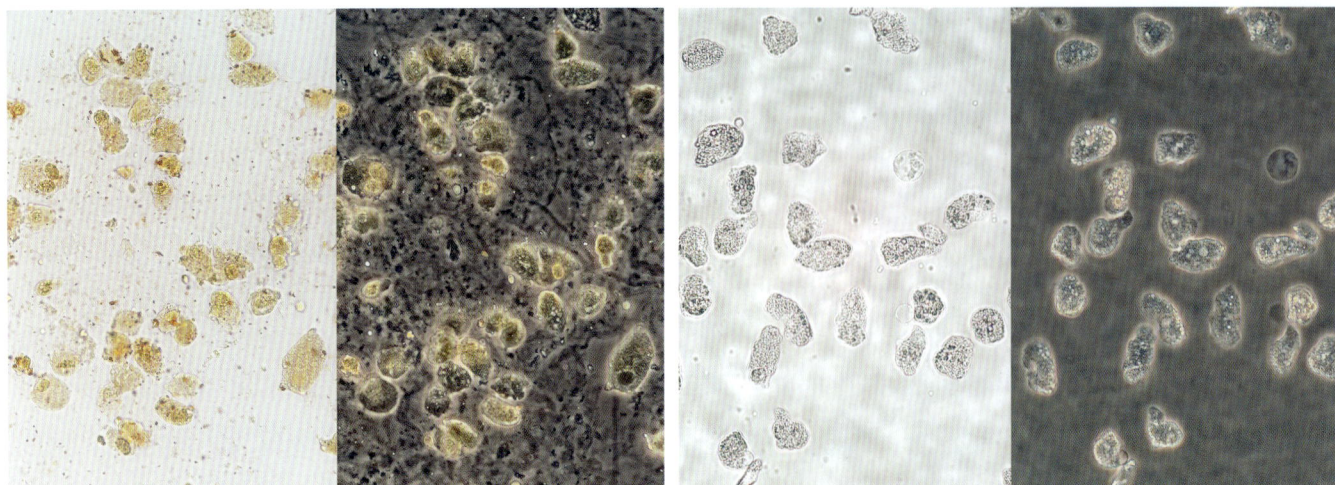

图 3-110 肾小管上皮细胞,细胞呈多边形,部分细胞胞核结构不清(未染色,明视野+相差显微镜镜检,×400)

图 3-111 肾小管上皮细胞与典型细胞比较,细胞形态不规则,胞质厚重,颗粒感明显,胞核结构不清;来源于肾小管急性坏死确诊病例(未染色,明视野+相差显微镜镜检,×400)

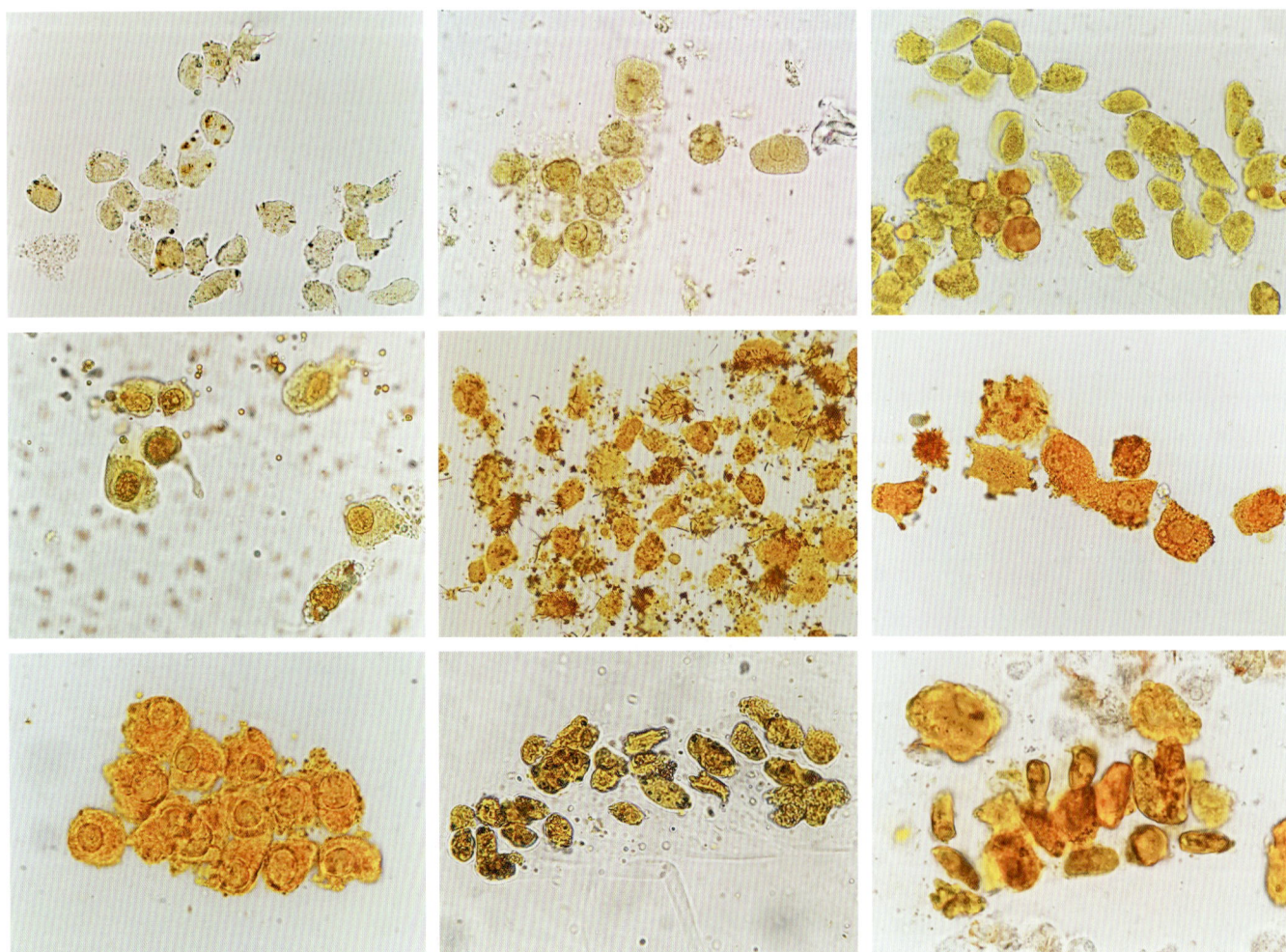

图 3-112 肾小管上皮细胞(未染色,胆红素尿,×400)

细胞散在或成堆分布,呈圆形、多边形、多角形或不规则形,胞质颗粒感明显,呈深黄色,胞核圆形,部分细胞胞核结构不清。

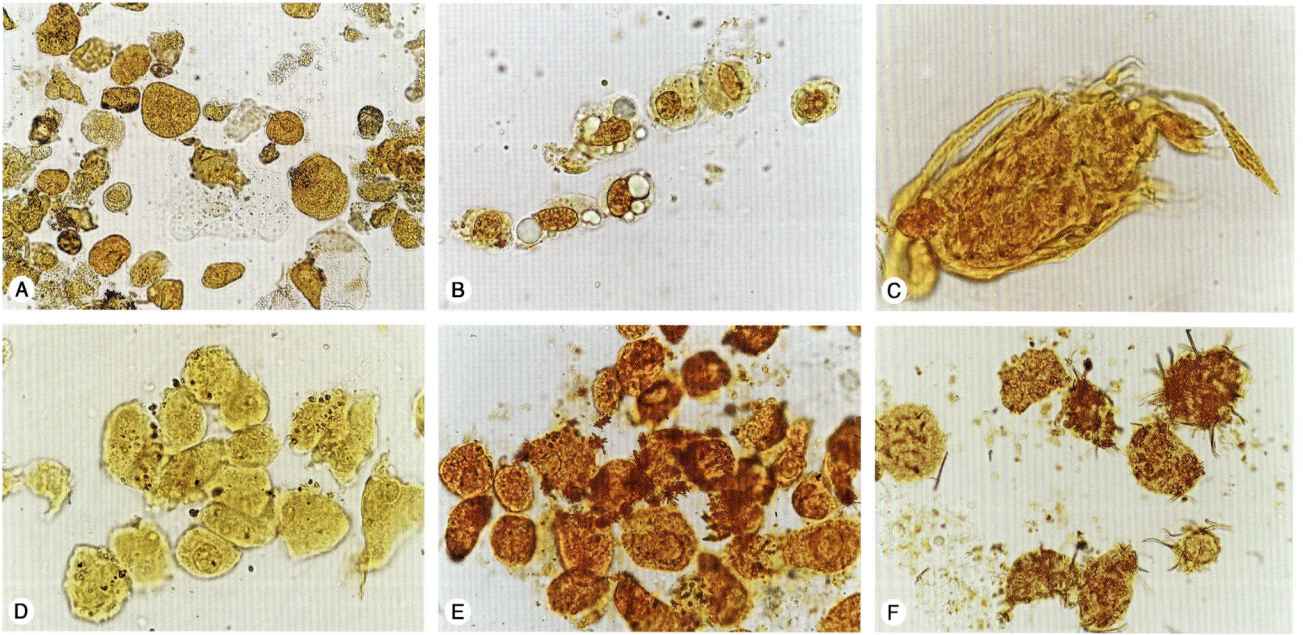

图 3-113 肾小管上皮细胞（未染色，胆红素尿，×1 000）
A. 细胞散在分布，大小不等；B. 胞质内可见大小不等的脂肪颗粒；C. 细胞呈梭形，部分细胞被包裹在管型内；D. 细胞大小不等，成堆分布；E. 细胞呈深黄色，部分细胞析出胆红素结晶；F. 细胞体积大小不等，形态不规则，胞质内析出大量细杆状胆红素结晶。

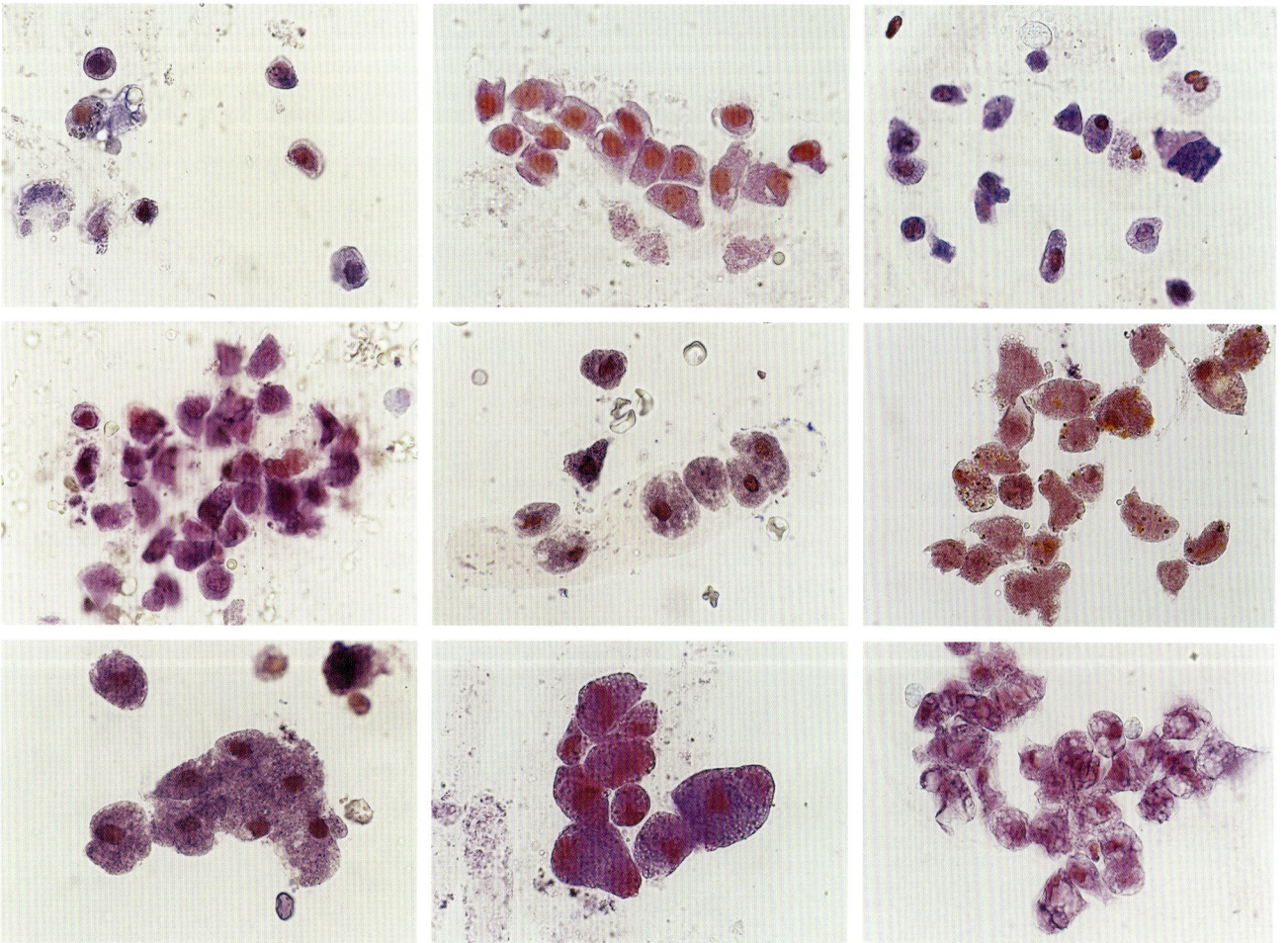

图 3-114 肾小管上皮细胞（SM 染色，×1 000）
SM 染色是鉴别肾小管上皮细胞比较常用的方法：细胞散在或成堆分布，多边形、多角形或不规则形，染色后胞质紫红色，胞核圆形或椭圆形，染色质致密，着色较深。

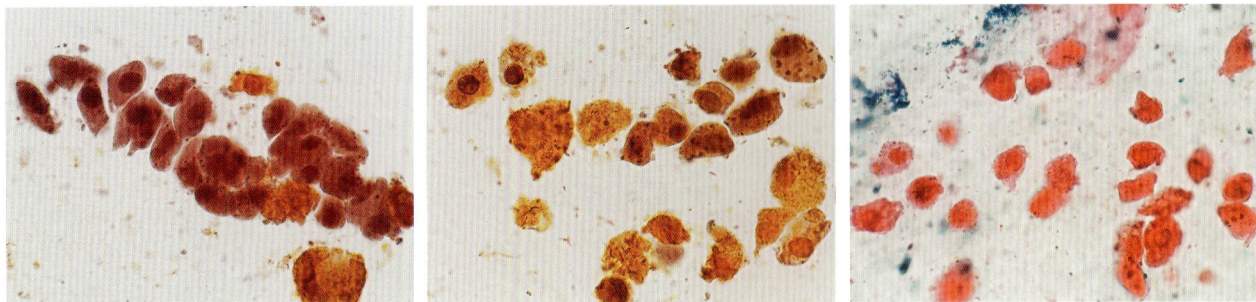

图 3-115 肾小管上皮细胞（胆红素尿，SM 染色，×1 000）
细胞散在或成堆分布，因肾小管上皮细胞被黄染，SM 染色后，胞质多呈橘红色或橘黄色。

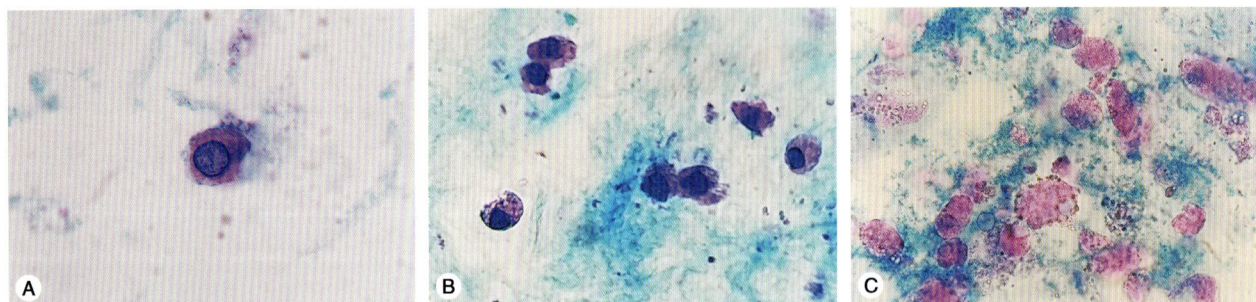

图 3-116 肾小管上皮细胞（S 染色，×1 000）
A. 细胞胞体偏大；B. 细胞散在分布，胞质呈紫红色，胞核呈蓝色；C. 细胞变性坏死，胞质颗粒增粗，胞核结构不明显。

3. 瑞-吉染色 肾小管上皮细胞内糖原物质含量偏高，瑞-吉染色后胞质厚重，着色偏紫红，类似中晚幼红细胞的胞质；胞核圆形，呈蓝紫色（图 3-117），部分细胞无核或出现核碎裂。变性坏死的肾小管上皮细胞多散在分布，但当细胞数量明显增多时，涂片中的细胞可成堆或成片分布，但不会成团分布（图 3-118）。胆红素尿中的肾小管上皮细胞瑞-吉染色后着色深浅不一，胞质多为灰蓝色或灰绿色，有的细胞内析出胆红素结晶（图 3-119）。

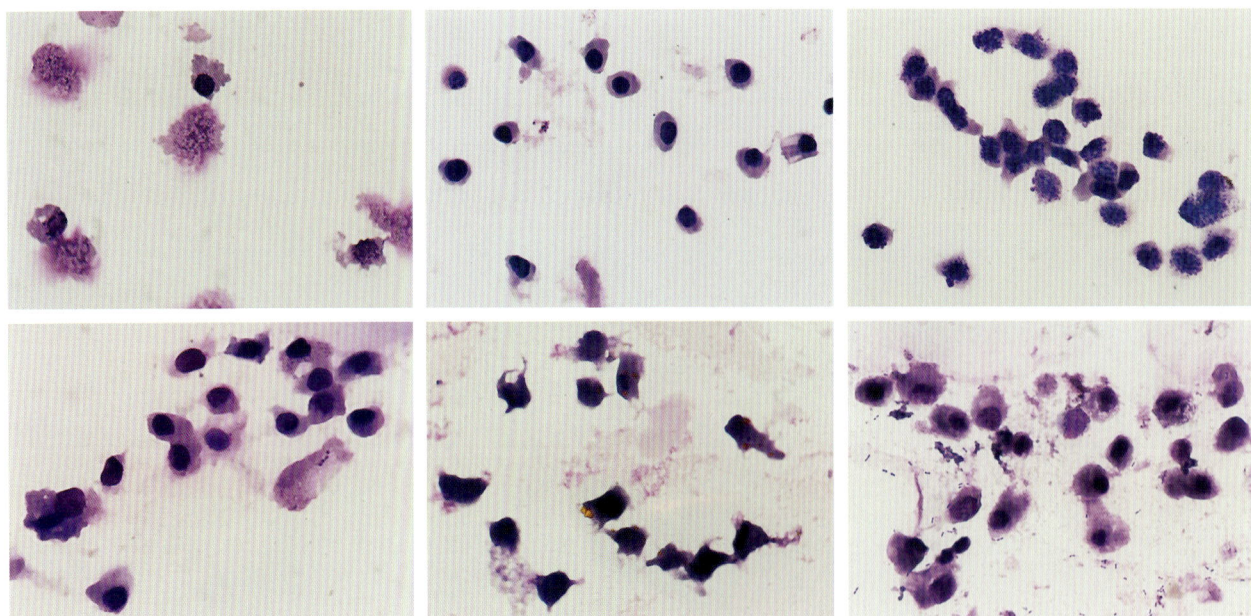

图 3-117 肾小管上皮细胞（瑞-吉染色，×1 000）
细胞散在分布，多边形、多角形或不规则形，胞质紫红色，胞核圆形或椭圆形，染色质致密，着色较深。

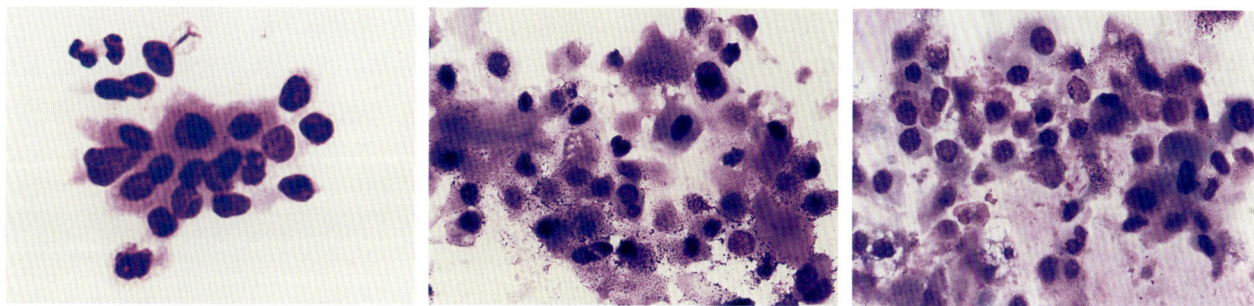

图 3-118 肾小管上皮细胞（瑞-吉染色，×1 000）
细胞大小不等，成片或成堆分布，细胞着色与散在的细胞相同。

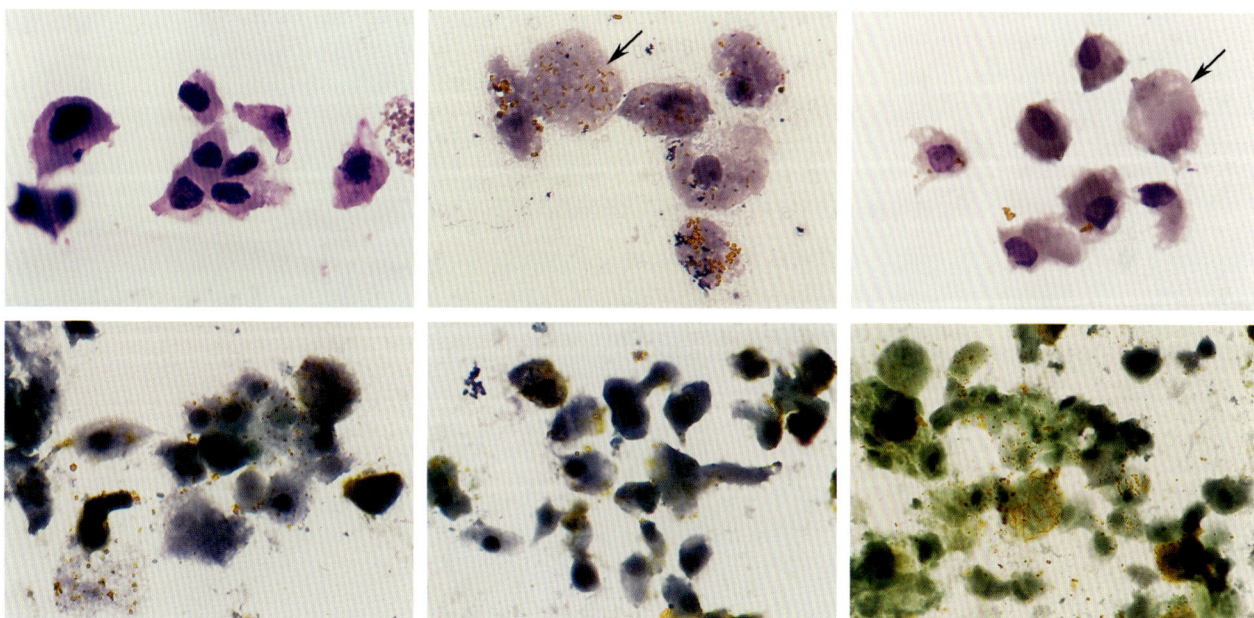

图 3-119 肾小管上皮细胞（瑞-吉染色，胆红素尿，×1 000）
胆红素尿中肾小管上皮细胞大小不等，胞质丰富，部分细胞内析出胆红素结晶；箭头所指细胞核溶解消失。

4. **过氧化物酶染色**　肾小管上皮细胞过氧化物酶染色呈阴性（图 3-120），而中性粒细胞过氧化物酶染色为阳性，细胞呈深蓝色（图 3-121）。

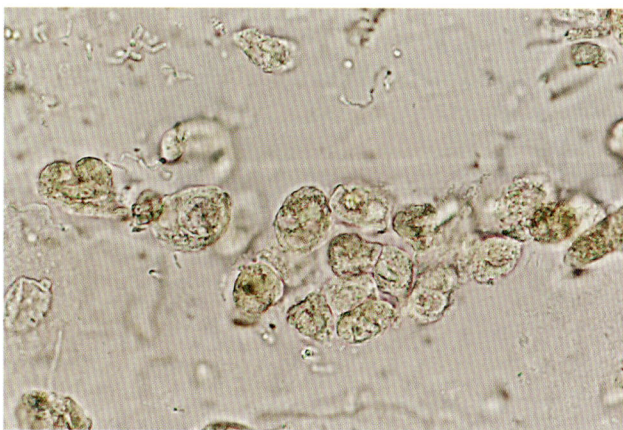

图 3-120 肾小管上皮细胞，过氧化物酶染色阴性（过氧化物酶染色，×1 000）

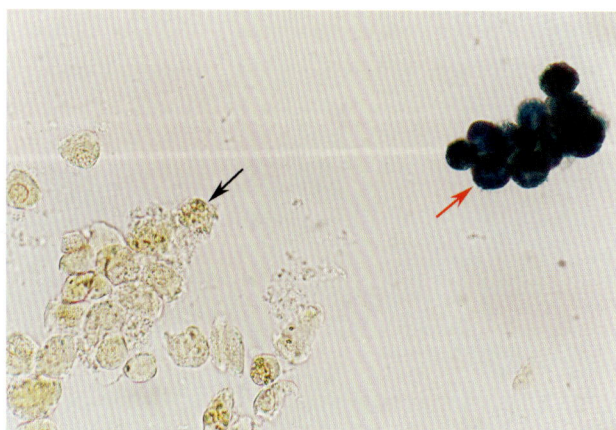

图 3-121 肾小管上皮细胞（黑箭所指）；中性粒细胞（红箭所指）（过氧化物酶染色，×1 000）

未染色时肾小管上皮细胞与底层尿路上皮细胞大小相近,形态类似,容易混淆,鉴别要点可参考表 3-3。

健康人尿中无或偶见肾小管上皮细胞,一般无临床意义。当肾小管上皮细胞增多,提示肾小管损伤或坏死;若伴有大量管型时,提示有急性肾损伤的可能;此外,高浓度的尿胆红素也可刺激肾小管,导致肾小管上皮细胞大量脱落。

表 3-3　肾小管上皮细胞与底层尿路上皮细胞鉴别要点

鉴别要点	肾小管上皮细胞	底层尿路上皮细胞
细胞大小	10~30μm	15~30μm
排列	散在分布,偶见成堆	散在、成片或成团
形态	不规则形、多边形多见,圆形少见	圆形或椭圆形
细胞边缘	边缘不整,有时可见刷状缘	边缘光滑
细胞核	圆形或椭圆形,染色质致密	圆形,染色质颗粒状
活体染色	易着色	不着色或着色较浅

(二)急性坏死的肾小管上皮细胞

肾小管急性坏死时,脱落的细胞数量明显增多,胞体明显增大,有的可达正常肾小管上皮细胞的数倍,胞质内颗粒增粗、增多,细胞核大小基本不变,染色质聚集呈粗颗粒状或粗块状(图 3-122~图 3-125)。未染色时,该类细胞与脂肪颗粒细胞形态类似,可通过胞质内颗粒大小及折光性进行鉴别。

导致肾小管急性坏死的原因有很多,如外伤性休克、大出血、心力衰竭、严重脱水、烫伤等疾病导致的肾前性肾缺血;肾毒性药物、重金属及有机磷中毒导致的肾损伤;各种急性肾脏疾病及肾移植术后排异反应等。需要注意的是肾移植术后患者再灌注,脱落的肾小管上皮细胞与急性坏死的细胞形态类似,但前者细胞数量逐渐减少。

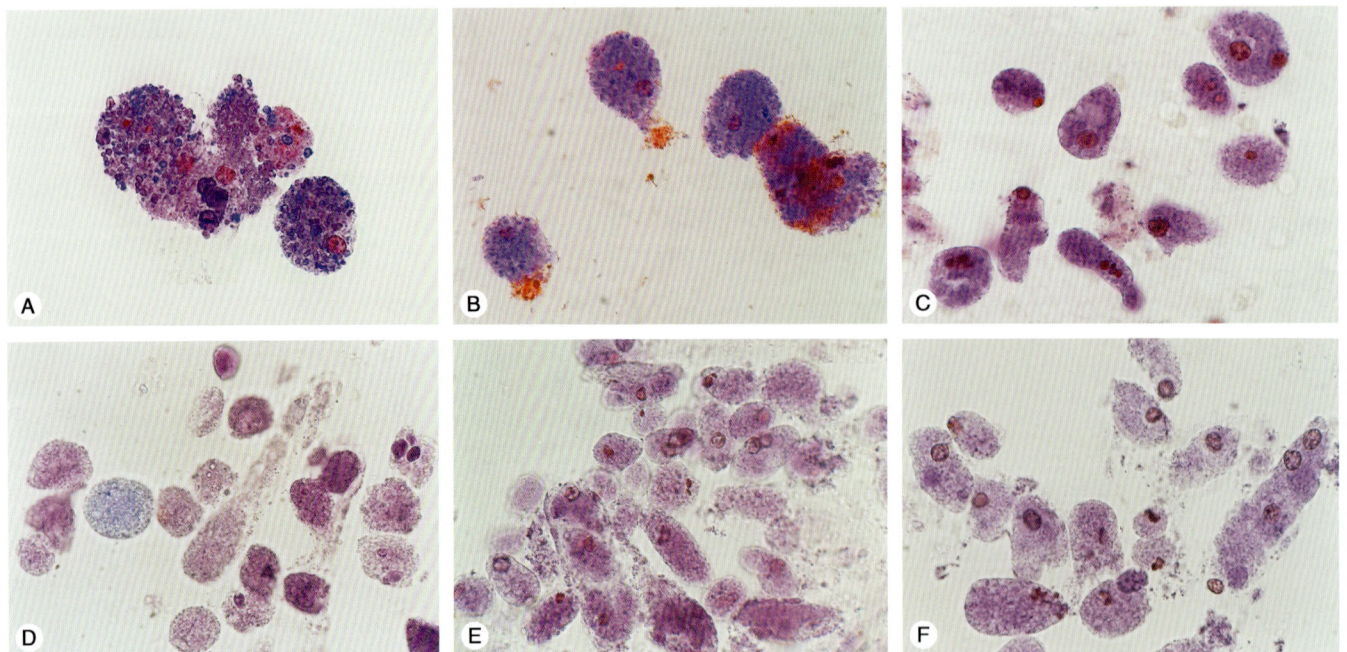

图 3-122　肾小管上皮细胞急性坏死(SM 染色,×400)
A.体积明显增大,胞质颗粒增多、增粗,来源于 HELLP 综合征确诊病例;B.胞体增大,但胞核大小未改变,来源于化疗药物导致的急性肾损伤确诊病例;C.来源于肾移植术后患者的尿液标本;D.来源于肾毒性药物导致的急性肾小管坏死确诊病例;E.来源于白血病化疗后出现的急性肾小管坏死确诊病例;F.来源于肾移植术后患者出现排斥反应的尿液标本。

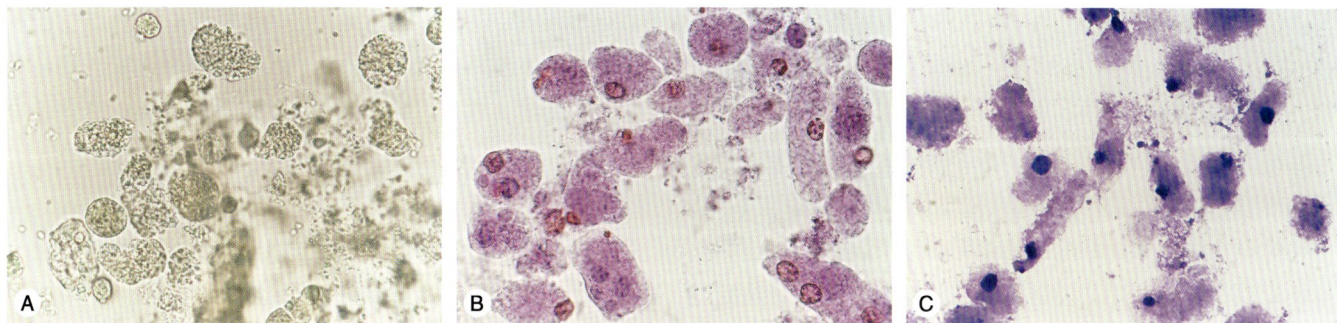

图 3-123 肾小管上皮细胞(患者外伤导致失血性休克,肾前性缺血导致急性肾小管坏死)
A. 细胞数量明显增多,体积明显增大,胞质颗粒增多、增粗(未染色,×400);B. 胞质颗粒感明显,染色后胞核结构清晰(SM 染色,×400);C. 胞质紫红色,胞核着色深紫红色,部分细胞核溶解消失(瑞-吉染色,×400)。

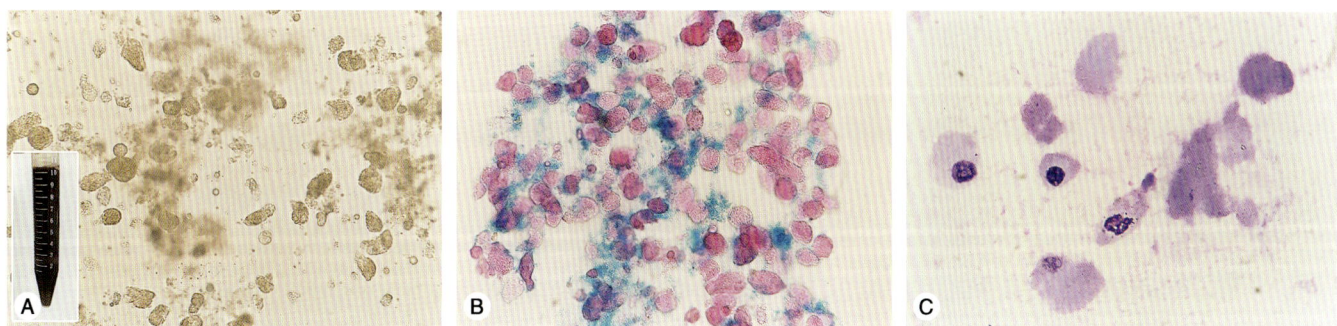

图 3-124 肾小管上皮细胞(自身免疫相关性脑病,抗 NMDA 受体脑炎患者,反复出现血压骤降,心力衰竭导致急性肾损伤)
A. 细胞数量明显增多,背景可见大量颗粒,标本为棕黑色(未染色,×200);B. 胞质颗粒感明显,部分细胞可见胞核(S 染色,×200);C. 胞质紫红色,胞核着色偏深,细胞核溶解消失,仅有少量细胞有细胞核(瑞-吉染色,×400)。

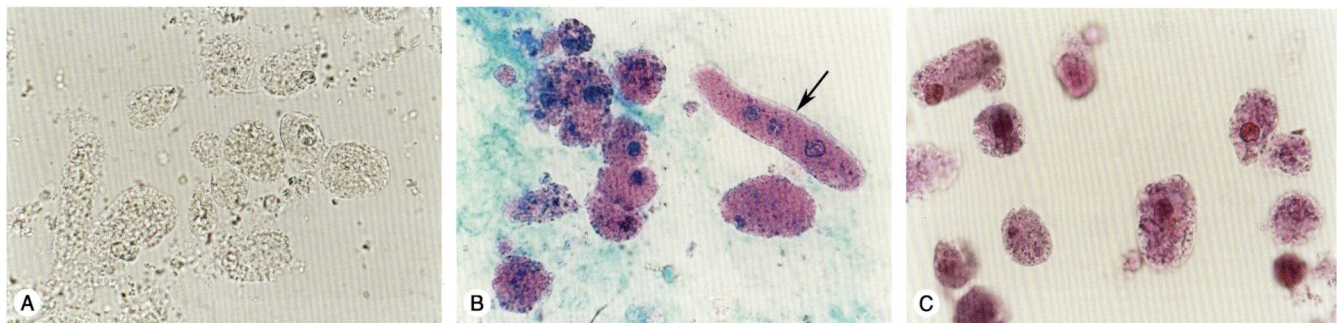

图 3-125 肾小管上皮细胞(膜性肾病确诊病例)
A. 细胞胞体增大,胞质颗粒增多、增粗,注意与脂肪颗粒细胞区别(未染色,×400);B. 胞质颗粒感明显,部分细胞胞核碎裂,箭头所指细胞呈管型样(形成原因可能是细胞通过狭窄的肾小管受挤压形成)(S 染色,×400);C. 胞质紫红色,胞核呈深紫红色,细胞核溶解消失(SM 染色,×400)。

(三)脂肪颗粒细胞

脂肪颗粒细胞(fatty granular cells)是胞质内含有大量脂肪颗粒或脂肪滴的一类细胞,该类细胞形成可有以下原因:①在一些慢性肾脏疾病中,肾小管上皮细胞易发生脂肪变性,胞质内出现数量不等的脂肪颗粒或脂肪滴;②肾脏重吸收的类脂在肾小管上皮细胞中被代谢,生成胆固醇和胆固醇酯,以脂肪球的形式存在细胞中;③具有吞噬功能的细胞吞噬脂类物质形成脂肪颗粒细胞。

若细小的脂肪颗粒充满胞质,且覆盖细胞核,以往把这类细胞称为复粒细胞;此外,国外把脂肪颗粒细胞称为卵圆脂肪小体(oval fat bodies)。国内专家建议将脂肪颗粒细胞、复粒细胞和卵圆脂肪小体统称为脂肪颗粒细胞。

　　脂肪颗粒细胞大小不一,有的细胞体积巨大,圆形、类圆形或不规则形,胞质内含有数量不等、大小不一的脂肪颗粒(图 3-126),折光性强,有时可从细胞边缘溢出淡黄色脂肪滴,胞核常被脂肪颗粒覆盖;瑞-吉染色胞质内的脂肪颗粒溶解,形成泡沫细胞(图 3-127);活体染色后脂肪颗粒不着色,只有胞质及细胞核可以着色(图 3-128、图 3-129);苏丹Ⅲ染色或油红 O 染色可以使脂肪颗粒细胞中的中性脂肪着色,呈橘黄色(图 3-130)或橘红色(图 3-131);胞质内体积较大的胆固醇酯类具双折射现象,在偏振光显微镜下可见"马耳他十字"结构(图 3-132)。

　　健康人尿液中无脂肪颗粒细胞,若出现多见于肾病综合征、糖尿病肾病及慢性肾脏疾病,也可见于肾小管慢性损伤、肾梗死及多囊肾病等。脂肪颗粒细胞增多同时伴明显蛋白尿是肾病综合征典型特征,常与脂肪管型同时出现。

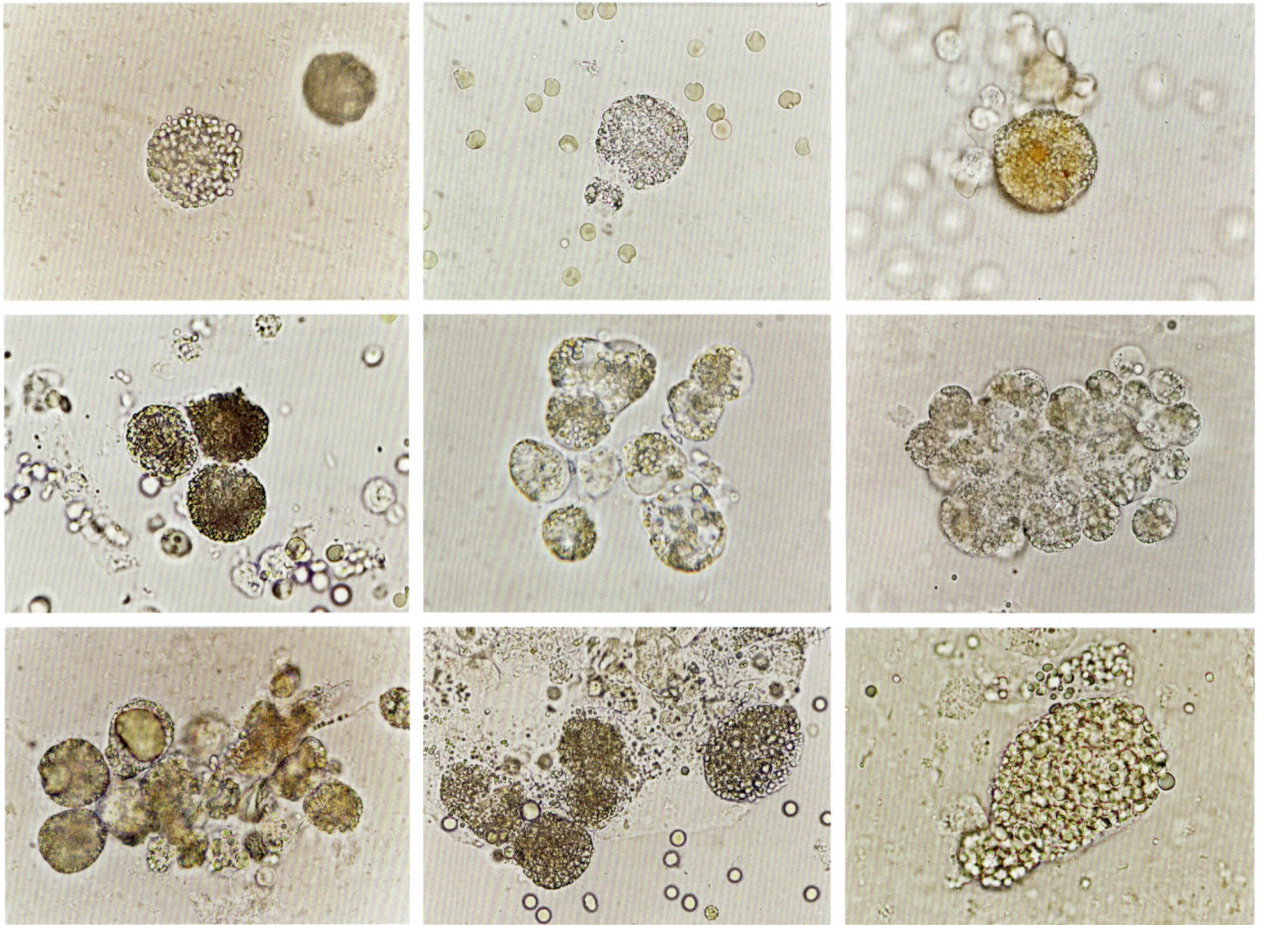

图 3-126 脂肪颗粒细胞(未染色,×1 000)
细胞体积大小不等,部分细胞体积巨大,其内可见大小不一的脂肪颗粒,淡黄色,折光性强,细胞核被覆盖。

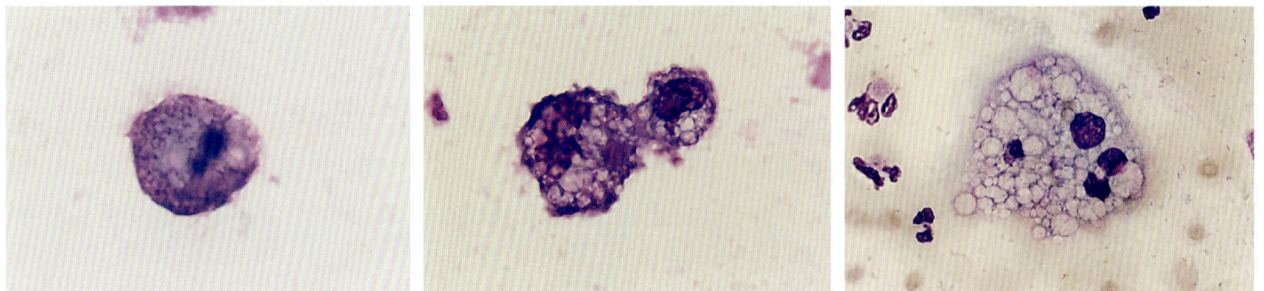

图 3-127 泡沫细胞(瑞-吉染色,×1 000)
细胞体积大小不等,胞质内的脂肪颗粒溶解,呈泡沫样。

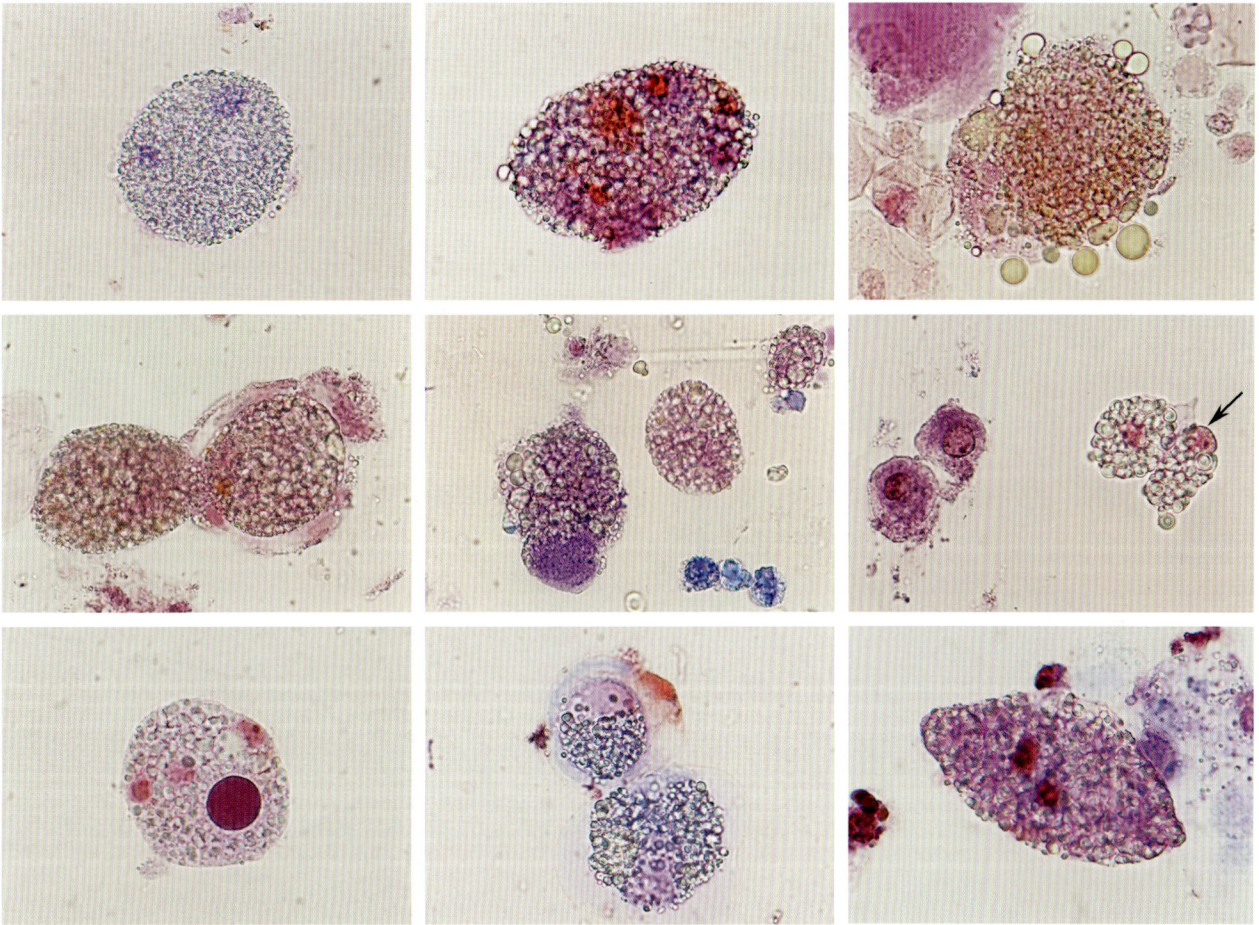

图 3-128　脂肪颗粒细胞（SM 染色, ×1 000）
细胞体积大小不等, 胞质内的脂肪颗粒大小不一, 不着色, 可从细胞边缘溢出, 细胞核蓝紫色或紫红色; 部分细胞内可见均质状的包涵体。

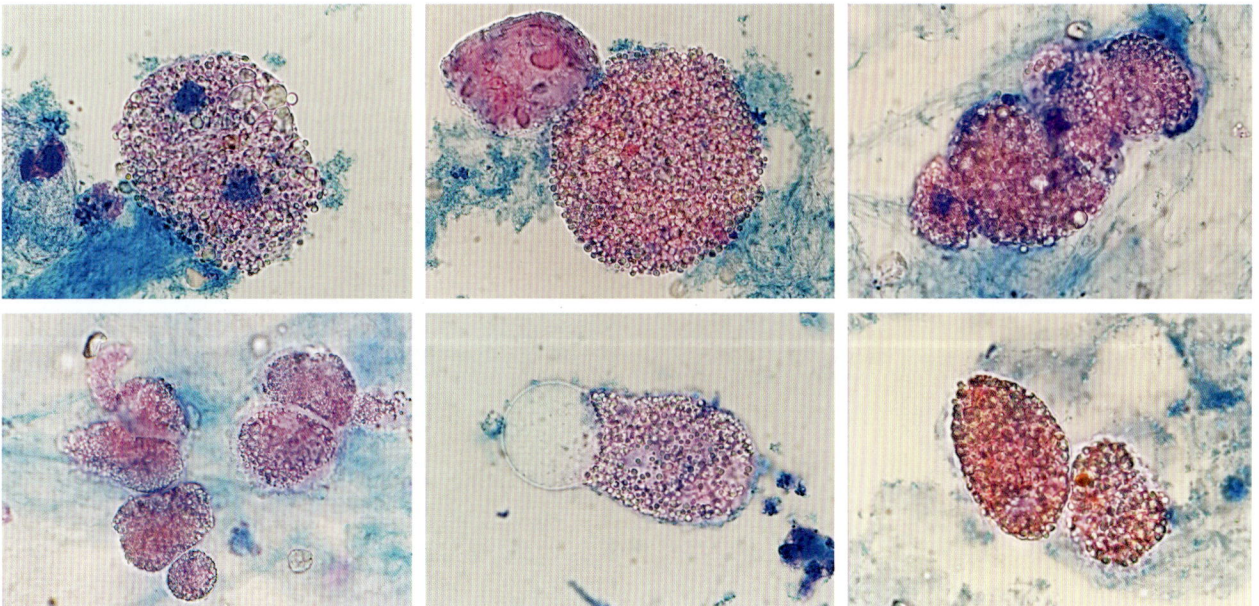

图 3-129　脂肪颗粒细胞（S 染色, ×1 000）
细胞体积大小不等, 胞质内的脂肪颗粒不着色, 细胞核呈蓝色, 常被脂肪颗粒覆盖。

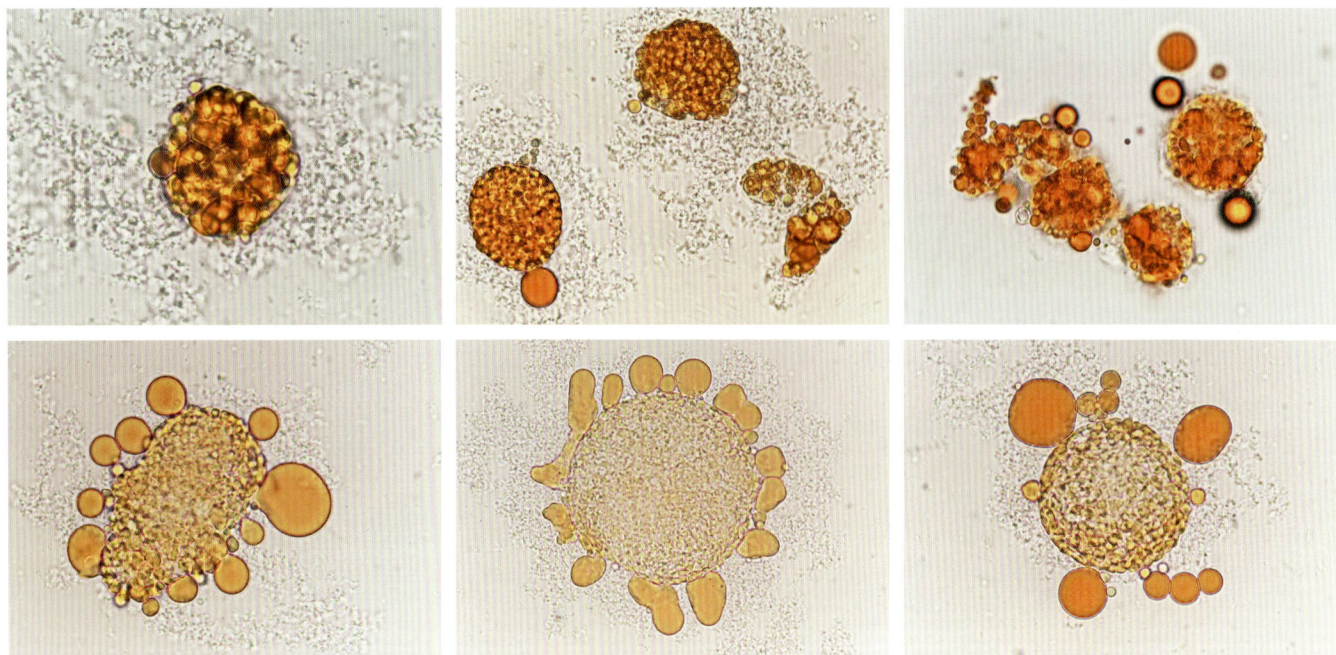

图 3-130 脂肪颗粒细胞（油红 O 染色，×1 000）

细胞体积大小不等，胞质内的脂肪颗粒大小不一，呈橘黄色，细胞破碎或加盖玻片后，脂肪滴可从细胞边缘溢出。

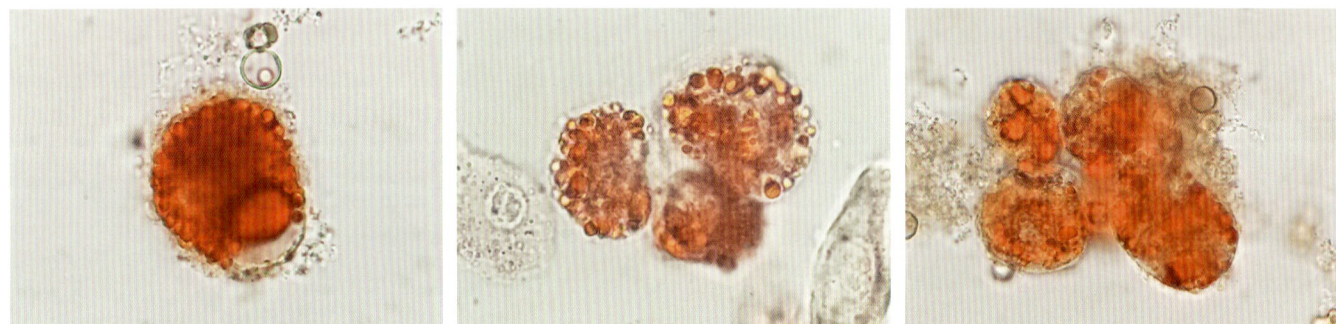

图 3-131 脂肪颗粒细胞（苏丹Ⅲ染色，×1 000）

细胞胞体大小不等，散在或成堆分布，胞质内的脂肪颗粒大小不等，呈橘红色。

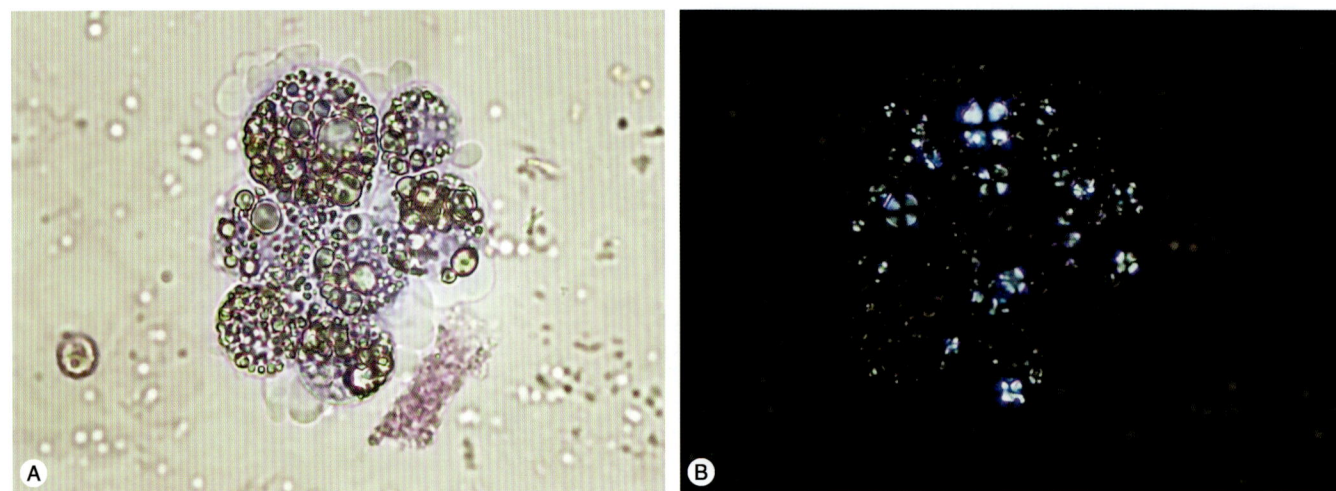

图 3-132 脂肪颗粒细胞（×1 000图谱）

A. 细胞成堆分布，胞质内的脂肪颗粒大小不等、不着色（SM 染色）；B. 偏振光显微镜镜检可见"马耳他十字"结构（偏振光显微镜镜检）。

（四）含铁血黄素细胞

血管内溶血产生过多的游离血红蛋白由肾脏排出,产生血红蛋白尿,其中一部分被肾小管上皮细胞重吸收并降解,形成含铁血黄素(hemosiderin)颗粒,若超过肾小管上皮细胞转运能力,会在肾小管上皮细胞内沉积,形成含铁血黄素细胞(hemosiderin cells)。

1. **未染色** 未染色时,含铁血黄素颗粒大小不等,呈黄褐色或金黄色(图3-133),背景常见散在分布的含铁血黄素颗粒。部分病例中的含铁血黄素细胞并无明显的颗粒,细胞整体偏黄色,需做铁染色进一步确证。

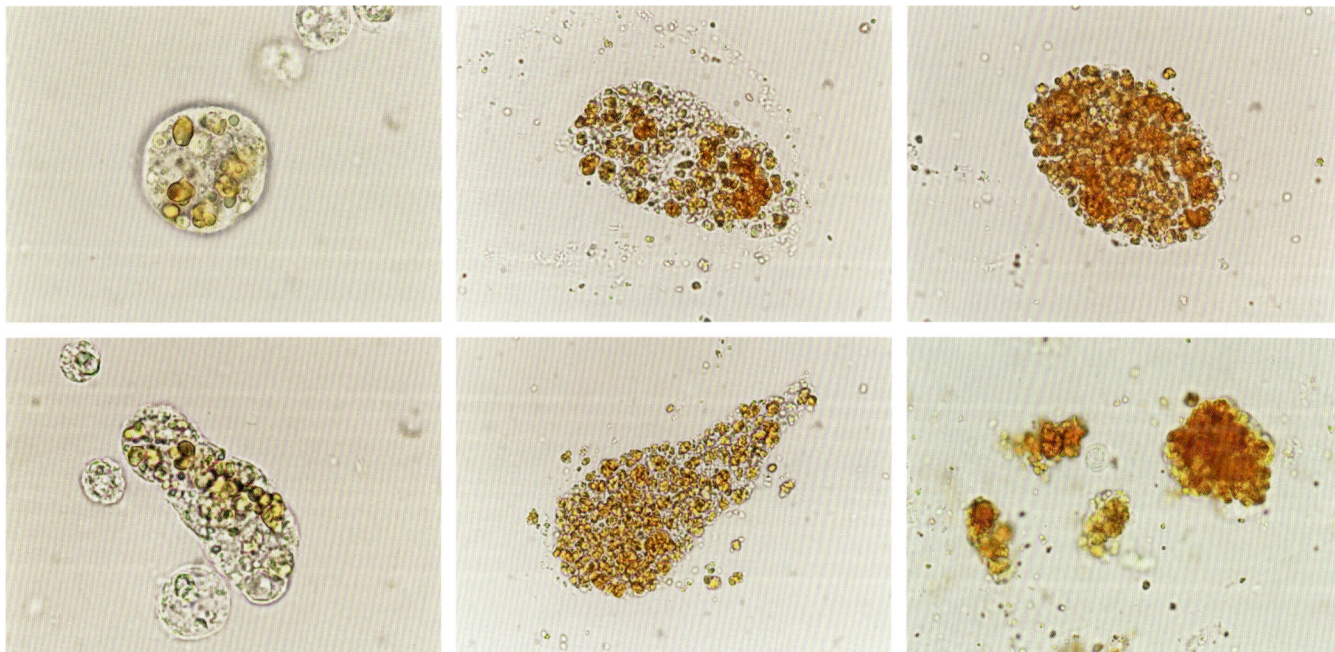

图 3-133 含铁血黄素细胞(未染色,非胆红素尿,×1 000)
细胞大小不等,形态不规则,胞质内可见数量不等、大小不一的黄色或金黄色颗粒,背景可见散在分布的含铁血黄素颗粒;来源于血管内溶血及阵发性睡眠性血红蛋白尿症(paroxysmal nocturnal hemoglobinuria, PNH)确诊病例。

2. **铁染色/含铁血黄素染色/普鲁士蓝染色** 含铁血黄素染色是鉴别含铁血黄素细胞的确证实验,推荐使用活体染色法。染色后含铁血黄素颗粒或细胞呈深蓝色(图3-134~图3-136)。

尿液含铁血黄素细胞见于阵发性睡眠性血红蛋白尿症、行军性血红蛋白尿、自身免疫溶血性贫血、严重肌肉疾病等,也可见于大量输血后、心脏瓣膜置换术等患者。

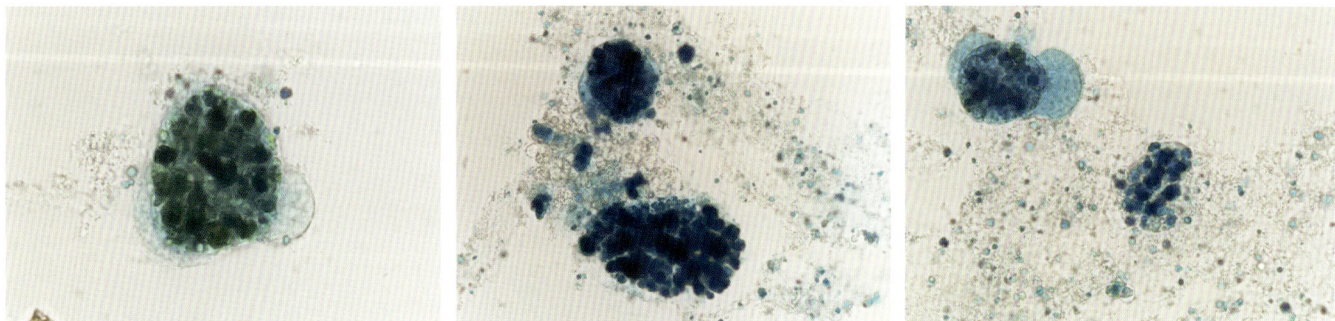

图 3-134 含铁血黄素细胞(铁染色,×1 000)
二尖瓣置换术后患者,出现创伤性心源性溶血性贫血,尿液中可见大量含铁血黄素细胞及含铁血黄素颗粒;含铁血黄素细胞大小不等,胞质内的颗粒大小不一,深蓝色,背景可见蓝色的含铁血黄素颗粒。

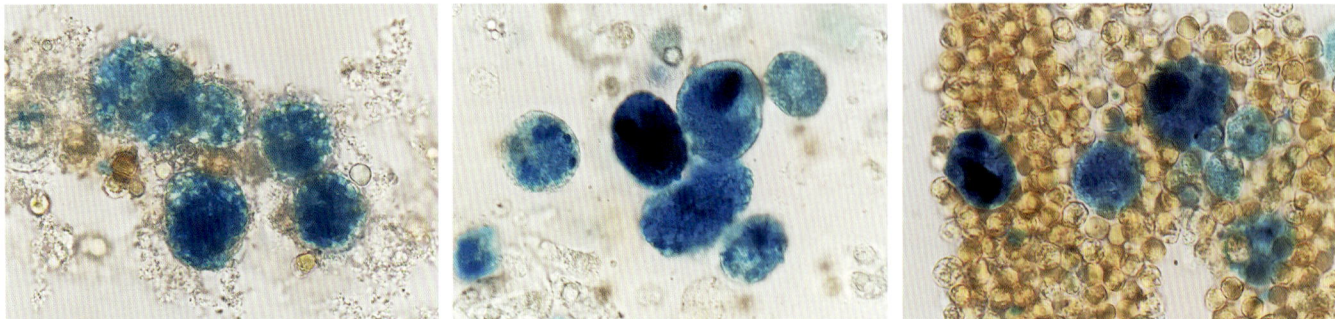

图 3-135 含铁血黄素细胞（铁染色，×1 000）

自身免疫溶血性贫血初诊患者，尿液呈浓茶色；显微镜检查可见大量含铁血黄素细胞，该类细胞体积大小不等，胞质内的颗粒大小不一，呈深蓝色，背景可见大量红细胞。

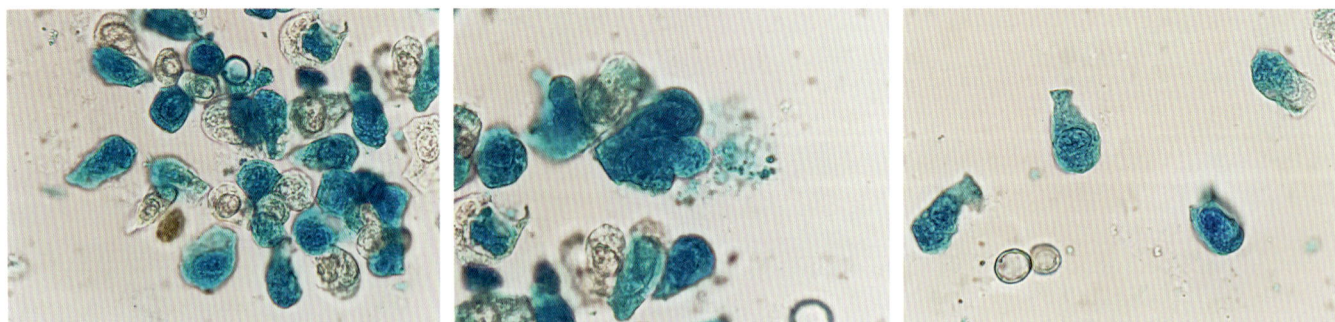

图 3-136 含铁血黄素细胞（铁染色，×1 000）

患者诊断再生障碍性贫血（AA）15 年，近日出现酱油色尿液，尿液中发现大量含铁血黄素细胞（该类细胞是典型的肾小管上皮细胞重吸收含铁血黄素形成，但细胞内无明显的含铁血黄素颗粒，铁染色后细胞呈深蓝色）；该患者最终诊断为 AA-PNH。

（五）诱饵细胞

诱饵细胞（decoy cells）是多瘤病毒感染肾小管上皮细胞或尿路上皮细胞形成的具有特征结构的一类细胞。

1. 未染色 诱饵细胞数量及体积差异性较大，大部分细胞结构完整，少数细胞仅剩裸核（图 3-137）。其形态特点包括：①胞体及胞核增大，胞核空泡样或气球样改变，胞核偏位；②染色质结构破坏，核膜增厚；③可见核内包涵体；④胞质空泡样改变；⑤透射电子显微镜下核内可见数量不一的病毒颗粒。

活的诱饵细胞染色质结构破坏，胞核内可见大量布朗运动小体；诱饵细胞常伴巨噬细胞增多，有的病例还可以发现诱饵细胞管型，详见第五章。

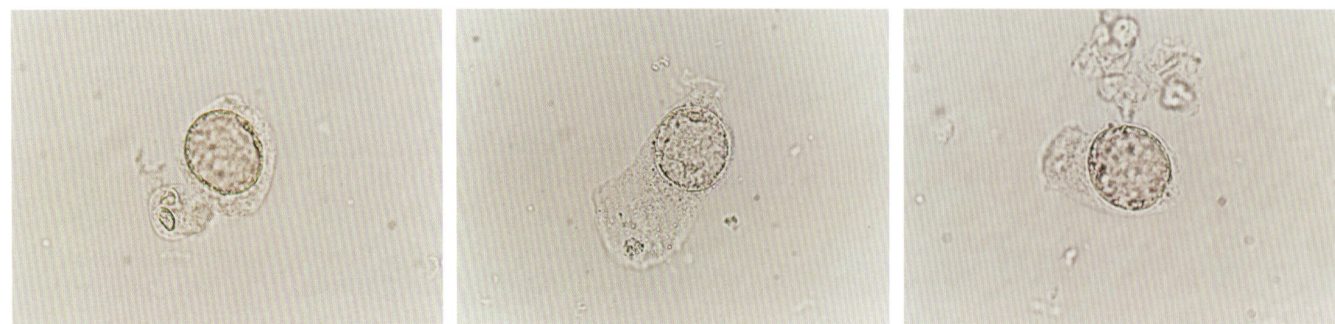

图 3-137 诱饵细胞（未染色，×1 000）

细胞体积增大，胞核增大、呈空泡样改变，核膜增厚。

2. 瑞-吉染色 瑞-吉染色后的诱饵细胞与肿瘤细胞不易区别,诱饵细胞胞体偏大,胞质紫红色或着色较浅,胞核肿胀,染色质结构破坏,呈粗颗粒状(图 3-138)。

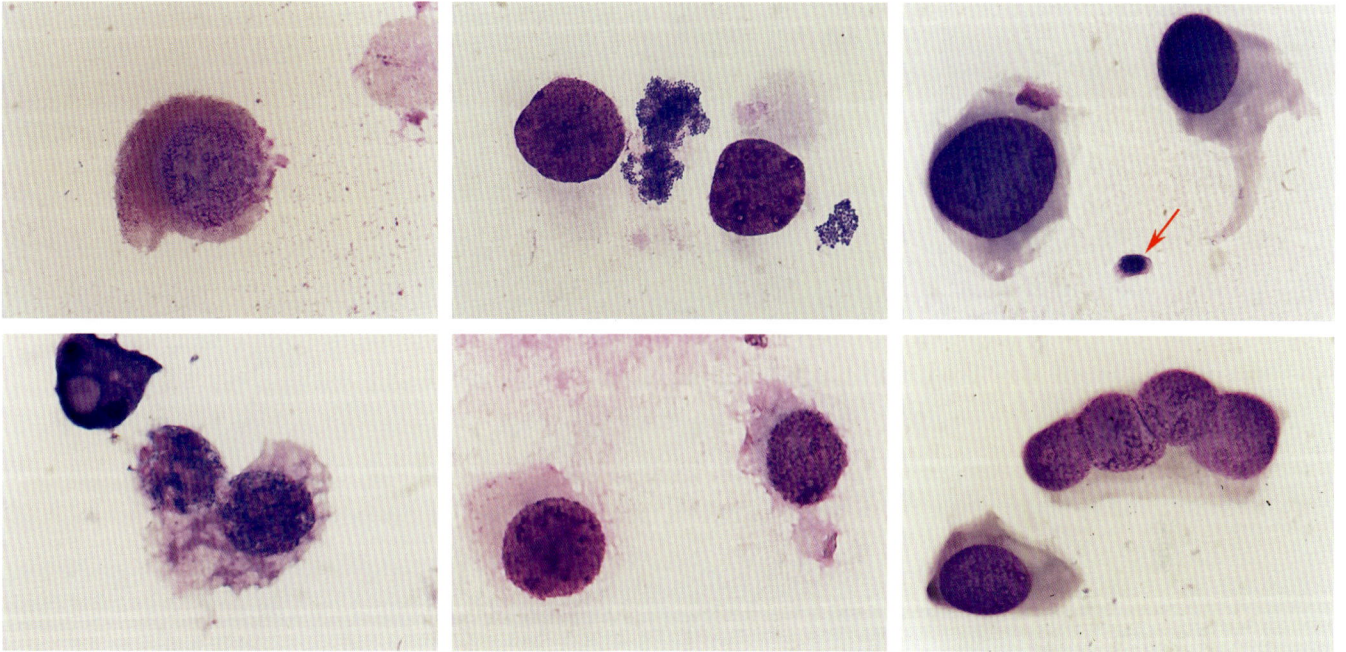

图 3-138 诱饵细胞(瑞-吉染色,×1 000)
胞体增大,形态不规则,胞质紫红色,染色质颗粒状或聚集成块状,与尿路上皮细胞癌容易混淆;箭头所指为正常大小的肾小管上皮细胞。

3. 活体染色 SM 和 S 染色是鉴别诱饵细胞比较理想的方法,该种方法有以下优点:①操作步骤简单,细胞着色快速;②细胞结构清晰,不改变细胞原有形态,可以观察细胞特征性结构;③可以定量计数诱饵细胞,动态观察细胞数量变化;④阳性率高,不易漏检。

SM 染色诱饵细胞胞质呈紫红色或蓝紫色,颗粒感明显,胞核呈空泡样,着色较浅,核内包涵体呈深紫红色(图 3-139、图 3-140)。S 染色诱饵细胞胞质呈紫红色,胞核蓝色,核内包涵体呈深蓝色(图 3-141)。

长期使用免疫抑制剂或免疫功能低下的患者,易感染 BK 病毒(Bovine Kobu virus,BKV)、JC 病毒(JC virus,JCV)等多瘤病毒,尿液中可发现诱饵细胞。肾移植术后患者感染多瘤病毒后可引起移植的肾脏功能损伤,或引起多瘤病毒相关性肾病(polyomavirus associated nephropathy,PVAN),也可导致发生移植失败。该类病毒也可以潜伏于人体,当机体免疫能力下降时迅速激活和复制而导致移植肾功能急剧下降甚至丧失。尿液检测到多瘤病毒或发现诱饵细胞,可降低免疫抑制剂的用量或改变免疫抑制剂种类以减少病毒复制。

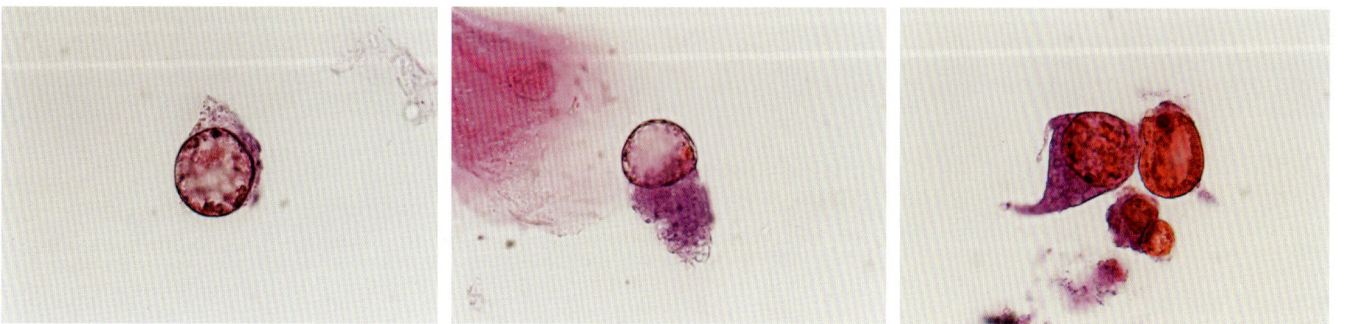

图 3-139 诱饵细胞(SM 染色,×1 000)
细胞体积增大,胞核增大、呈空泡样改变,核膜增厚;部分细胞呈裸核样。

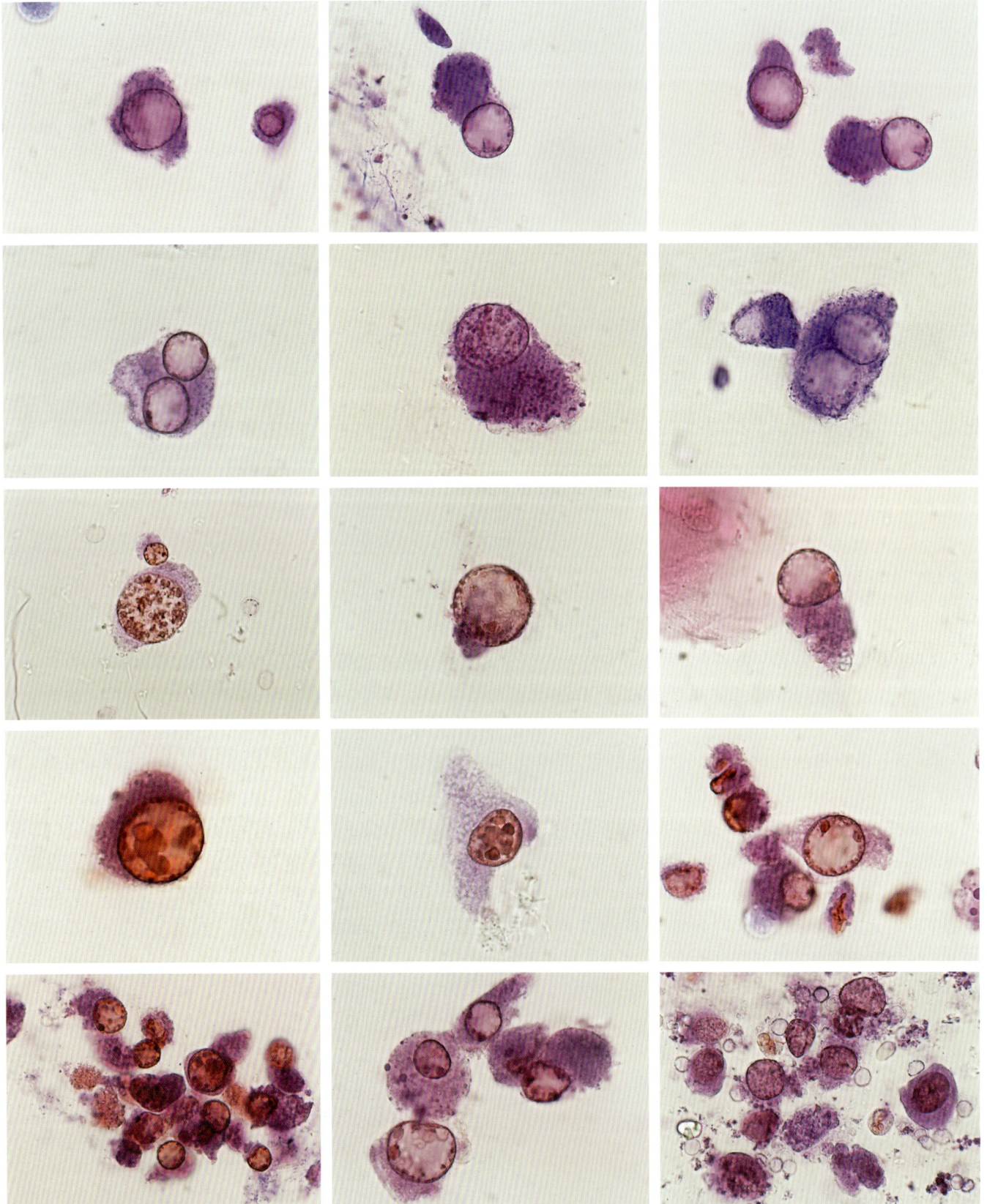

图 3-140 诱饵细胞（SM 染色，×1 000）

细胞体积大小不等，部分细胞体积巨大；胞质颗粒感，因尿液 pH 不同，着色略有区别，呈紫红色或蓝紫色，部分细胞胞质脱失，仅剩裸核；胞核增大，呈空泡样改变，部分细胞染色质聚集呈颗粒状，核膜增厚，偶见双核诱饵细胞；可见核内包涵体；来源于肾移植术后或骨髓移植术后患者尿液标本。

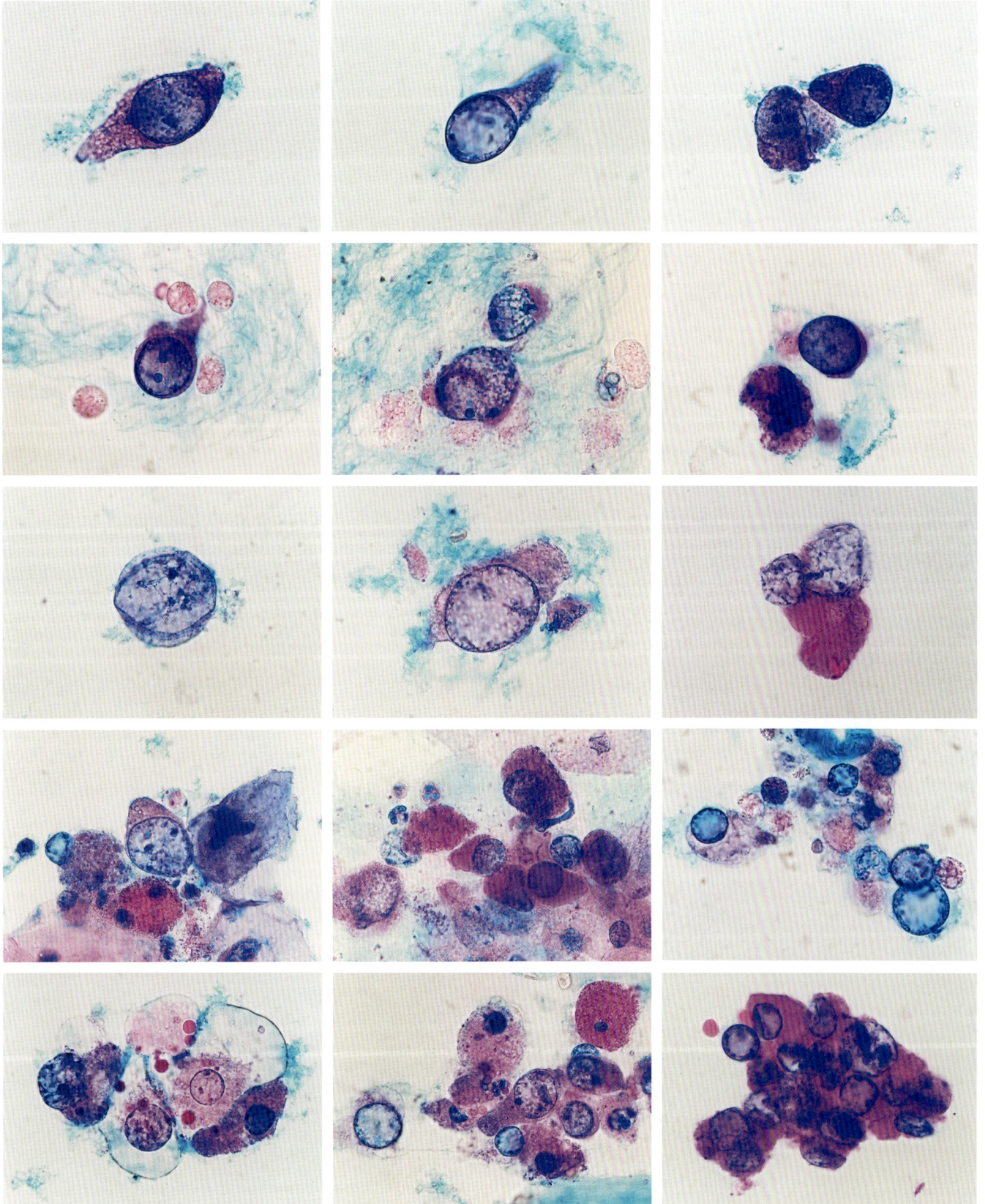

图3-141 诱饵细胞（S染色，×1000）

细胞体积增大或明显增大，部分细胞胞体巨大；形态不规则，部分细胞仅剩裸核；胞质颗粒感明显、呈紫红色；胞核空泡样改变、呈淡蓝色，核膜着色偏深；部分细胞可见核内包涵体。

五、足细胞及临床意义

足细胞(podocyte)即肾小囊脏层上皮细胞,其附着于肾小球基底膜的外侧(图 3-142),连同血管内皮细胞和肾小球基膜一起构成了肾小球血液滤过屏障。正常成年人机体的肾脏足细胞是一种终末分化细胞,体外培养的原代细胞不能增殖。

足细胞参与构成肾小球滤过膜的机械屏障和电荷屏障,维持肾小球毛细血管襻的正常结构,参与 GBM 的更新和修复及肾脏固有细胞的功能调控和机体免疫应答;此外,足细胞还有分泌功能,在 GBM 的代谢平衡中发挥重要作用。

足细胞胞体较大,呈星型多突状,由胞体伸出许多突起(又称足突,FP),呈指状交叉覆盖于 GBM 外表面,并通过黏附分子和蛋白多糖分子与 GBM 相连。相邻两个足细胞之间的次级突起相互交错穿插,形成栅栏状,紧贴于毛细血管基膜外面。

尿液中可以发现足细胞,但不易鉴别,该类细胞形态不规则,胞体伸出几个大的初级足突,在初级足突的基础上分出许多次级突起,但由于是损伤后脱落的细胞,胞体可能不完整,加上尿液环境因素的影响,次级突起不明显或消失(图 3-143);胞质厚重,颗粒感明显(与肾小管上皮细胞胞质类似),瑞-吉染色呈紫红色;胞核大,呈椭圆形,染色质致密(图 3-144、图 3-145)。

导致足细胞损伤的原因有很多,包括免疫介导的损伤、肾小球血流动力学异常改变引起足细胞损伤、肾毒性药物与毒物对足细胞的损伤、代谢异常性损伤等。足细胞受损后,典型的临床表现为大量蛋白尿或肾病综合征表现,膜性肾病以中老年多见,微小病变型以儿童与青年多见。

足细胞损伤后可以出现多种病理变化:①足细胞空泡变性与肿胀、坏死,以大量蛋白尿和肾病综合征为主的肾小球肾炎和肾小球病多见;②足细胞足突融合,常见于微小病变型肾病;③足细胞增生,可形成假新月体状,常见于细胞型局灶节段性肾小球硬化症;④足细胞吞噬较多的蛋白和脂质形成脂肪颗粒细胞或泡沫细胞。

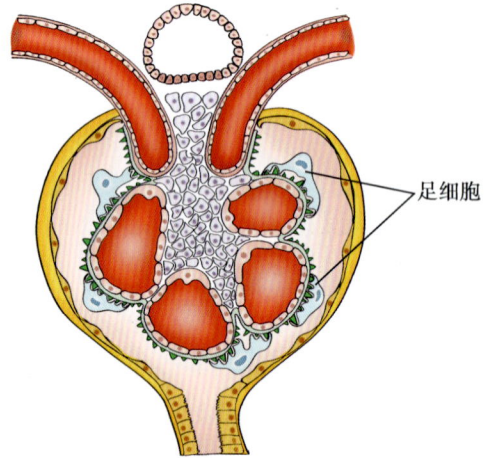

图 3-142 足细胞分布示意图

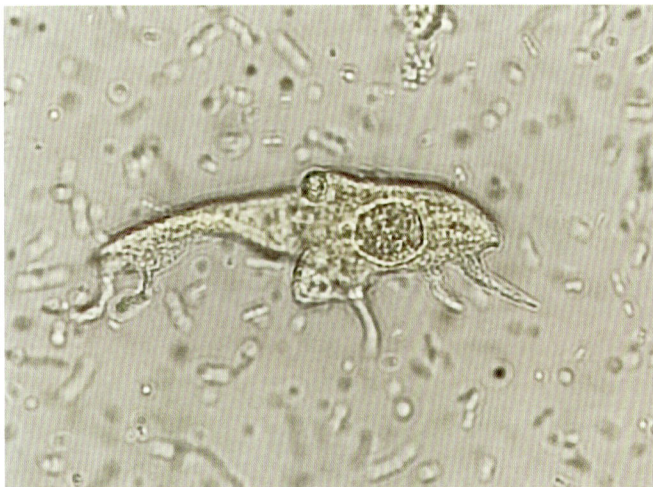

图 3-143 足细胞,胞体大,形态不规则,胞体伸出许多突起(未染色,×1 000)

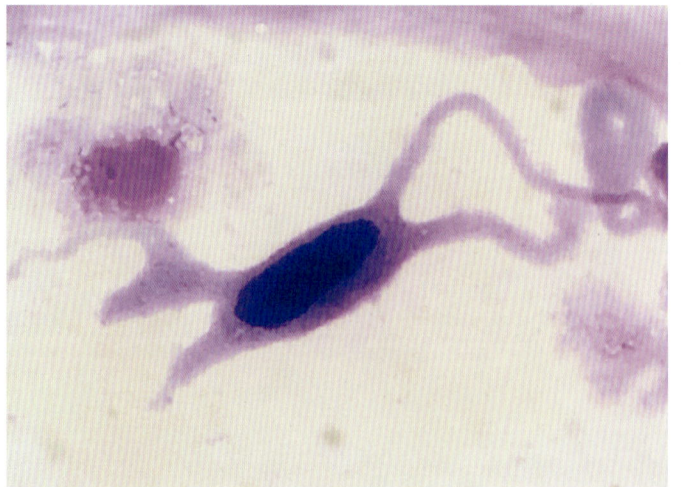

图 3-144 足细胞,胞体不规则,胞质呈均质状的紫红色,这与尿路上皮细胞染色效果不同(瑞-吉染色,×1 000)

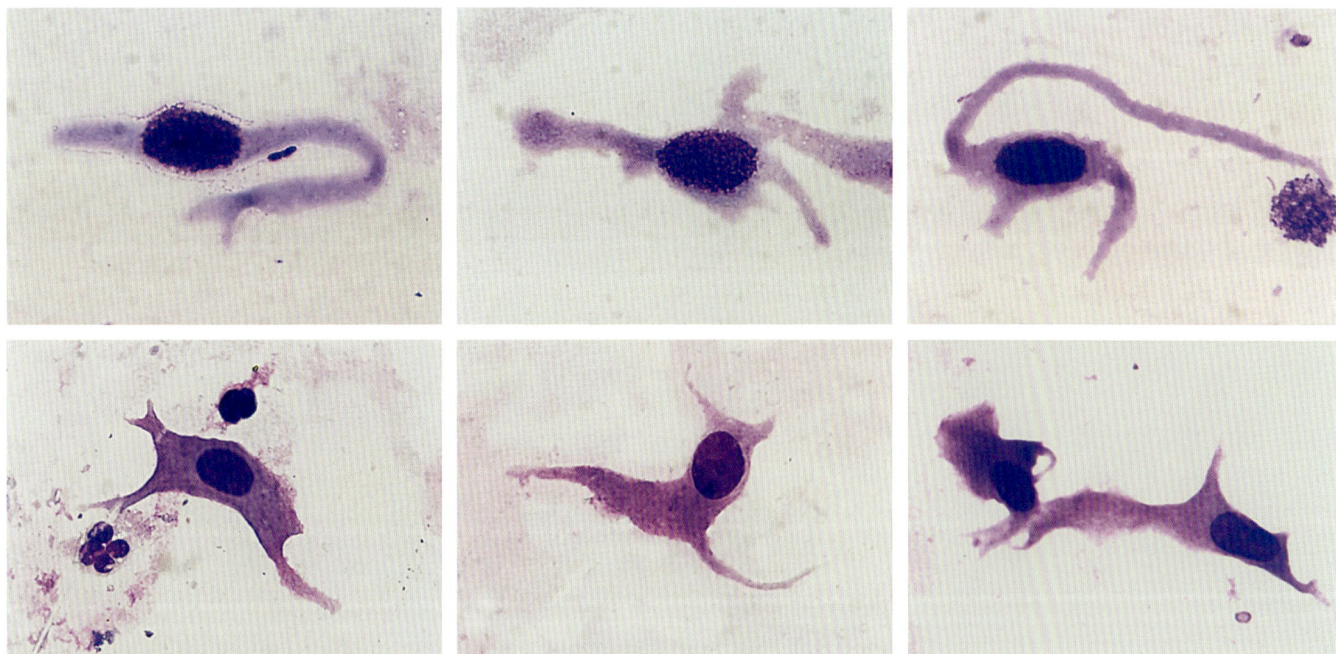

图 3-145　足细胞（瑞-吉染色，×1 000）
细胞形态不规则，胞体伸出多个突起，胞质厚重，呈紫红色，胞核大，呈椭圆形，染色质致密。

足细胞病是肾小球内的足细胞出现异常的疾病，根据发病原因分为原发性足细胞病和继发性足细胞病：①原发性足细胞病常以微小病变、局灶节段性肾小球硬化以及膜性肾病的表现形式而发病。其中微小病变和早期的膜性肾病比较轻，经过积极治疗可以得到明显缓解，而膜性肾病和局灶节段硬化性肾病相对严重，经过治疗有可能好转，但治疗周期可能延长。②继发性足细胞病常见于感染相关性、药物相关性、自身免疫性、肿瘤相关性及肾移植相关性膜性肾病。

六、柱状上皮细胞及临床意义

柱状上皮细胞（columnar epithelial cells）来自男性尿道中段、尿道球腺、前列腺、精囊和女性子宫颈、子宫体等处。

1. 未染色　柱状上皮细胞大小为 15～30μm，多呈圆柱形，上宽下窄，成片脱落的细胞排列紧密，从不同角度观察，细胞呈栅栏样或站队样排列；胞质呈颗粒状或均质状，常有小颗粒；胞核单个，圆形或长椭圆形，多偏于一侧或靠近细胞底部（图 3-146）。

柱状上皮细胞需与中层尿路上皮细胞、肾小管上皮细胞进行鉴别，可从细胞大小、形状、胞核等方面进行分析。

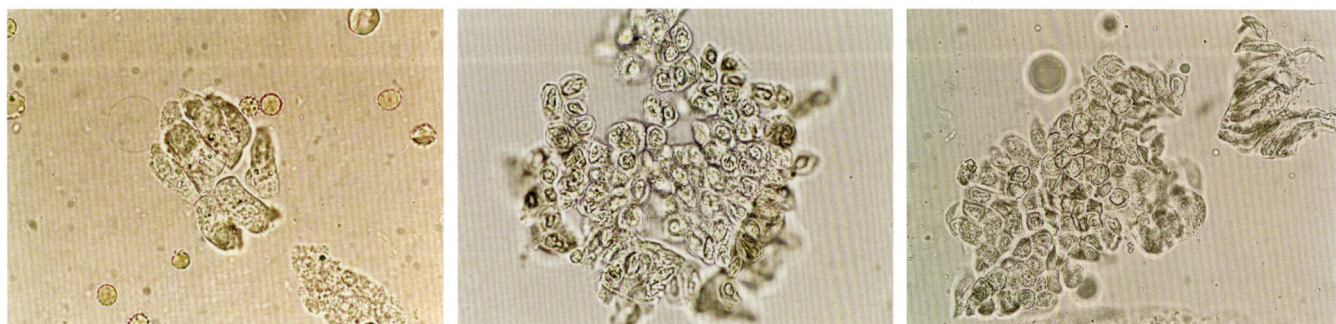

图 3-146　柱状上皮细胞（未染色，×400）
细胞呈柱状，散在分布或呈栅栏样排列，胞核圆形或椭圆形。

2. **活体染色** SM 染色后的柱状上皮细胞结构清晰,可鉴别活体或死体细胞。染色后活体细胞呈淡蓝色;死体细胞胞质呈紫红色,胞核着色偏深,呈深紫红色(图 3-147)。

3. **荧光染色** 荧光染色后柱状上皮细胞结构清晰(图 3-148)。

4. **瑞-吉染色** 瑞-吉染色后的柱状上皮细胞胞质呈灰蓝色,胞核着色较深,呈紫红色(图 3-149)。

健康人尿液中柱状上皮细胞罕见,增多一般见于尿道炎、导尿时造成的机械性损伤、膀胱炎、前列腺炎及前列腺按摩后,也可见于女性月经时、进行细胞学刮片检查以及子宫机械性擦伤后的尿液中。

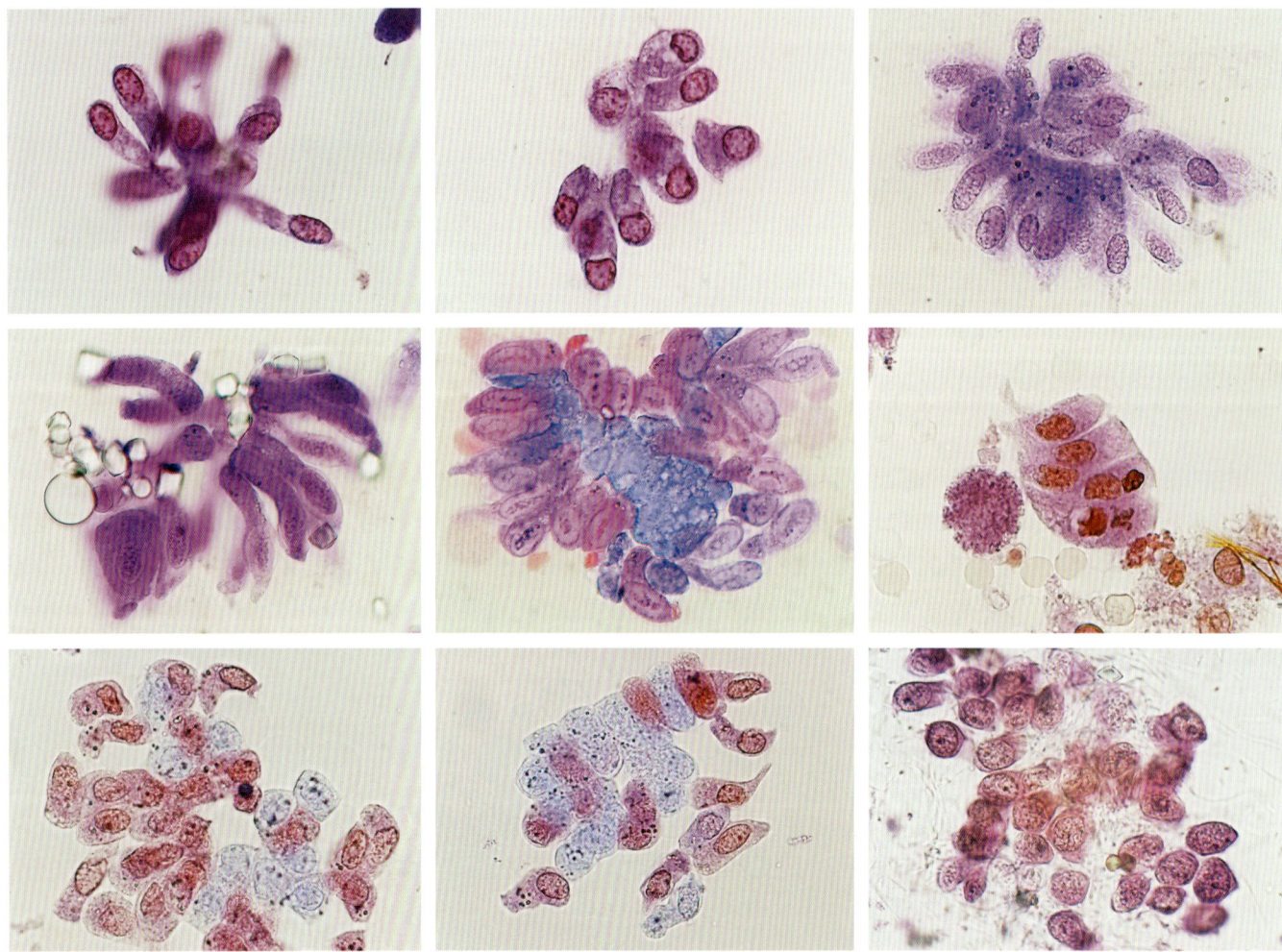

图 3-147 柱状上皮细胞(SM 染色,×400)
染色后细胞结构清晰,胞体呈矮柱状或长柱状,散在分布或呈栅栏样排列,胞核椭圆形,偏向基底侧。

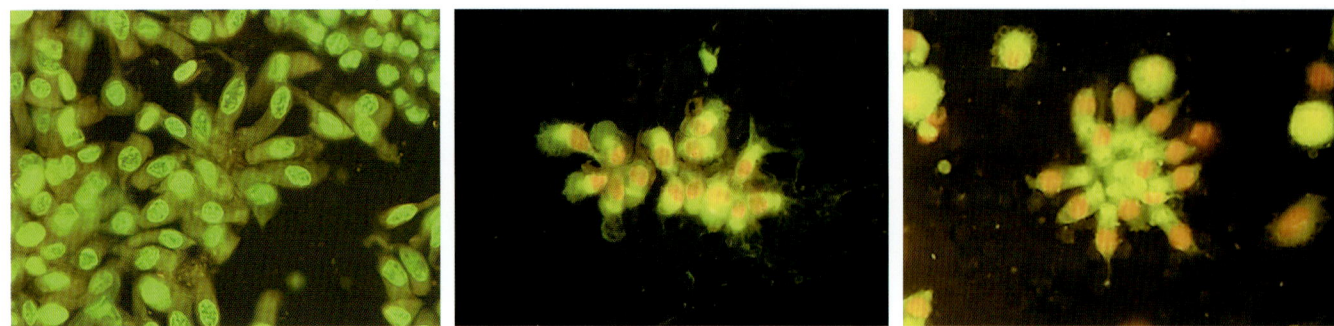

图 3-148 柱状上皮细胞(荧光染色,×400)
细胞结构清晰,不同的荧光染液,细胞着色略有区别。

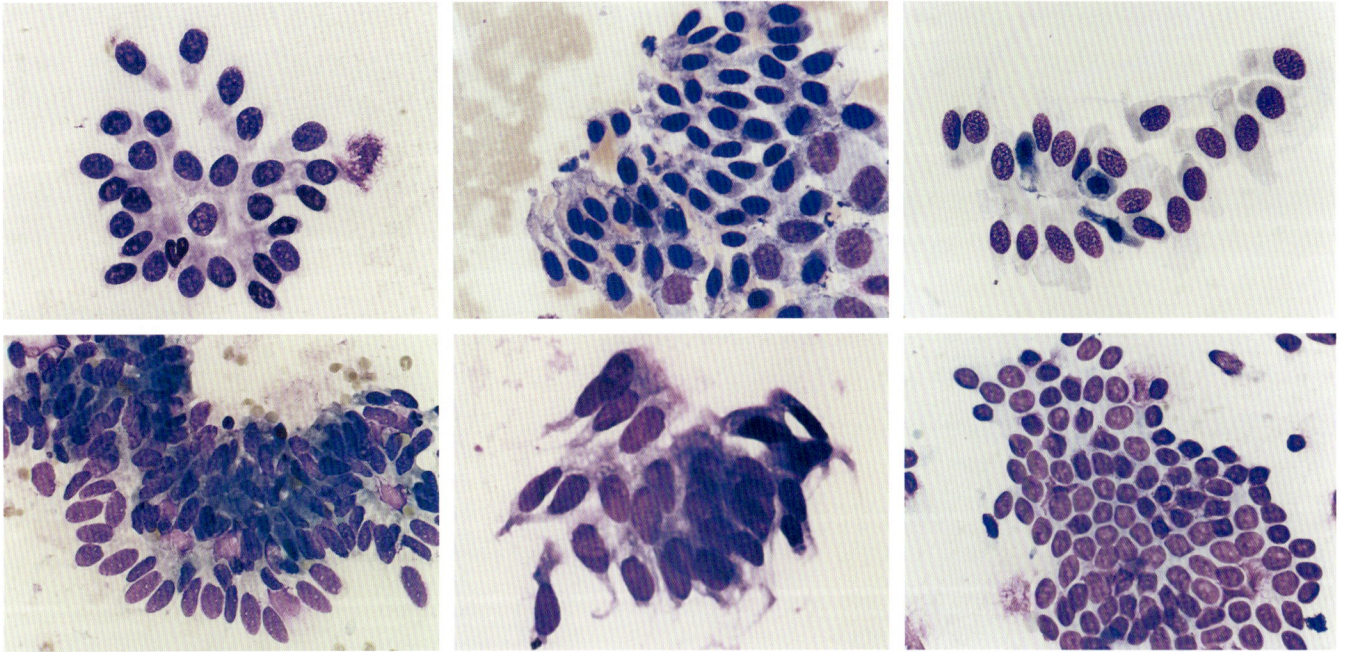

图 3-149 柱状上皮细胞（瑞-吉染色，×400）
细胞呈柱状，栅栏样、站队样或蜂窝状排列，胞质呈灰蓝色，胞核椭圆形、呈紫红色。

七、鳞状上皮细胞及其各种变化

鳞状上皮细胞（squamous epithelial cells），男性多来自尿道舟状窝至外口段，女性多来自膀胱三角区、尿道外口段，也可来自阴道、外阴部表皮细胞污染。复层鳞状上皮细胞根据细胞深浅不同，可以分为表层、中层和底层鳞状上皮细胞，炎症刺激、放化疗、药物因素等可使细胞形态发生改变。鳞状上皮细胞及其各种变化见图 3-150。

（一）鳞状上皮细胞

1. 表层鳞状上皮细胞

表层鳞状上皮细胞大小 40～60μm，细胞扁平，形态不规则，多边形，边缘常折叠或卷曲（图 3-151、图 3-152）；胞质丰

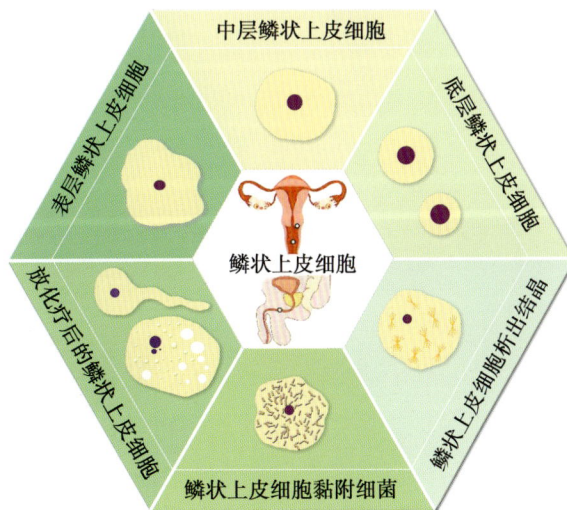

图 3-150 鳞状上皮细胞及其各种变化

富,可有少量细小颗粒(透明角质颗粒);胞核小且居中,圆形或卵圆形,偶见双核,完全角化的细胞无细胞核;核质比为1∶(3～5)或更小,染色质逐渐固缩。瑞-吉染色胞质着色较浅,呈淡粉色,胞核呈蓝紫色(图3-153、图3-154)。SM 染色活体细胞胞质不着色或着色较浅,胞核淡蓝色或淡紫色;死体细胞胞质呈淡粉红色,胞核着色较深,呈深红色或紫红色(图3-155～图3-158)。S 染色后,活细胞胞质呈粉红色,死体细胞胞质呈蓝色(图3-159、图3-160)。

　　健康人尿液中可见少量鳞状上皮细胞,特别是育龄期女性,一般无临床意义;大量出现同时伴白细胞增多,则提示尿道炎;若怀疑阴道分泌物混入,可清洗外阴后严格留取清洁中段尿复查;慢性刺激,特别是结石,可引起鳞状化生;导尿或膀胱镜等介入性操作也会导致鳞状上皮细胞有大量脱落。

　　2. 中层鳞状上皮细胞　　中层鳞状上皮细胞大小 30～40μm,呈圆形、卵圆形带角或多边形;胞质较丰富、透明,颗粒较少;核大小与底层相似,圆形、居中,核胞质比为 1∶(2～3),染色质呈均匀细颗粒状(图3-161～图3-164)。活体染色中底层鳞状上皮细胞不易着色或着色较浅,死细胞易着色,染色效果同表层细胞(图3-165、图3-166)。瑞-吉染色胞质薄,胞核比表层细胞偏大(图3-167～图3-170)。

　　3. 底层鳞状上皮细胞　　位于鳞状上皮的最底层,紧邻基底膜,具有很强的增殖能力,不断补充表层脱落的衰老细胞,故又称生发细胞。底层鳞状上皮细胞直径 15～30μm,胞体呈圆形,结构立体,折光性稍强;核小、居中,圆形或椭圆形(图3-171、图3-172)。活体染色及瑞-吉染色效果同表层细胞(图3-173～图3-176)。

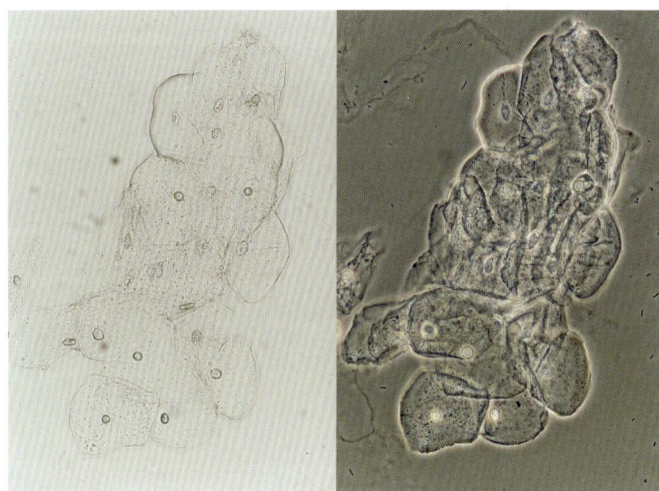

图 3-151　表层鳞状上皮细胞,细胞成片分布(未染色,×200)

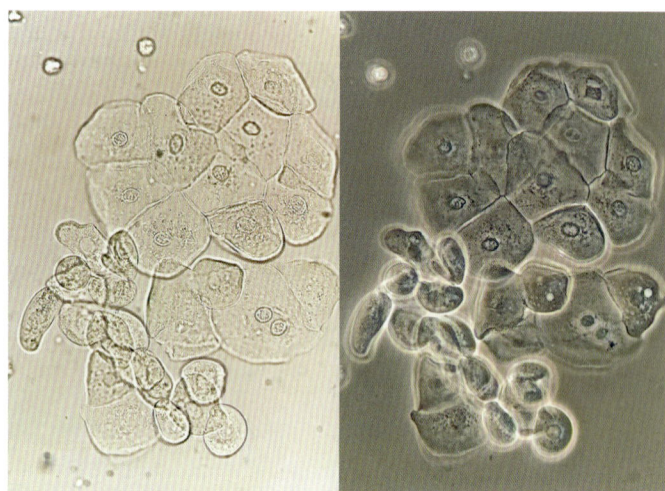

图 3-152　表层鳞状上皮细胞为主,可见少量中底层细胞(未染色,×200)

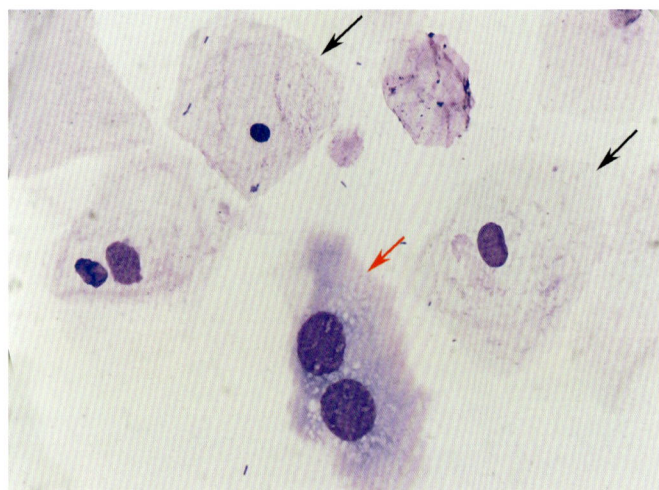

图 3-153　表层鳞状上皮细胞(黑箭所指),胞质薄,胞核小;尿路上皮细胞(红箭所指),胞质厚重,胞核大,可见核仁(瑞-吉染色,×1 000)

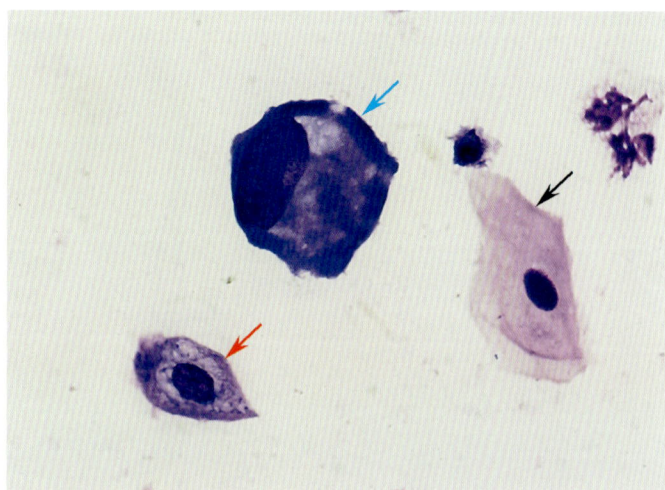

图 3-154　表层鳞状上皮细胞(黑箭所指);尿路上皮细胞(红箭所指);肿瘤细胞(蓝箭所指);来源于膀胱癌确诊病例(瑞-吉染色,×1 000)

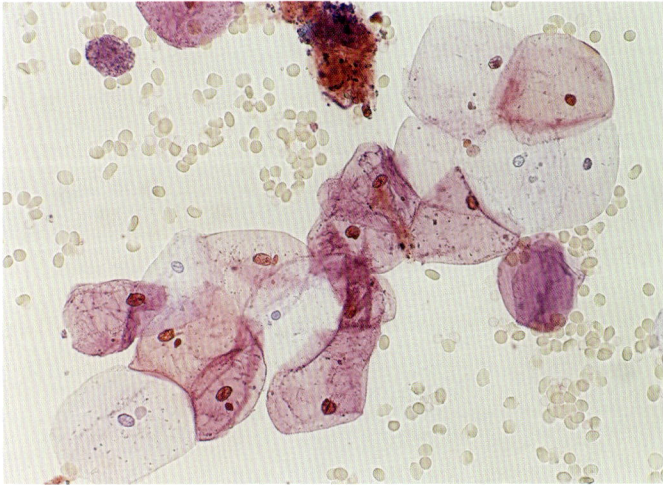

图 3-155 表层鳞状上皮细胞,细胞成片脱落;背景可见大量红细胞(SM 染色,×400)

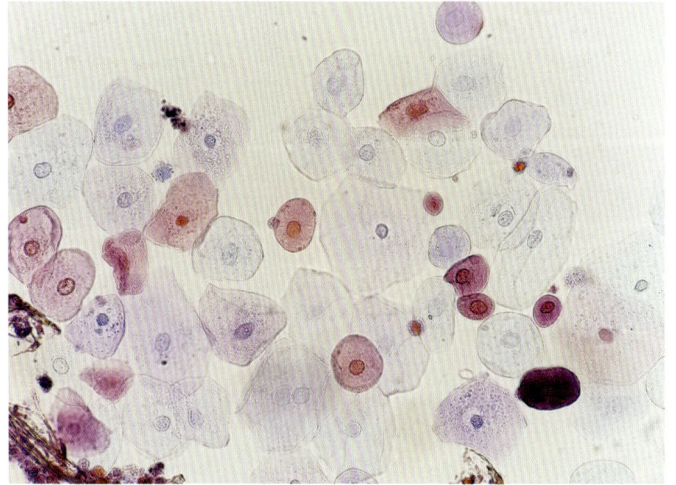

图 3-156 表层鳞状上皮细胞与中、底层鳞状上皮细胞大量脱落;来源于白带污染的尿液标本(SM 染色,×400)

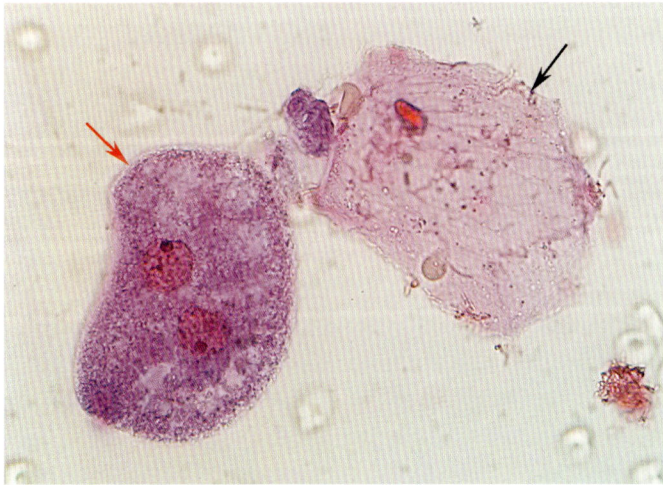

图 3-157 表层鳞状上皮细胞(黑箭所指),表层尿路上皮细胞(红箭所指)(SM 染色,×1 000)

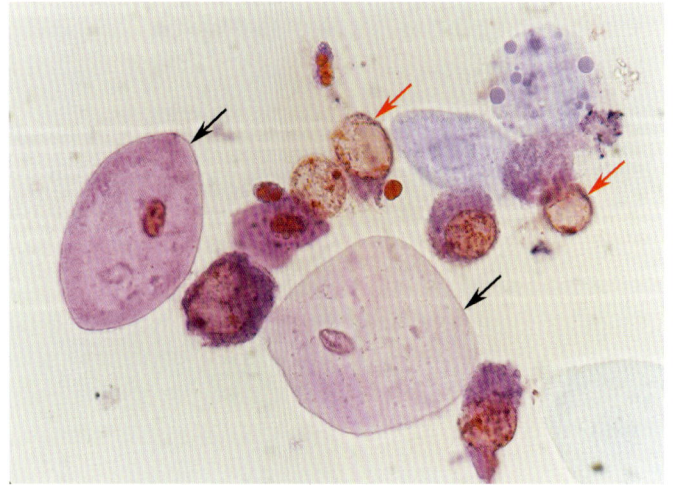

图 3-158 表层鳞状上皮细胞(黑箭所指),诱饵细胞(红箭所指)。来源于肾移植术后感染多瘤病毒确诊病例(SM 染色,×1 000)

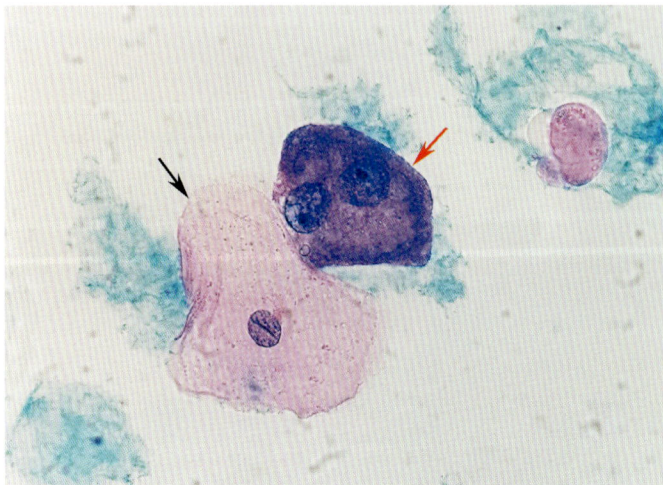

图 3-159 表层鳞状上皮细胞(黑箭所指),胞质薄、无颗粒感,胞核小;表层尿路上皮细胞(红箭所指),胞质厚重且颗粒感明显(S 染色,×1 000)

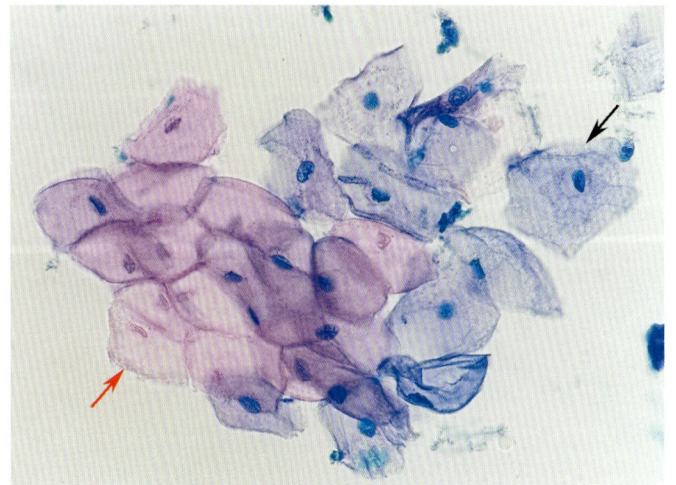

图 3-160 活体表层鳞状上皮细胞(红箭所指);死体鳞状上皮细胞(黑箭所指)(S 染色,×400)

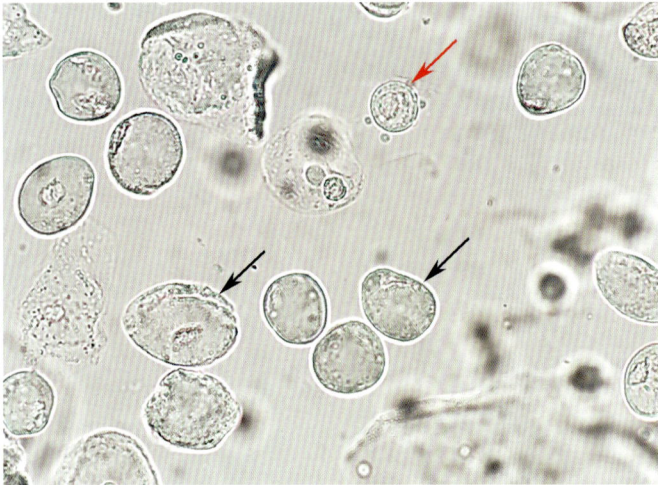

图 3-161 中层鳞状上皮细胞（黑箭所指）；底层鳞状上皮细胞（红箭所指）（未染色，×400）

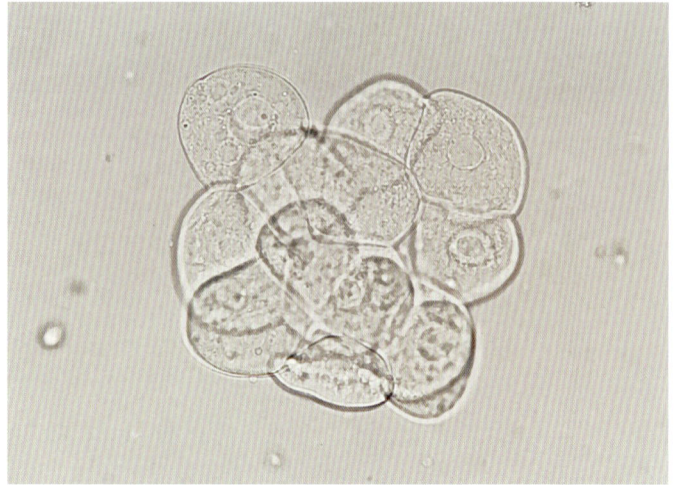

图 3-162 中层鳞状上皮细胞，细胞成片脱落，胞质薄，胞核稍偏大（未染色，×1 000）

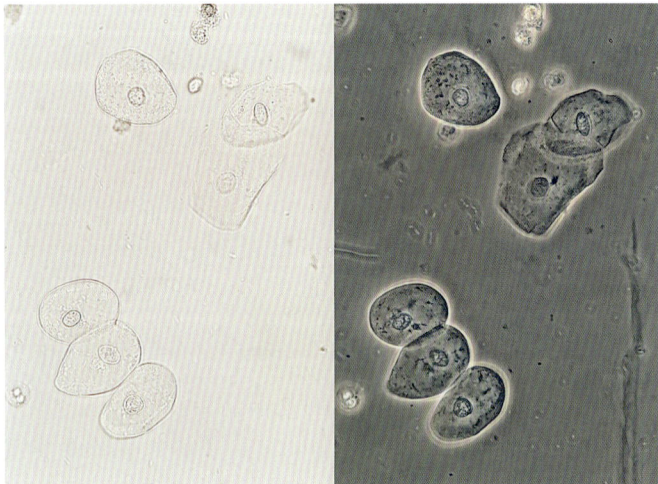

图 3-163 中层鳞状上皮细胞，胞体类圆形，胞质薄，无颗粒感，胞核较小（未染色，明视野+相差显微镜，×400）

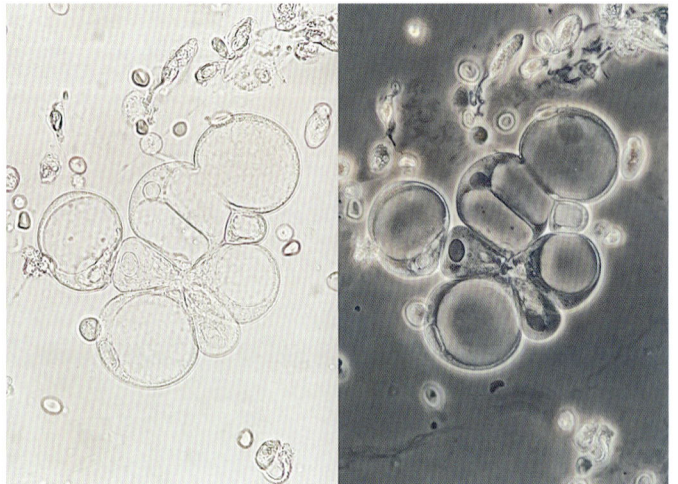

图 3-164 退化中层鳞状上皮细胞，胞质内可见大空泡，胞核被推挤到一侧（未染色，明视野+相差显微镜，×400）

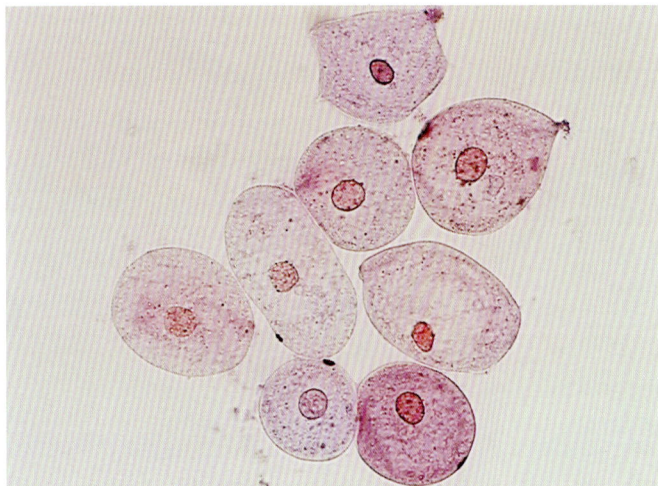

图 3-165 中层鳞状上皮细胞，胞体呈圆形，胞质较薄，有少量细小颗粒，胞核圆形、居中（SM 染色，×1 000）

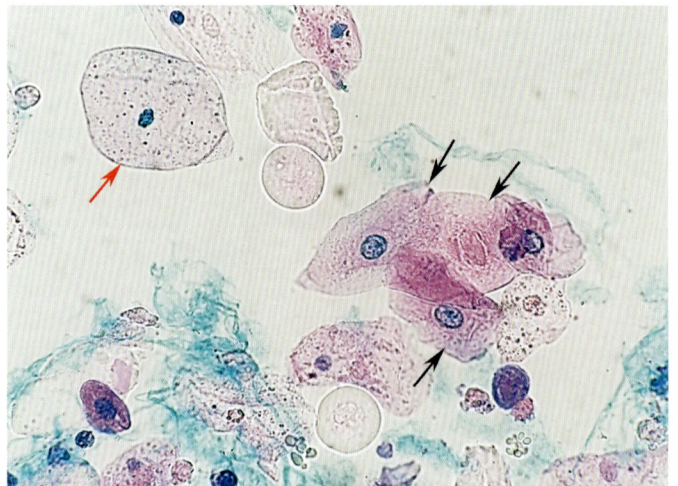

图 3-166 中层鳞状上皮细胞（黑箭所指），胞体不规则，胞核比表层细胞（红箭所指）偏大（S 染色，×400）

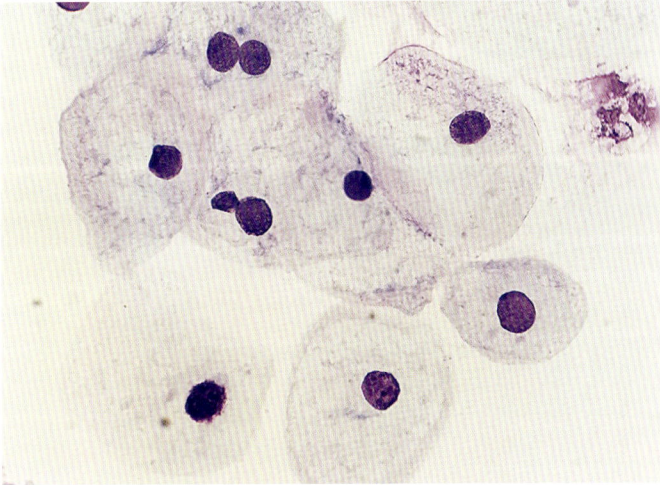

图 3-167　中层鳞状上皮细胞,胞体类圆形,胞核小、圆形,染色质颗粒状（瑞-吉染色,×1 000）

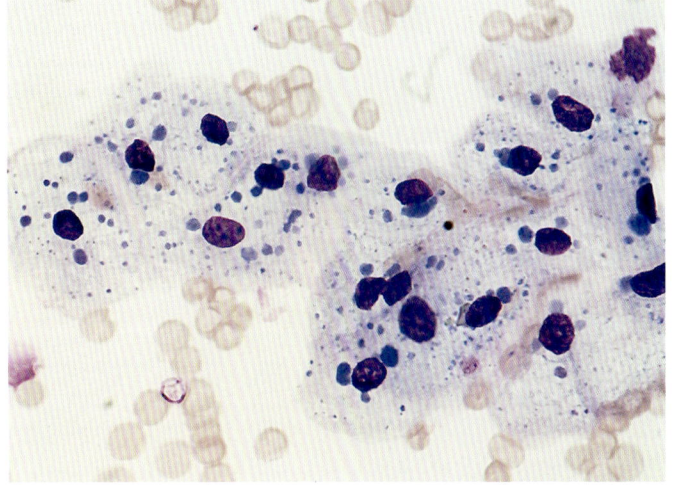

图 3-168　中层鳞状上皮细胞,胞质内可见粗大颗粒（瑞-吉染色,×1 000）

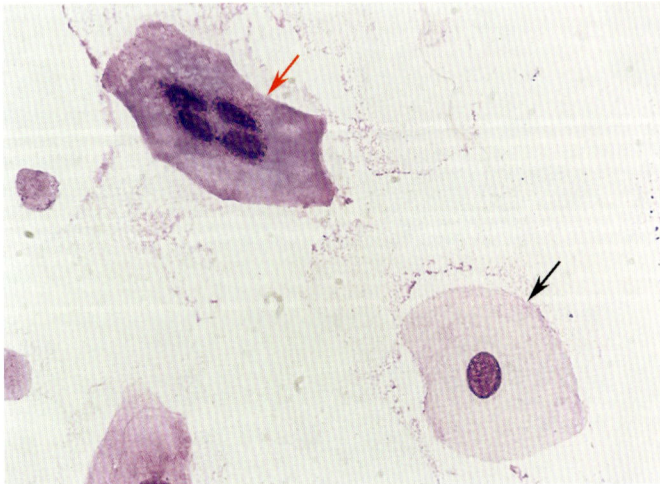

图 3-169　中层鳞状上皮细胞（黑箭所指）;多核尿路上皮细胞（红箭所指）（瑞-吉染色,×1 000）

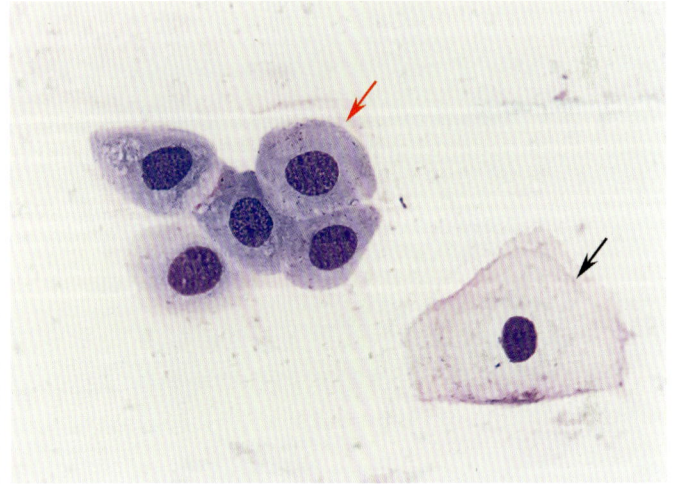

图 3-170　中层鳞状上皮细胞（黑箭所指）;底层尿路上皮细胞（红箭所指）（瑞-吉染色,×1 000）

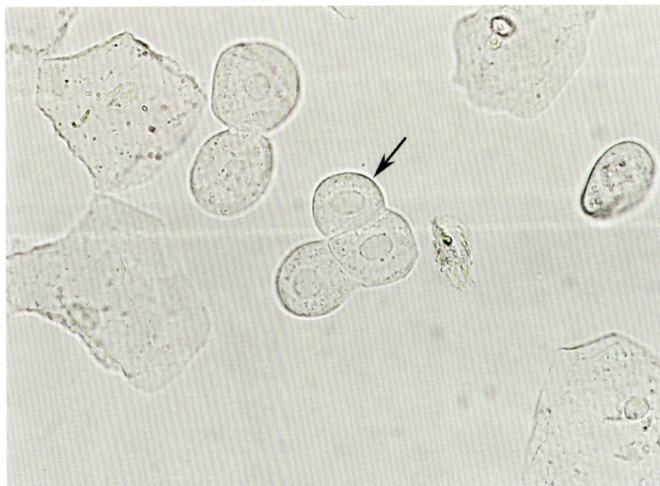

图 3-171　底层鳞状上皮细胞（箭头所指）,胞质量少,核质比高（未染色,×1 000）

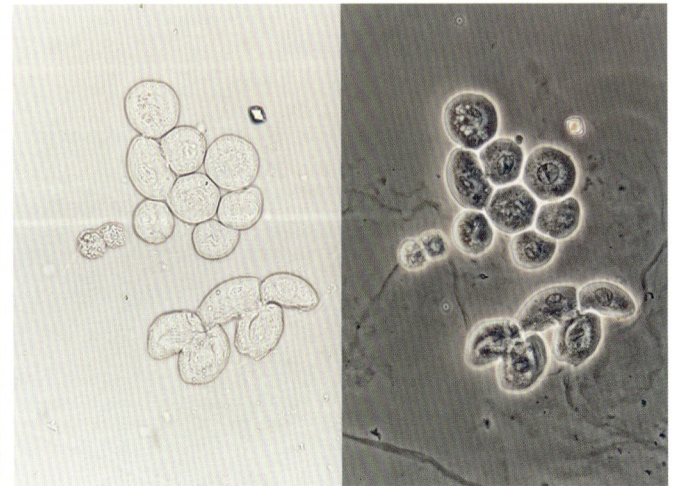

图 3-172　底层鳞状上皮细胞,圆球形,明视野观察胞核结构不清,注意与底层尿路上皮细胞进行区别,后者胞质厚重,胞核偏大（未染色,×400）

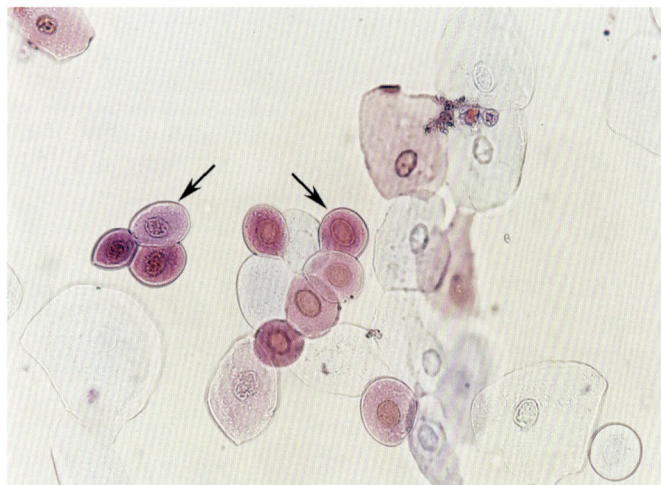

图 3-173 底层鳞状上皮细胞(箭头所指),体积偏小,胞质相对尿路上皮细胞偏薄(SM 染色,×400)

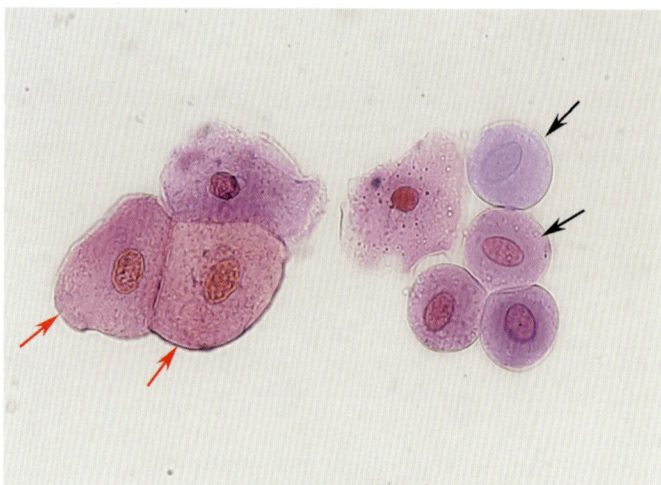

图 3-174 底层鳞状上皮细胞(黑箭所指);中层鳞状上皮细胞(红箭所指)(SM 染色,×1 000)

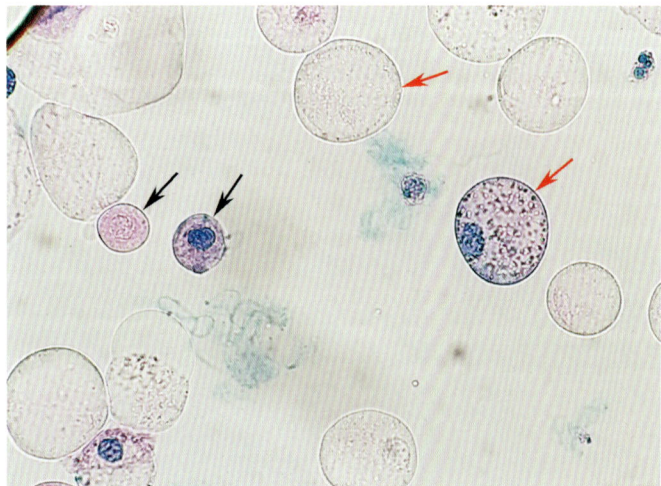

图 3-175 底层鳞状上皮细胞(黑箭所指),中层鳞状上皮细胞(红箭所指),胞体小,核质比高(S 染色,×1 000)

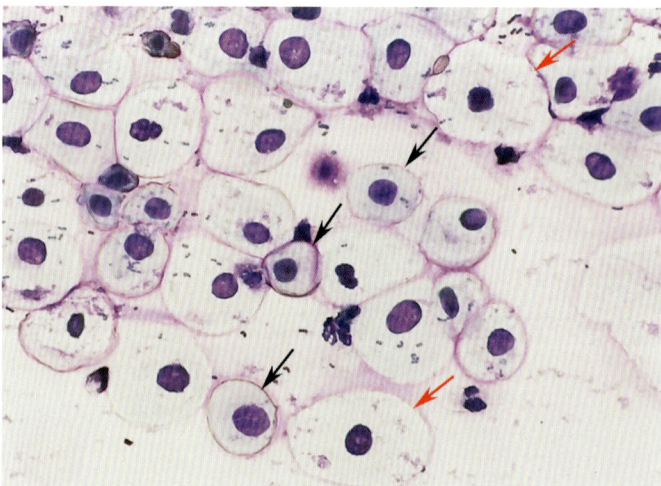

图 3-176 底层鳞状上皮细胞(黑箭所指),胞质薄,着色较浅;中层鳞状上皮细胞(红箭所指);来源于白带污染的尿液标本(瑞-吉染色,×1 000)

(二)鳞状上皮细胞析出结晶

鳞状上皮细胞可黏附或析出各种盐类结晶。在一些陈旧性尿液或结晶尿液中,鳞状上皮细胞内可以析出非晶形盐类结晶,在相差显微镜或暗视野下观察,结晶折光性强(图 3-177)。胆红素尿中的鳞状上皮细胞可析出胆红素结晶,胆

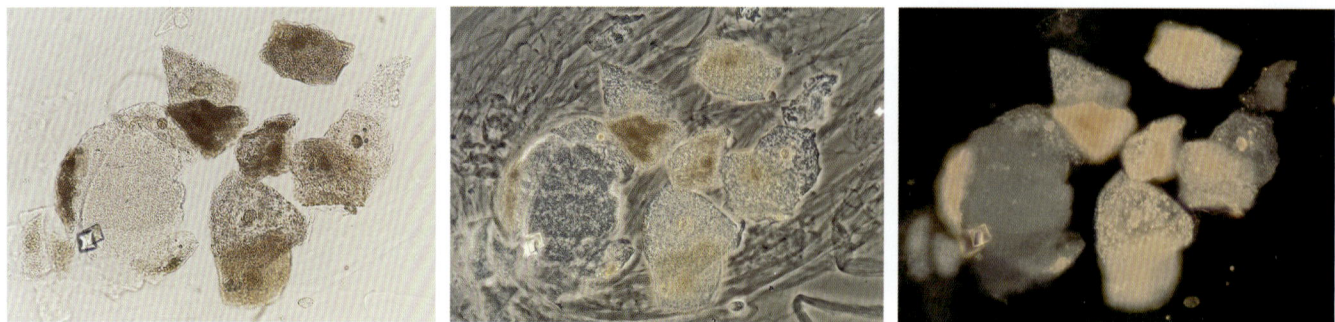

图 3-177 鳞状上皮细胞内析出大量非晶形尿酸盐结晶(未染色,明视野+相差显微镜+暗视野,×400)

红素结晶呈黄色、橙黄色或橙红色,可呈颗粒状、细砂样、细丝状、针束状等,瑞-吉染色后结构清晰,详见本书第四章。

(三)线索细胞

线索细胞(clue cells)是鳞状上皮细胞黏附有大量加德纳菌和/或厌氧菌形成的一类细胞。线索细胞边缘不整,核模糊不清,细胞表面黏附大量细菌(图3-178、图3-179)。瑞-吉染色细胞表面的细菌呈深蓝色(图3-180),革兰氏染色细菌结构清晰(图3-181)。

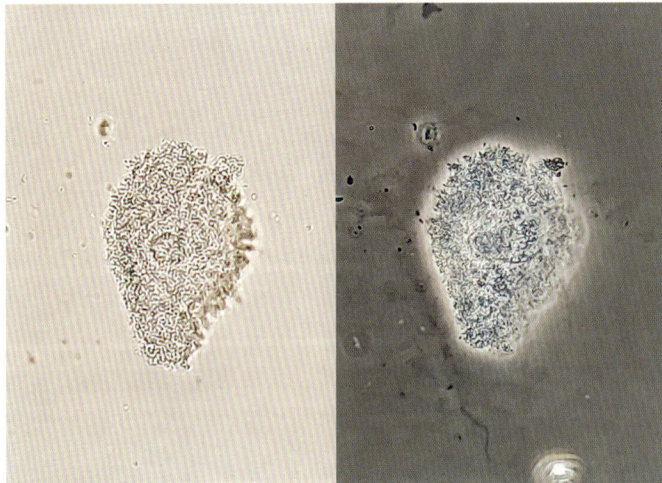

图3-178 线索细胞,鳞状上皮细胞表面黏附大量短小杆菌(未染色,明视野+相差显微镜镜检,×400)

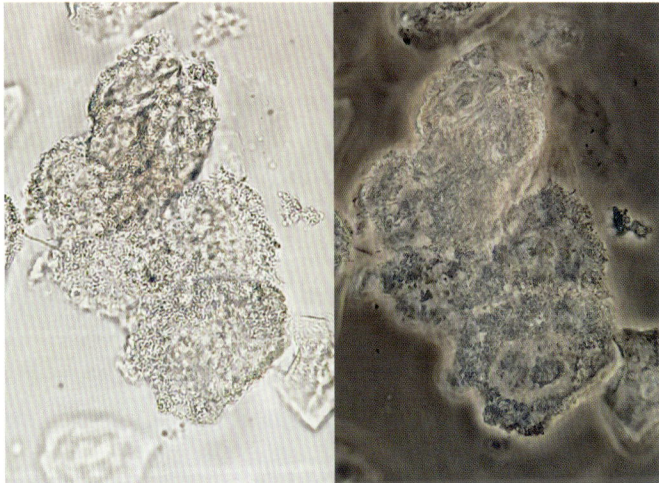

图3-179 线索细胞,成片分布,相差显微镜观察结构更清晰(未染色,明视野+相差显微镜镜检,×400)

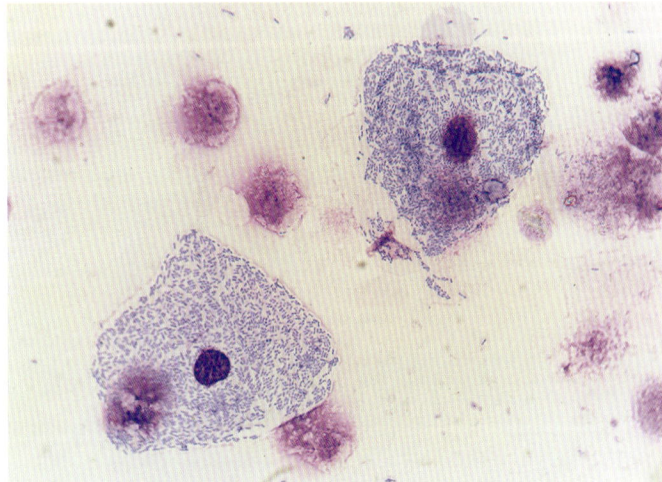

图3-180 线索细胞,细菌呈蓝色;来源于细菌性阴道炎患者的尿液标本(瑞-吉染色,×1 000)

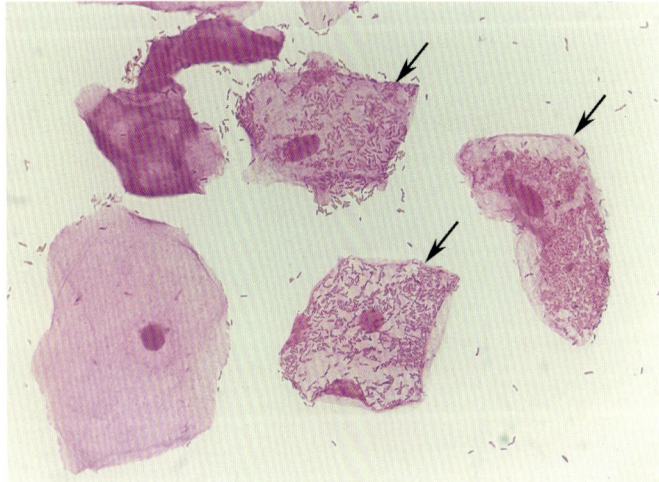

图3-181 线索细胞(箭头所指),短小的杆菌黏附在鳞状上皮细胞表面(革兰氏染色,×1 000)

若在尿液中检出线索细胞,提示患者可能有细菌性炎症;若为女性患者,可能来源于阴道分泌物污染,可进一步做阴道分泌物相关检查。

(四)挖空细胞

挖空细胞(koilocyte)又称核周空穴细胞,指中、表层鳞状上皮细胞的核周有一个宽阔且边界清楚的透亮区,呈"空洞"样,细胞质边缘浓厚,细胞核异常(核增大、深染、染色质粗颗粒状、核膜轮廓不规则等)。挖空细胞是在受到人乳头瘤病毒(human papillomavirus,HPV)等感染损害后,加速受损细胞成熟化的鳞状上皮细胞,是细胞学诊断低度病变(CIN2或轻度非典型增生)的重要指标。挖空细胞核大深染,可见双核或多核,核周有空化区(图3-182、图3-183)。

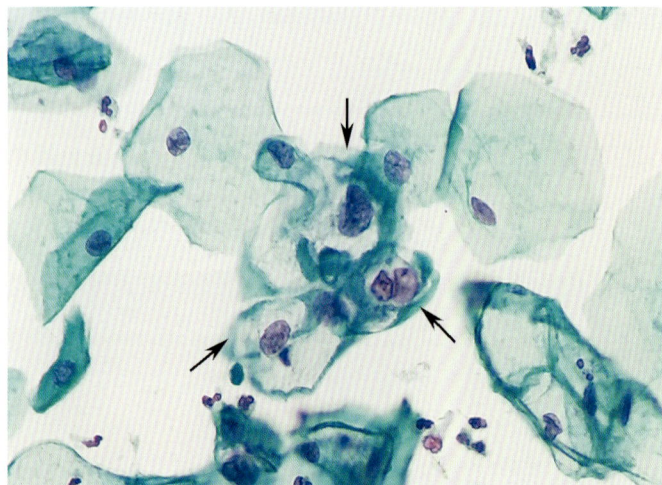

图 3-182　挖空细胞（箭头所指）（巴氏染色，×1 000）

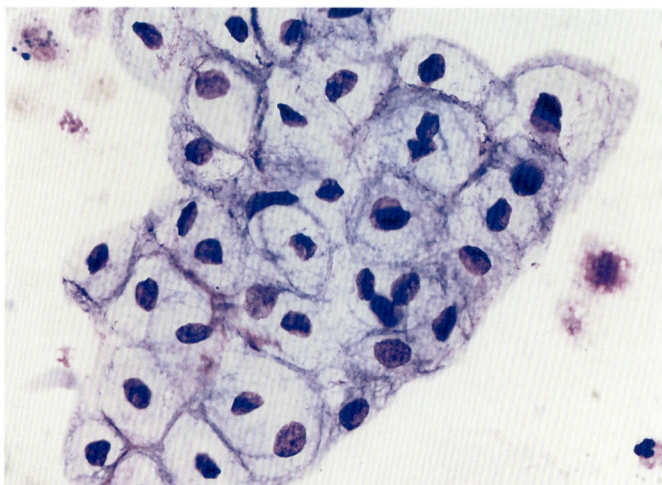

图 3-183　挖空细胞,成片分布（瑞-吉染色，×1 000）

（五）放疗对鳞状上皮细胞的影响

放疗对鳞状上皮细胞的影响较大,形态可发生各种改变（图 3-184）,有的细胞甚至和肿瘤细胞容易混淆。放疗导致的鳞状上皮细胞急性期形态学改变,通常在放疗的 2～6 个月最明显,细胞可以有以下变化:①细胞体积增大,部分细胞

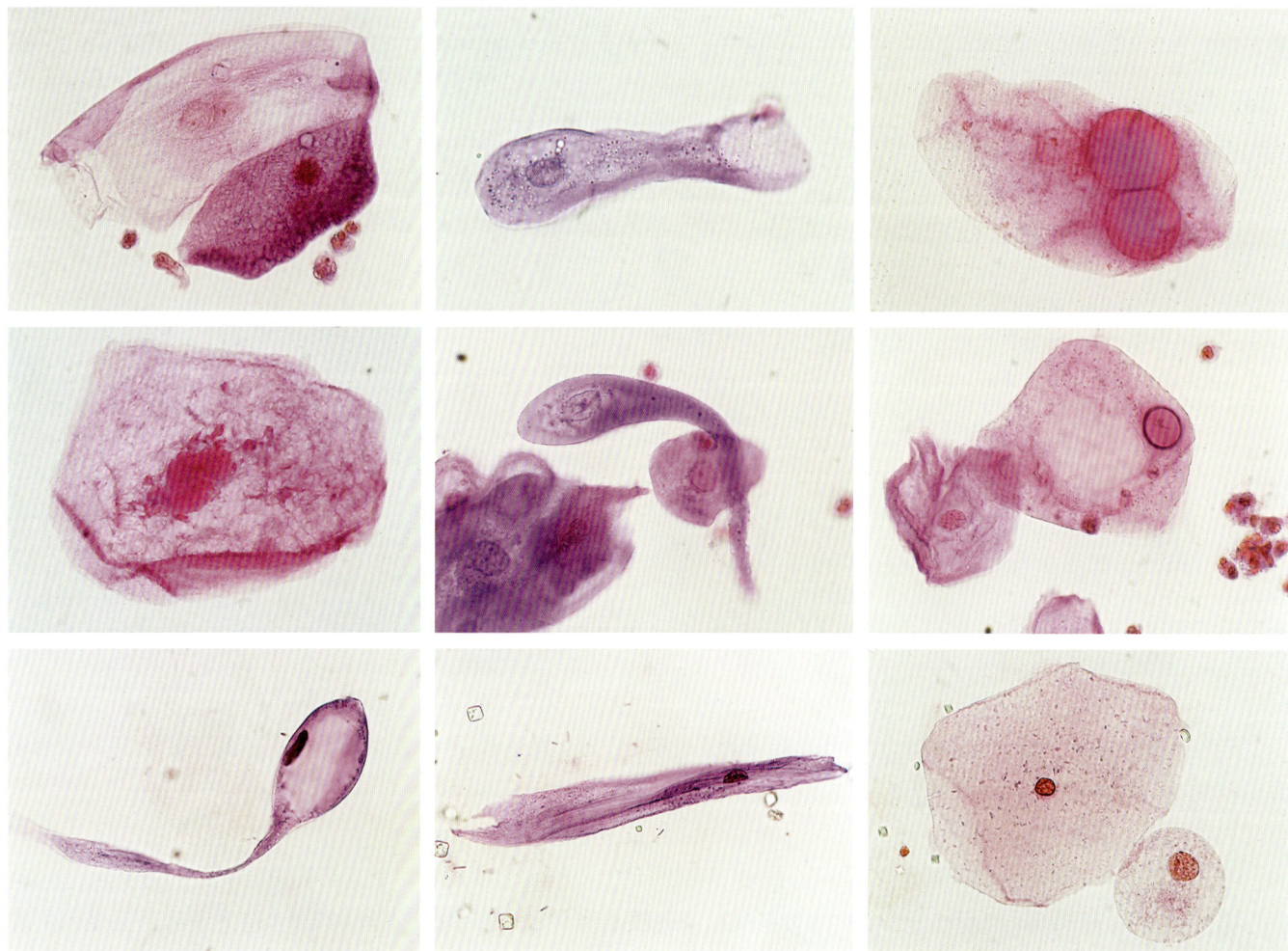

图 3-184　放化疗后的鳞状上皮细胞（SM 染色，×400）
细胞体积有不同程度的增大,形态多变,胞质内可见空泡及包涵体,胞核碎裂或肿胀。

是正常细胞的数倍;②细胞奇形怪状,蝌蚪状或不规则形;③胞质变得厚重或出现褶皱,有的细胞发生脂肪颗粒变性,或出现较大的空泡;④胞核体积增大,核质比基本不变,胞核碎裂或肿胀,部分细胞核呈空泡样。

八、尿路上皮细胞及其各种变化

尿路上皮细胞(urothelial cells),以前称为移行上皮细胞(transitional epithelial cells),来源于肾盂、输尿管、膀胱、尿道近膀胱段处被覆的上皮细胞。尿路上皮在泌尿系统中发挥重要的功能作用,充当渗透性屏障,保护下面的肌肉组织免受尿液的腐蚀性影响,同时还随着膀胱充盈而扩张以调节尿液压力。尿路上皮通常由多层的分化成熟的表层细胞和不成熟的底层细胞构成。

1998年WHO/国际泌尿病理协会(ISUP)将尿路系统的移行细胞癌更名为尿路上皮癌,将移行上皮细胞称为尿路上皮细胞。根据来源部位和深浅不同,分为表层、中层和底层尿路上皮细胞。从表层至底层,细胞的体积逐渐减小,核质比逐渐增加;尿路上皮细胞的体积和形态与器官的充盈和收缩状态有关;此外,标本种类、标本存留时间及尿液环境也会影响尿路上皮细胞的形态(图3-185)。

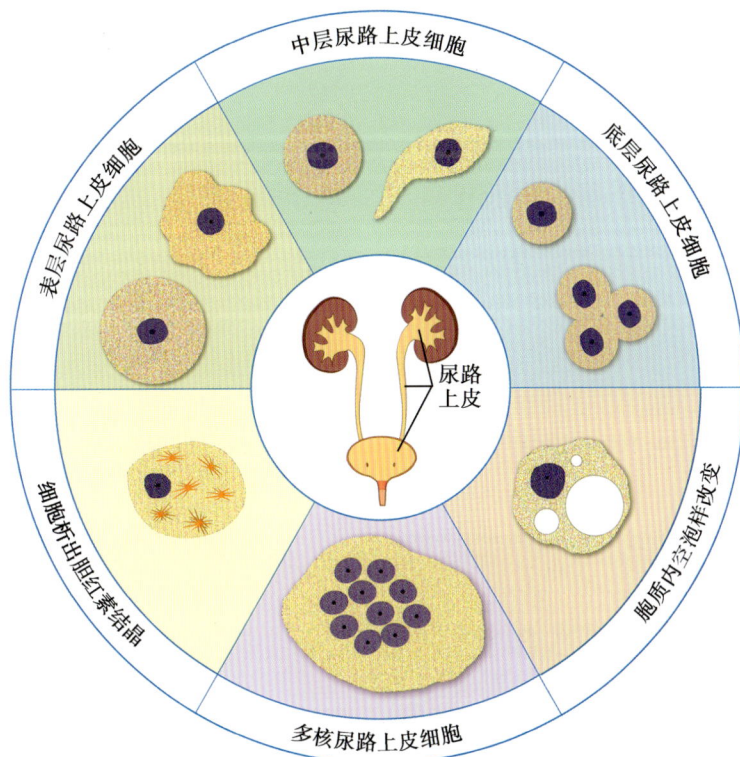

图 3-185 尿路上皮细胞及其各种变化

健康人可见少量尿路上皮细胞,但在泌尿系统炎症或泌尿道介入性检查带来的机械刺激情况下明显增多。

(一)表层尿路上皮细胞

1. 未染色 表层尿路上皮细胞胞体大小不一,为15～40μm,细胞呈圆形或不规则形,胞质量丰富,颗粒感明显,细胞核比鳞状上皮细胞核大,呈圆形或卵圆形,多居中,常为1～3核,核染色质颗粒状、匀细,可见核仁(图3-186)。相差显微镜观察,胞质颗粒感更加明显(图3-187～图3-190)。胆红素尿中的表层尿路上皮细胞胞质、胞核均被黄染(图3-191)。

表层尿路上皮细胞体积差异性较大,膀胱收缩时,细胞体积偏小,多呈圆形;膀胱充盈时,细胞体积变大,呈多边形,因尿路上皮细胞形态与尿路的结构及膀胱的充盈和扩张程度相关,以往把这类细胞又称为伞细胞、帽细胞或圆顶细胞。

需要注意的是尿路上皮细胞层次的划分,需要结合细胞的体积、核质比及形态综合判断,而不是仅从形态进行区分,

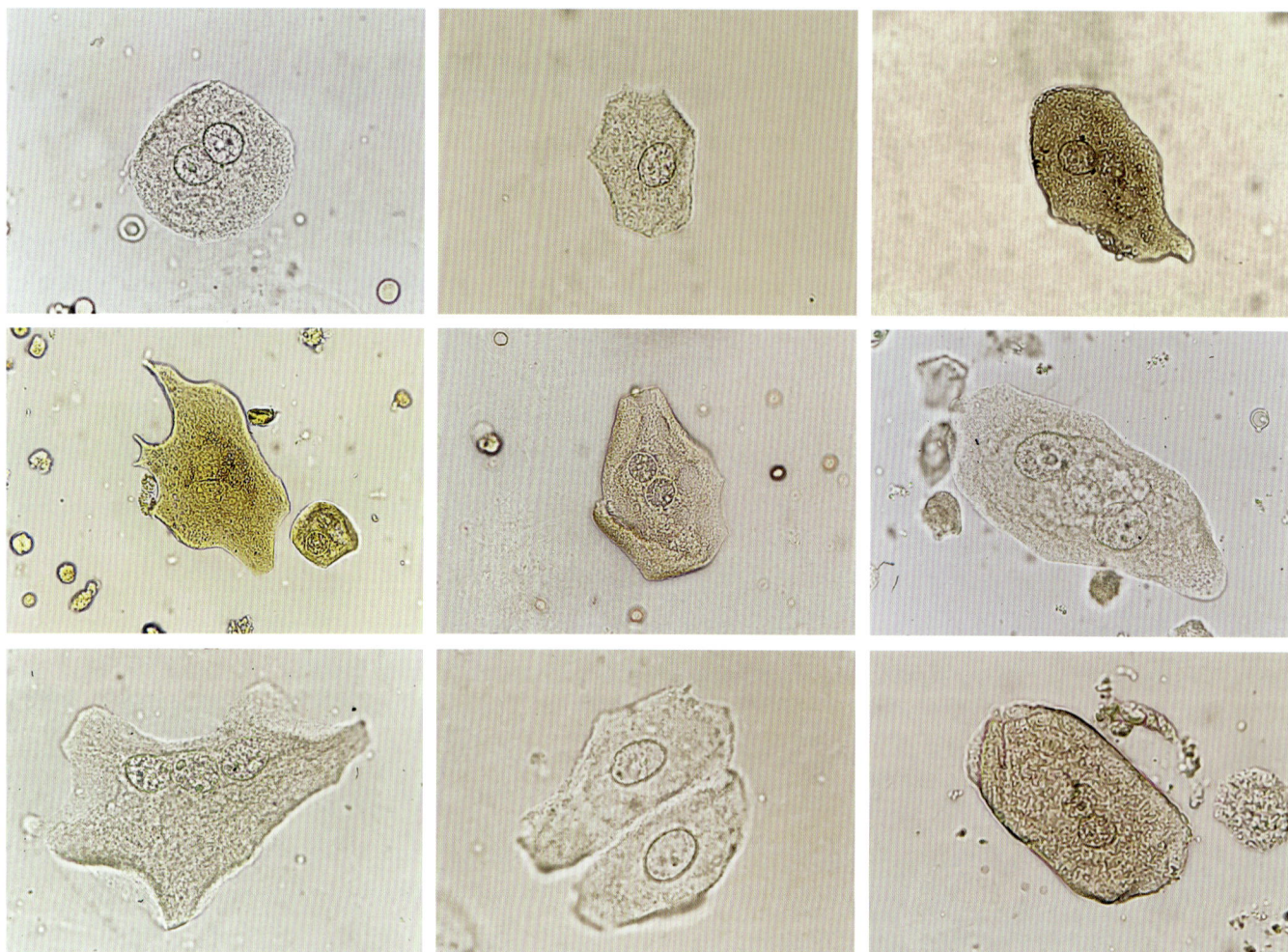

图 3-186 表层尿路上皮细胞（未染色，×1 000）
细胞体积偏大，圆形或不规则形，胞质丰富、厚重，颗粒感明显，胞核圆形，一个或多个，染色质颗粒状，部分细胞可见小核仁。

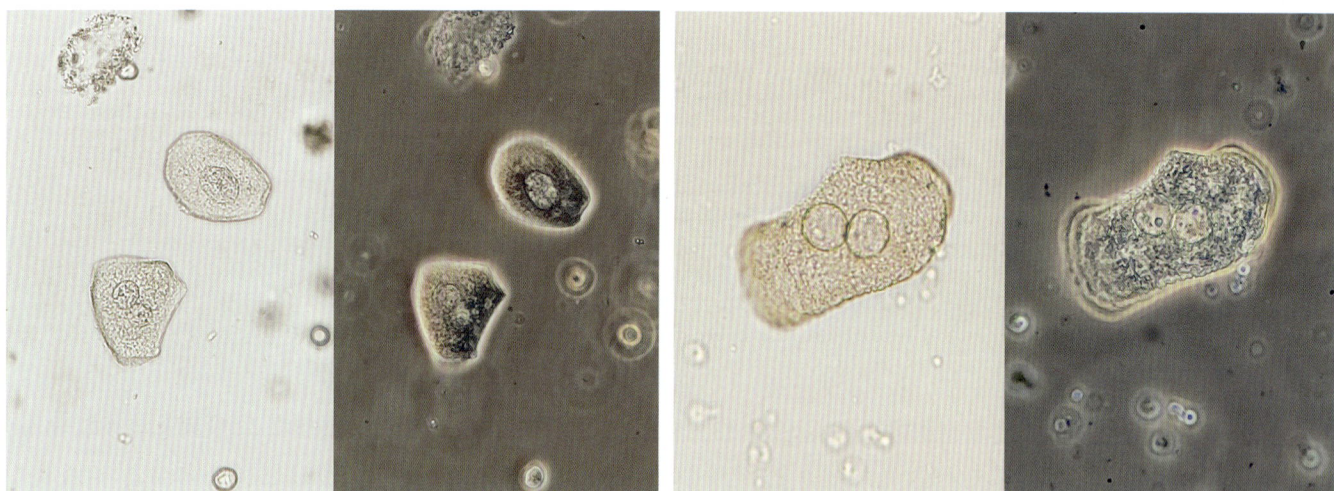

图 3-187 表层尿路上皮细胞，胞质丰富、颗粒感，单个核或双核（未染色，明视野+相差显微镜镜检，×400）

图 3-188 表层尿路上皮细胞，胞质丰富且厚重，双核，可见小核仁（未染色，明视野+相差显微镜镜检，×400）

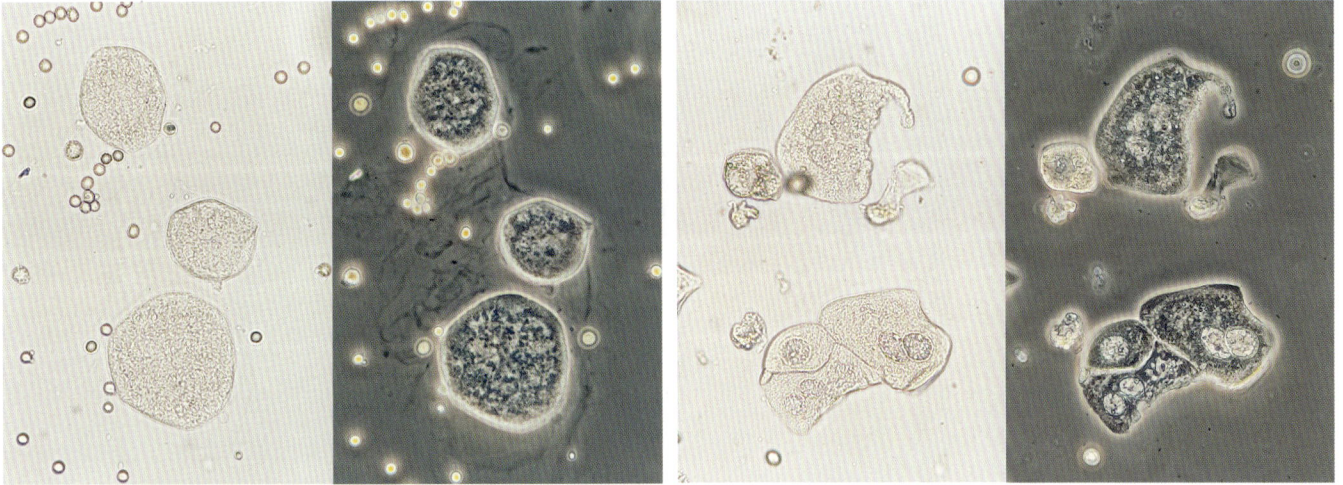

图 3-189 退化表层尿路上皮细胞,胞体大小不等,胞质颗粒感,但胞核消失不见(未染色,明视野+相差显微镜镜检,×400)

图 3-190 表层尿路上皮细胞,细胞不规则,相差显微镜观察,结构清晰(未染色,明视野+相差显微镜镜检,×400)

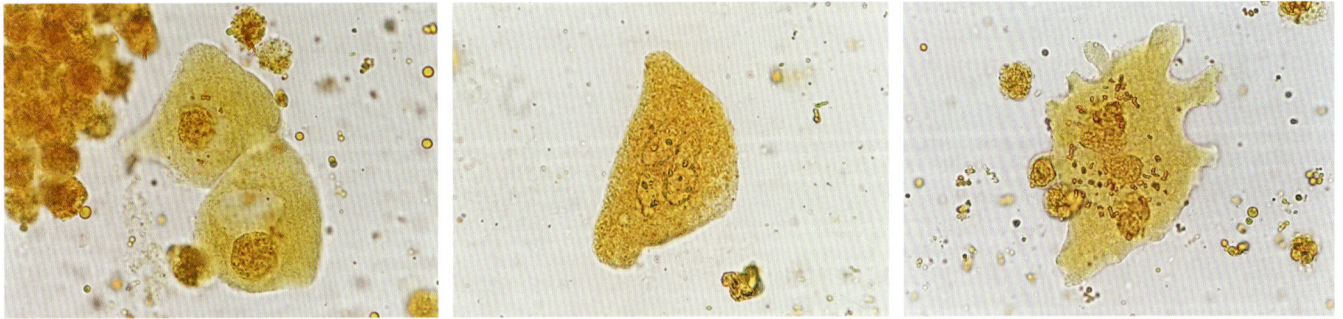

图 3-191 表层尿路上皮细胞(未染色,胆红素尿,×400)

细胞被黄染,体积偏大,胞质丰富、颗粒感明显,胞核大,一个或多个,染色质颗粒状,可见小核仁。

例如表层细胞也可以呈梭形或尾形,但这些细胞体积相对较大。此外,尿路上皮细胞与鳞状上皮细胞易混淆,可根据胞质颗粒及胞核大小进行鉴别,详见表 3-4。

表 3-4 表层尿路上皮细胞与鳞状上皮细胞鉴别要点

	表层尿路上皮细胞	表层鳞状上皮细胞
细胞大小	15~40μm	40~60μm
分布或排列	散在、成片或成团	散在或成片
形态	圆形或不规则形	扁平、不规则,边缘常折叠或卷曲
胞质	丰富、厚重,颗粒感明显	丰富、轻薄,偶见角质颗粒
细胞核	较大,圆形	核小、固缩,圆形或椭圆形,角化后无核
染色质	染色质颗粒状	染色质致密,着色较深
核仁	明显	无

2. **活体染色**　SM 染色后死体尿路上皮细胞胞质呈粉红色至紫红色,胞核着色偏深,可见小核仁;活体细胞胞质呈颗粒状、淡蓝色,胞核着色偏深(图 3-192~图 3-194)。S 染色死体表层尿路上皮细胞胞质紫红色,胞核呈蓝色,核仁深染(图 3-195);活体细胞不易着色,胞质略带粉色。

3. **瑞-吉染色**　表层尿路上皮细胞在瑞-吉染色后,胞质呈灰蓝色或蓝色,胞核圆形或卵圆形,染色质细致且均匀,呈紫红色,可见核仁(图 3-196~图 3-205)。

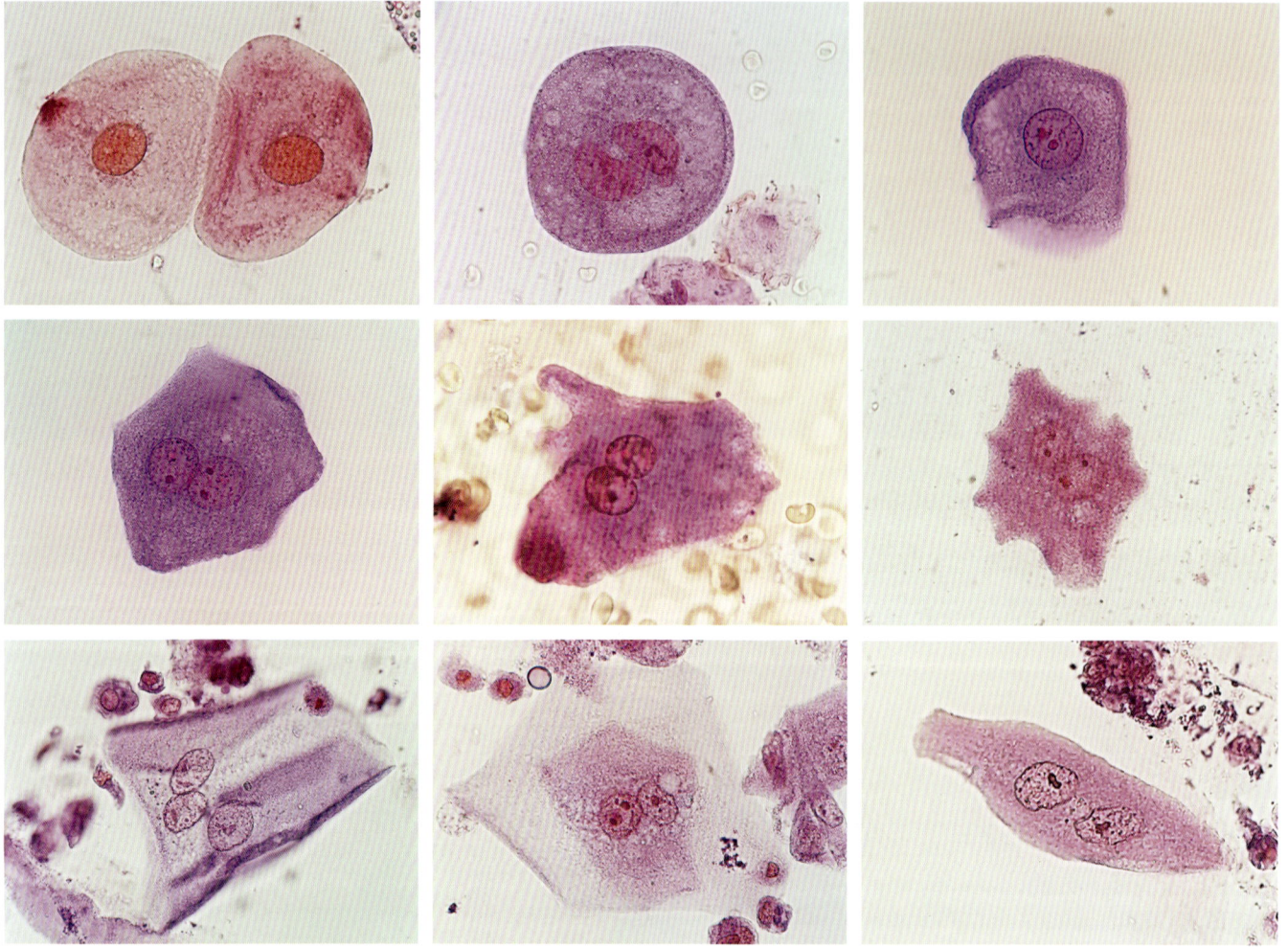

图 3-192 表层尿路上皮细胞（SM 染色，×1 000）

死体细胞易着色，受尿液 pH 值影响，颜色略有不同；活体染色保持了细胞原有的形态；表层尿路上皮细胞体积大，呈圆形或多边形，胞质丰富，颗粒感明显，胞核圆形，一个或多个，染色质颗粒状，核仁清晰可见。

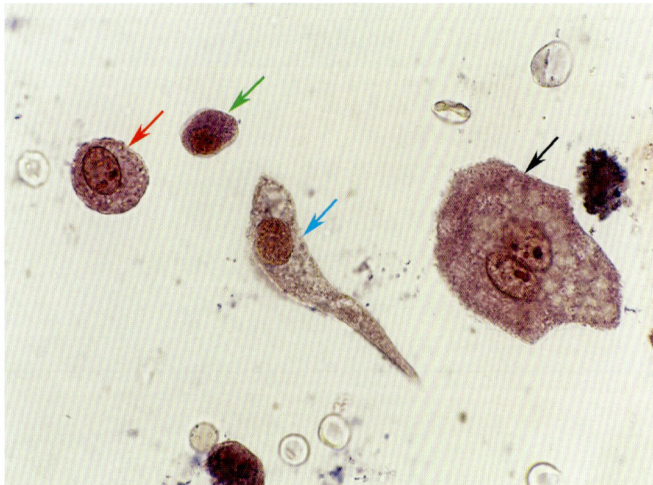

图 3-193 表层尿路上皮细胞（黑箭所指）、中层尿路上皮细胞（蓝箭所指）、底层尿路上皮细胞（红箭所指）、肾小管上皮细胞（绿箭所指）（SM 染色，×1 000）

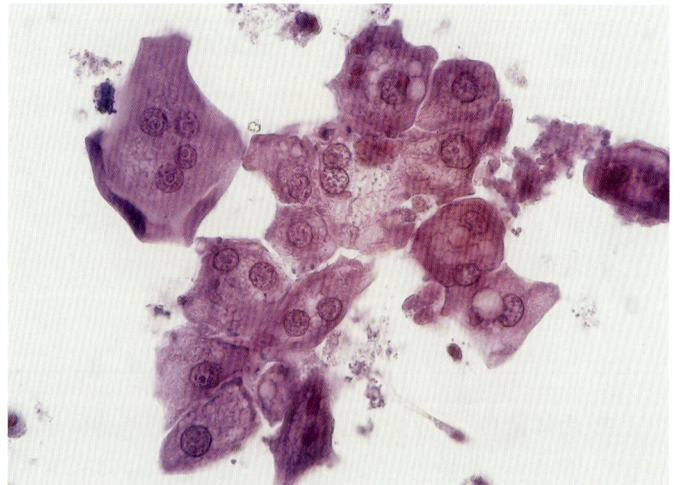

图 3-194 表层尿路上皮细胞，胞体大小不等，成片脱落，形态不规则（SM 染色，×1 000）

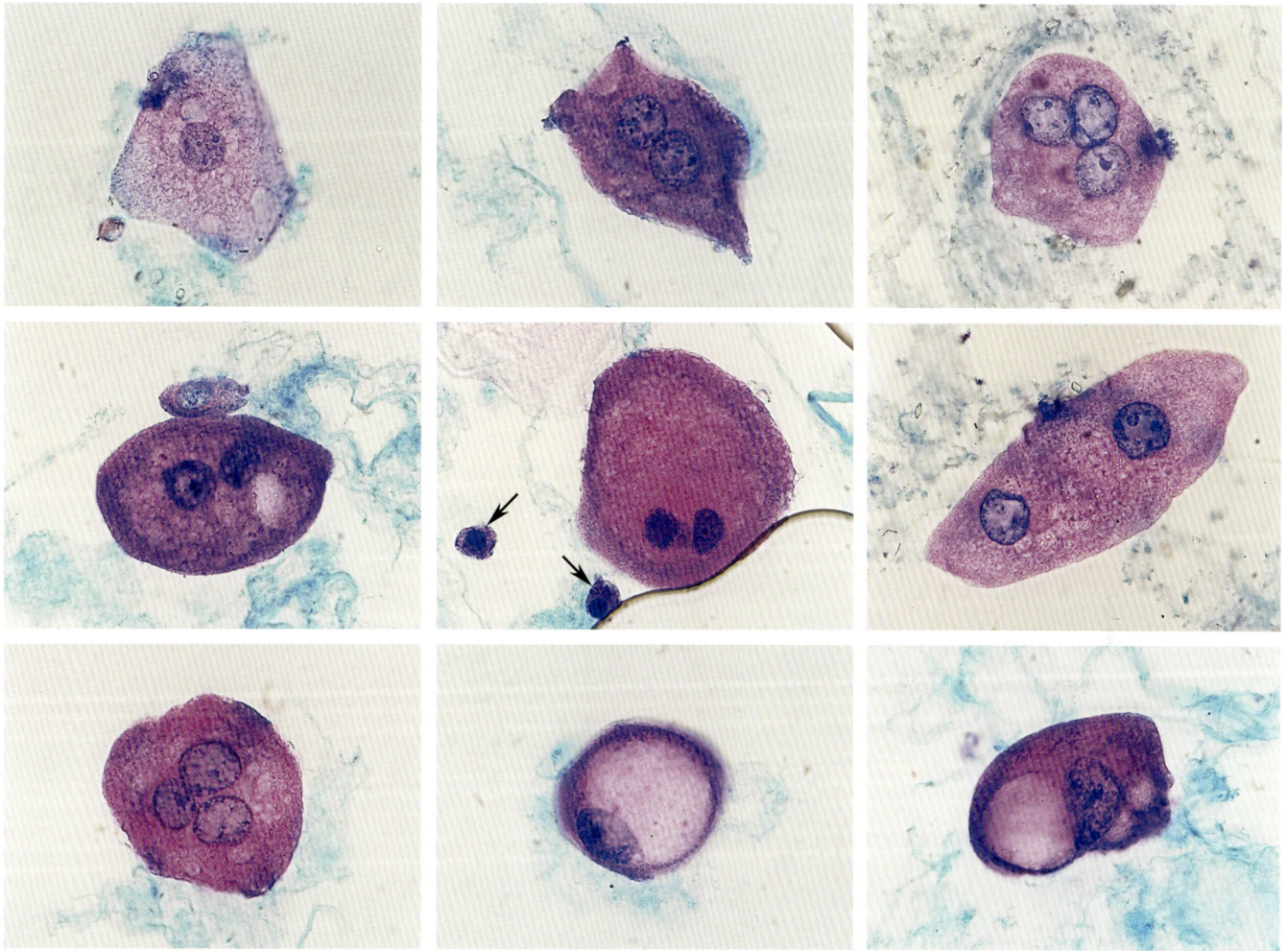

图 3-195 表层尿路上皮细胞（S 染色，×1 000）

S 染色后的尿路上皮细胞胞质呈紫红色，颗粒感明显，胞核呈蓝色，染色质颗粒状，核仁呈深蓝色；箭头所指细胞为肾小管上皮细胞，胞体偏小，胸核固缩。

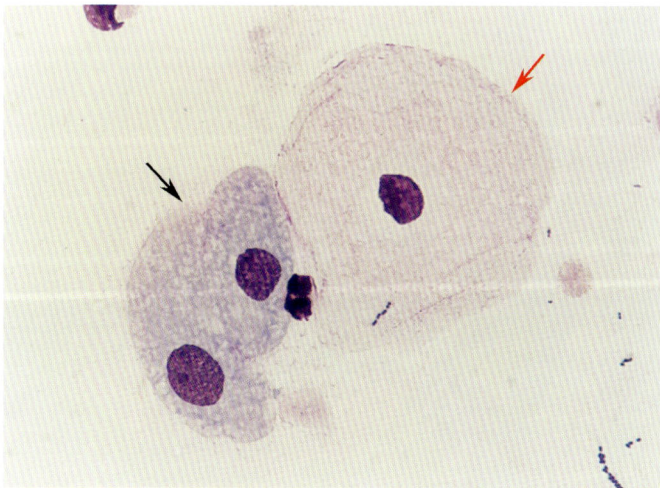

图 3-196 表层尿路上皮细胞（黑箭所指），胞质灰蓝色，胞核大，染色质颗粒状；鳞状上皮细胞（红箭所指），胞质薄，呈粉红色，胞核小，染色质固缩（瑞-吉染色，×1 000）

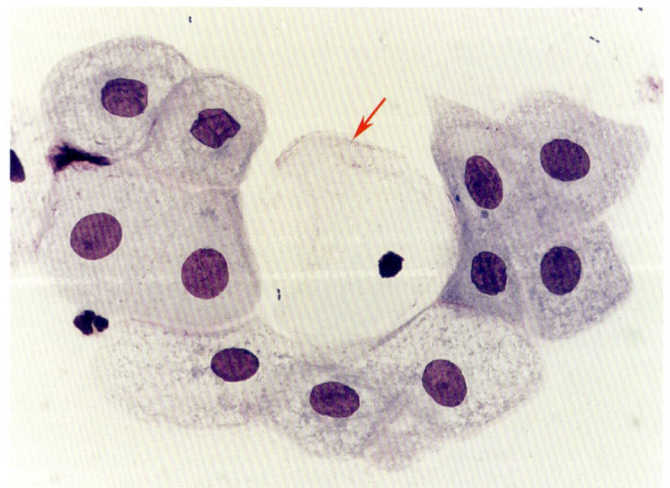

图 3-197 表层尿路上皮细胞，细胞成片分布；红箭所指为表层鳞状上皮细胞；来源于膀胱炎确诊病例（瑞-吉染色，×1 000）

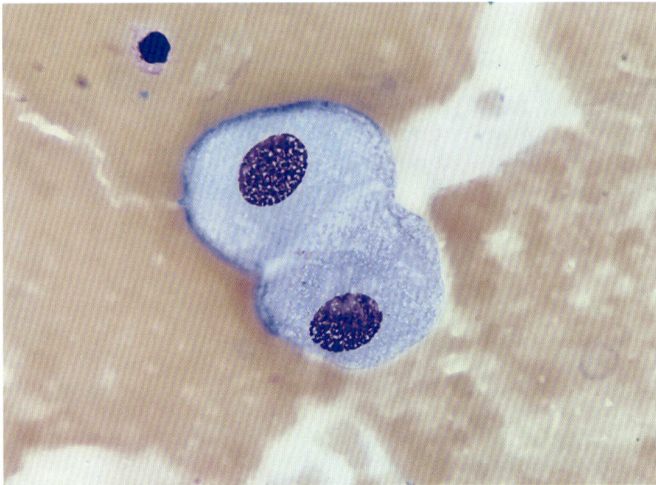

图 3-198 表层尿路上皮细胞,胞体为圆形,胞质丰富,呈蓝色,胞核圆形,染色质颗粒状;背景可见成片的红细胞;来源于膀胱结石确诊病例(瑞-吉染色,×1 000)

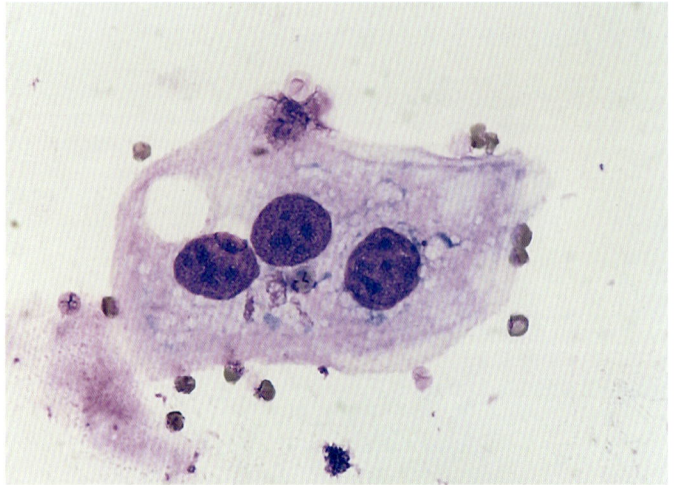

图 3-199 表层尿路上皮细胞,体积大,胞质丰富,多个核,胞核大,染色质颗粒状,核仁大而明显(瑞-吉染色,×1 000)

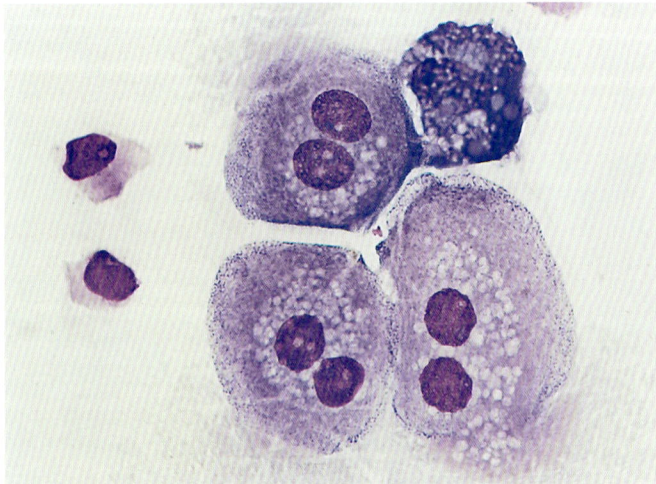

图 3-200 双核表层尿路上皮细胞,胞质丰富,其内可见少量脂质空泡,双核,染色质颗粒状(瑞-吉染色,×1 000)

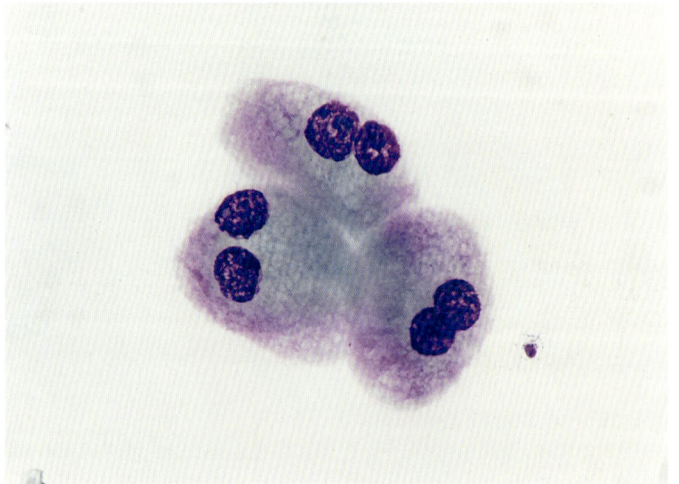

图 3-201 双核表层尿路上皮细胞,胞质灰蓝色,胞核呈紫红色(瑞-吉染色,×1 000)

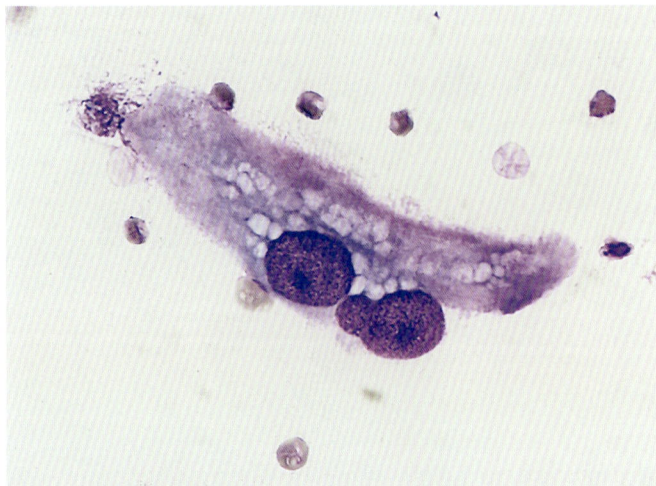

图 3-202 表层尿路上皮细胞,体积巨大,呈梭形,胞核大;注意不要将此类细胞划归到中层尿路上皮细胞(瑞-吉染色,×1 000)

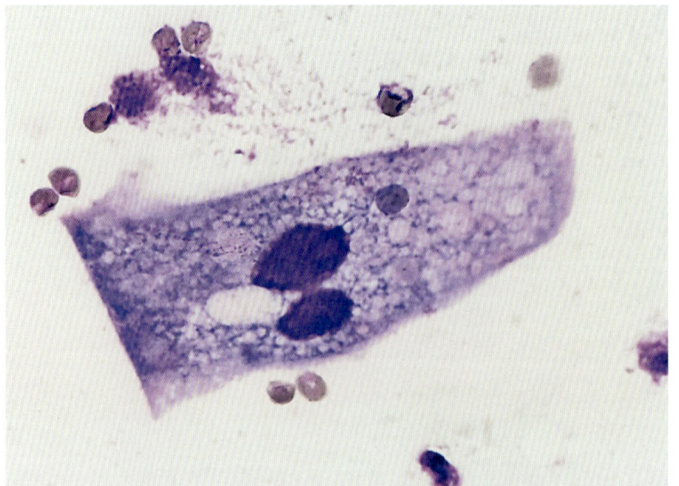

图 3-203 表层尿路上皮细胞,形态不规则,胞质丰富,呈泡沫样(瑞-吉染色,×1 000)

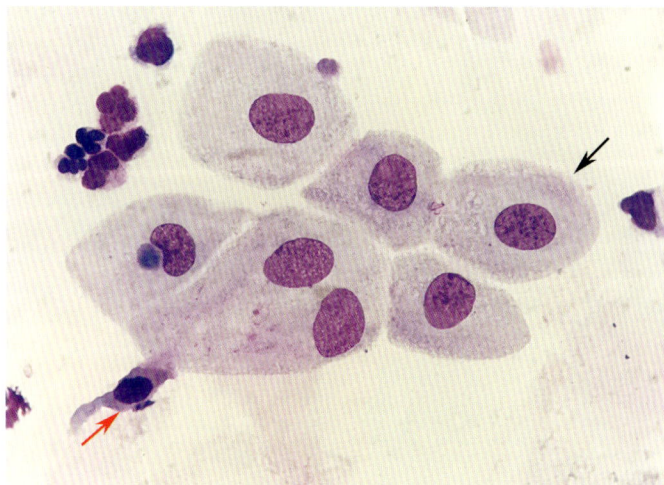

图 3-204　表层尿路上皮细胞（黑箭所指），细胞成片分布；肾小管上皮细胞（红箭所指）；来源于泌尿系统炎症确诊病例（瑞-吉染色，×1 000）

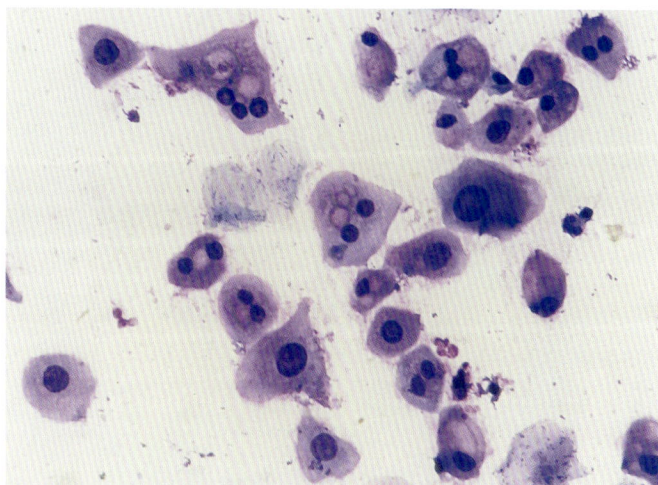

图 3-205　表层尿路上皮细胞，数量明显增多，胞体大小不等，单核、双核或多个核；来源于膀胱炎确诊病例（瑞-吉染色，×200）

　　尿液中出现少量的表层尿路上皮细胞一般无临床意义；在泌尿系统炎症（如膀胱炎、肾盂肾炎等）、结石及尿路上皮机械性损伤时，表层尿路上皮细胞脱落增多，且常伴有大量白细胞。在一些病例中还可以发现成片脱落的表层尿路上皮细胞或伴有中底层尿路上皮细胞出现。

（二）中层尿路上皮细胞

　　1. **未染色**　中层尿路上皮细胞与表层细胞特征类似，胞质量偏少，核质比高。该类细胞胞体相对偏小，约为 20～30μm，胞体呈圆形、尾形、梨形、梭形或不规则形；胞质呈颗粒状；胞核稍大，圆形或椭圆形，居中或稍偏位；核染色质颗粒状、均匀，核仁隐约或明显可见（图 3-206）。胆红素尿的中层尿路上皮细胞呈深黄色（图 3-207）。

　　2. **活体染色**　中层尿路上皮细胞 SM 染色效果同表层尿路上皮细胞（图 3-208）。

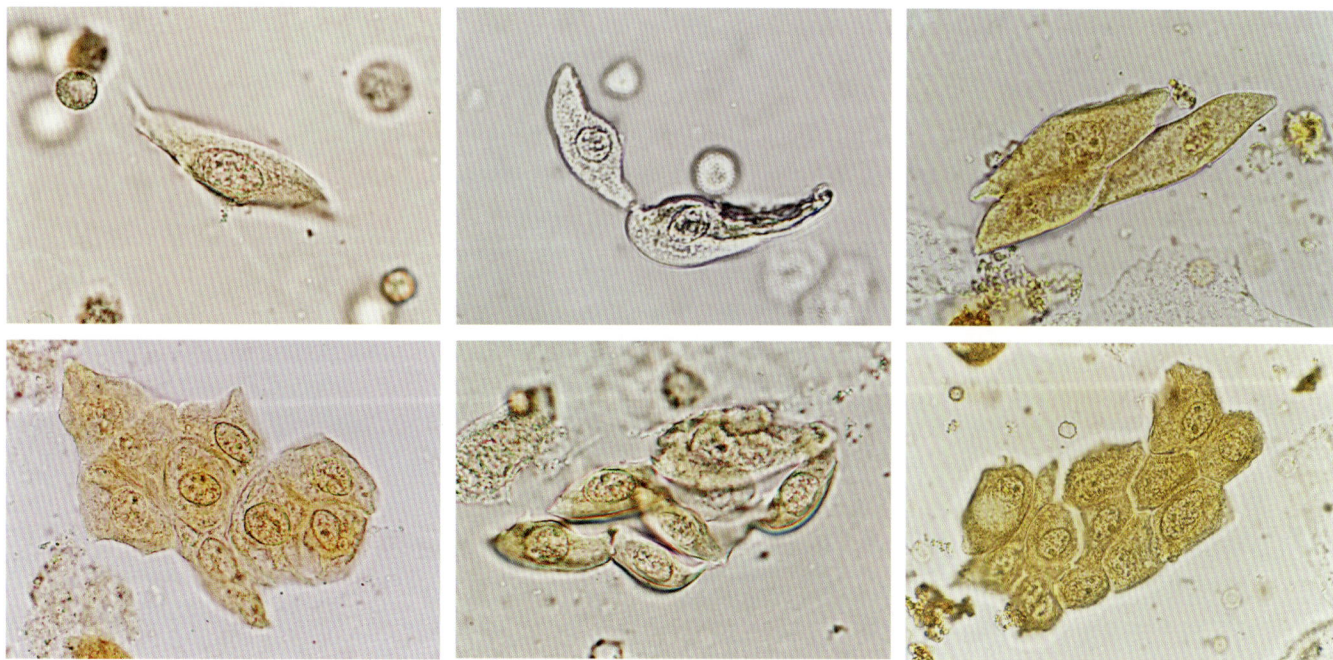

图 3-206　中层尿路上皮细胞（未染色，×1 000）
细胞单个散在或成片分布，胞体呈圆形、梭形或不规则，胞质颗粒感明显，胞核大、染色质颗粒状，可见小核仁。

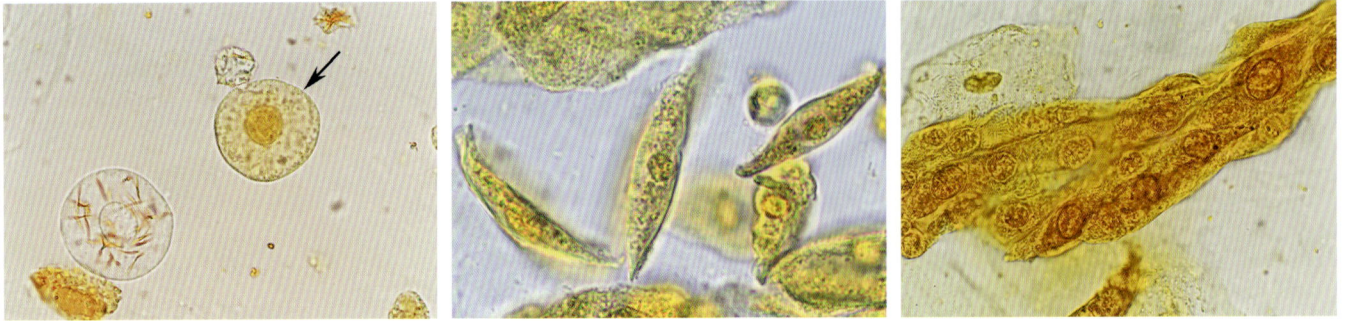

图3-207 中层尿路上皮细胞（未染色,胆红素尿,×1 000）
胆红素尿中的尿路上皮细胞呈深黄色,即使不染色,细胞结构也很清晰。

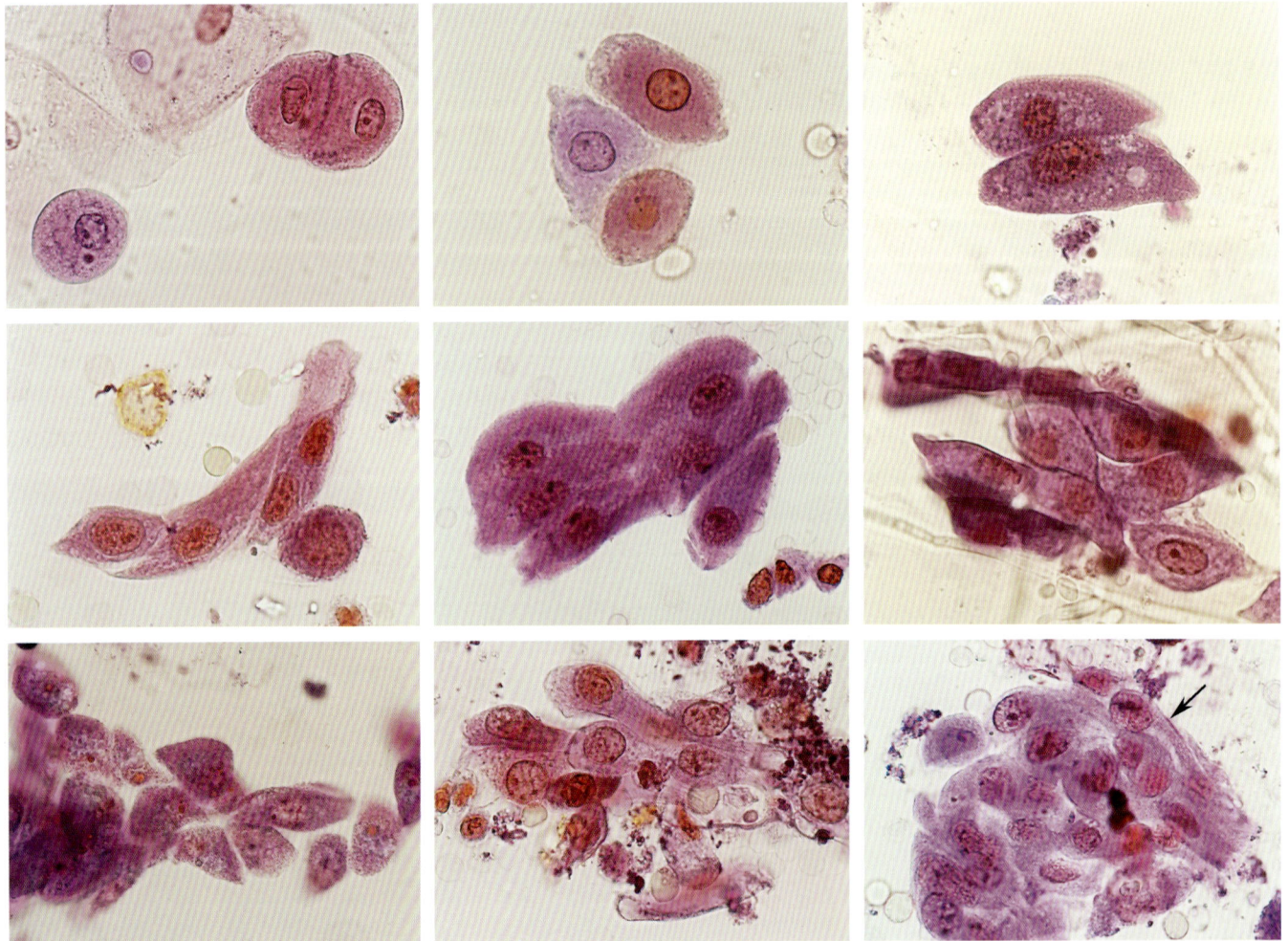

图3-208 中层尿路上皮细胞（SM染色,×1 000）
胞体呈圆形、梭形或不规则形;死体尿路上皮细胞易着色,胞质厚重、颗粒感明显（与鳞状上皮细胞主要的鉴别点）;胞核偏大,圆形或椭圆形;染色质颗粒状,核仁明显。

中层尿路上皮细胞散在或成片分布,偶见双核细胞,S染色效果同表层尿路上皮细胞（图3-209）。

3. 瑞-吉染色 中层尿路上皮细胞瑞-吉染色胞质呈灰蓝色或蓝色,胞核呈紫红色（图3-210）。

中层尿路上皮细胞多来自肾盂,有时亦可来自输尿管和膀胱颈部,大量脱落提示肾盂肾炎或膀胱炎,可伴中性粒细胞增多。结石、肿瘤或导尿造成的机械性损伤可使中层尿路上皮细胞脱落。需要注意的是,梭形尿路上皮细胞需要与肾小管上皮细胞、角化型鳞癌细胞进行区别,尿路上皮细胞结构简单,角化型鳞癌细胞异型性明显。

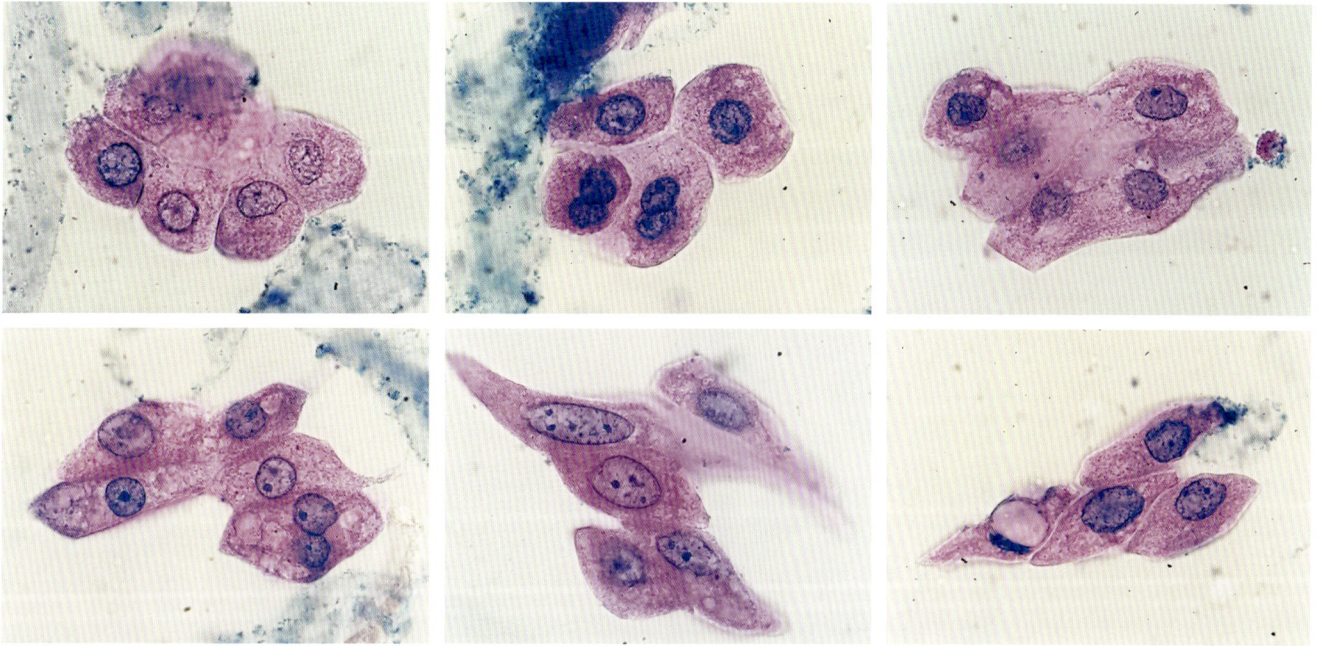

图 3-209 中层尿路上皮细胞（S 染色，×1 000）
胞体呈圆形、梭形或尾形，胞质颗粒感明显，呈紫红色，胞核呈蓝色，核仁深染。

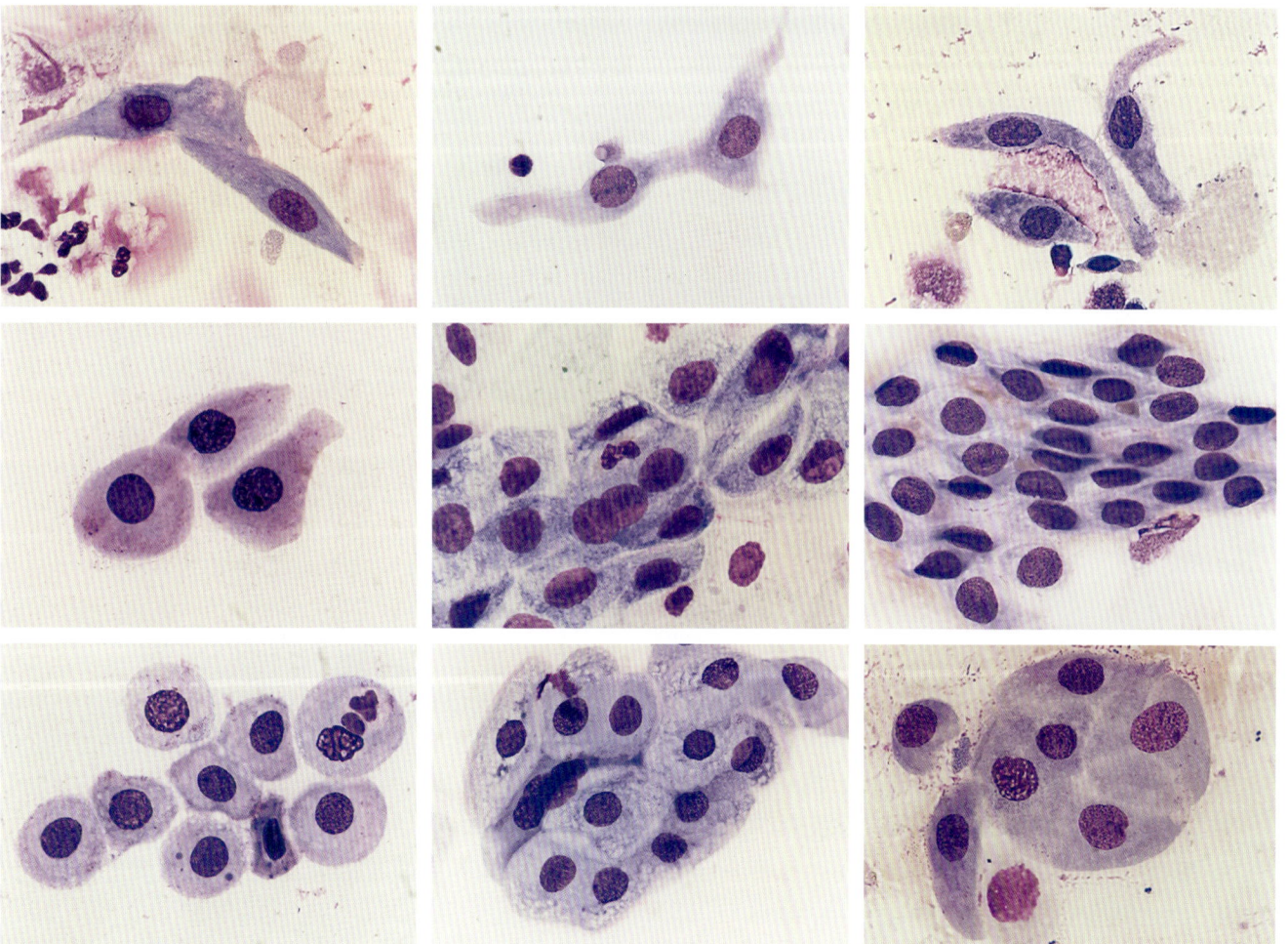

图 3-210 中层尿路上皮细胞（瑞-吉染色，×1 000）
细胞单个散在或成片分布，胞体呈圆形、梭形或不规则形，胞质灰蓝色或蓝色，胞核呈紫红色。

（三）底层尿路上皮细胞

底层尿路上皮细胞胞体呈圆形或类圆形，15~30μm，有时与肾小管上皮细胞不易区分，但两者临床意义不同，在临床检验工作中需要认真观察，抓住细胞主要特征，必要时可用染色法进一步区分。

1. **未染色** 细胞呈圆球形，结构立体，散在、成堆或成团分布，胞质颗粒感明显，高核质比，有时看不清细胞核；在相差显微镜下观察，结构清晰，可以观察到胞质厚重，呈颗粒感（图3-211、图3-212）。胆红素尿中的细胞多呈黄染，不需要染色，结构就已经很清晰（图3-213、图3-214）。

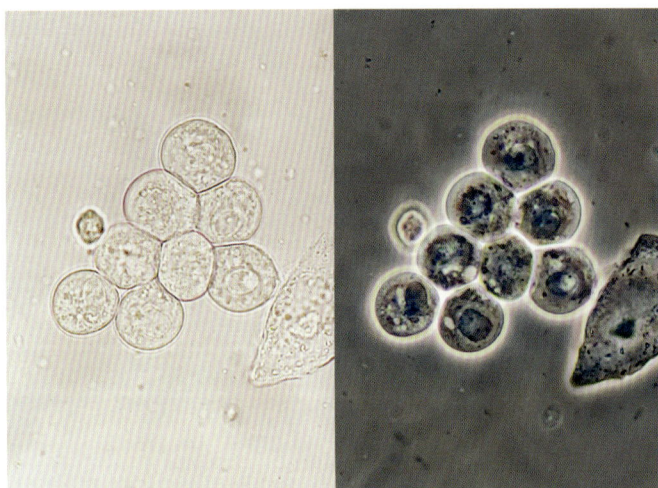

图 3-211 底层尿路上皮细胞，体积偏小，呈圆形，相差显微镜观察胞核结构清晰（未染色，明视野+相差显微镜镜检，×1 000）

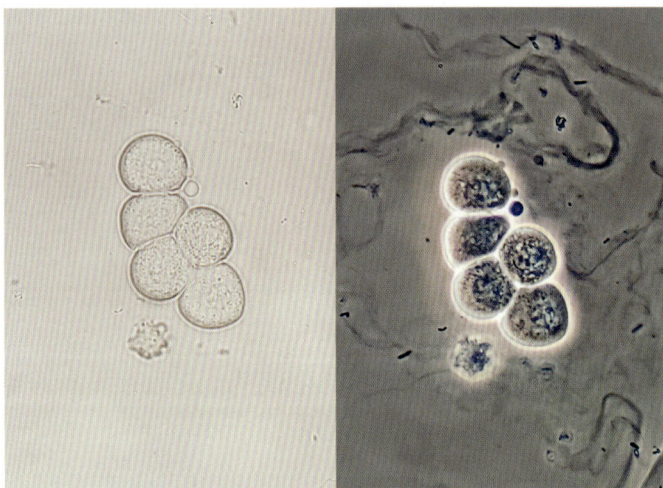

图 3-212 底层尿路上皮细胞，胞质厚重，胞核结构不清（未染色，明视野+相差显微镜镜检，×1 000）

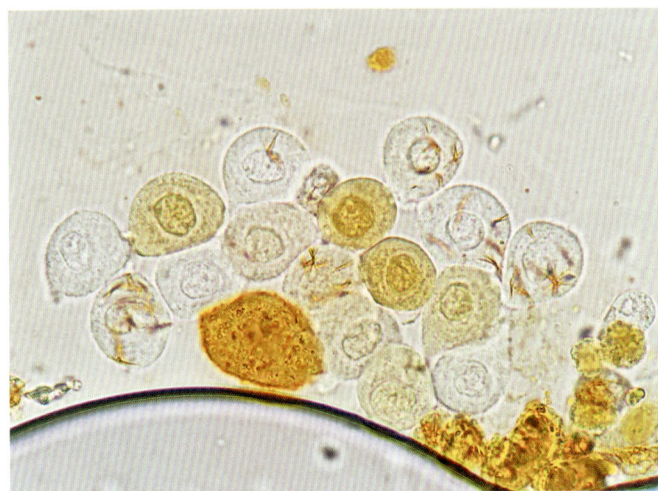

图 3-213 底层尿路上皮细胞，部分细胞内析出胆红素结晶（未染色，胆红素尿，×1 000）

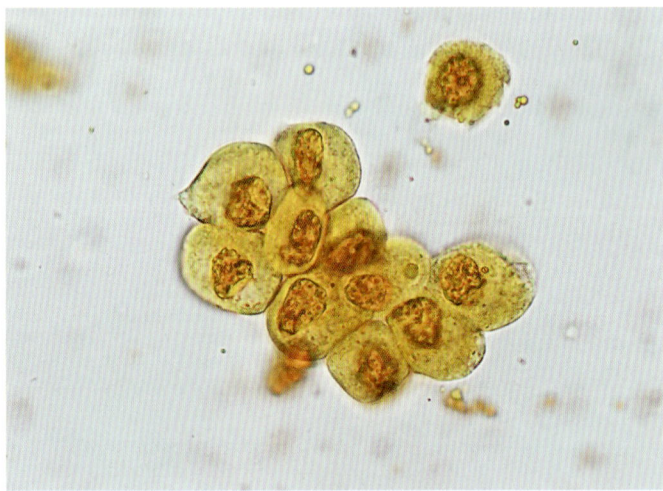

图 3-214 底层尿路上皮细胞，与肾小管上皮细胞形态相似；来源于肝硬化确诊病例（未染色，胆红素尿，×1 000）

2. **活体染色** SM染色可以区分上皮细胞的死活，死体细胞易着色，活体细胞不易着色（图3-215~图3-224）。

底层尿路上皮细胞S染色效果同表层尿路上皮细胞（图3-225~图3-226）。

3. **瑞-吉染色** 底层尿路上皮细胞与中层尿路上皮细胞相比，胞体偏小，胞质量偏少，着色偏深，核质比高，染色质颗粒状，有的细胞可见小核仁（图3-227~图3-236）。

底层尿路上皮细胞来自肾盂、输尿管、膀胱及尿道等部位，健康人尿液偶见底层尿路上皮细胞，若见大量出现或成片脱落，多见于肾盂肾炎、膀胱炎等；此外，膀胱镜或膀胱冲洗等机械性损伤也可使底层尿路上皮细胞大量脱落。

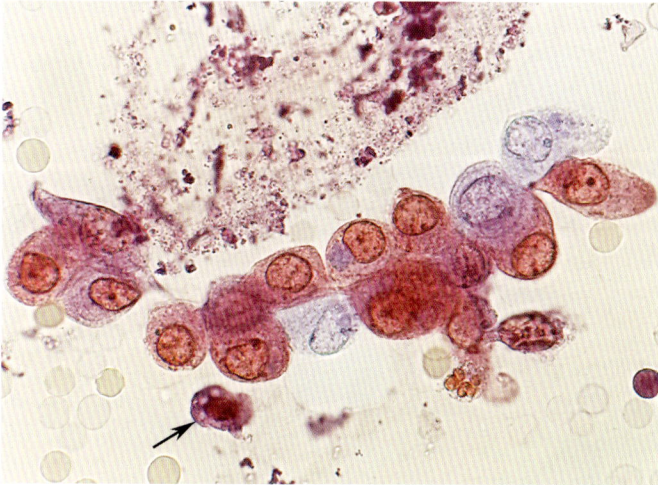

图 3-215 底层尿路上皮细胞,胞体偏小,核质比高;箭头所指为肾小管上皮细胞;来源于输尿管结石确诊病例(SM 染色,×1 000)

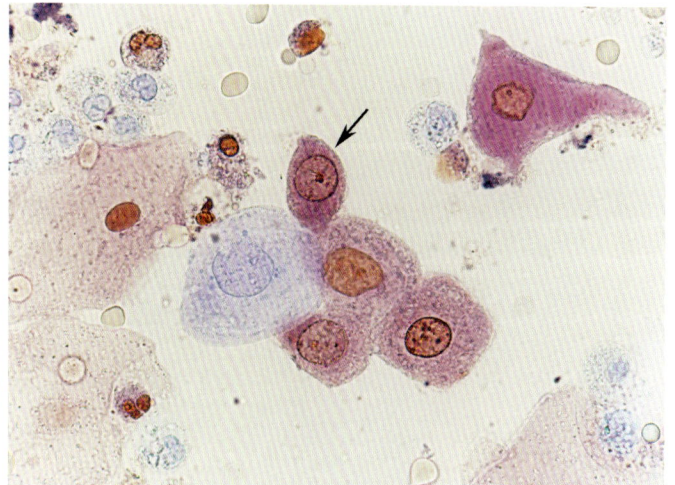

图 3-216 底层尿路上皮细胞(箭头所指),核质比高(SM 染色,×1 000)

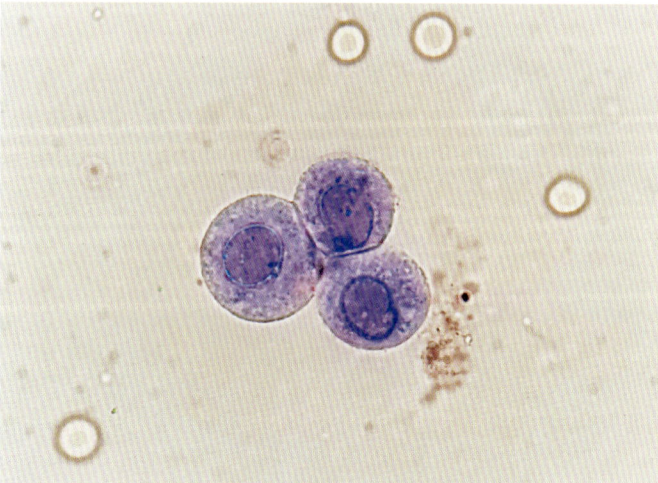

图 3-217 底层尿路上皮细胞,活体细胞不易着色(SM 染色,×1 000)

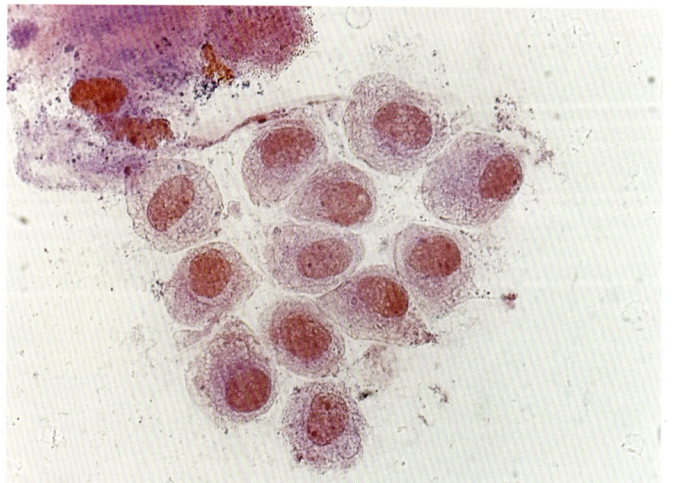

图 3-218 底层尿路上皮细胞,胞质量中等,胞核大,核质比高(SM 染色,×1 000)

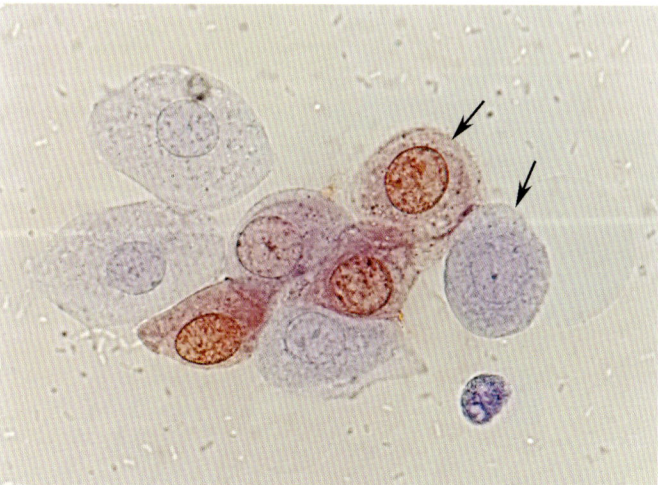

图 3-219 底层尿路上皮细胞(箭头所指),胞质颗粒状,胞核大,核质比高(SM 染色,×1 000)

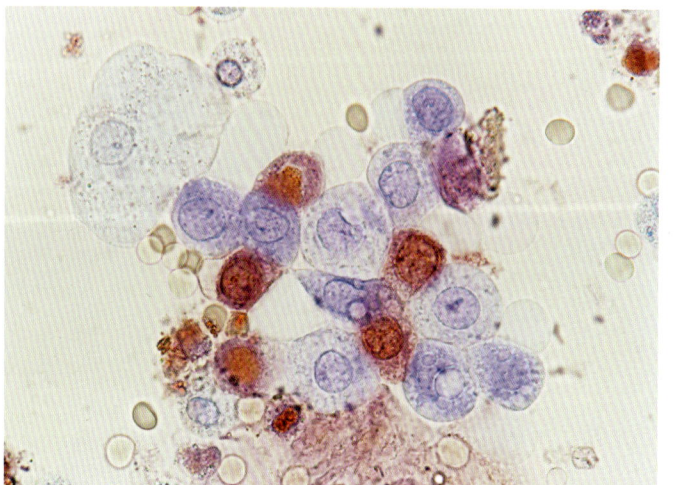

图 3-220 底层尿路上皮细胞,细胞数量较多,染色后的细胞结构清晰(SM 染色,×1 000)

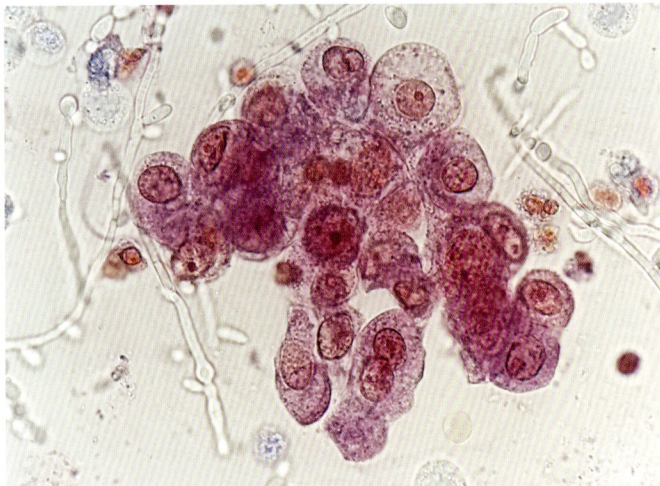

图 3-221 底层尿路上皮细胞,细胞边界不清,成片分布;背景可见菌丝;来源于膀胱炎确诊病例(SM 染色,×1 000)

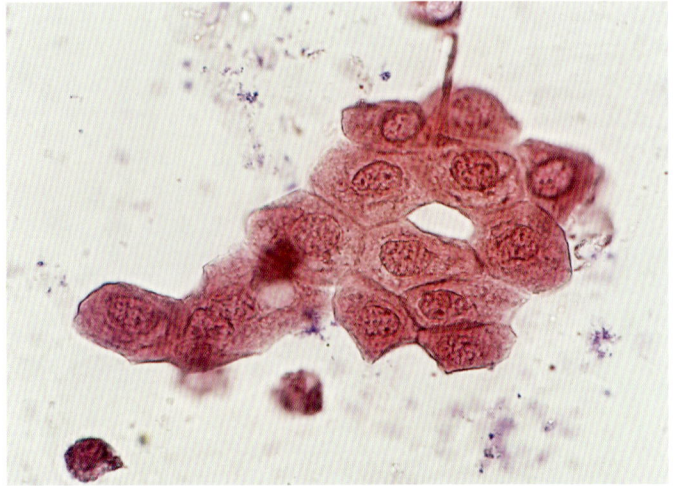

图 3-222 底层尿路上皮细胞,细胞成片脱落,核质比高(SM 染色,×1 000)

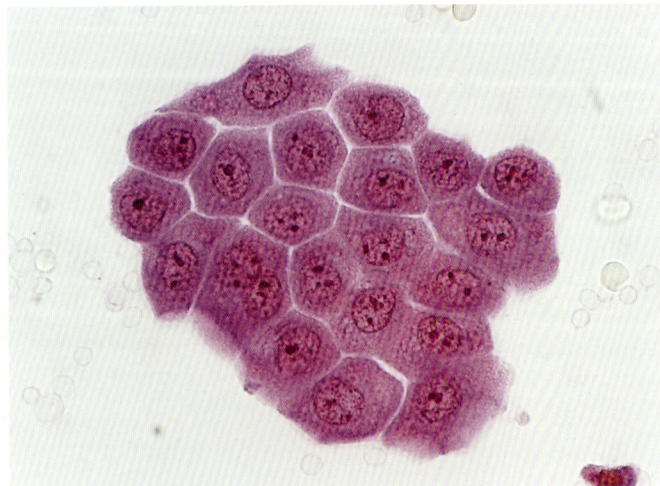

图 3-223 底层尿路上皮细胞,细胞成片分布,胞体及胞核大小基本一致,胞体不规则,与肾小管上皮细胞不易区别(SM 染色,×1 000)

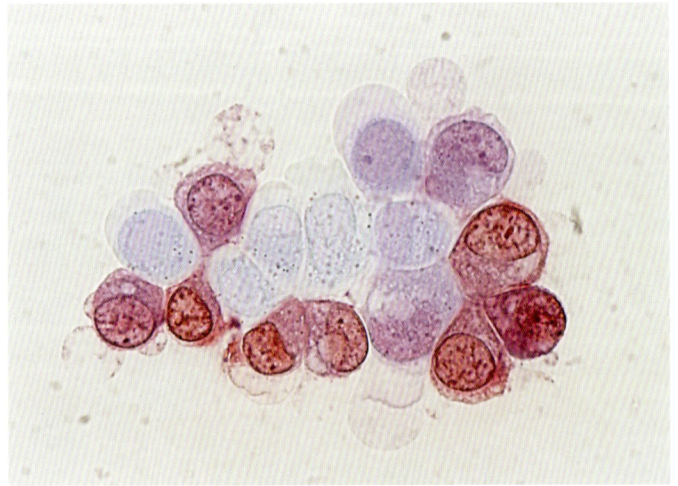

图 3-224 底层尿路上皮细胞,细胞成片分布,因加盖玻片,胞质外溢,形成透明的空泡(SM 染色,×1 000)

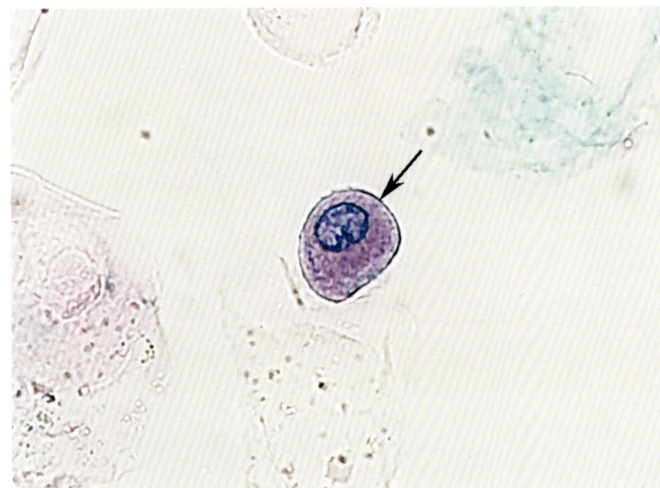

图 3-225 底层尿路上皮细胞(箭头所指),体积偏小;核质比高(S 染色,×1 000)

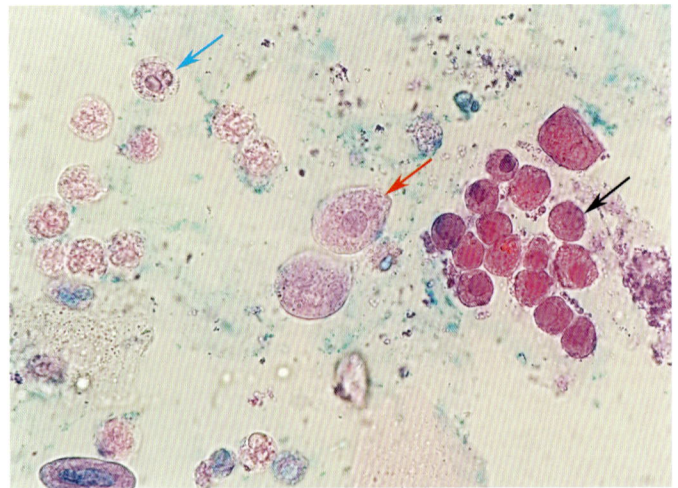

图 3-226 底层尿路上皮细胞(红箭所指),白细胞(蓝箭所指),肾小管上皮细胞(黑箭所指)(S 染色,×400)

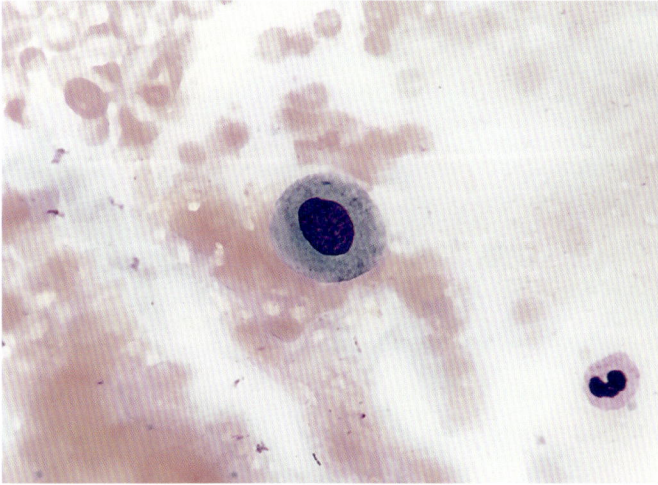

图 3-227 底层尿路上皮细胞,背景可见大量红细胞;来源于输尿管结石确诊病例(瑞-吉染色,×1 000)

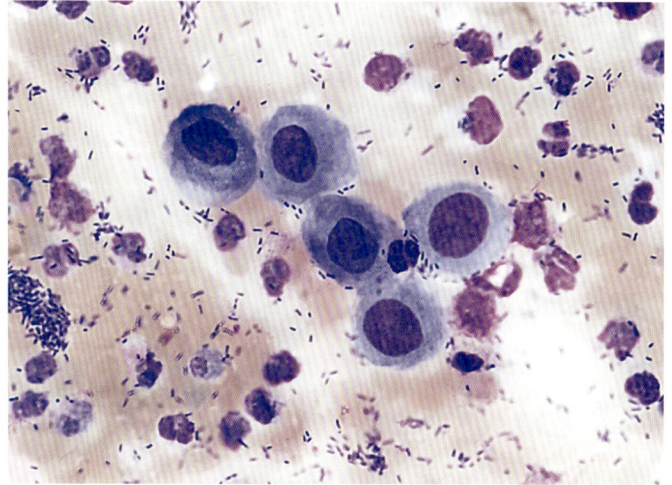

图 3-228 底层尿路上皮细胞,背景可见大量细菌及中性粒细胞;来源于膀胱炎确诊病例(瑞-吉染色,×1 000)

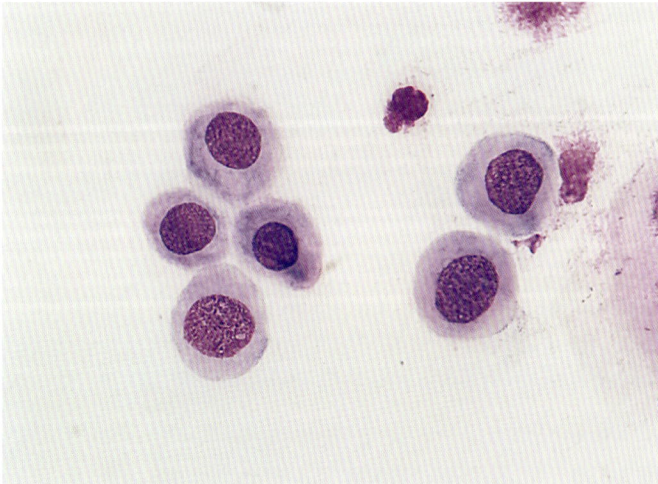

图 3-229 底层尿路上皮细胞,来源于泌尿系统炎症确诊病例(瑞-吉染色,×1 000)

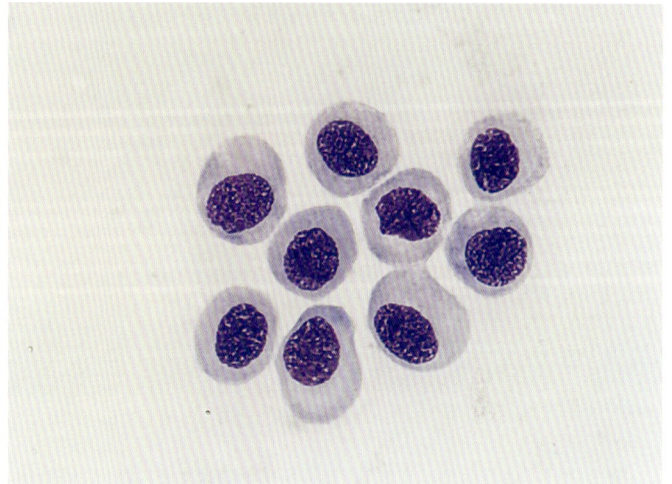

图 3-230 底层尿路上皮细胞,胞体大小基本一致,胞质量少,核质比高(瑞-吉染色,×1 000)

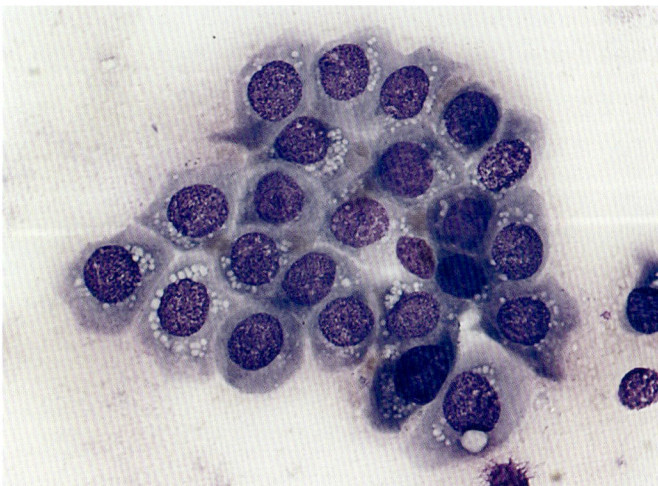

图 3-231 底层尿路上皮细胞,细胞成片分布,核质比高;但胞核结构简单,染色质颗粒状,可见小核仁(瑞-吉染色,×1 000)

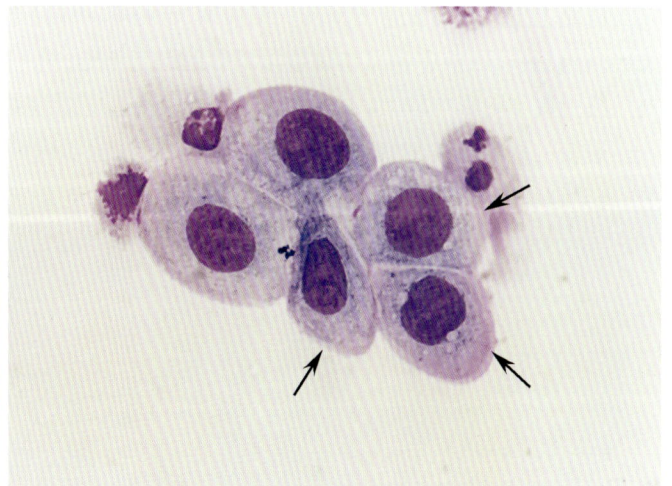

图 3-232 底层尿路上皮细胞(箭头所指),细胞成片分布(瑞-吉染色,×1 000)

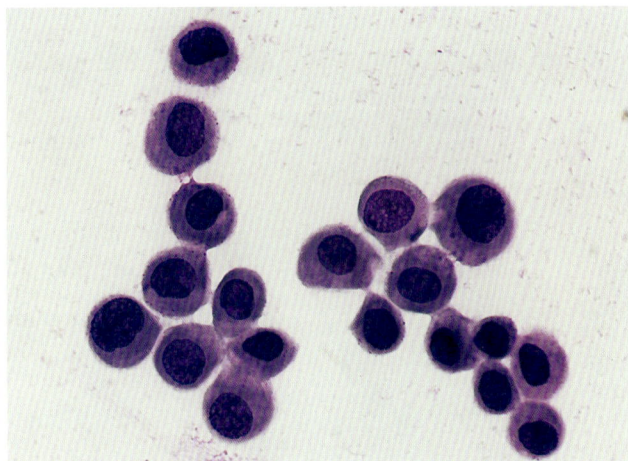

图 3-233 底层尿路上皮细胞,细胞数量较多,着色偏深(瑞-吉染色,×1 000）

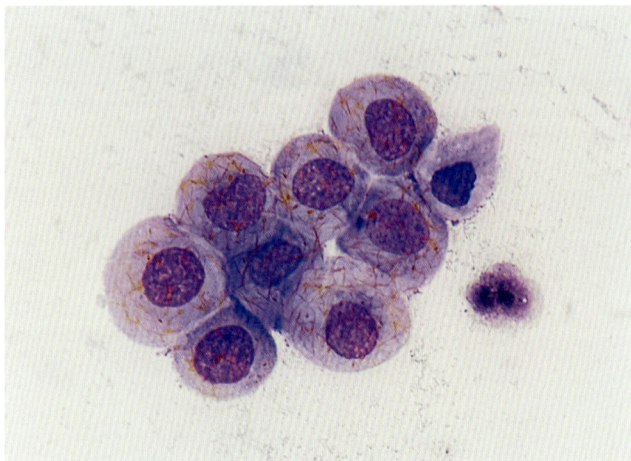

图 3-234 底层尿路上皮细胞,细胞内析出针束状胆红素结晶;来源于胆红素尿液(瑞-吉染色,×1 000）

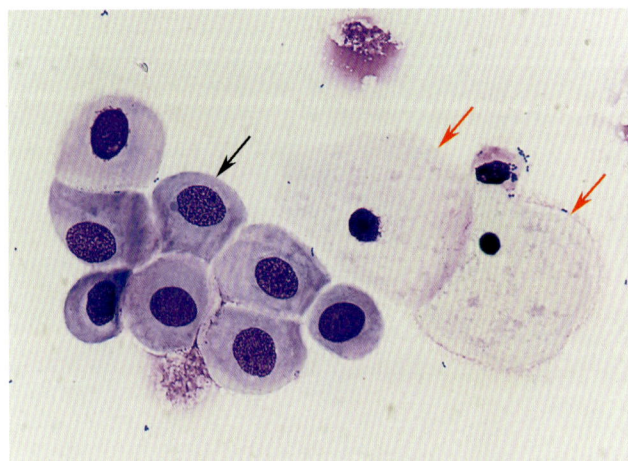

图 3-235 底层尿路上皮细胞(黑箭所指),鳞状上皮细胞(红箭所指)(瑞-吉染色,×1 000）

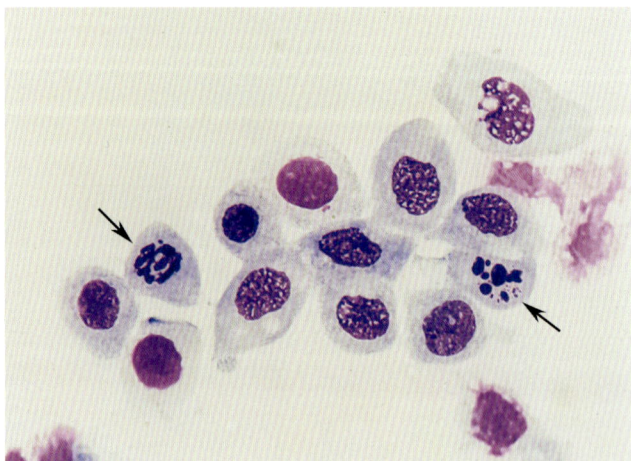

图 3-236 凋亡底层尿路上皮细胞(箭头所指),胞核碎裂、溶解(瑞-吉染色,×1 000）

（四）退变尿路上皮细胞

尿路上皮细胞有正常的新陈代谢周期,若脱落的尿路上皮细胞在膀胱内停留时间较长也会发生退变;细菌性炎症或某些病毒感染,尿液中也可出现数量不等的退变细胞;陈旧性尿液或碱性尿液,尿路上皮细胞易发生退变;此外,放化疗对尿路上皮细胞影响较大,也可出现与退变尿路上皮细胞类似的形态。

退变的尿路上皮细胞体积增大,形态不规则;胞质内可见脂肪颗粒、变性颗粒及大小不等的空泡等;细胞核肿胀、碎裂,直至细胞溶解(图 3-237、图 3-238）。

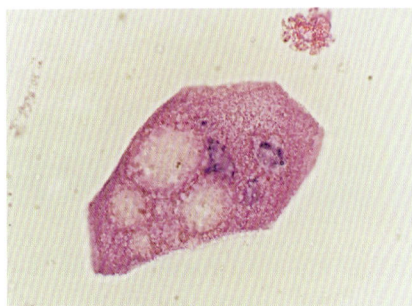

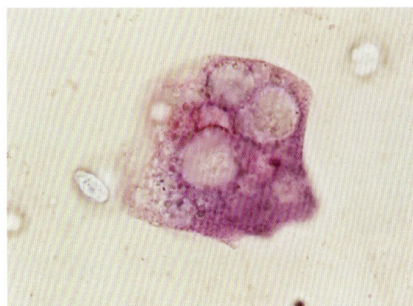

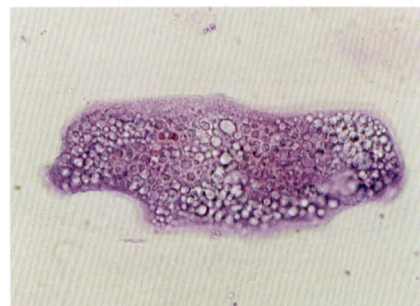

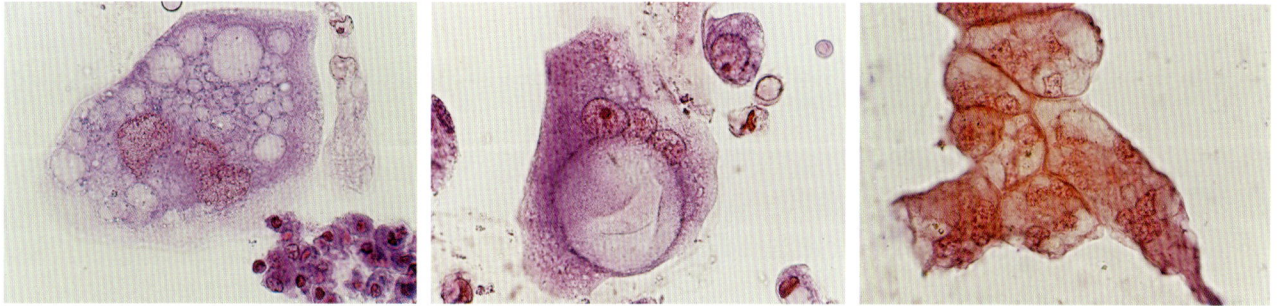

图 3-237 退化尿路上皮细胞（SM 染色，×1 000）
胞质内可见数量不等、大小不一的空泡，有的细胞内可见大量脂肪颗粒；胞核肿胀、碎裂或溶解。

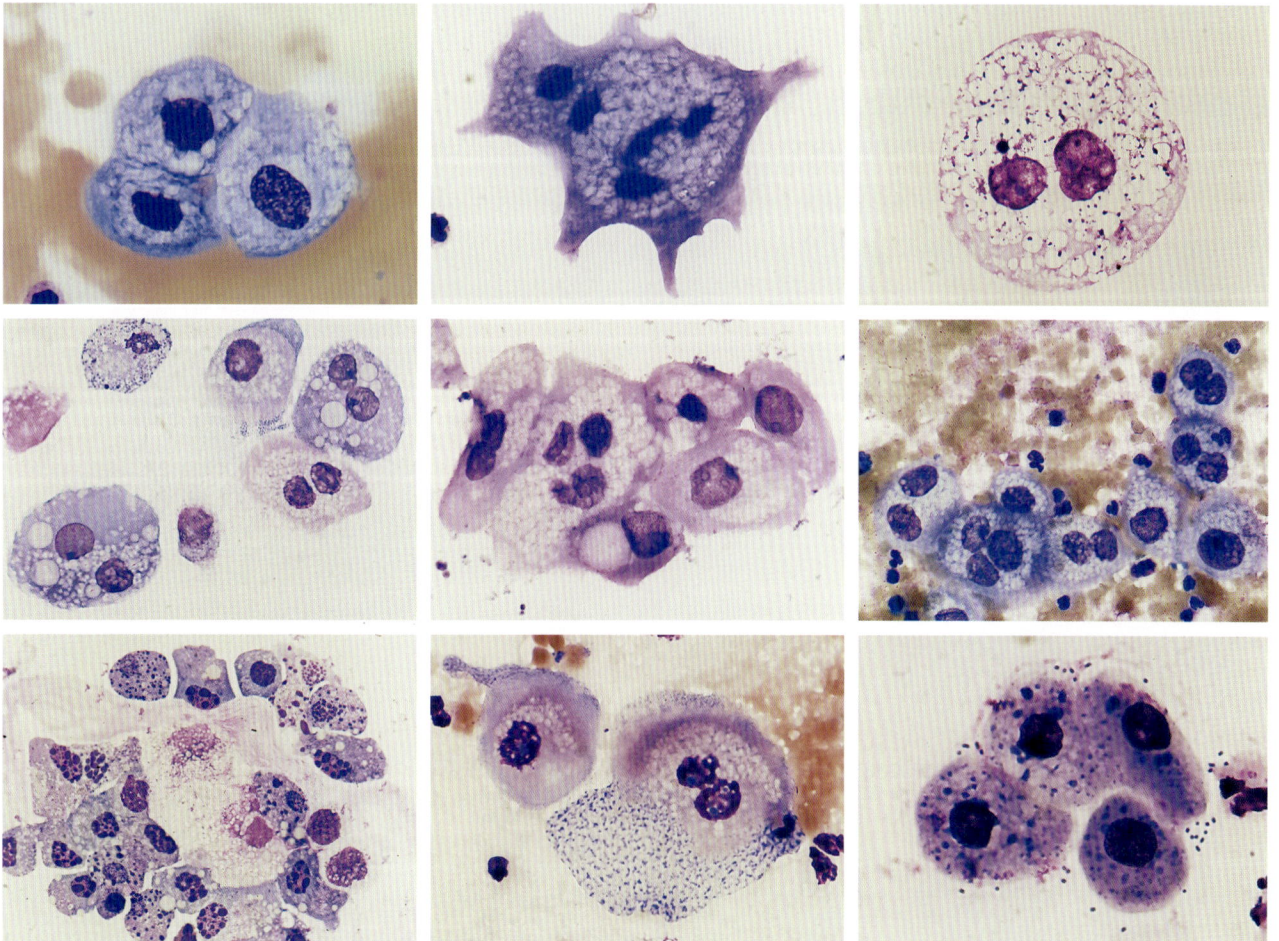

图 3-238 退化尿路上皮细胞（瑞-吉染色，×1 000）
胞质内可见数量不等的脂质空泡或变性颗粒，胞核固缩或呈网状。

（五）多核巨细胞

1. **未染色** 多核巨细胞与尿路上皮细胞具有相同的胞质及染色质结构，该类细胞体积差异性较大，部分细胞可达数百微米；胞体不规则，呈多边形或不规则形；胞质丰富、颗粒感明显，有时可见大小不等的空泡、脂肪颗粒、胞质内包涵体；胞核数个到数十个，圆形或椭圆形，胞核大小基本一致，有时可见核内包涵体（图 3-239～图 3-242）。胆红素尿中的细胞呈深黄色，细胞结构清晰（图 3-243、图 3-244）。

多核巨细胞本质是尿路上皮细胞，增多见于单纯性疱疹病毒、风疹病毒、巨细胞病毒及人乳头瘤病毒感染；也可见于放射治疗或导尿管插入治疗后。

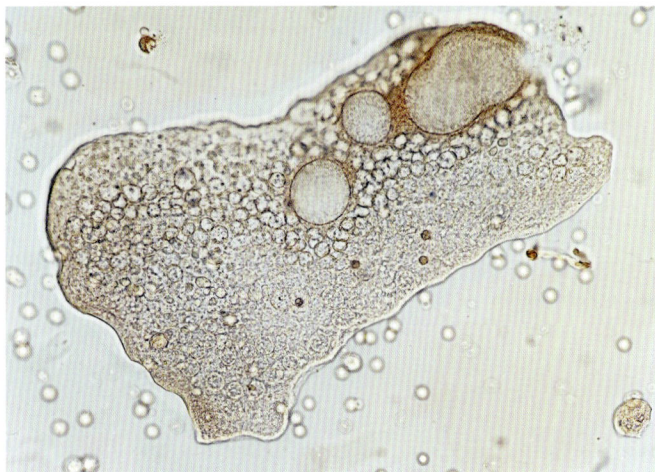

图 3-239 多核巨细胞,胞体巨大,胞质内可见体积巨大的空泡,胞核数十个,大小基本一致(未染色,×200)

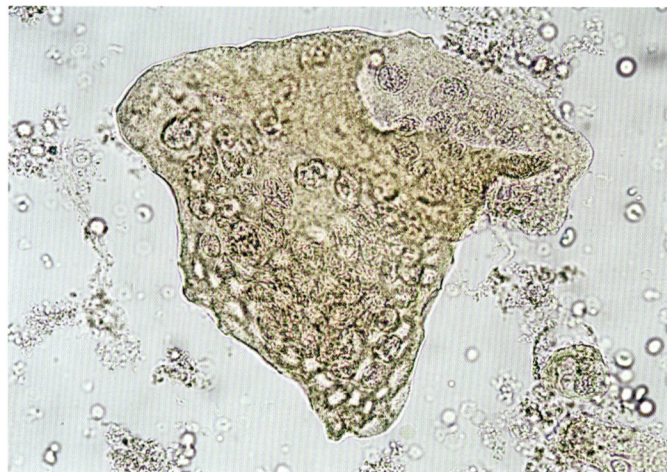

图 3-240 多核巨细胞,胞体巨大,形态不规则,胞核数十个(未染色,×400)

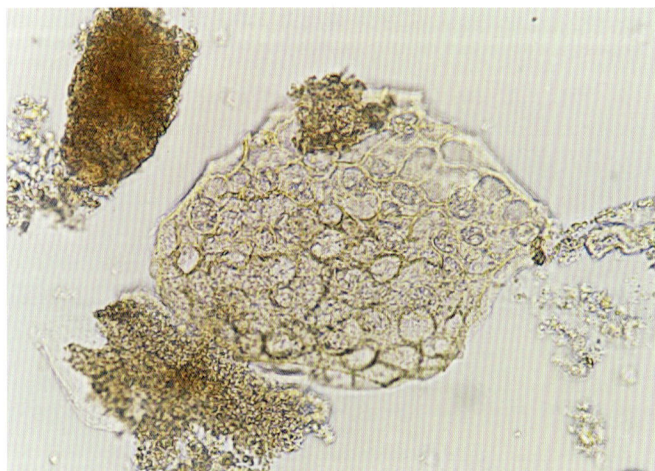

图 3-241 多核巨细胞,胞质内可见大量空泡,多个核,未染色结构不清晰;来源于巨细胞病毒感染确诊病例(未染色,×400)

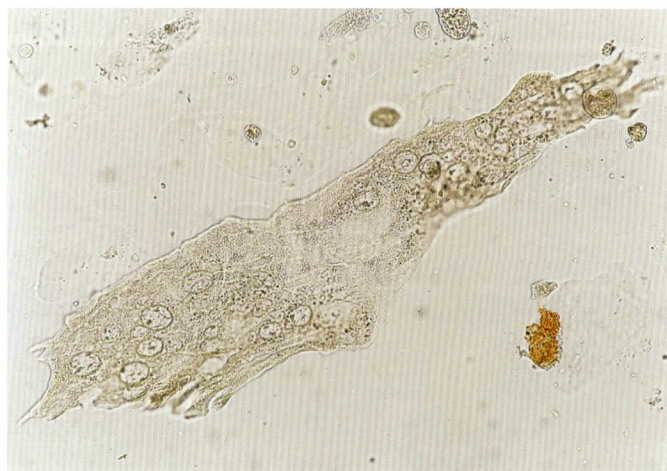

图 3-242 多核巨细胞,胞体形态不规则,胞核数量较多,散在分布于细胞内;来源于导尿标本(未染色,×400)

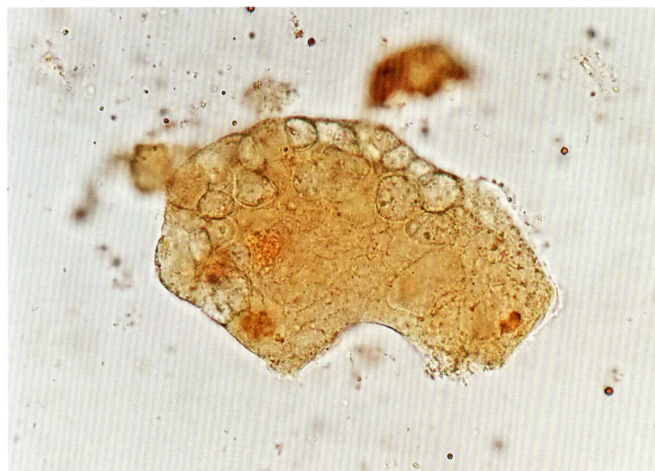

图 3-243 多核巨细胞,胞体巨大,多个核(胆红素尿,未染色,×1 000)

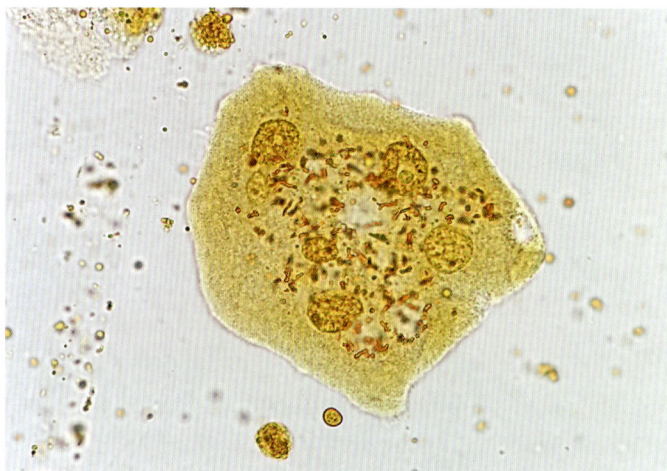

图 3-244 多核巨细胞,胞质内析出大量胆红素结晶(胆红素尿,未染色,×1 000)

2. 活体染色 多核巨细胞活体染色（S 染色、SM 染色）效果同表层尿路上皮细胞（图 3-245～图 3-254）。

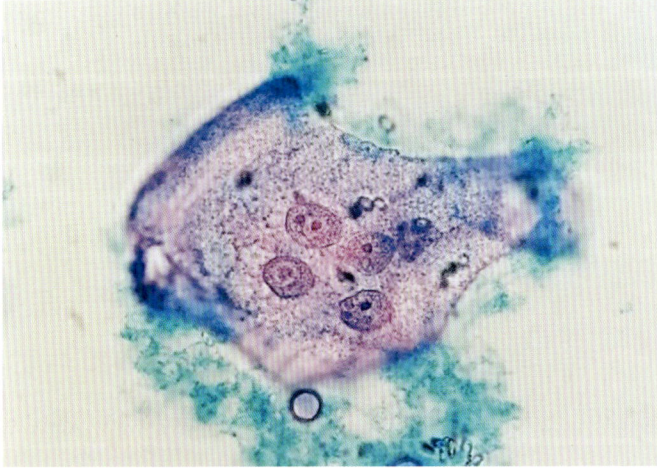

图 3-245 多核巨细胞，胞体巨大，胞质颗粒感（S 染色，×1 000）

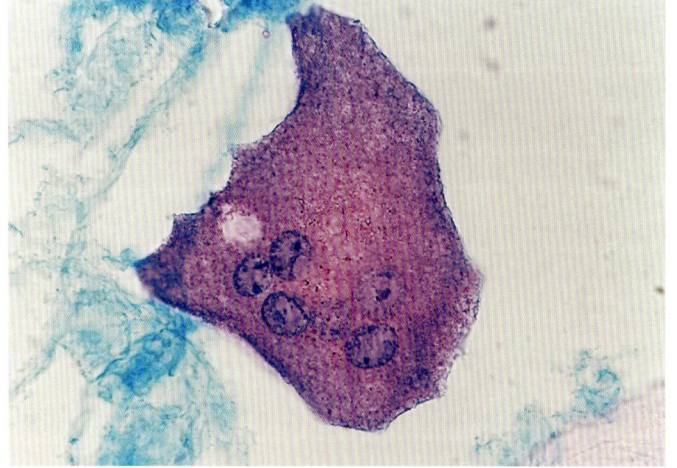

图 3-246 多核巨细胞，胞质厚重、颗粒感，呈紫红色，胞核呈蓝色，核仁深蓝色（S 染色，×1 000）

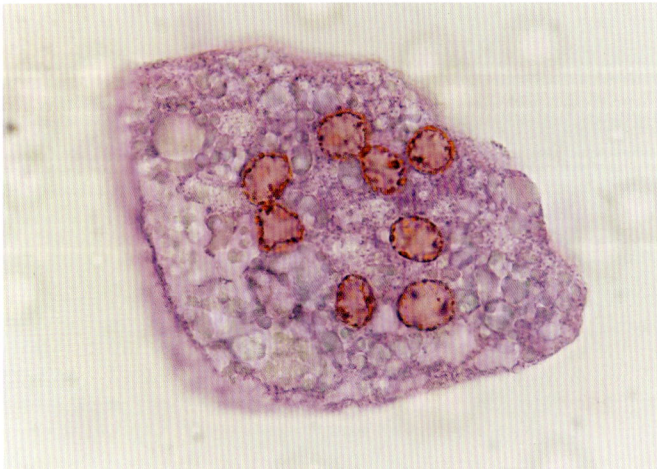

图 3-247 多核巨细胞，胞体巨大，胞质丰富，其内可见大量脂肪颗粒（不着色），胞核结构清晰（SM 染色，×1 000）

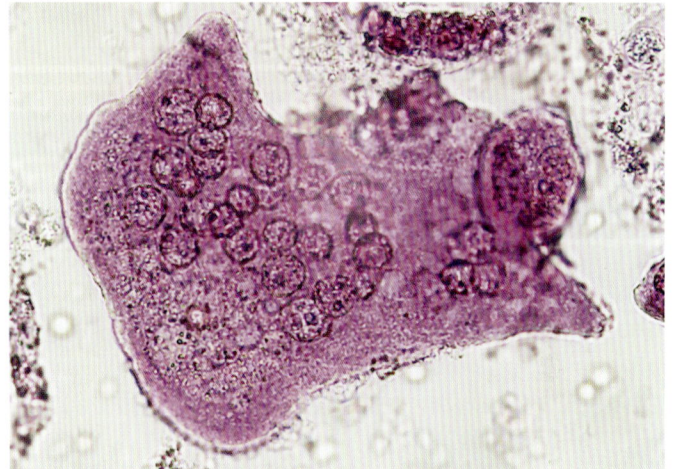

图 3-248 多核巨细胞，胞质丰富、颗粒感，胞核数量较多，大小一致；来源于疱疹病毒感染确诊病例（SM 染色，×1 000）

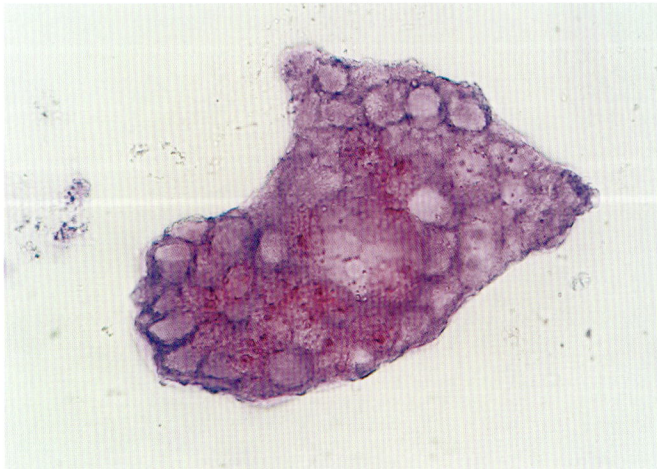

图 3-249 多核巨细胞，胞体巨大，胞质内可见大量空泡，多个核；来源于巨细胞病毒感染确诊病例（SM 染色，×1 000）

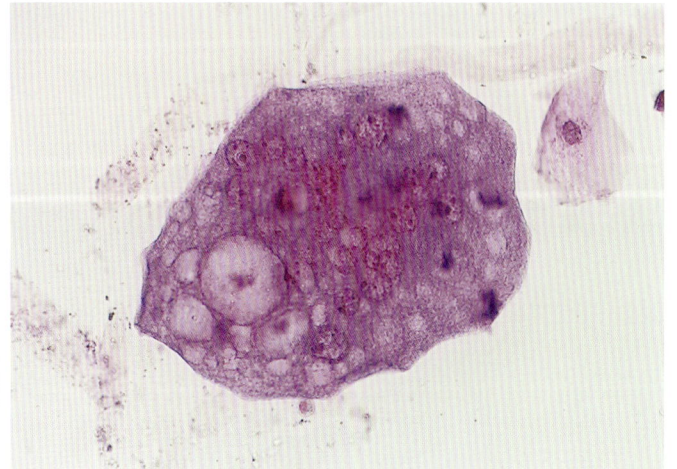

图 3-250 多核巨细胞，胞质内可见大小不等的空泡，胞核数十个，大小基本一致（SM 染色，×1 000）

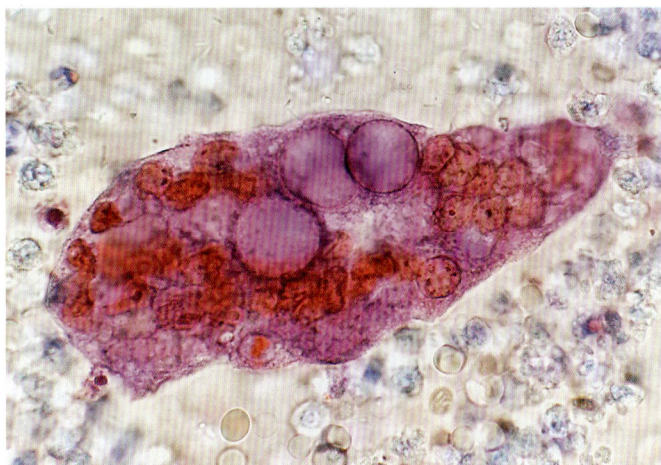

图 3-251 多核巨细胞,体积巨大,胞质内可见大空泡,胞核数十个;背景可见大量白细胞及红细胞(SM 染色,×1 000)

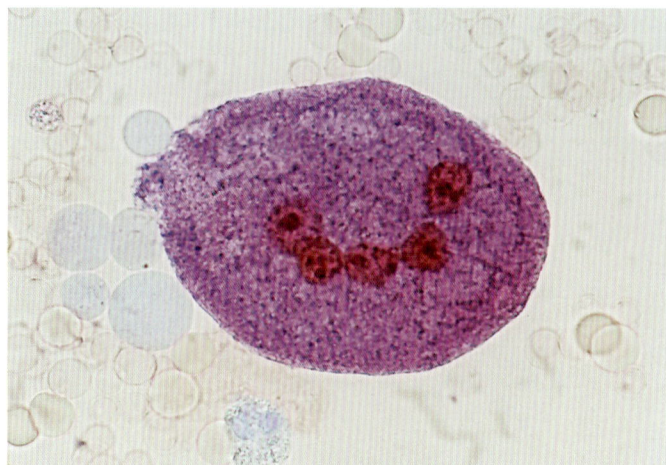

图 3-252 多核巨细胞,胞体巨大,胞质及胞核与表层尿路上皮细胞相似;来源于输尿管结石确诊病例(SM 染色,×1 000)

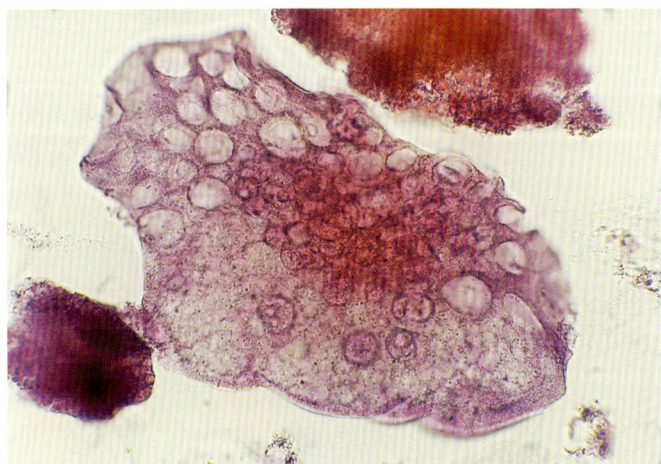

图 3-253 多核巨细胞,其内可见大量空泡,胞核数十个;来源于放射治疗后的尿液(SM 染色,×1 000)

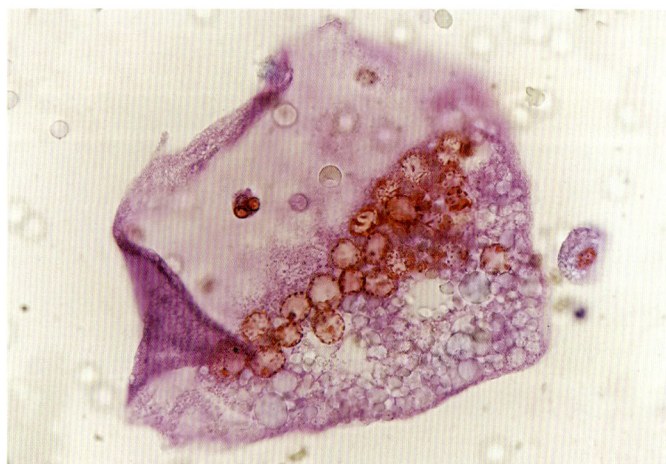

图 3-254 多核巨细胞,胞核集中在细胞中央,胞质内可见大量脂肪颗粒(SM 染色,×1 000)

3. 瑞-吉染色 瑞-吉染色后的多核巨细胞胞体巨大,胞质呈灰蓝色或蓝色,胞核呈紫红色(图 3-255~图 3-259)。退变多核巨细胞胞体不完整,胞核碎裂或呈疏松网状(图 3-260~图 3-262)。

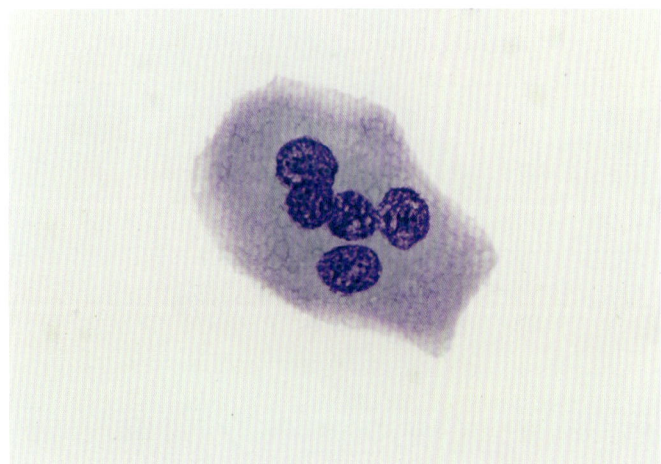

图 3-255 多核巨细胞,胞体偏大,胞质相对于鳞状上皮细胞更厚重,多个核,大小基本一致(瑞-吉染色,×1 000)

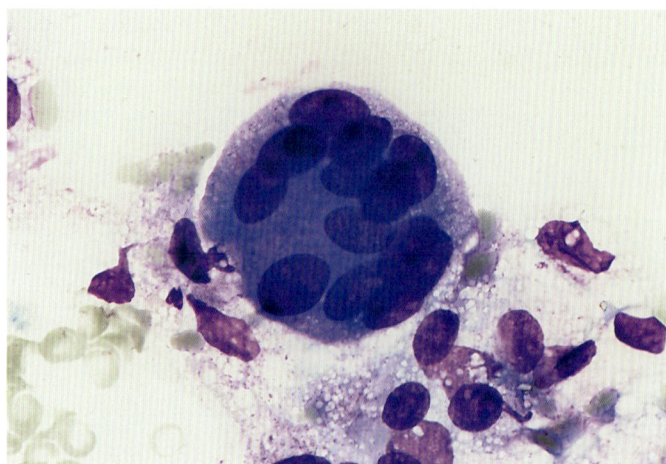

图 3-256 多核巨细胞,胞质着色偏深,多个核,核呈椭圆形,染色质颗粒状,可见小核仁(瑞-吉染色,×1 000)

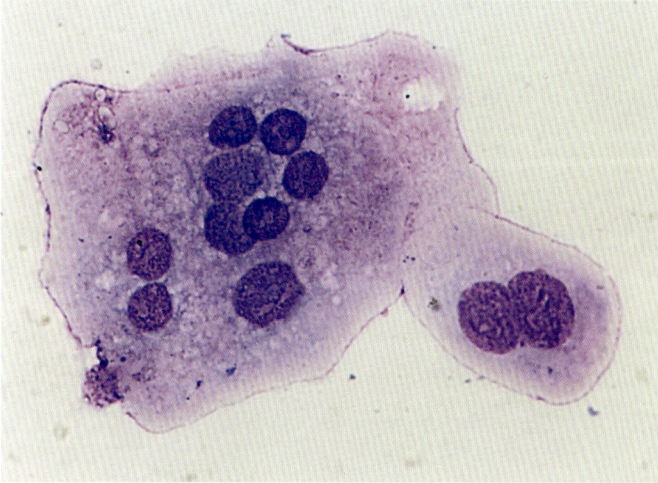

图 3-257　多核巨细胞,胞体巨大,具有与表层尿路上皮细胞相同的胞质及胞核结构(瑞-吉染色,×1 000)

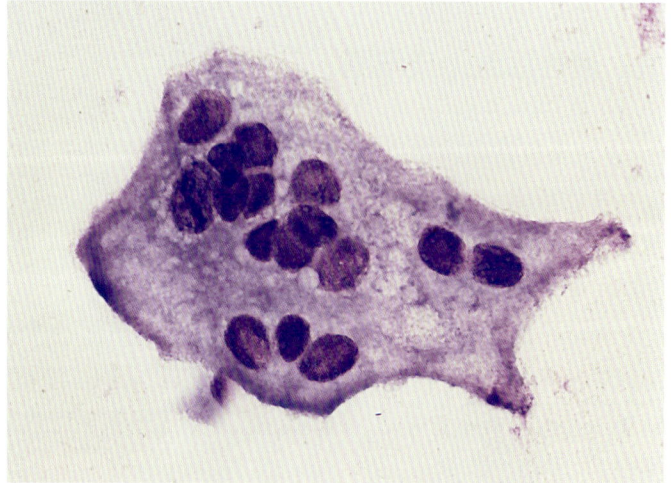

图 3-258　多核巨细胞,体积巨大,胞质灰蓝色,多个核,胞核大小基本一致(瑞-吉染色,×1 000)

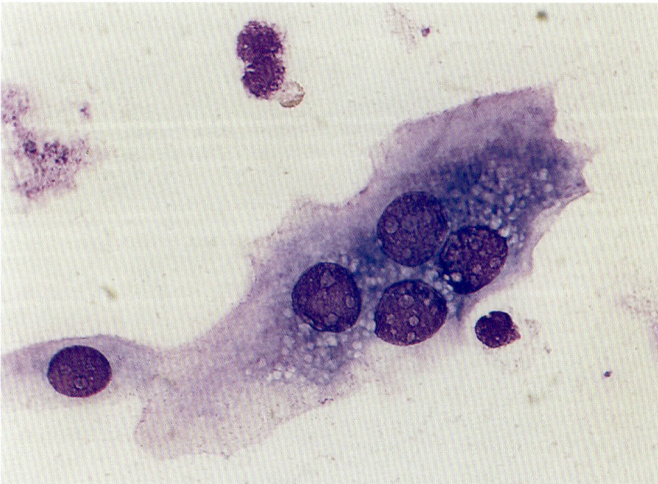

图 3-259　多核巨细胞,胞体巨大,胞质丰富、呈灰蓝色,多个核,核大小一致(瑞-吉染色,×1 000)

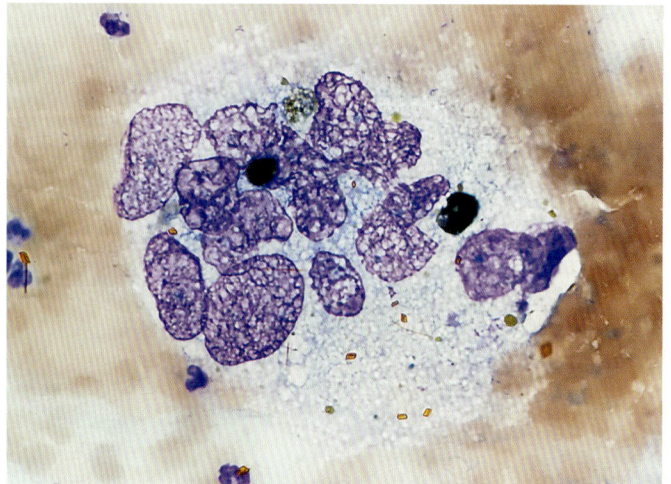

图 3-260　退化多核巨细胞,胞核退化现象明显,呈疏松的网状;来源于泌尿系统结石确诊病例(瑞-吉染色,×1 000)

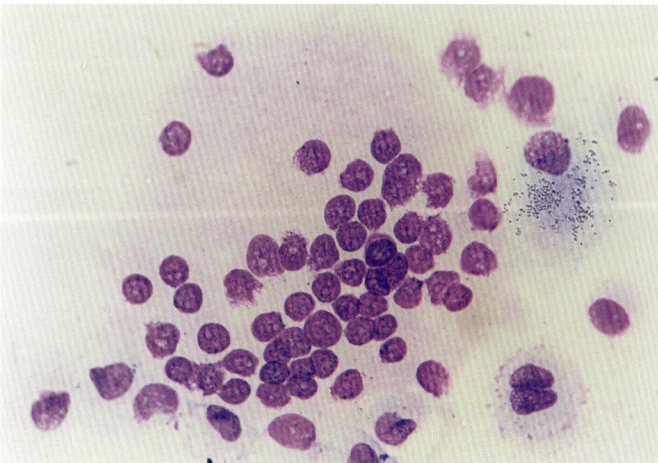

图 3-261　退化多核巨细胞,胞质结构不清,胞核疏松呈网状(瑞-吉染色,×1 000)

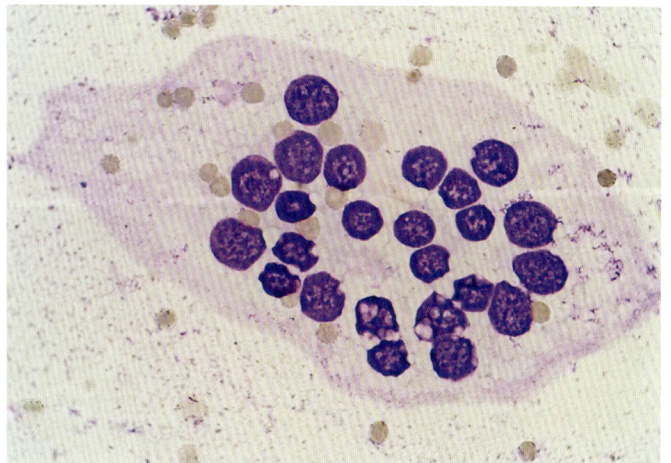

图 3-262　退化多核巨细胞,胞质着色较浅,多个核,胞核疏松呈网状(瑞-吉染色,×1 000)

九、良性尿路上皮细胞

（一）良性尿路上皮细胞组织片段

良性尿路上皮细胞组织片段（benign urothelial tissue fragments，BUTF）是多种原因导致的尿路上皮细胞成片脱落。该类细胞大小均一，多成团或成片分布，胞核大小基本一致，染色质颗粒状。染色后细胞结构清晰，有利于 BUTF 的鉴别（图 3-263～图 3-268）。

尿液中的 BUTF 可能来源于前列腺按摩后、腹部触诊或尿路机械性损伤等；也可能来源于器械检查后、尿路结石或泌尿系统肿瘤等疾病；还可能来自器械操作获取的尿液标本，如导尿标本、膀胱冲洗液、刷检标本或膀胱镜检查后留取的尿液等。需要注意的是，有的良性尿路上皮细胞也可成团分布，似乳头状细胞簇，容易被误认为是可疑低度恶性肿瘤细胞。

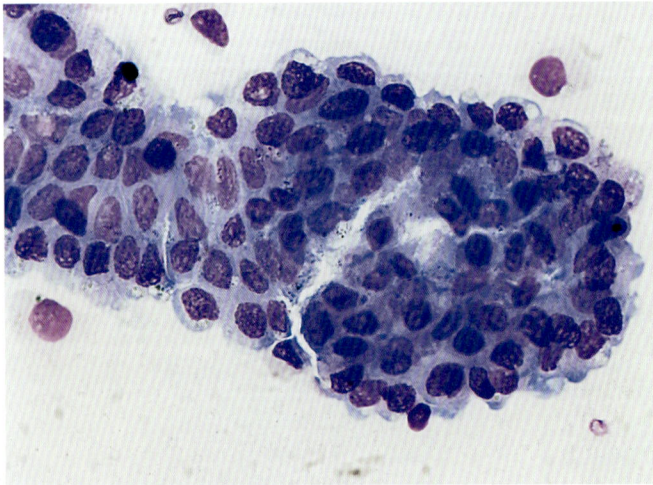

图 3-263　良性尿路上皮细胞，细胞成片分布，胞核结构简单；来源于膀胱冲洗液标本（瑞-吉染色，×1 000）

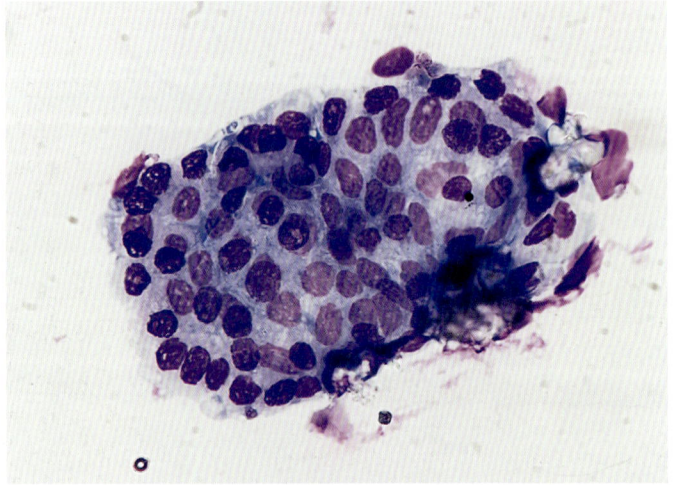

图 3-264　良性尿路上皮细胞，细胞边界不清，成片分布，胞核大小一致；来源于导尿标本（瑞-吉染色，×1 000）

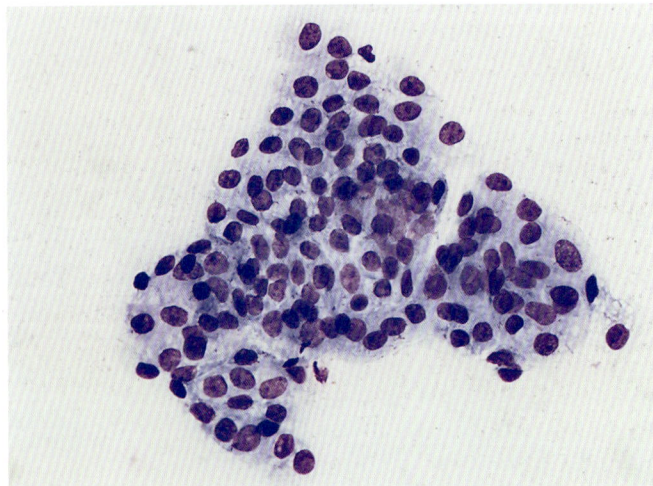

图 3-265　良性尿路上皮细胞；来源于膀胱镜检查后的尿液标本（瑞-吉染色，×400）

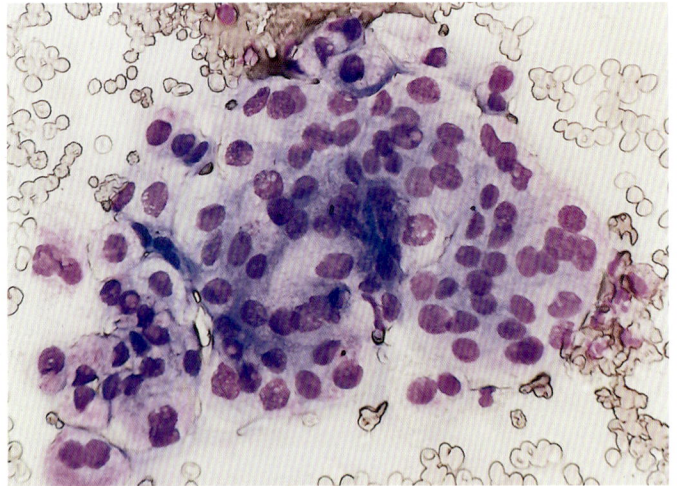

图 3-266　良性尿路上皮细胞，细胞成片分布，胞质量丰富、着色浅，胞核大小基本一致（瑞-吉染色，×400）

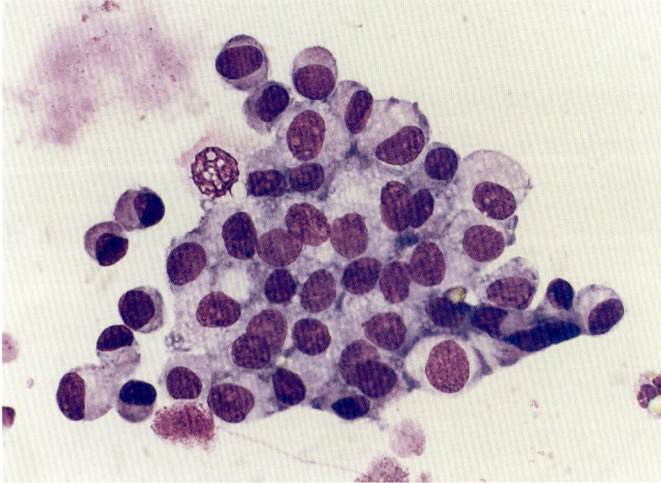

图 3-267 良性尿路上皮细胞,细胞成片分布,胞质稍丰富,胞核大小基本一致(瑞-吉染色,×1 000)

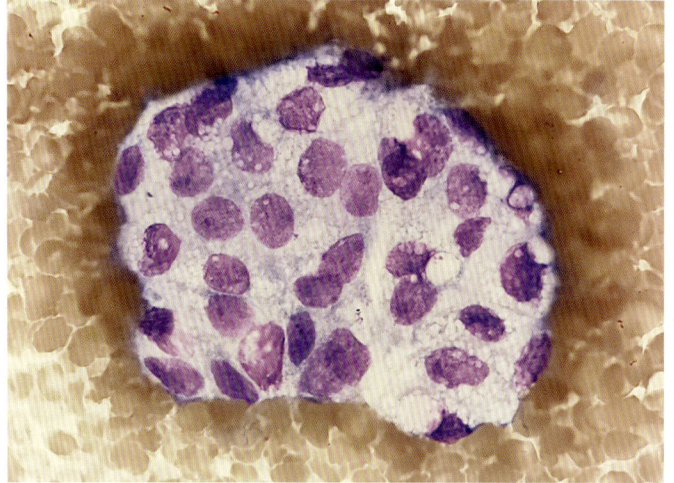

图 3-268 良性尿路上皮细胞;来源于输尿管结石确诊病例(瑞-吉染色,×1 000)

(二)反应性尿路上皮细胞

在泌尿系统感染性疾病中,如急性细菌性膀胱炎等可引起尿路上皮细胞出现反应性改变。该类细胞成团或成片分布,细胞及胞核可有不同程度增大,染色质分布均匀,呈颗粒状,核膜薄且光滑,核仁隐约或明显可见,常伴有大量细菌或伴中性粒细胞浸润(图 3-269)。部分反应性尿路上皮细胞与非典型尿路上皮细胞形态相似,需结合临床及其他检查综

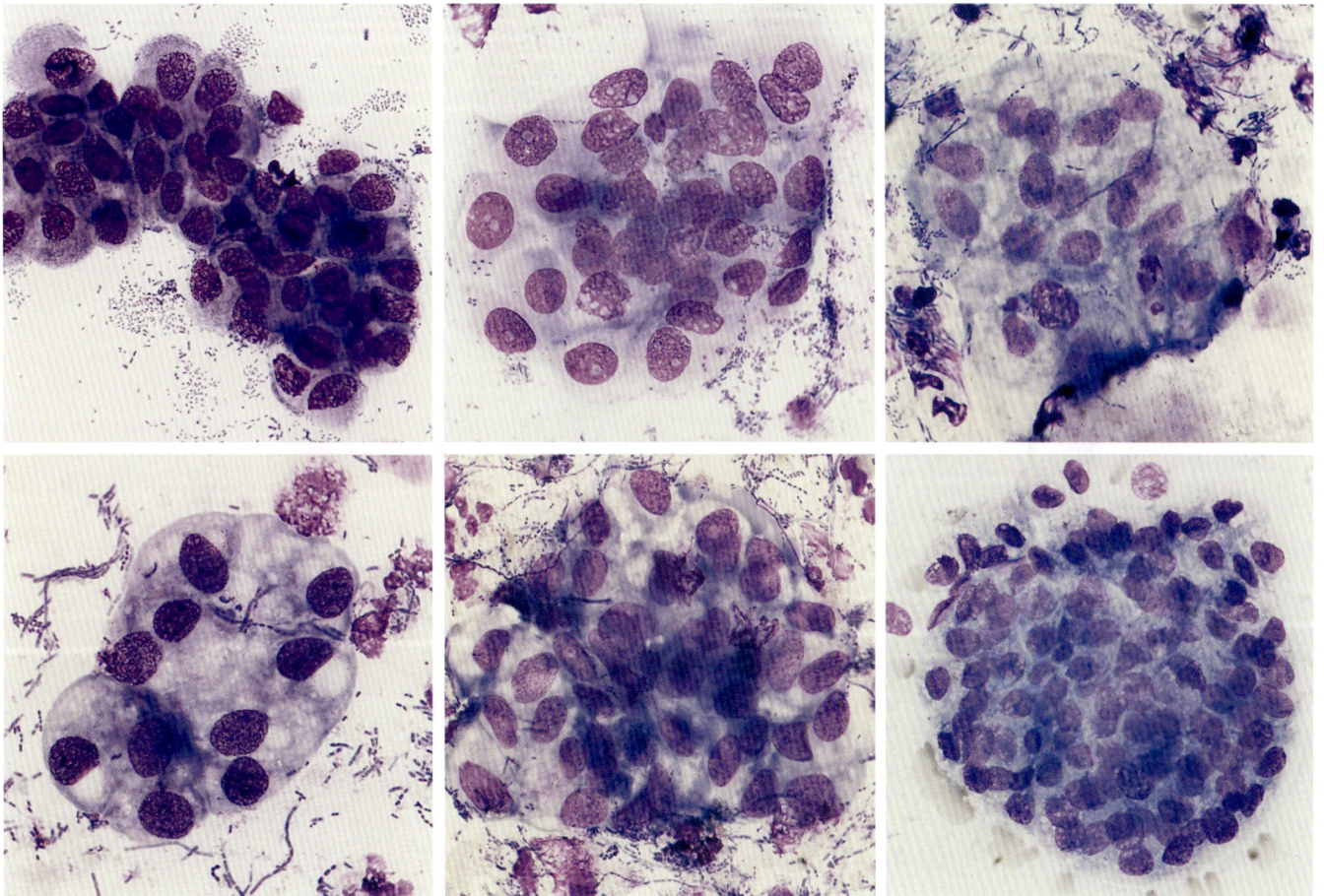

图 3-269 反应性尿路上皮细胞(瑞-吉染色,×1 000)
细胞成团或成片分布,胞质丰富,胞核大小基本一致,染色质结构简单,呈颗粒状。

合分析。

（三）治疗性尿路上皮细胞改变

1. 放疗 辐射诱导的尿路上皮细胞形态可发生改变,可导致细胞胞体及胞核增大,但核质比基本不变;可见多核细胞;胞质内可见大小不等的空泡,部分空泡体积巨大,未染色时空泡内可见大量呈布朗运动的小颗粒(图3-270),注意不要将此类细胞误认为是挖空细胞。活体染色后结构清晰,胞质内空泡不着色,胞核常被挤压变形(图3-271)。

需要注意的是,胞质内出现空泡的尿路上皮细胞不仅见于放疗后,有些泌尿系统细菌性或病毒性感染也会出现该类

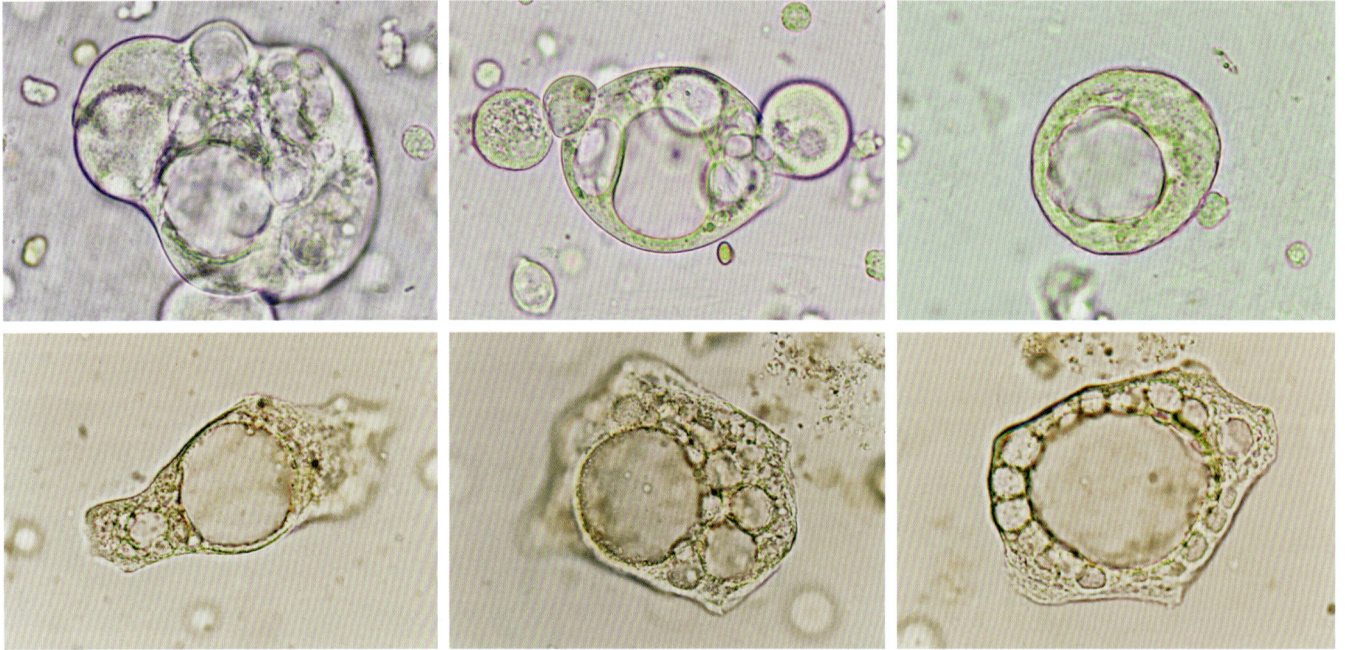

图 3-270 放疗后的尿路上皮细胞(未染色,×1 000)
细胞胞体巨大,形态不规则,胞质内可见数量不等、体积大小不一的空泡。

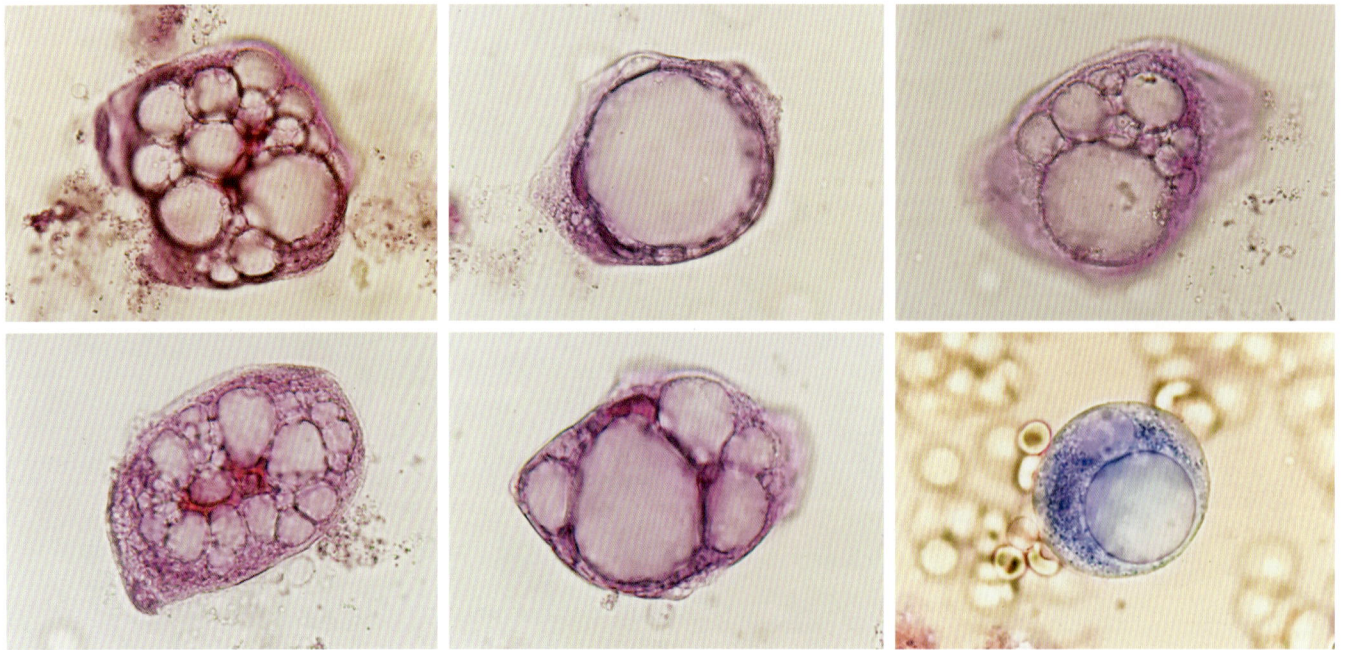

图 3-271 放疗后的尿路上皮细胞(SM染色,×1 000)
胞体大小不等,形态不规则,胞质内可见大小不一的空泡;死体细胞胞质呈紫红色,活体细胞呈淡蓝色。

细胞,必要时结合病史及其他检查进行明确。此外,多种原因导致尿路上皮细胞退变,细胞胞质内也可以出现空泡或变性颗粒等。

2. 化疗 膀胱内注入化疗药物可导致尿路上皮细胞发生形态改变,如细胞畸形,胞体明显增大,可以是正常上皮细胞的数倍,核增大、多核和核深染等(图3-272)。体积巨大的细胞有时与肿瘤细胞不易区分,需结合病史及其他检查综合分析,避免过度诊断。

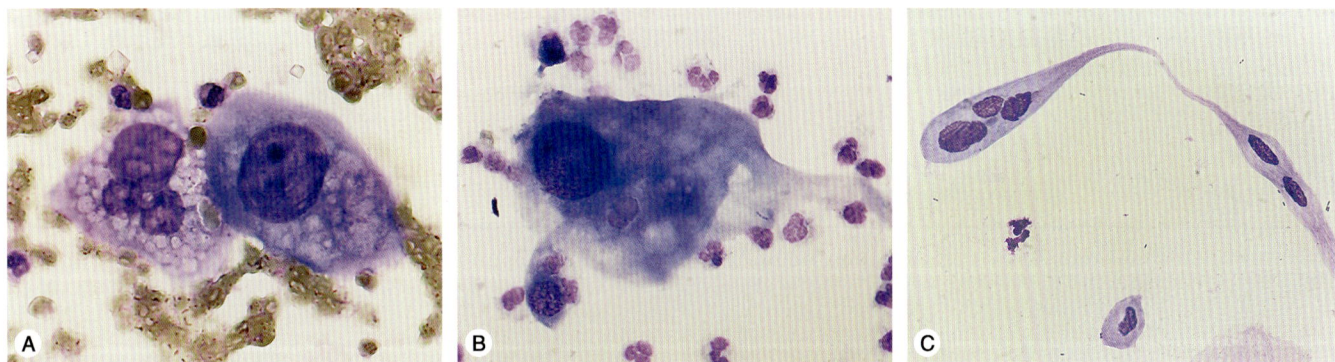

图 3-272 化疗后的尿路上皮细胞(瑞-吉染色,×1 000)
A. 细胞体积巨大,胞质呈泡沫样,胞核大,核仁明显;B. 胞体增大,胞核增大,但核质比基本不变;C. 细胞畸形,胞体增大,多个核。

3. 免疫治疗 膀胱内卡介苗(bacillus calmette-guerin, BCG)免疫治疗可导致尿液标本中出现肉芽肿性炎症样改变,尿液中除了可以发现朗格汉斯巨细胞(图3-273、图3-274),还可见到由单核细胞、淋巴细胞及组织细胞共同组成的细胞团。

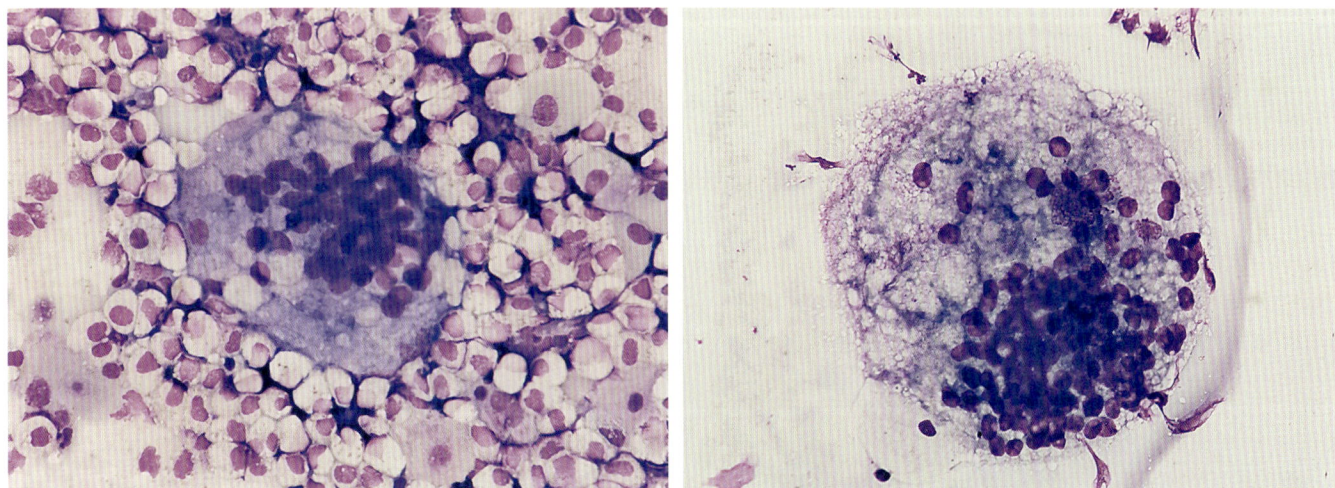

图 3-273 朗格汉斯巨细胞,胞体巨大,胞质丰富,胞核椭圆形,染色质细颗粒状,无核仁;背景可见大量肿胀的淋巴细胞(瑞-吉染色,×400)

图 3-274 朗格汉斯巨细胞,胞体巨大,胞质丰富、泡沫样,胞核数十个,大小基本一致,染色质细颗粒状(瑞-吉染色,×400)

(四)纤维状尿路上皮细胞

纤维状尿路上皮细胞与纤维状肾小管上皮细胞及角化型鳞癌细胞形态相似,容易混淆,鉴别要点见表3-5。纤维状尿路上皮细胞呈细长的纤维状,散在或成片分布,胞质颗粒感明显,胞核椭圆形,染色质分布均匀,细颗粒状,有的细胞可见小核仁(图3-275～图3-278)。

SM染色后的纤维状尿路上皮细胞胞质颗粒感,胞核呈椭圆形,染色质细颗粒状,可见小核仁(图3-279～图3-282)。SM染色可区分纤维状尿路上皮细胞和肾小管上皮细胞,但很难与角化型鳞癌细胞相区别,可使用瑞-吉染色或巴氏染色进行明确。

表 3-5 纤维状尿路上皮细胞、肾小管上皮细胞及角化型鳞癌细胞鉴别要点

鉴别要点	纤维状尿路上皮细胞	肾小管上皮细胞	角化型鳞癌细胞
形态	纤维状、梭形	梭形、多角形、不规则形	纤维状、梭形、圆形等
胞质	颗粒感明显	大小不等的颗粒状	颗粒较少
细胞核	圆形或椭圆形	圆形或椭圆形	圆形、椭圆形或不规则形
染色质	颗粒状,匀细	粗颗粒状或固缩成块状	致密
核仁	无或较小	无	无
瑞-吉染色	胞质呈灰蓝色或蓝色	胞质呈紫红色	胞质厚重,呈均质状的深蓝色

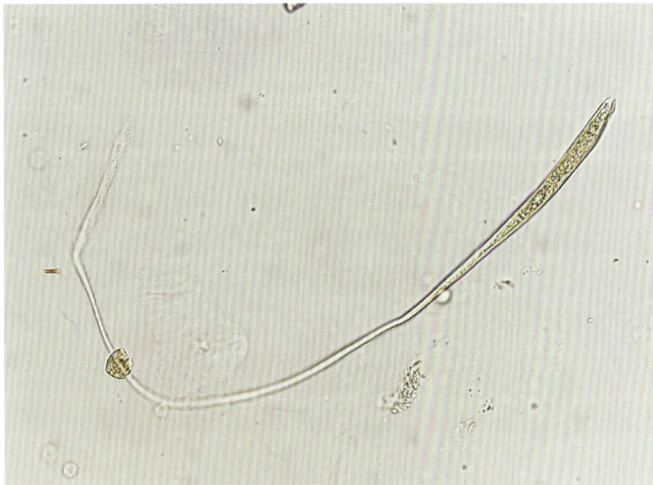

图 3-275 纤维状尿路上皮细胞,细胞细长,一端可见颗粒状的胞质,胞核呈椭圆形(未染色,×1 000)

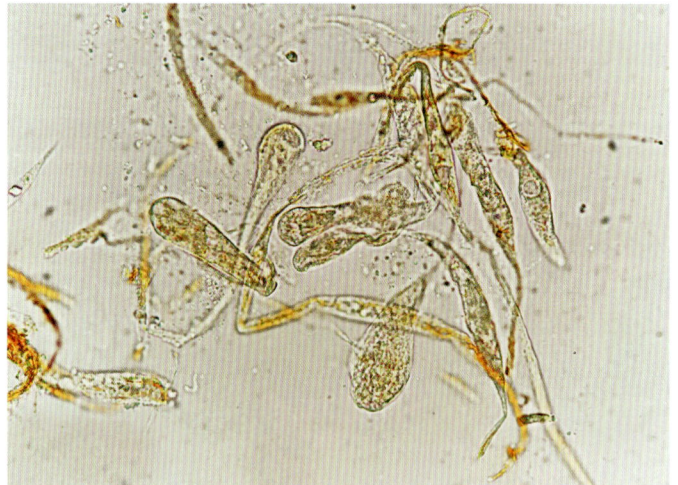

图 3-276 纤维状尿路上皮细胞,形态不规则,呈纤维状或蝌蚪形(未染色,×1 000)

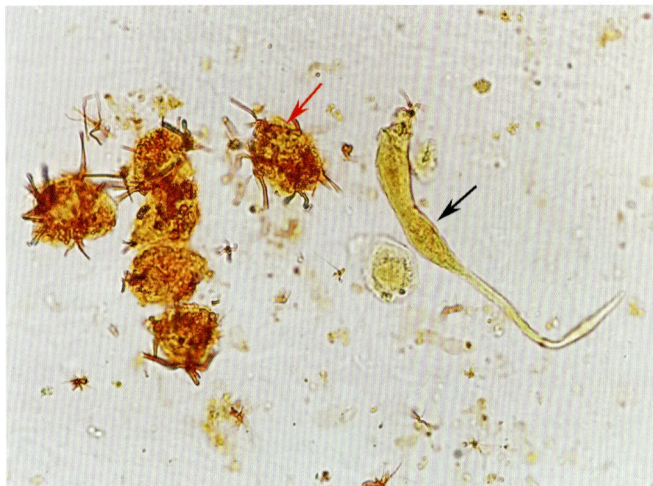

图 3-277 纤维状尿路上皮细胞(黑箭所指);肾小管上皮细胞(红箭所指),其内析出胆红素结晶(胆红素尿,未染色,×1 000)

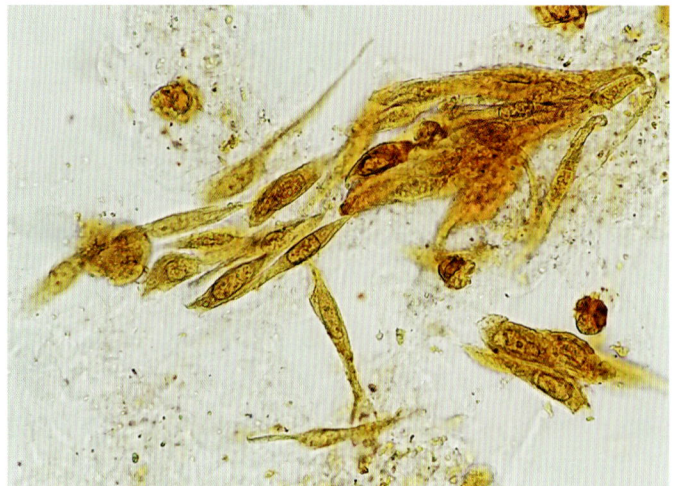

图 3-278 纤维状尿路上皮细胞,数量较多,呈梭形;来源于肝癌确诊病例(胆红素尿,未染色,×1 000)

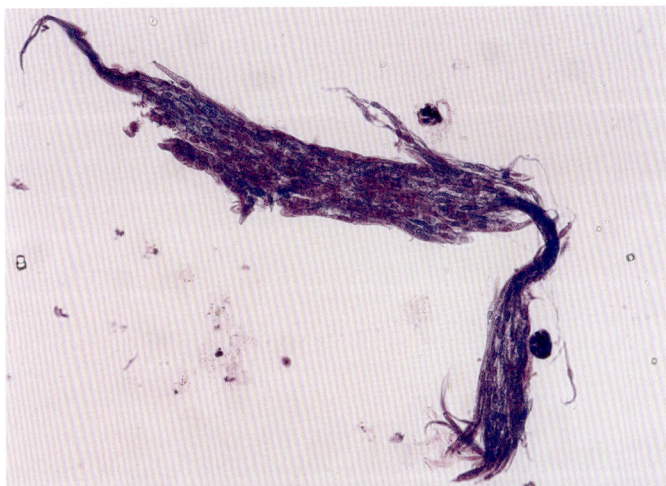

图 3-279　纤维状尿路上皮细胞,细胞呈纤维状,成片分布(SM 染色,×200)

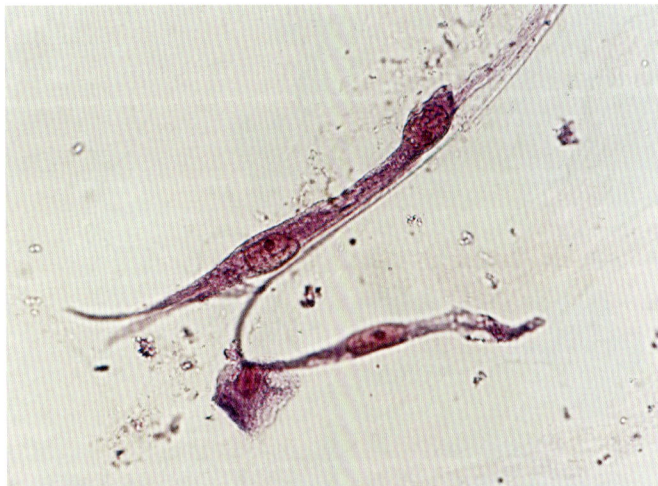

图 3-280　纤维状尿路上皮细胞,染色后结构清晰,胞质颗粒感,胞核椭圆形,染色质颗粒状,核仁明显(SM 染色,×1 000)

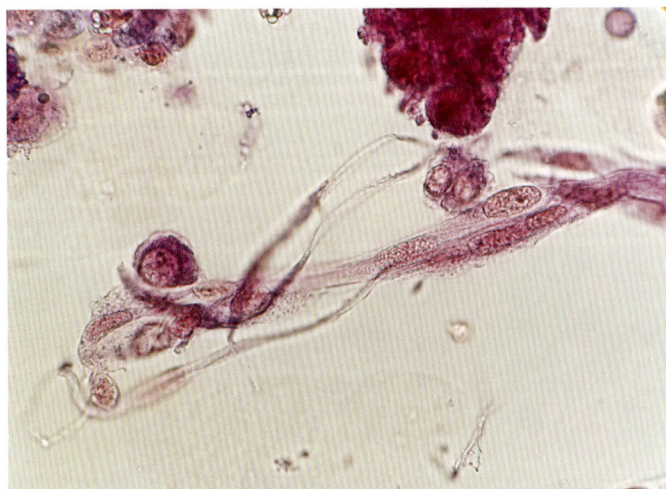

图 3-281　纤维状尿路上皮细胞,细胞细长,胞核椭圆形,染色质匀细,可见小核仁;来源于泌尿系统炎症确诊病例(SM 染色,×1 000)

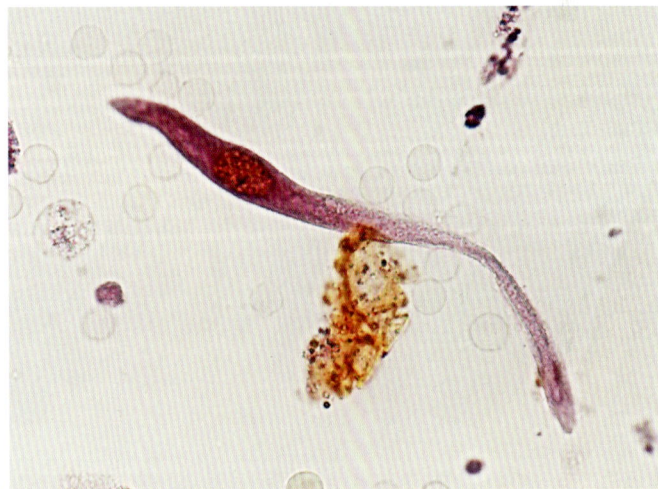

图 3-282　纤维状尿路上皮细胞,细胞呈纤维状,细长,胞核椭圆形,染色质颗粒状;来源于输尿管结石确诊病例(SM 染色,×1 000)

十、非典型尿路上皮细胞

非典型尿路上皮细胞(atypical urothelial cells,AUC)是轻至中度核异质的上皮细胞,该类细胞无特异性,可出现在多种疾病,有时很难将这些细胞划归到良性或恶性细胞。AUC 常见于结石、膀胱炎、前列腺增生、肿瘤等疾病,也可见于放化疗反应、留置导尿管后等。

未染色的 AUC 成片或成团分布,细胞边界不清,很难与其他种类的尿路上皮细胞或肿瘤细胞进行区别(图 3-283)。若在人工镜检或使用仪器法检测时发现该类细胞,需结合染色法进行区别。

瑞-吉染色后的 AUC 结构清晰(图 3-284),其判断标准是:非表层、非退变尿路上皮细胞的核质比增高(N/C＞0.5),且满足以下条件至少一项:①核深染;②染色质致密、粗糙;③核膜不规则(核轮廓不规则)。

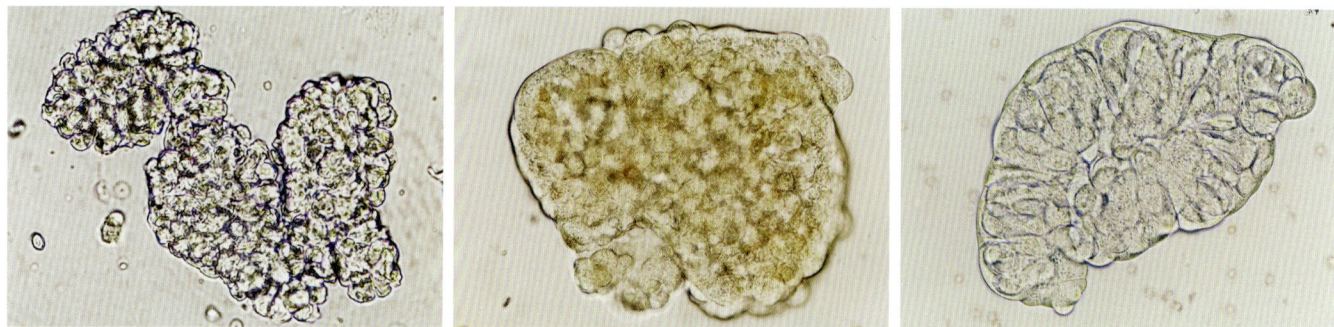

图 3-283 非典型尿路上皮细胞（未染色，×400）
细胞成团分布，未染色看不清细胞结构。

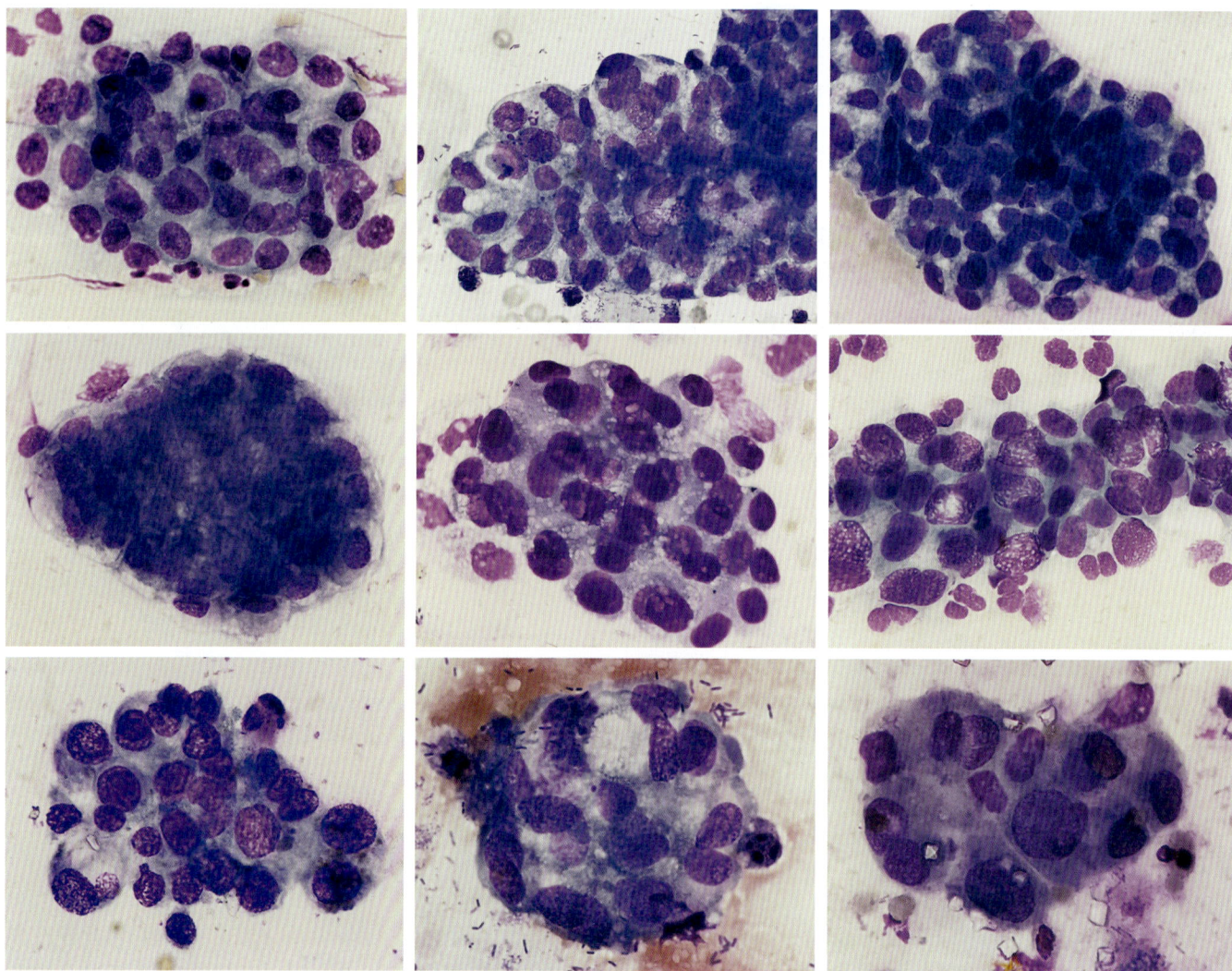

图 3-284 非典型尿路上皮细胞（未染色，×1 000）
细胞体积偏大，成团或成片分布，胞质量少，核质比高，核不规则，染色质细致。

十一、尿路上皮化生

尿路上皮化生（urothelial metaplasia）是被覆于肾盂、输尿管和膀胱等部位的尿路上皮出现其他上皮类型的现象。尿路上皮化生多见于慢性炎症和结石、导尿管刺激等。化生类型常见的有鳞状化生、肾源性化生及肠上皮化生等。

（一）鳞状化生

尿路上皮鳞状化生是指尿路上皮在各种刺激因素下发生的一种形态变化,表现为尿路上皮层出现类似鳞状上皮的特征,常发生于膀胱三角区。导致尿路上皮鳞状化生的因素较多:①慢性炎症:长期存在尿路炎症刺激尿路上皮,导致其发生鳞状化生;②刺激因素:尿路中存在结石、留置输尿管支架管、肾造瘘管、膀胱造瘘管及导尿管等,这些刺激因素可能导致尿路上皮鳞状化生;③肿瘤性疾病:泌尿系统肿瘤(如膀胱肿瘤)可能导致鳞状化生,虽然这种情况相对较少见,但仍需警惕。

（二）肾源性化生

肾源性化生以前被称为"肾源性腺瘤",是一种独特的化生性病变,表现为立方形或鞋钉样细胞聚集,胞质透明,胞核小,核仁不明显。这种化生可发生于尿道任何部位,以膀胱最为常见。肾源性化生与慢性泌尿系感染、结石、腔镜检查、外伤、手术、肾移植等因素有关。

（三）肠上皮化生

肠上皮化生(enteric metaplasia,EM)是一种特殊类型化生,化生区域的黏膜被覆有类似于肠道的腺上皮,呈长柱状或杯状,形成腺体样结构。发生在膀胱、输尿管等部位的肠上皮化生,尿路上皮最开始的改变是基底层局灶增生,进而向黏膜下层出芽性生长,形成实性细胞巢/布氏巢(Brunn巢)。有些细胞巢发生中心囊性变,当囊壁衬覆细胞保持尿路上皮表现时,称为囊性膀胱炎(cystitis cystica);当小囊内的细胞变为立方或柱状,或转化为杯状细胞时,称为腺性膀胱炎(cystitis glandularis)。

腺性膀胱炎是一种增生与化生(尿路上皮转化为腺上皮)同时存在的病变,是一种良性病变,但存在恶变的可能,被视为一种癌前病变,临床多发展为腺癌。腺性膀胱炎可被分为普通型(经典型)和肠上皮化生(肠型),其中以普通型最常见。腺性膀胱炎是由慢性炎症和其他黏膜刺激所致,如输尿管再造、神经性膀胱(neurogenic bladder)或膀胱外翻(extrophy of bladder)等,中老年人群多见,女性多于男性,好发于膀胱三角区及膀胱颈部,但有时可累及整个膀胱黏膜。临床表现为反复发作的难治性尿频、尿急、尿痛、排尿困难、肉眼或镜下血尿,如并发肾积水,可出现腰酸、腰胀等不适症状;确诊主要依据膀胱镜加活检结果。

尿液细胞学发现的腺性改变的尿路上皮细胞成团分布或呈腺腔样排列,有的细胞胞质可见黏液空泡,胞质着色深浅不一,胞核大小基本一致,染色质细致或呈颗粒状(图3-285);部分病例可以发现明显型上皮细胞,该类细胞胞体及胞核可有明显增大,胞核深染,染色质致密等,与肿瘤细胞不易区分。腺性改变的尿路上皮细胞与AUC形态相似,有时仅从细胞形态很难区分,需要结合病史及其他检查综合分析。

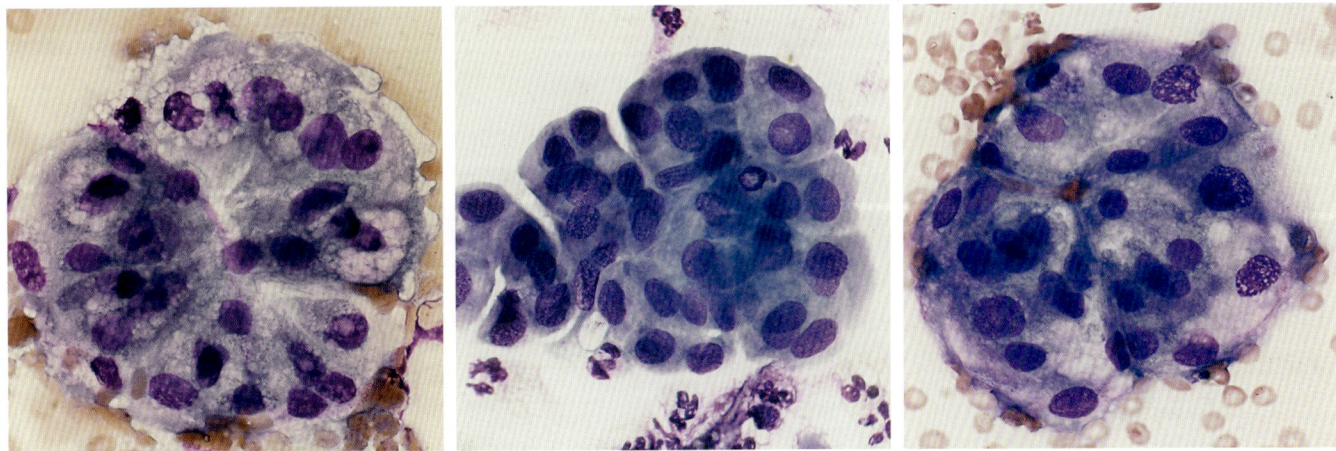

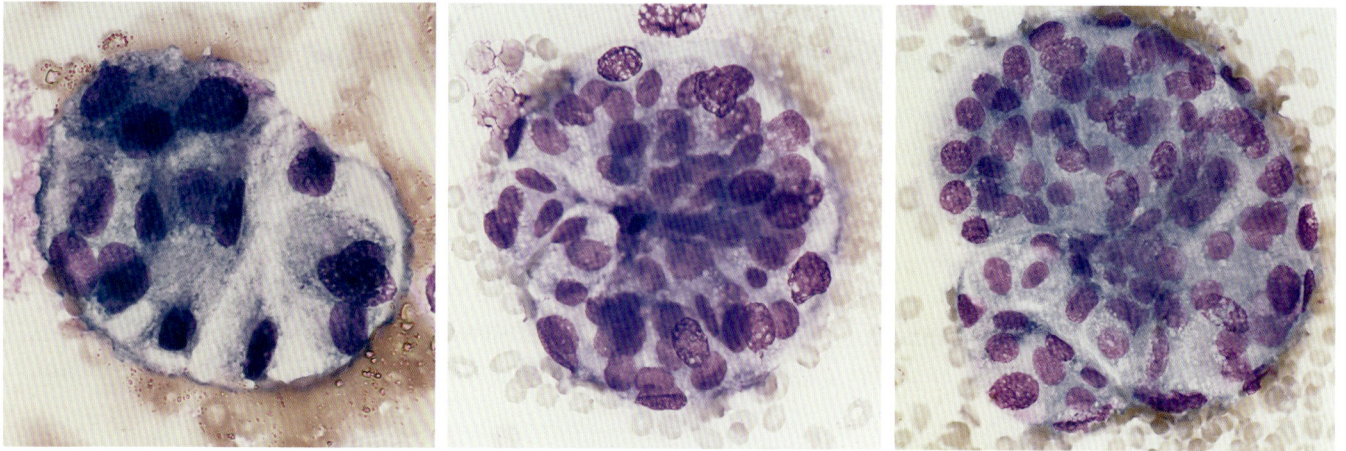

图 3-285 腺性膀胱炎确诊病例发现的成团细胞（瑞-吉染色，×1 000）
细胞成团分布，或呈腺腔样排列，胞质丰富，着色深浅不一，胞核增大，染色质颗粒状。

第三节　尿液肿瘤细胞形态特征及临床意义

一、泌尿系统肿瘤概论

（一）泌尿系统肿瘤

泌尿系统肿瘤是指发生于肾脏、肾盂、输尿管、膀胱及尿道等部位的肿瘤，还包括肾上腺肿瘤、输精管肿瘤及睾丸肿瘤等。肾实质肿瘤以肾细胞癌最为常见，还包括肾错构瘤、肾母细胞瘤等；肾盂、输尿管及膀胱肿瘤多数为尿路上皮癌。

1. **肾脏肿瘤**　肾脏肿瘤是比较高发的泌尿系统肿瘤，主要包括肾癌和肾母细胞瘤，还包括肾脏良性肿瘤，如肾错构瘤等。

（1）肾癌（renal carcinoma）：又称肾细胞癌（renal cell carcinoma, RCC），是最常见的肾实质肿瘤，肾癌高发年龄在50～60 岁，男性多于女性，吸烟是最重要的危险因素。肾癌起源于肾小管上皮，发病率前三位依次为透明细胞肾细胞癌（CCRCC）、乳头状肾细胞癌（PRCC）和嫌色性肾细胞癌（CRCC）。肾癌早期可无症状，晚期常有全程无痛性血尿、腰部疼痛、腹部肿块等临床表现；还可出现发热、贫血及高血压等副肿瘤症状。肾癌可有肺、骨转移，应手术根治性切除，化学和放射治疗效果不佳。

（2）肾母细胞瘤（nephroblastoma）：又称 Wilms 瘤（Wilm's tumor），是 6 岁以下小儿最常见的腹部肿瘤。肾母细胞瘤是来源于肾胚基细胞的恶性胚胎性肿瘤，多表现为单个实性肿物，体积较大，边界清楚，可形成假包膜；少数病例为双侧或多灶性，肿瘤质软。肾母细胞瘤主要由三种基本成分构成：未分化的胚芽组织（blastemal）、上皮样细胞（epithelial）和间叶组织（stromal），大多数肾母细胞瘤为三相性。临床表现主要为腹部肿块、腰痛、血尿、高血压，偶见贫血、红细胞增多症等。肾母细胞瘤的治疗除手术切除外，须配合放射和/或化学治疗。

（3）肾错构瘤（renal hamartoma）：又称肾血管平滑肌脂肪瘤，来源于肾血管周细胞，是由血管、脂肪及平滑肌等成分按照不同比例构成的肾良性肿瘤，可发生于肾皮质及髓质。成人多见，以女性居多，部分患者合并有结节性硬化。肾错构瘤生长缓慢，临床表现与肿瘤的部位、大小及有无破裂出血有关。

2. **肾盂、输尿管癌**

（1）肾盂癌（renal pelvic tumor）：是发生于肾盂或肾盏上皮组织的恶性肿瘤，慢性炎症或尿路结石刺激、接触联苯胺、β-萘胺或马兜铃酸类等物质是肾盂癌主要的诱发因素。肾盂癌发病年龄多在 40 岁以上，男多于女，以尿路上皮细胞癌最为多见，鳞状细胞癌和腺癌少见。早期症状为无痛性肉眼血尿，少数病人因肿瘤阻塞肾盂输尿管交界处后可引起腰部不适,有隐痛及胀痛感,偶见因凝血块或肿瘤脱落物引起肾绞痛。尿液细胞学检查发现癌细胞对肾盂癌有诊断意义。

（2）输尿管癌（carcinoma of ureter）:是肿瘤侵犯输尿管黏膜上皮或周围淋巴和其他组织器官的恶性肿瘤。平均发病年龄为55岁,男性比女性多见。主要症状为间歇性反复的肉眼血尿或镜下血尿,腰部钝痛或绞痛,部分患者因肿瘤梗阻引起肾积水。

3. 膀胱癌　膀胱癌（bladder carcinoma）是发生于膀胱黏膜上皮的恶性肿瘤。病理类型包括尿路上皮癌、鳞状细胞癌、腺癌、小细胞癌等,其中尿路上皮癌最常见,占90%以上,鳞癌约占5%,其余类型少见。吸烟是重要致癌原因,化学致癌物质（芳香胺类物质接触等）、饮食因素、药物滥用、慢性感染、盆腔放化疗等也可诱发膀胱癌。膀胱癌可发生于任何年龄,多在50岁以上,男性多于女性。主要表现为间歇性、无痛性肉眼血尿,偶可伴有尿频、尿痛、排尿困难和下腹肿块等。

膀胱镜检查是诊断膀胱癌的可靠方法;活检病理是诊断膀胱癌的金标准;超声检查广泛用于膀胱癌的诊断与血尿患者的筛查;CT尿路造影（CTU）主要用于评估疾病分期;MRI检查在判断膀胱癌是否存在肌层浸润及周围器官侵犯方面优于其他检查;尿荧光原位杂交（fluorescence in situ hybridization, FISH）、核基质蛋白22（nuclear matrix protein 22, NMP22）及膀胱肿瘤抗原（bladder tumorantigen, BTA）等对早期膀胱癌的诊断有一定的辅助作用;尿细胞学检查是膀胱癌诊断和术后随访的重要方法之一。

4. 前列腺癌　前列腺癌（prostastic carcinoma）是源自前列腺上皮细胞的恶性肿瘤,病理类型包括腺癌、尿路上皮癌、鳞癌、基底细胞癌和神经内分泌肿瘤等。发病原因尚未完全明确,与遗传因素、年龄、人种、饮食、吸烟及肥胖等因素有关。早期前列腺癌没有任何症状,随着疾病发展,可出现排尿困难、尿频、夜尿增多、尿中带血及局部侵犯等症状。由于前列腺癌发病隐匿、进展较慢,因此,对高风险人群进行前列腺癌筛查,发现早期前列腺癌患者并予以规范化治疗,是改善前列腺癌患者预后的重要手段。前列腺特异抗原（PSA）检查是筛查前列腺癌的常用方法。

（二）尿液肿瘤细胞检查

尿液肿瘤细胞检查是将尿液标本制作成涂片,经染色后在显微镜下鉴别各种形态肿瘤细胞的一种检测方法,在泌尿系统肿瘤诊断、预后评估等方面有着重要的临床意义。尿液肿瘤细胞检查常用的染色法有瑞-吉染色、巴氏染色、HE染色、荧光染色及活体染色等。尿液肿瘤细胞检查可以发现各种形态的肿瘤细胞,但有时仅从细胞形态无法判断肿瘤细胞类型,明确诊断需结合免疫细胞化学等检查。

（三）尿液肿瘤细胞检查的优势和局限性

1. 优势　尿液细胞学检查是一种便捷、经济、无创的检查,主要用于泌尿系统肿瘤细胞的筛查及肿瘤术后的病情追踪和疗效观察,还可用于无症状的高危人群的筛查。尿液肿瘤细胞检查可检测出早期微小病灶的肿瘤细胞,还可检测出膀胱镜等常规手段不易达到的部位的肿瘤细胞。此外,尿液细胞学联合膀胱镜检查可以作为膀胱恶性肿瘤诊断及复发的重要检查手段。

2. 局限性　虽然尿液细胞学检查有很多优势,但也存在很多的局限性。首先,尿液细胞学检查可以发现肿瘤细胞,但并不能用于肿瘤定位诊断。其次,细胞学检查对高级别尿路上皮癌的诊断有很高的敏感性及特异性,但对低级别尿路上皮癌的准确性往往不高。尽管肾或前列腺的肿瘤细胞也可在尿液中检出,但不能以尿液细胞学检查作为这两个部位肿瘤的常规筛查或监测手段;此外,尿液细胞学检查的准确性主要取决于标本质量、制片及染色水平、阅片者的经验等。需要注意的是,尿液肿瘤细胞因素影响较多,形态可能发生变化,应避免过度诊断。

（四）尿液肿瘤细胞基本特征

1. 未染色　未染色的尿液标本,在使用仪器法或人工镜检时,若发现体积偏大、核质比增高、核仁明显或成团排列的细胞（图3-286）,应使用染色法进行明确。

2. 活体染色　活体染色主要用于尿液肿瘤细胞的筛查,在不改变细胞形态的基础上,使细胞着色。S染色后的细胞胞质呈紫红色,胞核呈蓝色,核仁深染（图3-287～图3-289）。

SM染色后死体肿瘤细胞易着色,胞质呈紫红色,胞核着色偏深,核仁深染;活体肿瘤细胞不易着色,整体呈淡蓝色（图3-290～图3-294）。

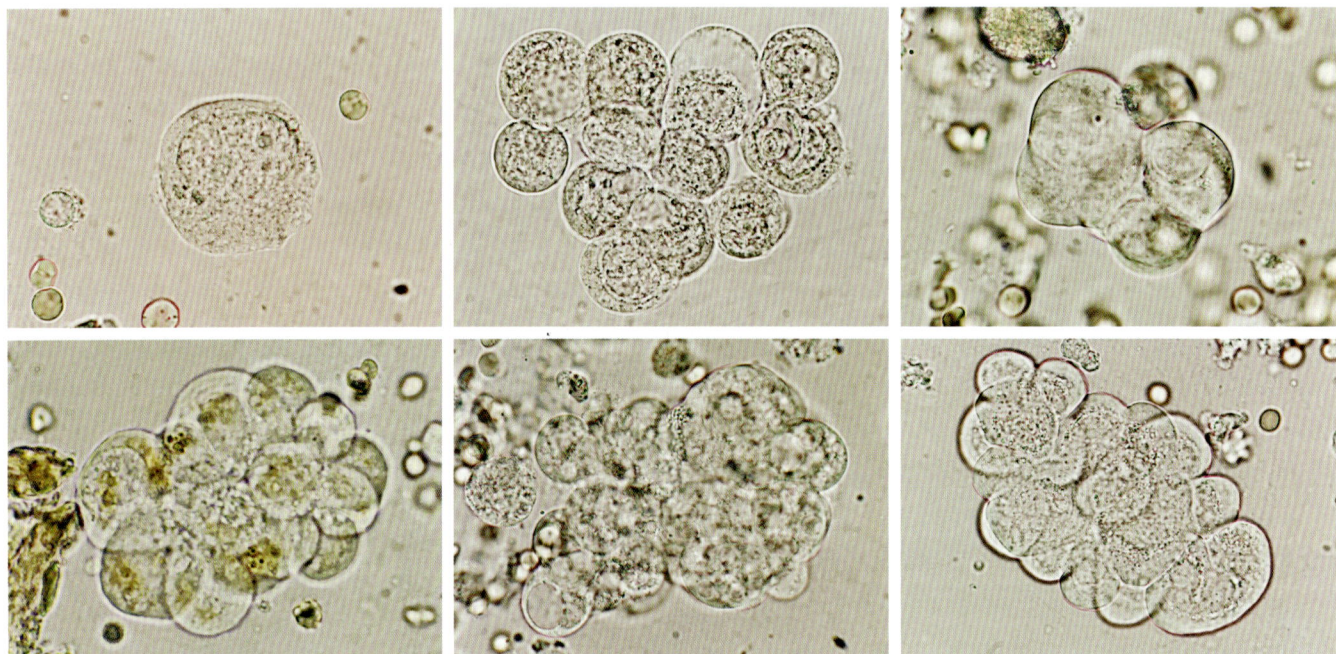

图 3-286 镜检时发现的异型细胞（未染色，×1 000）
细胞体积增大，散在或成团分布，未染色时不能明确细胞类型。

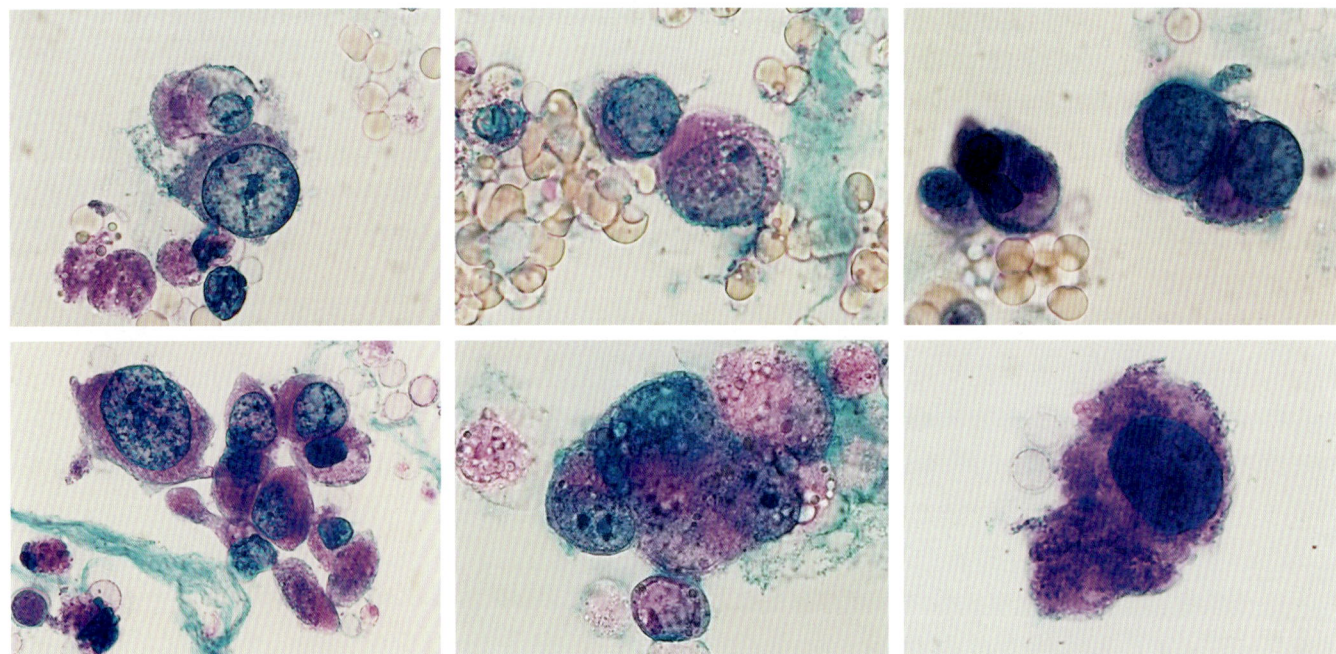

图 3-287 肿瘤细胞（S 染色，×1 000）
细胞异型性明显，体积大小不等，单个散在或成堆分布，胞核大，染色质颗粒状，核仁明显；注意单个散在的细胞需要与诱饵细胞进行区别。

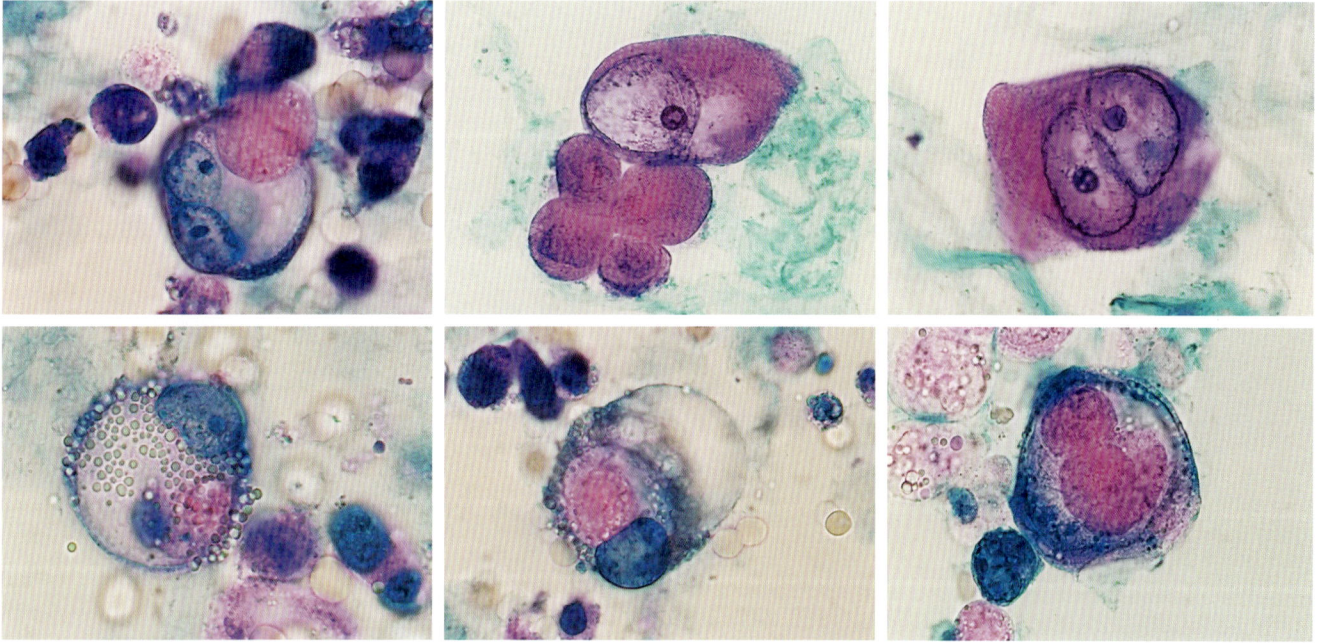

图 3-288 肿瘤细胞（S 染色，×1 000）
细胞体积明显增大，胞质内可见空泡或脂肪颗粒，单个核或多个核，染色质致密，部分细胞核仁大而明显。

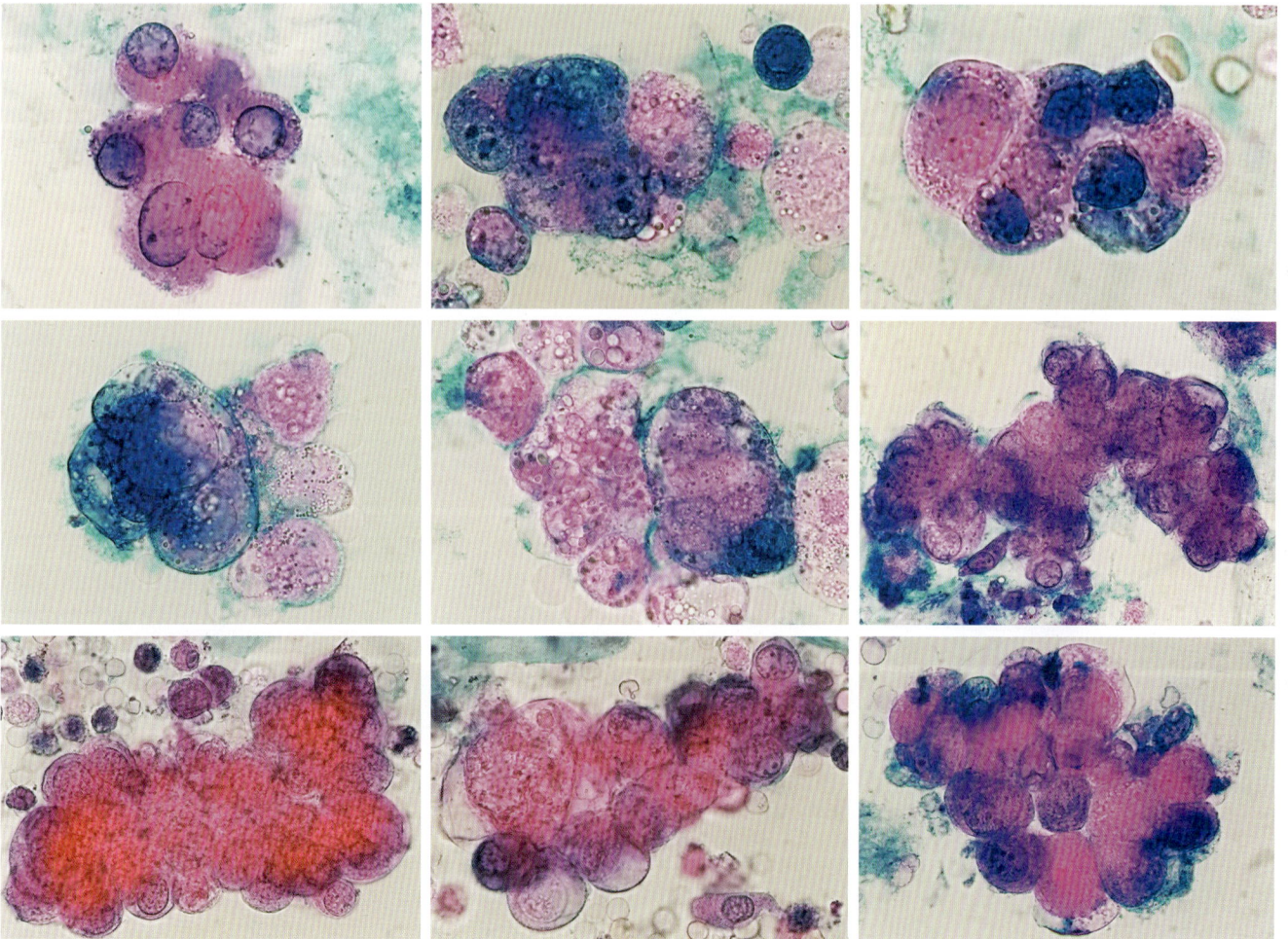

图 3-289 肿瘤细胞（S 染色，×1 000）
细胞成团分布，细胞边界不清，染色质致密、浓染；细胞着色效果不同，死细胞更易着色（胞质呈蓝色），活体细胞不易着色。

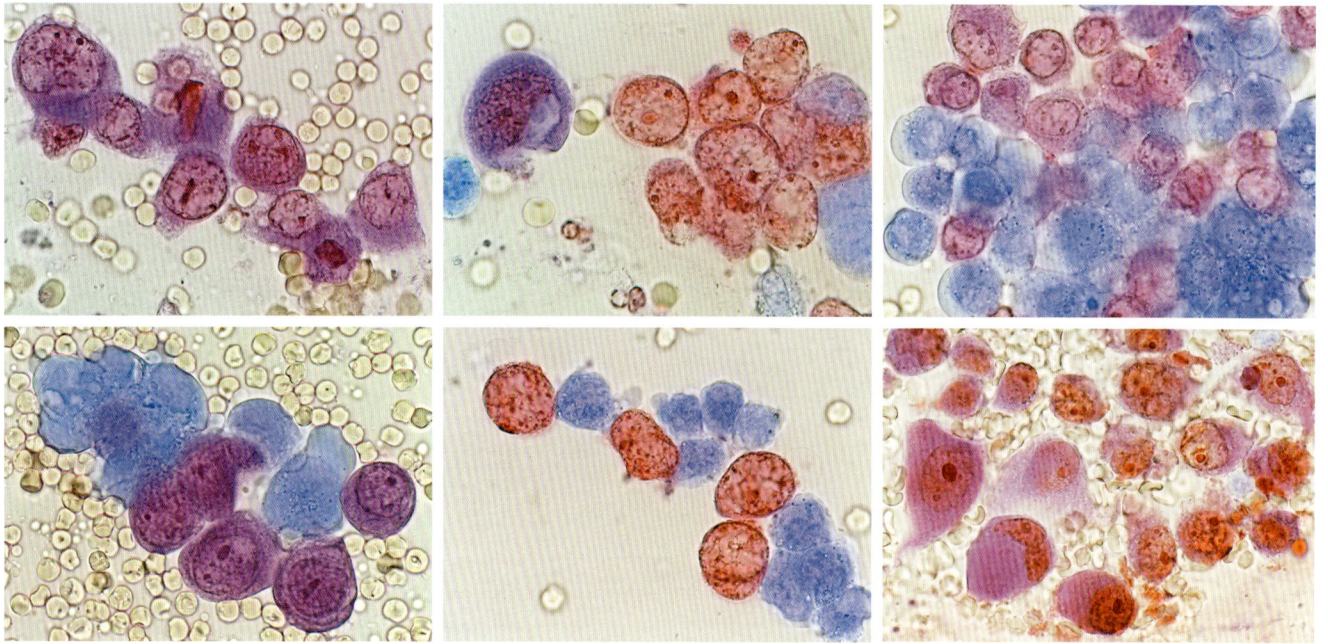

图 3-290 高级别尿路上皮癌细胞（SM 染色，×1 000）
细胞胞质量少、核质比高、核仁明显；活体细胞呈淡蓝色到蓝色，死体细胞整体呈红色～紫红色。

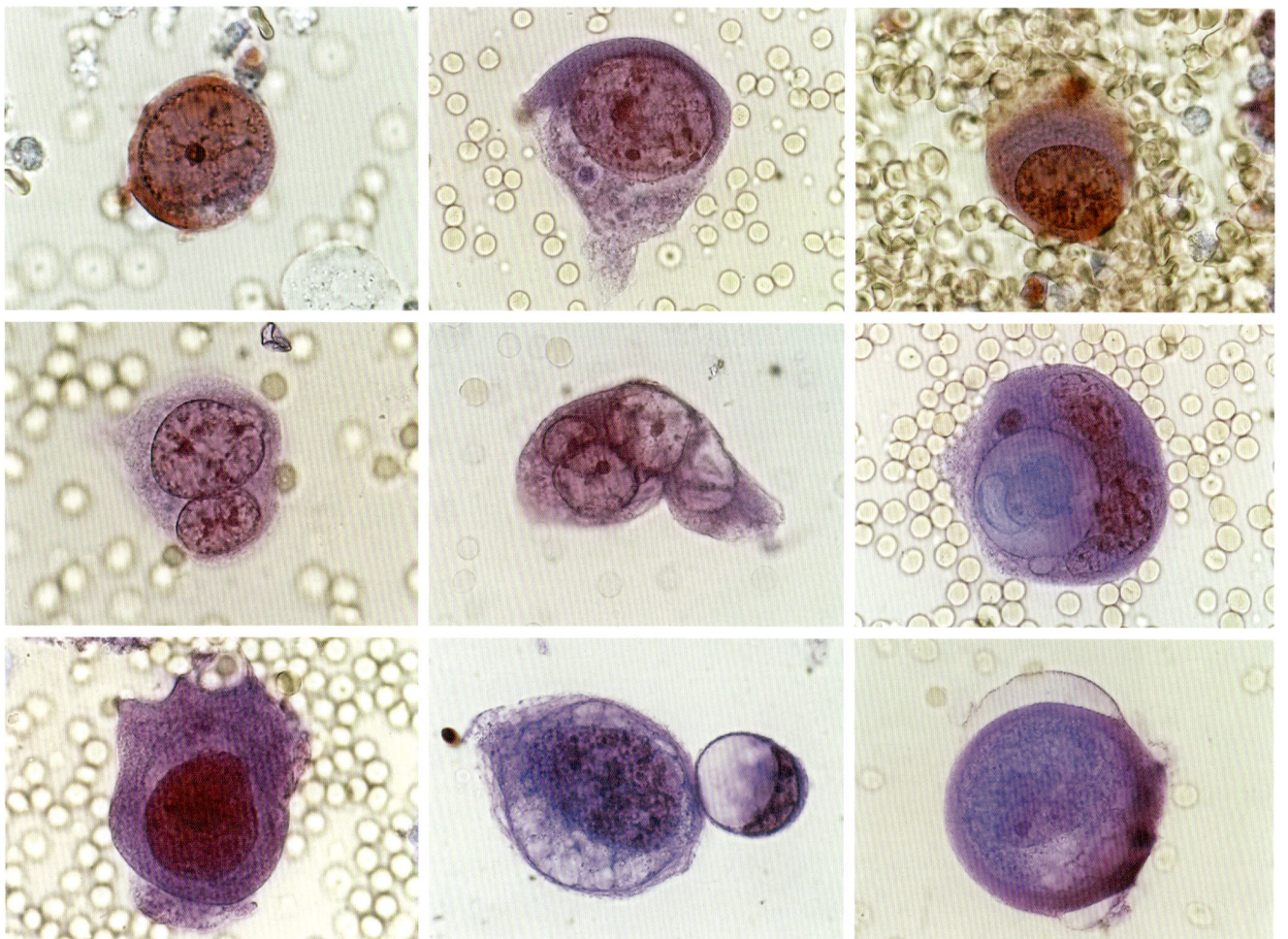

图 3-291 肿瘤细胞（SM 染色，×1 000）
细胞体积明显增大，散在分布，单个核或多个核，染色质致密，部分细胞核仁大而明显。

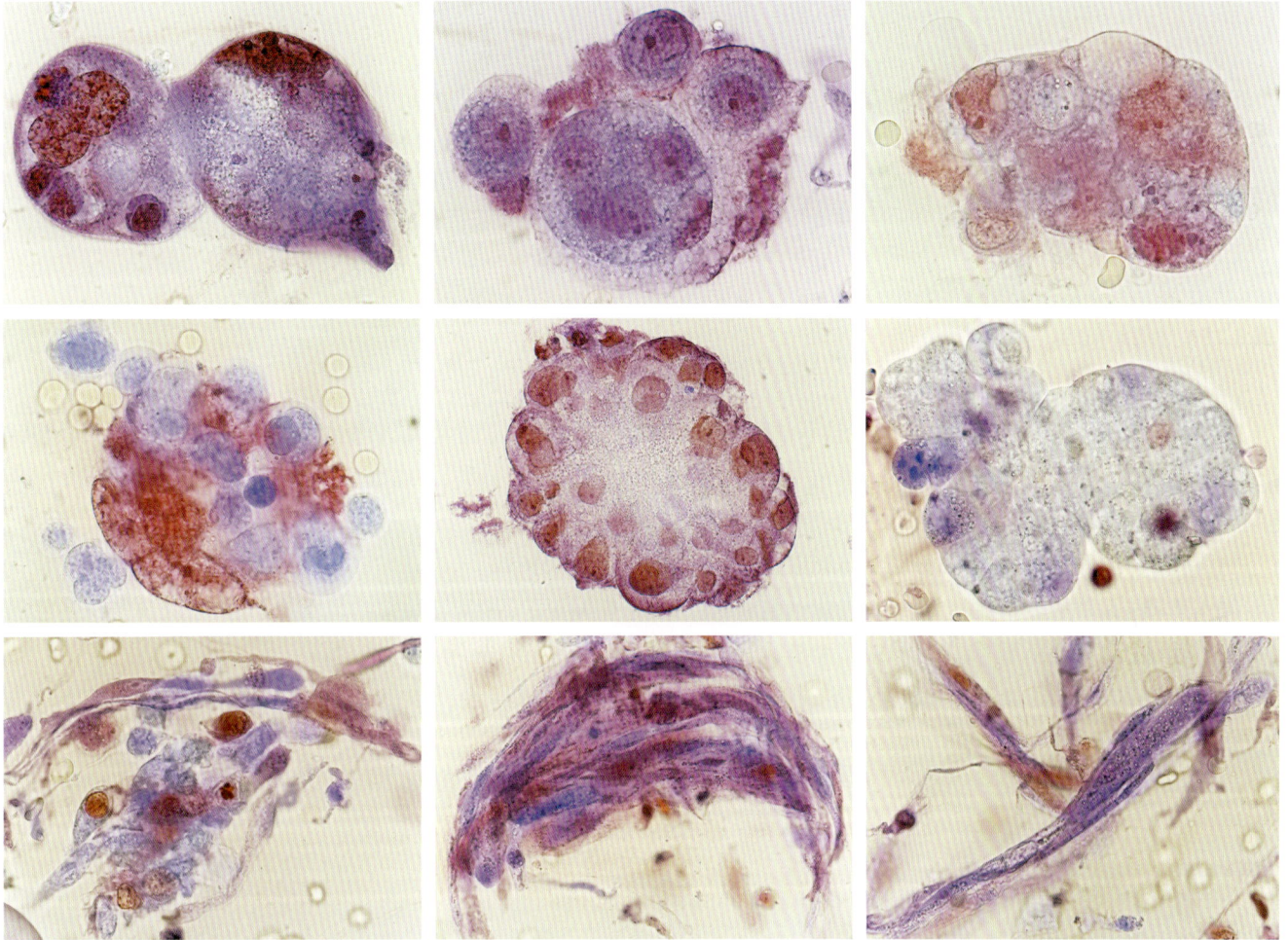

图 3-292 成团或成簇分布的肿瘤细胞（SM 染色，×1 000）
细胞边界不清，成团分布，结构三维立体，根据细胞的死活，染色效果略有不同；成簇梭形细胞大小不等，来源于角化型鳞癌确诊病例。

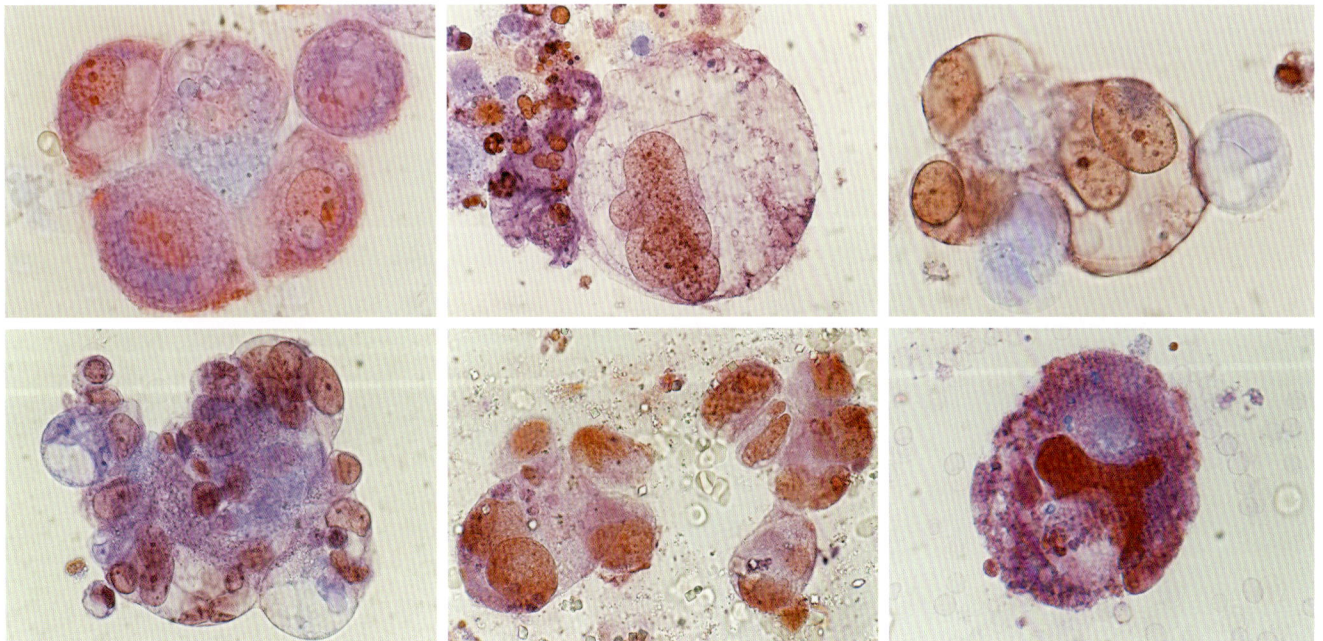

图 3-293 退变肿瘤细胞（SM 染色，×1 000）
细胞体积明显增大，胞质内可见空泡或脂肪颗粒，单个核或多个核，染色质颗粒状，部分细胞核仁大而明显。

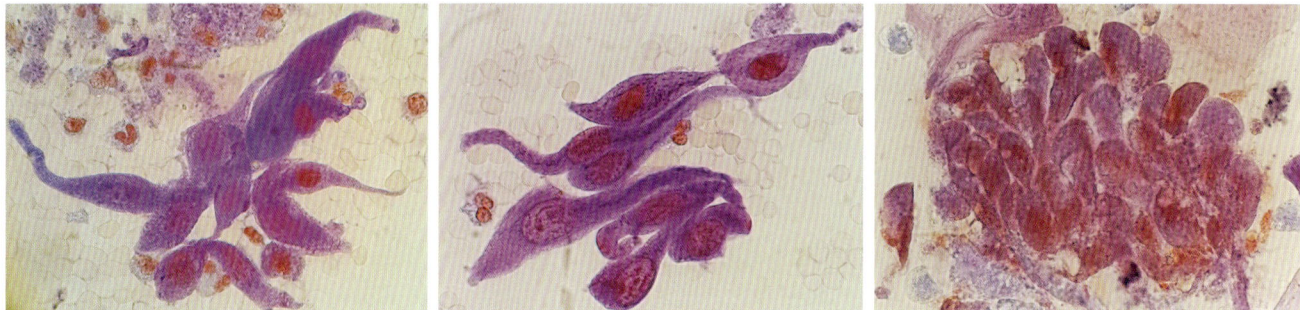

图 3-294 梭形肿瘤细胞（SM 染色，×1 000）
细胞呈梭形或纤维状，单个散在或聚集成堆，胞核大，染色质致密，核仁明显。

3. 瑞-吉染色 瑞-吉染色是临床实验室常用的染色方法，不仅适用于外周血、骨髓细胞学检查，同样适用于尿液细胞学检查。在尿液细胞学检查中，瑞-吉染色主要用于白细胞及上皮细胞分类、肿瘤细胞筛查等。瑞-吉染色后的肿瘤细胞结构清晰，基本的形态特征如下：

（1）体积：体积大小不等，部分细胞体积巨大；散在、成片或成团分布。

（2）胞质：胞质量多少不一，高级别肿瘤细胞胞质量少，着色偏深；低级别肿瘤细胞胞质量丰富，呈灰蓝色或蓝色。

（3）胞核：胞核大小不等，单个核或多个核，圆形、椭圆形或不规则形，核膜不光滑。

（4）染色质及核仁：染色质及核仁是鉴别肿瘤细胞关键点，肿瘤细胞染色质致密、厚重，核仁明显（图 3-295）。

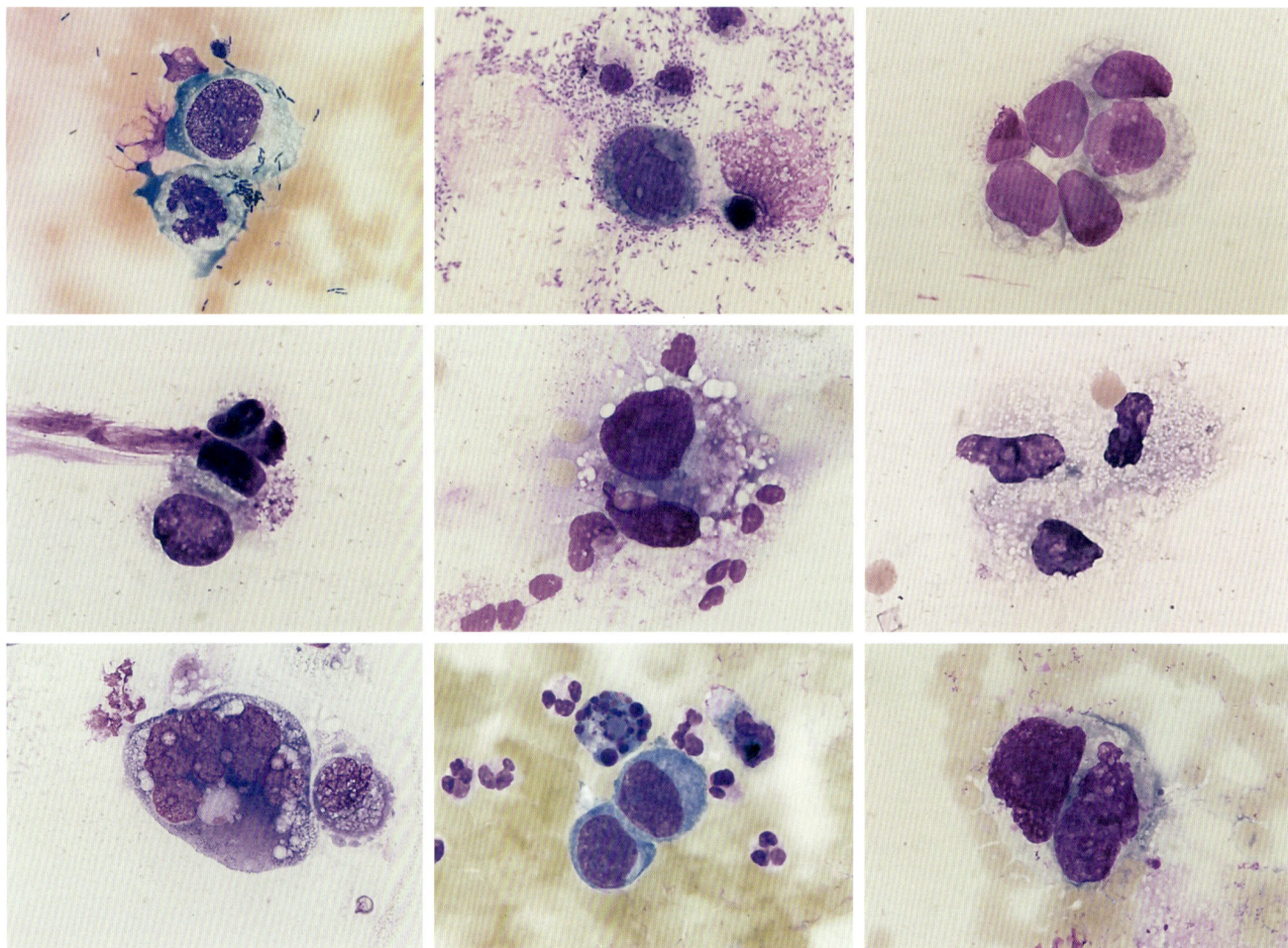

图 3-295 肿瘤细胞（瑞-吉染色，×1 000）
细胞常分布在涂片尾部，具有肿瘤细胞基本特征：体积偏大，胞核大、畸形，染色质致密。

二、尿路上皮癌

尿路上皮癌（urothelial carcinoma，UC）是一种发生于尿路上皮的泌尿系统恶性肿瘤。UC 主要发生于老年人，男性多于女性，约 90% 的患者发病年龄大于 55 岁。吸烟、职业暴露、滥用药物及遗传因素是 UC 常见的诱发因素。膀胱是 UC 最常见的发病部位，占所有膀胱肿瘤的 90%。

UC 的分类：①按照发病部位分类：来源于肾盂和输尿管的称为上尿路上皮癌（UTUC）；来源于膀胱及尿道的称为下尿路上皮癌（LTUC）。②根据 2016 年 WHO 泌尿系统和男性生殖器官肿瘤分类标准：UC 可分为浸润性和非浸润性两大类，其中浸润性尿路上皮癌根据组织形态学特征又可分成多种组织学亚型。根据治疗模式和疾病预后的不同，浸润性尿路上皮癌还可分为非肌层浸润性尿路上皮癌（NMIUC）和肌层浸润性尿路上皮癌（MIUC）；后者由于侵犯肌层，更容易转移。③根据病理分级分类：分为低级别尿路上皮癌和高级别尿路上皮癌两大类。

无痛性肉眼血尿是 UC 的典型临床表现，可合并发热、盗汗、体重减轻等全身症状；尿频、尿急和排尿困难症状多见于膀胱和输尿管 UC 患者中，而在肾盂 UC 中少见；局部晚期或转移性疾病可出现疼痛症状，如输尿管梗阻可引起的腹痛，骨转移引起的骨痛等；淋巴管或静脉阻塞可引起下肢水肿等症状。

尿路上皮癌的治疗方案基于疾病分期，早期非肌层浸润性病变首选经尿道膀胱肿瘤电切术（TURBT）并辅以膀胱灌注治疗；肌层浸润性患者需行根治性膀胱切除术，可采用腹腔镜或机器人技术微创操作，术后根据风险分层选择辅助免疫治疗或化疗以降低复发风险；转移性或不可切除晚期患者的一线治疗可使用免疫联合抗体偶联药物治疗。

（一）可疑高级别尿路上皮癌

可疑高级别尿路上皮癌（suspected high-grade urothelial carcinoma，SHGUC）细胞是指尿路上皮细胞存在严重的非典型性，不足以诊断为高级别尿路上皮癌（HGUC），但超出非典型尿路上皮细胞（AUC）范畴的一类细胞。该类细胞体积增大，散在、成堆或成团分布，成团分布的细胞边界不清，胞核偏大，核胞质比至少为 1∶0.5，染色质致密、深染，核仁小或明显；细胞多成片排列，细胞大小较一致，核胞质比增加，核染色质呈颗粒状，偶见核仁，肿瘤性背景不明显（图 3-296～图 3-299）。

对诊断为 SHGUC 的患者，应进行进一步检查，以明确是否存在 HGUC。SHGUC 的患者发生的高级别恶性肿瘤的风险明显增加，对这部分患者应给予关注。此外，细胞退变、高级别尿路上皮癌细胞数量较少时，需重留标本复查。

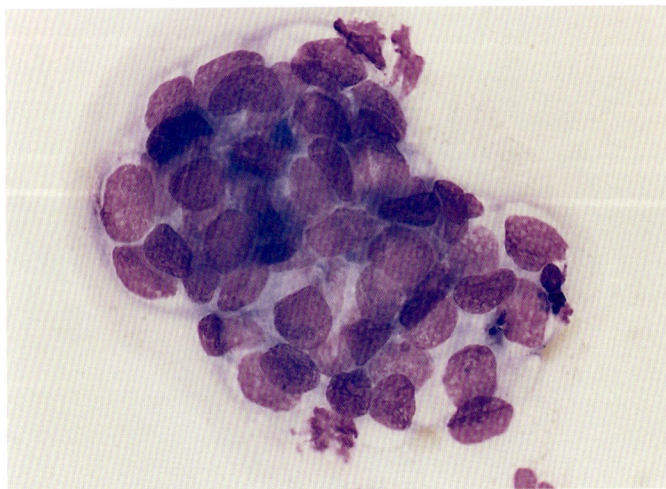

图 3-296　可疑高级别尿路上皮癌细胞，细胞异型性明显，核型不规则，染色质致密、厚重（瑞-吉染色，×1 000）

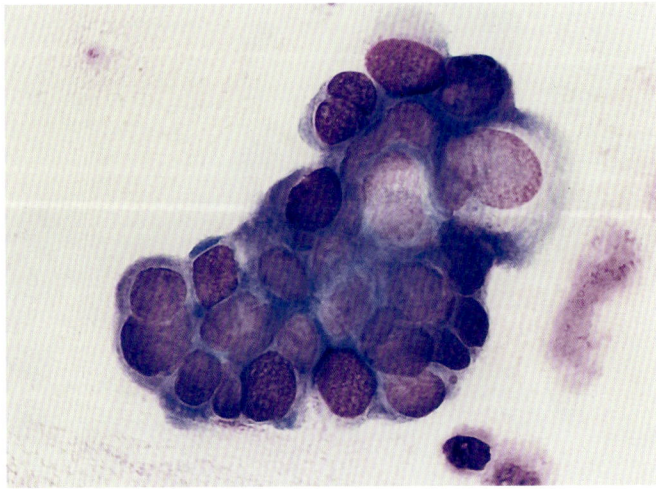

图 3-297　可疑高级别尿路上皮癌细胞，胞质量少、着色深，核质比高，染色质细颗粒状，无核仁（瑞-吉染色，×1 000）

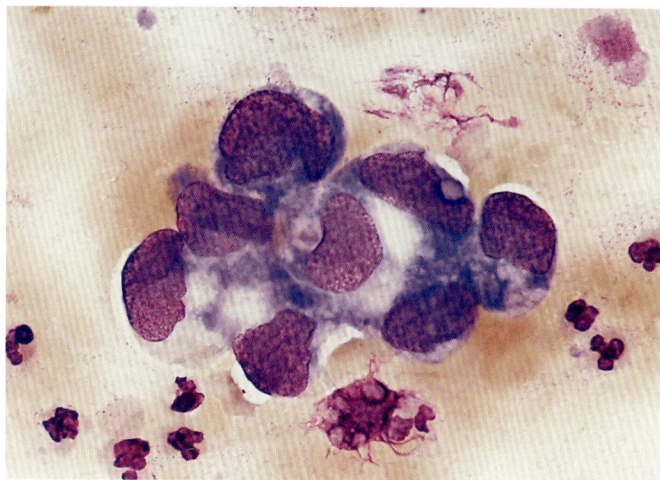

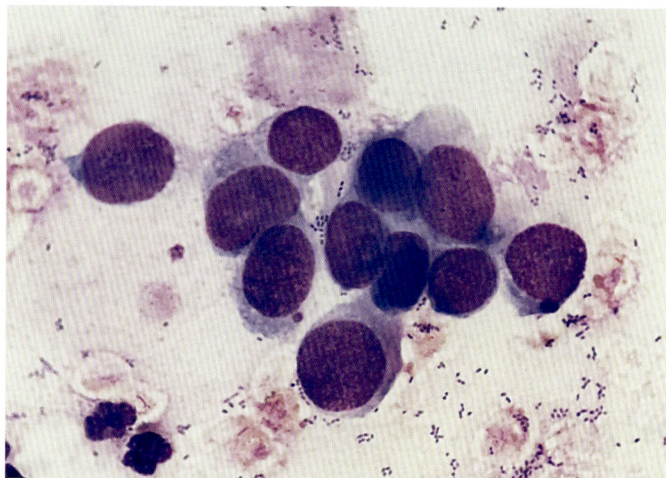

图 3-298 可疑高级别尿路上皮癌细胞,细胞异型性明显,核型不规则,染色质颗粒状,无核仁(瑞-吉染色,×1 000)

图 3-299 可疑高级别尿路上皮癌细胞,胞体大,胞质量少,核质比高,胞核规则,染色质颗粒状(瑞-吉染色,×1 000)

(二)低级别尿路上皮癌

低级别尿路上皮癌(low grade urothelial carcinoma, LGUC)是一类来源于尿路上皮分化较好的肿瘤细胞,恶性程度较低。当细胞成团或呈乳头状排列,细胞团中可见纤维血管轴心,但无高级别尿路细胞癌的特征时,可诊断为LGUC。

LGUC细胞与正常尿路上皮细胞、反应性尿路上皮细胞或非典型尿路上皮细胞很难区分。该类细胞体积偏大,但大小基本一致,排列、分布与正常尿路上皮细胞相似;胞质量中等或丰富;胞核偏大,核不规则,染色质细致或颗粒状,但比尿路上皮细胞偏厚,核仁隐约或明显可见(图3-300~图3-305)。

细胞形态学诊断LGUC的特异性及敏感性并不高,原因是LGUC在细胞形态上很难与良性细胞或反应性尿路上皮细胞相区别。因此,实验室用"发现异型尿路上皮细胞或尿路上皮癌细胞不能排除"等术语报告,旨在提醒临床医师做进一步检查。

(三)高级别尿路上皮癌

高级别尿路上皮癌(high grade urothelial carcinoma, HGUC)是指分化较差且分级较高的恶性泌尿系统肿瘤。HGUC细胞大小不一,形态各异,呈椭圆形、圆形、纺锤形或不规则形;成片或成堆分布;胞质量少,强嗜碱性,呈深蓝色,部分病例胞质内可见脂质空泡;核质比增加明显(N/C比为0.7或更大);核膜轮廓明显不规则,染色质厚重且致密,核仁大而明显(图3-306~图3-351)。

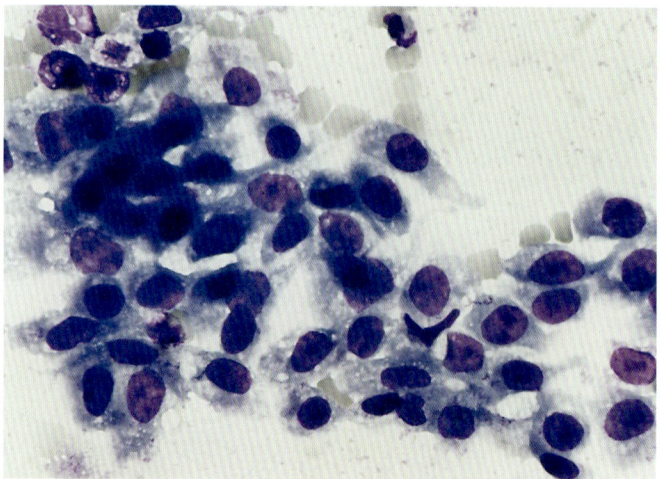

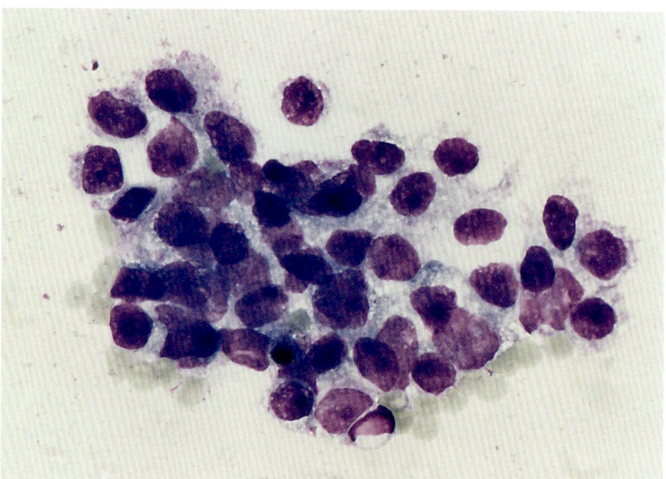

图 3-300 低级别尿路上皮癌细胞,细胞形态不规则,成片或散在分布,染色质致密,核仁明显(瑞-吉染色,×1 000)

图 3-301 低级别尿路上皮癌细胞,细胞体积偏小,成片分布;免疫细胞化学染色支持LGUC(瑞-吉染色,×1 000)

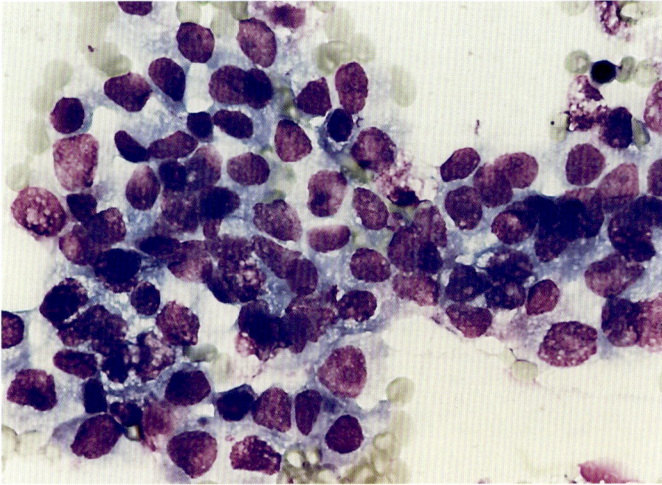

图 3-302 低级别尿路上皮癌细胞,细胞成片分布,胞质量中等,染色质细致（瑞-吉染色,×1 000）

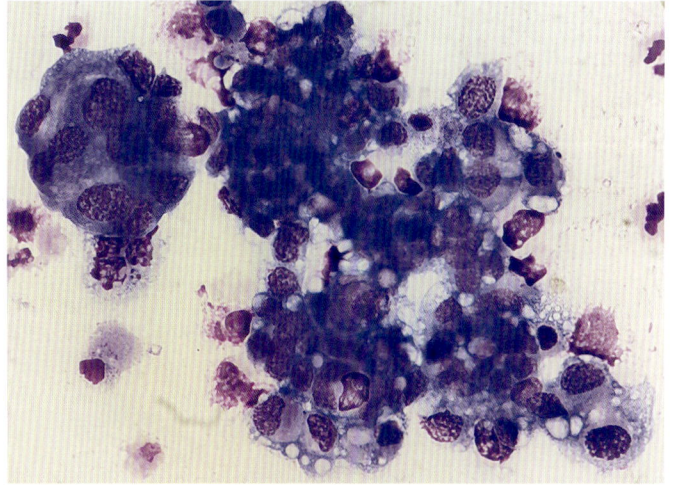

图 3-303 低级别尿路上皮癌细胞,细胞成团分布,边界不清（瑞-吉染色,×1 000）

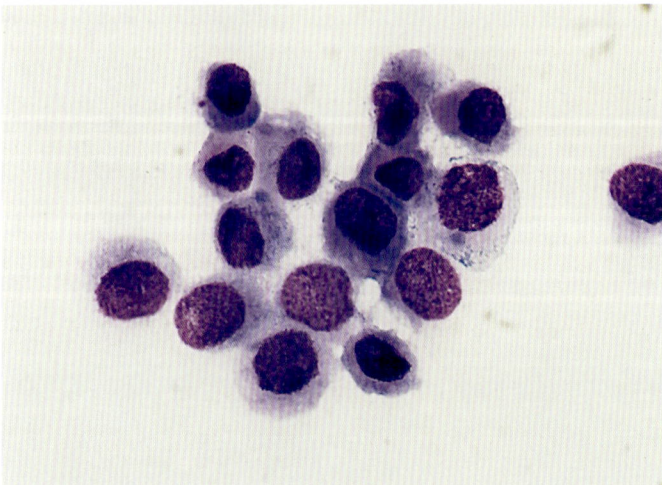

图 3-304 低级别尿路上皮癌细胞,免疫组化支持 LGUC（瑞-吉染色,×1 000）

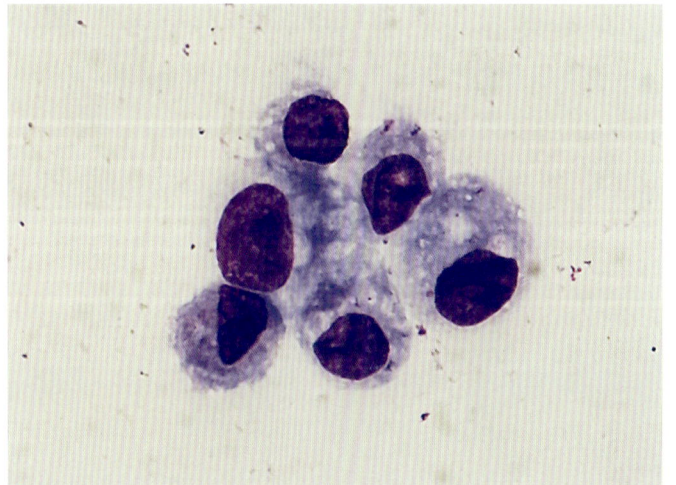

图 3-305 低级别尿路上皮癌细胞,细胞大小不等,异型性明显（瑞-吉染色,×1 000）

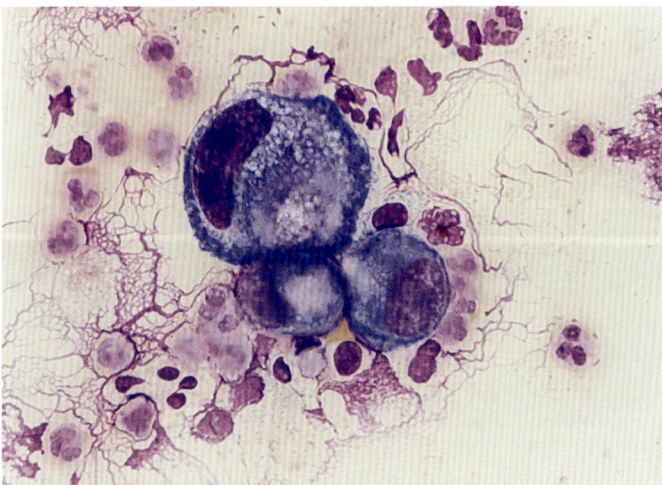

图 3-306 高级别尿路上皮癌细胞,细胞大小不等;使用细胞离心涂片机制片;免疫细胞化学染色支持高级别尿路上皮癌（瑞-吉染色,×1 000）

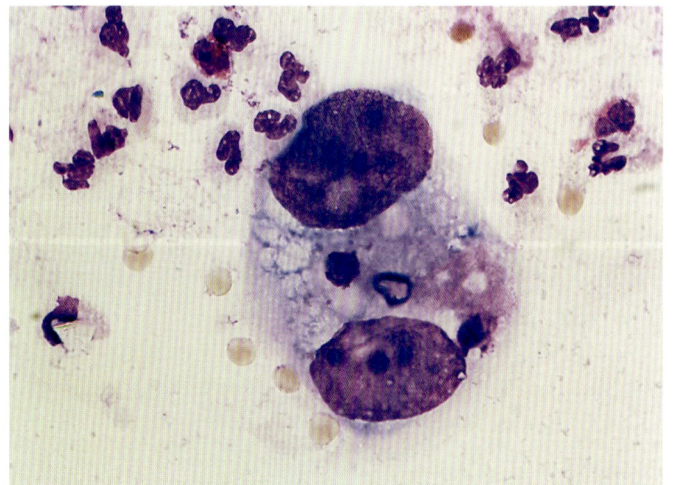

图 3-307 高级别尿路上皮细胞,胞体巨大,胞核大,染色质致密,核仁明显;来源于高级别尿路上皮细胞癌确诊病例（瑞-吉染色,×1 000）

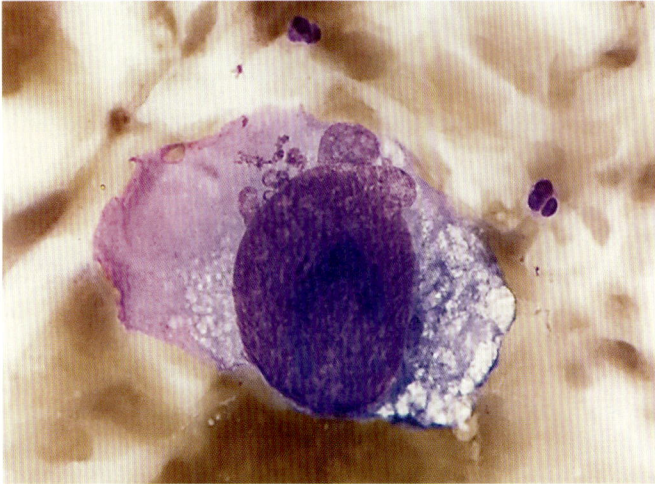

图 3-308 高级别尿路上皮癌细胞,胞体巨大,胞核大,核仁大而明显,具有肿瘤细胞基本特征(瑞-吉染色,×1 000)

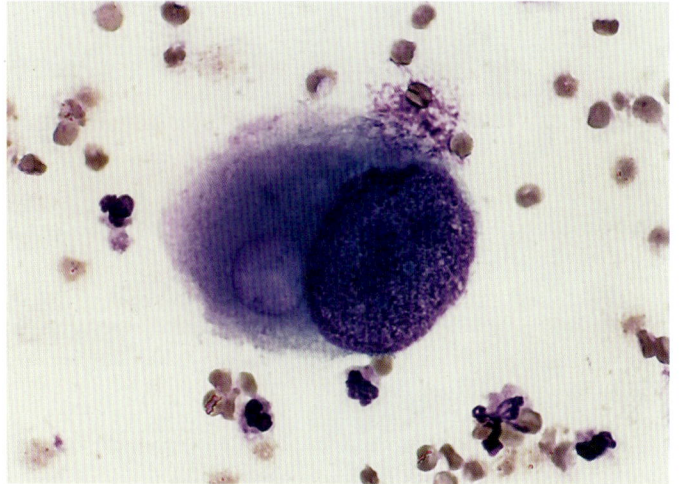

图 3-309 高级别尿路上皮癌细胞,胞体巨大,胞核大,染色质致密,核仁明显;来源于高级别尿路上皮细胞癌确诊病例(瑞-吉染色,×1 000)

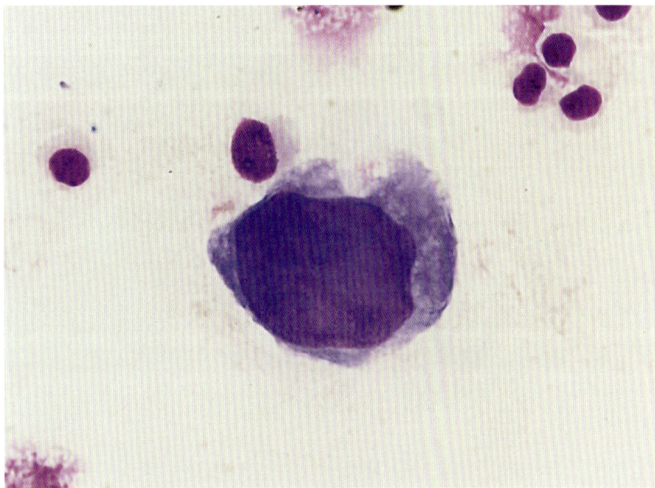

图 3-310 高级别尿路上皮癌细胞,细胞体积巨大,胞质量少,核质比高,染色质致密,核仁数量较多(瑞-吉染色,×1 000)

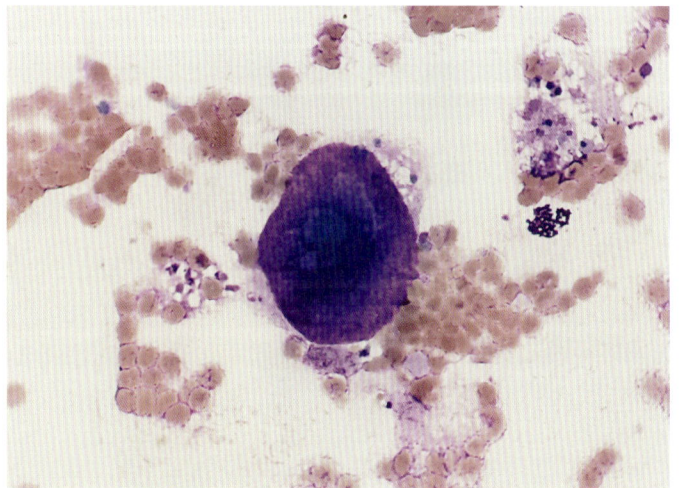

图 3-311 高级别尿路上皮癌细胞,呈裸核样改变,染色质致密,核仁明显;发现此类细胞,需结合其他视野中的细胞综合分析(瑞-吉染色,×1 000)

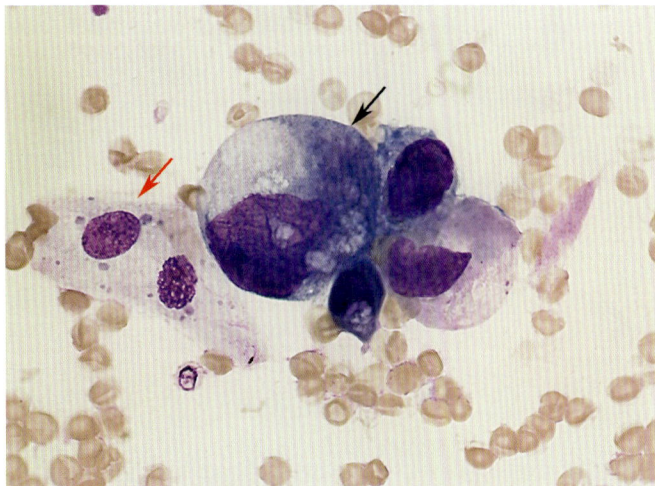

图 3-312 高级别尿路上皮癌细胞(黑箭所指),体积大小不等,胞质深染,胞核不规则,染色质致密;尿路上皮细胞(红箭所指)(瑞-吉染色,×1 000)

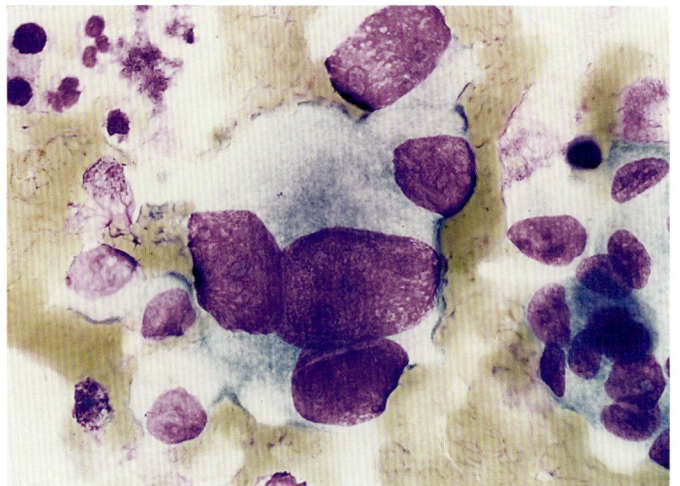

图 3-313 高级别尿路上皮癌细胞,细胞体积巨大,胞核数量不等,染色质致密,核仁明显(瑞-吉染色,×1 000)

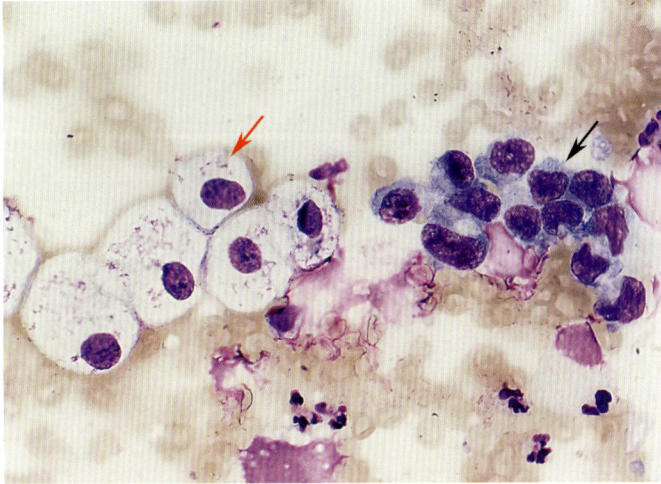

图 3-314 高级别尿路上皮癌细胞（黑箭所指），体积偏小，胞核畸形，染色质深染；尿路上皮细胞（红箭所指），结构规整、简单（瑞-吉染色，×1 000）

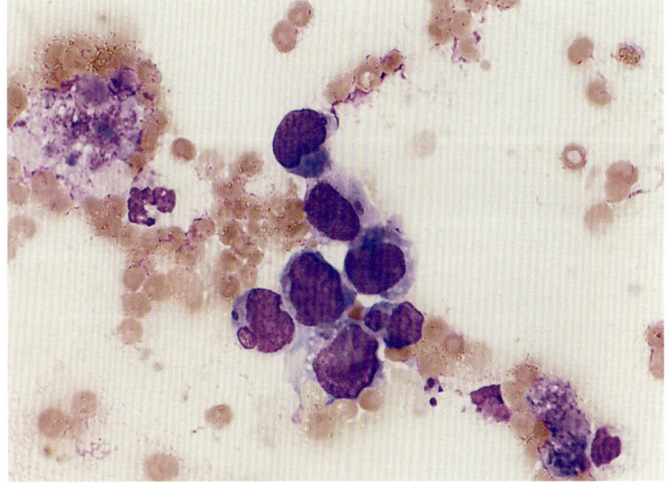

图 3-315 高级别尿路上皮癌细胞，细胞体积偏大，胞质量少，核形不规则，染色质致密（瑞-吉染色，×1 000）

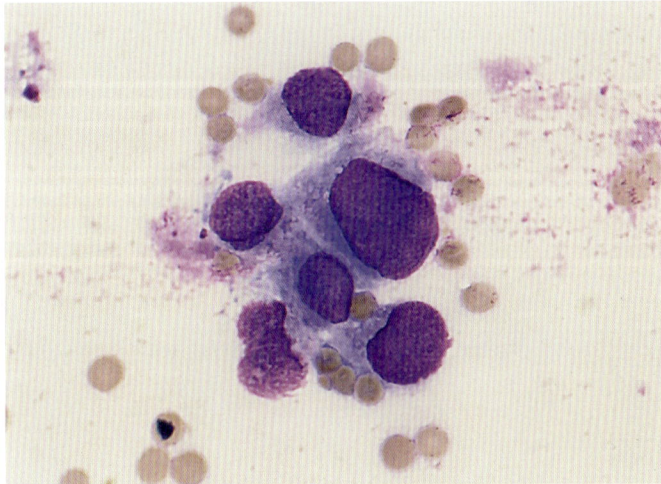

图 3-316 高级别尿路上皮癌细胞，细胞体积大小不等，胞质量少，核质比高，染色质致密，可见多个小核仁（瑞-吉染色，×1 000）

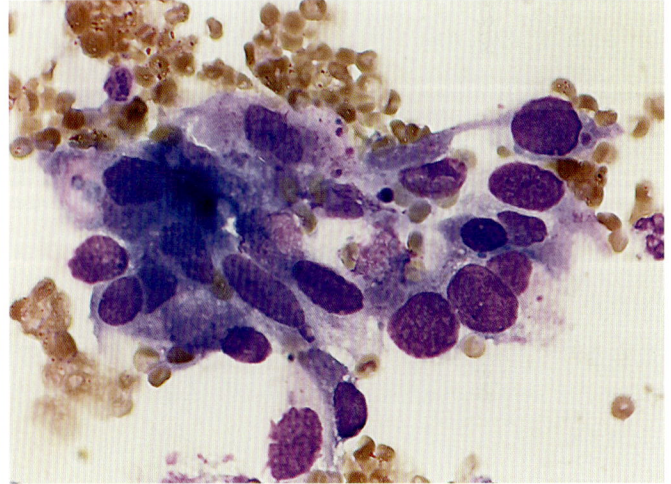

图 3-317 高级别尿路上皮癌细胞，胞体不规则，形态与角化型鳞癌相似，后者胞质呈均质状的深蓝色（瑞-吉染色，×1 000）

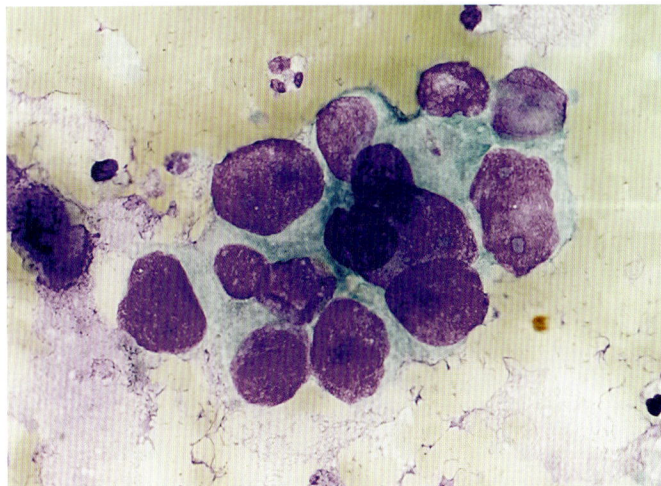

图 3-318 高级别尿路上皮癌细胞，胞体大，细胞边界不清，胞核大，染色质致密，核仁大而明显；来源于膀胱癌确诊病例（瑞-吉染色，×1 000）

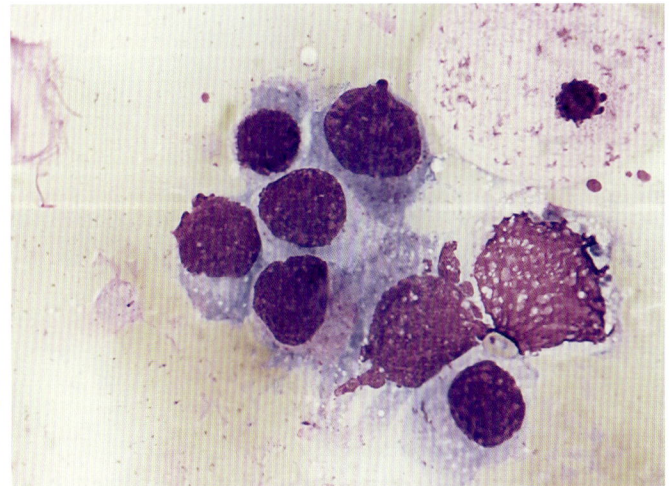

图 3-319 高级别尿路上皮癌细胞，体积大小不等，胞质量少，核质比高，染色质致密（瑞-吉染色，×1 000）

135

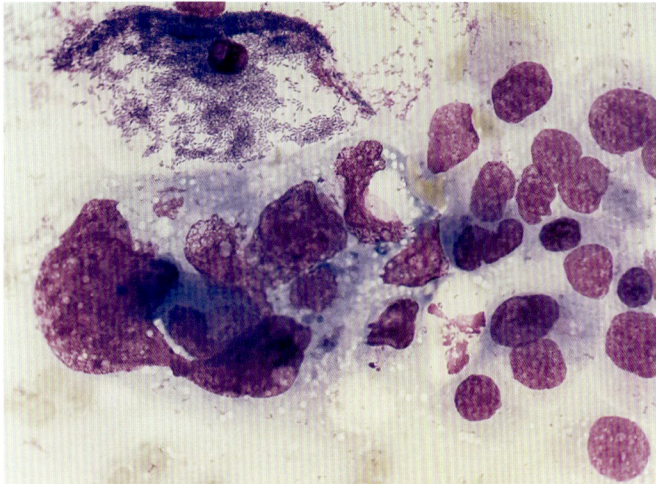

图 3-320 高级别尿路上皮癌细胞,细胞异型性明显,核型不规则,染色质致密、厚重(瑞-吉染色,×1 000)

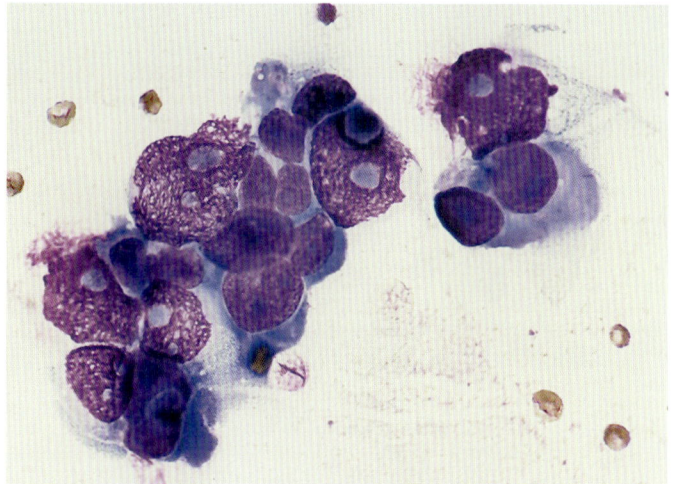

图 3-321 高级别尿路上皮癌细胞,胞体大小不等,胞质嗜碱性强,呈深蓝色,染色质致密,核仁大而明显;来源于膀胱癌确诊病例(瑞-吉染色,×1 000)

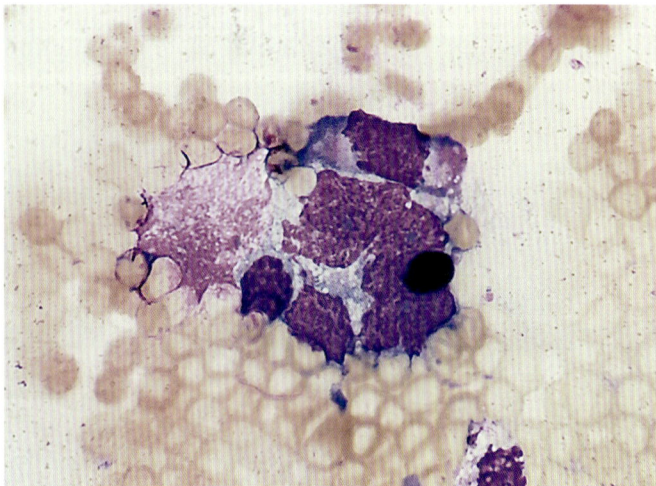

图 3-322 高级别尿路上皮癌细胞,细胞形态不规则,边界不清(瑞-吉染色,×1 000)

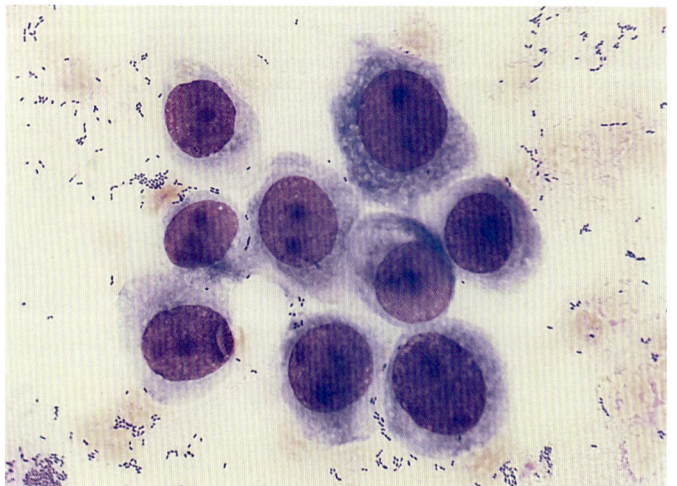

图 3-323 高级别尿路上皮癌细胞,散在分布,胞质量少,核质比高,染色质颗粒状,核仁明显(瑞-吉染色,×1 000)

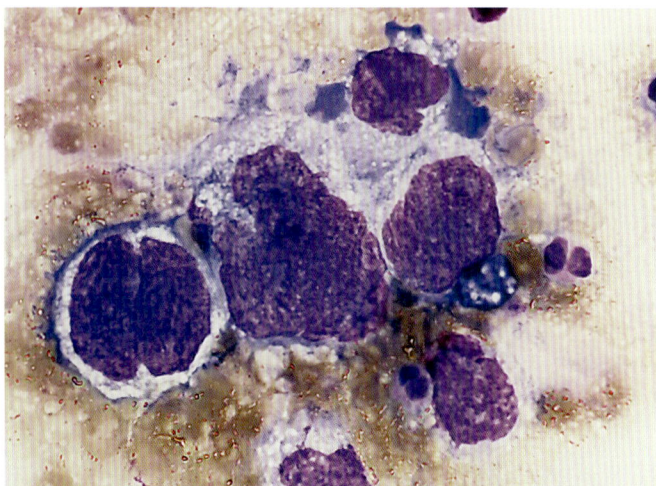

图 3-324 高级别尿路上皮癌细胞,突出特点是胞核不规则(瑞-吉染色,×1 000)

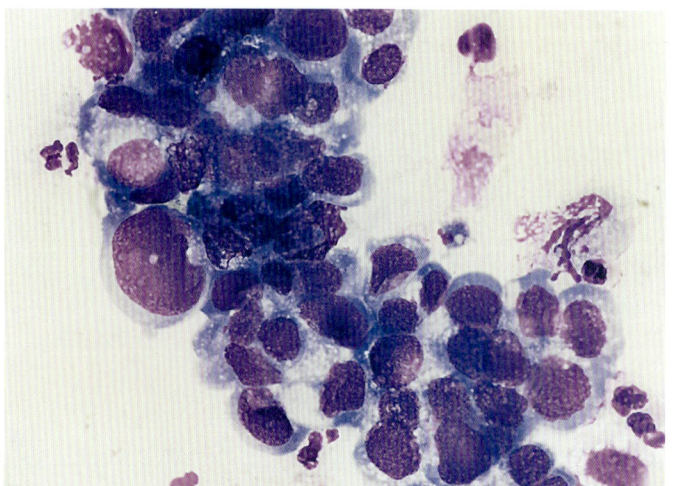

图 3-325 高级别尿路上皮癌细胞,异型性明显;来源于膀胱癌确诊病例(瑞-吉染色,×1 000)

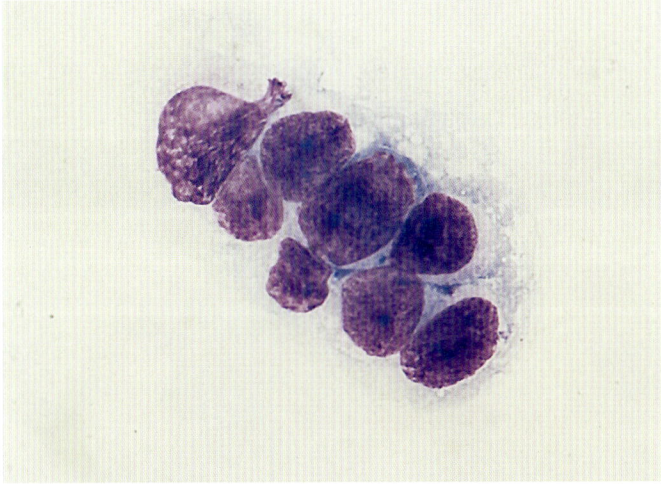

图 3-326 高级别尿路上皮癌细胞,细胞体积大,胞质量少,核质比高,染色质致密、深染;来源于膀胱癌确诊病例(瑞-吉染色,×1 000)

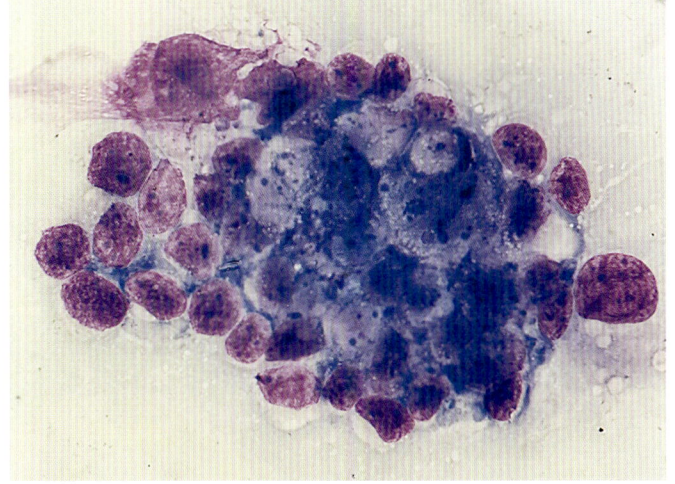

图 3-327 高级别尿路上皮癌细胞,细胞成团分布,边缘细胞结构清晰;来源于输尿管癌确诊病例(瑞-吉染色,×1 000)

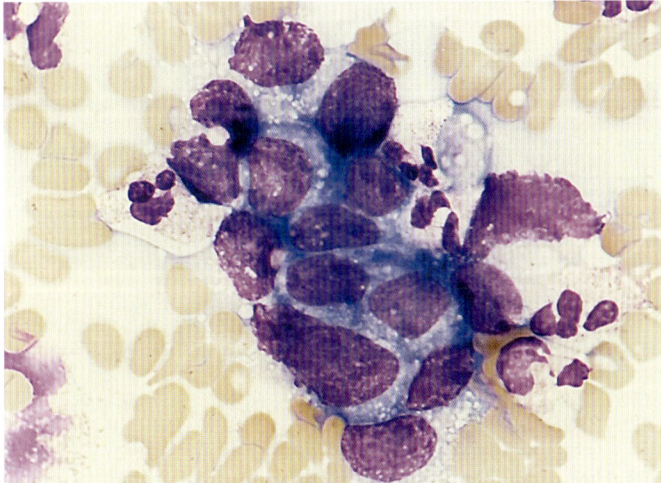

图 3-328 高级别尿路上皮癌细胞,细胞成片分布,边界不清;来源于输尿管癌确诊病例(瑞-吉染色,×1 000)

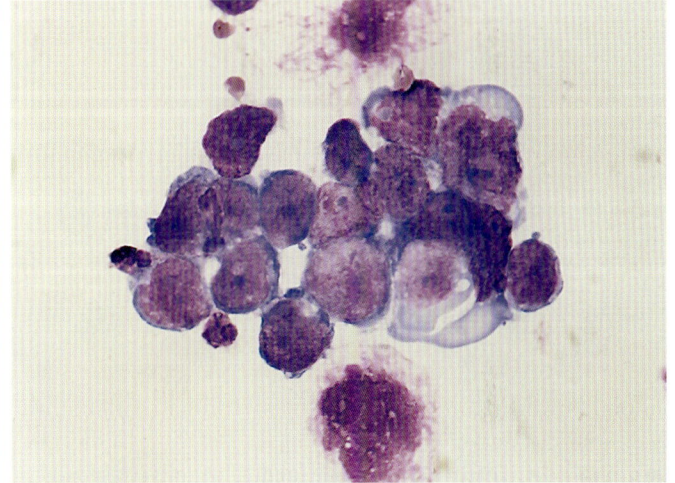

图 3-329 高级别尿路上皮癌细胞,细胞分化较差,胞质量少,核质比高,染色质致密,核仁明显;来源于膀胱癌确诊病例(瑞-吉染色,×1 000)

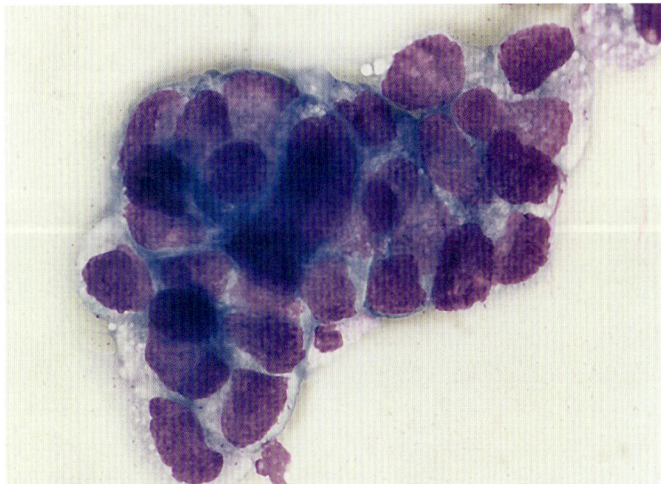

图 3-330 高级别尿路上皮癌细胞,成片分布,细胞边界不清,胞质量少,核质比高,胞核不规则,染色质致密;来源于膀胱癌确诊病例(瑞-吉染色,×1 000)

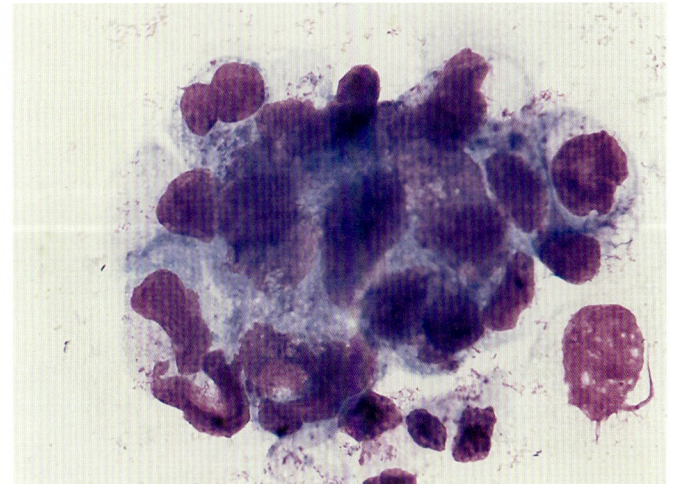

图 3-331 高级别尿路上皮癌细胞,细胞大小不等,边界不清;免疫组化确诊为高级别尿路上皮癌(瑞-吉染色,×1 000)

137

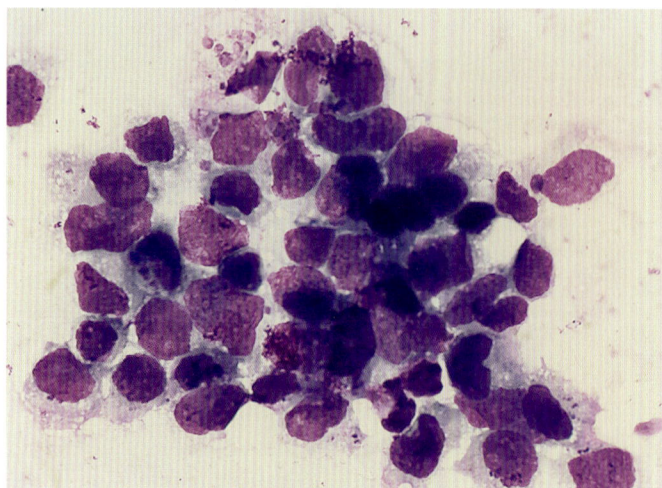

图 3-332 高级别尿路上皮癌细胞;主要特征:胞核不规则,染色质致密,着色偏深;来源于肾盂癌确诊病例(瑞-吉染色,×1 000)

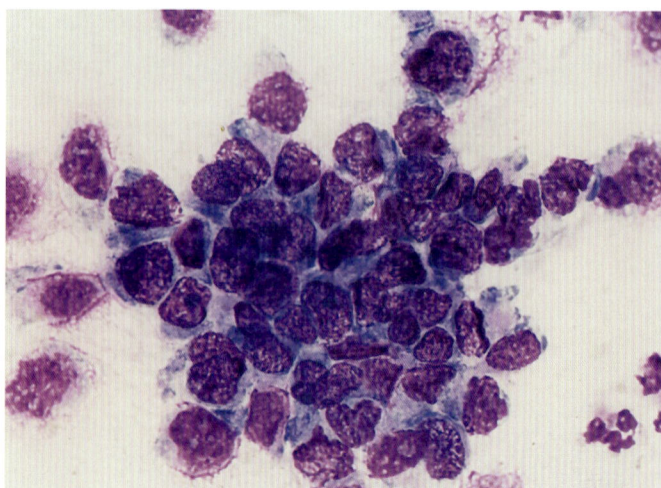

图 3-333 高级别尿路上皮癌细胞,胞体偏大,成堆分布,胞质量少,强嗜碱性,胞核不规则;来源于膀胱癌确诊病例(瑞-吉染色,×1 000)

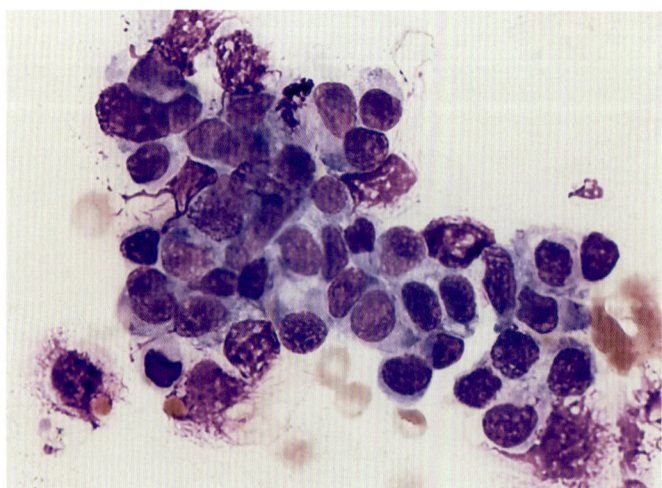

图 3-334 高级别尿路上皮癌细胞,细胞体积偏小,但染色质较厚重、致密,若发现此类细胞,需结合免疫细胞化学染色;来源于膀胱癌确诊病例(瑞-吉染色,×1 000)

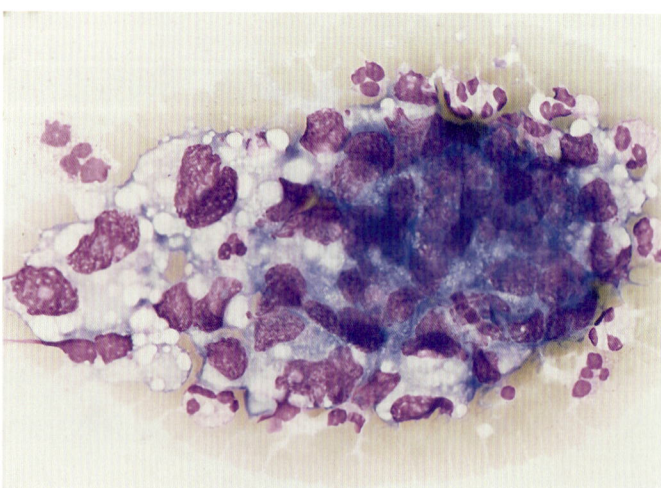

图 3-335 高级别尿路上皮癌细胞,细胞偏小,成团分布,染色质致密,核仁明显;周边的细胞退化(瑞-吉染色,×1 000)

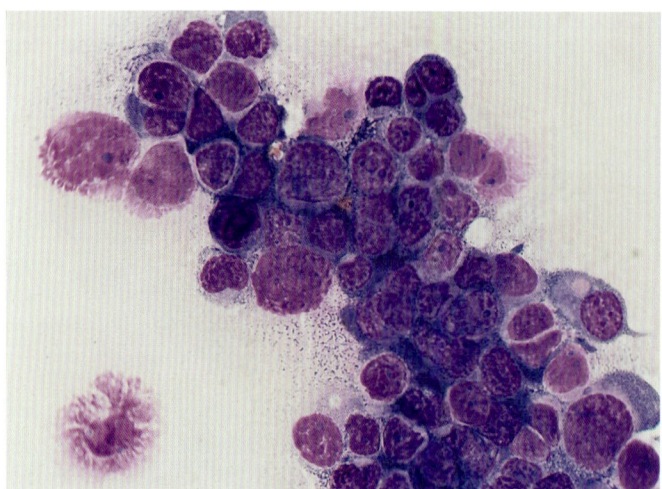

图 3-336 高级别尿路上皮癌细胞,细胞偏小,成片分布,需要与小细胞癌进行鉴别(瑞-吉染色,×1 000)

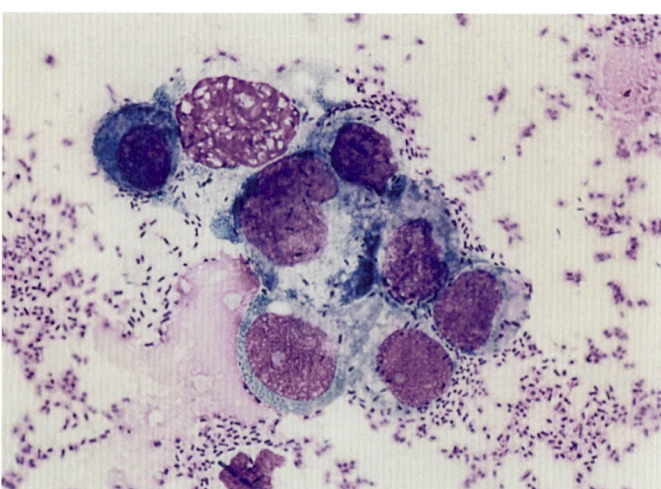

图 3-337 高级别尿路上皮癌细胞,背景可见大量细菌;来源于输尿管癌合并泌尿系统炎症病例(瑞-吉染色,×1 000)

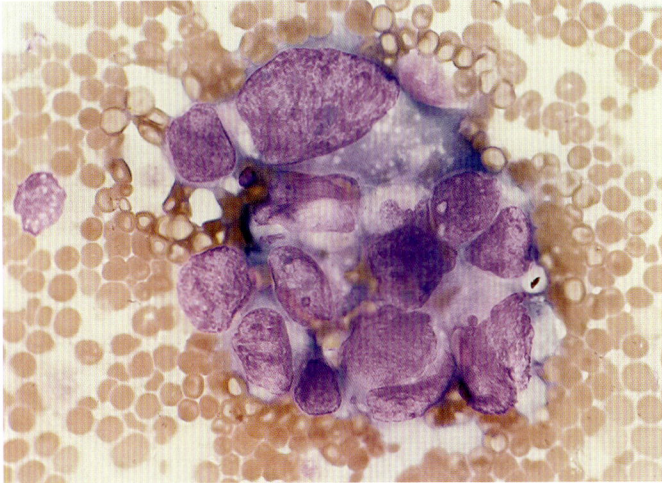

图 3-338 高级别尿路上皮癌细胞,细胞大小不等,边界不清,胞质量少(瑞-吉染色,×1 000)

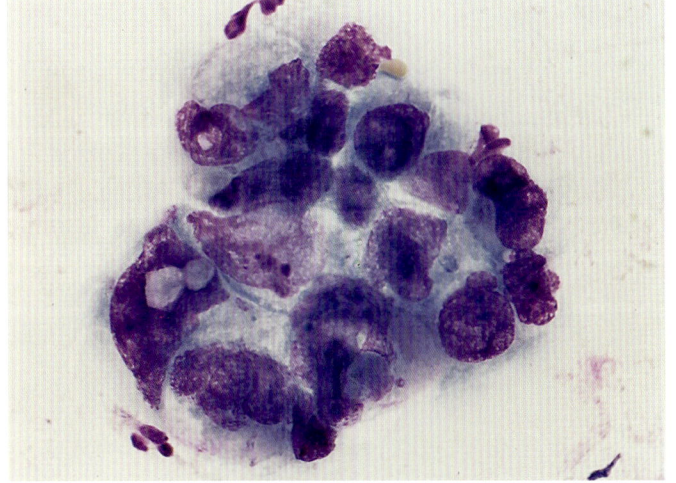

图 3-339 高级别尿路上皮癌细胞,细胞成堆分布,胞核不规则,染色质致密、深染(瑞-吉染色,×1 000)

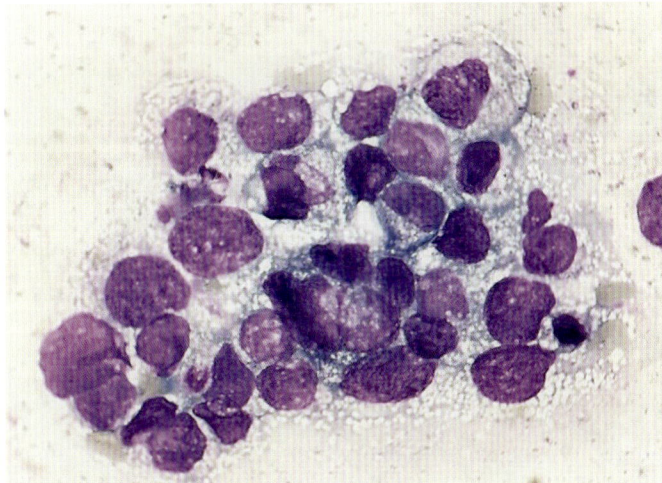

图 3-340 高级别尿路上皮癌细胞,细胞大小不等,细胞退化,胞质内可见大量脂质空泡;来源于输尿管癌确诊病例(瑞-吉染色,×1 000)

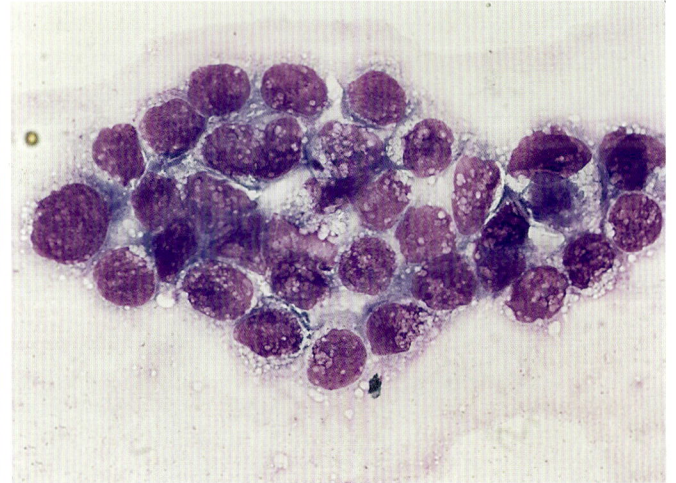

图 3-341 高级别尿路上皮癌细胞,胞质呈泡沫样;来源于膀胱癌确诊病例,尿液呈乳糜状(瑞-吉染色,×1 000)

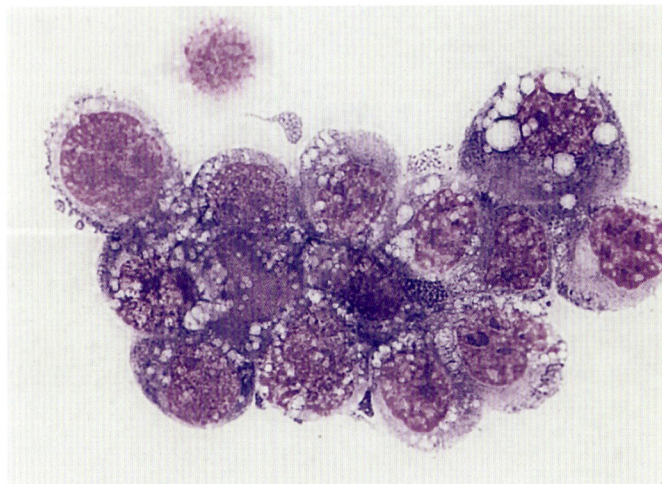

图 3-342 高级别尿路上皮癌细胞,细胞成团分布,胞质内可见大小不一的空泡;来源于肾盂癌确诊病例(瑞-吉染色,×1 000)

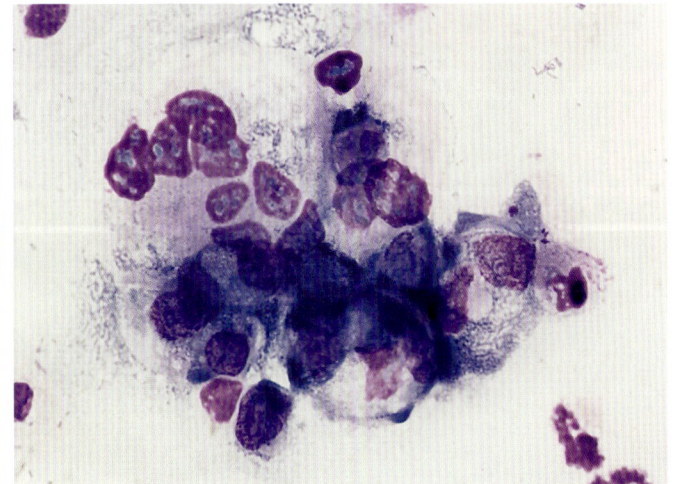

图 3-343 高级别尿路上皮癌细胞,细胞退化明显,是尿液肿瘤细胞常见的一种形态,细胞不完整,但染色质仍然很致密,核仁明显(瑞-吉染色,×1 000)

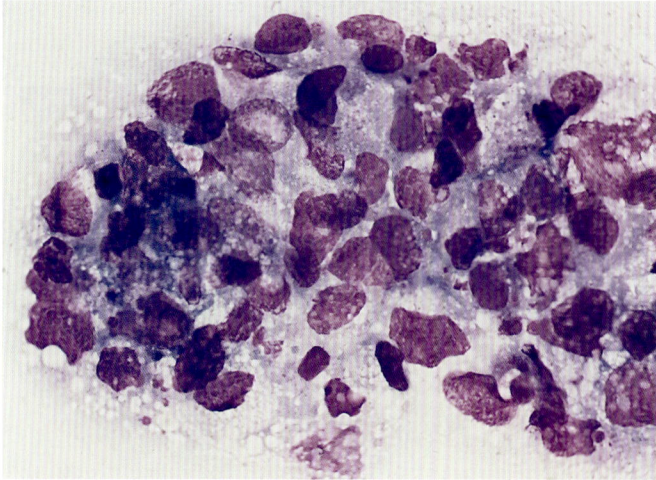

图 3-344 高级别尿路上皮癌细胞,细胞退化明显,胞体不完整,胞质可见脂质空泡;若发现此类细胞,需在其他视野寻找完整的肿瘤细胞或重留标本复查(瑞-吉染色,×1 000)

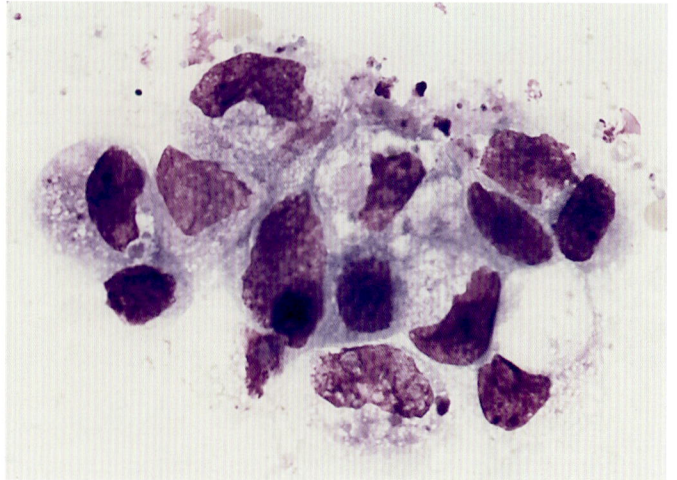

图 3-345 高级别尿路上皮癌细胞,细胞退化,可通过胞核及染色质结构确定是肿瘤细胞(瑞-吉染色,×1 000)

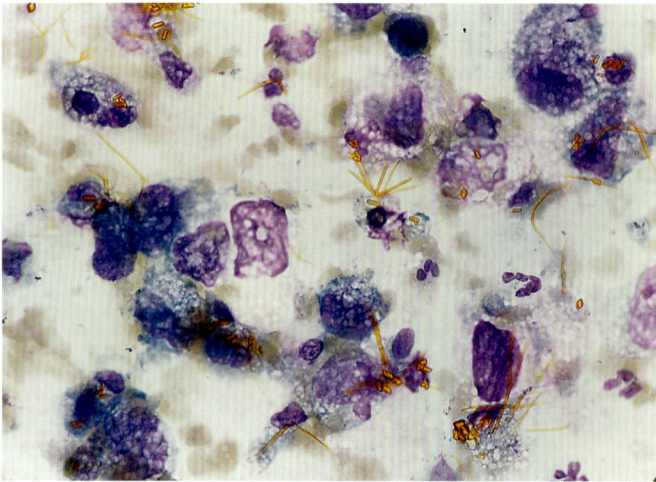

图 3-346 高级别尿路上皮癌细胞,细胞退化现象明显,伴大量血红素结晶出现;来源于膀胱癌确诊病例(瑞-吉染色,×1 000)

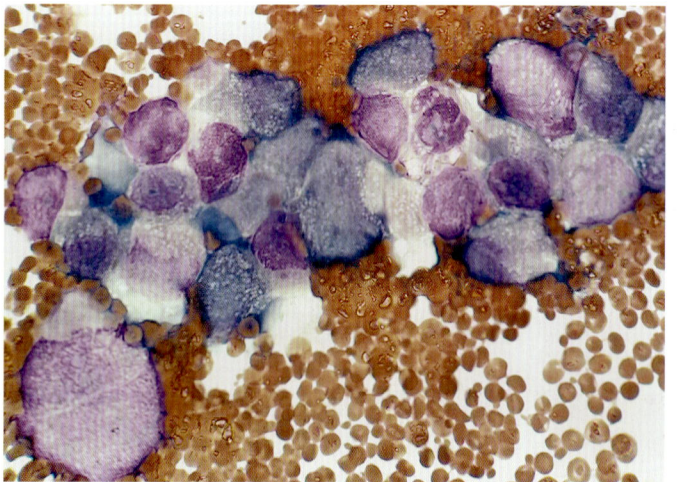

图 3-347 高级别尿路上皮癌细胞,血尿标本发现肿瘤细胞,细胞异型性明显,部分细胞有退化现象(瑞-吉染色,×1 000)

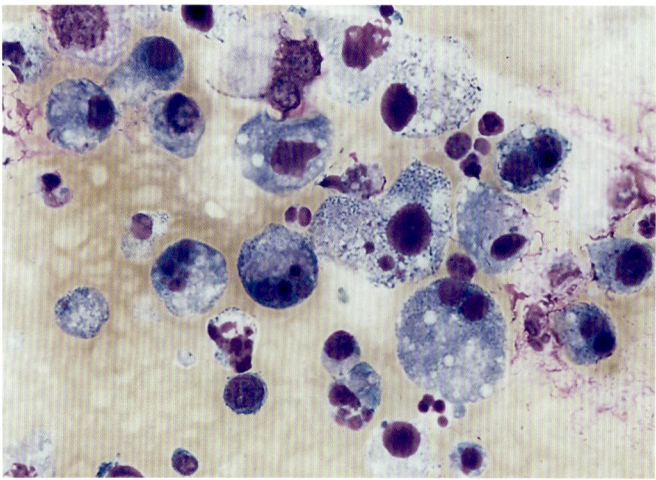

图 3-348 凋亡肿瘤细胞,胞体体积大小不等,胞核碎裂、溶解(瑞-吉染色,×1 000)

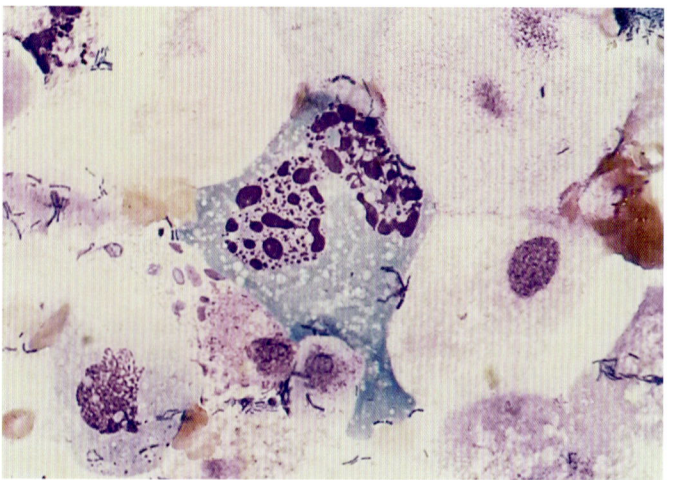

图 3-349 凋亡肿瘤细胞,胞体巨大,胞质丰富,胞核碎裂(瑞-吉染色,×1 000)

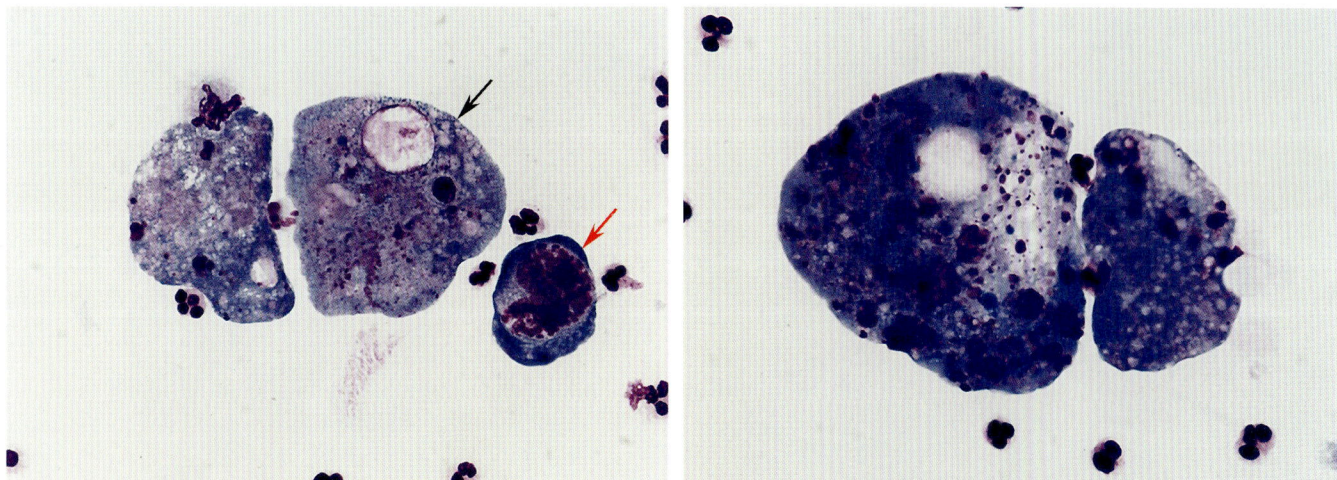

图 3-350　凋亡肿瘤细胞（黑箭所指），肿瘤细胞（红箭所指）（瑞-吉染色，×1 000）

图 3-351　凋亡肿瘤细胞，胞体巨大，胞核碎裂（瑞-吉染色，×1 000）

　　肿瘤细胞在尿液中浸泡，细胞退变从而导致形态发生变化，N/C 比值也可能发生改变，可影响 HGUC 的判断；若涂片上细胞数量较少，却查见明显异形细胞时，要特别注意与反应性尿路上皮细胞或退变尿路上皮细胞相鉴别，避免过度诊断或不足诊断。尿液诱饵细胞与 HGUC 有着相似的形态特征，需结合病史综合分析，可使用活体染色进行明确。

　　高级别尿路上皮癌是相对于低级别尿路上皮癌而言，主要判断标准是高 N/C 比、核膜不规则和染色质粗糙。尿液细胞学检查诊断高级别尿路上皮癌较为准确，其诊断的特异性及敏感性在 90% 以上。但细胞学检查不能区分原位癌与浸润性癌，因为它们在细胞形态学上的表现十分相似。因此，用"尿路上皮细胞癌"的术语报告。

　　尿路上皮癌有很多组织学亚型和异常分化，常见的组织学亚型有浆细胞样尿路上皮癌、微乳头状尿路上皮癌、巢状变异型尿路上皮癌、微囊性尿路上皮癌、淋巴上皮瘤样尿路上皮癌、透明细胞尿路上皮癌、富含脂质的尿路上皮癌及巨细胞尿路上皮癌等。尿路上皮癌异常分化包括：尿路上皮癌伴鳞状分化（图 3-352）、尿路上皮癌伴腺样分化（图 3-353、图 3-354）、尿路上皮癌伴滋养层分化、尿路上皮癌伴神经内分泌分化（图 3-355～图 3-360），这类细胞形态变化较大，细胞学很难区分，需要结合其他检查综合分析。

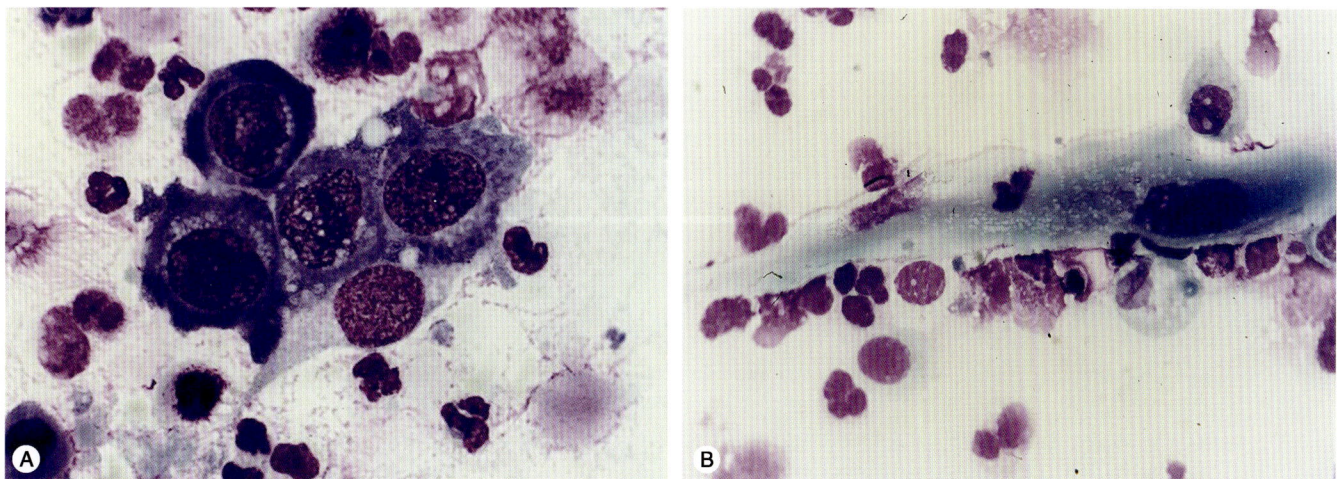

图 3-352　高级别尿路上皮癌伴鳞状分化，涂片中可见典型的尿路上皮癌细胞及角化型鳞癌细胞（瑞-吉染色，×1 000）

A. 尿路上皮癌细胞，该类细胞散在或成片分布，胞质量少、嗜碱性强，核质比高，染色质致密，核仁大而明显；B. 具有角化型鳞癌细胞的特征：胞体呈梭形，胞质呈均质状的深蓝色，胞核大、椭圆形，染色质致密。

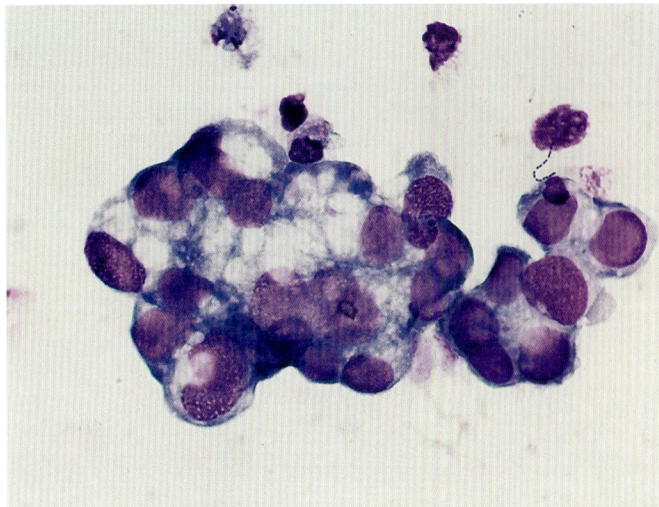

图 3-353 高级别尿路上皮癌伴腺样分化,细胞成团分布,胞质内可见腺泡样结构;患者肾移植术后2年发现膀胱肿瘤(瑞-吉染色,×1 000)

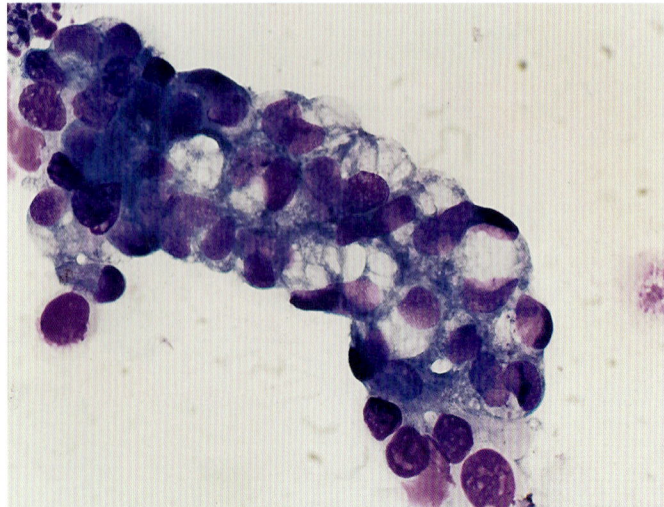

图 3-354 高级别尿路上皮癌伴腺样分化,具有腺癌细胞特征;来源于膀胱癌确诊病例(瑞-吉染色,×1 000)

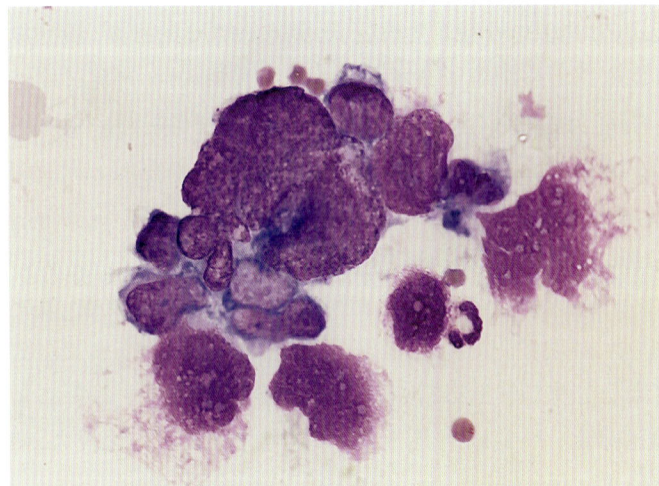

图 3-355 高级别尿路上皮癌伴神经内分泌分化,细胞大小不等,胞质量极少,染色质致密(瑞-吉染色,×1 000)

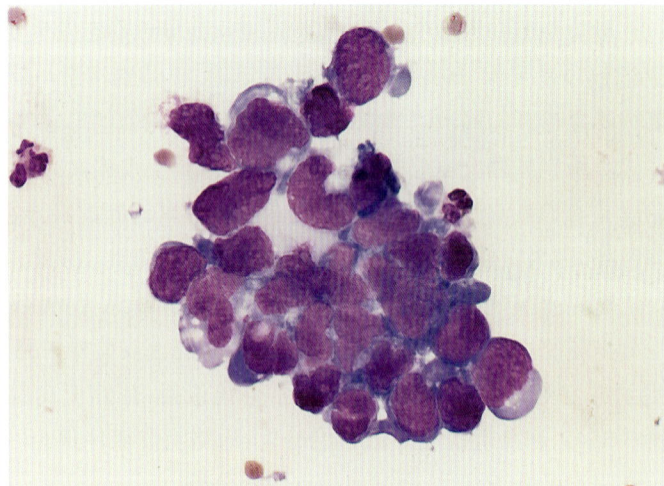

图 3-356 高级别尿路上皮癌伴神经内分泌分化,细胞成片分布,胞质量少,核质比高,染色质细腻(瑞-吉染色,×1 000)

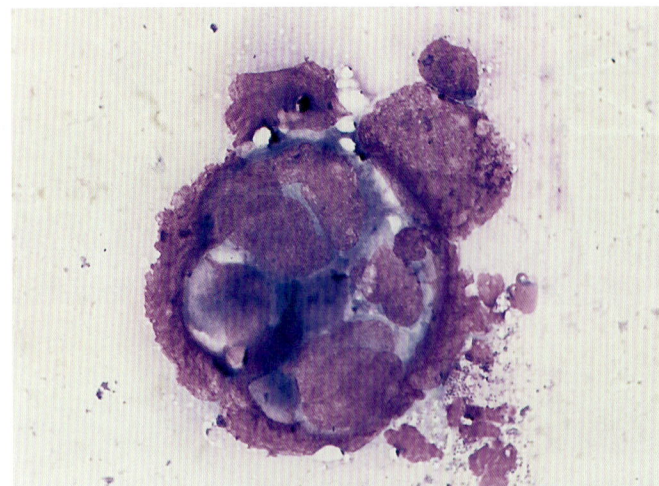

图 3-357 高级别尿路上皮癌伴神经内分泌分化,细胞边界不清,胞质量少,染色质细腻(瑞-吉染色,×1 000)

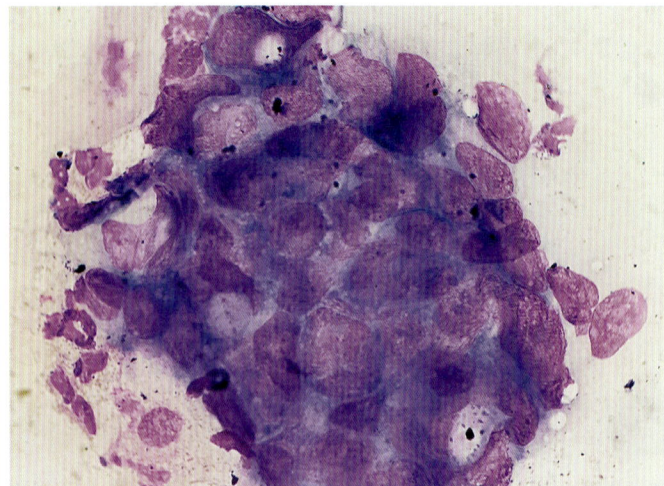

图 3-358 高级别尿路上皮癌伴神经内分泌分化,细胞成片分布,胞质量少,核质比高(瑞-吉染色,×1 000)

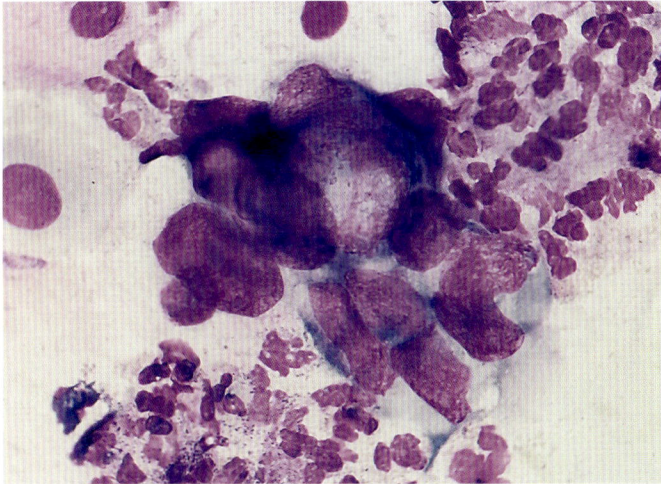

图 3-359　高级别尿路上皮癌伴神经内分泌分化;背景可见大量中性粒细胞（瑞-吉染色,×1 000）

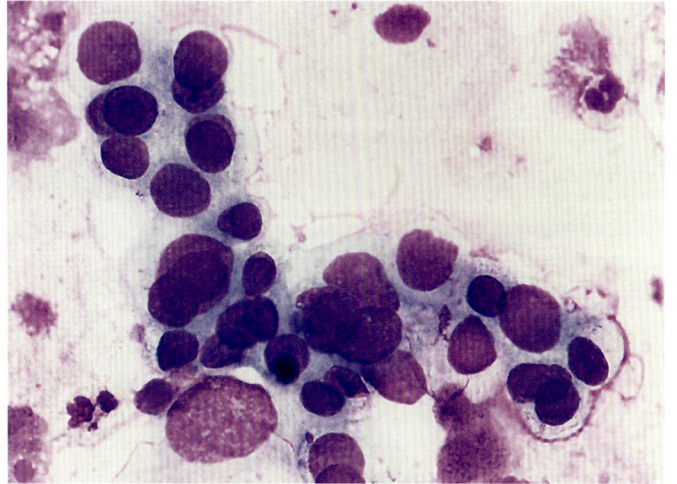

图 3-360　高级别尿路上皮癌伴神经内分泌分化,体积偏大,染色质细腻,无核仁;来源于肾盂癌确诊病例（瑞-吉染色,×1 000）

三、鳞状细胞癌

鳞状细胞癌（squamous cell carcinoma,SqCC）,简称鳞癌。膀胱鳞癌仅占膀胱肿瘤发病率的 1.6%～7.0%,但在血吸虫病流行区（如埃及、非洲）较常见（高达 30%）。根据是否感染血吸虫病分为血吸虫相关性膀胱 SqCC 和非血吸虫相关性膀胱 SqCC。非血吸虫相关性膀胱 SqCC 与膀胱长期慢性刺激有关,如慢性炎症、膀胱内异物刺激（结石、长期留置导尿管等）等可使膀胱黏膜上皮鳞化,并最终发生癌变。此外,膀胱黏膜白斑与膀胱 SqCC 的发生有一定关系。膀胱 SqCC 恶性程度高,进展快,主要症状包括血尿和膀胱刺激征（尿频、尿急和尿痛）,治疗方式以手术治疗为主。

膀胱 SqCC 有两种类型,一种为尿路上皮细胞癌伴鳞状分化,又称混合癌;另一种为膀胱黏膜鳞状上皮化生基础上癌变,组织学表现为单一鳞状细胞形态的恶性肿瘤,一般膀胱鳞癌是指后者。尿液中脱落的 SqCC 细胞体积大,散在、成片或成巢分布;角化型 SqCC 细胞呈多形性,纤维样、蝌蚪样或呈不规则形,瑞-吉染色胞质呈均质状的深蓝色,胞核圆形或椭圆形,染色质致密（图 3-361～图 3-365）,有的病例可见角化珠（keratin preal）,又称癌珠（图 3-366）。非角化型鳞癌细胞与尿路上皮癌细胞形态相似,仅从细胞形态很难区分（图 3-367、图 3-368）,需结合免疫细胞化学染色进行明确。

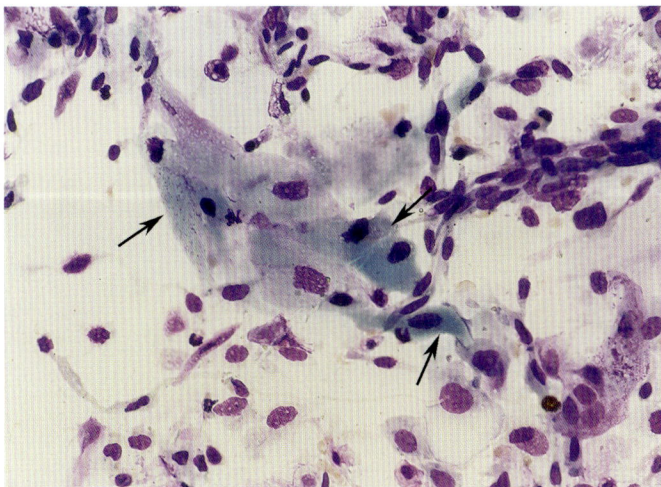

图 3-361　角化型鳞癌细胞（箭头所指）,低倍镜下观察这类细胞,形态不规则,胞质着色较深（瑞-吉染色,×400）

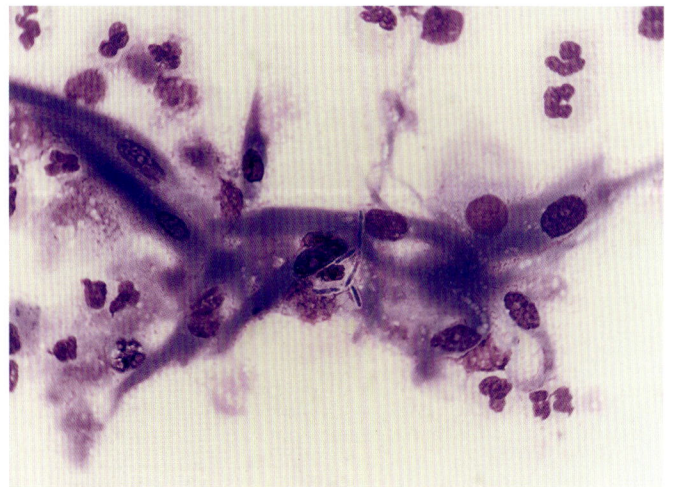

图 3-362　角化型鳞癌细胞,细胞呈纤维状,胞核椭圆形（瑞-吉染色,×1 000）

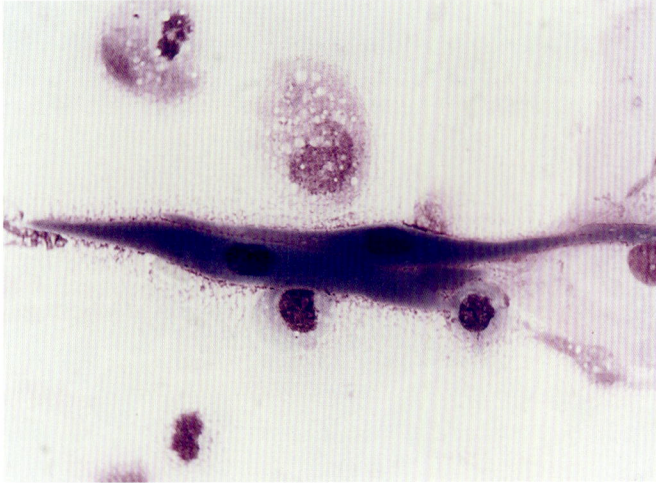

图 3-363 角化型鳞癌细胞,胞体呈梭形,胞质厚重,染色较深,呈均质状的深蓝色(瑞-吉染色,×1 000)

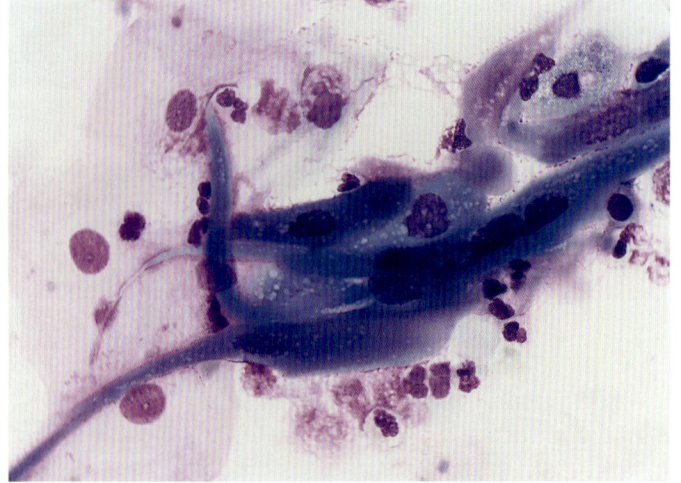

图 3-364 角化型鳞癌细胞,细胞数量较多,突出特点是细胞多形性、胞质厚重(瑞-吉染色,×1 000)

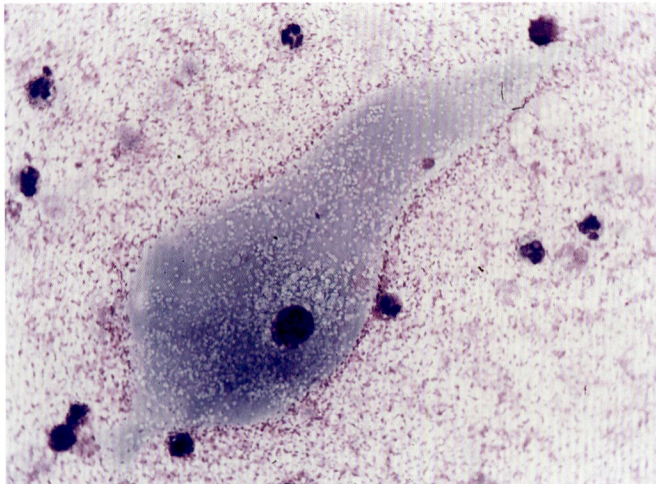

图 3-365 角化型鳞癌细胞,胞体巨大,胞质量丰富、呈深蓝色,胞核小、固缩(瑞-吉染色,×1 000)

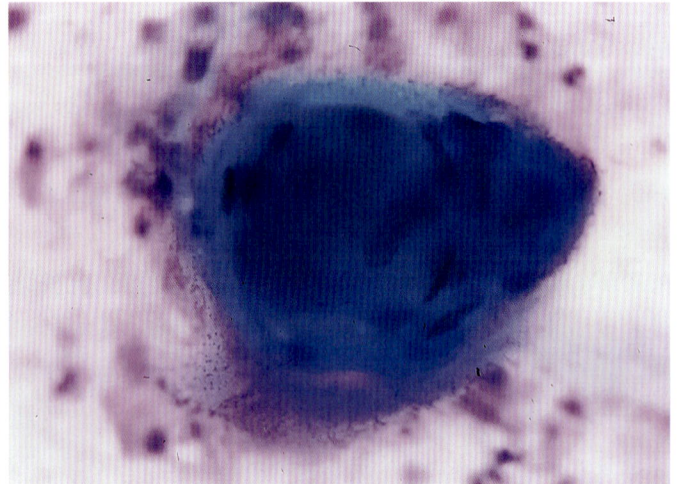

图 3-366 角化珠,着色深蓝,其内可见梭形细胞核(瑞-吉染色,×1 000)

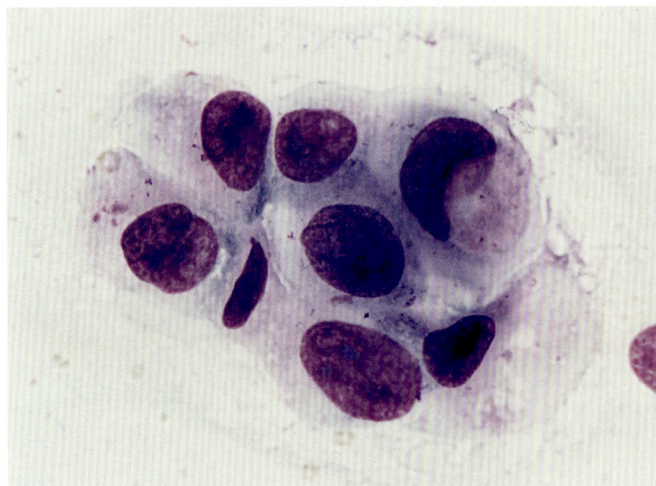

图 3-367 非角化型鳞癌细胞,细胞体积大,胞核大,核仁明显(瑞-吉染色,×1 000)

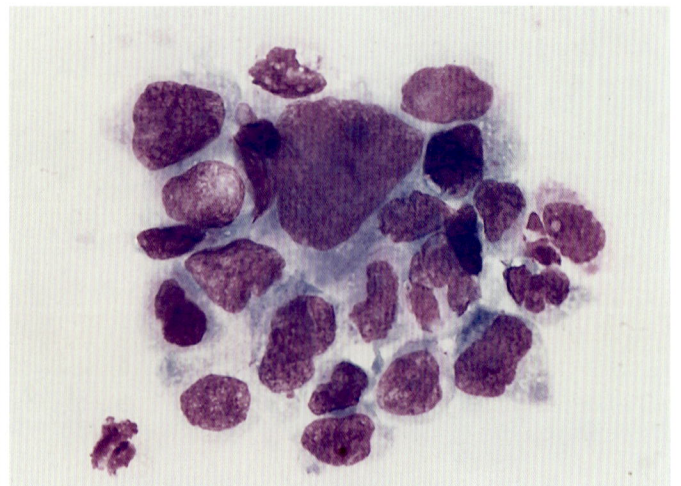

图 3-368 非角化型鳞癌细胞,体积大小不等,细胞异型性明显(瑞-吉染色,×1 000)

四、腺癌

膀胱腺癌临床上较少见,占所有膀胱恶性瘤的 0.1%～2.5%,具有恶性度高、进展快、易早期转移、预后差等特点。根据组织来源膀胱腺癌可分为原发性膀胱腺癌、脐尿管腺癌和转移性腺癌,其中以原发性膀胱腺癌为主。膀胱腺癌起源于尿路上皮,其组织学表现为单纯的腺性分化,与长期的慢性炎症刺激、膀胱外翻等因素所致尿路上皮肠上皮化生有关,并且有一部分腺癌可伴有腺性膀胱炎的改变。若存在腺性与尿路上皮细胞混合性肿瘤,则属于尿路上皮细胞癌伴腺性分化。膀胱腺癌典型临床症状包括血尿、膀胱刺激症等。

原发性膀胱腺癌根据细胞形态分为黏液型、肠型、印戒细胞型、混合型及非特指型。黏液型腺癌细胞体积大小不等,成团排列,胞质内可有黏液空泡,胞核不规则,染色质致密,核仁明显;印戒细胞型腺癌表现为胞质内有体积大的黏液空泡,将深染的胞核推向细胞边缘;肠型腺癌表现为柱状细胞簇和单个退变细胞,胞质呈空泡状,胞核大、深染,核不规则,核仁隐约或明显。原发性膀胱腺癌按照细胞分化程度分为高分化腺癌和低分化腺癌,高分化腺癌细胞胞体大小不等,散在或成团排列,胞质量稍多或丰富,其内可见黏液空泡,胞核大,染色质致密,核仁明显(图 3-369～图 3-374);低分化腺癌细胞胞质量少,着色偏深,核质比高(图 3-375、图 3-376)。有时仅从形态很难区分肿瘤细胞类型及分化程度,需结合免疫细胞化学染色进行明确。

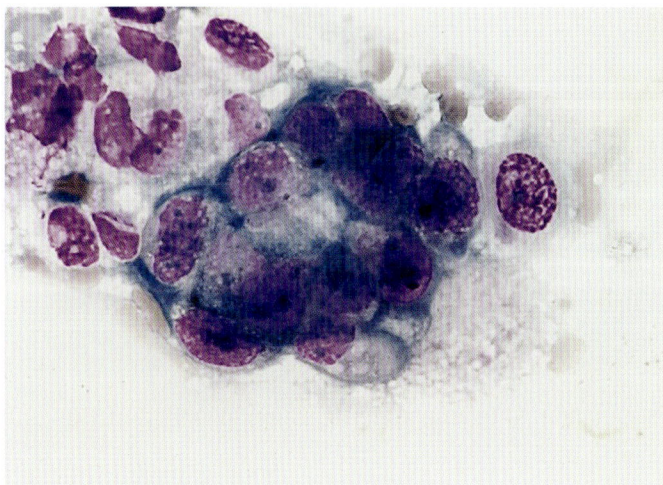

图 3-369 腺癌细胞,细胞成团分布,胞质量少,核质比高,染色质致密,核仁明显,形态考虑非特指型腺癌(瑞-吉染色,×1 000)

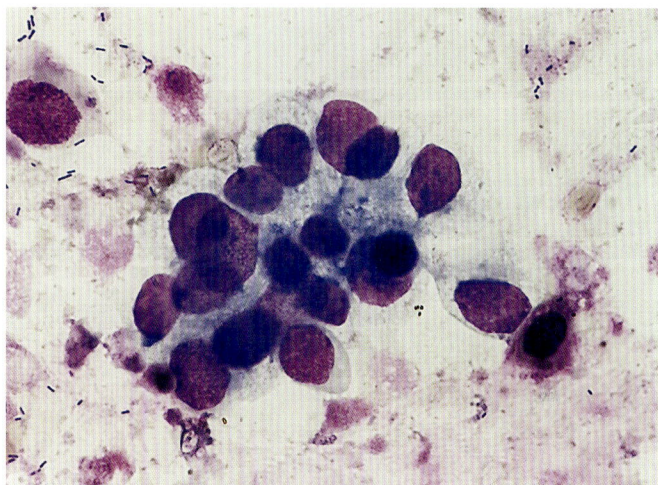

图 3-370 腺癌细胞,成团分布,胞核结构清晰,染色质致密;免疫细胞化学染色符合腺癌(瑞-吉染色,×1 000)

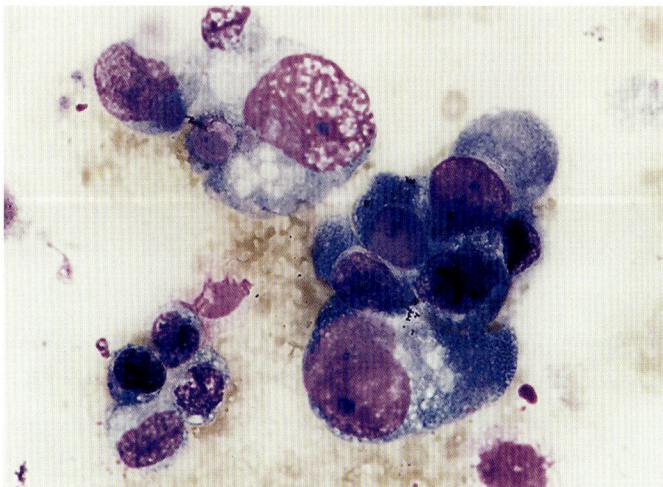

图 3-371 腺癌细胞,体积大小不等,胞质丰富,染色质致密,核仁明显;免疫组化符合腺癌(瑞-吉染色,×1 000)

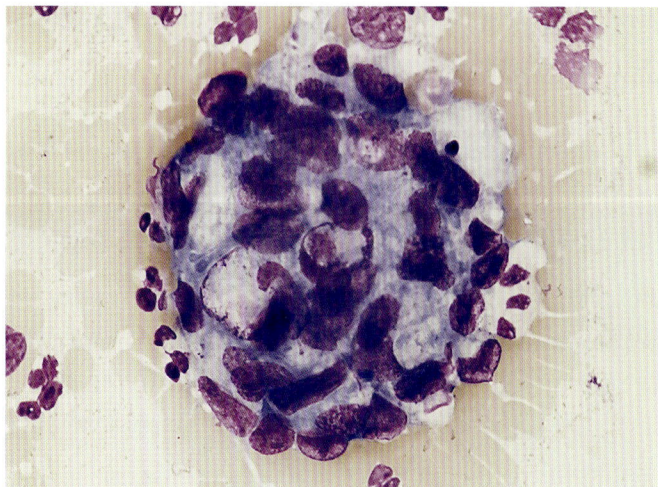

图 3-372 腺癌细胞,细胞成团分布,结构立体,排列紊乱;来源于膀胱腺癌确诊病例(瑞-吉染色,×1 000)

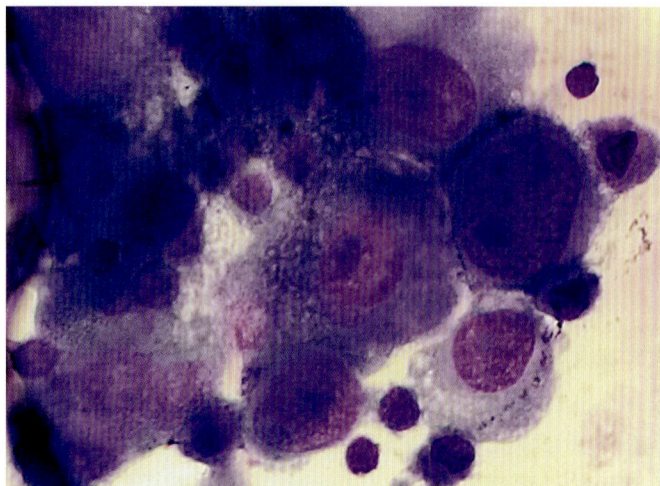

图 3-373 腺癌细胞,细胞体积巨大,胞质厚重、胞核大、核仁大而明显(瑞-吉染色,×1 000)

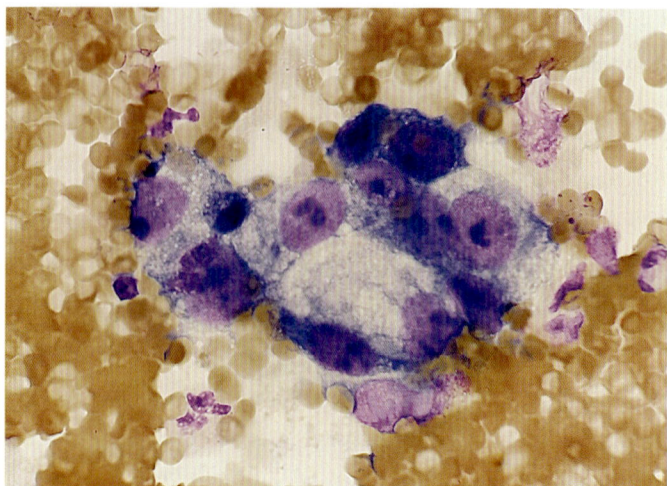

图 3-374 腺癌细胞,细胞边界不清,胞质丰富,其内可见黏液空泡,染色质颗粒状,核仁大而明显(瑞-吉染色,×1 000)

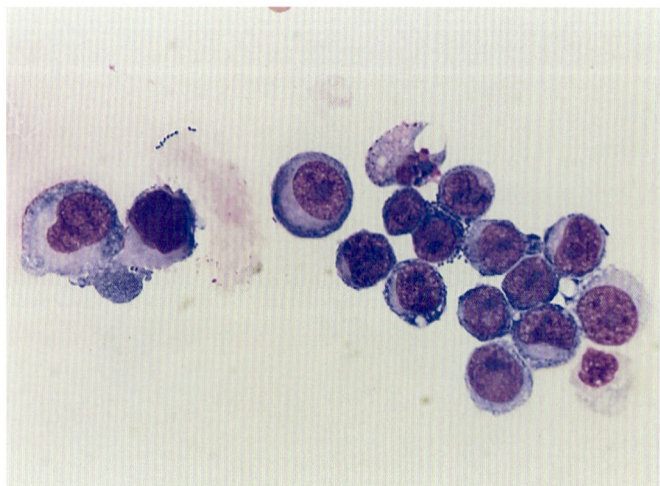

图 3-375 低分化腺癌细胞,散在分布,胞质量少、嗜碱性强,核质比高,染色质粗颗粒状,核仁明显(瑞-吉染色,×1 000)

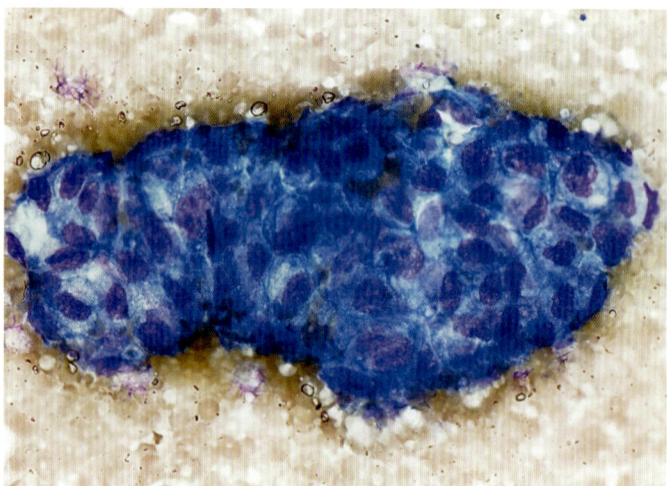

图 3-376 低分化腺癌细胞,细胞成团分布,排列极其紊乱,胞核不规则,染色质致密(瑞-吉染色,×1 000)

五、神经内分泌肿瘤

泌尿系统神经内分泌肿瘤有类癌(carcinoid)和神经内分泌癌(neuroendocrine carcinoma,NEC),可累及肾、前列腺和膀胱,但具有不同的临床病理特征和结局。其组织学及细胞学形态均与肺神经内分泌肿瘤类似。

膀胱原发性类癌极其罕见,可与 UC 并存,患者平均年龄约 55 岁,临床表现为血尿;肿瘤多发生于膀胱三角和膀胱颈。膀胱 NEC 分为大细胞神经内分泌癌(large cell neuroendocrine carcinoma,LCNEC)和小细胞神经内分泌癌(small cell neuroendocrine carcinoma,SCNEC),简称小细胞癌(small cell carcinoma,SCC)。膀胱 LCNEC 与 SCC 均罕见,膀胱 SCC 病情凶险,预后差,约占所有膀胱恶性肿瘤的 0.35%~0.70%,好发年龄在 60~70 岁,男性多于女性,肉眼血尿是常见的临床症状。

膀胱 SCC 细胞体积偏小,成片分布,排列极其紧密,胞质量极少,核质比高,染色质细腻,一般无核仁(图 3-377~图 3-384)。

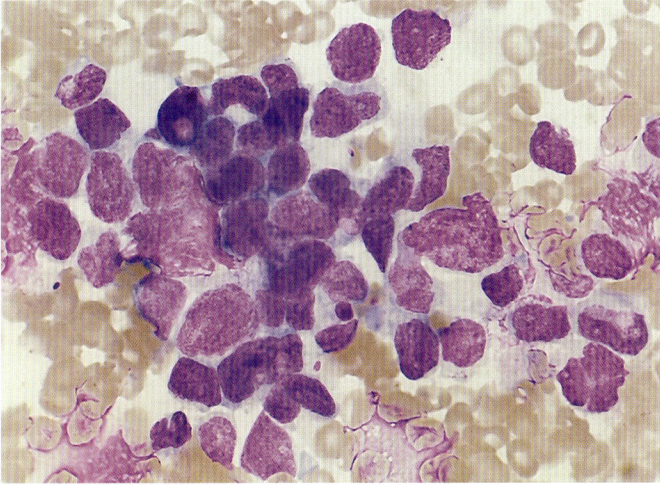

图 3-377　小细胞癌细胞,细胞体积偏小,边界不清,具有小细胞癌典型特征（瑞-吉染色,×1 000）

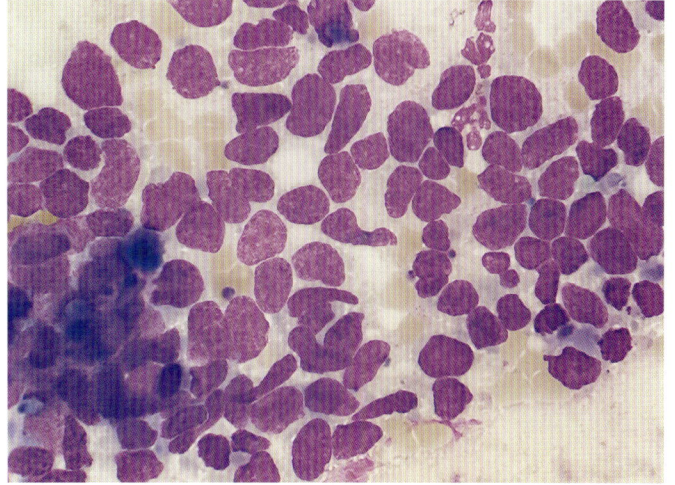

图 3-378　小细胞癌细胞,分布在涂片尾部,细胞呈裸核样,但仍可见细腻的染色质（瑞-吉染色,×1 000）

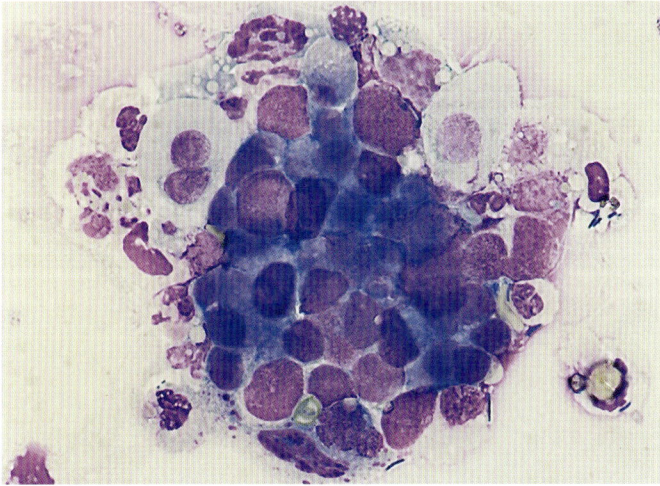

图 3-379　小细胞癌细胞,细胞边界不清,胞质量少,染色质细腻；免疫细胞化学染色支持神经内分泌癌细胞（瑞-吉染色,×1 000）

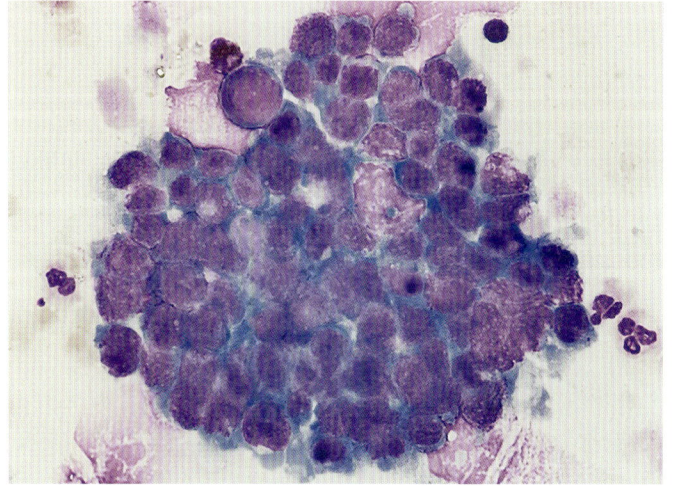

图 3-380　小细胞癌细胞,成堆分布,胞质深蓝色,染色质致密；与其他低分化肿瘤细胞不易区别（瑞-吉染色,×1 000）

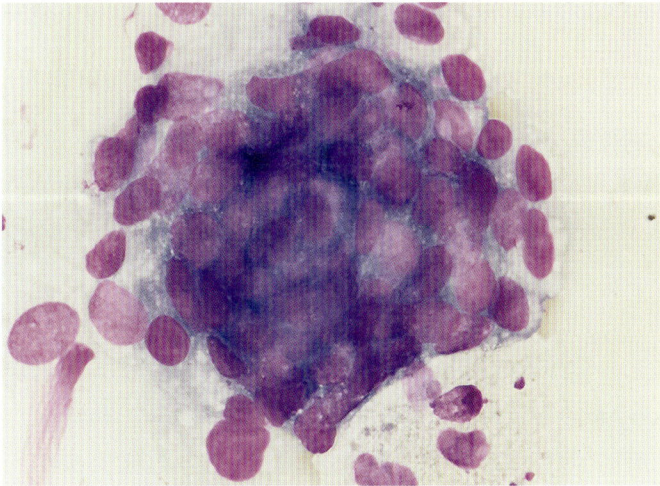

图 3-381　小细胞癌细胞,细胞成团分布,胞质量少,染色质细腻,无核仁；来源于膀胱神经内分泌癌确诊病例（瑞-吉染色,×1 000）

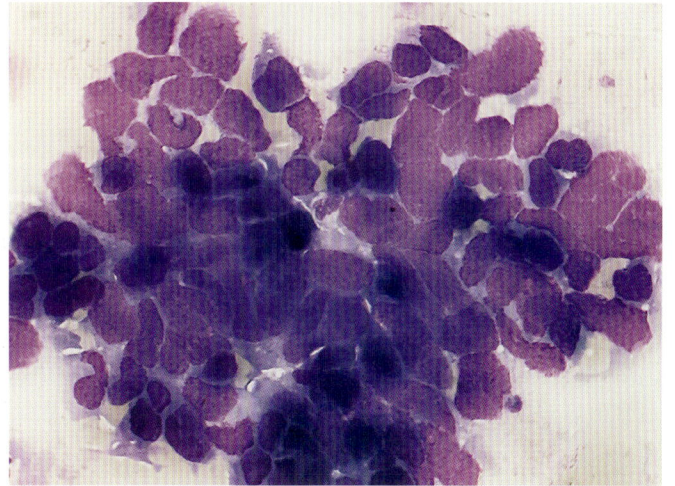

图 3-382　小细胞癌细胞,细胞体积偏小,成片分布,部分细胞呈裸核样；免疫细胞化学染色支持小细胞癌（瑞-吉染色,×1 000）

147

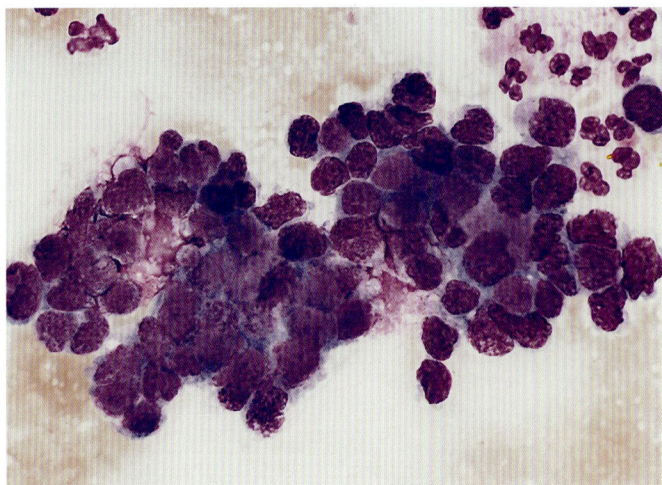

图3-383 小细胞癌细胞,成片分布,细胞边界不清,胞质量极少,核质比高(瑞-吉染色,×1 000)

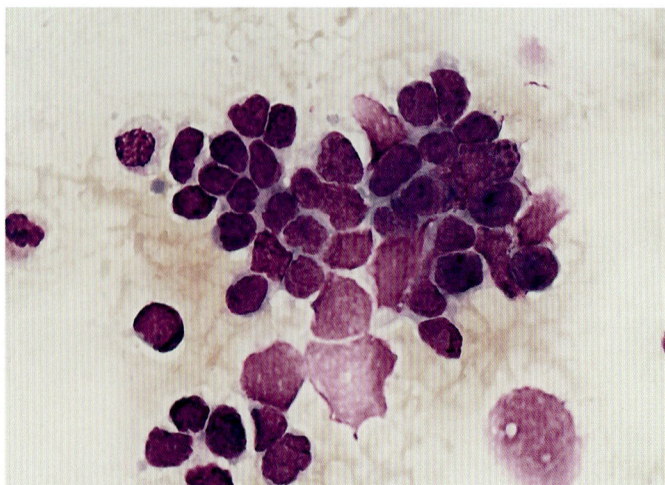

图3-384 小细胞癌细胞,细胞体积小,成片分布,胞质量少,需要与聚集成堆的淋巴细胞进行区别(瑞-吉染色,×1 000)

六、非上皮性恶性肿瘤

尿液中除上皮来源的恶性肿瘤细胞以外,还可发现非上皮性恶性肿瘤细胞,如肉瘤细胞、平滑肌肉瘤细胞、血管肉瘤细胞及黑色素瘤细胞。如尿液细胞学遇到这些疾病,诊断较为困难,需要结合其他检查综合分析。

(一)肉瘤

肉瘤(sarcoma)发生于实体间叶组织及其衍生物(包括纤维结缔组织、脂肪、肌肉、脉管、骨、软骨组织等)的恶性肿瘤。膀胱肉瘤包括纤维肉瘤、黏液肉瘤、平滑肌肉瘤、横纹肌肉瘤、淋巴肉瘤、神经源性肉瘤等,其中以横纹肌肉瘤和平滑肌肉瘤较为常见。

横纹肌肉瘤(rhabdomyosarcoma)多见于儿童,70%发生在5岁以内,肿瘤可向黏膜下层扩散并生长成息肉样、分叶状肿块,称为葡萄状肉瘤。其生长速度快,恶性程度高,20%~40%的肿瘤可发生淋巴结转移,也可经血行转移到体内其他器官。膀胱横纹肌肉瘤治疗方法是尽可能先采取保留膀胱的手术,辅以化疗和放疗,若保守治疗无效,再采用根治性全膀胱切除术。

平滑肌肉瘤(leiomyosarcoma,LMS)是一种由平滑肌细胞或平滑肌分化间细胞所构成的恶性肿瘤,是成人最常见的膀胱间叶肿瘤,男性多见,来源于膀胱壁平滑肌组织或血管平滑肌组织,可见黏膜下结节性或溃疡性肿块。显微镜下见瘤细胞呈长梭形,平行成束,胞质量中等,胞核深染,有异形核或核分裂象。临床表现为无痛性肉眼血尿。对局部平滑肌肉瘤可考虑采用膀胱部分切除术,对广泛浸润的平滑肌肉瘤宜采用根治性全膀胱切除术。

(二)肉瘤样癌

肉瘤样癌(sarcomatoid carcinoma)是一种罕见的膀胱高级别肿瘤,兼有恶性上皮性分化和间叶性分化,被视为UC的变异型。尿细胞学显示双相性肿瘤细胞,既有UC细胞,又有梭形多形性肉瘤样恶性细胞。肉瘤样癌细胞免疫组化染色可以表达上皮标志物及间叶标志物,在cytokeratin(AE1/AE3)、Vimentin、EMA、SMA、p53、S-100等中表达,并见MIB1核阳性表达(50%细胞被标记)。

(三)血管肉瘤

血管肉瘤(angiosarcoma)是一种罕见的向内皮细胞分化的、血管起源的高度恶性肿瘤,很少累及内脏。膀胱原发性血管肉瘤较少见,电离辐射(特别是放疗)和化学制剂(如氯乙烯)被认为是易感因素。可发生于膀胱的所有区域,具有侵袭性,病程短。血管肉瘤男性多见,血尿是最常见的临床表现。肿瘤细胞可呈梭形或上皮样,成巢或单个细胞排列;胞质丰富,可出现细胞内空腔,其中含有红细胞;胞核大,呈圆形、卵圆形或不规则,染色质致密,核仁明显。血管肉瘤仅依据尿液细胞学很难诊断需结合组织病理及免疫组化才能确诊。

（四）黑色素瘤

膀胱黑色素瘤（bladder melanoma）分为原发性和继发性，膀胱原发性黑色素瘤非常罕见，而继发性黑色素瘤则相对常见。黑色素瘤细胞形态学表现为单个散在的异型大细胞，胞质丰富，其内可含有黑色素颗粒；胞核大、偏位，圆形或卵圆形，核仁明显。无颗粒型黑色素瘤细胞需要免疫组化进行明确。

七、淋巴瘤

膀胱淋巴瘤（lymphoma）极少见，仅占全部淋巴瘤的0.15%～0.2%，多为继发性。原发性膀胱淋巴瘤好发于膀胱三角区和底部侧壁，40～70岁女性多见，且多有慢性膀胱炎病史。最常见的症状是血尿，其次是排尿困难和夜尿增多。膀胱镜检查表现为结节状黏膜下肿块。尿液细胞学可发现淋巴瘤细胞，该类细胞与其他体液标本中的淋巴瘤细胞形态类似，体积偏大，胞质蓝色，可有数量不等的脂质空泡，胞核大、不规则，染色质细致，核仁明显可见（图3-385～图3-388）。

注意淋巴瘤细胞与浆细胞样尿路上皮癌、淋巴瘤样尿路上皮癌细胞形态类似，需结合流式细胞术检查或免疫细胞化学染色进行明确。

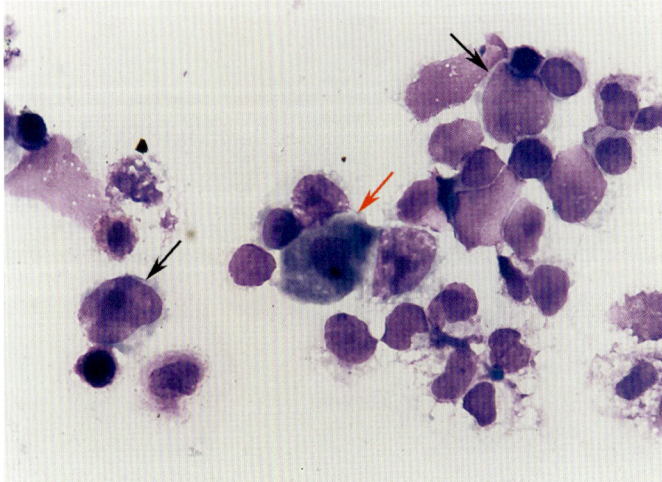

图3-385 淋巴瘤细胞（黑箭所指），中层尿路上皮细胞（红箭所指）；患者有淋巴瘤病史，出现膀胱浸润（瑞-吉染色，×1 000）

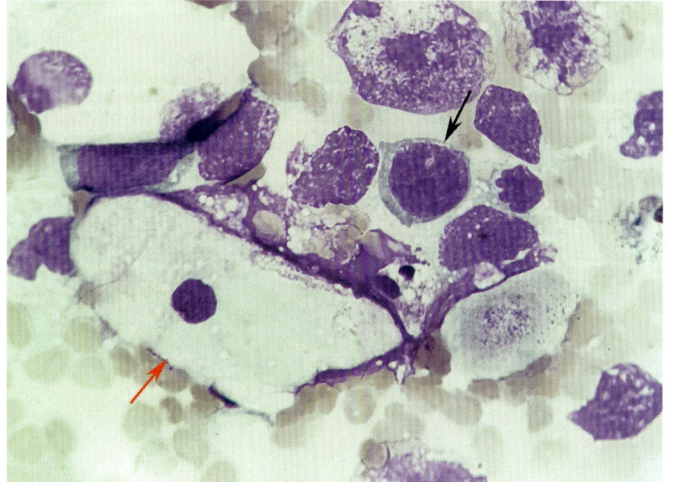

图3-386 淋巴瘤细胞（黑箭所指），鳞状上皮细胞（红箭所指）（瑞-吉染色，×1 000）

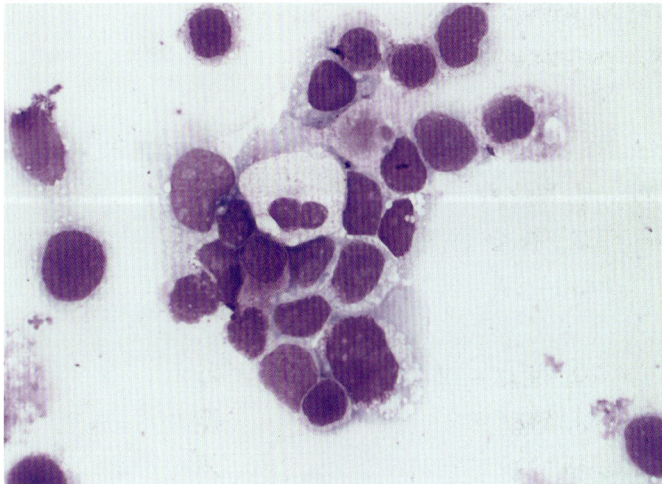

图3-387 淋巴瘤细胞，细胞散在或成堆分布；流式细胞术确诊弥漫大B细胞淋巴瘤（瑞-吉染色，×1 000）

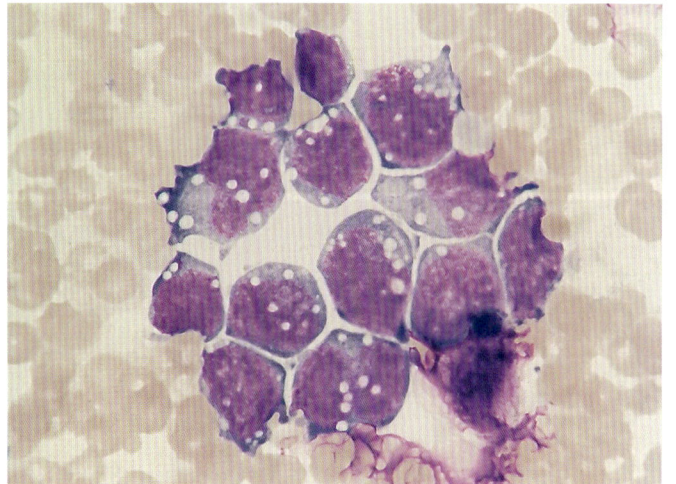

图3-388 淋巴瘤细胞，胞质量少，呈蓝色，其内可见脂质空泡，染色质细致；来源于血尿标本（瑞-吉染色，×1 000）

八、膀胱转移性肿瘤

膀胱转移性实体肿瘤约占所有膀胱肿瘤的 2%。累及方式包括转移或直接蔓延。恶性肿瘤远处转移至膀胱非常少见,而直肠癌、前列腺癌及宫颈癌等邻近器官肿瘤直接侵犯膀胱更常见。膀胱内肿物部位可提示其原发灶,如前列腺癌和宫颈癌倾向于侵犯膀胱颈和三角区,而结直肠癌更常累及膀胱底。转移性肿瘤有肾细胞癌、乳腺癌、卵巢癌、肺癌、胃癌、黑色素瘤及淋巴造血恶性肿瘤等。

(一)肾细胞癌膀胱转移

肾细胞癌又称肾腺癌(简称肾癌),占肾脏恶性肿瘤的 80%～90%。病理类型包括透明细胞癌、乳头状肾细胞癌、嫌色细胞癌及集合管癌等其他少见类型,其中透明细胞癌最常见,占肾癌的 60%～85%。透明细胞很少出现在尿液中,该类细胞胞体大小不等,胞质呈泡沫样,着色较浅(图 3-389～图 3-392)。尿液细胞学对肾细胞癌(RCC)的诊断价值较低,因为 RCC 真正转移至膀胱非常少见。

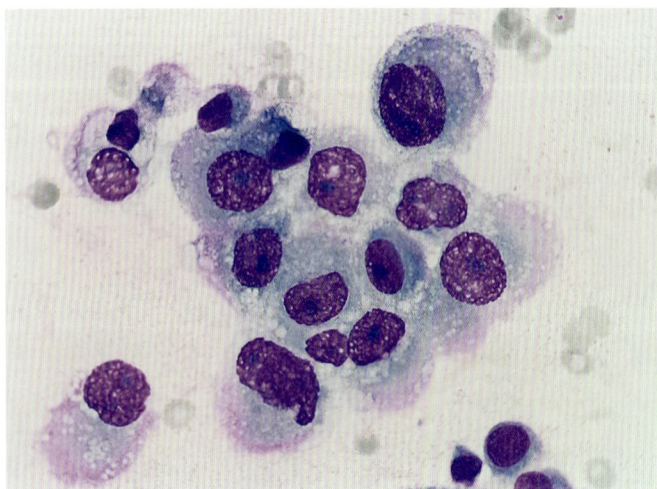

图 3-389 肾腺癌细胞,细胞成片分布,胞质着色较浅,核膜不规则,染色质致密,核仁大而明显(瑞-吉染色,×1 000)

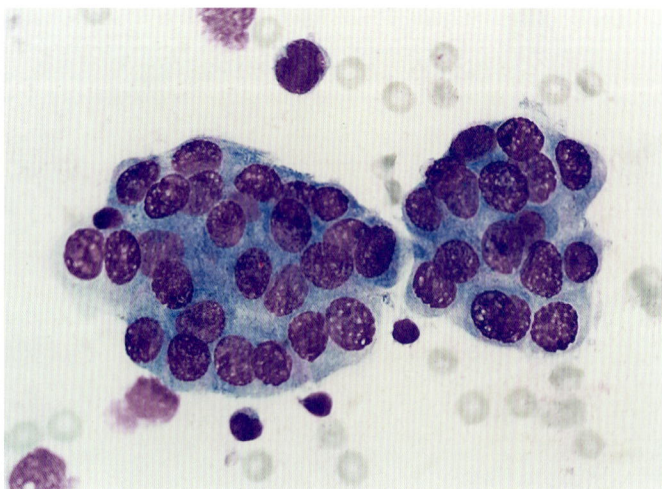

图 3-390 低分化肾腺癌细胞,细胞成团分布,胞质着色较深;免疫细胞化学染色支持肾腺癌(瑞-吉染色,×1 000)

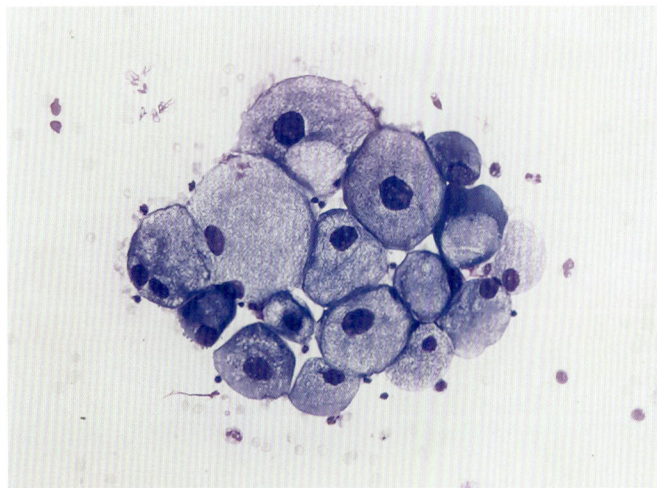

图 3-391 透明细胞癌细胞,胞体大小不等,成堆分布,突出特征是胞质呈泡沫样,着色较浅(瑞-吉染色,×200)

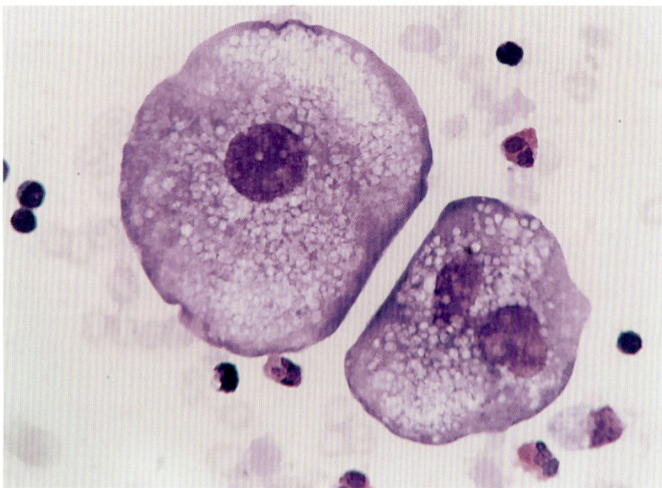

图 3-392 透明细胞癌细胞,细胞体积巨大,胞质呈泡沫样(瑞-吉染色,×1 000)

（二）前列腺癌膀胱转移

前列腺癌（prostate carcinoma）是男性生殖系统中常见的恶性肿瘤之一，前列腺癌转移到膀胱属于局部晚期肿瘤，一般5年生存率在10%～20%。前列腺癌转移到膀胱的主要症状为尿频、尿急、排尿困难，以及肉眼血尿、腰痛等。前列腺癌转移到膀胱后，一般不建议采取手术治疗，可采取化疗、内分泌治疗，以及放射治疗，尽可能延长患者的生存时间。

尿液细胞学发现的前列腺癌细胞多成团分布，细胞排列紊乱，胞核不规则，染色质致密，可见小核仁（图3-393～图3-398）。

需要注意的是成团的前列腺癌细胞与良性尿路上皮细胞组织片段、反应性尿路上皮细胞、非典型尿路上皮细胞及膀胱原发肿瘤细胞都可成团或成片分布，有时仅从细胞形态很难确定，必要时可合患者病史及免疫细胞化学染色进一步明确。

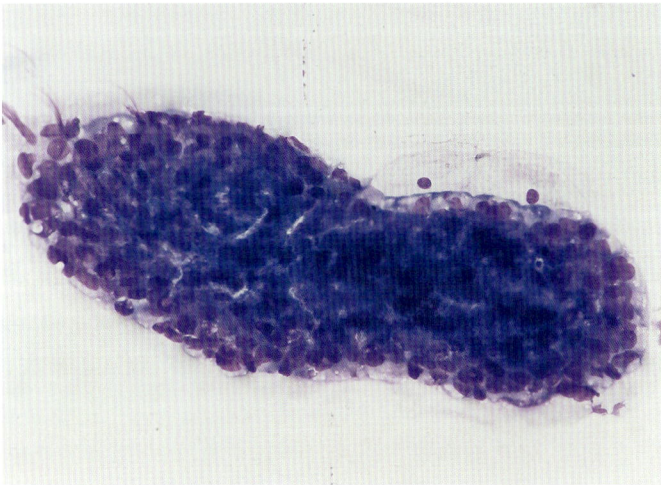

图 3-393 前列腺癌细胞，细胞成团分布，排列紊乱；免疫细胞化学染色支持腺癌（瑞-吉染色，×400）

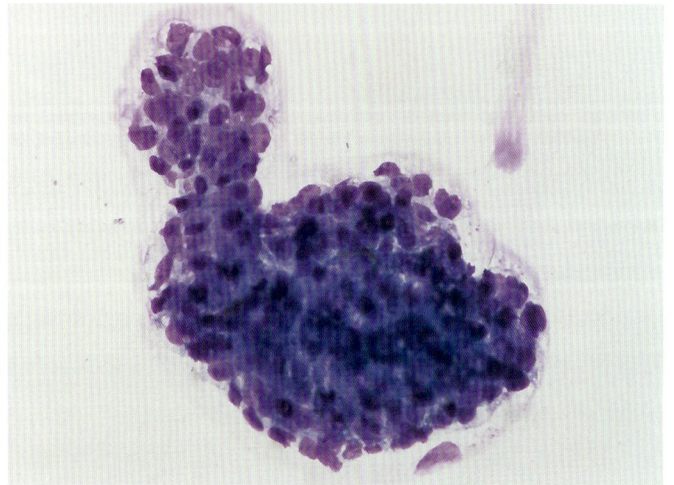

图 3-394 前列腺癌细胞，成团分布，细胞边界不清，排列紊乱，胞质量少，染色质致密（瑞-吉染色，×400）

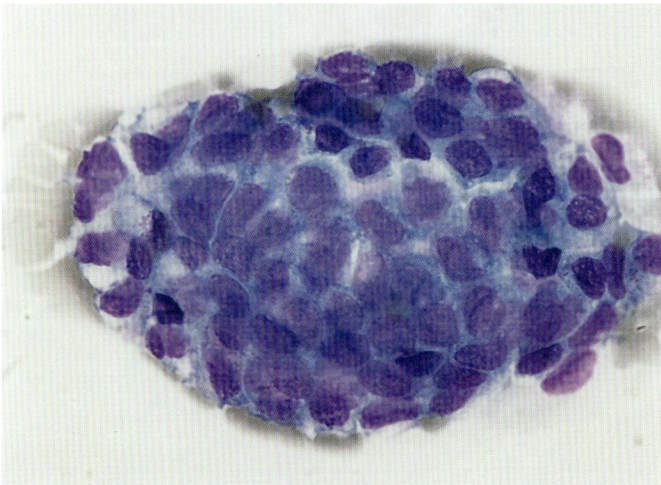

图 3-395 前列腺癌细胞，细胞成团分布，结构三维立体；来源于前列腺癌膀胱浸润确诊病例（瑞-吉染色，×1 000）

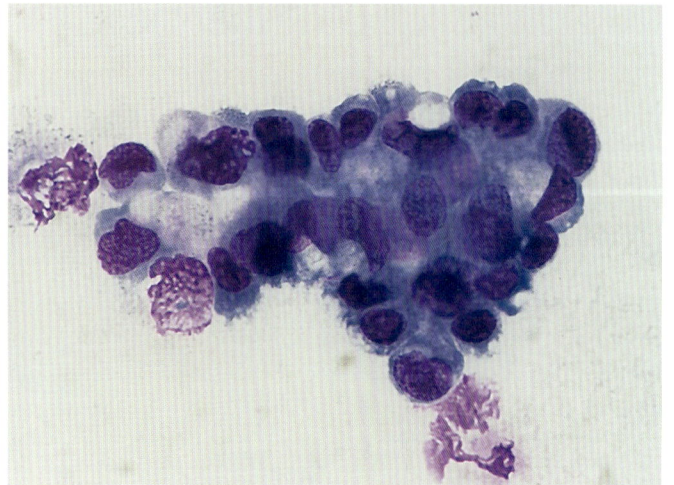

图 3-396 前列腺癌细胞，细胞边界不清，胞质丰富，其内可见黏液空泡；来源于前列腺癌确诊病例（瑞-吉染色，×1 000）

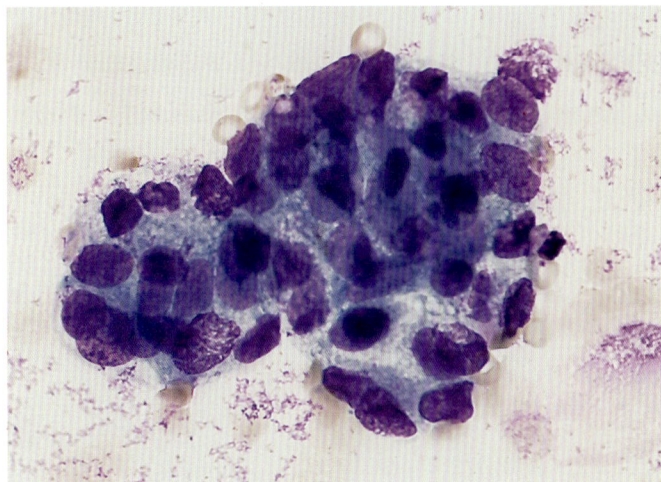

图 3-397 前列腺癌细胞,细胞成团,边界不清,胞核不规则,染色质致密（瑞-吉染色,×1 000）

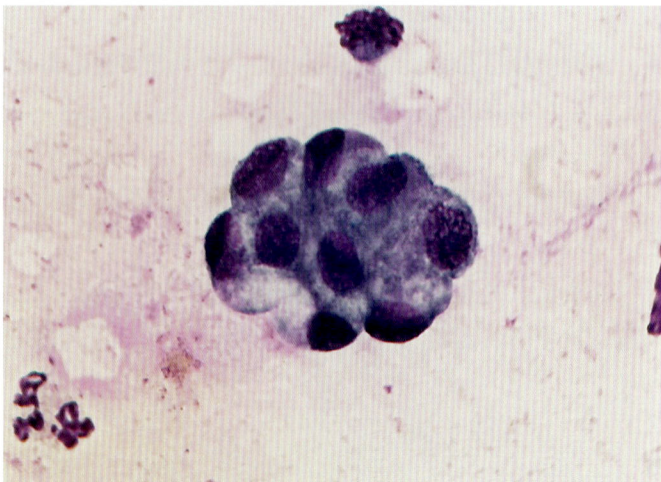

图 3-398 前列腺癌细胞,细胞成团,染色质致密;形态与非典型尿路上皮细胞相似（瑞-吉染色,×1 000）

（三）宫颈癌膀胱转移

宫颈癌（cervical cancer）是发生在子宫阴道部及宫颈管的恶性肿瘤,多为鳞状细胞癌,可向邻近组织和器官直接蔓延,向下至阴道穹窿及阴道壁,向上可侵犯子宫体,向两侧可侵犯盆腔组织,向前可侵犯膀胱,向后可侵犯直肠;也可通过淋巴管转移至宫颈旁、髂内、髂外、腹股沟淋巴结,晚期甚至可转移到锁骨上及全身其他淋巴结。血行转移比较少见,常见的转移部位是肺、肝及骨。

尿液中发现的非角化型宫颈鳞癌细胞体积大小不等,形态不规则,单个散在、成片或成团分布,胞核大小不等,染色质致密,核仁大而明显（图 3-399～图 3-402）;角化型宫颈鳞癌细胞大小不等,呈梭形或不规则形,胞质深蓝色,胞核大,呈椭圆形,染色质致密（图 3-403～图 3-406）。

转移或直接蔓延而来的肿瘤细胞与膀胱原发性肿瘤细胞形态相似,仅从细胞形态很难判断其来源,结合患者的病史信息、影像学、膀胱镜表现和免疫细胞化学染色等辅助检查可以明确肿瘤细胞的性质及来源。

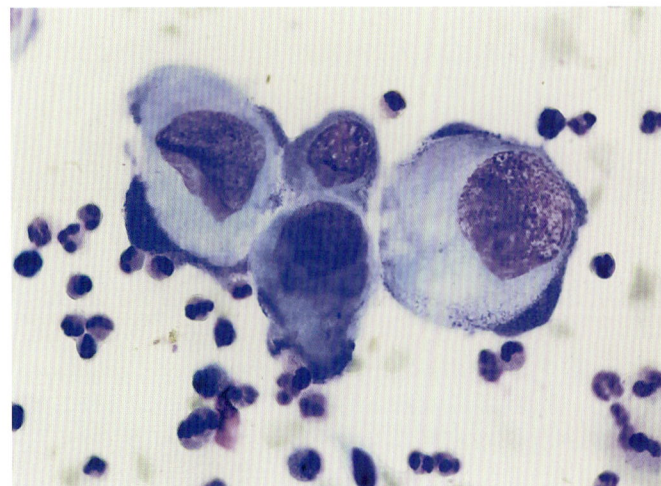

图 3-399 宫颈癌细胞（非角化型鳞癌）,体积巨大,形态不规则,具有肿瘤细胞基本特征（瑞-吉染色,×1 000）

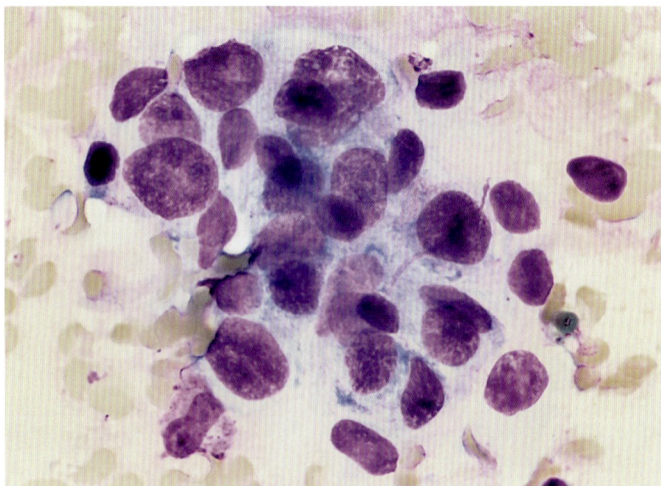

图 3-400 宫颈癌细胞（非角化型鳞癌）,细胞大小不等,成堆分布,染色质致密,核仁明显（瑞-吉染色,×1 000）

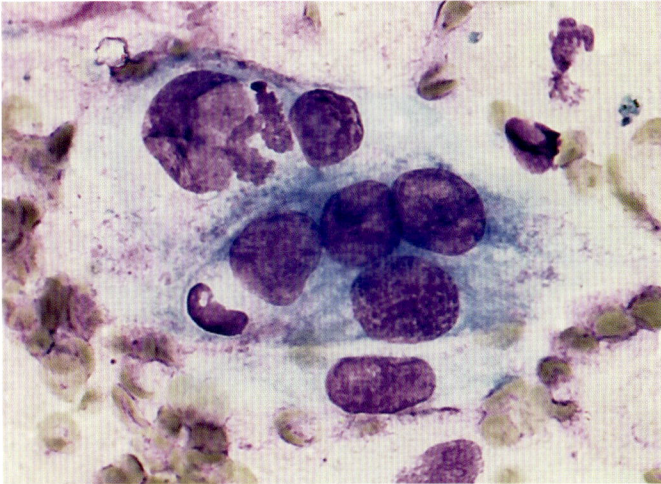

图 3-401 宫颈癌细胞(非角化型鳞癌),细胞体积巨大,多个核,染色质致密,核仁明显;来源于宫颈癌确诊病例(瑞-吉染色,×1 000)

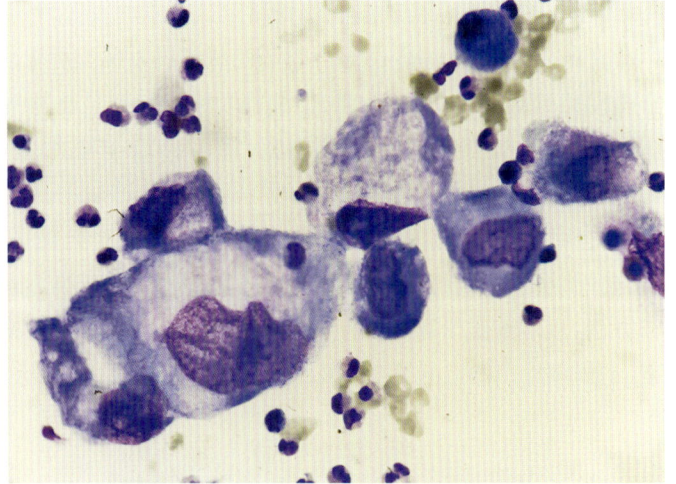

图 3-402 宫颈癌细胞(非角化型鳞癌),胞质深蓝色,胞核大,呈椭圆形(瑞-吉染色,×1 000)

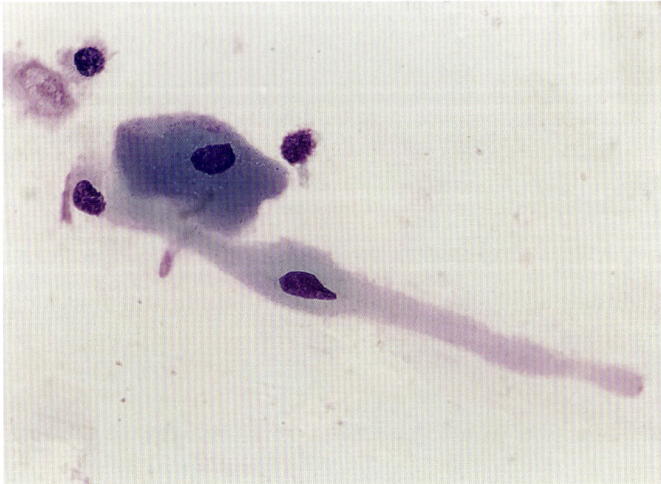

图 3-403 角化型宫颈鳞癌细胞,细胞呈多形性,胞质均质状,着色深蓝(瑞-吉染色,×1 000)

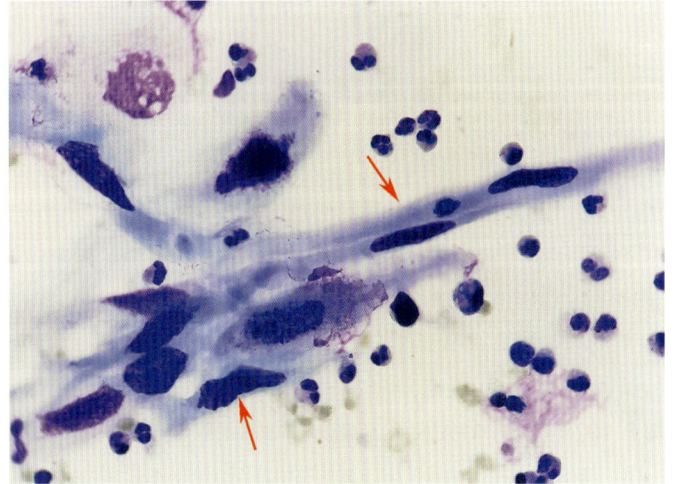

图 3-404 角化型宫颈鳞癌细胞,胞体不规则,呈梭形,胞核大,呈椭圆形,染色质致密(瑞-吉染色,×1 000)

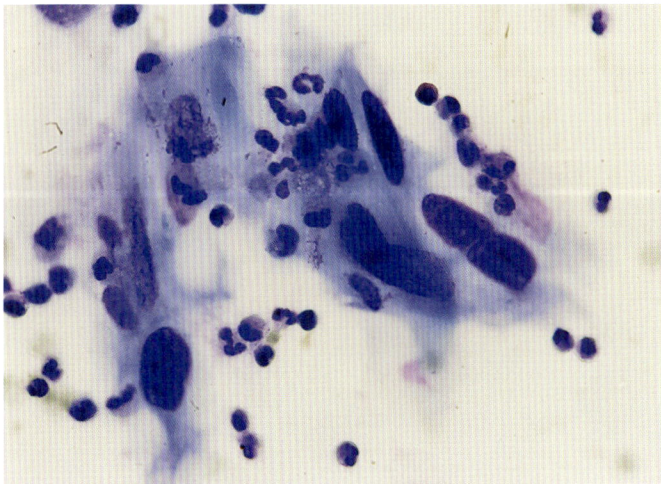

图 3-405 角化型鳞癌细胞,胞体巨大(瑞-吉染色,×1 000)

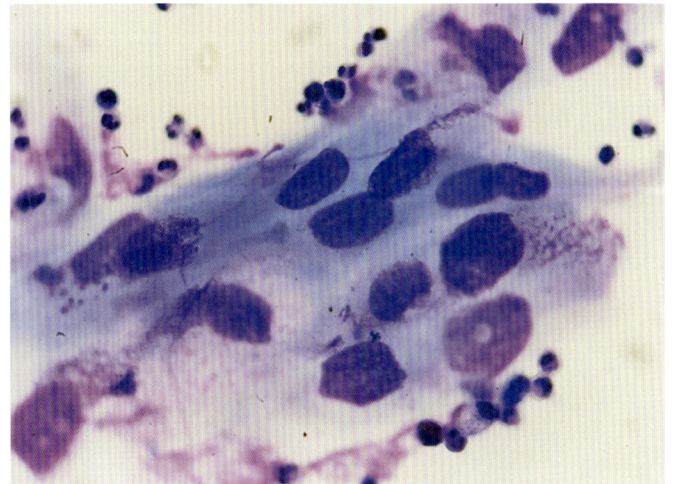

图 3-406 角化型鳞癌细胞,成片分布;来源于宫颈鳞癌确诊病例(瑞-吉染色,×1 000)

（四）其他腺癌膀胱浸润或转移

　　直肠癌（rectal cancer）是发生于乙状结肠直肠交界处至齿状线的常见恶性肿瘤，是消化道常见的恶性肿瘤之一，可直接侵犯膀胱壁；以腺癌为主，但细胞学检查一般只能判断是肿瘤细胞（图3-407），并不能判断其来源；此外，乳腺癌细胞（图3-408、图3-409）、卵巢癌细胞（图3-410）、肺癌细胞（图3-411、图3-412）可通过血行转移至膀胱，该类细胞常成团分布，细胞异型性明显。

　　转移性膀胱腺癌的临床表现与膀胱原发性肿瘤类似，早期常见症状包括尿频、尿急、排尿困难及肉眼血尿；当肿瘤侵犯膀胱肌层深部或膀胱周围组织及神经时，可引发下腹部或会阴部疼痛；晚期患者可出现腰痛及下肢水肿等症状。在诊断方面，尿液细胞学检查有助于发现肿瘤细胞，超声、CT、MRI等影像学检查可用于评估肿瘤的大小、位置、局部浸润深度、与周围组织器官的关系以及是否存在淋巴结或远处转移等。

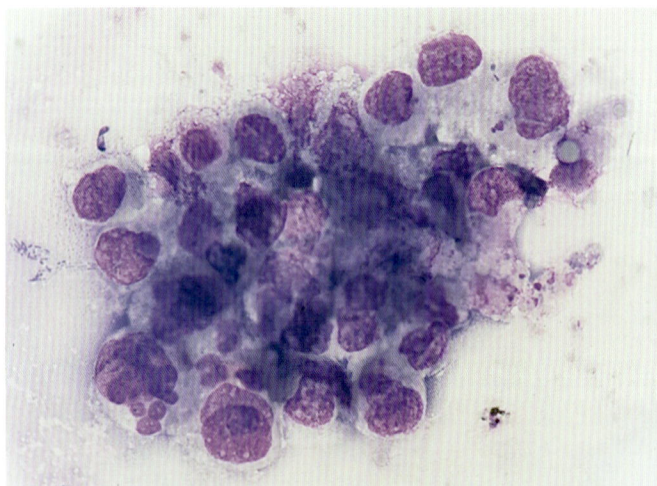

图 3-407　直肠腺癌膀胱浸润，肿瘤细胞异型性明显，成堆分布，排列紊乱（瑞-吉染色，×1 000）

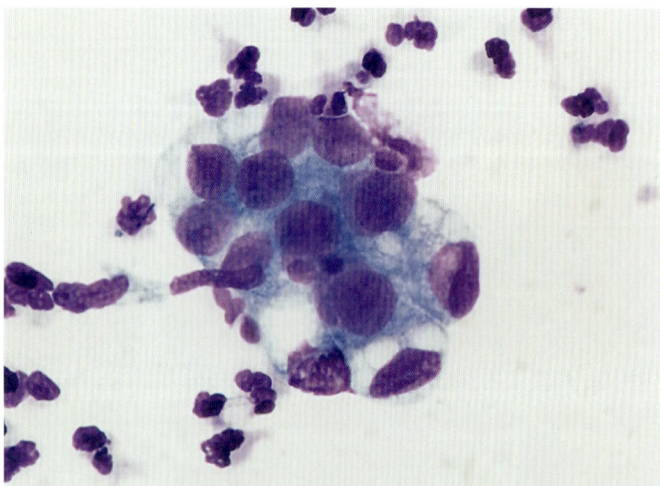

图 3-408　乳腺癌细胞膀胱浸润，细胞成团分布，胞质边界不清，其内可见黏液空泡，依据此特点，可以判断是腺癌细胞（瑞-吉染色，×1 000）

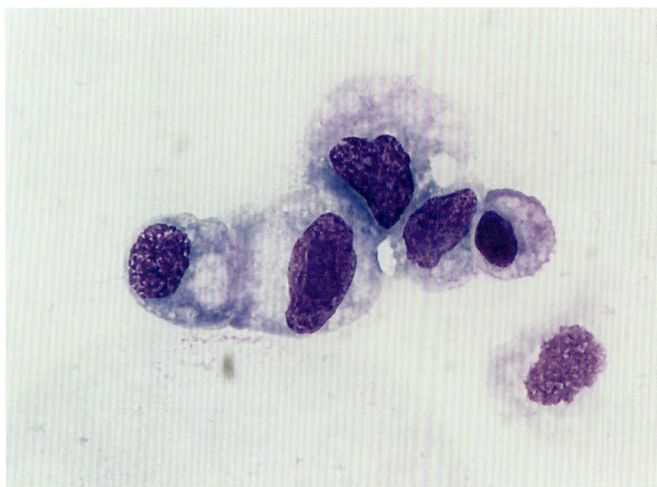

图 3-409　乳腺癌细胞，形态不规则，尤其是胞核及染色质结构；来源于乳腺癌膀胱转移确诊病例（瑞-吉染色，×1 000）

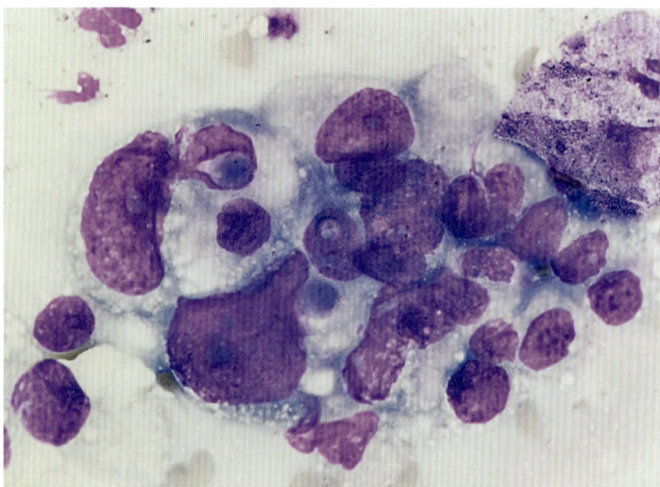

图 3-410　卵巢癌细胞，细胞异型性明显，胞核大小不等，核仁大而明显（瑞-吉染色，×1 000）

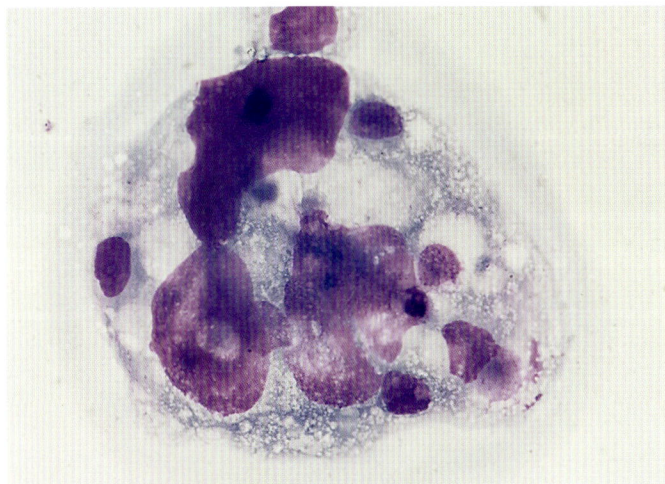

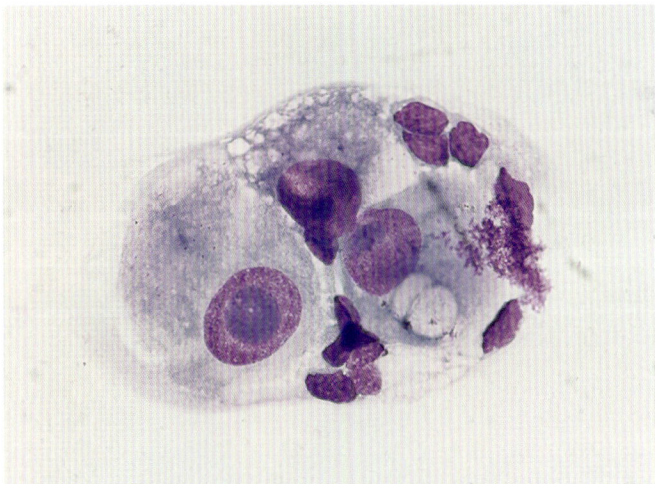

图 3-411 肺腺癌细胞,细胞体积巨大,多个核,核不规则,核仁大而明显（瑞-吉染色,×1 000）　**图 3-412** 肺腺癌细胞,细胞边界不清,染色质细颗粒状,核仁巨大（瑞-吉染色,×1 000）

（五）白血病细胞膀胱浸润

白血病细胞膀胱浸润病例较少见,患者一般有白血病病史。尿液出现原始或幼稚细胞,其形态特征及免疫组化特征与骨髓中的细胞类似。

患者,女,70 岁,8 个月前确诊急性髓系白血病,本次主因"乏力伴头晕,且全身明显胀痛"入院。尿液常规白细胞数明显增高,细胞学检查发现大量原始细胞,结合细胞形态及病史考虑为髓系白血病细胞,经流式细胞检查及免疫细胞化学染色（POX 染色为强阳性）,符合原始粒细胞;最终诊断为急性髓系白血病膀胱浸润（图 3-413）。

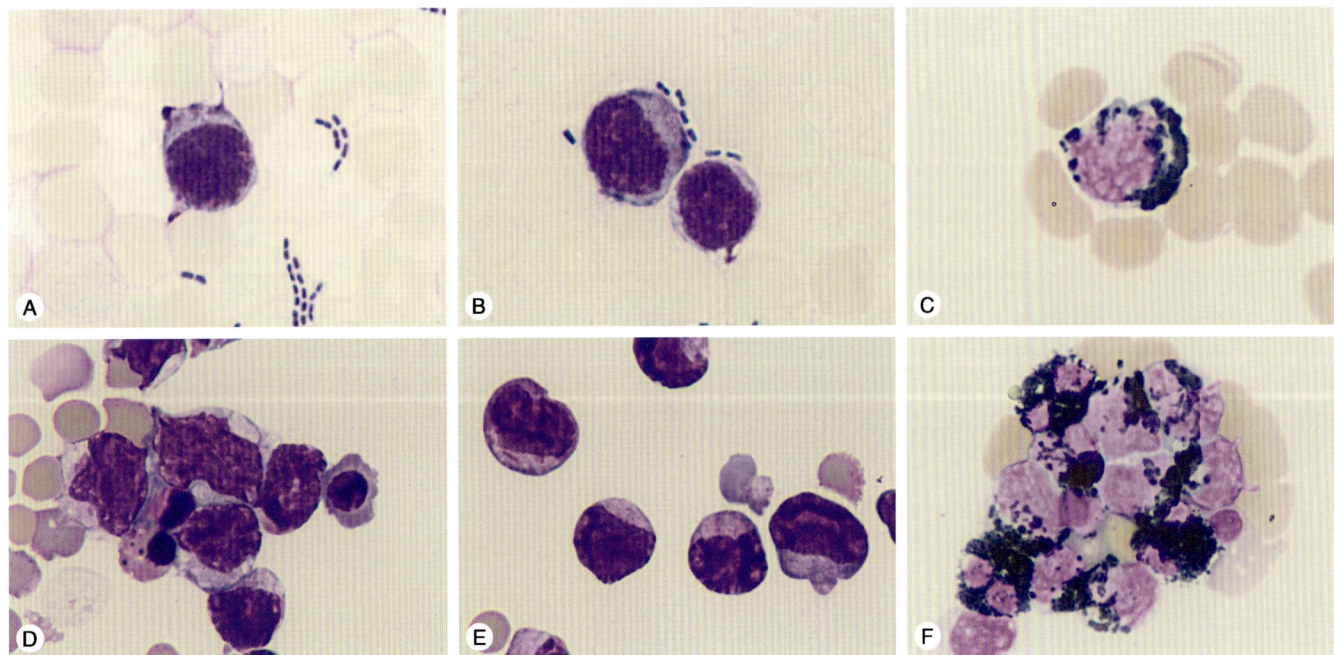

图 3-413 原始细胞（×1 000）

A、B. 可见少量原始细胞（推片法制片,瑞-吉染色）; C. 过氧化物酶染色（POX）阳性（推片法制片,POX 染色）; D、E. 可见原始细胞及晚幼红细胞,部分细胞内可见 Auer 小体（细胞涂片离心机制片,瑞-吉染色）; F. 胞质内可见蓝黑色颗粒（细胞涂片离心机制片,POX 染色）。

注:尿液中除了恶性细胞,还可见腺细胞,该类细胞为良性上皮细胞。女性尿液中的腺细胞可能来自子宫颈或宫体;膀胱切除后,手术使小肠与输尿管或尿道吻合,使尿流改道,尿液中可见肠道腺上皮细胞。尿液中的腺细胞与非典型尿路上皮细胞很难区别,需结合病史或其他检查才能明确。

第一节 尿液结晶检验概论

结晶是尿液常见的有形成分,其种类丰富,形态多变,对诊断泌尿系统炎症、结石及肝胆系统疾病等有着重要的临床意义。在临床工作中,应将尿液结晶准确分类,并备注在检验报告中。对于一些病理性结晶或药物性结晶,不仅要明确结晶的种类,还要评估结晶的数量,并及时反馈给临床。

一、结晶与结晶尿

结晶(crystals)是尿液中某些代谢产物增多,或因某些盐类浓度、药物浓度增加,在一定的 pH 和温度条件下形成的晶体。尿液中的蛋白质、脂类、微生物及其他物质也会影响结晶的形成,使结晶呈现多形性。

结晶尿(crystalluria)指含有大量结晶并使标本呈不同浊度的尿液。当结晶含量较少,只有在离心沉淀镜检时才能被发现;当结晶数量明显增多时,尿液可以呈微浊、浑浊或明显浑浊。结晶尿需要与脓尿、乳糜尿、菌尿进行区别,鉴别要点见表 4-1。

表 4-1 结晶尿与相似标本的鉴别要点

鉴别要点	结晶尿	脓尿	菌尿	乳糜尿
颜色	灰白色、粉红色或黄色等	淡黄色、乳白色	灰白色、淡黄色	乳白色、淡黄色
浊度	微浊~明显浑浊	微浊~明显浑浊	微浊~浑浊	微浊~明显浑浊
加热、加入酸或碱	结晶可溶解,尿液变透明	无改变	无改变	无改变
离心沉淀	明显	非常明显	明显	无变化
显微镜观察	可见不同种类和形态的结晶	可见大量白细胞和/或白细胞团	可见大量细菌,或伴有白细胞	可见细小的乳糜微粒(呈布朗运动)

二、尿液结晶的形成

尿液结晶的形成与环境温度、尿液 pH、盐类浓度和溶解度密切相关。

1. **脱水或水摄入量不足** 当机体脱水或水摄入量不足时,尿液盐类的浓度相对增高,容易析出晶体。

2. **饮食因素** 摄入某些食物,如蛋白质、盐、水果和蔬菜等,可使尿液中的某些盐类浓度增高。所以易形成结石体质的人群,需要注意摄入食物的种类和数量。

3. **肝功能异常** 肝脏疾病可以引起某些氨基酸代谢异常,尿液中可出现多种病理性结晶。

4. **过量服用某些药物** 如过量服用阿莫西林、阿昔洛韦、磺胺类药物和甲氨蝶呤等药物,在尿液中可以发现药物结晶。

5. 遗传性疾病 某些遗传性疾病尿液中可以发现病理性结晶,如胱氨酸尿症,是一种家族性常染色体隐性遗传病,主要是先天性肾小管酶缺陷导致肾小管对胱氨酸重吸收减少,析出胱氨酸结晶,增加了形成胱氨酸结石的风险。

6. 细菌感染 某些细菌可改变尿液环境,例如具有还原性的细菌,可使尿液 pH 偏碱,尿液容易析出磷酸盐或尿酸铵结晶。

7. 环境温度 在低温环境下,某些盐类在尿液中的溶解度随之下降导致结晶析出,以非晶形尿酸盐结晶最常见,这些非晶形盐类结晶虽然无临床意义,但会使尿液变得明显浑浊,从而影响尿液分析。若外界环境温度过高时,某些结晶也会溶解或发生形态改变。

8. 其他 乙二醇中毒或患有肿瘤溶解综合征等疾病,尿液结晶更常见。

三、尿液结晶的种类

根据结晶在酸性或碱性尿液容易析出的特点,将其划分为酸性尿液结晶和碱性尿液结晶。需要注意的是,有的结晶在酸性尿液或碱性尿液中均可析出,如草酸钙结晶、磷酸钙结晶等(表 4-2)。以往将结晶划分为生理性结晶和病理性结晶,但生理性结晶同样有临床意义,尤其在新鲜尿液中长期、大量出现某些结晶,容易形成泌尿系统结石。常见的病理性结晶包括胱氨酸结晶、亮氨酸结晶、酪氨酸结晶、胆红素结晶和胆固醇结晶;在最近的研究表明,血红素结晶同样可以出现在尿液中,这种结晶与胆红素结晶的形态类似,但形成原理和临床意义各不相同。

表 4-2 尿液常见的结晶形态特征及临床意义

结晶种类	尿液 pH			颜色	形态特征	溶解性
	酸性	中性	碱性			
尿酸结晶	易见			淡黄色、黄色	四边形、六边形、哑铃形、花样、立方体形、不规则形等	溶于碱
马尿酸结晶	易见			淡黄色	六边形(两端尖细)	溶于碱
尿酸钠结晶	易见			无色、淡黄色	针束状、细杆状	溶于碱,加热可溶解
非晶形尿酸盐结晶	易见	可见		淡黄色、棕黄色、粉红色	无定形颗粒、小球形	溶于碱;加热 60℃可溶解;加盐酸可转化为尿酸结晶
磷酸铵镁结晶			易见	无色	屋顶样、盒盖样、多面体结构、剪刀形、不规则形等	溶于酸
非晶形磷酸盐结晶		易见	易见	无色	无定形颗粒状	溶于酸
尿酸铵结晶		可见	易见	黄褐色,不透明	树根状、棘球状、球性、哑铃形等	加热 60℃可溶解;加乙酸或氢氧化钾均可溶解;加浓盐酸可转化为尿酸结晶
碳酸钙结晶		可见	易见	棕黄色	哑铃形或球性	加酸溶解,并产生 CO_2 气体
磷酸钙结晶	可见	易见	易见	无色	楔形、棒状、薄层片状	溶于酸
草酸钙结晶	易见	易见	可见	无色、胆红素尿中可呈黄色	八面体、圆形、椭圆形或哑铃形	溶于盐酸

除了常见的结晶外,尿液中还可以发现多种药物结晶(drug crystals)。常见的药物结晶有磺胺类药物结晶、头孢类药物结晶、抗病毒类药物结晶、青霉素类药物结晶及其他种类药物结晶。药物种类丰富,成分复杂,又经过人体的代谢,使得尿液中药物结晶形态多样,难以鉴别。

四、结晶的鉴别方法

尿液结晶的鉴别方法主要有显微镜观察结晶形态、观察结晶溶解性、观察离心沉淀的颜色、特殊鉴定实验及红外光谱分析等。

1. 显微镜观察 显微镜观察是鉴别结晶的主要方法,常用的显微镜有明视野显微镜、暗视野显微镜、相差显微镜、偏振光显微镜及荧光显微镜等。通过观察结晶的颜色、大小及形态特征,基本可以判断结晶的种类。明视野显微镜观察尿液结晶,结构清晰,颜色鲜明;相差显微镜观察结晶结构立体、有折光性,例如圆形(中间凹陷)草酸钙结晶与红细胞的鉴别,可使用相差显微镜观察,草酸钙折光性更强;暗视野显微镜主要用于观察结晶的折光性;偏振光显微镜主要观察结晶是否有双折射现象;有些结晶可自发荧光,可使用荧光显微镜观察。

2. 结晶溶解性 常用鉴别尿液结晶的溶液有酸性溶液、碱性溶液及有机溶剂,见表4-3。常见的尿液结晶溶解性见表4-2。

表4-3 常用的鉴别尿液结晶的溶液

类型	溶液名称
酸性溶液	30% 乙酸(冰醋酸)、30% 浓盐酸
碱性溶液	10% 氢氧化钾(KOH)、10% 氢氧化钠(NaOH)
有机溶剂	乙醇、氯仿等

3. 加热(60℃) 一些结晶在加热过程中逐渐溶解,如非晶形尿酸盐结晶、尿酸铵结晶加热至60℃后溶解,尿液变得透明。加热方法鉴别尿液结晶需要控制加热温度;当温度超过60℃时,很多结晶也会溶解,一般无鉴别意义。

4. 观察离心沉淀的颜色 结晶尿离心后会产生沉淀,沉淀的颜色对结晶的鉴别有参考意义(图4-1),如非晶形尿酸盐结晶沉淀为粉红色,而非晶形磷酸盐沉淀为灰白色,含有大量尿酸结晶的沉淀多为黄色或砖红色。

5. 物理分析 X线衍射光谱、红外光谱、发射光谱、热重量分析法等可准确鉴别结晶或结石的种类。其中红外光谱分析具有检测速度快、精确度高、所需标本量少等特点,临床上常用于结石成分分析(stone composition analysis)。此外,

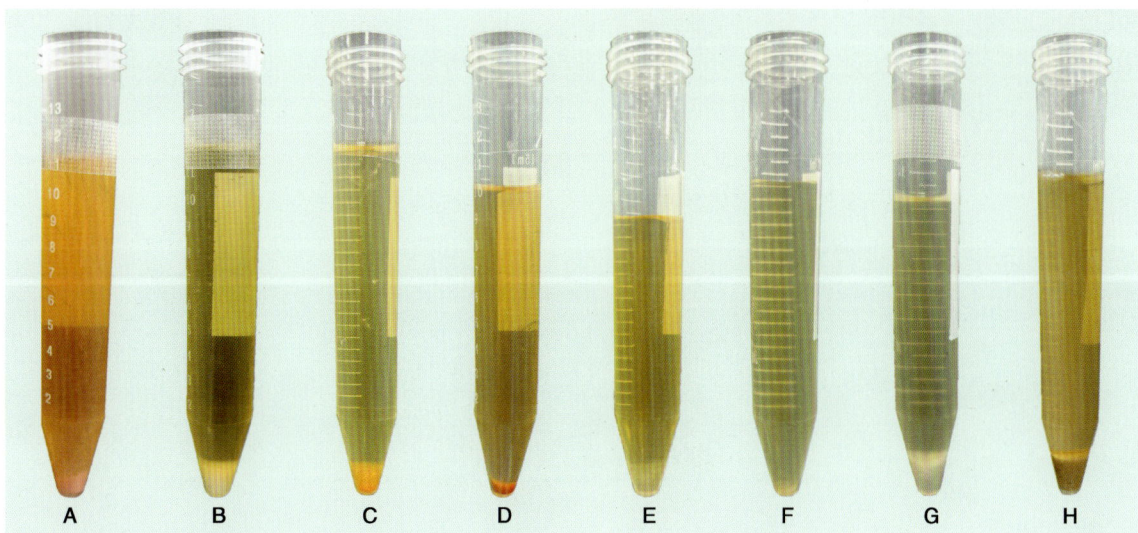

图4-1 各种尿液结晶沉淀
A. 非晶形尿酸盐类结晶沉淀为粉红色;B. 非晶形磷酸盐结晶沉淀为白色;C. 尿酸结晶沉淀为黄色;D. 尿酸结晶沉淀为砖红色;E. 草酸钙结晶沉淀为灰白色;F. 磷酸铵镁结晶沉淀为灰白色;G. 磷酸钙结晶沉淀灰白色;H. 尿酸铵结晶沉淀土黄色。

一些新的分析技术如拉曼光谱法和核磁共振法也可用于结石成分分析。

6. **特殊试验** 有些少见类型的结晶需要通过特殊实验才能鉴别,详见各种结晶的鉴别要点。

五、尿液结晶检验的临床意义

尿液结晶种类丰富,每种结晶的临床意义各不相同,有的结晶可以通过饮食、饮水、生活方式的改变等进行控制,如果影响身体健康,需要积极干预和治疗。例如,草酸钙结晶受饮食因素影响较大,少量或偶见无临床意义;若在尿液中持续存在,有形成结石的风险;此外,在肾小管内析出的草酸钙结晶被蛋白包裹,形成草酸钙结晶管型,对诊断草酸盐肾病有重要参考价值。所以,检验人员需要准确报告结晶的种类和数量,临床医生需要从临床角度考虑问题,结合其他检查、临床症状、病史资料综合分析,评估这些结晶是否有临床意义。

1. **与结石形成密切相关** 泌尿系统结石是肾结石、输尿管结石、膀胱结石和尿道结石的总称,是泌尿系统最常见的疾病之一。按部位可分为上尿路结石和下尿路结石,其中上尿路结石约占 80%,以肾与输尿管结石为常见。临床表现与结石所在部位、大小、活动与否、有无损伤、感染及梗阻等有关。上尿路结石典型症状有肾绞痛、血尿等;膀胱结石的典型症状有排尿中断、终末血尿等;尿道结石常表现为尿道疼痛、排尿困难、点滴状排尿等症状;当结石导致梗阻时,可出现无尿、腹部包块等。

各种盐类结晶是构成泌尿系统结石的基础物质,准确识别各种尿液结晶对于了解结石成因、预防结石形成和复发具有重要的意义。按照结石的组成分为单纯性结石和混合性结石,我国人群以草酸钙、磷酸钙与尿酸的混合结石为主。按照结石是否含钙又可以分为钙结石(草酸钙类结石、磷酸钙类结石)和非钙结石(尿酸类结石、胱氨酸类结石及感染类结石)。因结石的性质及发病部位不同,其大小、形态、颜色、质地各不相同(图 4-2)。

对于结石患者可以选择药物排石、体外冲击波碎石术或手术取石。当肾结石、输尿管结石或膀胱结石位置特殊时,条件允许可经皮肾镜取石术及输尿管肾镜碎石,可通过显示器同步观察结石的大小、位置及形态(图 4-3)。

部分结石表面粗糙或有棱角,可引起肾脏、输尿管及膀胱黏膜损伤,尿液中可出现大量红细胞及上皮细胞;如果结

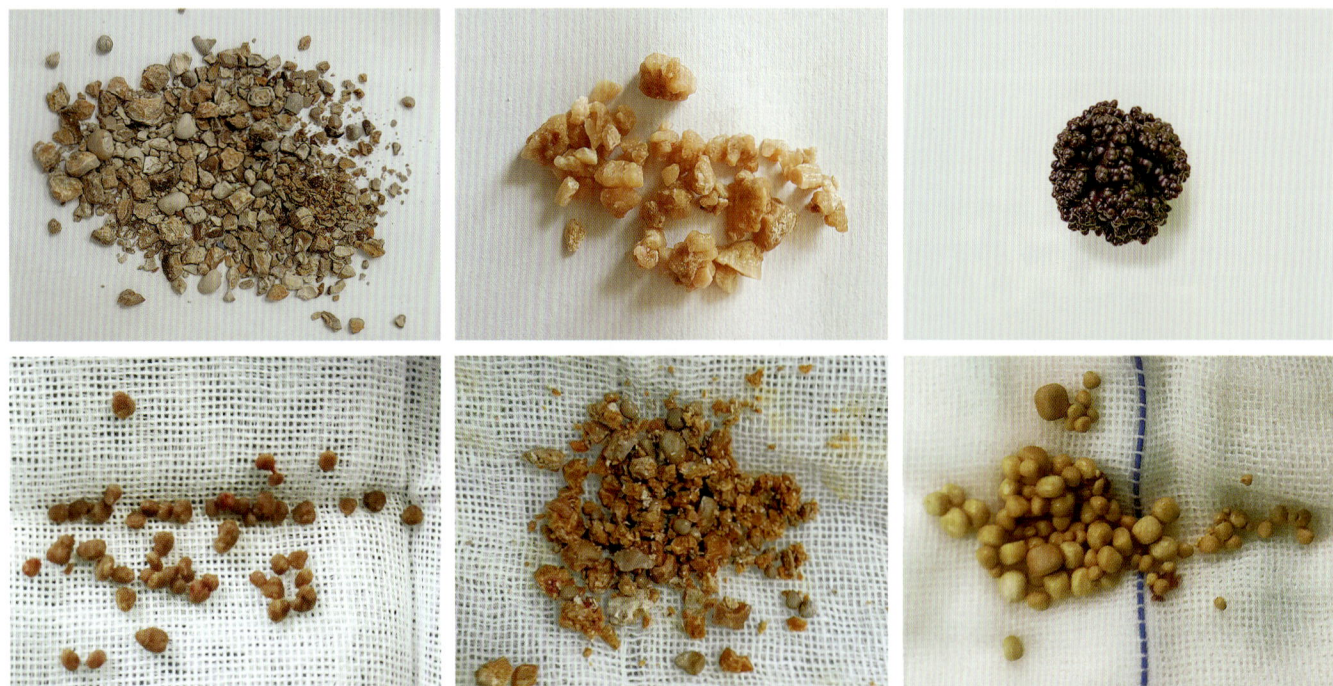

图 4-2 泌尿系统结石
结石的数量、大小、形态、颜色各不相同。

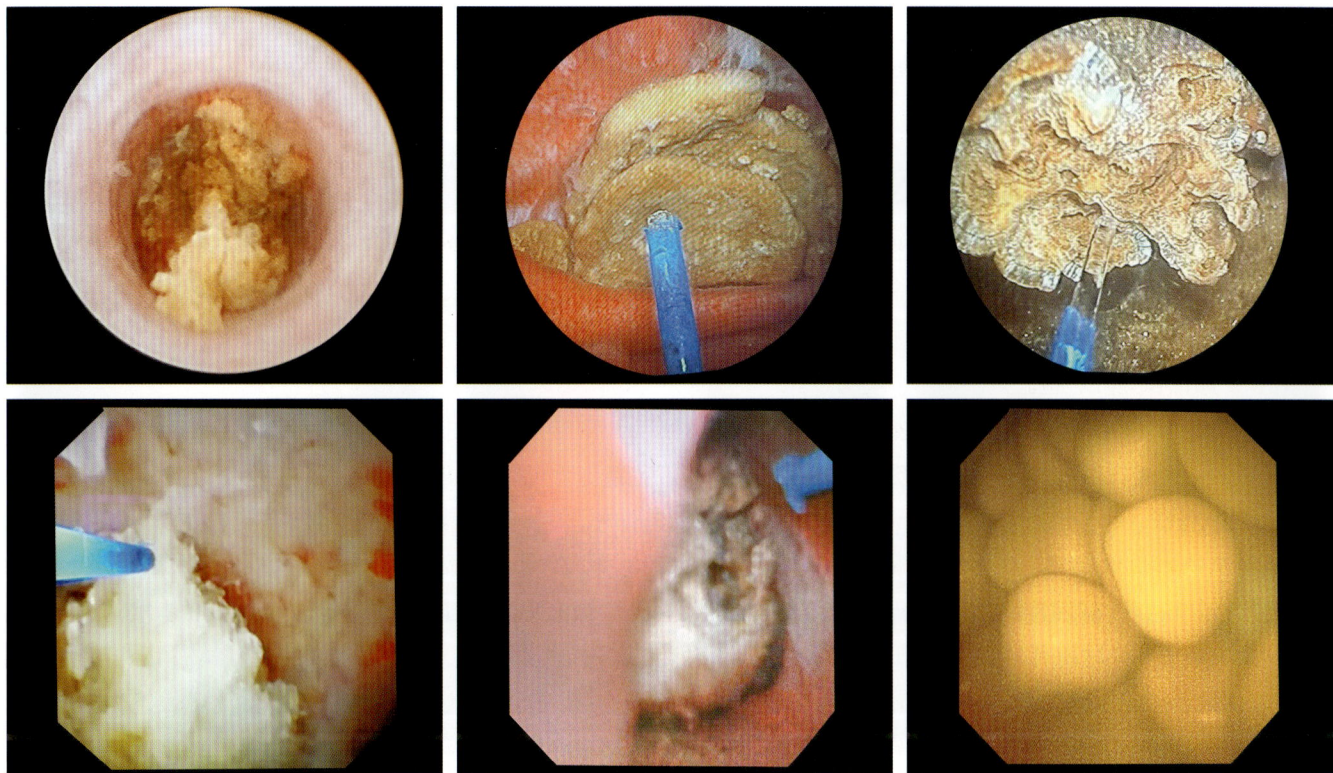

图4-3 膀胱镜下的泌尿系统结石
结石的颜色、体积大小、形态各不相同。

石长期刺激黏膜层,尿液中可能发现中底层尿路上皮细胞,甚至出现成团的非典型尿路上皮细胞。如果结石合并炎症,尿液中的白细胞数量可出现不同程度的增加。一些体积大的结石卡在尿路的某些部位并引起阻塞,可能导致肾功能异常,严重的可导致急性肾损伤(acute kidney injury,AKI);长期慢性梗阻可能造成患侧肾积水,肾实质萎缩可并发慢性肾脏疾病(chronic kidney disease,CKD)等。所以,了解结石形成风险因素(表4-4),对结石的治疗和预防有着重要的临床意义。

表4-4 导致泌尿系统结石形成的风险因素

影响因素	具体内容
饮食	食用含高草酸、高钙、高嘌呤食物
代谢异常	如甲状旁腺功能亢进、高尿酸血症、痛风等疾病
感染	泌尿系统炎症可能导致感染性结石形成
遗传因素	某些基因变异可能导致尿液中物质排泄异常;某些遗传疾病(如胱氨酸尿症)等,可能导致结石的反复形成
生活方式	缺乏运动或睡眠
药物	长期服用某些药物,如抗生素、碳酸酐酶抑制剂、利尿剂等
环境	环境中的高温、低湿度可能导致体液丢失过多;某些地区的水质可能含有较高的矿物质

2. 肝脏疾病的辅助诊断 肝功能异常时,尿液可见多种病理性结晶,如梗阻性黄疸或肝细胞性黄疸患者尿液中可见胆红素结晶等;肝硬化或肝癌患者,尿液可能出现胆红素结晶、亮氨酸结晶及酪氨酸结晶等。

3. 泌尿系统炎症辅助诊断 泌尿系统炎症或膀胱潴留导致的感染时,新鲜尿中可出现磷酸盐结晶及尿酸铵结晶。在实际的临床工作中多种结晶可同时出现,如膀胱炎时,可以同时发现非晶形磷酸盐、磷酸钙结晶、磷酸铵镁结晶、尿酸铵结晶及草酸钙结晶。

4. 其他疾病的辅助诊断 结晶种类丰富,临床意义各不相同,各种结晶的临床意义详见各小节。

第二节 尿液结晶形态特征及临床意义

一、酸性尿液常见的结晶

(一)尿酸结晶

尿酸结晶(uric acid crystals)是尿液中比较常见的结晶之一。尿酸是核蛋白中嘌呤代谢的最终产物,常以尿酸或尿酸盐的形式经尿液排出体外。当尿液中的尿酸浓度增高时,一定条件下可以析出尿酸结晶。

1. 形态特征

(1)明视野显微镜观察 尿酸结晶体积大小不等,有的结晶甚至肉眼可见。尿酸结晶为淡黄色或深黄色(图4-4),偶见无色透明,陈旧性标本中的尿酸结晶可呈砖红色。尿酸结晶形态多样,多呈薄层片状或多面体结构,散在分布或聚集成花样,有时还可形成类管型。常见的形态有菱形、六边形、腰鼓形、哑铃形、立方体状、蝴蝶形或不规则形等,在一些病例中还可发现一些罕见的尿酸结晶(图4-5~图4-59)。若标本久置,结晶体积可逐渐增大,从小颗粒状结晶逐渐形成体积大的结晶体。此外,在某些微生物的参与下,尿液环境改变,尿酸结晶还可以转变成尿酸铵结晶。

尿酸结晶见于酸性尿,溶于KOH溶液,不溶于乙酸、盐酸,加氨水溶解后可形成尿酸铵结晶。含有尿酸结晶的标本,底部沉淀为黄色或砖红色。体积大的尿酸结晶易沉淀,即使经过混匀,该类结晶也很快沉降在标本管的最底部,因加样时吸取不到这些结晶,所以仪器法经常漏检。

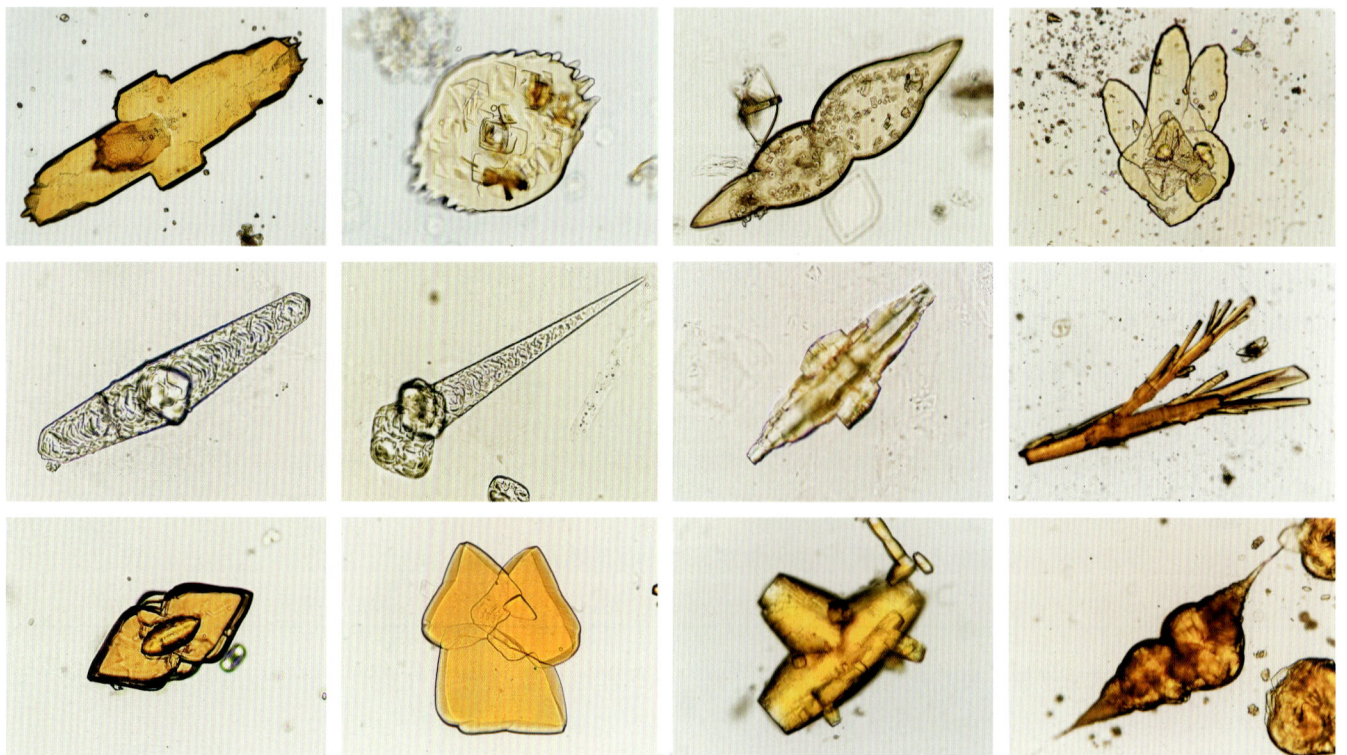

图4-4 尿酸结晶(未染色,×400)
尿酸结晶形态各异,颜色深浅不一,淡黄色或深黄色,体积大小不等,部分体积巨大。

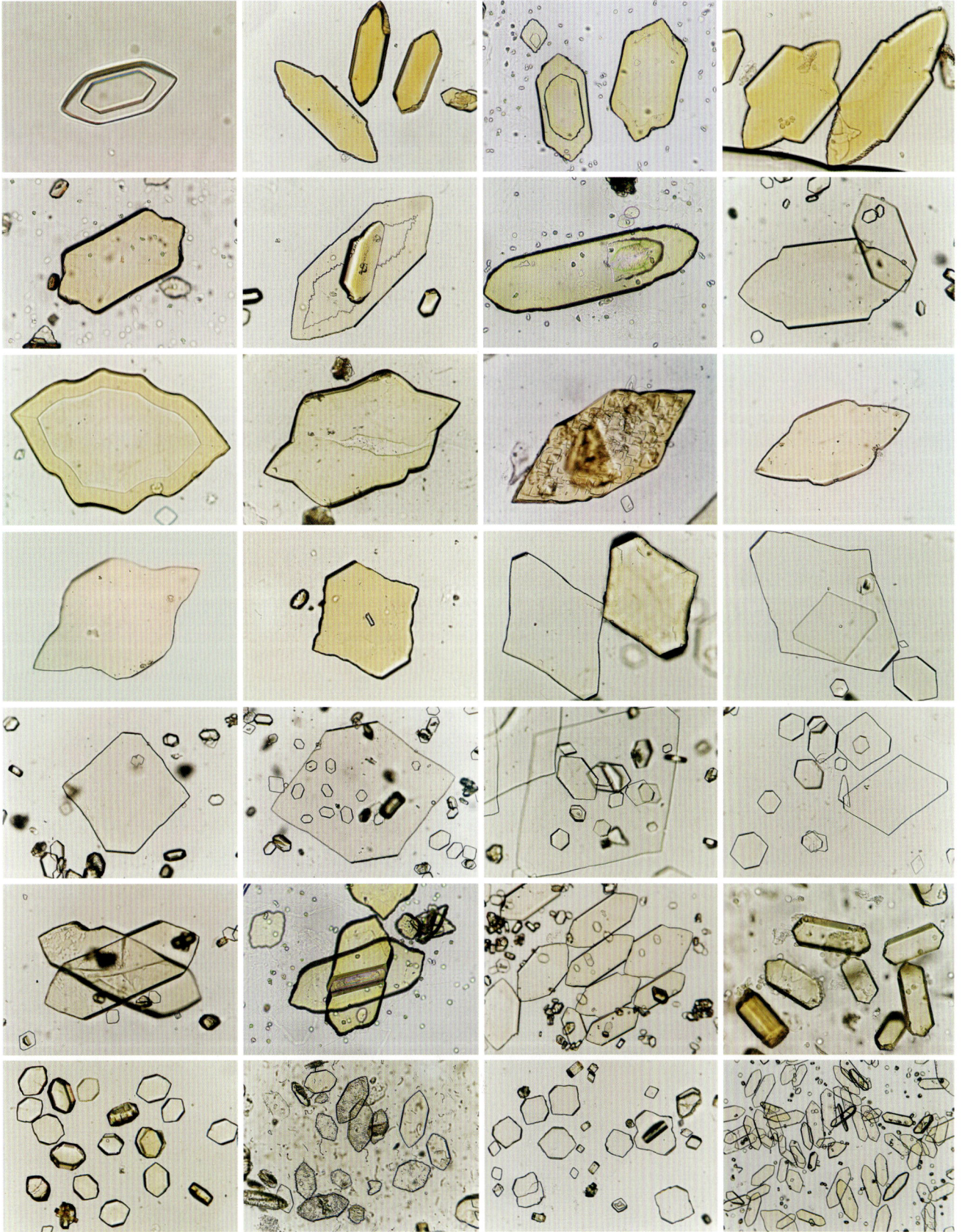

图 4-5 尿酸结晶（未染色, ×400）

六边形或近似六边形尿酸结晶, 体积大小差异性大, 多呈薄层片状, 淡黄色或黄色, 是尿液中比较常见的一类尿酸结晶, 有的尿酸结晶与胆固醇结晶、胱氨酸结晶形态类似, 应注意区别。

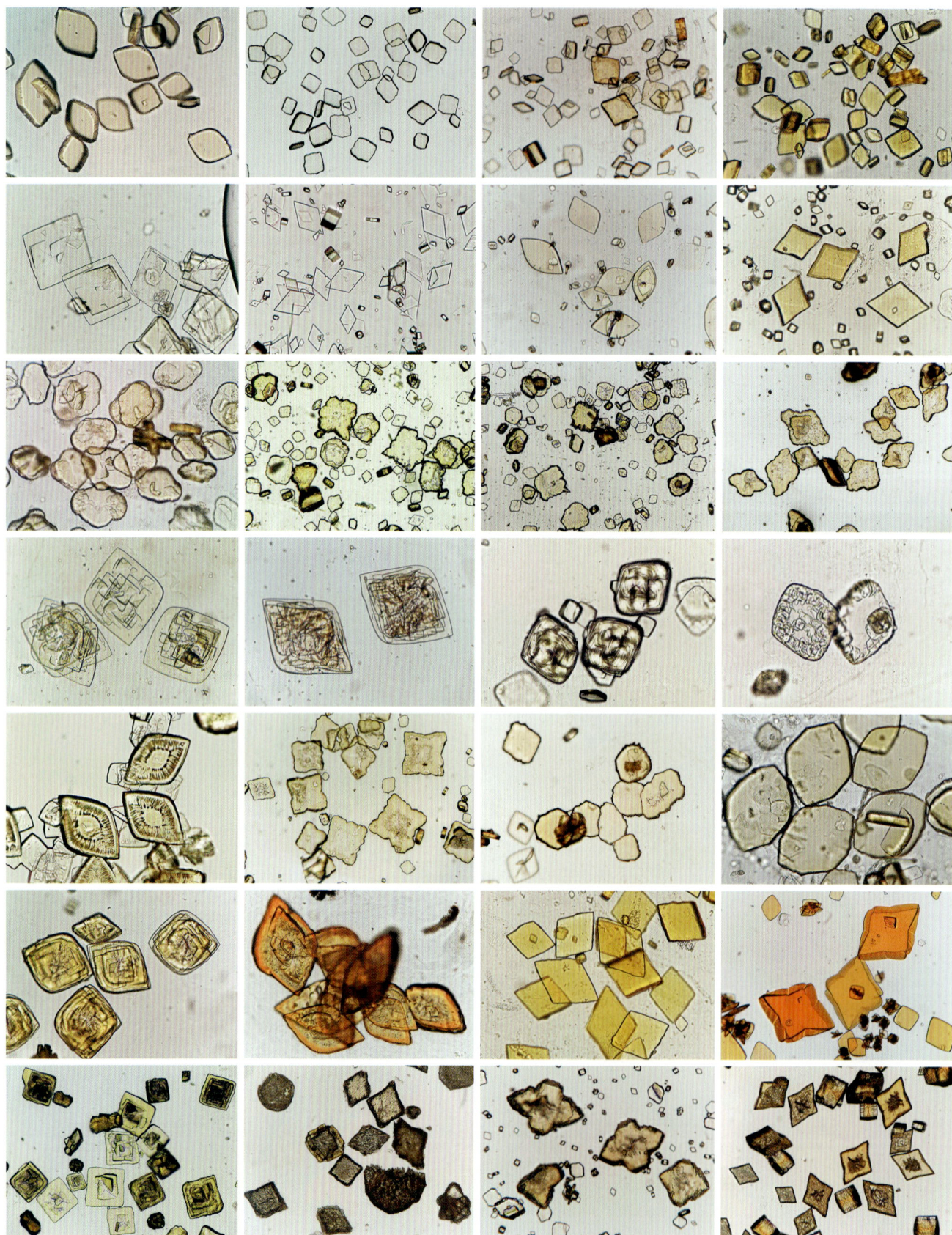

图 4-6 尿酸结晶（未染色，×400）
菱形或近似四边形，是最常见的一种尿酸结晶，淡黄色、黄色或深黄色，薄层片状，部分结晶有一定厚度或多层重叠；若标本久置，结晶可逐渐分解或表面呈溶解状态。

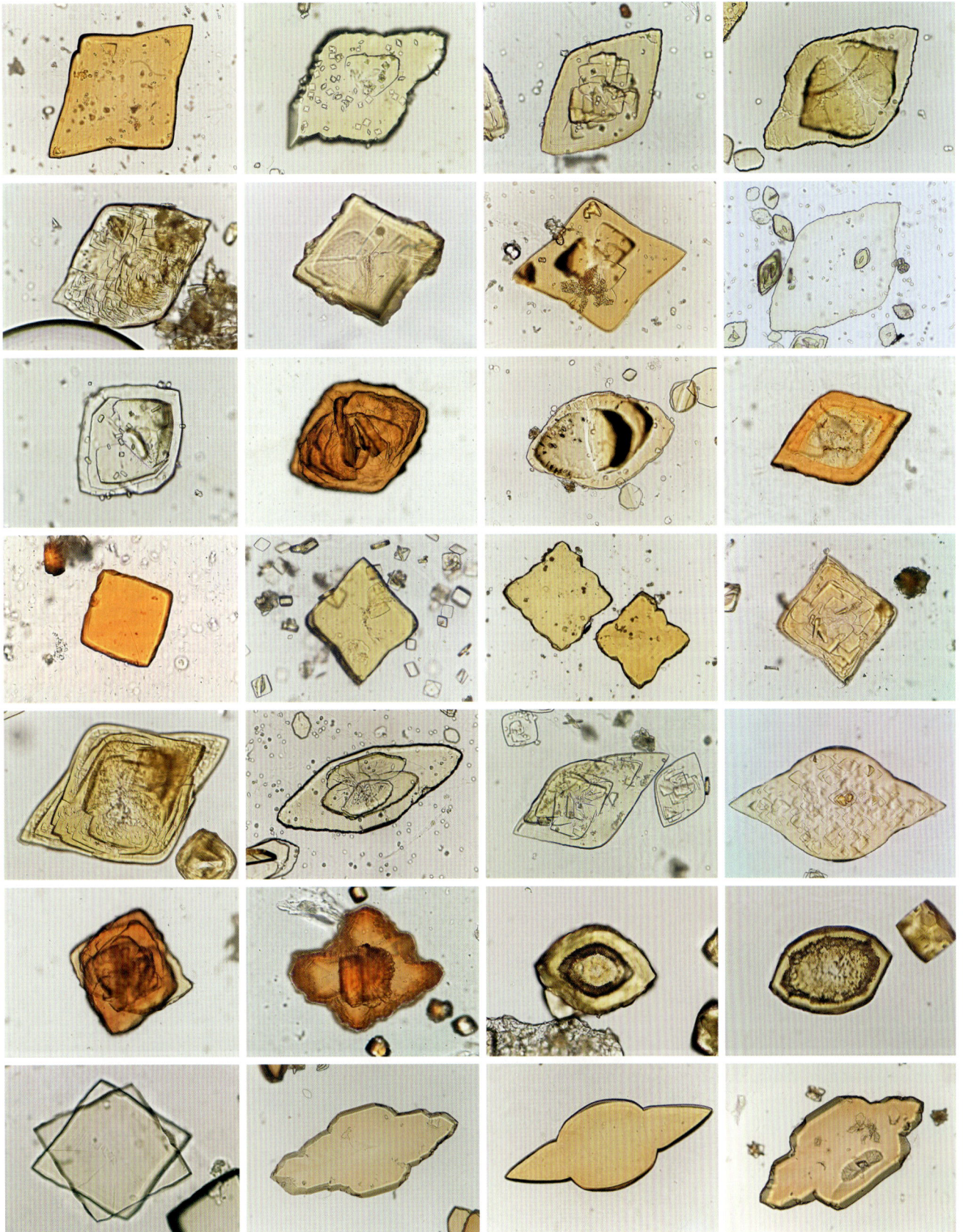

图 4-7 尿酸结晶（未染色，×400）

尿酸结晶体积巨大，颜色深浅不一，呈淡黄色、黄色或深黄色，四边形或近似四边形，部分结晶较厚；在混匀、加样过程中，体积巨大的尿酸结晶会快速沉淀，所以使用仪器法往往检测不到这些结晶。

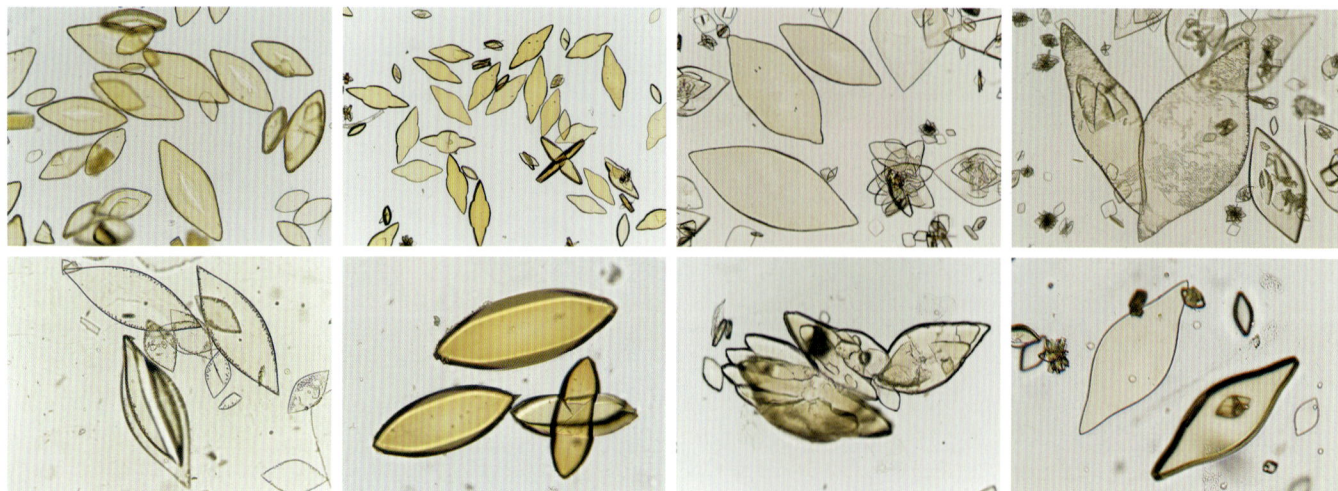

图 4-8 尿酸结晶（未染色，×400）
薄层片状，两边呈圆弧形，体积大小不等，可散在或相互融合。

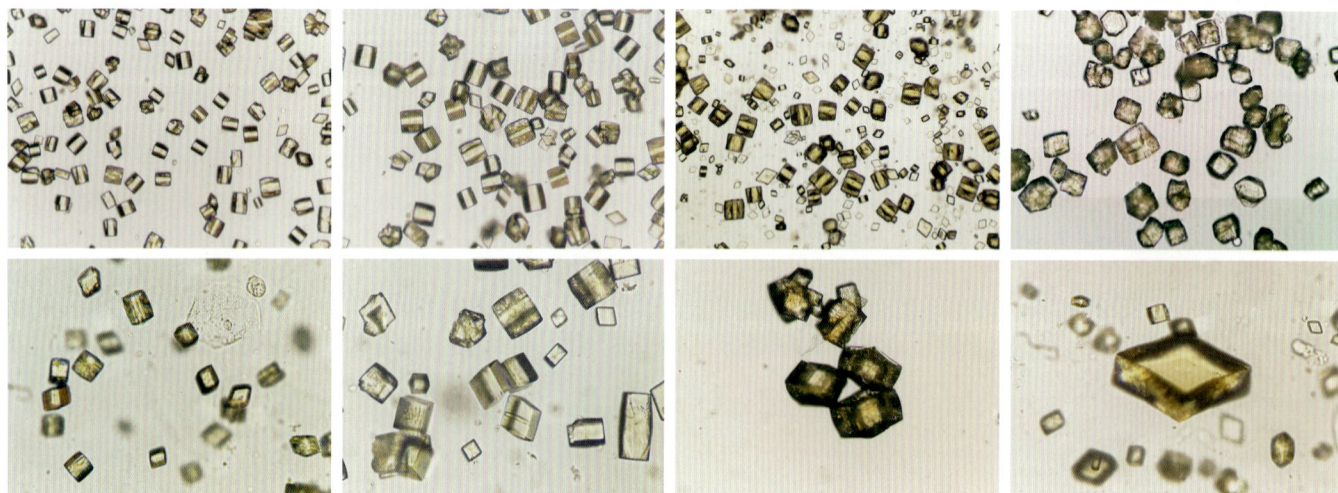

图 4-9 尿酸结晶（未染色，×200）
立方体或多面体尿酸结晶，结晶体积差异性较大。

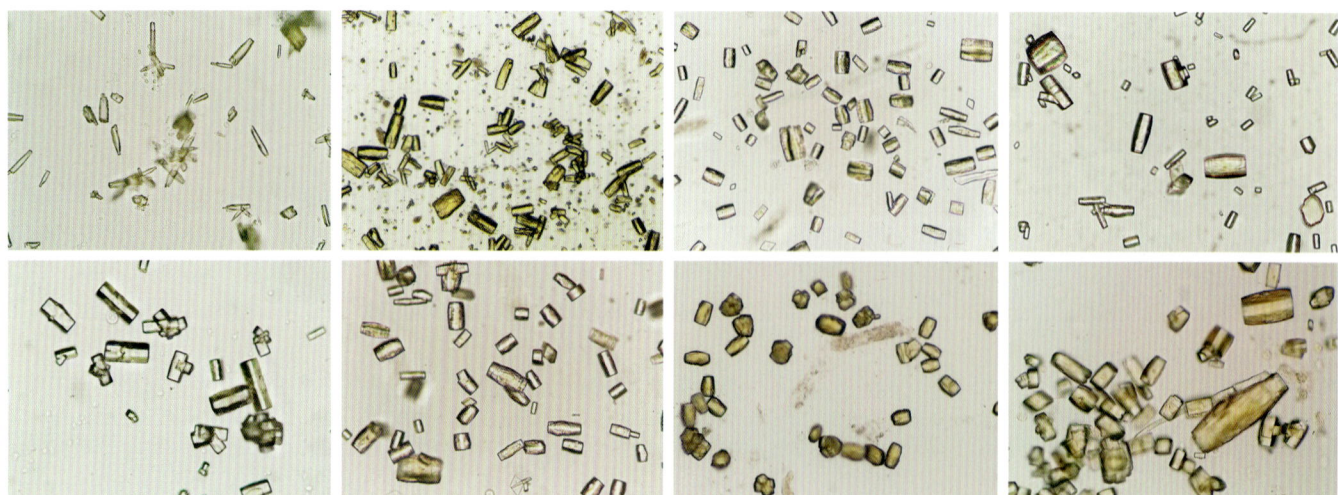

图 4-10 尿酸结晶（未染色，×200）
棒状或圆柱形尿酸结晶，长短、粗细不同。

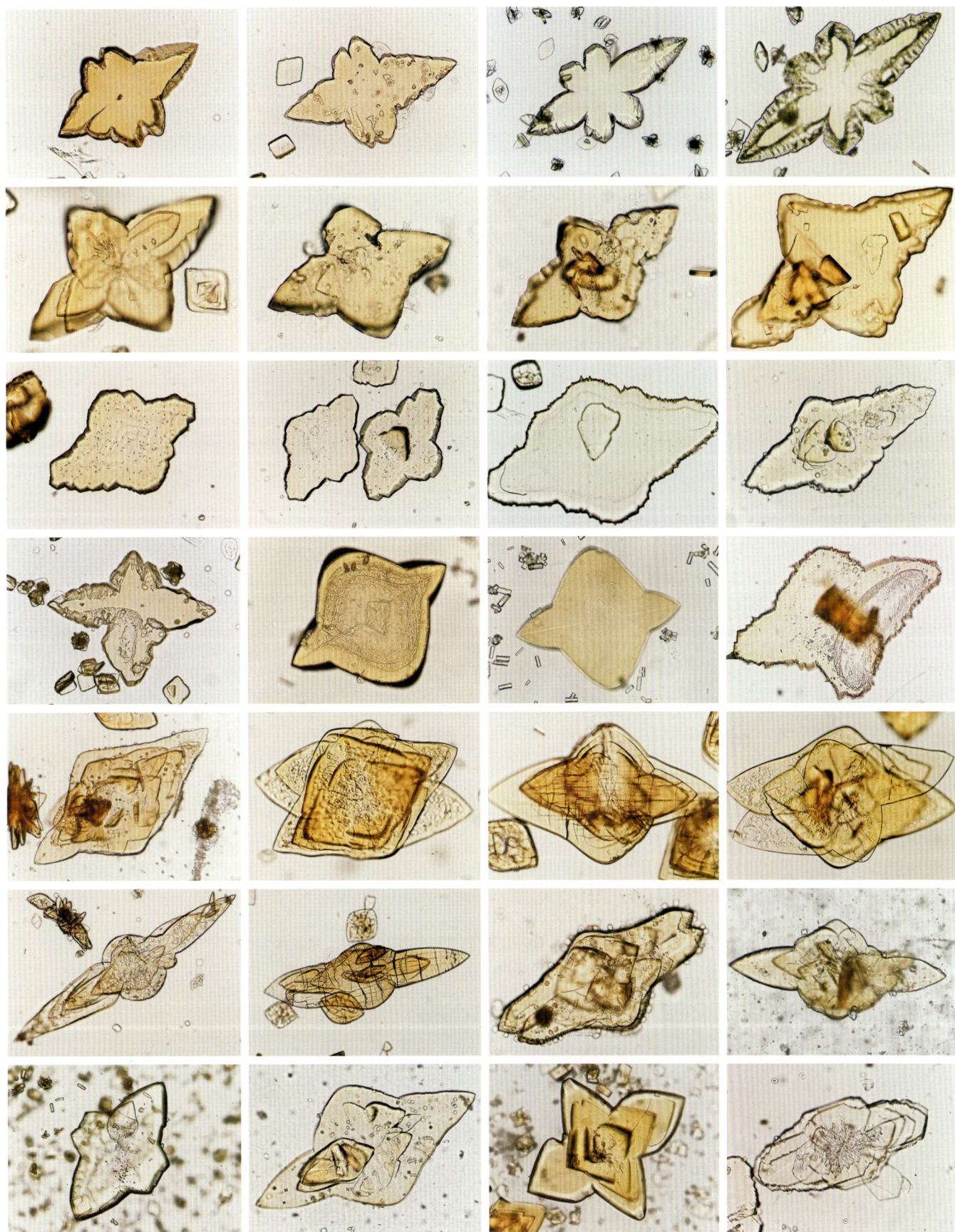

图 4-11 尿酸结晶（未染色，×200）
结晶体积巨大，淡黄色或黄色，形态不规则；尿液在长时间静置后，已形成的晶体体积可逐渐增大。

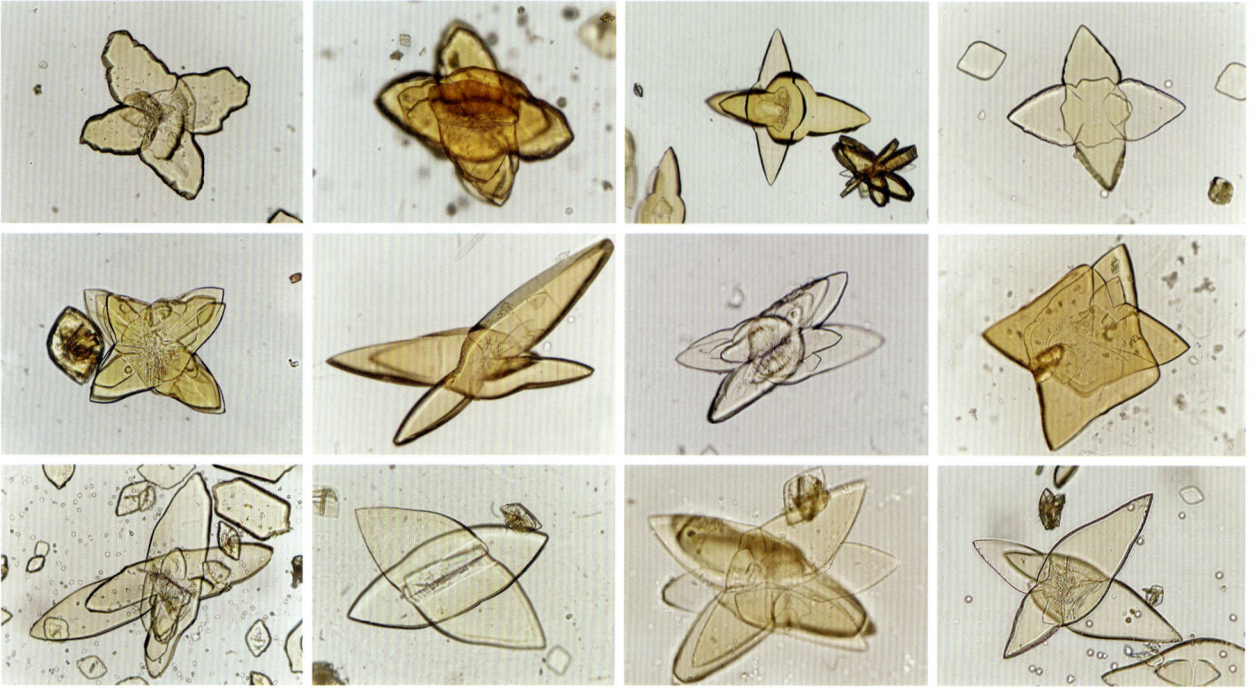

图 4-12 尿酸结晶（未染色，×400）
结晶体积大小不一，聚集成蝴蝶样。

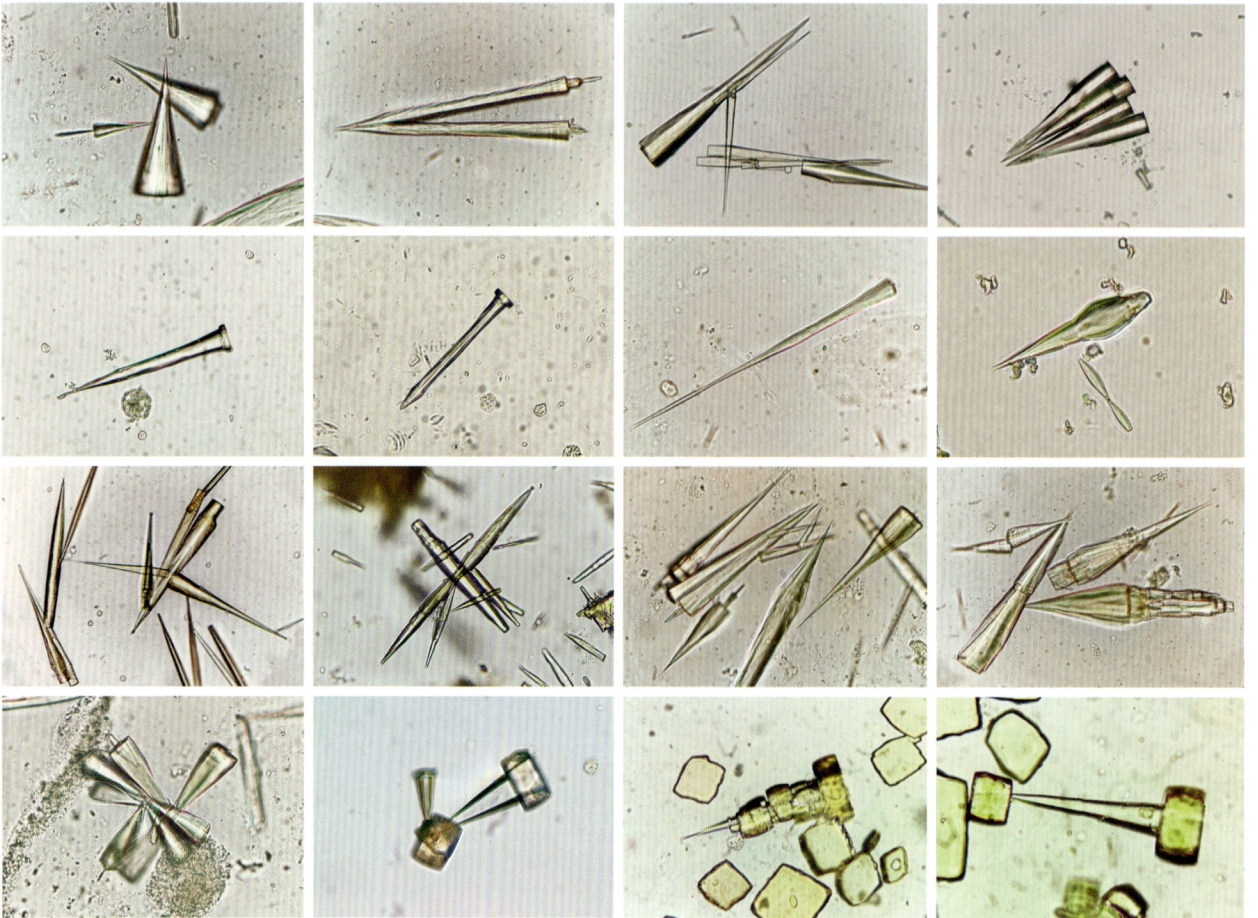

图 4-13 尿酸结晶（未染色，×400）
结晶呈钉子样、针状或锥状，淡黄色，注意与尿酸钠结晶进行区别。

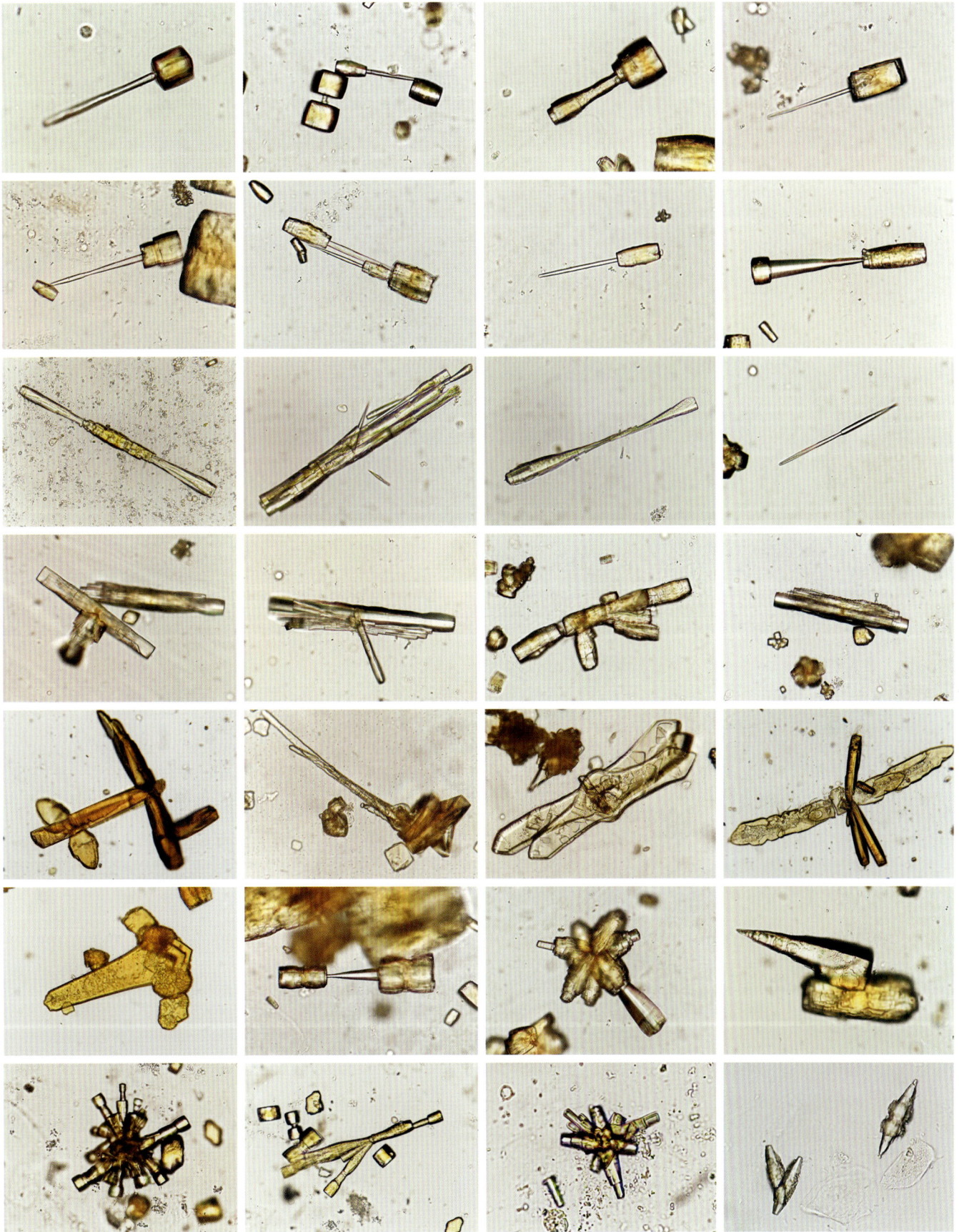

图 4-14 尿酸结晶（未染色，×400）
同一个标本中出现不同形态的尿酸结晶，该类结晶形态不规则，形似各种"武器"。

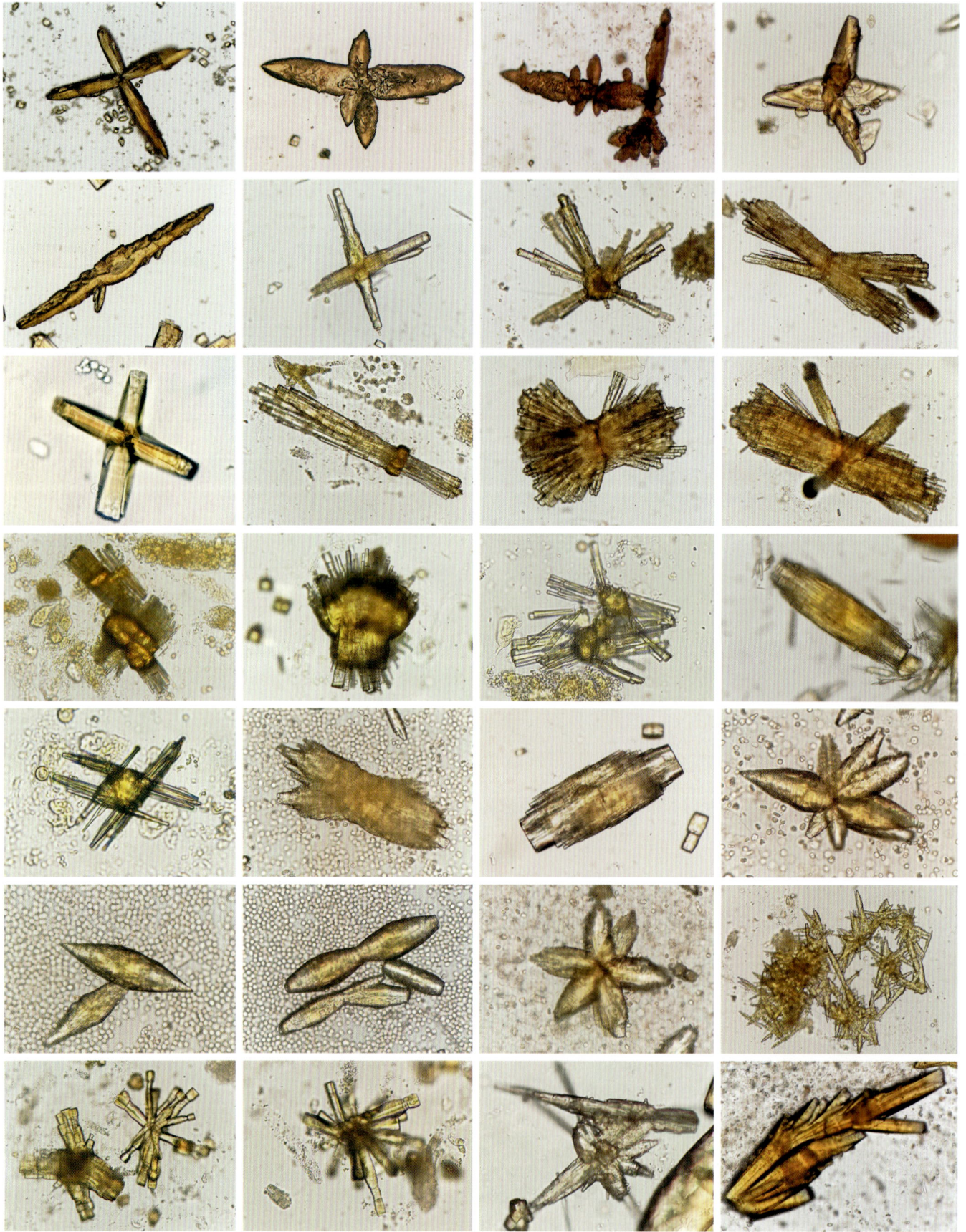

图 4-15 尿酸结晶（未染色，×200）

结晶形态不规则，颜色略有区别，体积大小不等，部分结晶体积巨大，有的结晶甚至肉眼可见；因来源于不同的病例，背景物质各不相同。

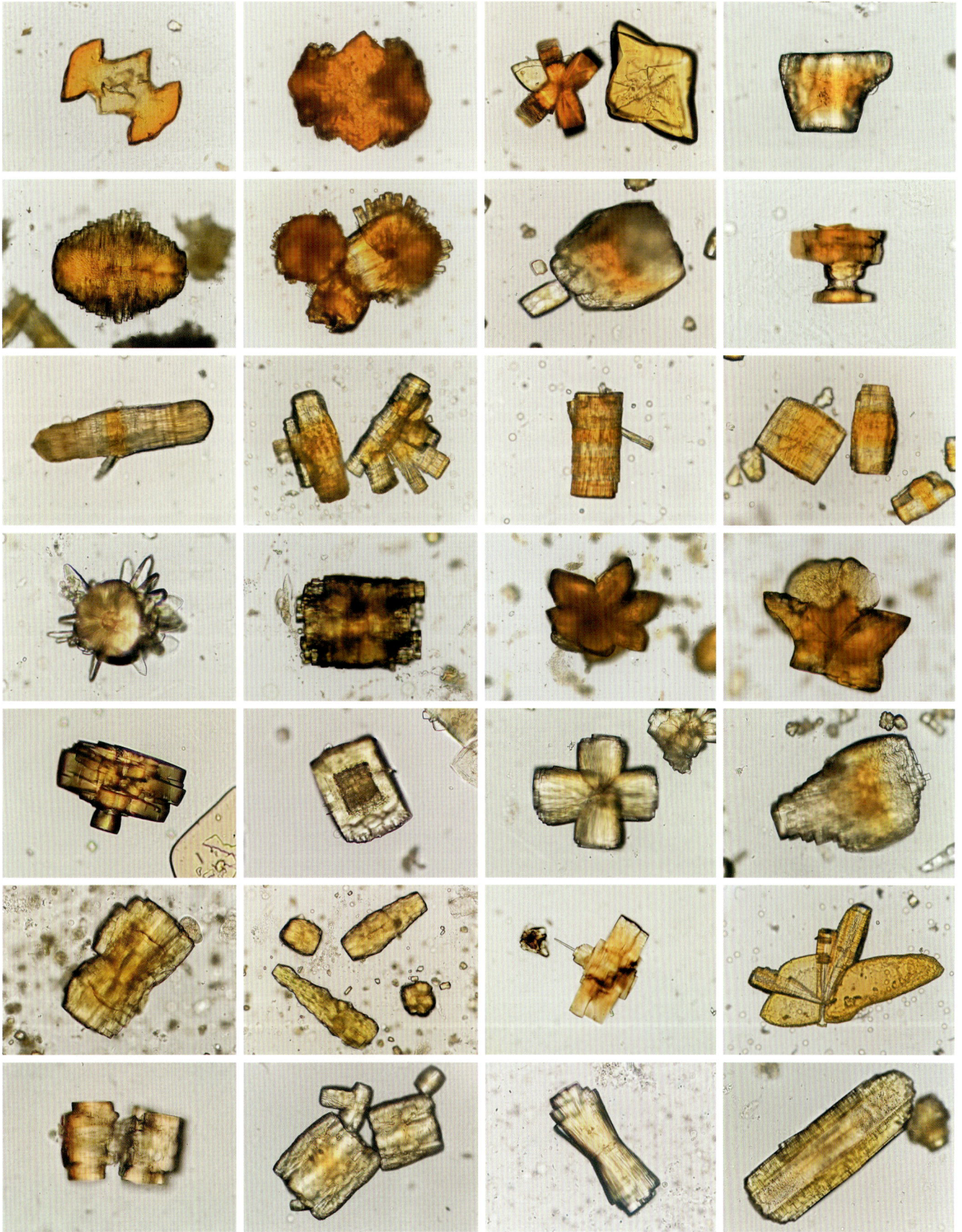

图 4-16　尿酸结晶（未染色，×200）

结晶体积巨大，形态不规则，颜色深浅不一；部分结晶为少见类型，可通过结晶的颜色、形态特征、溶解性（尿酸结晶溶于碱）进行鉴别。

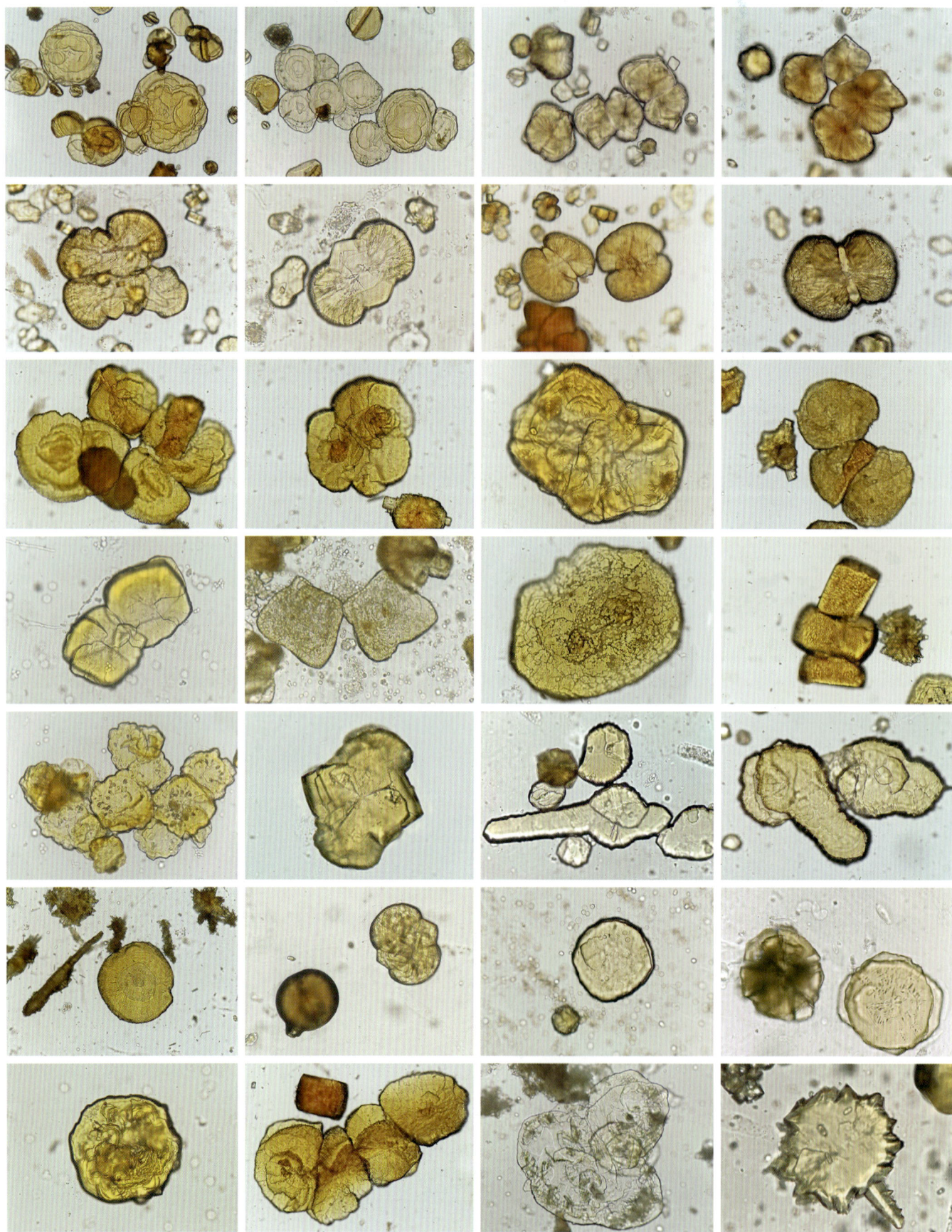

图 4-17 尿酸结晶（未染色，×400）
该类结晶见于酸性尿液，形态不规则，体积大小不等，部分尿酸结晶与黄染的草酸钙、亮氨酸结晶形态相似，可使用偏振光显微镜观察或通过结晶的溶解性进行鉴别。

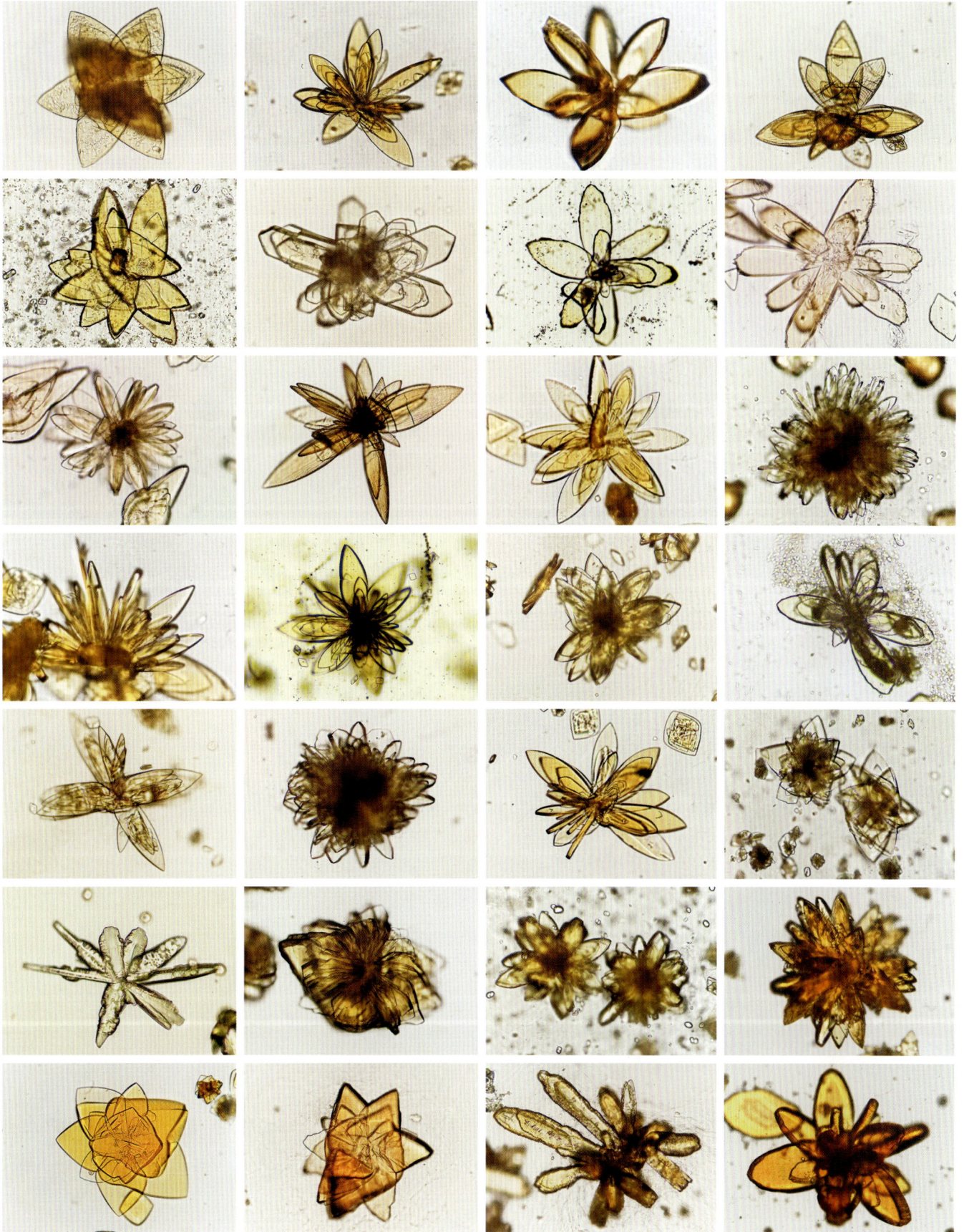

图 4-18　尿酸结晶（未染色，×200）

片状尿酸结晶易聚集呈花样，肉眼可见粗大的颗粒物，低倍镜观察该类结晶体积巨大。

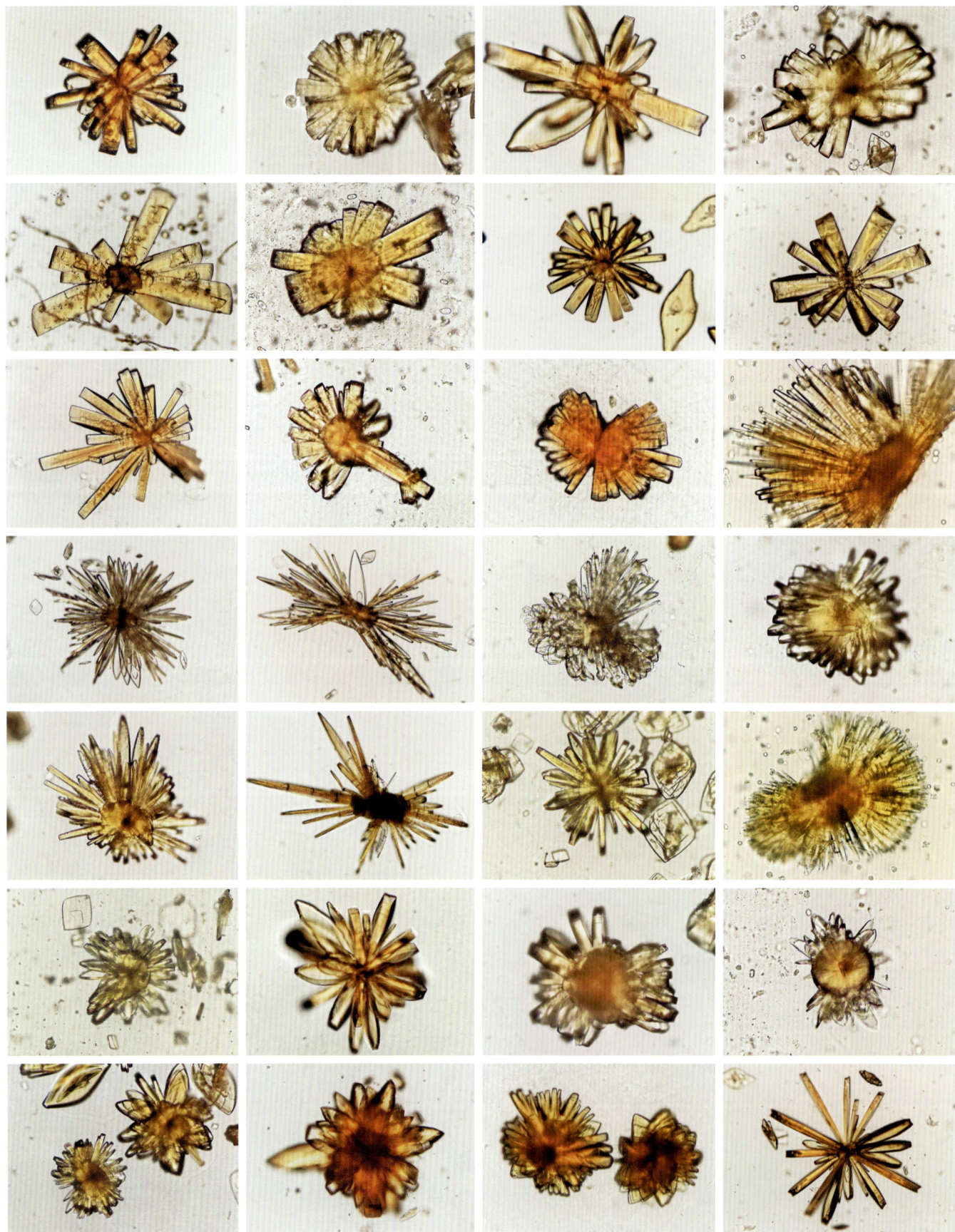

图 4-19 尿酸结晶（未染色，×400）
结晶呈花样，体积巨大，黄色或深黄色。

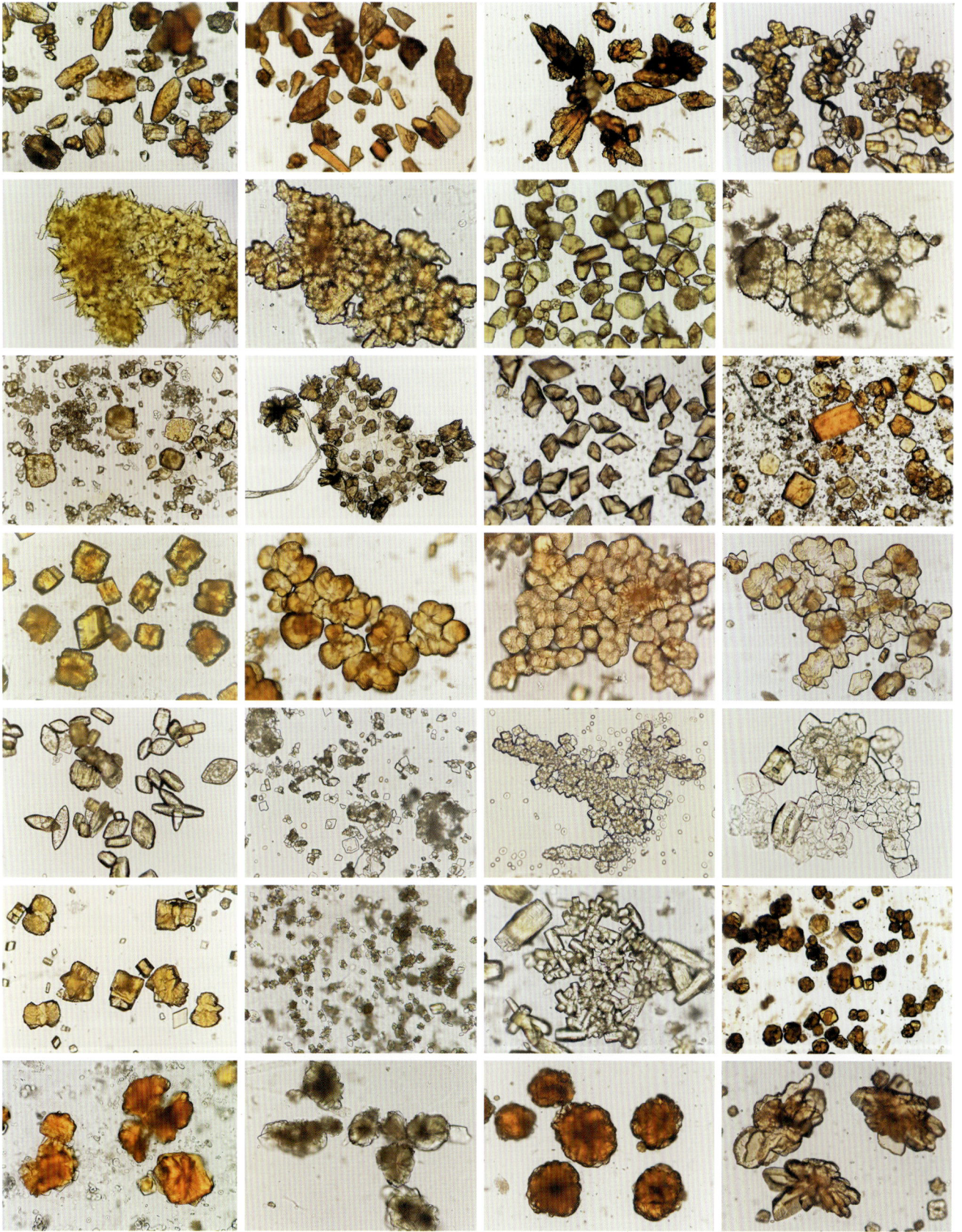

图4-20 尿酸结晶（未染色，×400）

不规则的尿酸结晶，颗粒大小不一，无固定形态，部分结晶破碎；颜色差异性大，呈淡黄、黄色或砖红色；尿液沉淀呈砖黄色或砖红色；碎石后的尿液也可发现此类结晶。

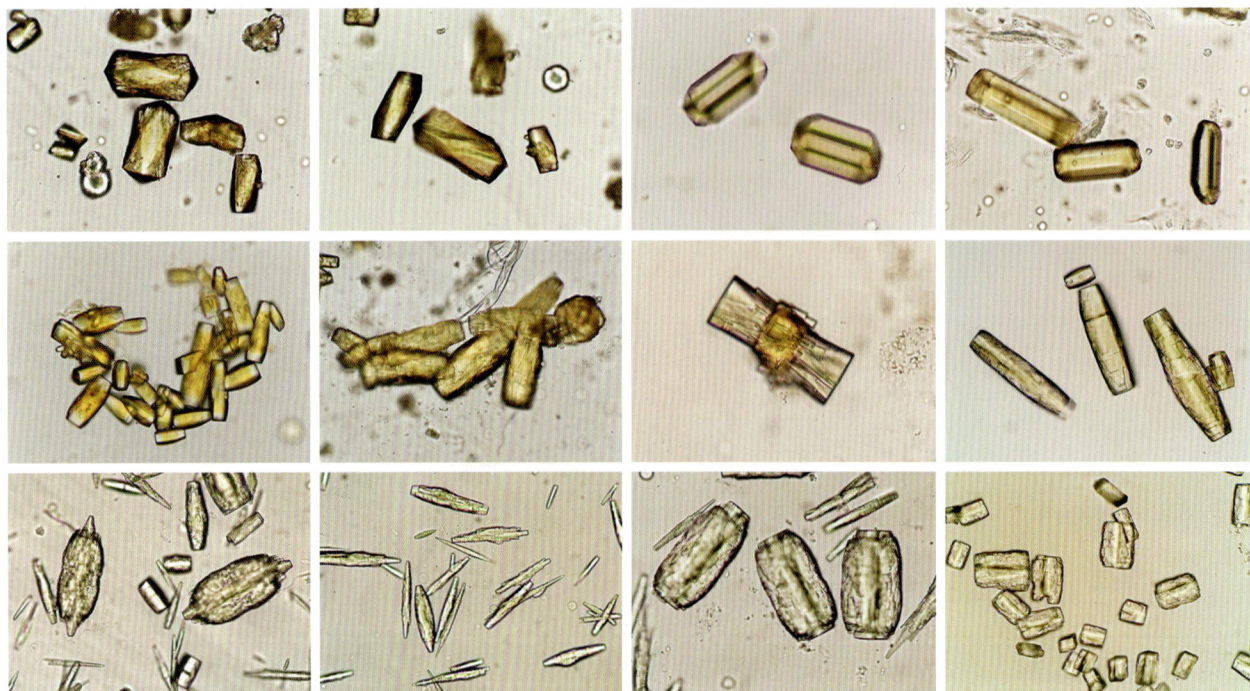

图 4-21 尿酸结晶（未染色，×400）

多面体结构或圆柱形尿酸结晶，有的结晶与磷酸铵镁结晶形态相似，后者为无色晶体，出现在碱性尿液。

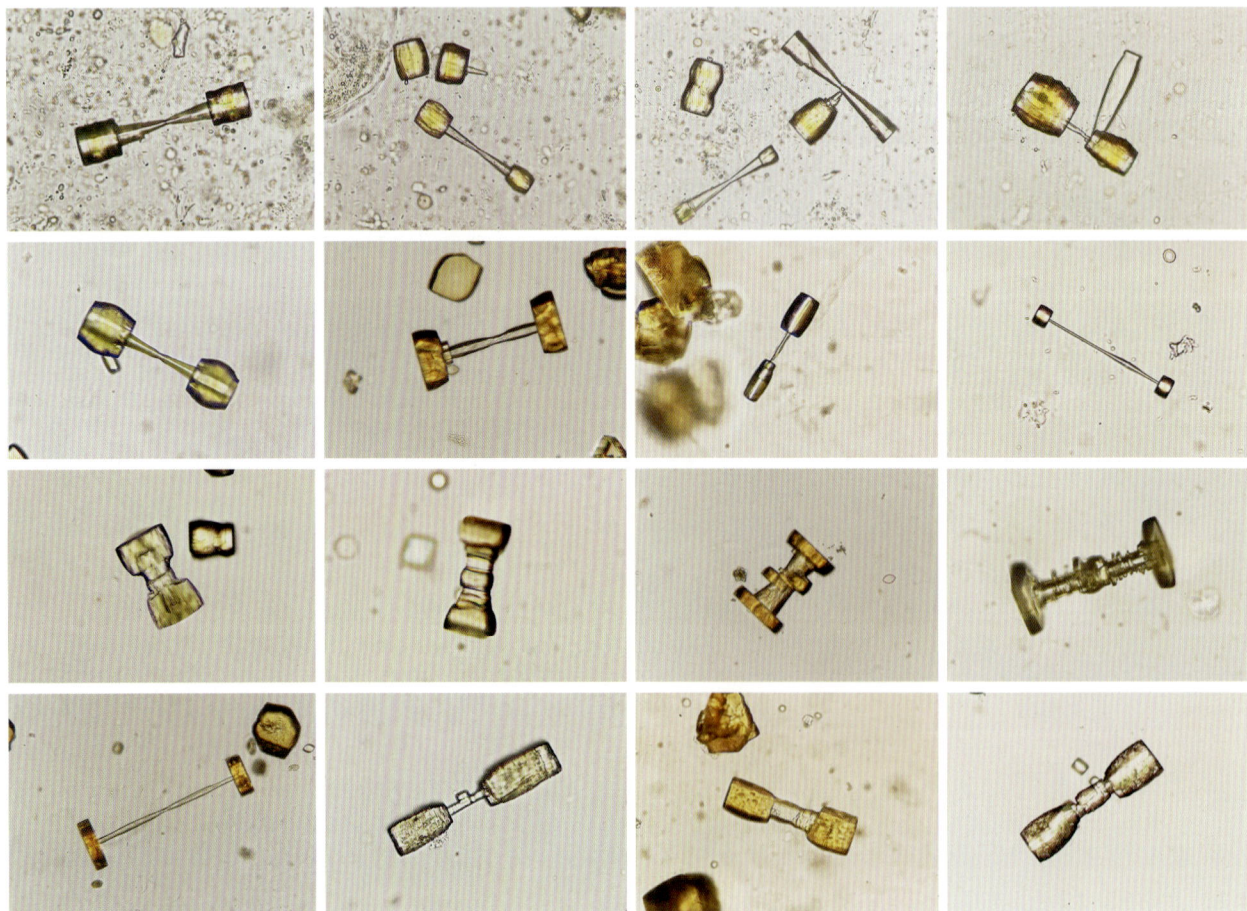

图 4-22 尿酸结晶（未染色，×400）

结晶形似哑铃，长短不一，中间有细杆相连接，易断裂。

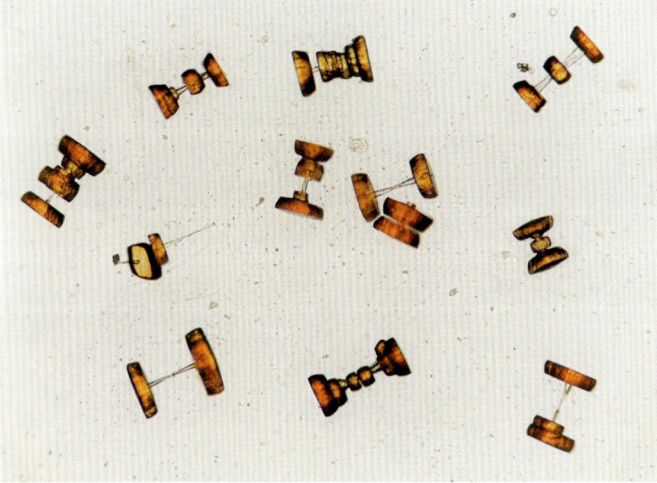

图 4-23 尿酸结晶,哑铃形,中间有细杆相连,易断裂(未染色,×400)

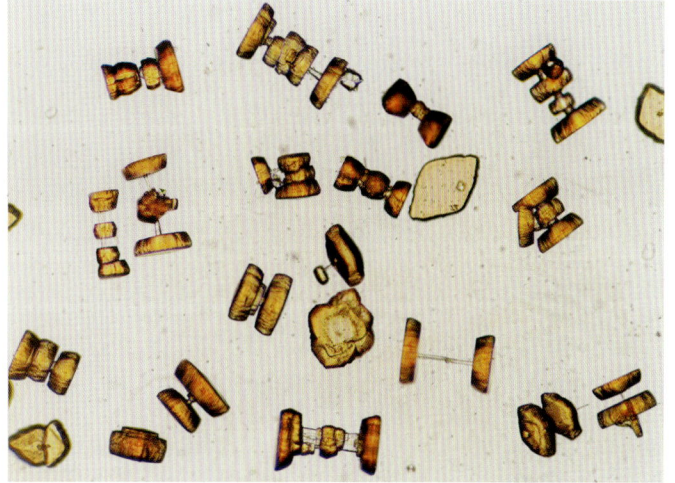

图 4-24 尿酸结晶,数量较多,各种形态的哑铃形;背景可见少量菱形尿酸结晶(未染色,×400)

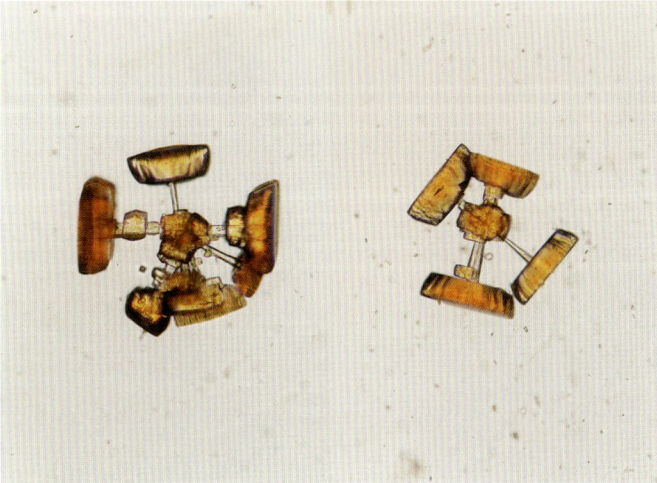

图 4-25 尿酸结晶,体积较大,多个哑铃形晶体聚集在一起(未染色,×400)

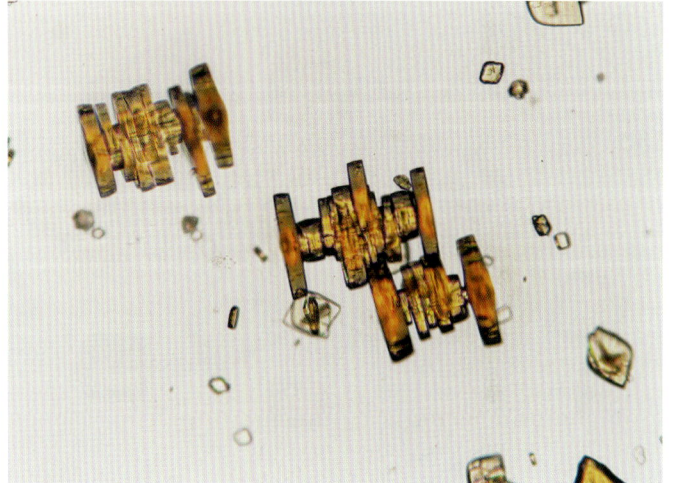

图 4-26 尿酸结晶,结晶体积巨大,多层相互堆叠(未染色,×400)

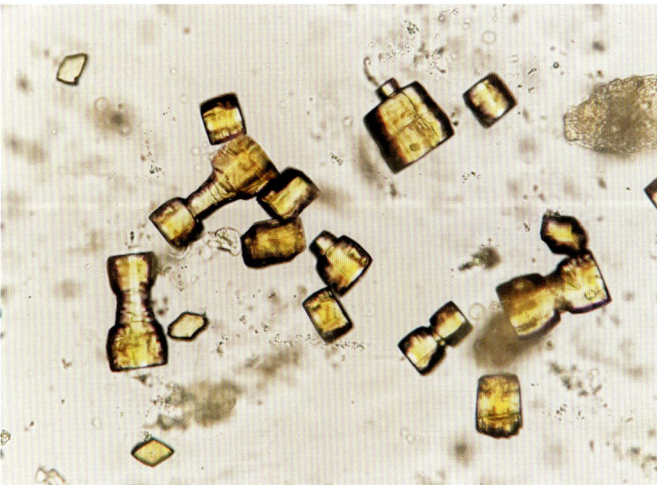

图 4-27 尿酸结晶,体积较大,酒杯样或哑铃形;背景可见大量非晶形尿酸盐结晶(未染色,×400)

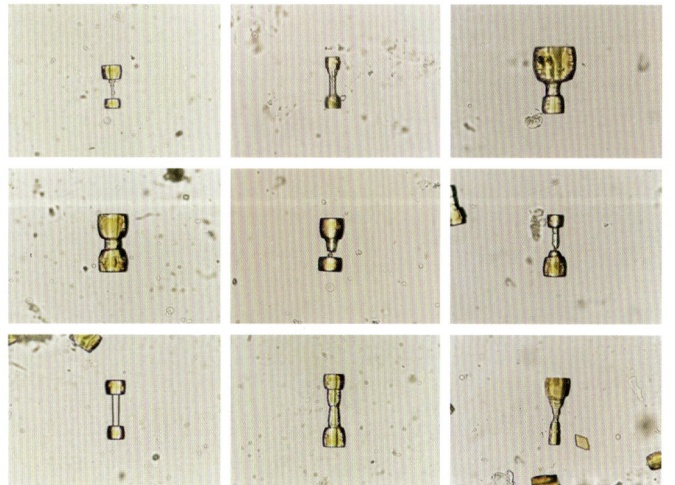

图 4-28 尿酸结晶,哑铃形、酒杯或奖杯样(未染色,×400)

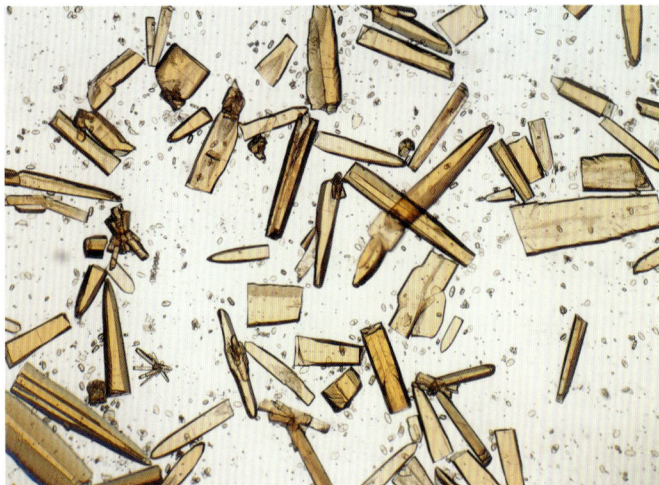

图 4-29 尿酸结晶,不规则形,体积巨大,结晶肉眼可见;背景可见大量体积偏小的结晶体(未染色,×40)

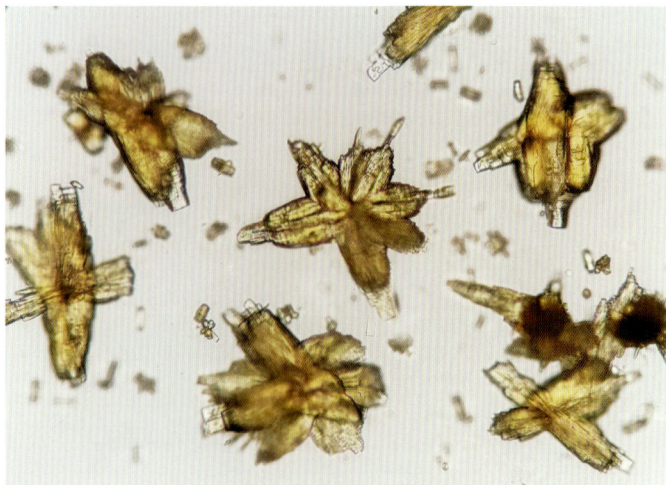

图 4-30 尿酸结晶,形态不规则,体积巨大(未染色,×200)

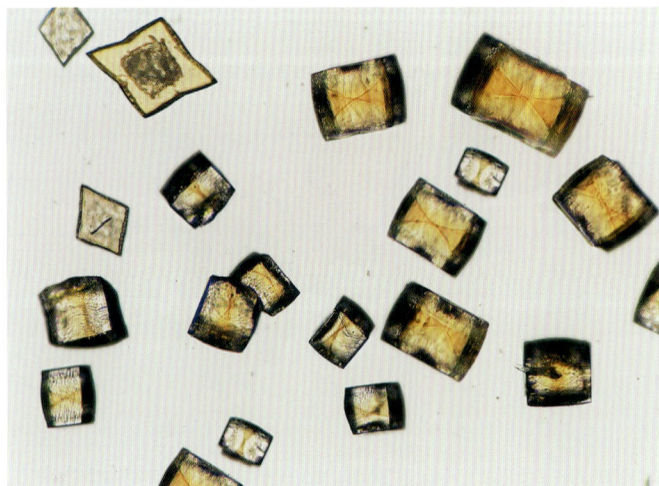

图 4-31 尿酸结晶,少见类型,多面体结构,体积大小不等;背景可见菱形尿酸结晶(未染色,×400)

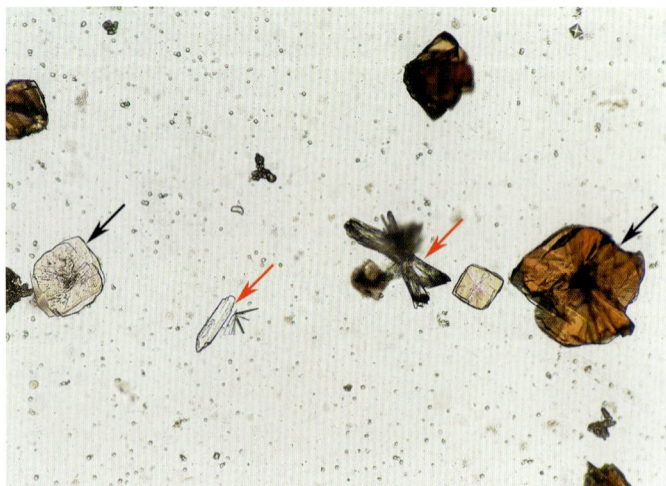

图 4-32 尿酸结晶(黑箭所指)与磷酸钙结晶(红箭所指)同时出现;来源于陈旧性尿液标本(未染色,×200)

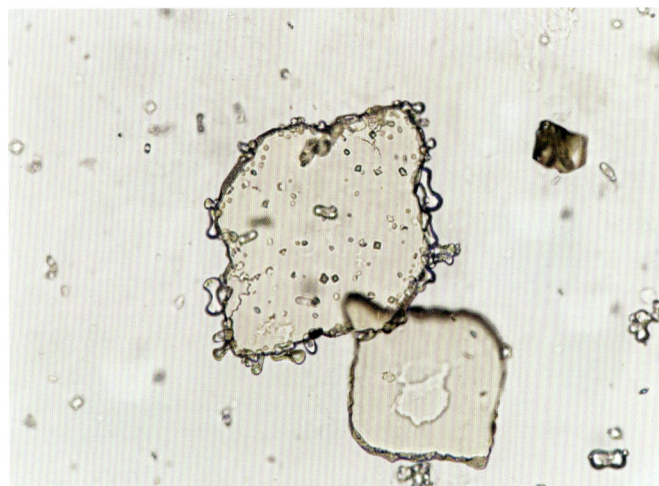

图 4-33 尿酸结晶,体积巨大,结晶体表面及边缘附着大量草酸钙结晶(未染色,×200)

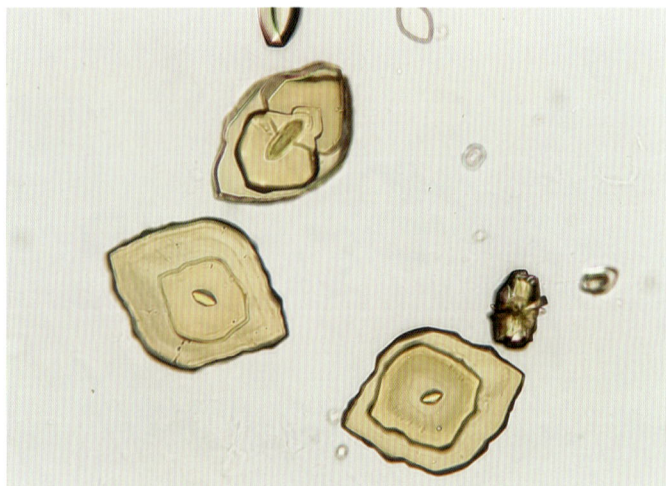

图 4-34 尿酸结晶,可以观察到结晶逐渐增大痕迹(未染色,×400)

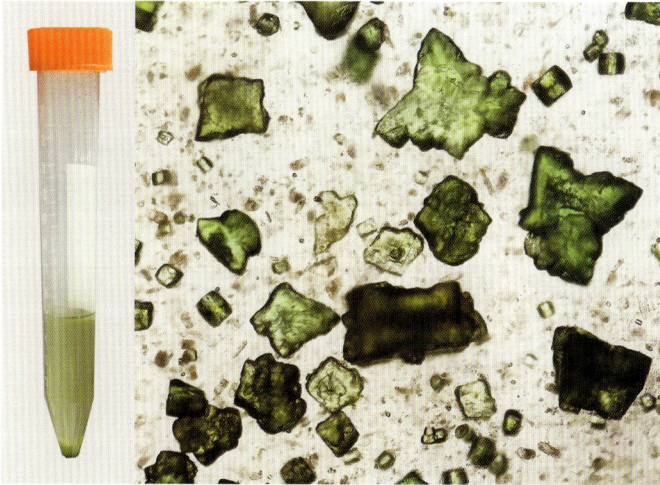

图 4-35 尿酸结晶,形态不规则,呈绿色,可能与尿液中某些物质在开盖后被氧化有关;尿液由黄色变为绿色(左侧图)(未染色,×400)

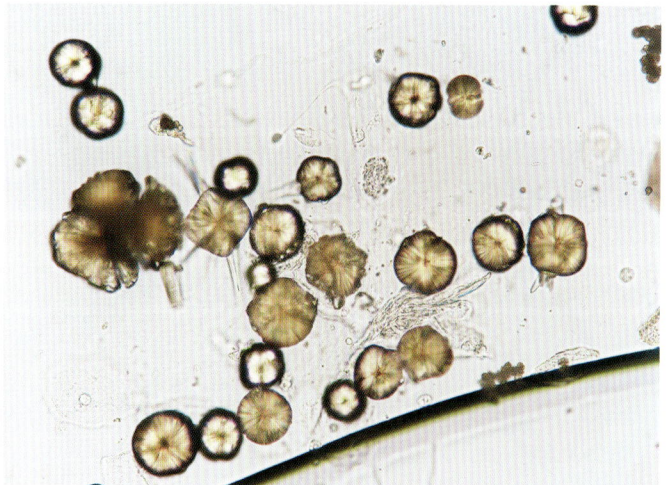

图 4-36 尿酸结晶,部分结晶呈圆形,与亮氨酸结晶不易区别,可加入 $CuSO_4$ 溶液或使用偏振光显微镜进行区别(未染色,×400)

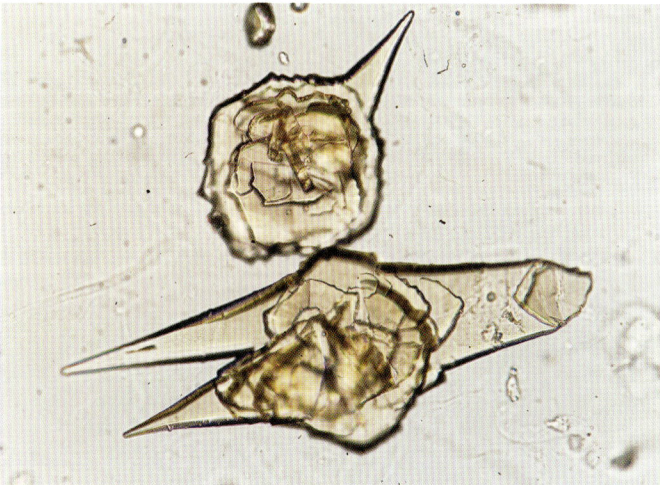

图 4-37 尿酸结晶,体积巨大,边缘不规整,低倍镜容易误认为是尿酸铵结晶(未染色,×400)

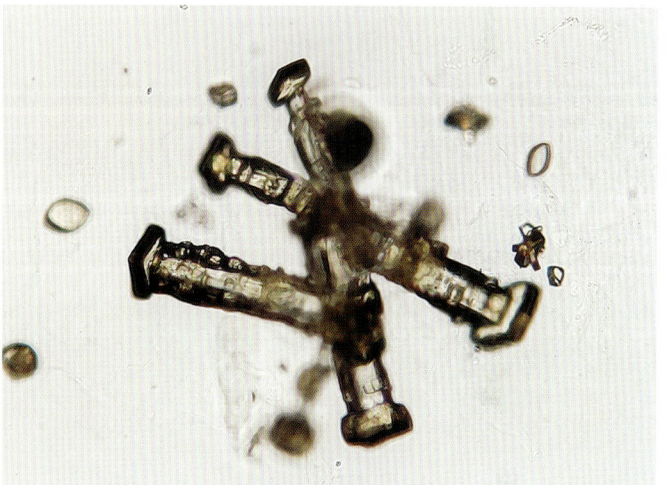

图 4-38 尿酸结晶,形态不规则,十分罕见(未染色,×400)

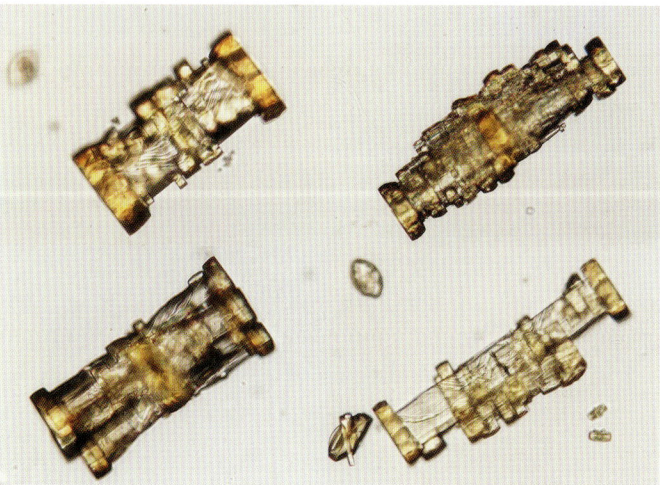

图 4-39 尿酸结晶,形态不规则,体积巨大,加入碱性溶液后迅速溶解(未染色,×400)

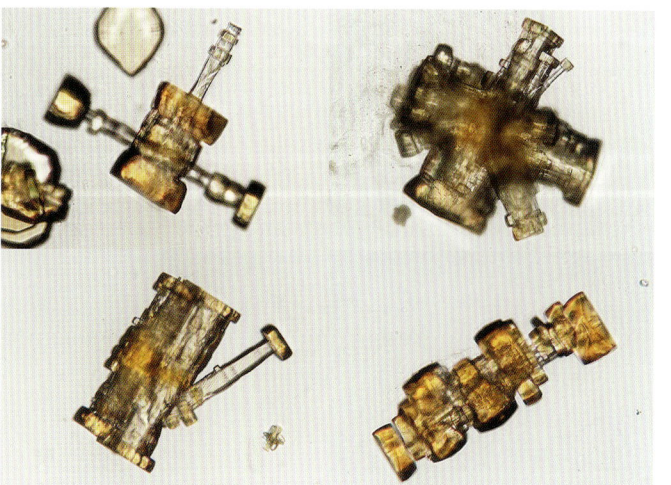

图 4-40 尿酸结晶,体积大,形态不规则(未染色,×400)

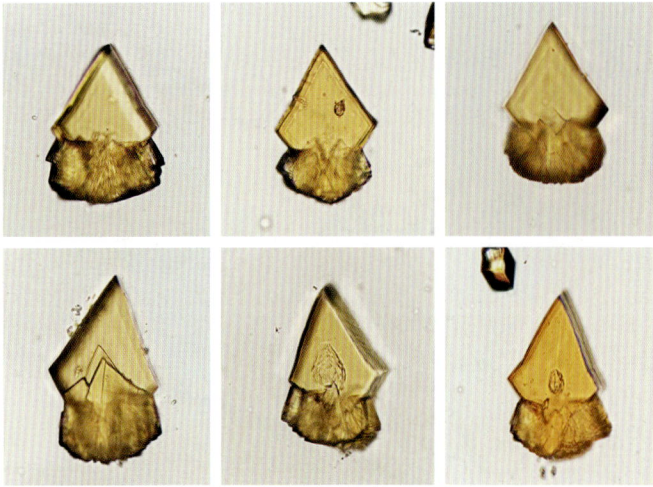

图 4-41 尿酸结晶,箭头样(未染色,×400)

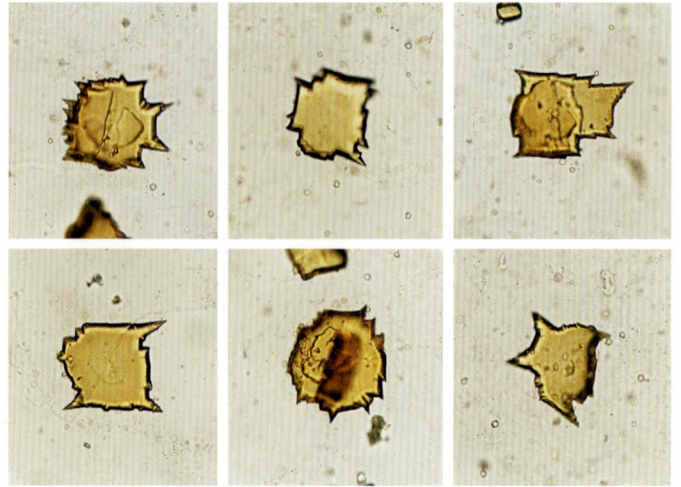

图 4-42 尿酸结晶,形态不规则,边缘有"尖刺"(未染色,×400)

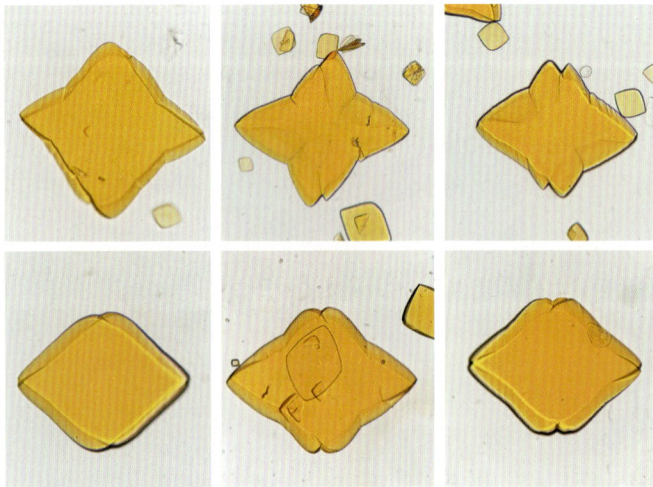

图 4-43 尿酸结晶,黄色,四边形或近似四边形,体积较大(未染色,×400)

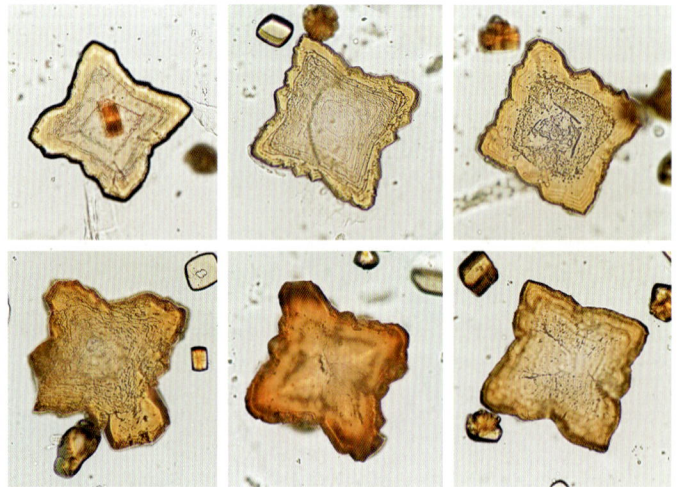

图 4-44 尿酸结晶,体积较大;来源于陈旧性尿液标本(未染色,×400)

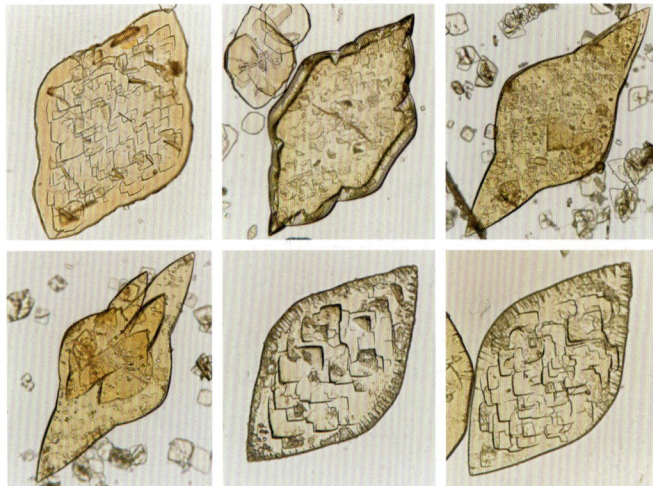

图 4-45 尿酸结晶,体积巨大,结晶表面呈鳞片状(未染色,×400)

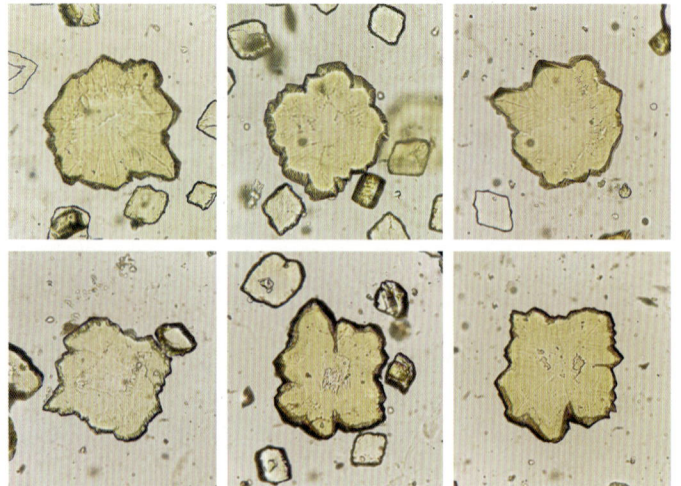

图 4-46 尿酸结晶,淡黄色,"枫叶"样(未染色,×400)

（2）暗视野显微镜镜检：暗视野显微镜观察尿酸结晶，体积差异性较大，形态多样，结晶体的边缘有较强的折光性（图 4-47）。

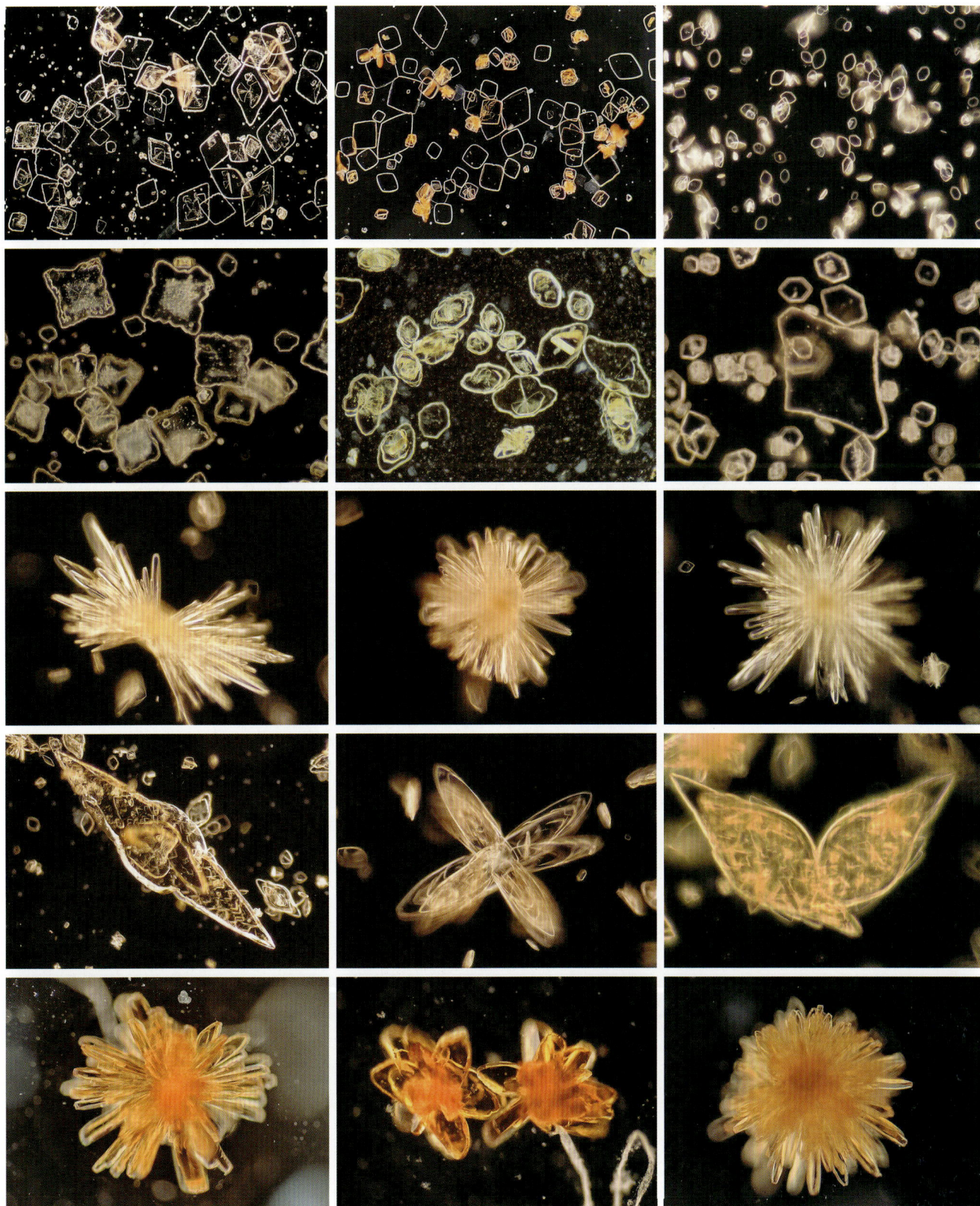

图 4-47 尿酸结晶（暗视野显微镜镜检，×400）
在暗视野显微镜下观察，尿酸结晶有较强的折光性，颜色略有差异。

（3）荧光显微镜镜检：尿酸结晶可以自发荧光，在荧光显微镜下呈黄色或黄绿色荧光（图 4-48），依据此特性，可以与其他种类结晶进行区别。

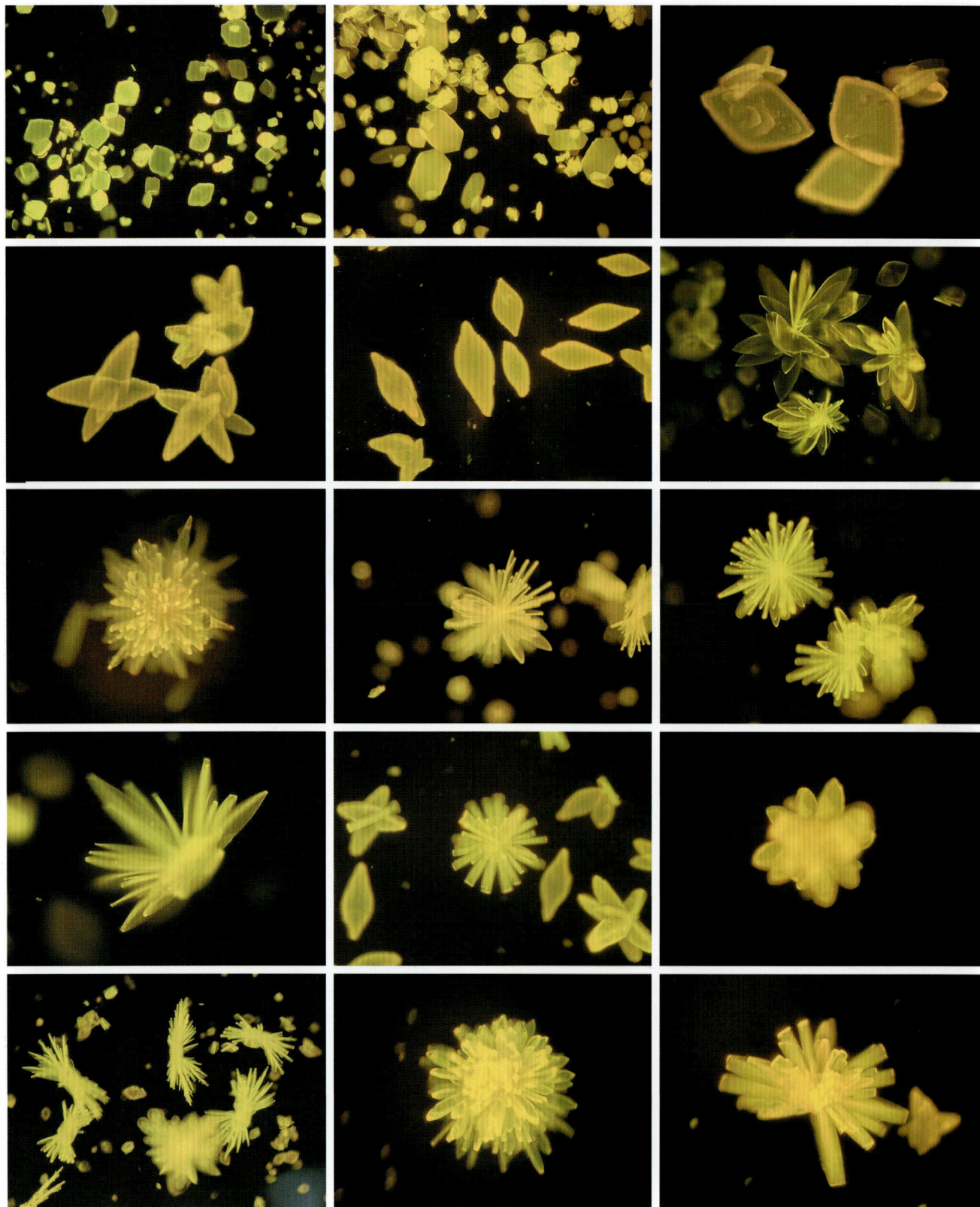

图 4-48 尿酸结晶（荧光显微镜镜检，×400）
尿酸结晶形态多种多样，在荧光显微镜下观察，可以自发荧光，呈黄色或黄绿色荧光。

（4）偏振光显微镜镜检：在偏振光显微镜下观察，尿酸结晶有双折射现象，结晶表面呈多色性（图4-49）。需要注意的是，不是所有尿酸结晶都呈多色偏光，部分结晶呈单色偏光，与结晶的形态、观察角度及检偏器的位置有关（图4-50～图4-59）。

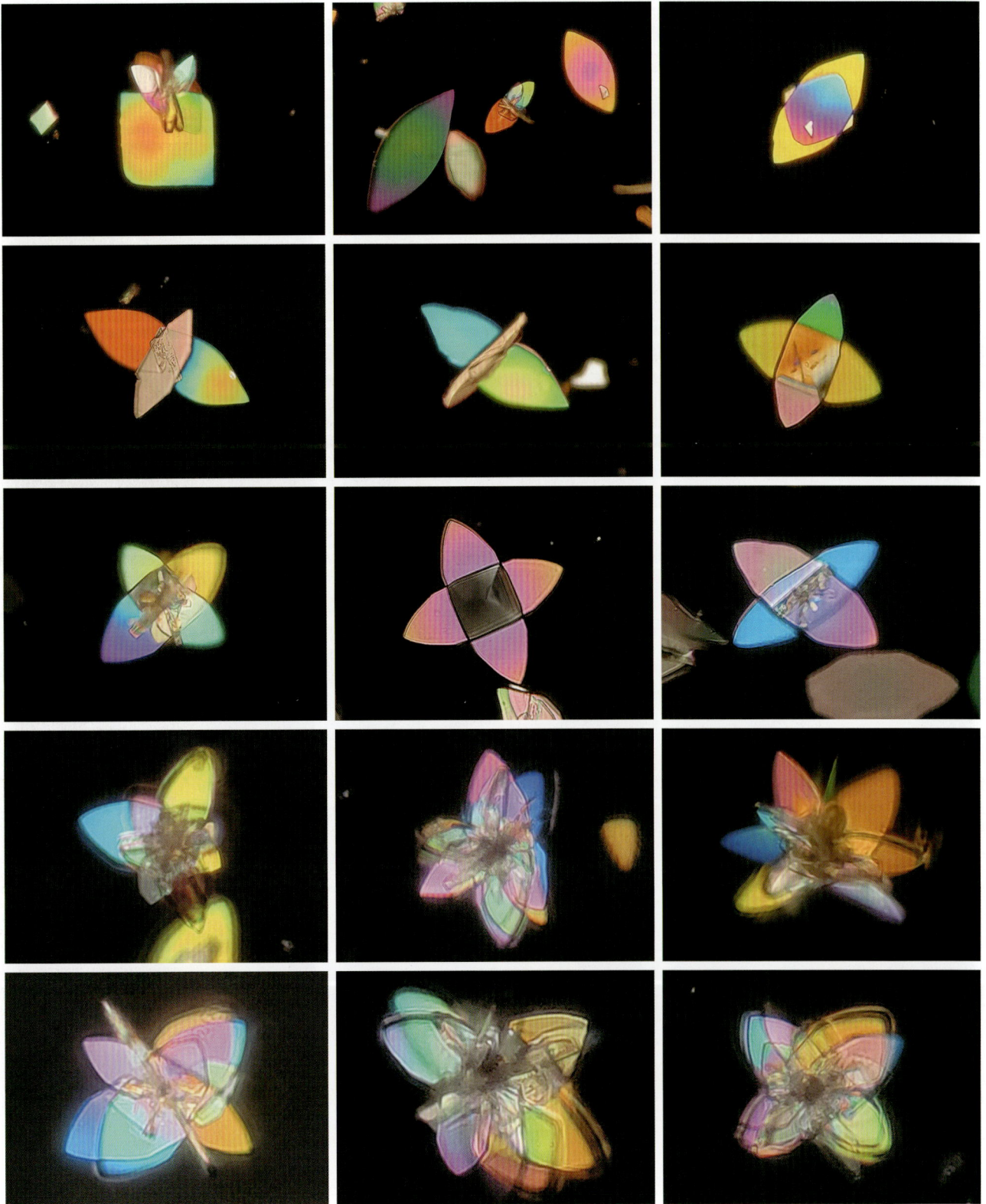

图 4-49 尿酸结晶（偏振光显微镜镜检，×400）
菱形、片状，偏振光显微镜观察折光性强，有双折射现象，结晶表面呈多色偏光性。

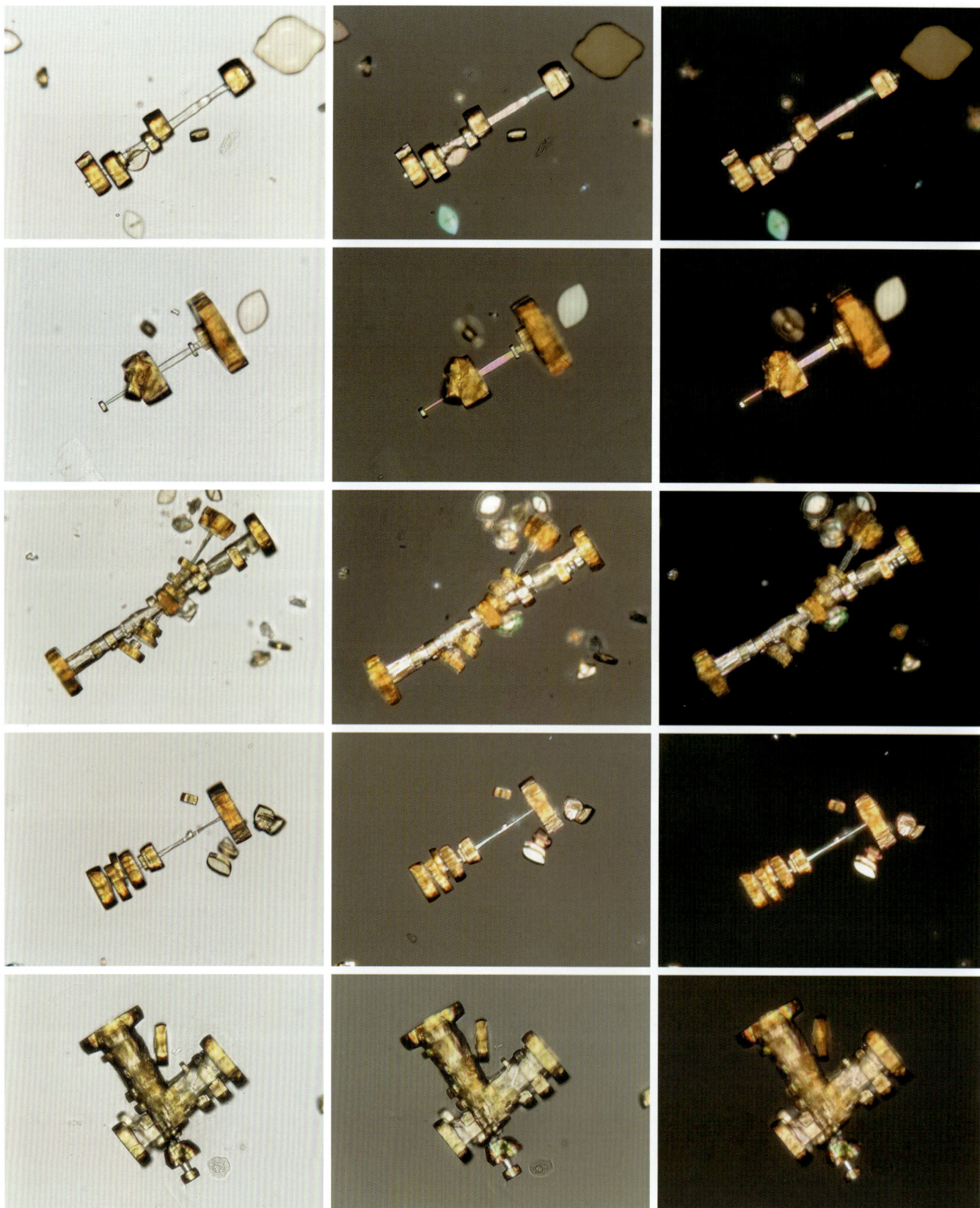

图 4-50 尿酸结晶（明视野＋偏振光显微镜镜检，×400）

不典型尿酸结晶，有较强的折光性，偏振光显微镜观察呈单色偏光。

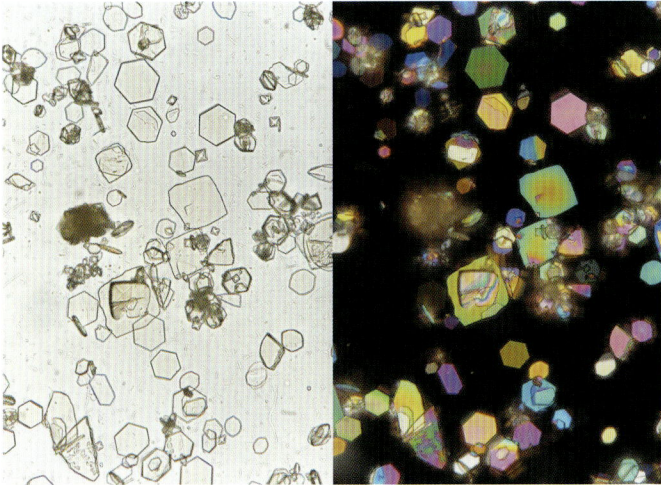

图 4-51 尿酸结晶,菱形、六边形,偏振光显微镜下结晶表面呈多色性(明视野 + 偏振光显微镜镜检,×400)

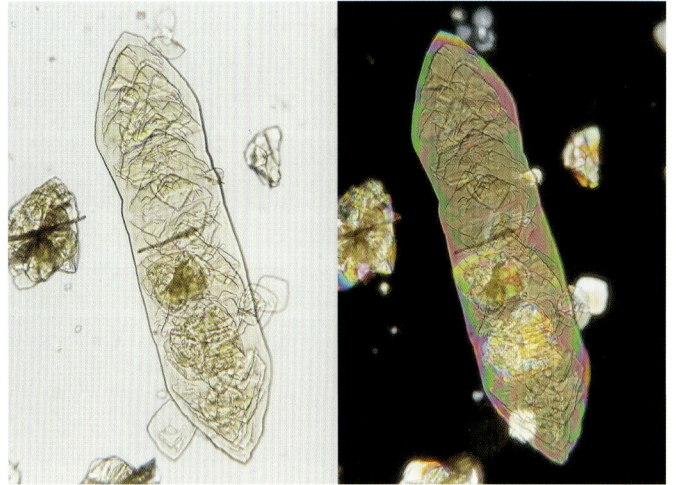

图 4-52 尿酸结晶,体积巨大,有双折射现象(明视野 + 偏振光显微镜镜检,×400)

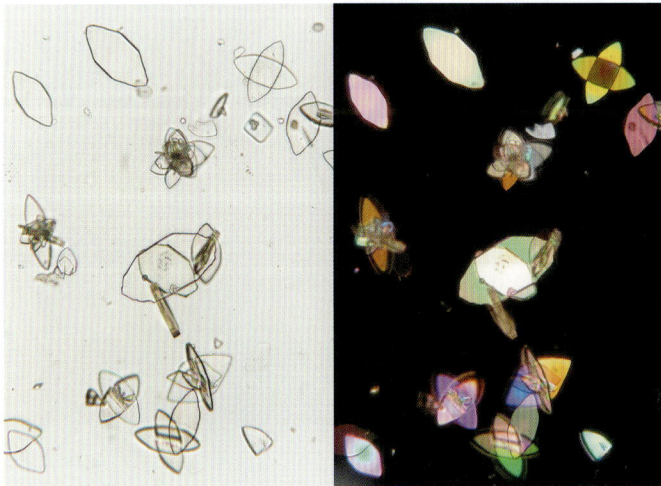

图 4-53 尿酸结晶,单个散在或聚集成花样,偏振光显微镜下结晶表面呈现不同的颜色(明视野 + 偏振光显微镜镜检,×400)

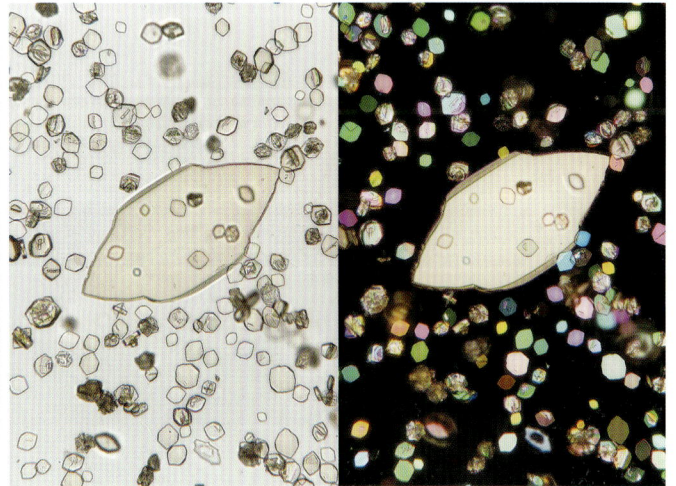

图 4-54 尿酸结晶,体积大小不等,有双折射现象(明视野 + 偏振光显微镜镜检,×400)

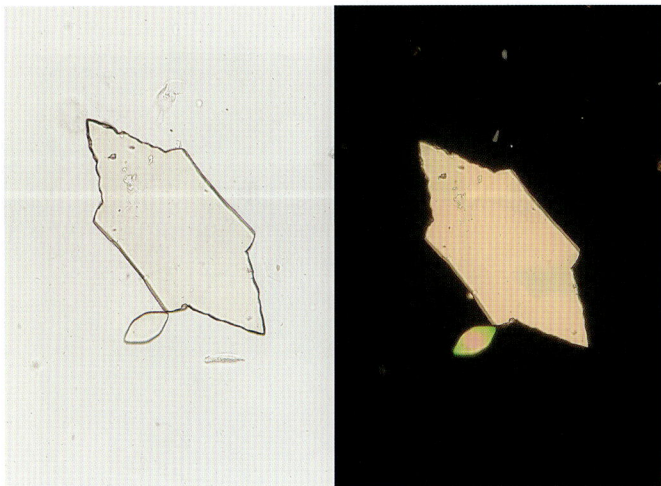

图 4-55 尿酸结晶,体积大小不等,有双折射现象(明视野 + 偏振光显微镜镜检,×400)

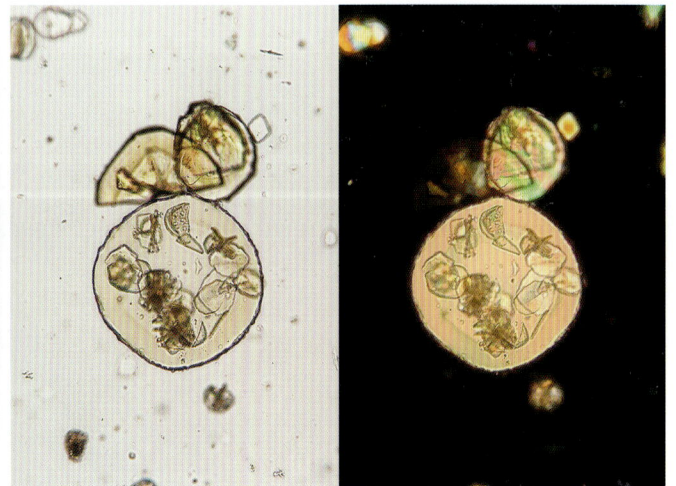

图 4-56 尿酸结晶,体积巨大,呈圆形,有双折射现象(明视野 + 偏振光显微镜镜检,×400)

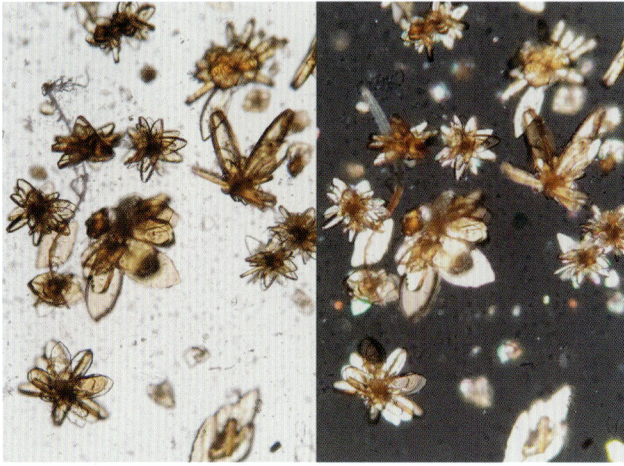

图 4-57 尿酸结晶,聚集呈花样,有较强的折光性,有双折射现象(明视野 + 偏振光显微镜镜检,×400)

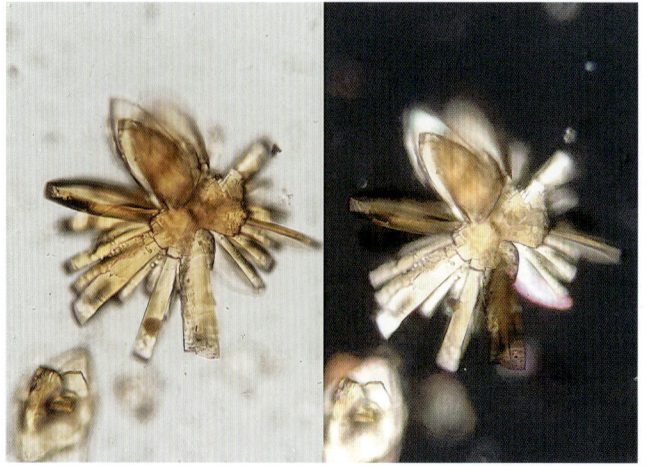

图 4-58 尿酸结晶,体积巨大,聚集成花样,有双折射现象(明视野 + 偏振光显微镜镜检,×400)

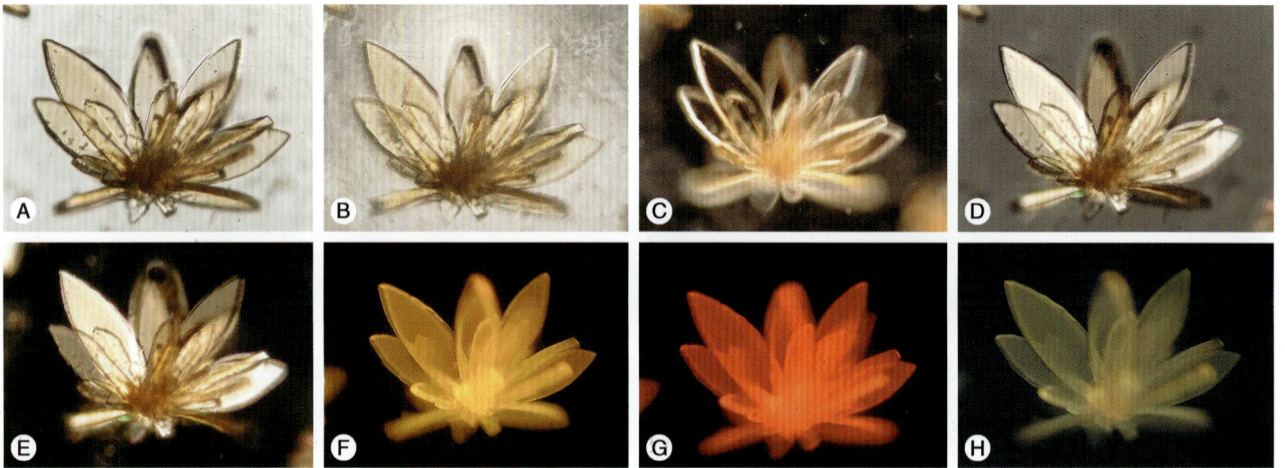

图 4-59 尿酸结晶

A. 明视野;B. 相差显微镜;C. 暗视野;D、E. 偏振光显微镜镜检;F～H. 荧光显微镜(分别为蓝光、绿光、紫外光)。

2. 与相似结晶的鉴别 六边形尿酸结晶与胱氨酸结晶不易区别,尿酸结晶为淡黄色或黄色,偏振光显微镜有双折射现象,呈多色偏光(图 4-60);而胱氨酸结晶无色透明,也有双折射现象,但为单色偏光。

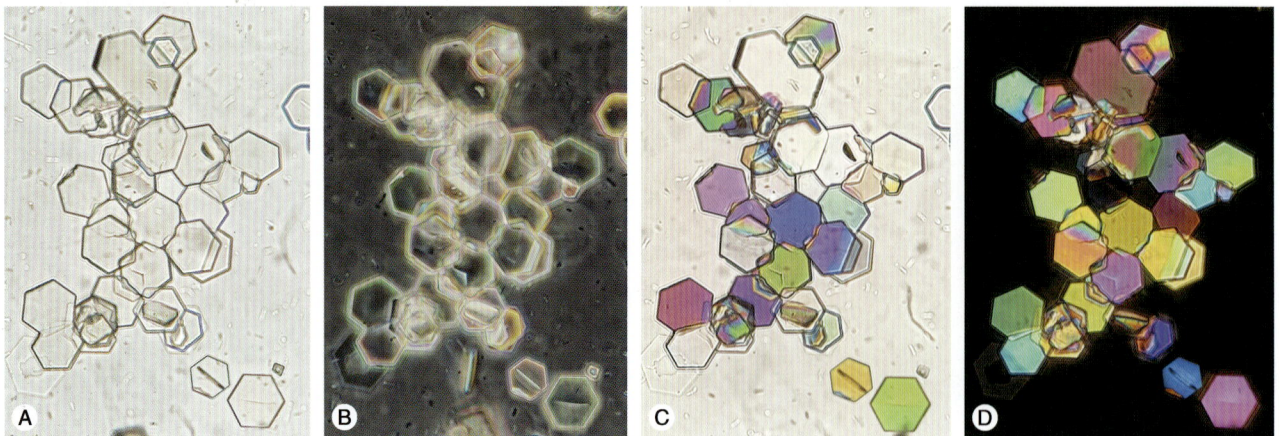

图 4-60 尿酸结晶(×400)

A. 明视野;B. 相差显微镜;C、D. 偏振光显微镜。

3. 尿酸结晶分解　当环境温度过高或标本存放时间较长,有的尿酸结晶逐渐溶解,最终碎裂形成小球状或哑铃形的结晶(图 4-61),这些小球状结晶通过溶解试验确定是尿酸铵结晶。

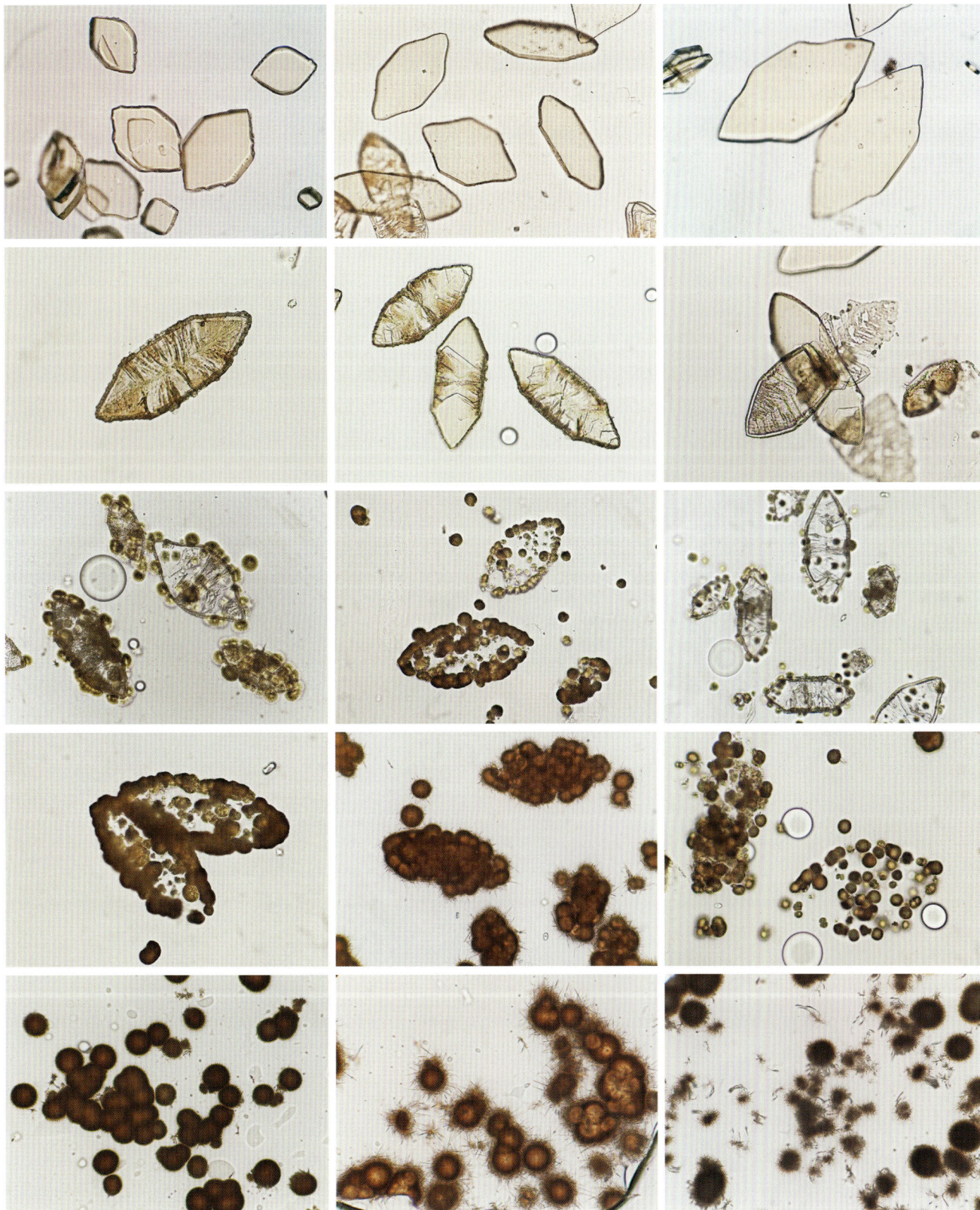

图 4-61　尿酸结晶(未染色,×400)
六边形或四边形的尿酸结晶,在一定条件下,结晶表面逐渐溶解,形成小球状结晶,再经过一段时间小球状结晶体积逐渐增大,颜色逐渐加深。

4. 临床意义 健康人尿中可出现少量尿酸结晶,如多食含有高嘌呤的食物可使血和尿液尿酸浓度增高,尿液中就可能析出尿酸结晶,一般无临床意义。需要注意的是,尿酸结晶的形成与多种因素有关,即使血尿酸正常,当尿液 pH 值低于 5.7 时,在尿液中也可发现各种形态的尿酸结晶。

尿酸盐结晶或尿酸结晶沉积可引起多种肾病,如急性尿酸性肾病(uric acid nephropathy, UAN)、慢性尿酸性肾病及尿酸性肾结石等。痛风及高尿酸血症时,血尿酸急剧升高,从肾小球滤出的尿酸不能完全被肾小管重吸收,尿液尿酸浓度增高,可以析出尿酸结晶。若大量的尿酸结晶沉淀于肾小管及间质中,可产生高尿酸肾病或尿酸结石,进而引起肾小管堵塞或肾小管间质病变,最终可能导致肾衰竭。据文献报道,尿酸结石的形成通常与代谢综合征、肥胖、2 型糖尿病等密切相关。

某些药物,如丙磺舒、大剂量水杨酸、造影剂及利尿药等,可抑制肾小管对尿酸的重吸收,使尿中尿酸排出增多,也易引起结晶尿。儿童急性发热、慢性间质性肾炎、高白细胞白血病、肿瘤溶解综合征(tumer lysis syndrome, TLS)及淋巴瘤患者尿液中也可发现尿酸结晶。

(二)马尿酸结晶

马尿酸结晶(hippuric acid crystals)是由苯甲酸与甘氨酸结合形成的一种晶体。马尿酸学名苯甲酰胺乙酸,是一种存在马和草食性动物尿液中的有机酸。多种芳香化合物(比如苯甲酸和甲苯)摄入体内后,会通过和氨基酸(如甘氨酸)反应转化为马尿酸。

1. 形态特征 马尿酸结晶体积大小不一,细长条形,两端呈三角形或尖角形(图 4-62),还有斜方形板状、斜方柱状;结晶无色或淡黄色,可与其他尿酸盐类结晶同时出现。

马尿酸结晶易溶于热水,加氢氧化钠或氢氧化钾水溶液可溶解,经水解可分解成苯甲酸和甘氨酸。

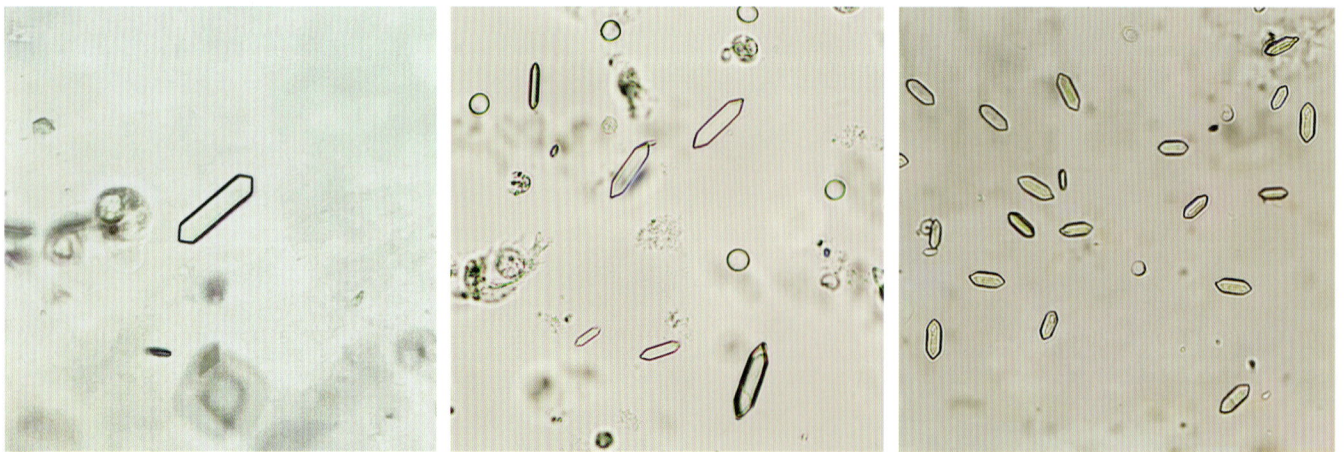

图 4-62 马尿酸结晶(未染色,×400)
结晶体积大小不等,长条形,两端呈三角形,略带黄色。

马尿酸结晶在暗视野显微镜下有折光性,略带黄色;偏振光显微镜是鉴别马尿酸结晶的重要方法,颜色补偿后,部分结晶表面呈彩色(图 4-63)。

2. 与相似结晶的鉴别 马尿酸结晶与部分草酸钙结晶形态相似,可通过形态、溶解性进行鉴别,前者为淡黄色或黄色,溶于碱性溶液(图 4-64A),而草酸钙结晶无色透明,不溶于碱性溶液(图 4-64B)。从出现的概率考虑,草酸钙结晶更容易形成,而马尿酸结晶比较少见。

3. 临床意义 马尿酸是人类与食草动物尿液中的正常成分,人体尿液中浓度较低,很少形成结晶,在食草动物尿液浓度较高,更容易析出马尿酸结晶。健康人尿液中少见,一般无临床意义。如果人食用含较多保鲜剂或防腐剂食物和药物,或者在肝脏疾病以及高热患者发热期间,能排出高浓度的马尿酸,有可能形成马尿酸结晶。

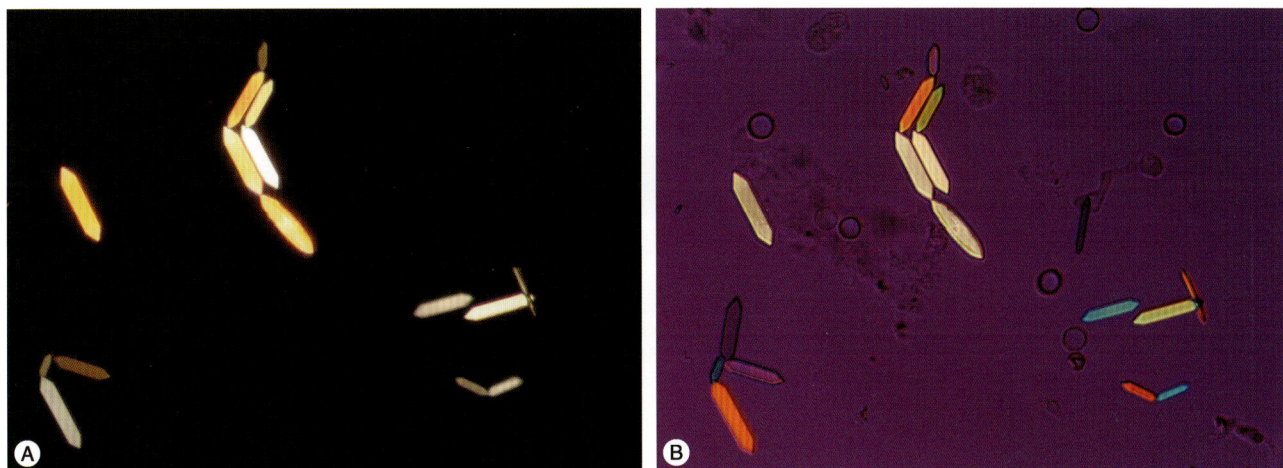

图 4-63　马尿酸结晶(×400)
A. 暗视野；B. 偏振光显微镜镜检,颜色补偿。

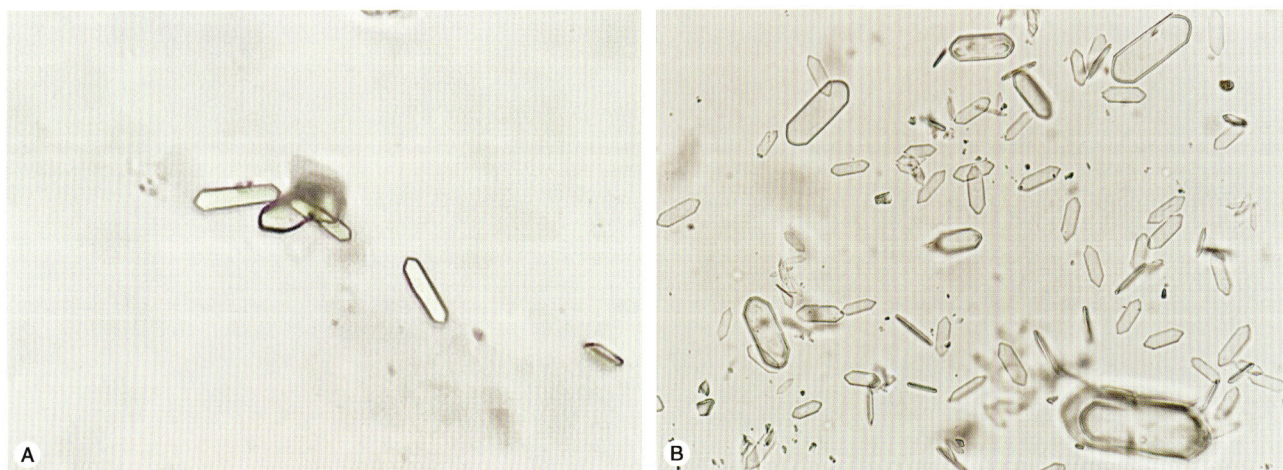

图 4-64　马尿酸结晶与草酸钙结晶(未染色,×400)
A. 马尿酸结晶,略带黄色；B. 草酸钙结晶,无色透明,常与其他形态的草酸钙结晶同时出现(加入 10%KOH 后)。

(三)尿酸钠结晶

1. **形态特征**　尿酸钠结晶(sodium urate crystals)为无色或淡黄色的杆状、棒状、细棱柱或针状,可单独出现,也可聚集成束(图 4-65～图 4-71)。有的结晶体细小,可被白细胞吞噬,结晶常穿过白细胞,这种形态类似于关节腔积液中的尿酸钠结晶(图 4-72)。有的尿酸钠结晶与酪氨酸结晶、药物结晶形态相似,需注意鉴别。尿酸钠结晶一般出现在酸性尿中,可与尿酸结晶同时出现,加热至 60℃ 溶解,加入盐酸可转化为尿酸结晶。

暗视野下观察尿酸钠结晶有折光性(图 4-73、图 4-74)。

偏振光显微镜观察尿酸钠结晶有折光性,但无双折射现象(图 4-75)。

2. **临床意义**　尿液中偶见尿酸钠结晶,一般无临床意义；若出现大量尿酸钠结晶,需要结合病史及其他检查综合评估其对机体的影响。尿酸钠结晶可参与泌尿系统结石的形成,还可沉积在肾脏,引起急性或慢性肾脏损害；此外,部分痛风患者的尿液中也可发现尿酸钠结晶。

(四)非晶形尿酸盐结晶及片状尿酸盐结晶

1. **非晶形尿酸盐结晶(amorphous urates)**　是尿酸钠、钙、镁等的混合物,离心沉淀呈黄色或粉红色。显微镜下非晶形尿酸盐结晶为黄色、黄褐色或略带粉红色无定形颗粒状或小球形,可与其他结晶同时出现(图 4-76～图 4-83)。暗视野或相差显微镜观察,结晶有强折光性(图 4-84)。

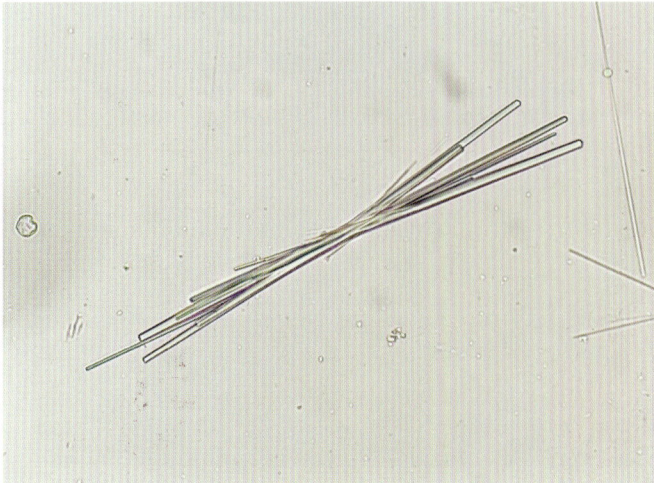

图 4-65 尿酸钠结晶,细杆状,略带黄色;结合病史及结晶的溶解性,确定是尿酸钠结晶(未染色,×400)

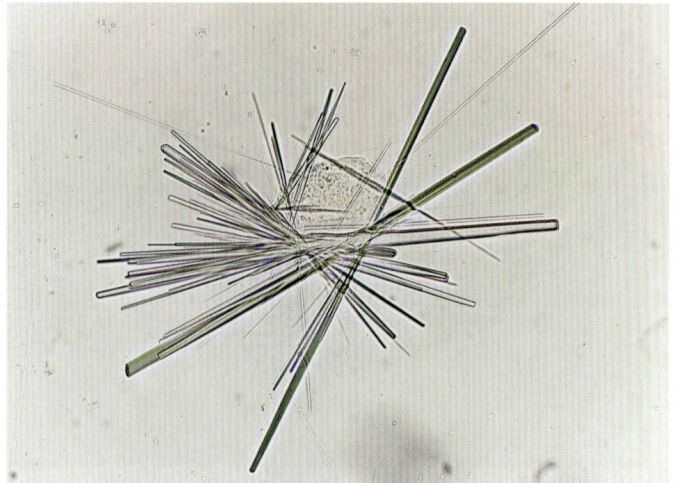

图 4-66 尿酸钠结晶,针束状或细杆状,聚集成束,略带黄色;患者未使用任何药物,可排除药物结晶(未染色,×400)

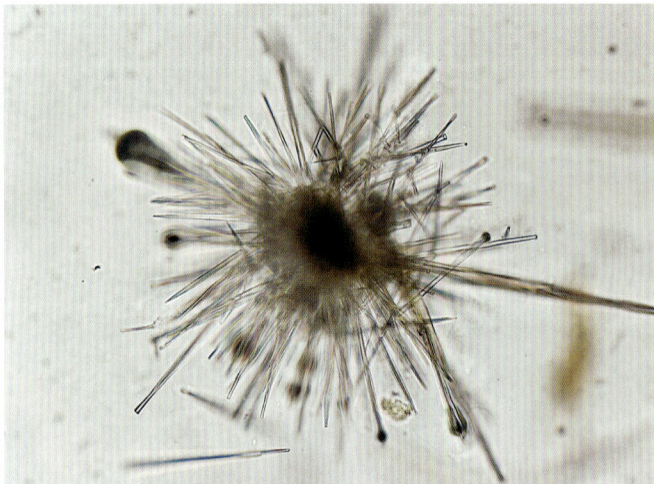

图 4-67 尿酸钠结晶,淡黄色,结晶尖细,聚集成束(未染色,×400)

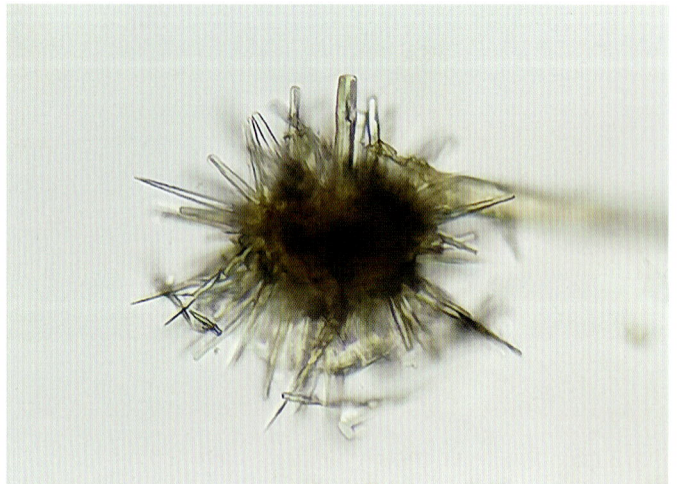

图 4-68 尿酸钠结晶,聚集成束;来源于健康查体的尿液标本(未染色,×400)

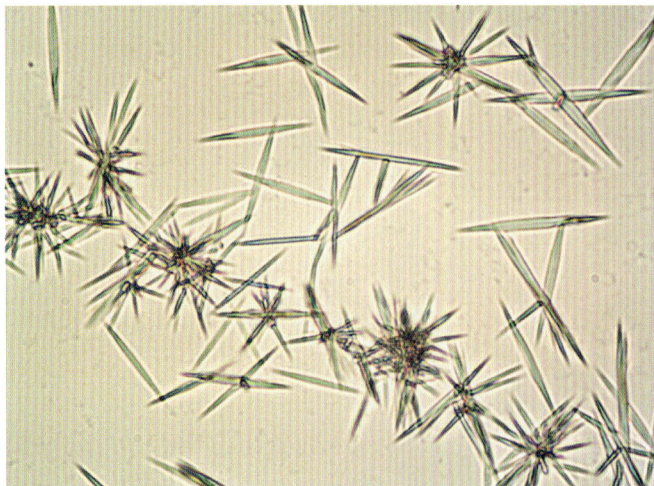

图 4-69 尿酸钠结晶,略带黄色,散在分布的结晶形似夏科-雷登结晶(未染色,×400)

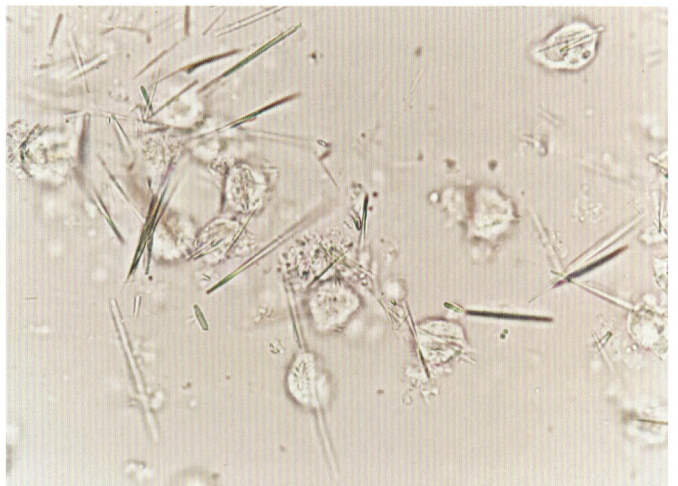

图 4-70 尿酸钠结晶,淡黄色,单根散在分布,部分结晶穿过白细胞,与关节腔积液中的尿酸钠结晶类似(未染色,×400)

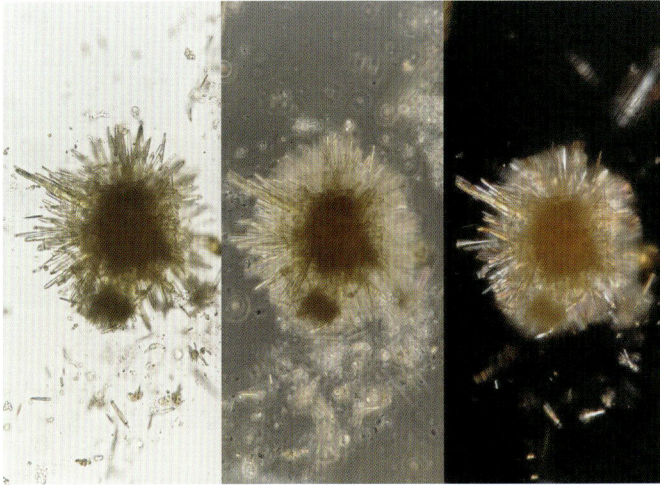

图 4-71 尿酸钠结晶,聚集成束(未染色,明视野+偏振光显微镜镜检,×400)

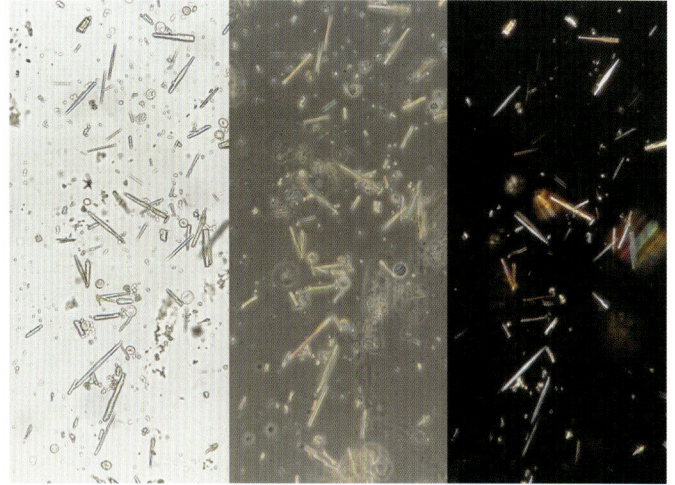

图 4-72 尿酸钠结晶,略带黄色,单根散在分布(未染色,明视野+偏振光显微镜镜检,×1 000)

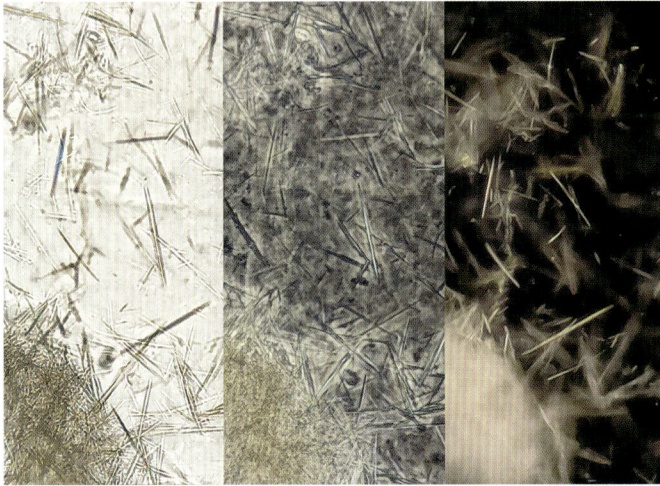

图 4-73 尿酸钠结晶,结晶针束状,数量较多;来源于痛风患者的尿液标本(未染色,明视野+相差显微镜+暗视野,×400)

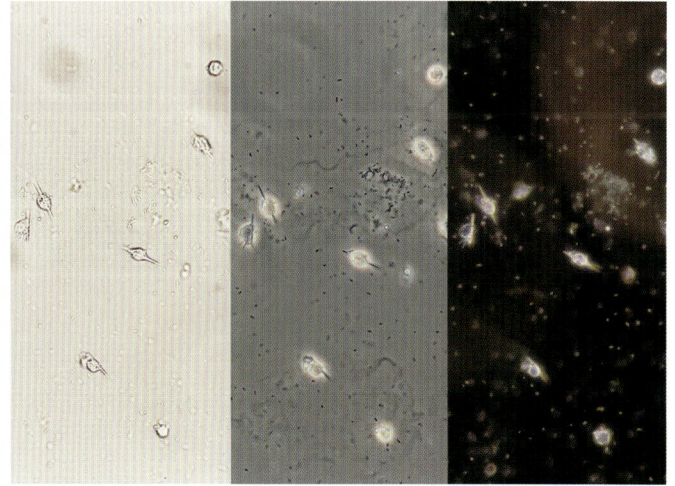

图 4-74 尿酸钠结晶,结晶体积较小,穿过白细胞,类似关节腔积液中的尿酸钠结晶(未染色,明视野+相差显微镜+暗视野,×400)

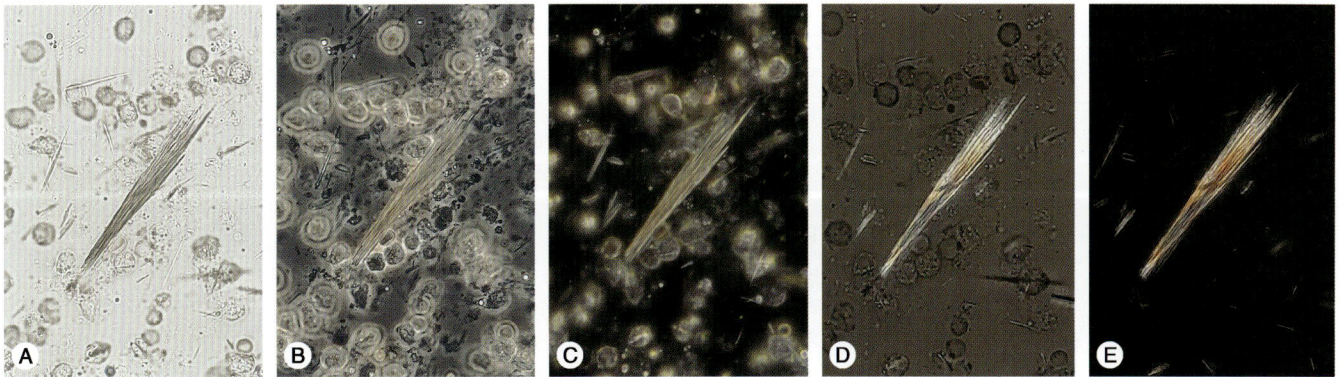

图 4-75 尿酸钠结晶,来源于痛风患者的尿液标本(未染色,×400)

A.结晶呈针束状,散在或成束分布(明视野);B.结晶结构立体(相差显微镜);C.暗视野观察有折光性(暗视野显微镜);D、E.偏振光显微镜观察有折光性和双折射现象(偏振光显微镜)。

191

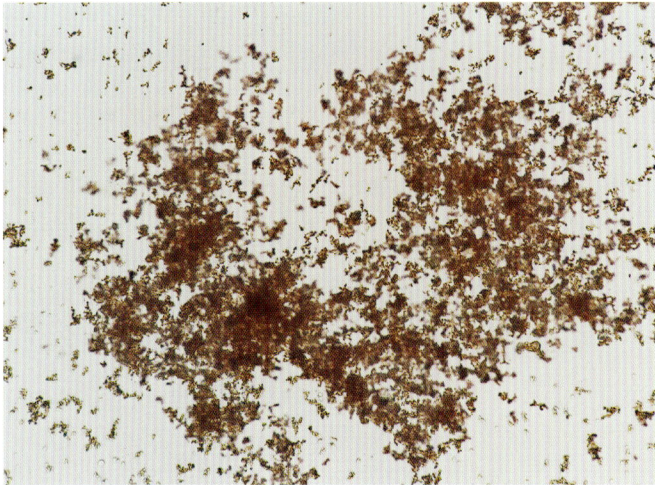

图 4-76 非晶形尿酸盐结晶,深黄色,无定形颗粒状(未染色,×200)

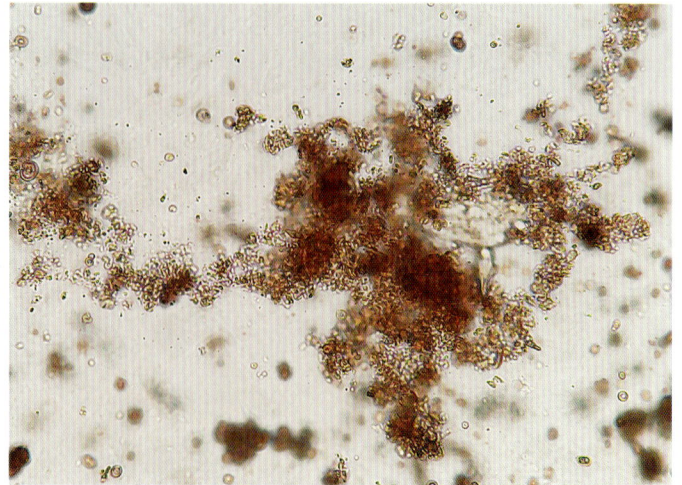

图 4-77 非晶形尿酸盐结晶,深黄色,略带粉色;标本明显浑浊,离心沉淀为粉红色(未染色,×400)

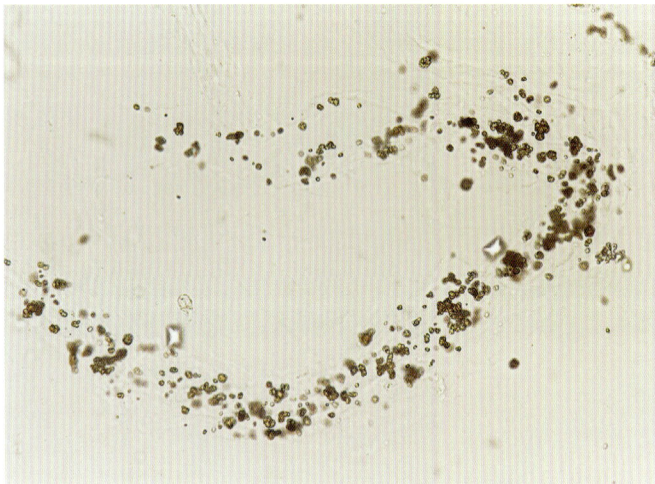

图 4-78 非晶形尿酸盐结晶,呈小球性,被黏液丝包裹(未染色,×400)

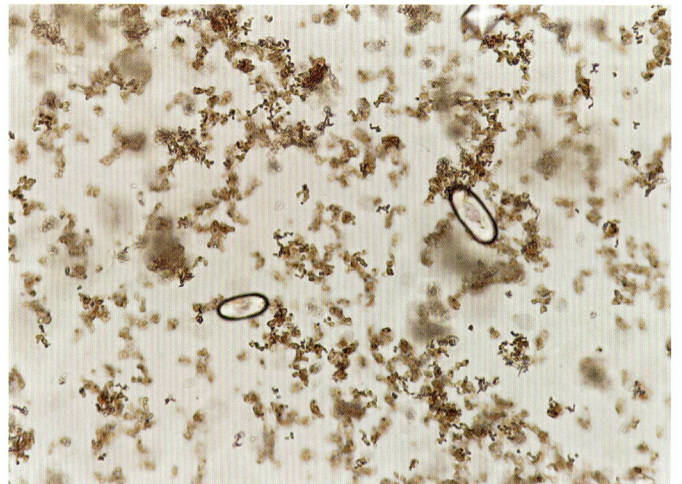

图 4-79 非晶形尿酸盐结晶,背景可见少量草酸钙结晶(未染色,×400)

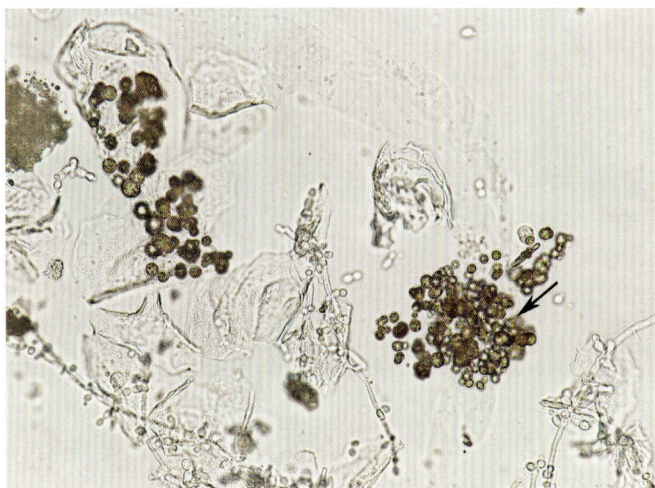

图 4-80 非晶形尿酸盐结晶(箭头所指),棕黄色,与碳酸钙结晶形态相似(未染色,×400)

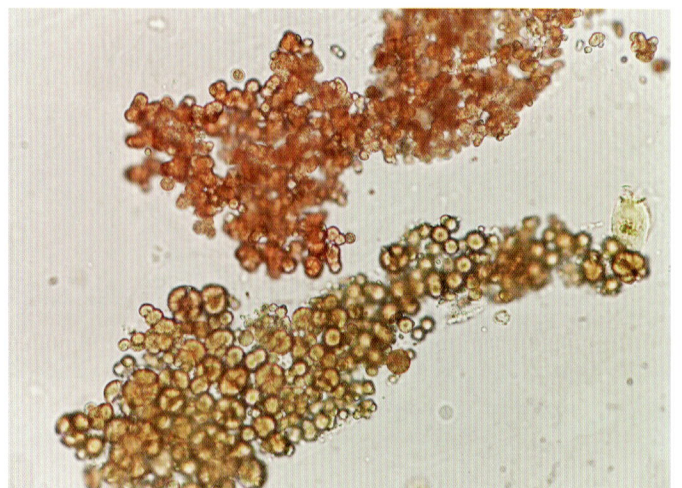

图 4-81 非晶形尿酸盐结晶,大小不等的小球形,呈淡黄色和粉红色两种颜色(未染色,×1 000)

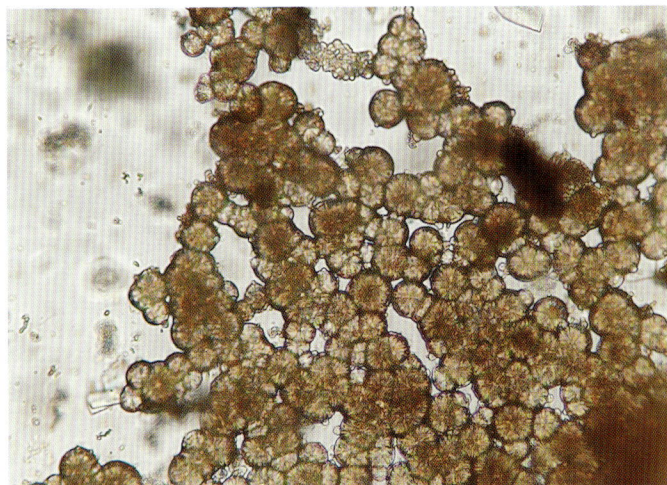

图 4-82 非晶形尿酸盐结晶,黄褐色,体积偏大(未染色,×1 000)

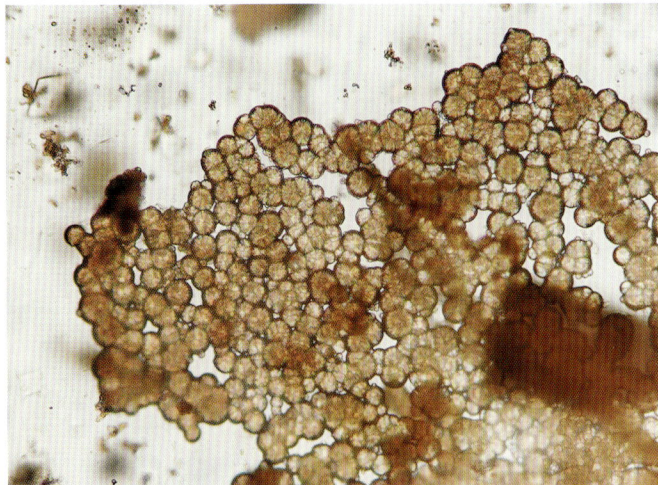

图 4-83 非晶形尿酸盐结晶,黄褐色,聚集成堆;来源于陈旧性尿液标本(未染色,×1 000)

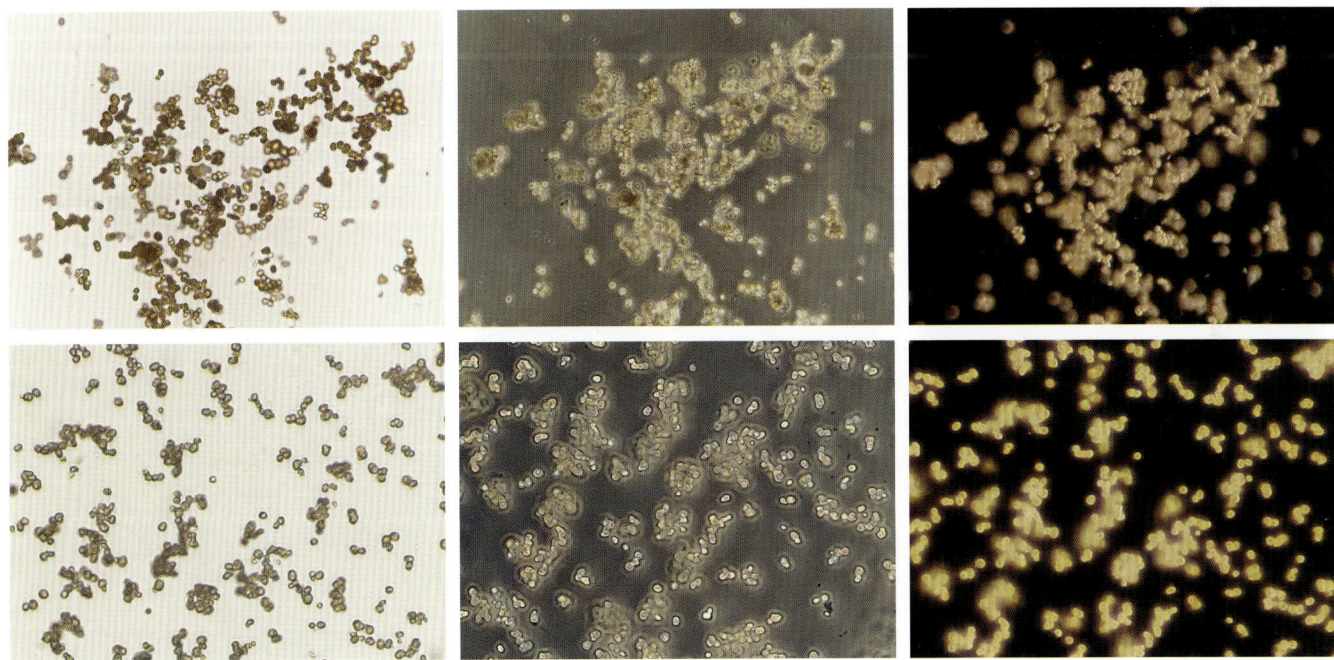

图 4-84 非晶形尿酸盐结晶(未染色,×400)
无定形颗粒状或小球性,相差显微镜或暗视野观察,结晶有较强的折光性。

尿液非晶形结晶种类较多,常见的有非晶形尿酸盐结晶、非晶形磷酸盐结晶、非晶形碳酸盐结晶等。非晶形尿酸盐结晶常出现于酸性尿中,加热或加碱可溶解,加乙酸或盐酸可形成尿酸结晶。

非晶形尿酸盐结晶一般无临床意义,标本久置或外界环境温度较低时可析出。大量非晶形尿酸盐结晶使得标本变得明显浑浊,可能影响其他有形成分检验。

2. **片状尿酸盐结晶** 陈旧性尿液或含有大量非晶形尿酸盐的标本,小颗粒的非晶形尿酸盐可聚集形成片状尿酸盐结晶,与片状磷酸钙类似,但颜色为棕黄色(图 4-85),其溶解性与非晶形尿酸盐结晶相同。

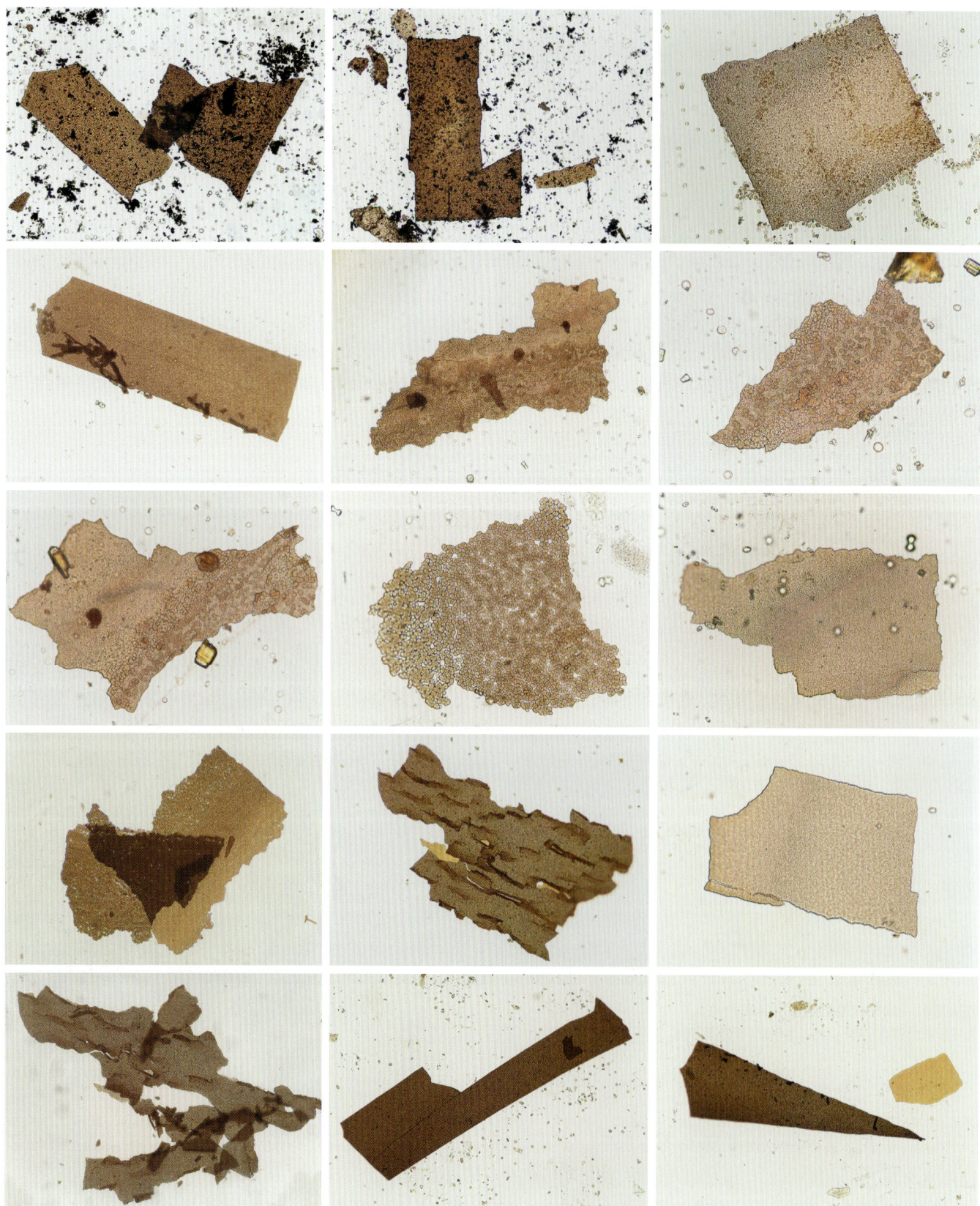

图 4-85 片状尿酸盐结晶（未染色，×400）
为无固定形态的片状，黄色或深黄色，易碎裂，易溶解于碱性溶液。

（五）草酸钙结晶

草酸是一种存在于绿叶蔬菜等食物中的物质,草酸与钙结合形成草酸钙结晶（calcium oxalate crystals）。富含草酸盐的食物有菠菜和其他绿叶蔬菜、大黄、麦麸、萝卜、巧克力、秋葵、坚果、豆制品、茶、草莓和覆盆子等。

1. 形态特征

（1）明视野显微镜镜检:尿中的草酸钙结晶有三种形式:一水草酸钙（calcium oxalate monohydrate, COM）、二水草酸钙（calcium oxalate dihydrate, COD）和三水草酸钙（calcium oxalate trihydrate, COT）。COM 热力学最稳定（易形成草酸钙结石,占泌尿系结石约60%）,COD 次之,COT 热力学最不稳定。尿液中的草酸钙结晶体积差异性较大,可相差数倍,一般为无色、透明,胆红素尿时可能呈黄色。COM 以圆形、椭圆形、哑铃形、鼓槌形、泪滴形及跑道样为主（图 4-86～图 4-88）,COD 在酸性尿液中最常见,以八面体结构或多面体结构多见（图 4-89、图 4-90）,部分结晶可聚集成片状（图 4-91）。

草酸钙结晶在弱酸性、中性尿及碱性尿中均可见,同一个病例中可同时出现多种形态的草酸钙结晶,也可与其他结晶同时出现。草酸钙结晶不溶于乙酸或氢氧化钠溶液,溶于盐酸。圆形（中心凹陷）的草酸钙结晶与红细胞相似,但其折光性强,边缘较厚。

（2）胆红素尿中的草酸钙结晶:胆红素尿中的草酸钙结晶可以呈黄色,形态以椭圆形、哑铃形、八面体结构或多面体结构多见（图 4-92）。可与胆红素结晶、亮氨酸结晶同时出现（图 4-93）。圆球形草酸钙结晶在高倍镜下可以发现辐射状条纹,与亮氨酸结晶形态相似,而且加入 $CuSO_4$ 溶液后,同样呈现蓝绿色,但加热后颜色消失;此外,使用偏振光显微镜观察,一水草酸钙结晶可能有双折射现象,而亮氨酸结晶无此现象（图 4-94～图 4-96）。若尿液标本中有纤维丝等异物,草酸钙结晶可以吸附在纤维丝（图 4-97、图 4-98）,形成假管型。

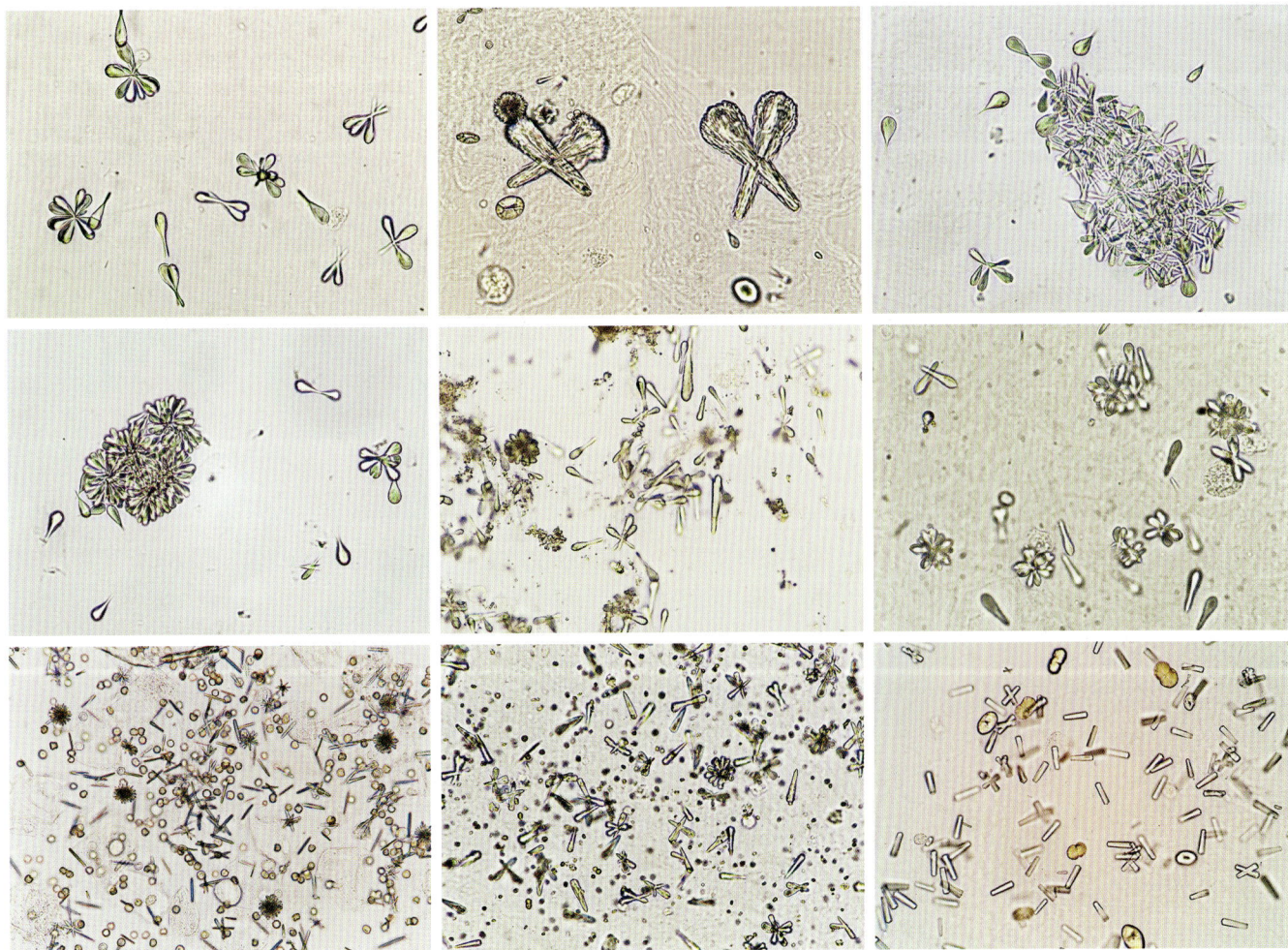

图 4-86 草酸钙结晶（未染色,×400）
棒状、鼓槌状或泪滴形草酸钙结晶,无色、透明,单个散在或聚集成花样,与磷酸钙或硫酸钙结晶形态相似,可根据溶解性进行鉴别。

195

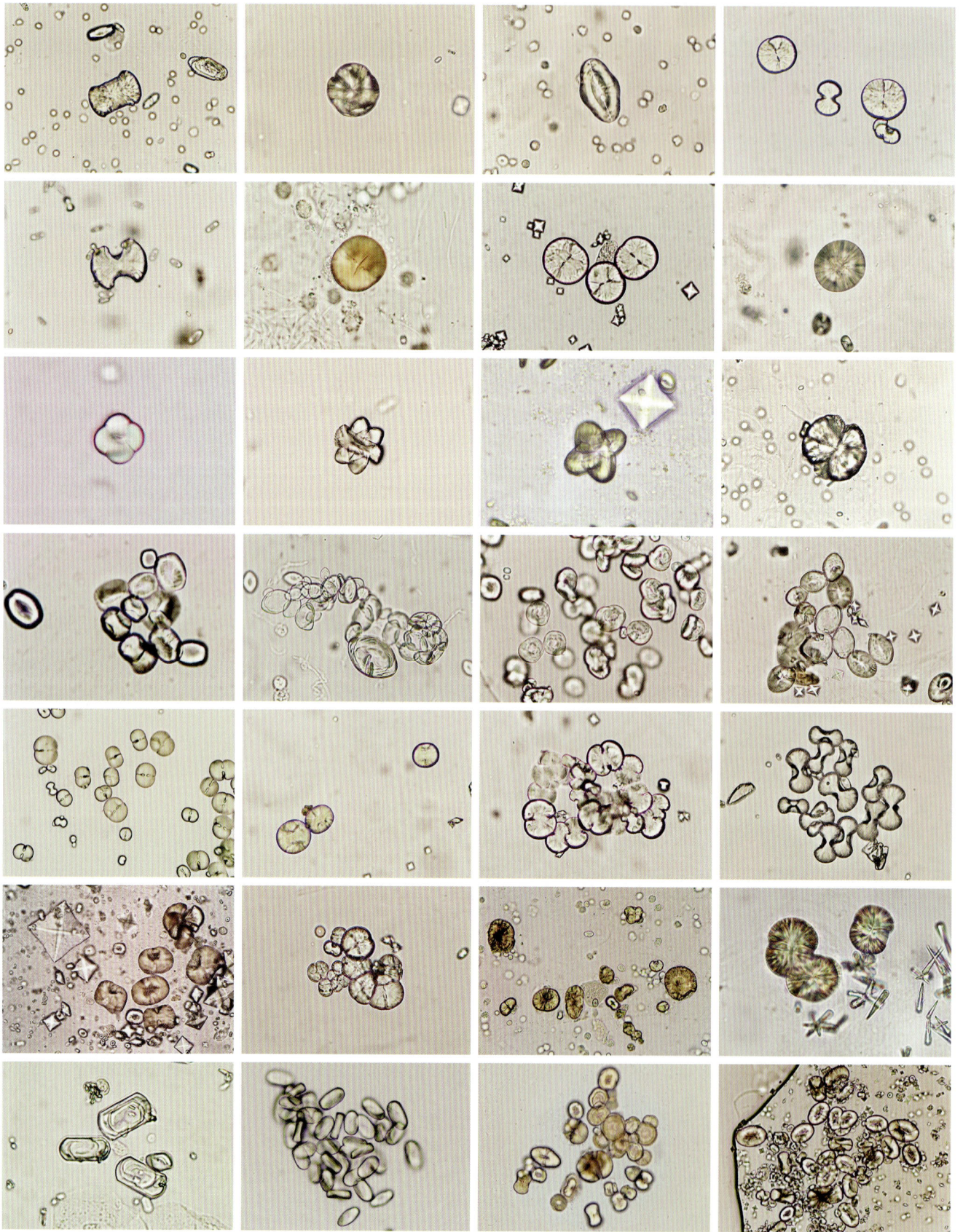

图 4-87 草酸钙结晶（未染色，×400）

一水草酸钙结晶体积大小不等，无色或略带黄色，呈圆形、椭圆形、哑铃形或跑道样；有的圆形草酸钙与亮氨酸结晶形态相似，可使用偏振光显微镜或结合溶解性进行鉴别。

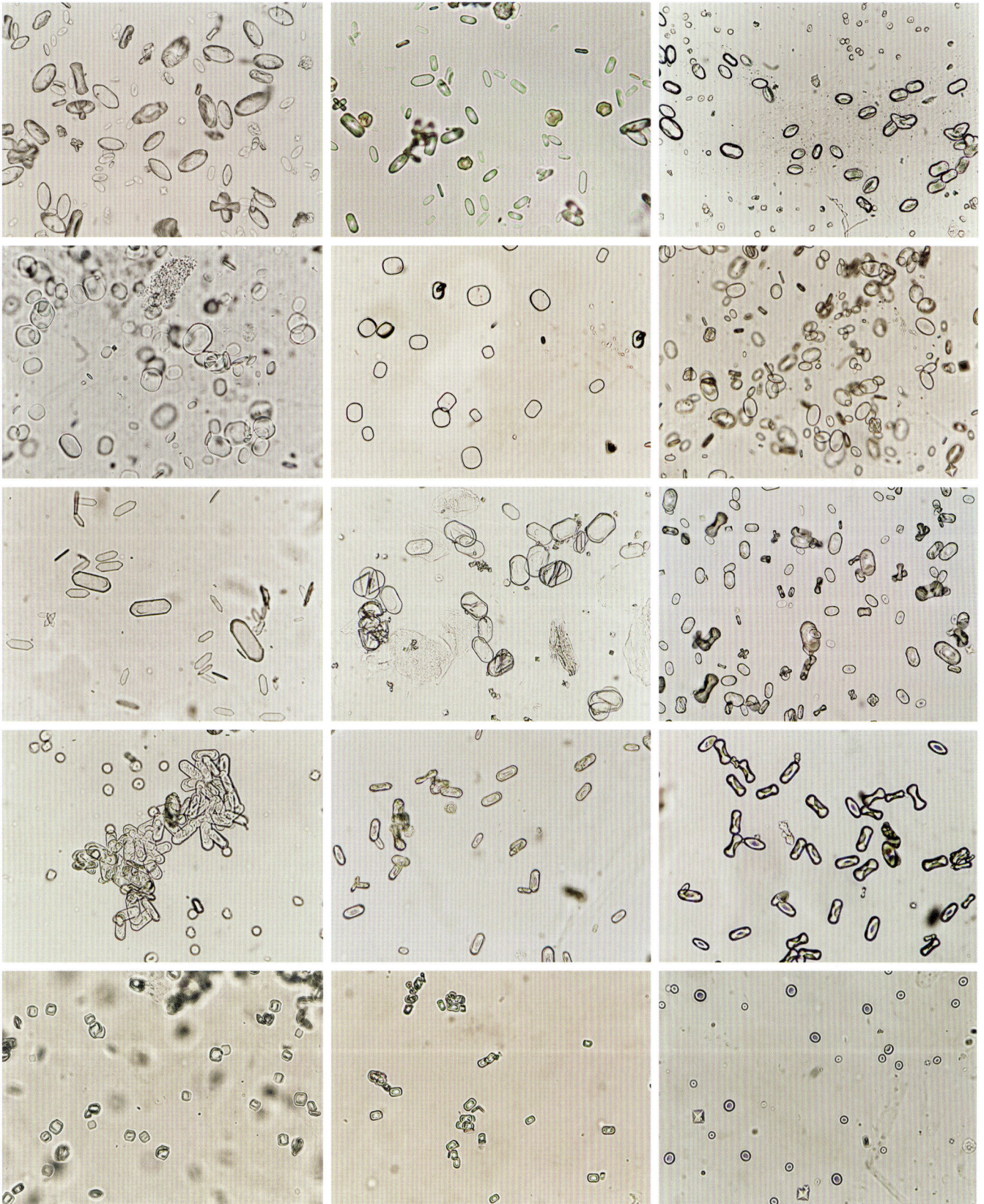

图 4-88 草酸钙结晶（未染色，×400）

一水草酸钙结晶，无色、透明、体积大小不等，圆形、椭圆形或跑道样；双凹圆盘形的草酸钙结晶与红细胞形态相似，仪器法可能误认为是红细胞，需要人工复检，并对检验结果进行校正。

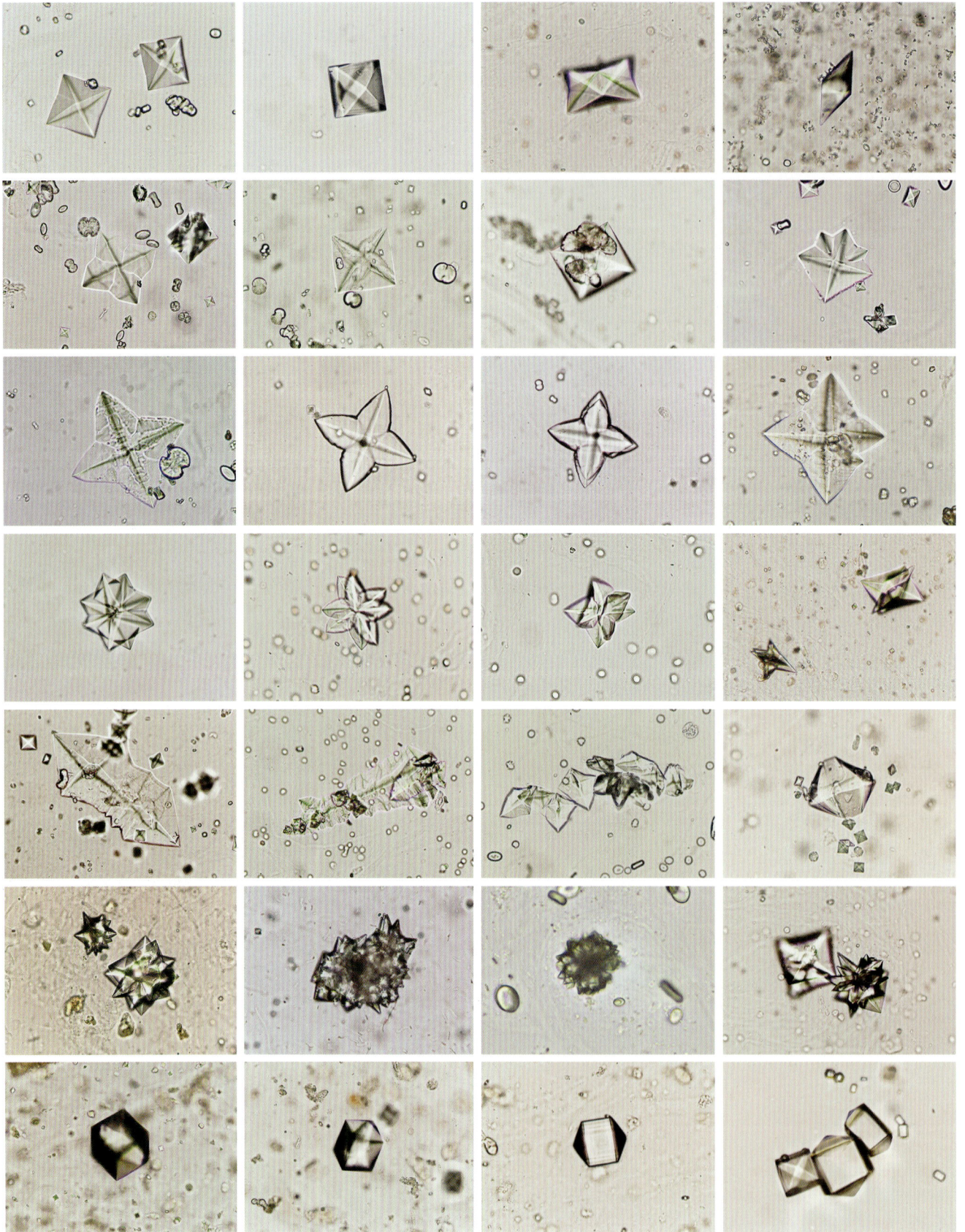

图 4-89 草酸钙结晶（未染色，×400）
二水草酸钙结晶，体积大小不等，无色、透明，八面体或多面体结构，从不同角度观察，形态不同；有的结晶相互融合，体积巨大；二水草酸钙结晶可以与一水草酸钙结晶同时出现。

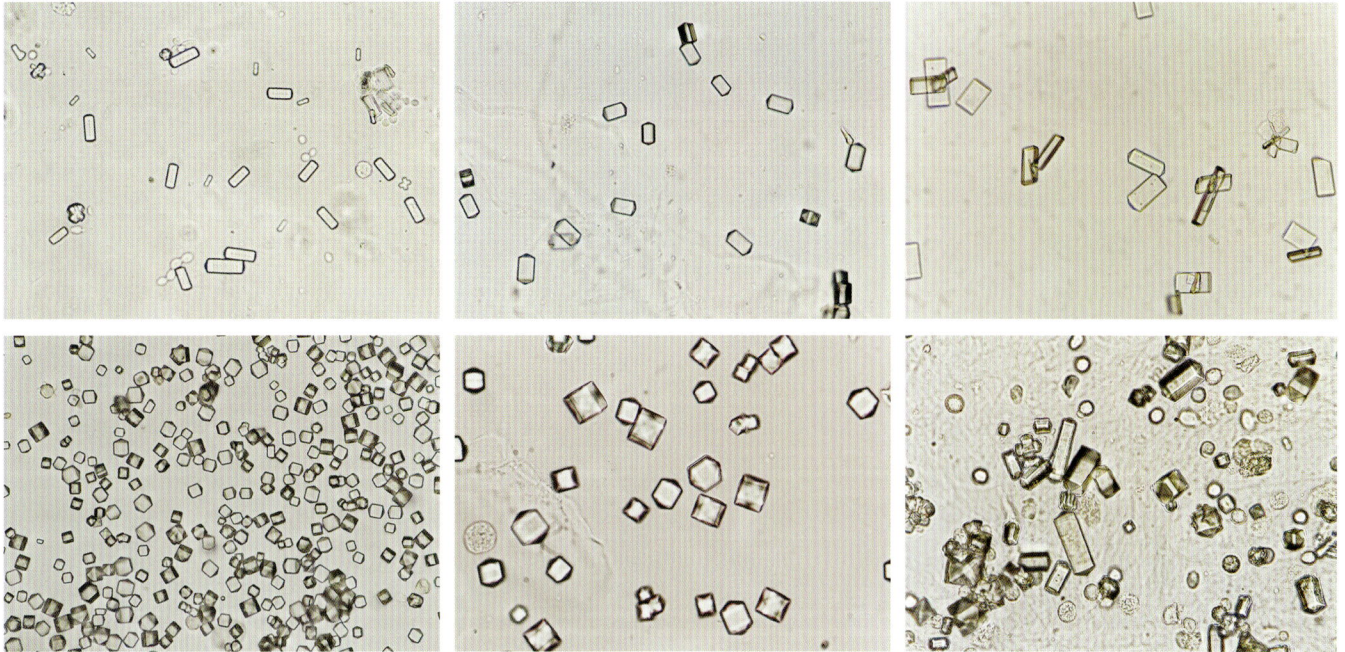

图 4-90 草酸钙结晶（未染色，×400）

二水草酸钙结晶,无色、透明,多面体结构,注意与磷酸铵镁结晶进行区别。

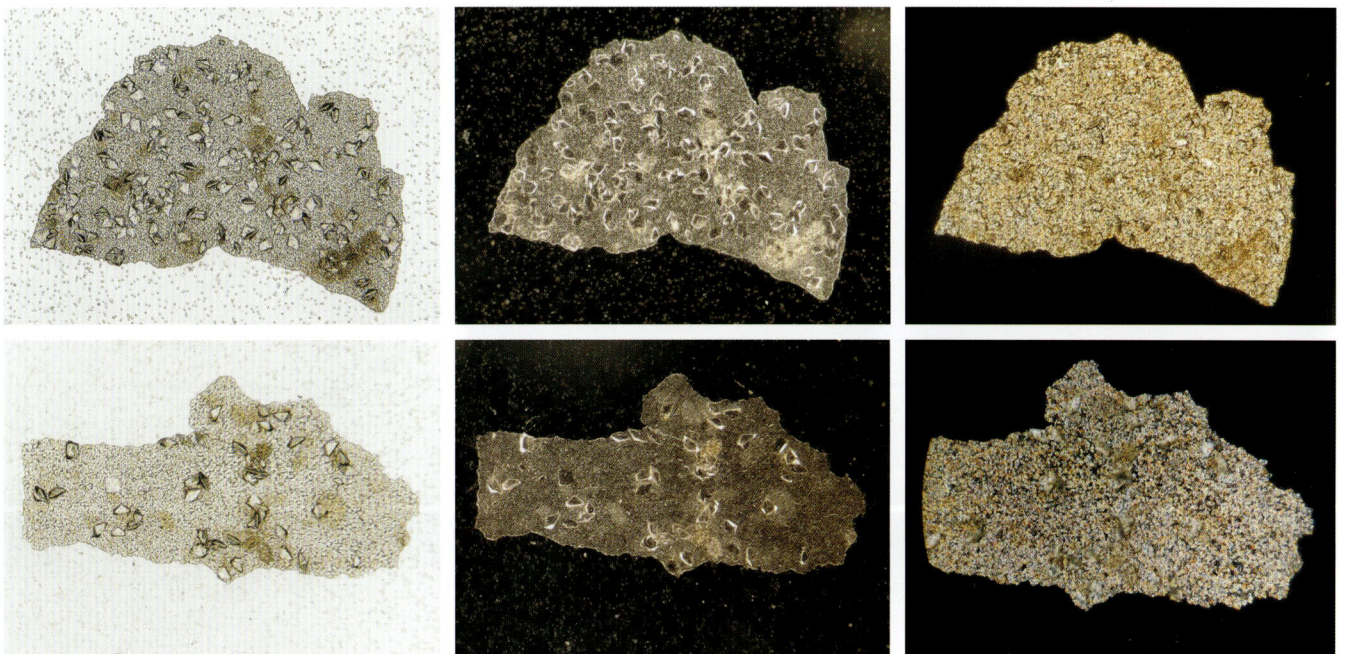

图 4-91 草酸钙结晶（未染色,明视野＋暗视野＋偏振光显微镜,×400）

小颗粒结晶与体积大的草酸钙结晶聚集成片状,暗视野观察折光性强,偏振光显微镜下观察有双折射现象。

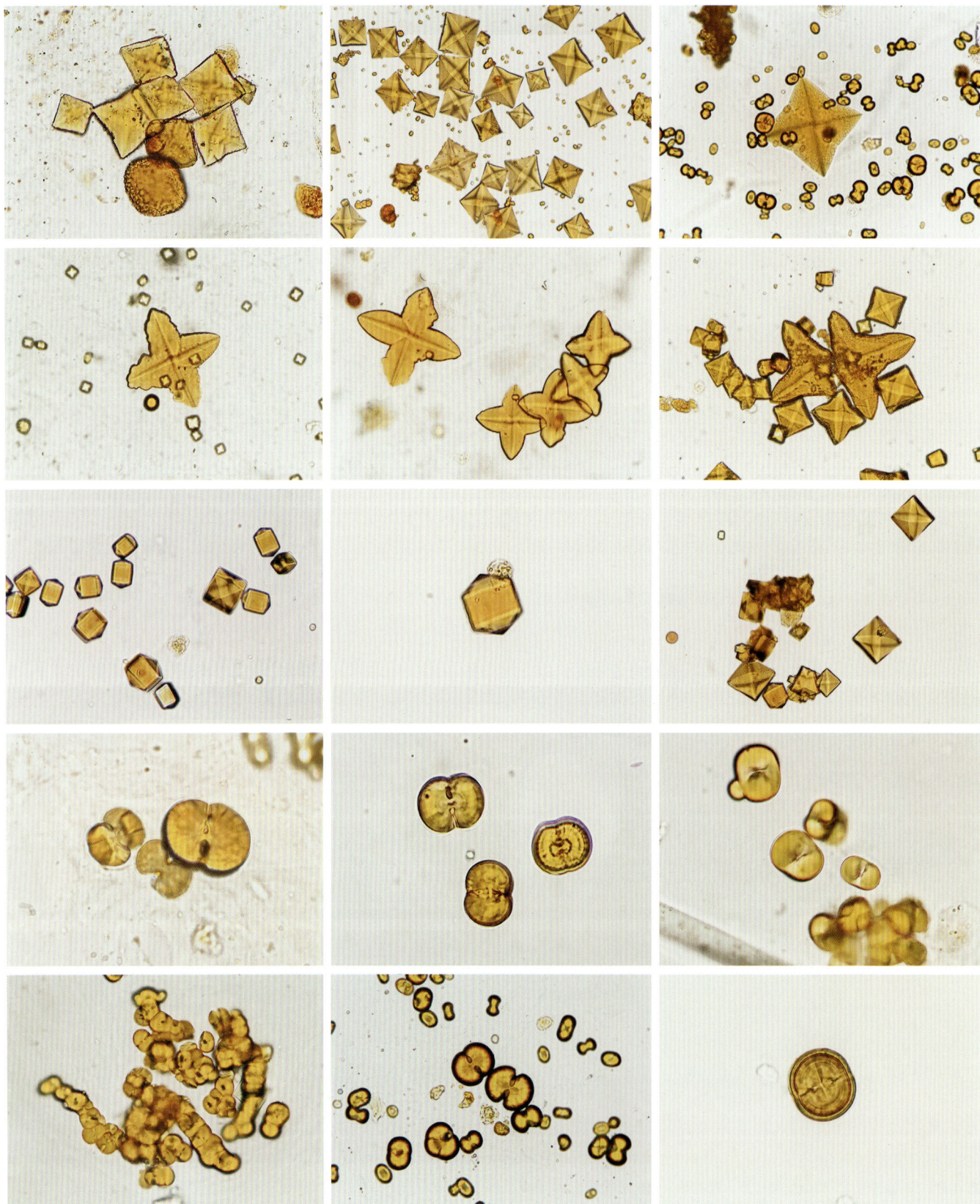

图 4-92 草酸钙结晶（胆红素尿，未染色，×400）

胆红素尿中的草酸钙结晶可呈黄色，根据形态可以区分一水草酸钙结晶和二水草酸钙结晶；圆形的草酸钙结晶与亮氨酸结晶形态相似，但形态和颜色略有区别，可通过加入 $CuSO_4$ 溶液进行鉴别，或使用偏振光显微镜进行观察。

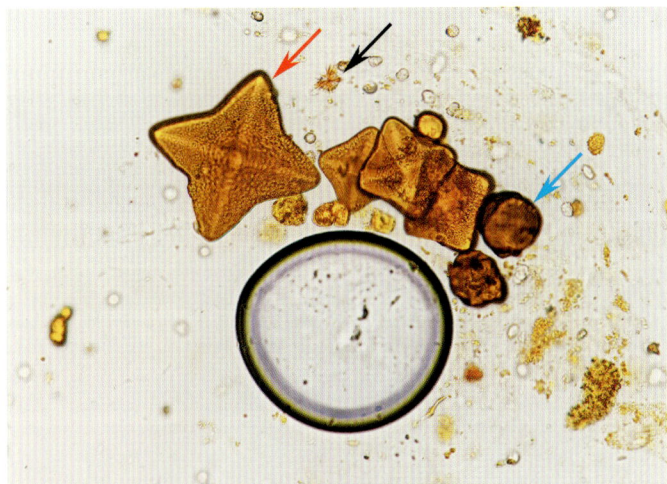

图 4-93 草酸钙结晶（红箭所指），亮氨酸结晶（蓝箭所指），胆红素结晶（黑箭所指）（胆红素尿，未染色，×400）

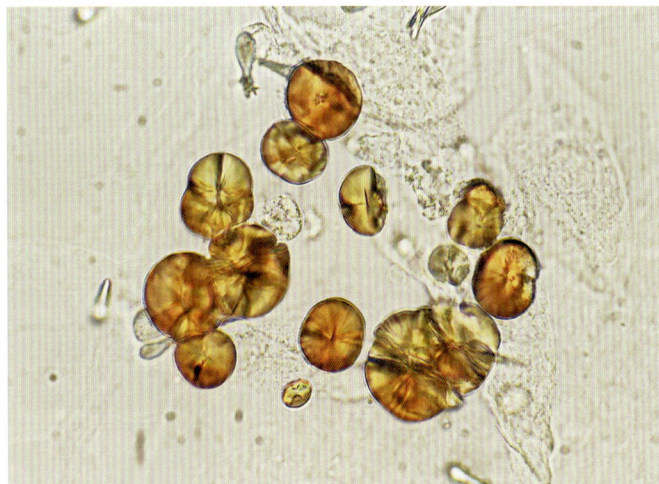

图 4-94 草酸钙结晶，形似亮氨酸结晶；背景可见棒状草酸钙结晶（胆红素尿，未染色，×400）

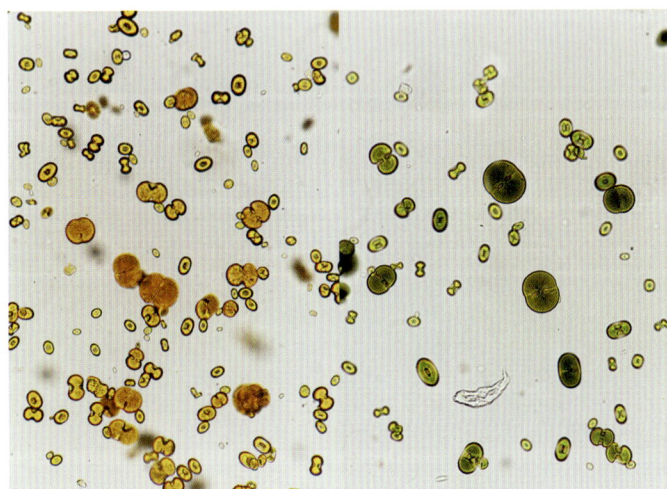

图 4-95 草酸钙结晶，椭圆形或哑铃形（胆红素尿，未染色+加入 $CuSO_4$ 溶液后，×400）

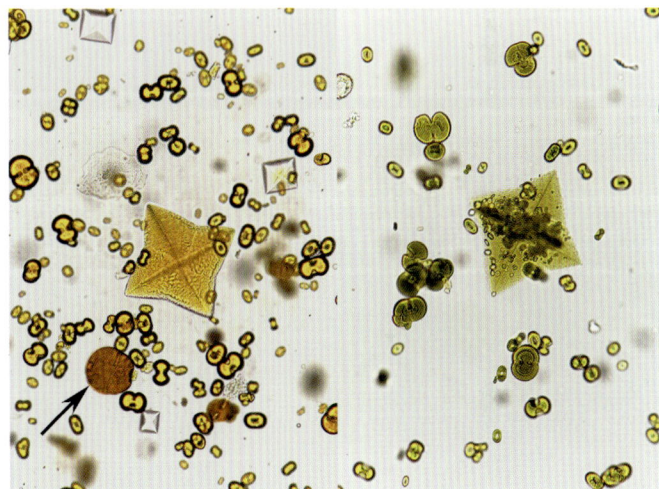

图 4-96 草酸钙结晶，多种形态同时出现；偶见亮氨酸结晶（箭头所指，颜色较深）（胆红素尿，未染色+加入 $CuSO_4$ 溶液后，×400）

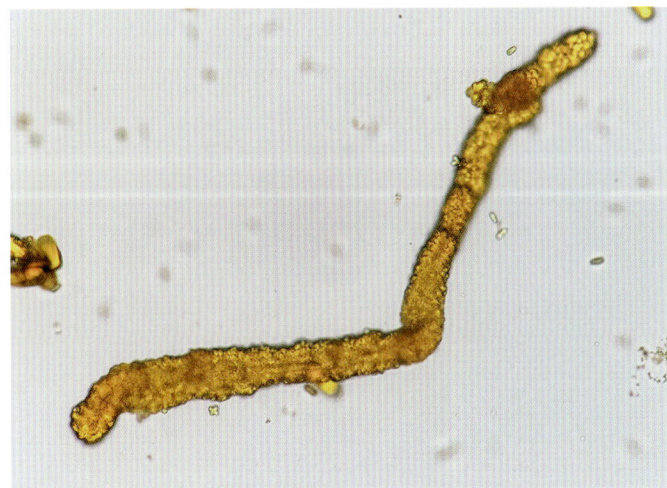

图 4-97 小颗粒状草酸钙结晶吸附于纤维丝（胆红素尿，未染色，×400）

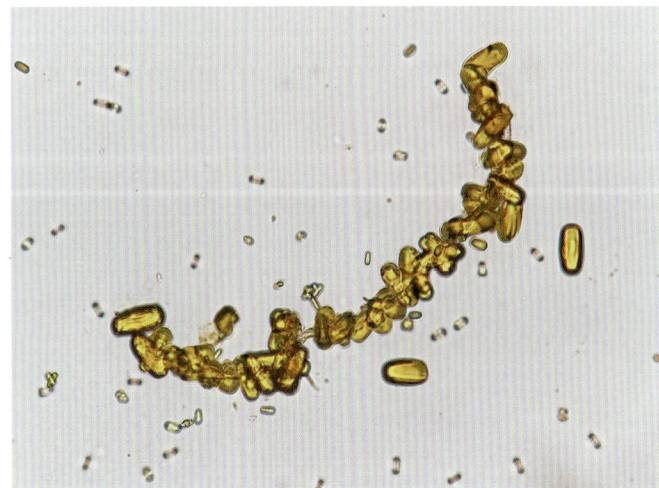

图 4-98 体积较大草酸钙结晶吸附在纤维丝上（胆红素尿，未染色，×400）

201

（3）暗视野或相差显微镜观察草酸钙结晶：暗视野或相差显微镜下观察草酸钙结晶，有较强的折光性，尤其在暗视野更为明显（图 4-99、图 4-100）。

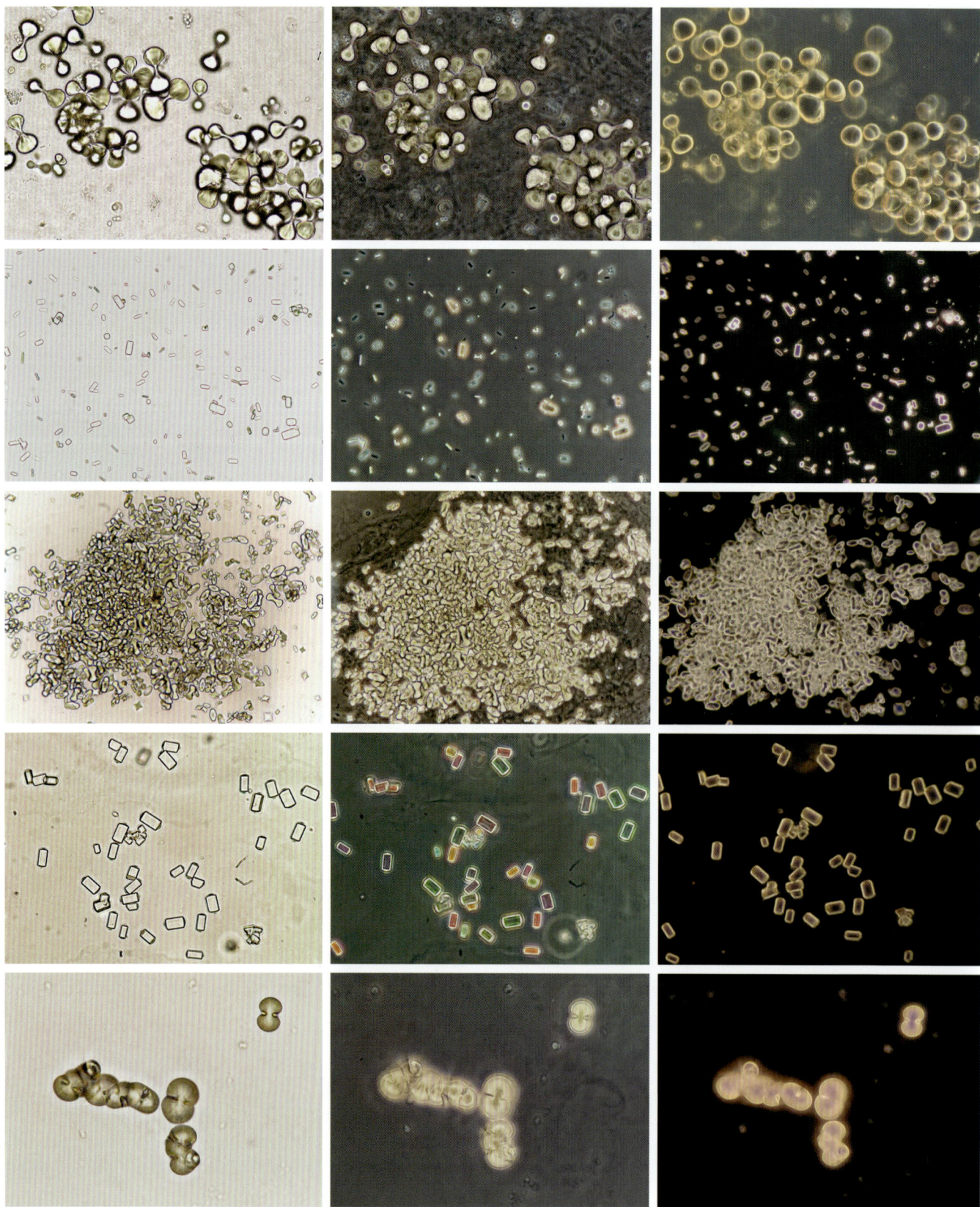

图 4-99 草酸钙结晶（未染色，明视野+相差显微镜+暗视野，×400）
草酸钙结晶体积大小不等，形态各异，在相差显微镜或暗视野下有强折光性。

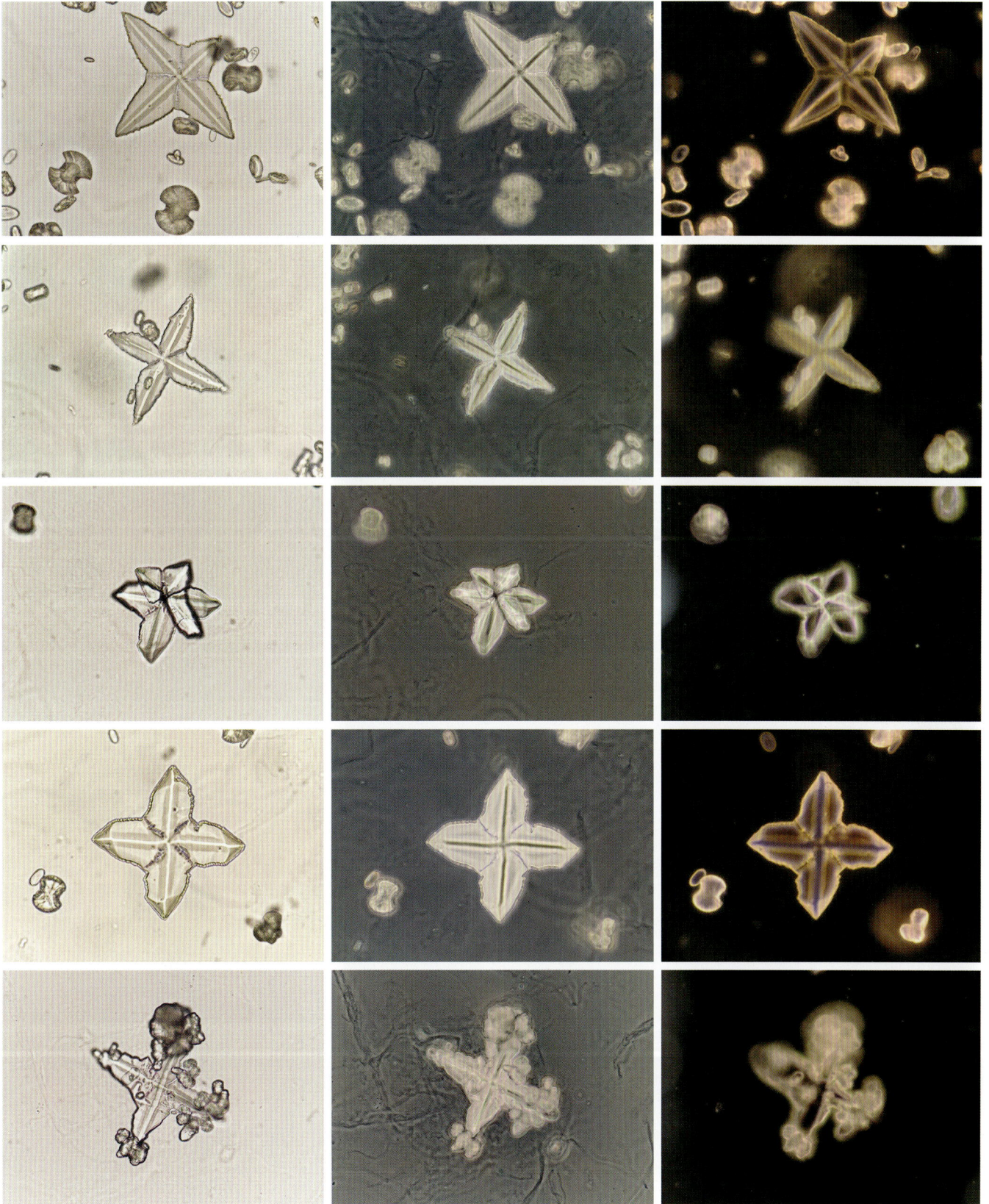

图 4-100 草酸钙结晶（未染色，明视野+相差显微镜+暗视野，×400）
几种特殊形态的草酸钙结晶，均为二水草酸钙结晶，体积巨大，无色透明，在相差显微镜或暗视野下观察，结晶有较强的折光性。

（4）偏振光显微镜镜检：使用偏振光显微镜下观察草酸钙结晶，一水草酸钙结晶有较强的折光性和双折射现象，结晶表面呈彩色（图4-101），而部分二水草酸钙结晶有双折射现象，多呈单色偏光性。

（5）蛋白类物质包裹草酸钙结晶：椭圆形草酸钙结晶体积大小不等，可以被蛋白等物质包裹，活体染色后结晶不着色，而蛋白易着色（图4-102）。该种现象无特异性，某些肾脏疾病可见。

除了常见的类型，在一些病例中可见特殊形态的草酸钙结晶，有的草酸钙结晶与红细胞、马尿酸结晶、胆固醇结晶或磷酸铵镁结晶形态相似，可通过溶解性进行区别（图4-103～图4-120）。

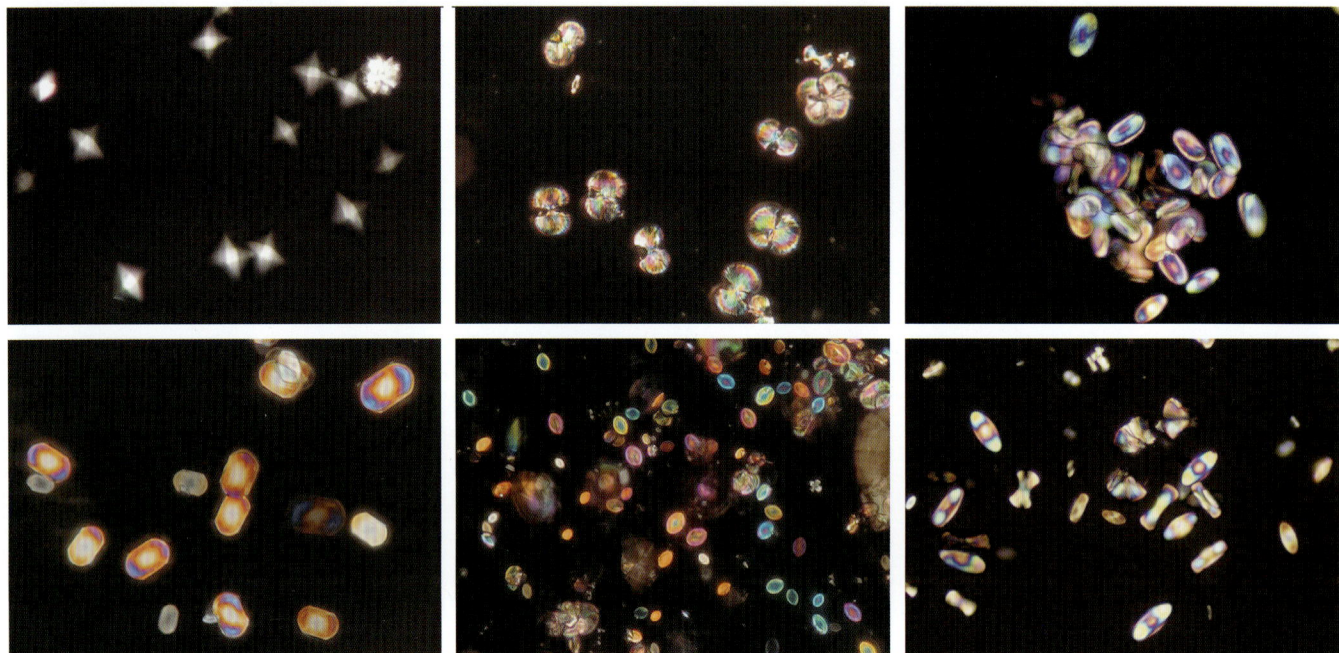

图 4-101 草酸钙结晶（偏振光显微镜镜检，×400）
草酸钙结晶有双折射现象，呈单色或多色偏光性。

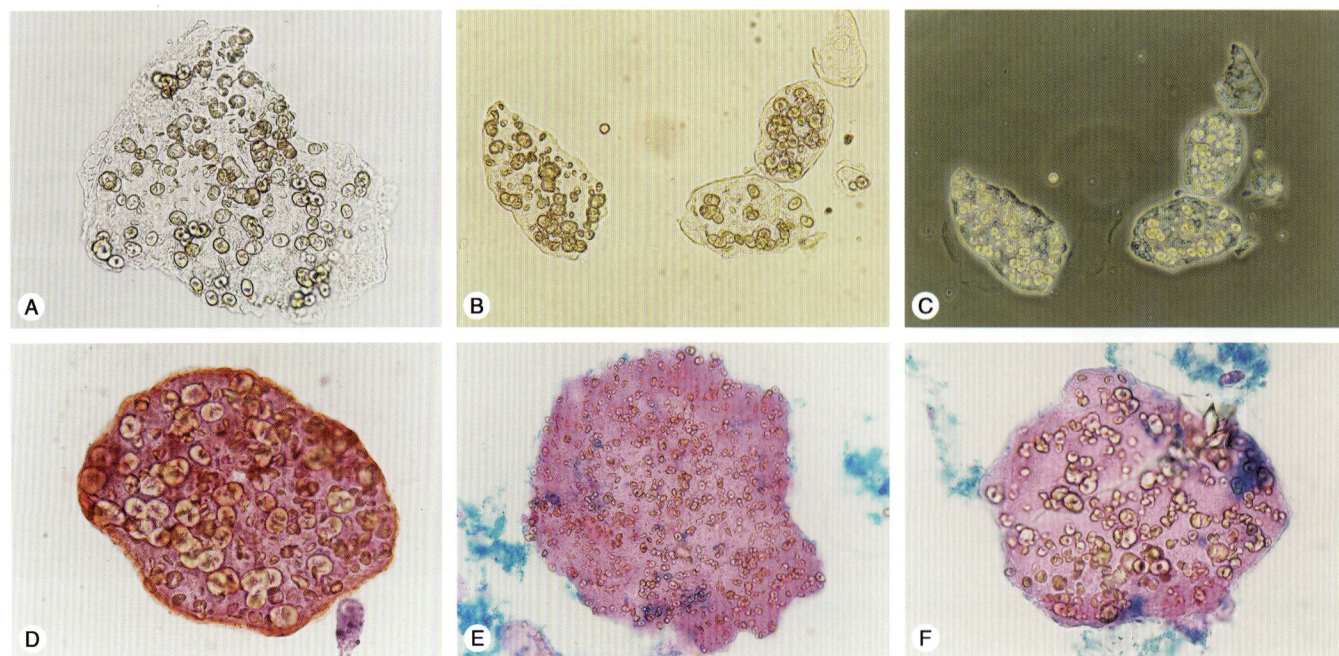

图 4-102 草酸钙结晶被蛋白包裹
A、B. 未染色（×400）；C. 相差显微镜镜检；D. SM 染色（×1 000）；E. S 染色（×100）；F. S 染色（×400）。

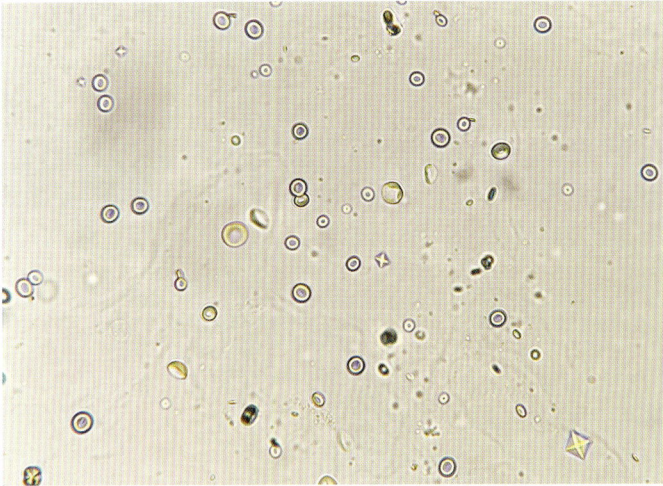

图 4-103　草酸钙结晶,与红细胞相似,结晶折光性更强一些(未染色,×400)

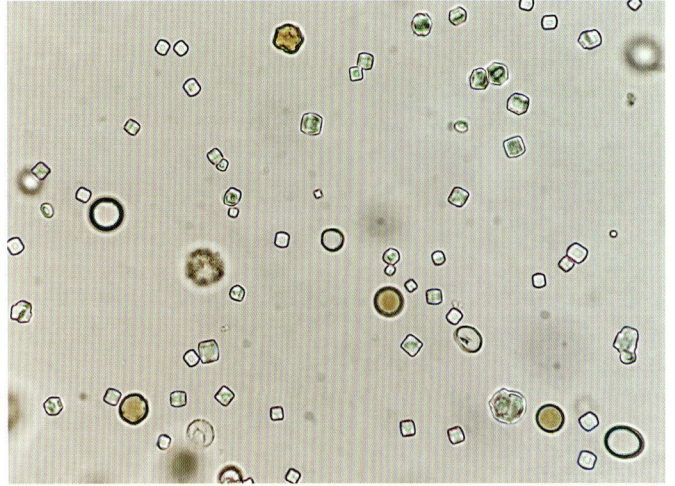

图 4-104　草酸钙结晶,无色、透明,体积较小(未染色,×400)

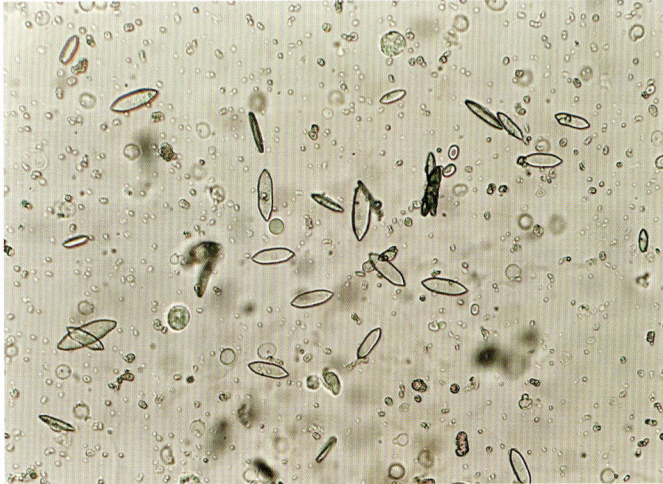

图 4-105　草酸钙结晶,无色透明,与马尿酸结晶不易鉴别(未染色,×400)

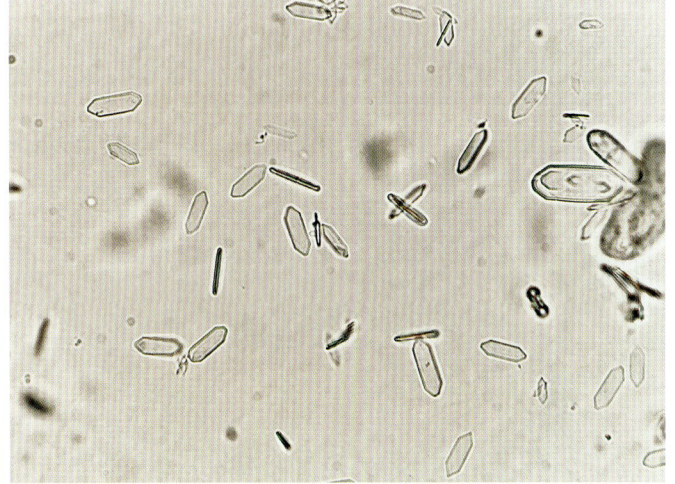

图 4-106　草酸钙结晶,无色透明,形似马尿酸结晶,加入 10%KOH 结晶不溶解(未染色,×400)

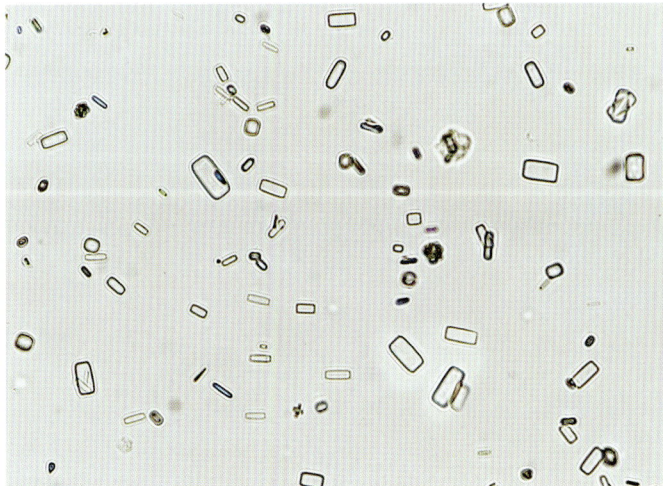

图 4-107　草酸钙结晶,无色透明,体积大小不等,长方形,薄层片状(未染色,×400)

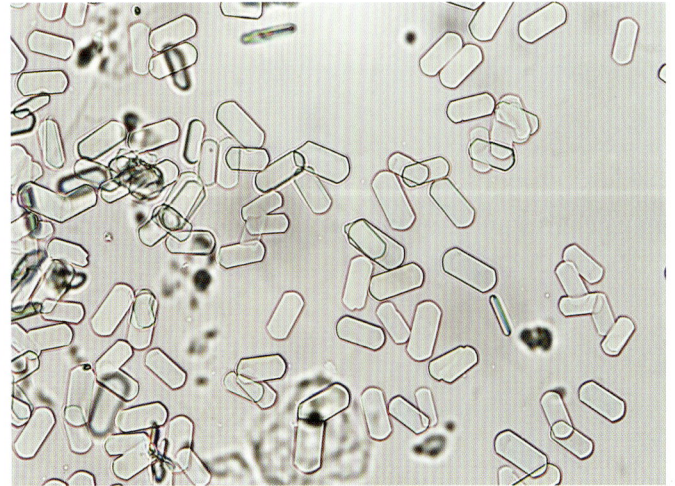

图 4-108　草酸钙结晶,跑道样,无色透明,薄层片状(未染色,×400)

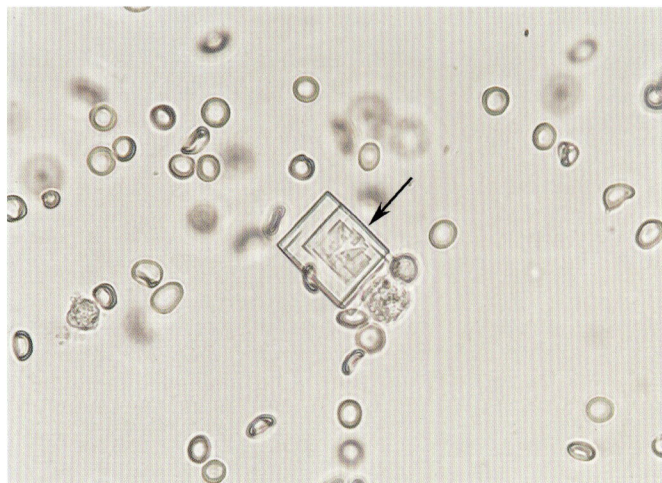

图 4-109 草酸钙结晶,需要与胆固醇结晶进行区别(未染色,×400)

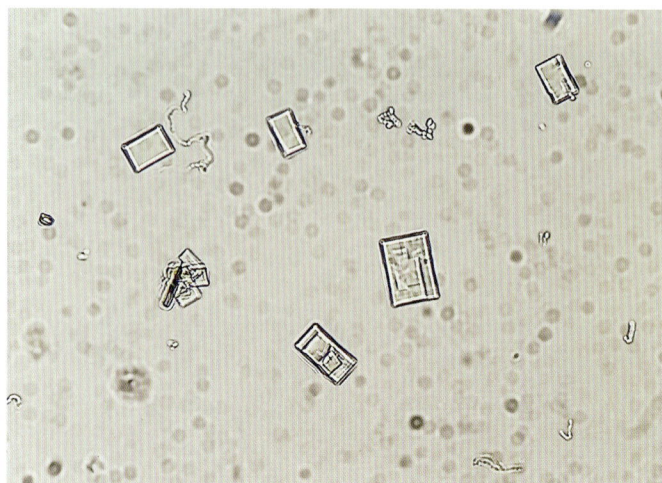

图 4-110 草酸钙结晶,长方形,薄层片状,不溶于乙酸和 10% KOH(未染色,×400)

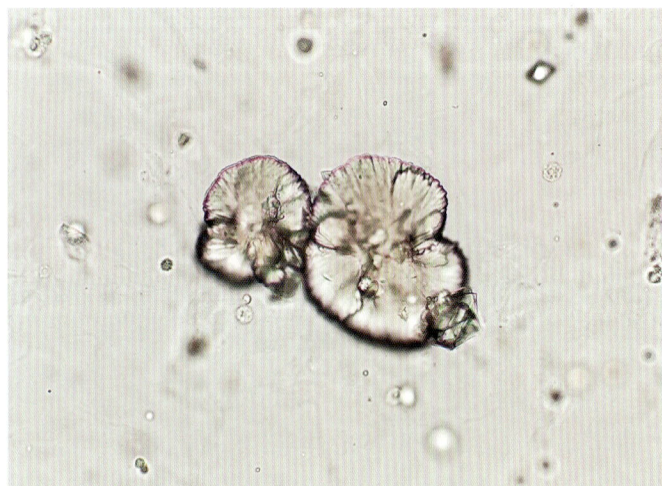

图 4-111 草酸钙结晶,体积巨大,背景中可见体积偏小的八面体草酸钙结晶(未染色,×400)

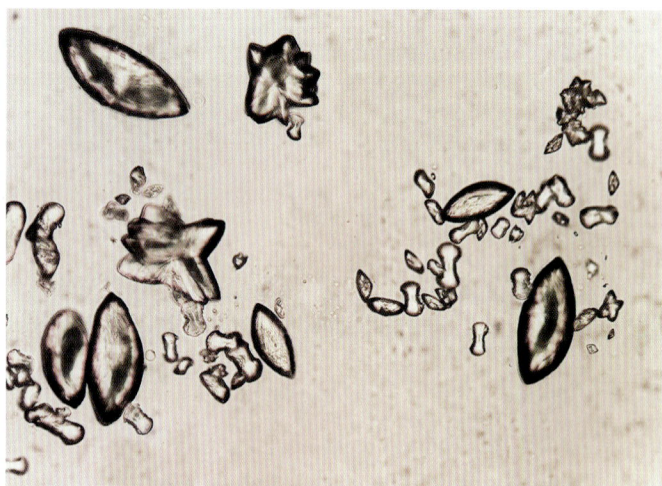

图 4-112 草酸钙结晶,体积大小不等,形态不规则,较少见(未染色,×400)

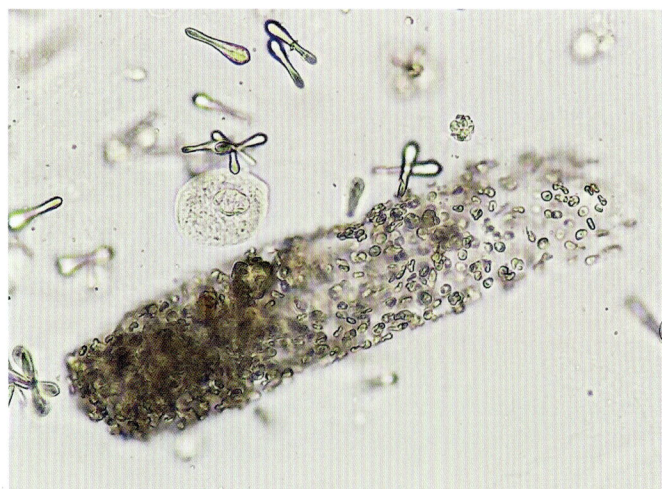

图 4-113 草酸钙结晶及草酸钙结晶管型;来源于草酸盐肾病确诊病例(未染色,×400)

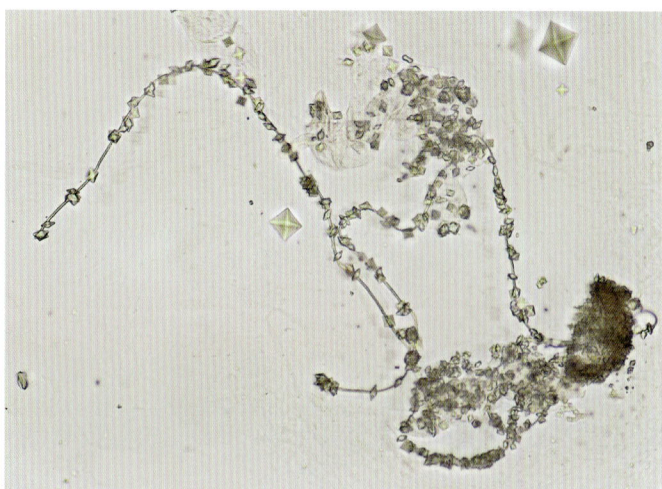

图 4-114 草酸钙结晶,体积较小,黏附在纤维丝上(未染色,×400)

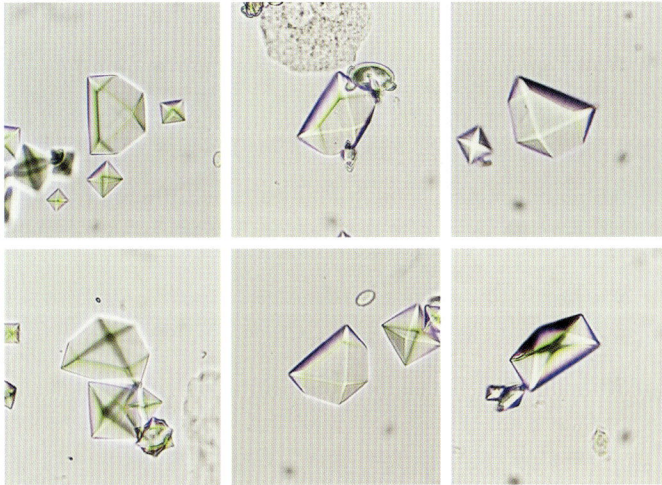

图 4-115 草酸钙结晶,多面体结构,无色透明(未染色,×400)

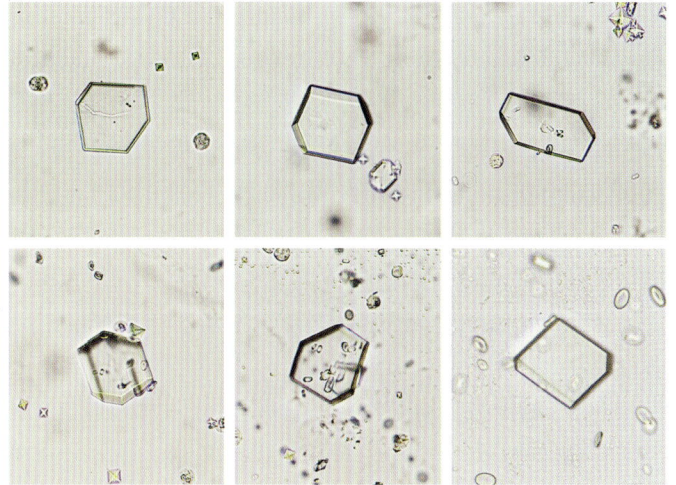

图 4-116 草酸钙结晶,无色透明,薄层片状(未染色,×400)

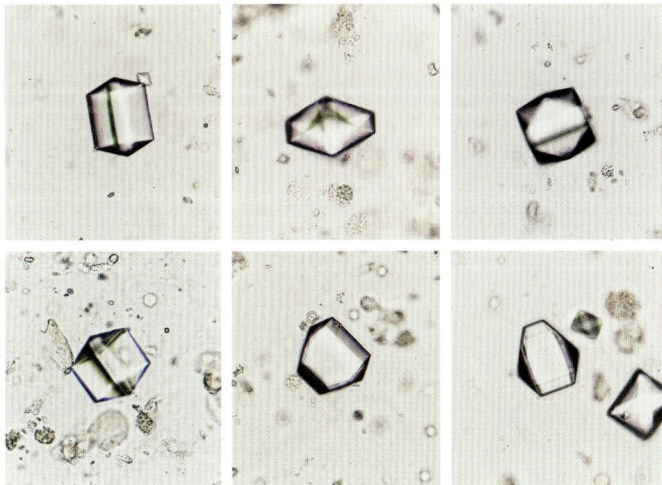

图 4-117 草酸钙结晶,多面体结构,立体感强(未染色,×400)

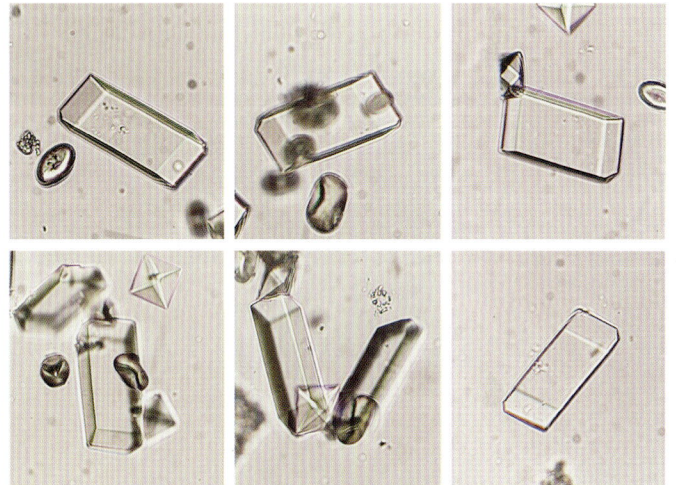

图 4-118 草酸钙结晶,长方体形,与磷酸铵镁结晶形态类似,背景看见椭圆形或八面体结构草酸钙结晶(未染色,×400)(周铁金提供)

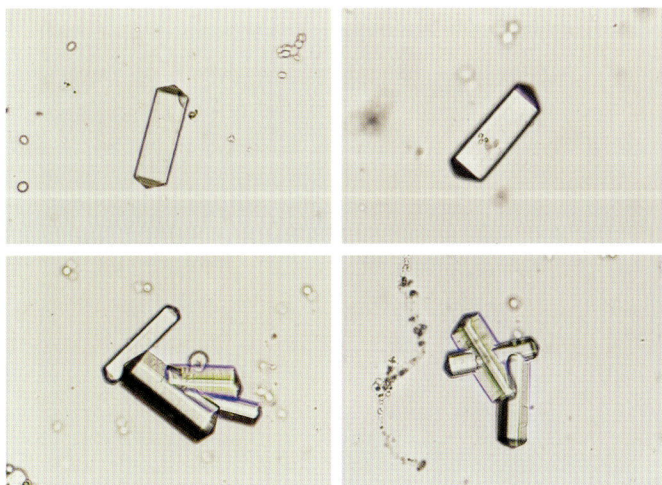

图 4-119 草酸钙结晶,棱柱状,无色透明,与磷酸铵镁结晶形态相似,加乙酸不溶解(未染色,×400)

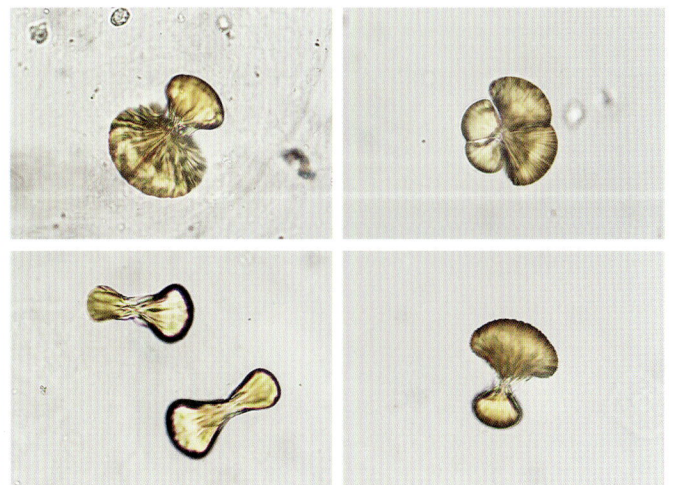

图 4-120 草酸钙结晶,淡黄色,不溶于乙酸和 KOH(未染色,×400)

2. **临床意义**　草酸钙晶体是尿液中最常见的结晶,多见于摄取过量含有草酸的食物后,一般无临床意义。陈旧性尿液标本或冷藏后的尿液,草酸钙结晶析出的数量明显增多。

若新鲜尿中持续并大量出现草酸钙结晶,有形成泌尿系统结石的风险。草酸钙晶体(主要是一水草酸钙和二水草酸钙)通过晶体-细胞黏附的关键结合分子、肾内质网应激、细胞外基质蛋白等,与肾小管上皮细胞相互作用,最终使草酸钙晶体在肾脏蓄积并形成肾结石。

一水草酸钙结晶与高草酸盐浓度密切相关,高草酸尿症可以通过多种机制引起草酸盐肾病或其他肾脏疾病,包括草酸钙晶体引起的肾小管阻塞、无菌性炎症和肾小管上皮细胞损伤。

乙二醇中毒患者的尿液更易析出草酸钙结晶。此外,多种疾病均可使尿液析出草酸钙结晶,需要结合病史及其他检查综合分析。

(六)硫酸钙结晶

1. **形态特征**　硫酸钙结晶(calcium sulfate crystals)为无色透明,棒状、棱柱形或不规则形(图 4-121、图 4-122),暗视野或相差显微镜下折光性较强(图 4-123)。硫酸钙结晶与磷酸钙结晶不易鉴别,前者溶解度比较低,微溶于盐酸和铵盐溶液,不溶于乙醇和其他有机溶剂。

2. **临床意义**　硫酸钙结晶多在酸性尿中出现,也可以在新生儿或碱性尿液中见到,是一种非常少见的结晶,一般无临床意义。若持续并大量出现,有形成泌尿系统结石的风险。

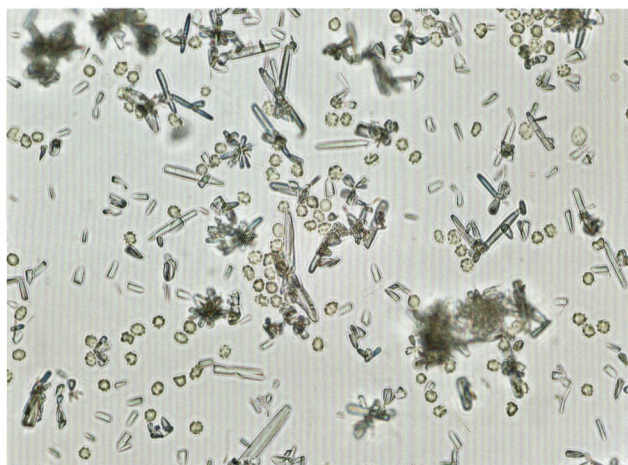

图 4-121　硫酸钙结晶,棒状,无色透明;背景可见大量红细胞(未染色,×400)

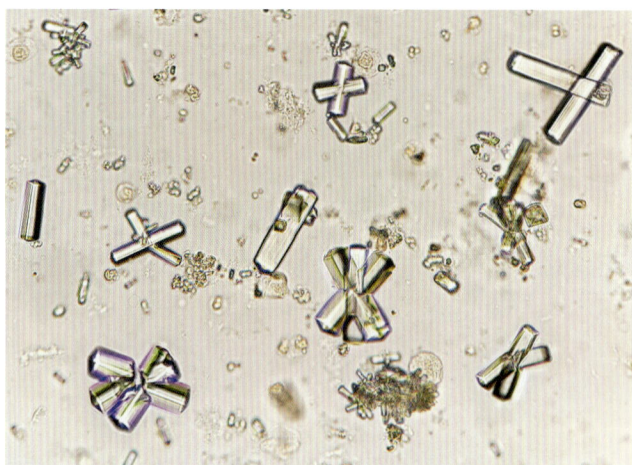

图 4-122　硫酸钙结晶,无色透明,棱柱状,散在或相互融合(未染色,×400)

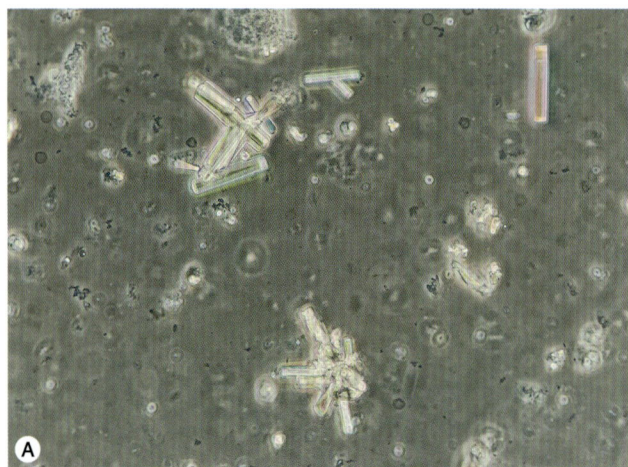

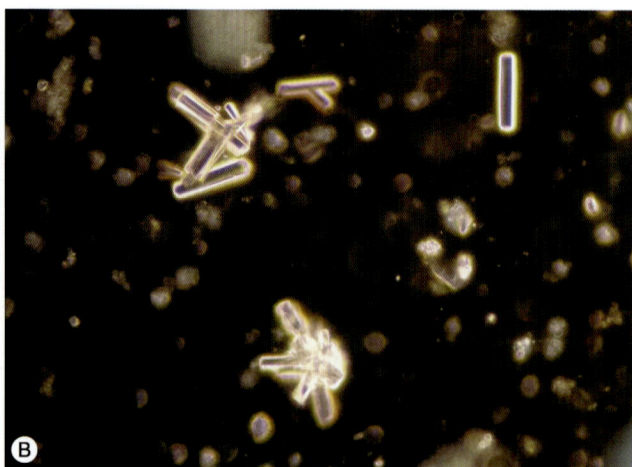

图 4-123　硫酸钙结晶(×400)
A. 结晶呈棱柱状,立体感强(相差显微镜);B. 结晶有较强的折光性,需要与磷酸铵镁结晶区别(暗视野)。

二、碱性尿液常见的结晶

碱性尿液常见的结晶有磷酸铵镁结晶、磷酸钙结晶、非晶形磷酸盐结晶、尿酸铵结晶及碳酸钙结晶等,可单独出现或多种结晶同时出现。

（一）磷酸铵镁结晶

磷酸铵镁结晶(magnesium ammonium phosphate crystals)又称三联磷酸盐结晶(triple phosphate crystals)或鸟粪石结晶(struvite crystals),为细菌分解尿素产生游离氨,尿氨碱化产生三价磷酸盐与尿中游离氨结合而成的结晶。

1. 形态特征

（1）未染色:磷酸铵镁结晶无色、透明,折光性强;形态多种多样,常见的形态有屋顶形、棱柱状、信封样、棺盖样、立方体形、梯形、剪刀形等,也可聚集成花样或羽毛状(图4-124～图4-128);该类结晶体积大小不等,部分结晶体积巨大,有的结晶甚至肉眼可见。

磷酸铵镁结晶在碱性尿中易析出,溶解于乙酸、盐酸,不溶于10% KOH溶液,可与非晶形磷酸盐结晶、磷酸钙结晶、尿酸铵结晶同时出现(图4-129～图4-138)。随着标本存放时间的延长,结晶体积可以逐渐增大(图4-139～图4-140)。

案例分析:患者,女,45岁,诊断为"泌尿系统炎症",患者尿液 pH 8.5,沉渣镜检可见多种结晶;图4-127为低倍镜镜检图像:磷酸铵镁结晶体积巨大,无色透明,形态多变,尿酸铵结晶体积较小,棕黑色;图4-128为高倍镜镜检图像:磷酸铵镁结晶体积巨大,无色透明,尿酸铵结晶呈球形,棕黄色,背景中可见少量跑道样草酸钙结晶及大量球菌。

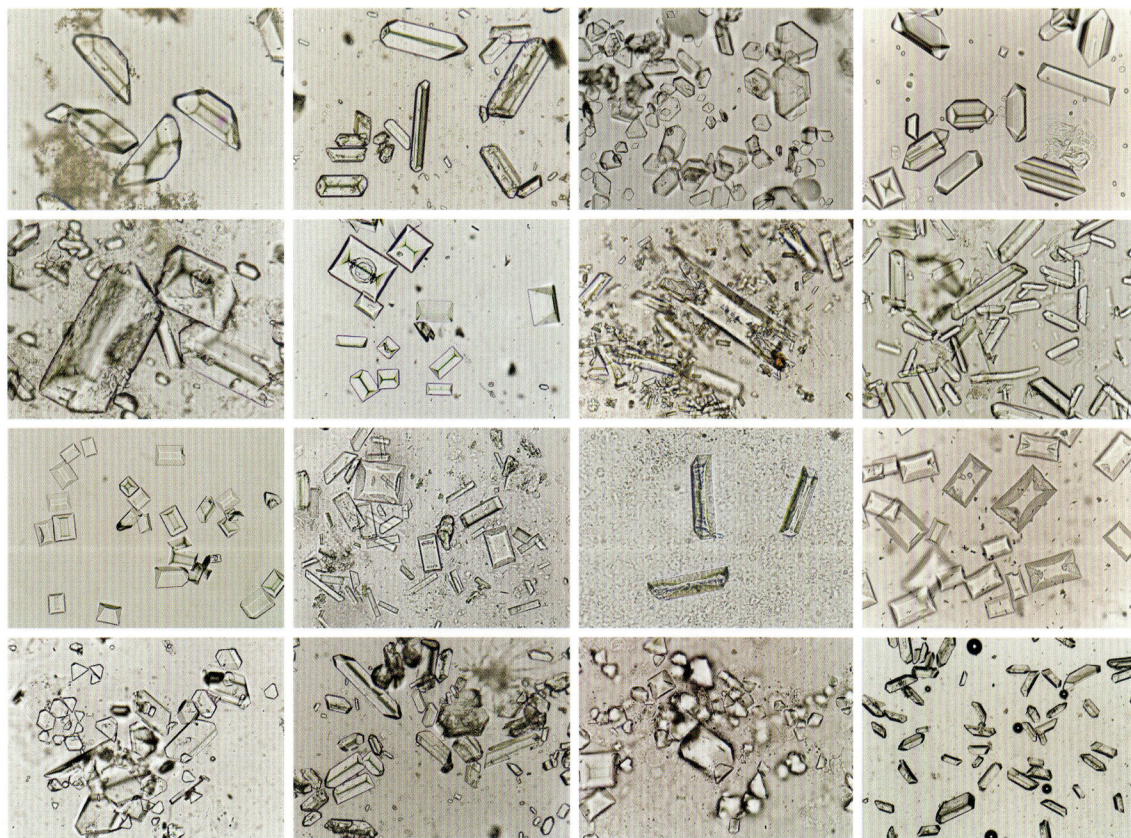

图 4-124 磷酸铵镁结晶（未染色,×200）
结晶体积大小不等,部分结晶体积巨大,无色、透明,形态多样;背景常见大量非晶形磷酸盐结晶。

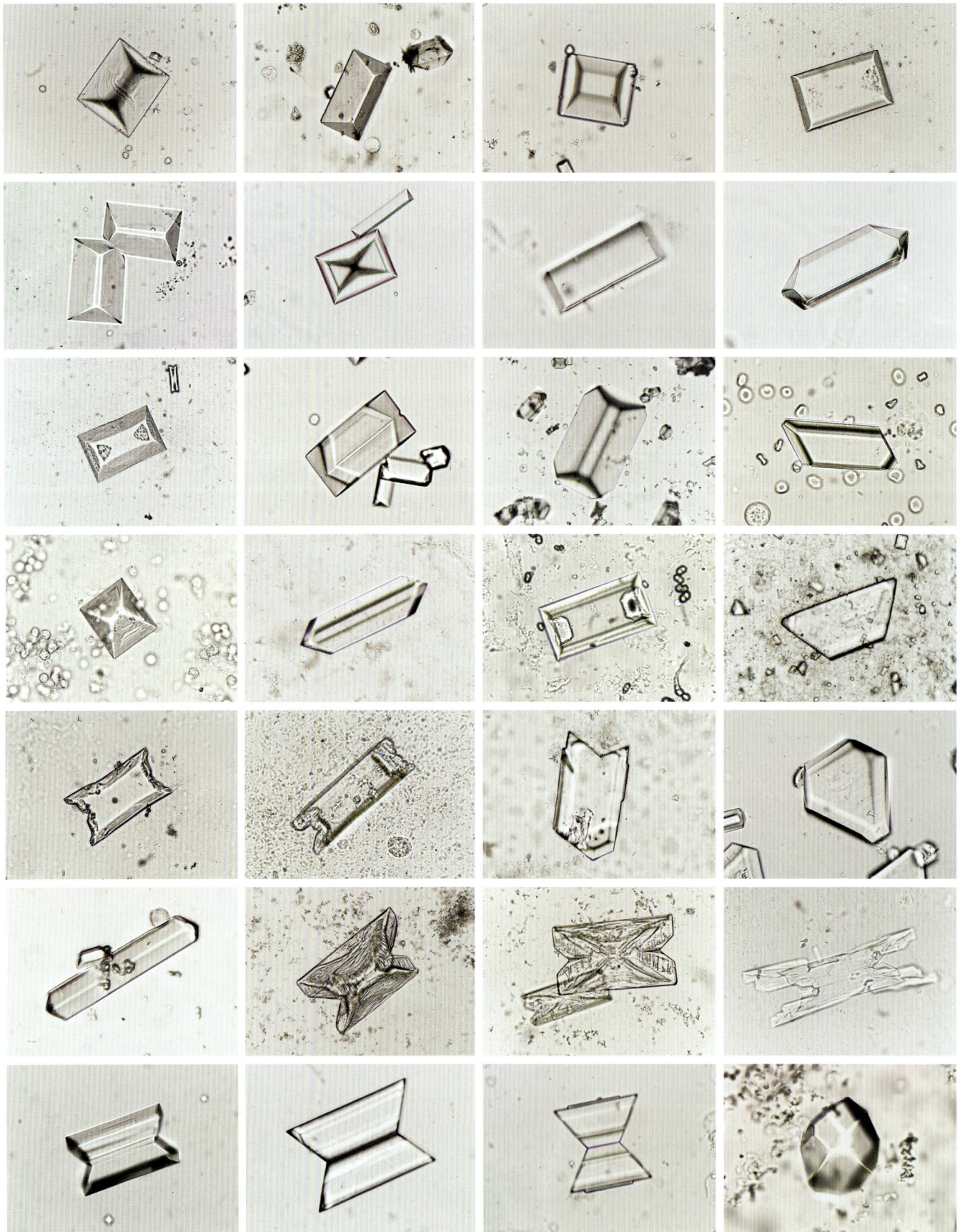

图 4-125 磷酸铵镁结晶（未染色，×400）
结晶体无色、透明，形态多样，体积巨大。

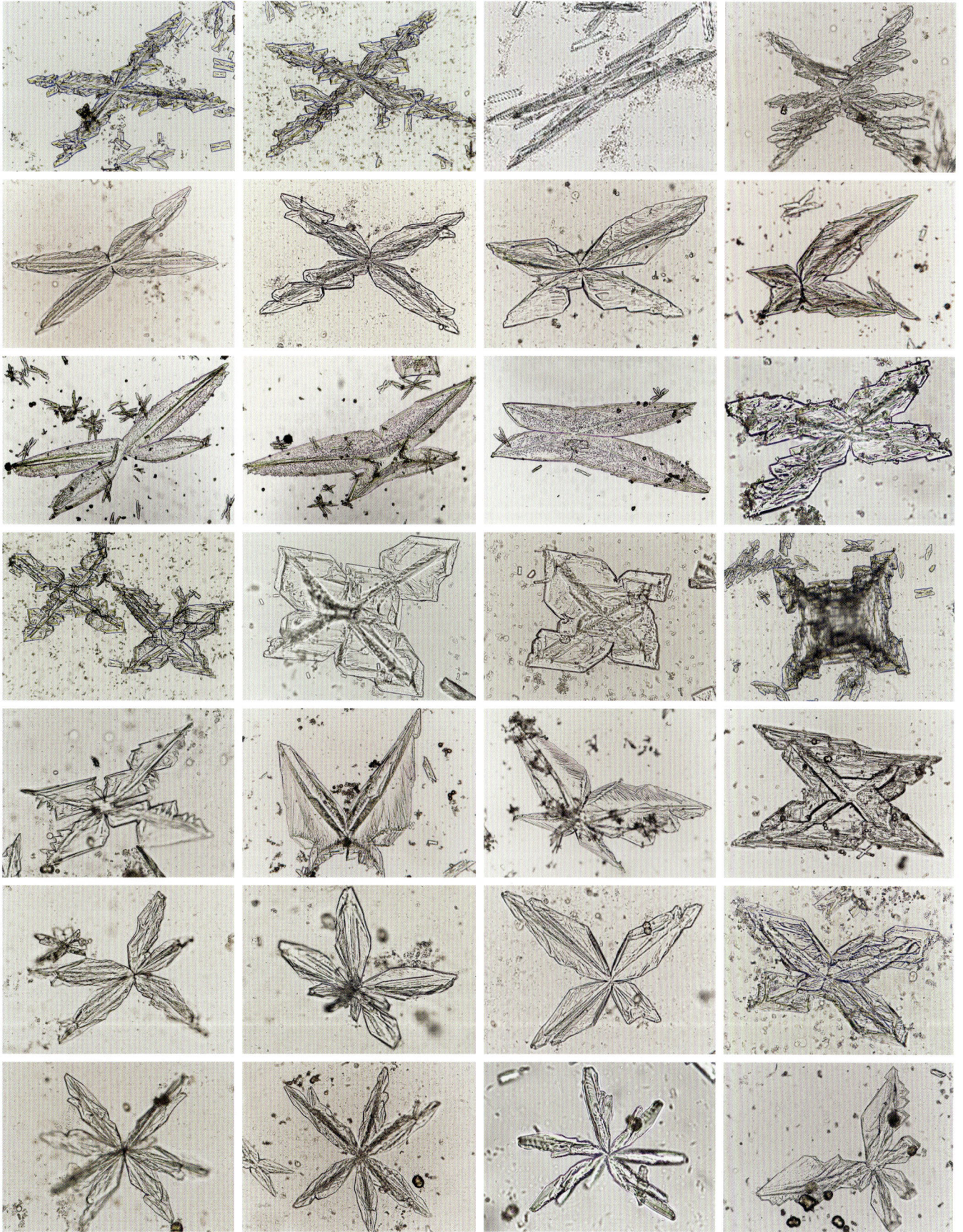

图 4-126 磷酸铵镁结晶（未染色，×400）
结晶体体积巨大，甚至肉眼可见，呈剪刀样或雪花样；该类结晶出现在碱性尿液，常与磷酸钙结晶、尿酸铵结晶及非晶形磷酸盐结晶同时出现。

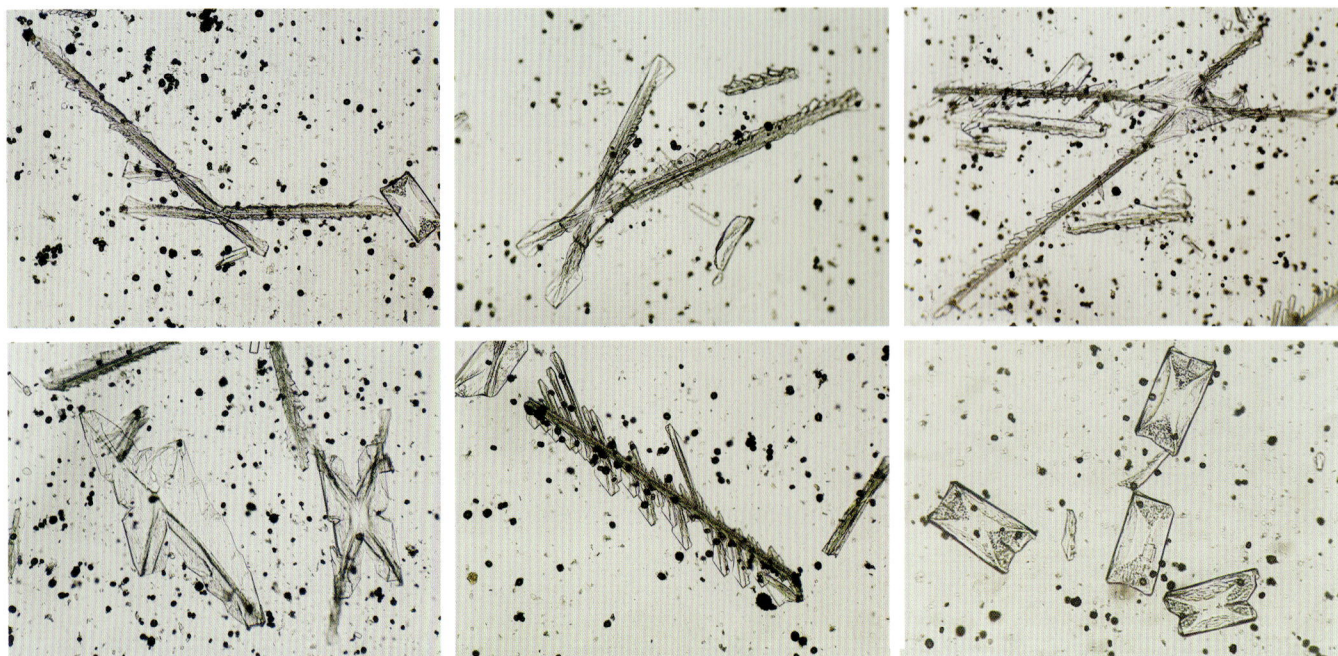

图 4-127 磷酸铵镁结晶（未染色，×100）

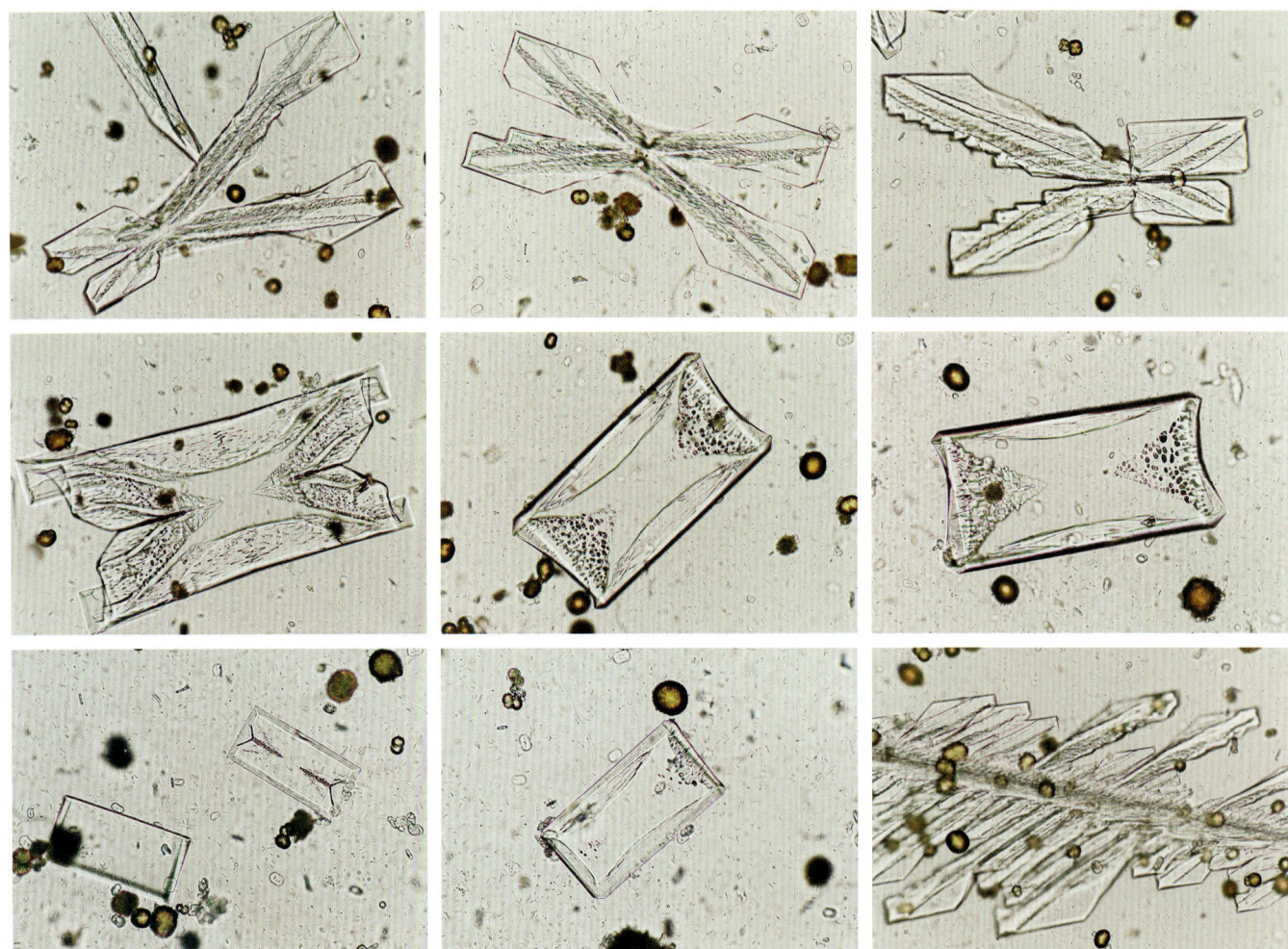

图 4-128 磷酸铵镁结晶与尿酸铵结晶（未染色，×400）

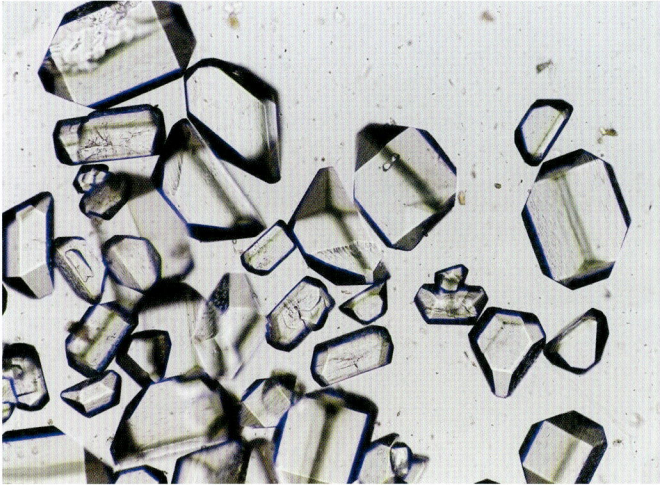

图 4-129 磷酸铵镁结晶,体积大小不等,部分结晶体积巨大,无色、透明,形态多样(未染色,×400)

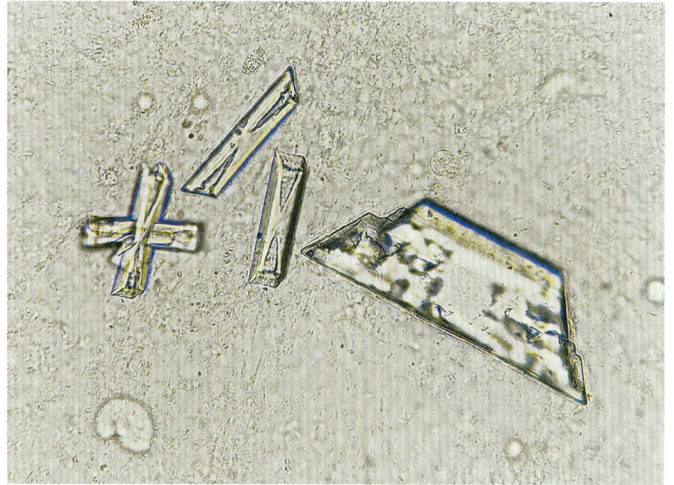

图 4-130 磷酸铵镁结晶,体积大小不等,无色透明,尿液 pH 8.5(未染色,×200)

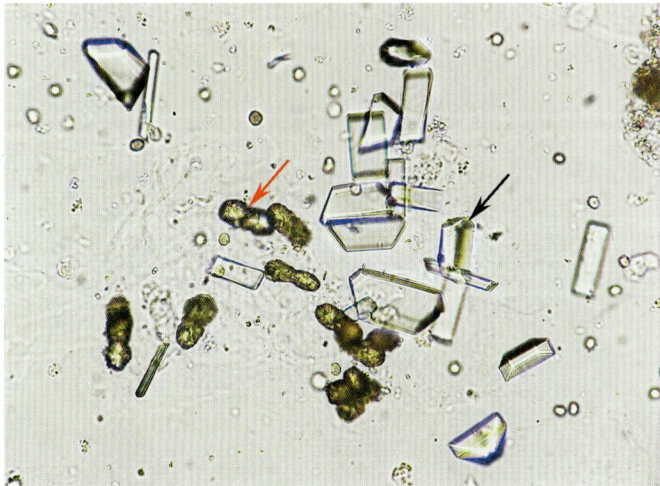

图 4-131 磷酸铵镁结晶(黑箭所指),无色、透明,形态多样;尿酸铵结晶(红箭所指),棕黄色(未染色,×400)

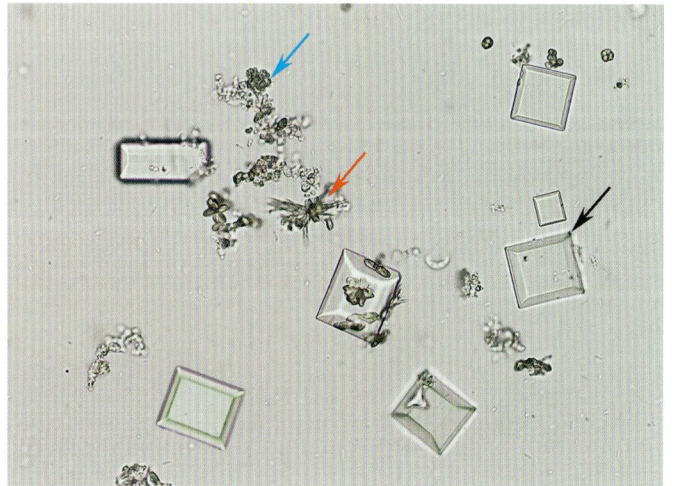

图 4-132 磷酸铵镁结晶(黑箭所指),无色透明;尿酸铵结晶(红箭所指),棕黄色;非晶形磷酸盐结晶(蓝箭所指),灰白色,无定形颗粒状(未染色,×400)

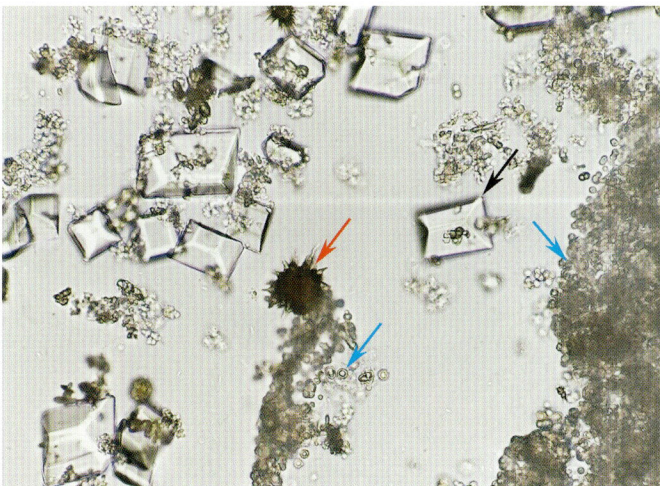

图 4-133 磷酸铵镁结晶(黑箭所指)、尿酸铵结晶(红箭所指)、非晶形磷酸盐结晶(蓝箭所指)(未染色,×400)

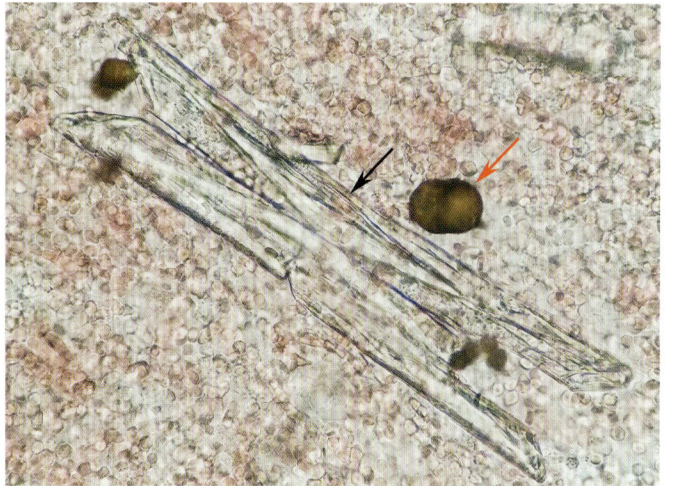

图 4-134 磷酸铵镁结晶(黑箭所指),背景中可见大量红细胞及少量尿酸铵结晶(红箭所指)(未染色,×400)

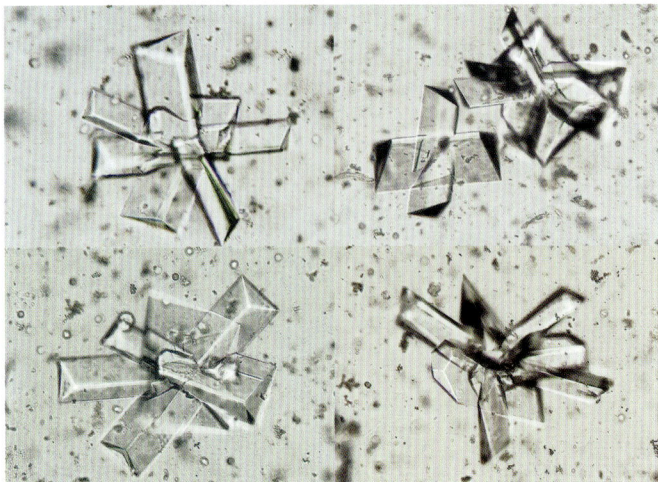

图 4-135 磷酸铵镁结晶,体积大,相互融合(未染色,×200)

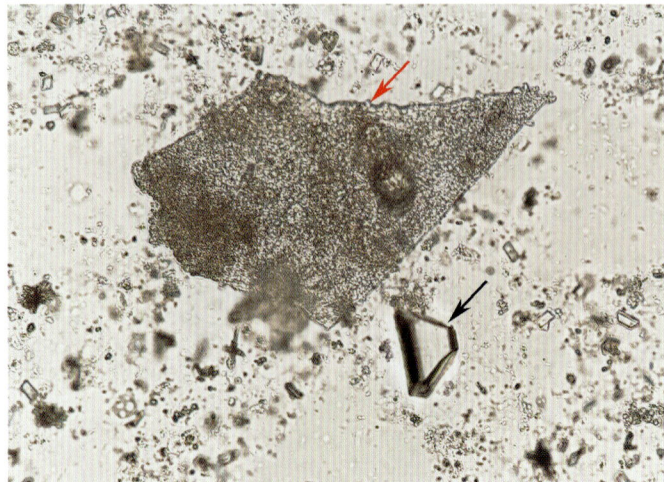

图 4-136 磷酸铵镁结晶(黑箭所指),片状磷酸盐结晶(红箭所指),背景脏乱,可见大量非晶形磷酸盐结晶(未染色,×200)

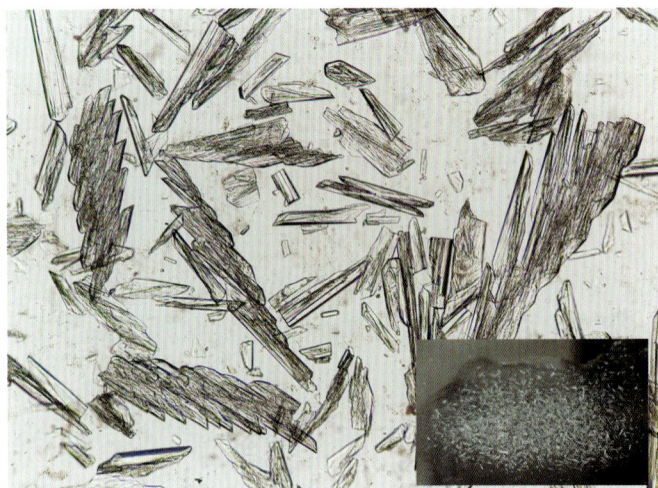

图 4-137 磷酸铵镁结晶,体积巨大,形态不规则;右下图为沉渣直接观察,结晶体肉眼可见(未染色,×100)

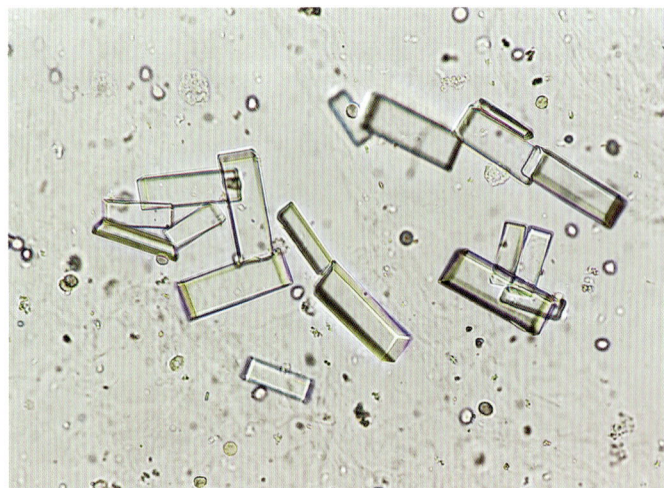

图 4-138 磷酸铵镁结晶,长条状,与多种结晶形态相似,可根据尿液 pH、形态特点及溶解性进行鉴别(未染色,×400)

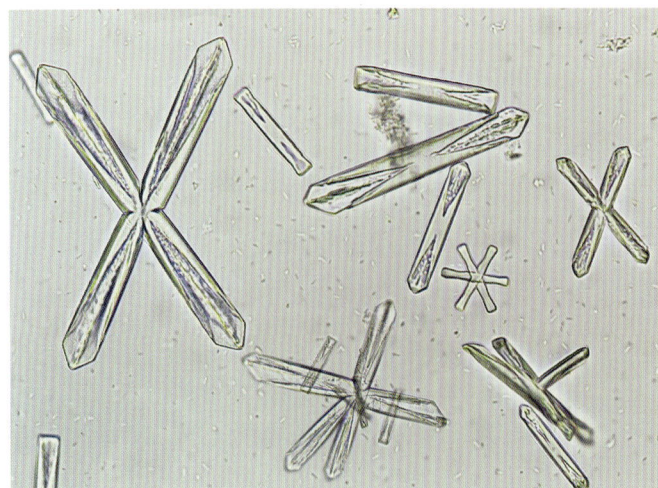

图 4-139 磷酸铵镁结晶,形态多样,体积大小不等(未染色,×200)

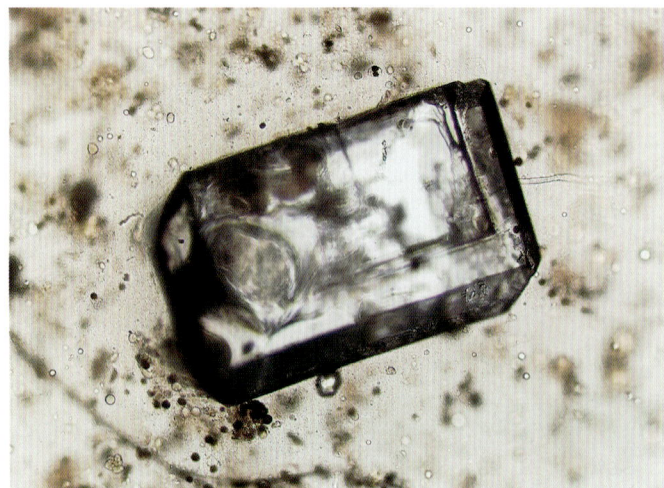

图 4-140 磷酸铵镁结晶,体积巨大,肉眼可见,呈立方体形;背景可见大量尿酸铵结晶及细菌(未染色,×40)

（2）相差显微镜检查：磷酸铵镁结晶在暗视野或相差显微镜下观察，结晶结构立体，有较强的折光性（图 4-141）。

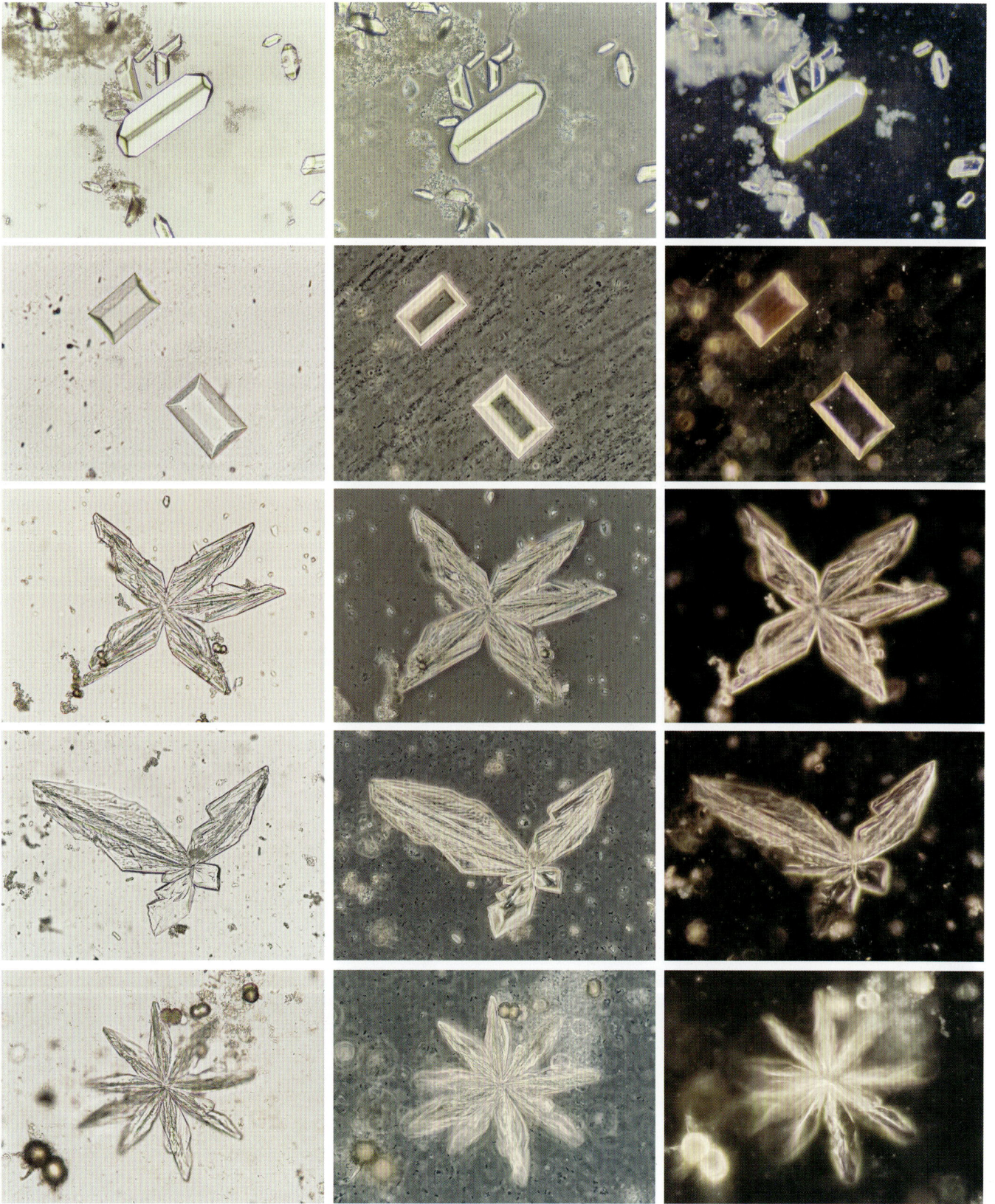

图 4-141　磷酸铵镁结晶（明视野 + 相差显微镜 + 暗视野，×400）
结晶体无色、透明，形态多样，在暗视野或相差显微镜下有较强的折光性。

（3）偏振光显微镜检查：磷酸铵镁结晶在偏振光显微镜下观察，有较强的折光性和双折射现象，其偏光性与结晶形态、观察角度有关，结晶表面呈彩色或单色（图 4-142、图 4-143）。

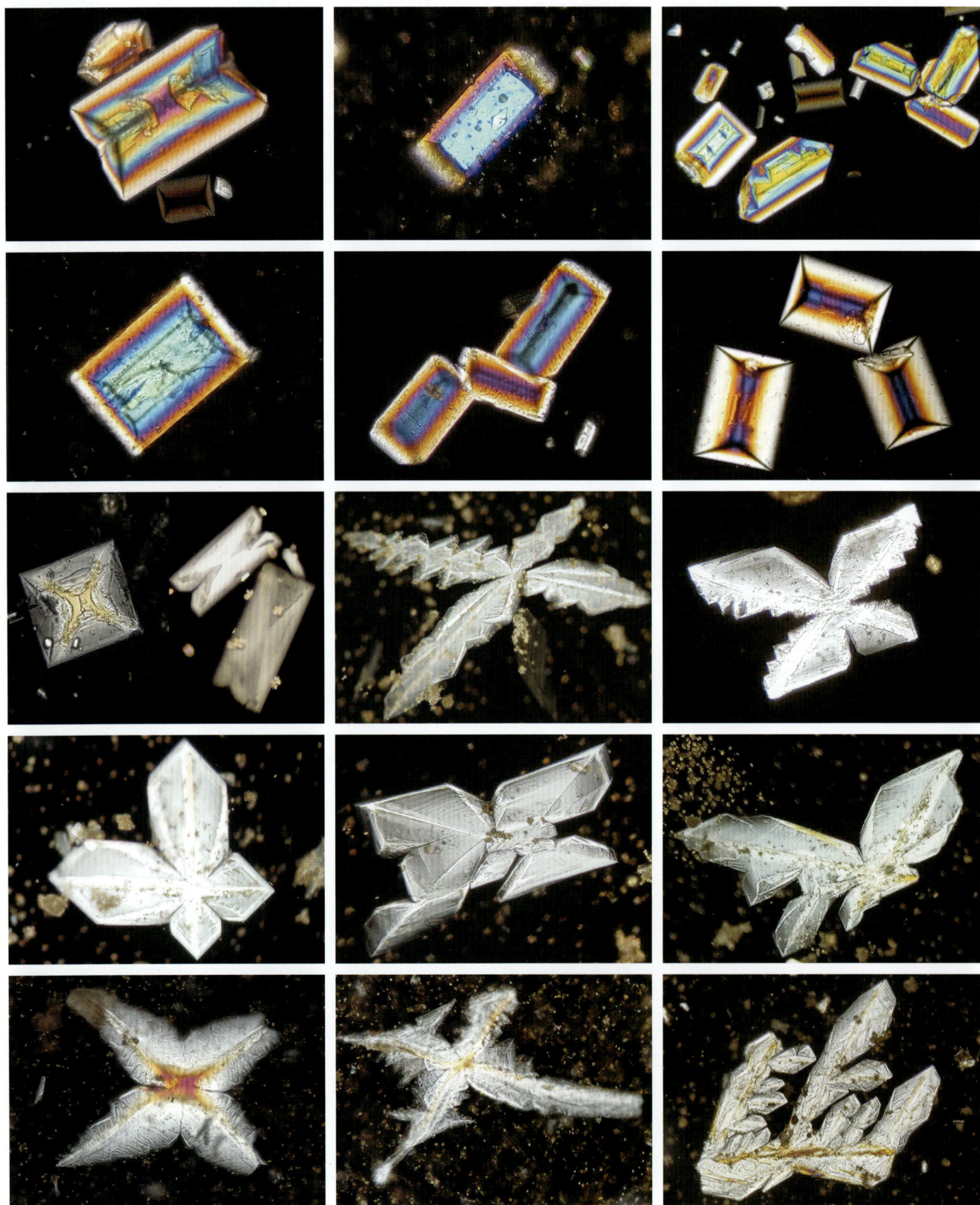

图 4-142　磷酸铵镁结晶（偏振光显微镜镜检，×400）
结晶体积巨大，形态多样，折光性较强，有双折射现象，结晶表面呈多色性或单色性偏光。

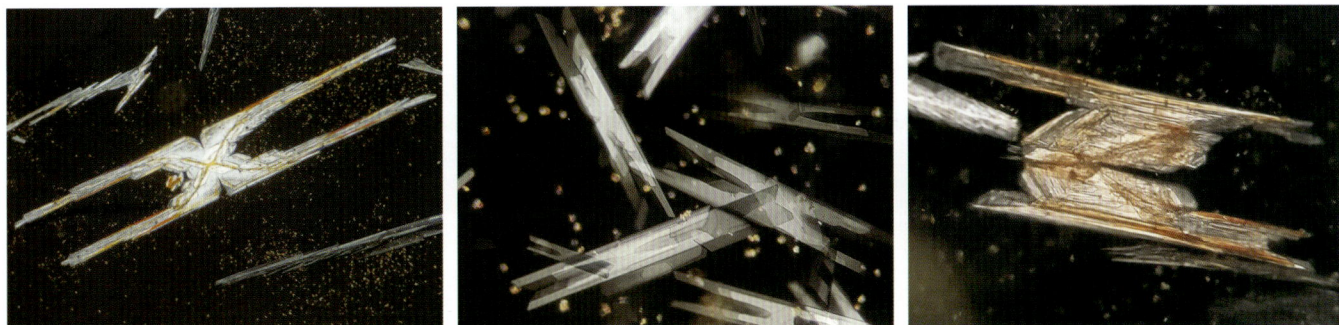

图 4-143 磷酸铵镁结晶,折光性较强,有双折射现象,呈单色偏光性(未染色,偏振光显微镜镜检,×400)

2. 与相似结晶的鉴别

有的磷酸铵镁结晶与草酸钙结晶形态类似(图 4-144),前者加入乙酸迅速溶解,而草酸钙结晶不溶。

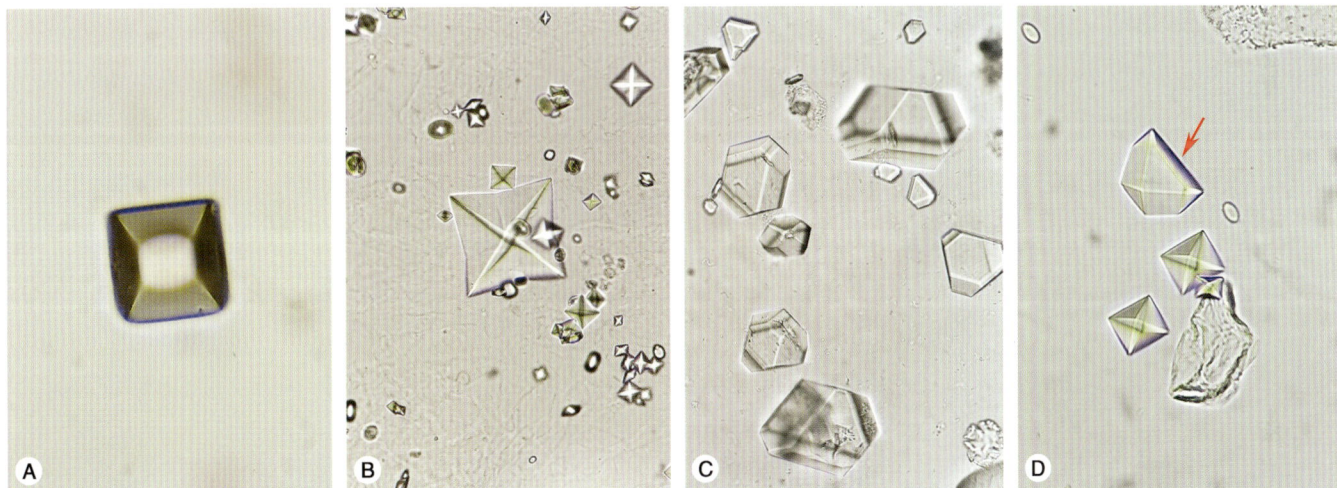

图 4-144 磷酸铵镁结晶与草酸钙结晶(未染色,×400)
A. 磷酸铵镁结晶;B. 草酸钙结晶;C. 磷酸铵镁结晶,多面体结构;D. 草酸钙结晶,呈不规则的多面体结构。

3. 临床意义 健康人尿液偶见磷酸铵镁结晶;新鲜晨尿中检出大量磷酸铵镁结晶,同时伴有细菌,提示泌尿系统感染,建议进一步做尿液细菌培养;陈旧尿中出现无临床意义。磷酸铵镁结晶也可见于引起尿潴留的疾病;在慢性尿路感染患者尿中易发现磷酸铵镁结晶,可导致尿路阻塞,引起尿路结石。

(二)磷酸钙结晶

磷酸钙结晶(calcium phosphate crystals)是尿液中磷酸与钙离子结合的产物。

1. 形态特征

(1)明视野显微镜观察:磷酸钙结晶为无色;形态多样,呈棒状、棱柱状、片状、柴捆状或楔形,形似柴捆状或菊花状,可聚集成束(图 4-145~图 4-148)。若尿液中含有大量磷酸钙结晶,离心沉淀为灰白色。磷酸钙结晶在弱酸性尿、中性尿及碱性尿中均可见,在碱性尿中更易形成;该类结晶溶解于盐酸、乙酸,可与非晶形磷酸钙结晶、磷酸铵镁结晶及尿酸铵结晶同时出现(图 4-149~图 4-158);标本久置,结晶体表面可附着一些非晶形盐类结晶(图 4-159~图 4-160);对于少见类型的磷酸钙结晶(图 4-161~图 4-166),可根据形态、溶解性进一步分析。

(2)暗视野或相差显微镜观察:相差显微镜或在暗视野下观察,磷酸钙结晶结构立体,有较强的折光性(图 4-167)。

(3)偏振光显微镜观察:磷酸钙结晶在偏振光显微镜下观察,有折光性和双折射现象(图 4-168)。

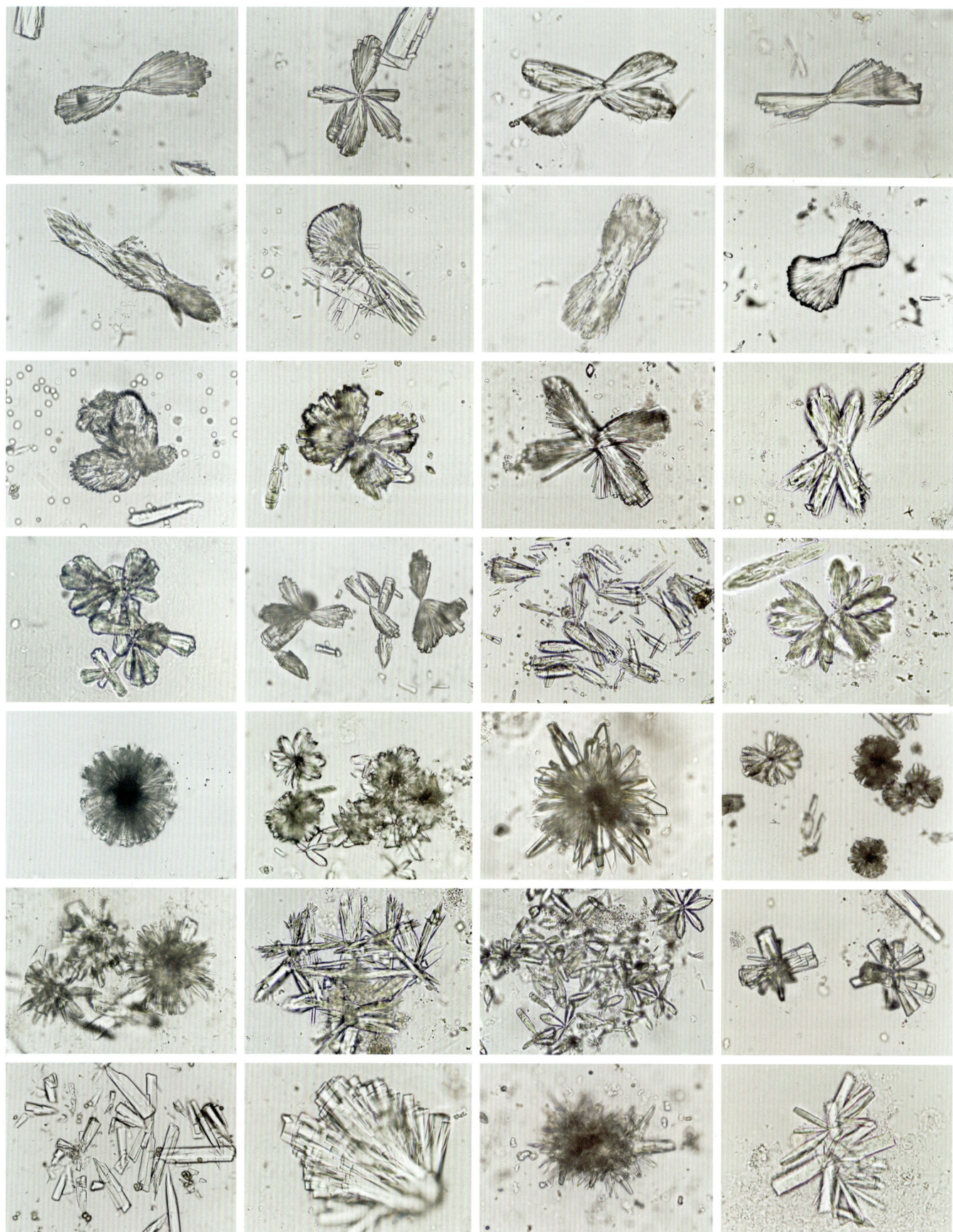

图 4-145 磷酸钙结晶(未染色,×400)
结晶体无色、透明,形态多样,易聚集成稻草捆或花样。

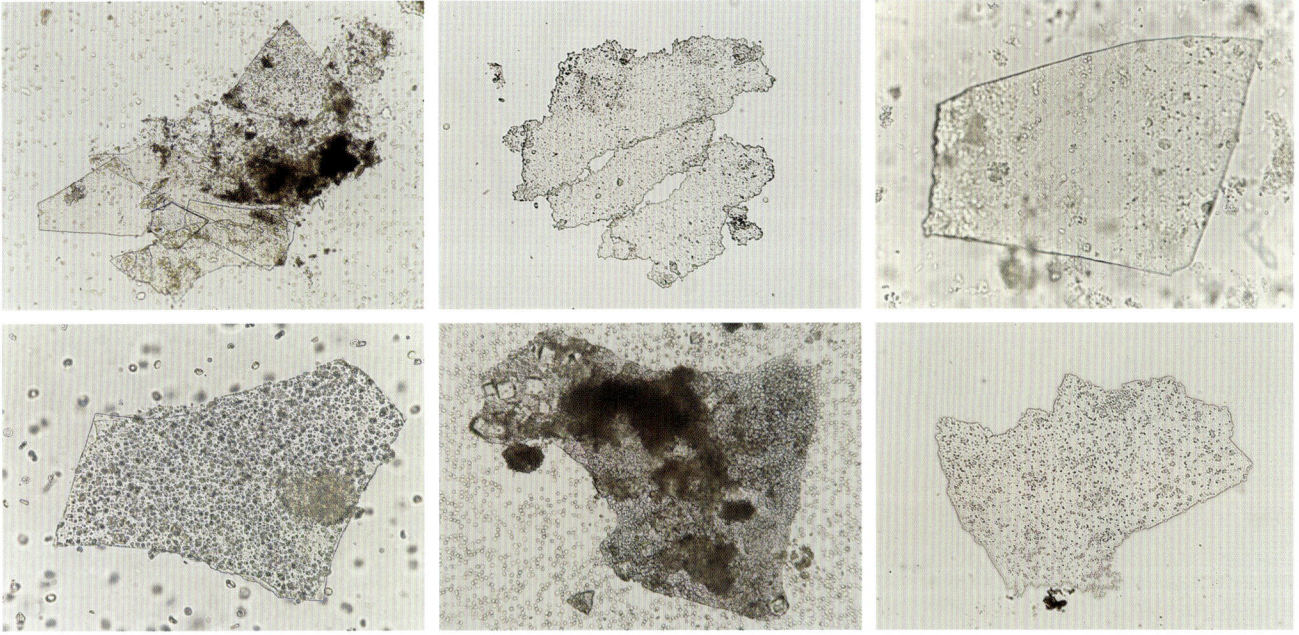

图 4-146 片状磷酸钙结晶,由非晶形磷酸盐结晶聚集形成,薄层片状,无固定形态;陈旧性尿液中的片状磷酸钙结晶常漂浮在尿液表面,形成膜状物(未染色,×400)

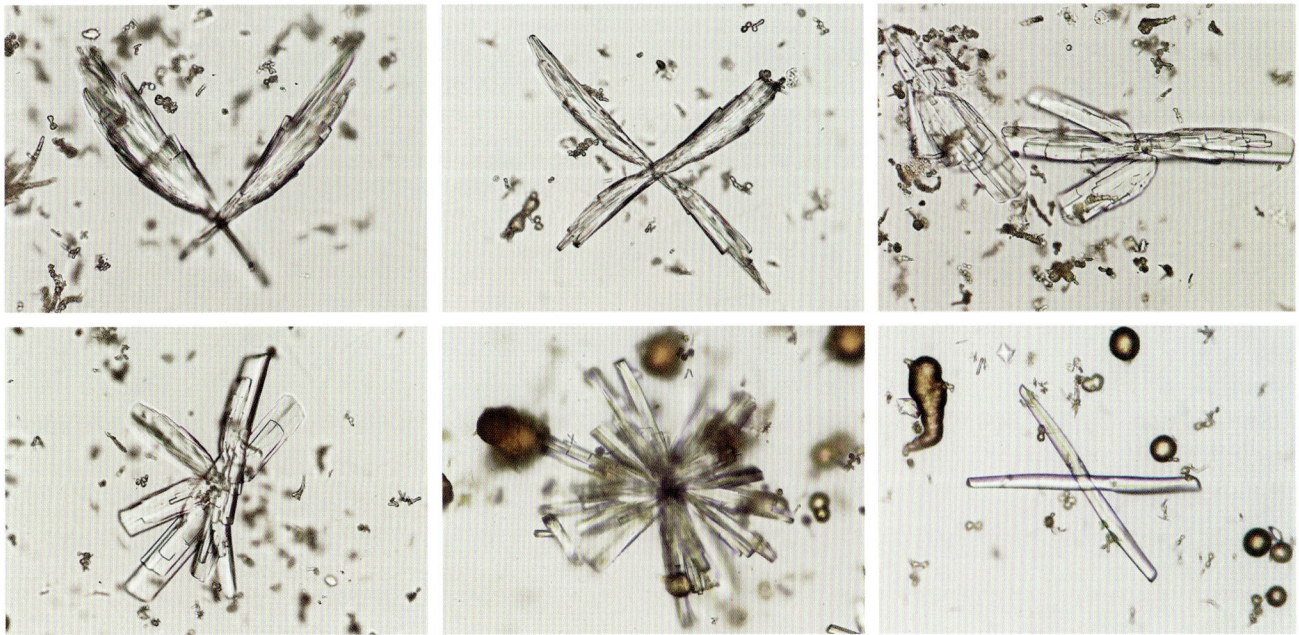

图 4-147 不典型磷酸钙结晶,背景可见尿酸铵结晶(未染色,×400)

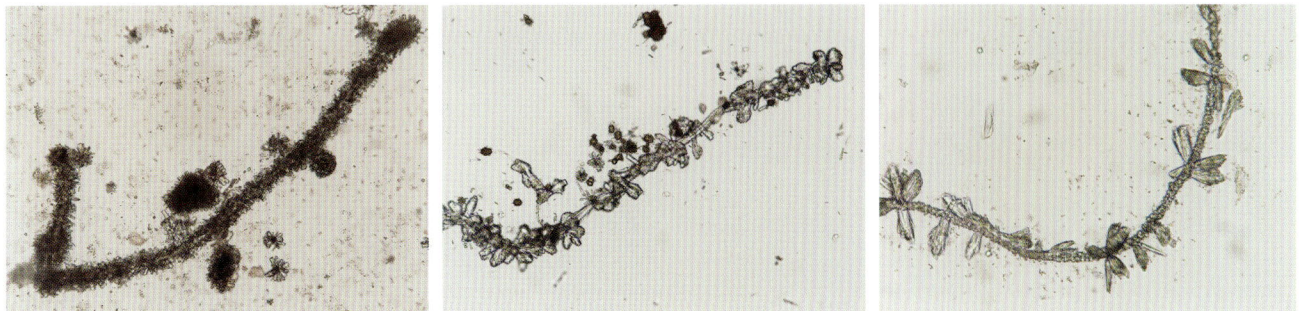

图 4-148 磷酸钙结晶吸附在纤维丝上(未染色,×400)

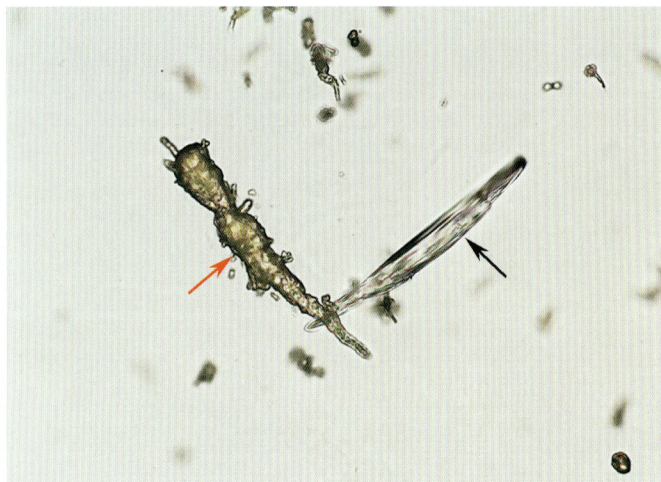

图 4-149 磷酸钙结晶(黑箭所指),尿酸铵结晶(红箭所指)(未染色,×400)

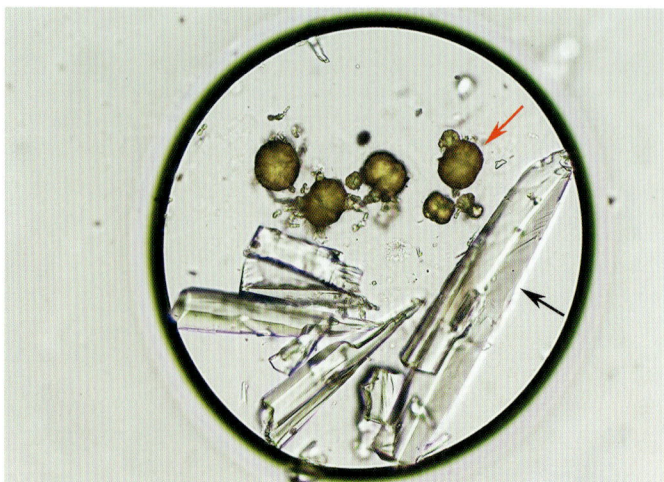

图 4-150 磷酸钙结晶(黑箭所指),体积较大;尿酸铵结晶(红箭所指)(未染色,×400)

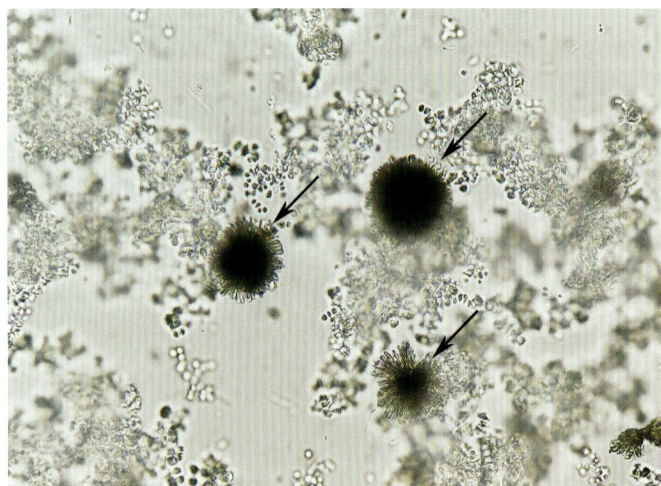

图 4-151 磷酸钙结晶(黑箭所指),背景可见大量非晶形磷酸盐结晶(未染色,×200)

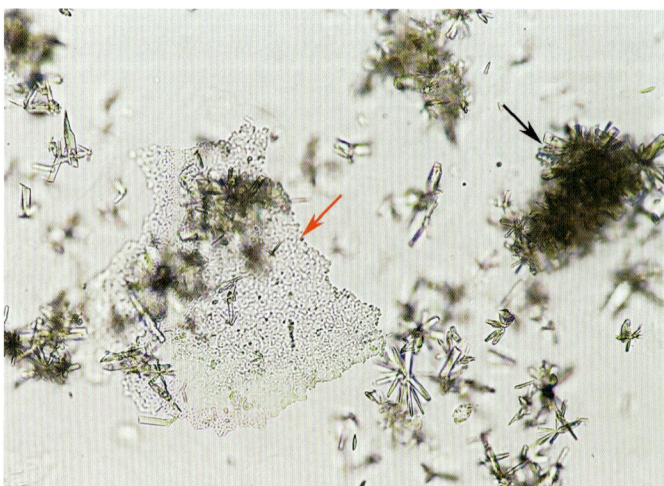

图 4-152 磷酸钙结晶(黑箭所指),红箭所指为片状磷酸钙结晶(未染色,×200)

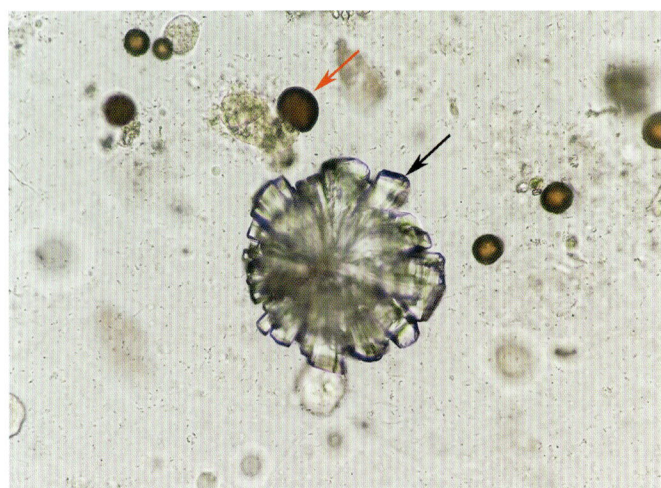

图 4-153 磷酸钙结晶(黑箭所指),球形尿酸铵结晶(红箭所指)(未染色,×400)

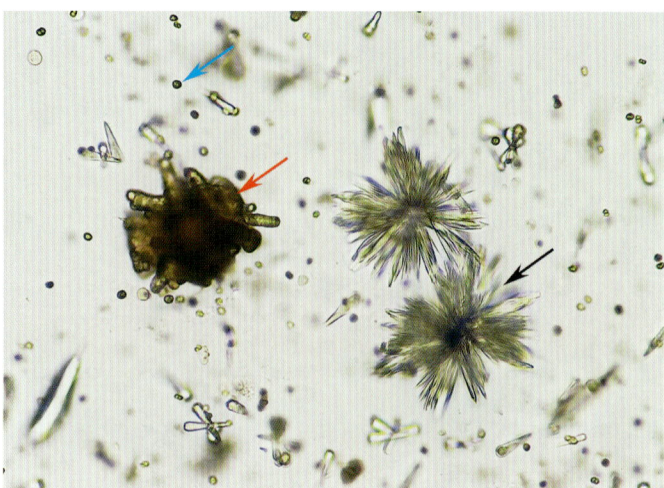

图 4-154 磷酸钙结晶(黑箭所指),尿酸铵结晶(红箭所指),碳酸钙结晶(蓝箭所指)呈小球形(未染色,×400)

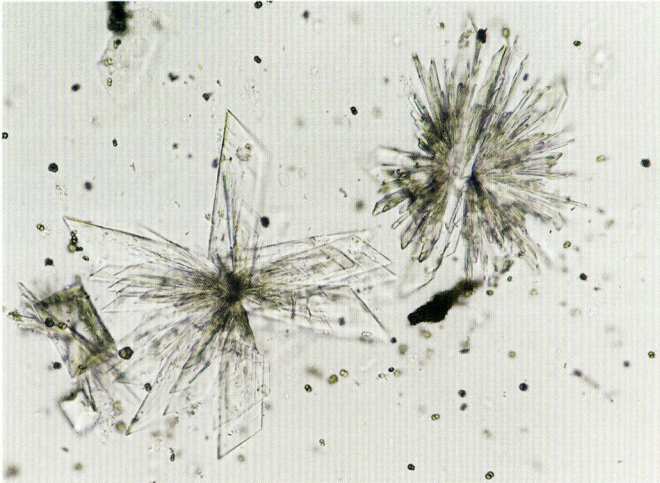

图 4-155 磷酸钙结晶,无色片状,聚集呈花样(未染色,×400)

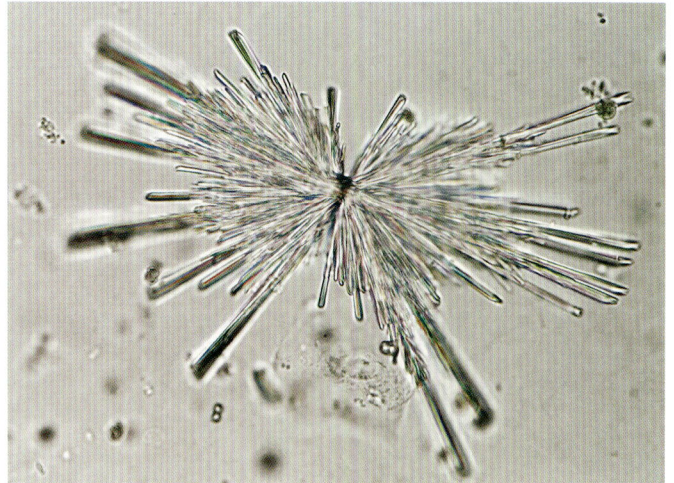

图 4-156 磷酸钙结晶,无色透明;来源于陈旧的尿液标本(未染色,×400)

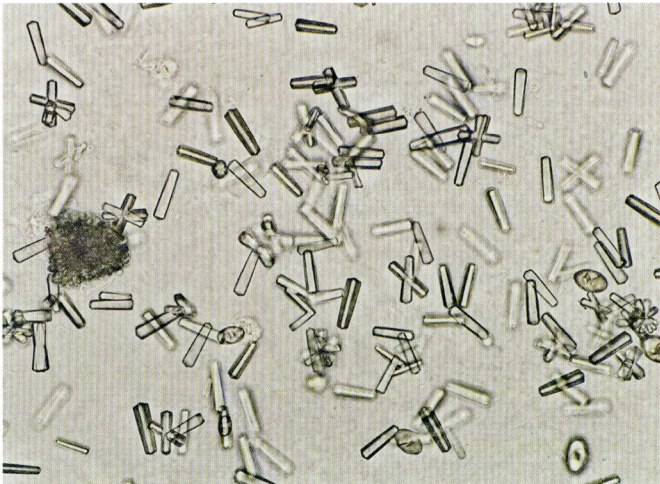

图 4-157 磷酸钙结晶,棒状,与棒状草酸钙、硫酸钙形态相似(未染色,×400)

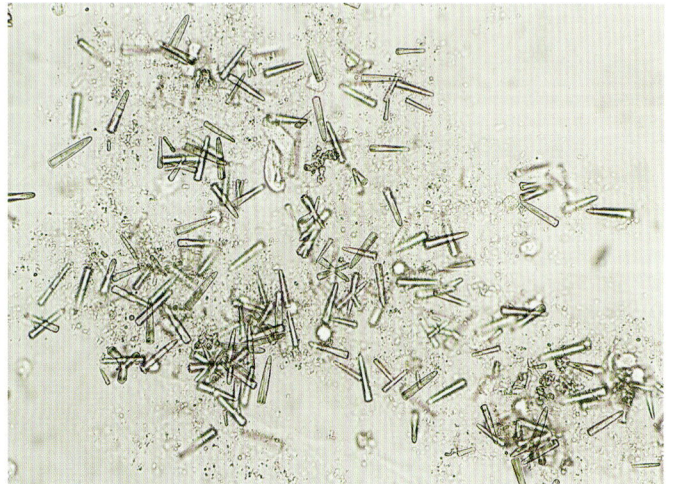

图 4-158 磷酸钙结晶,棒状;背景可见非晶形磷酸盐结晶(未染色,×400)

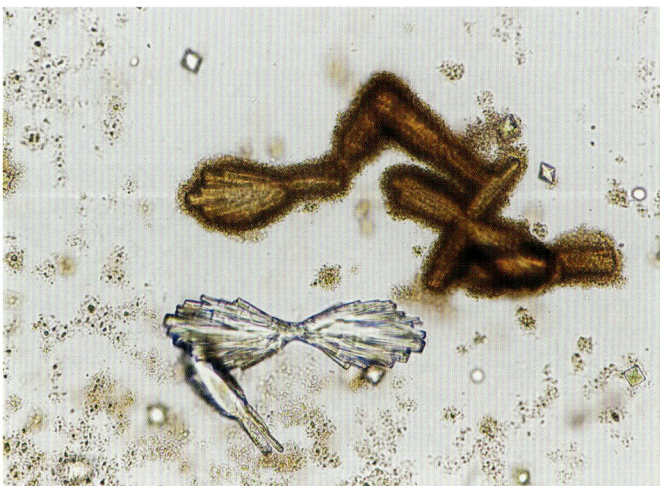

图 4-159 磷酸钙结晶,柴捆样,表面吸附大量非晶形尿酸盐结晶(未染色,×400)

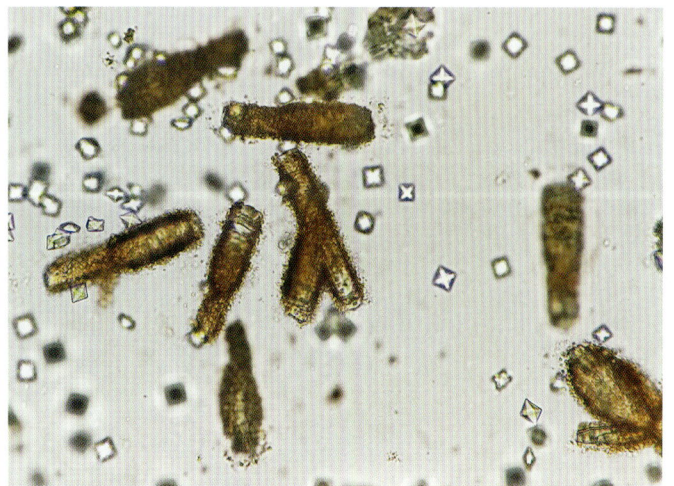

图 4-160 磷酸钙结晶,表面吸附大量非晶形尿酸盐;背景可见大量草酸钙结晶(未染色,×400)

221

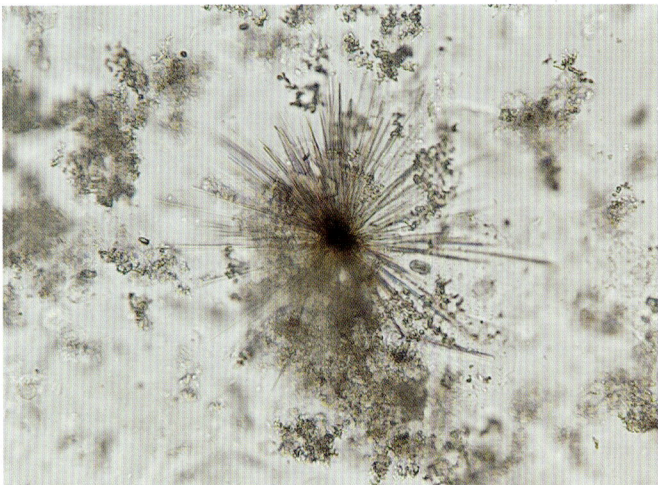

图 4-161 磷酸钙结晶,针束状;背景可见大量非晶形磷酸盐结晶(未染色,×400)

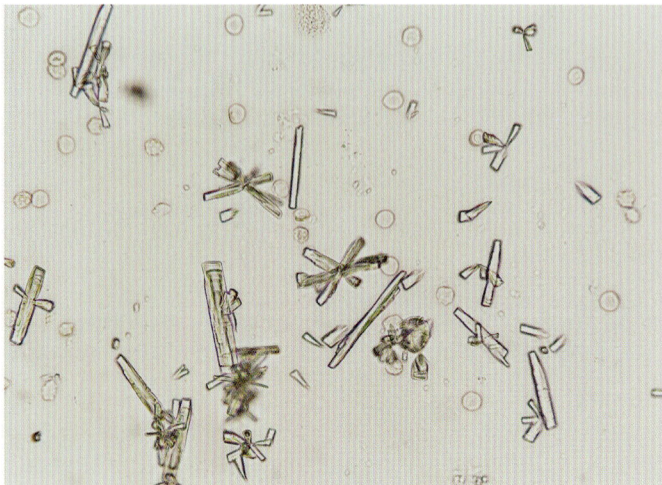

图 4-162 磷酸钙结晶,无色透明,散在或聚集(未染色,×400)

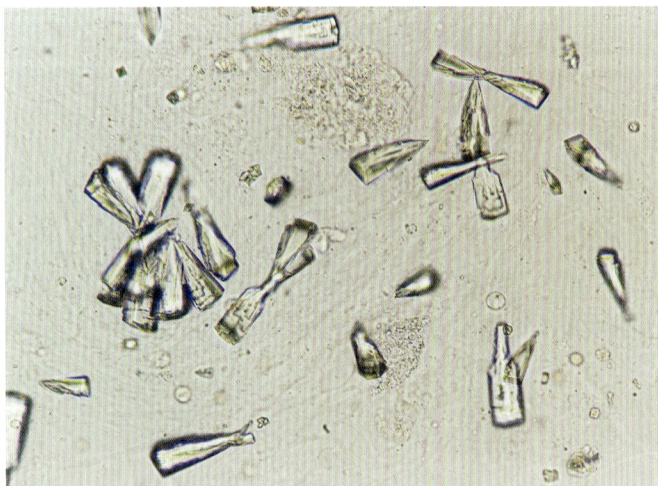

图 4-163 磷酸钙结晶,楔形,无色透明(未染色,×400)

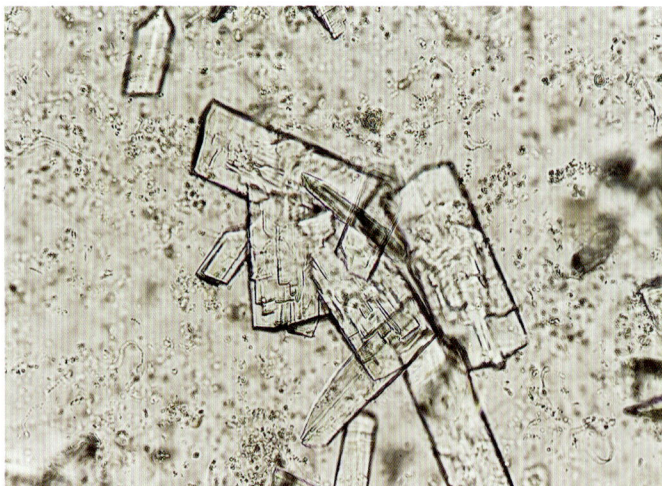

图 4-164 磷酸钙结晶,无色透明,薄片状;背景可见大量非晶形磷酸盐结晶(未染色,×400)

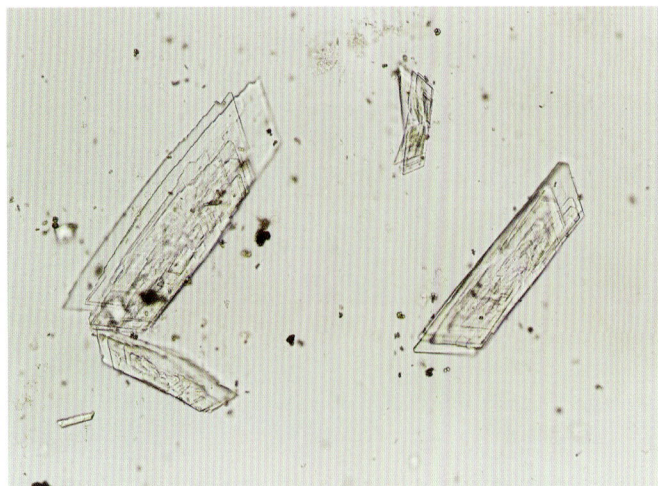

图 4-165 磷酸钙结晶,较少见,不规则的片状(未染色,×400)

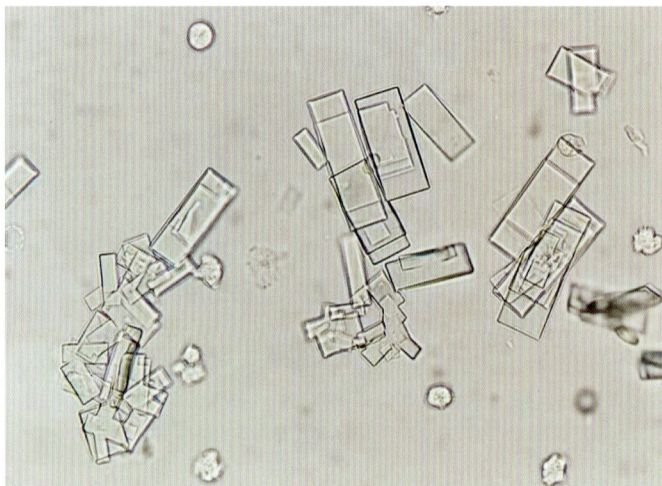

图 4-166 磷酸钙结晶,长方形,无色透明,相互堆叠;草酸钙结晶也有类似的形态,可通过溶解实验进行鉴别(未染色,×400)

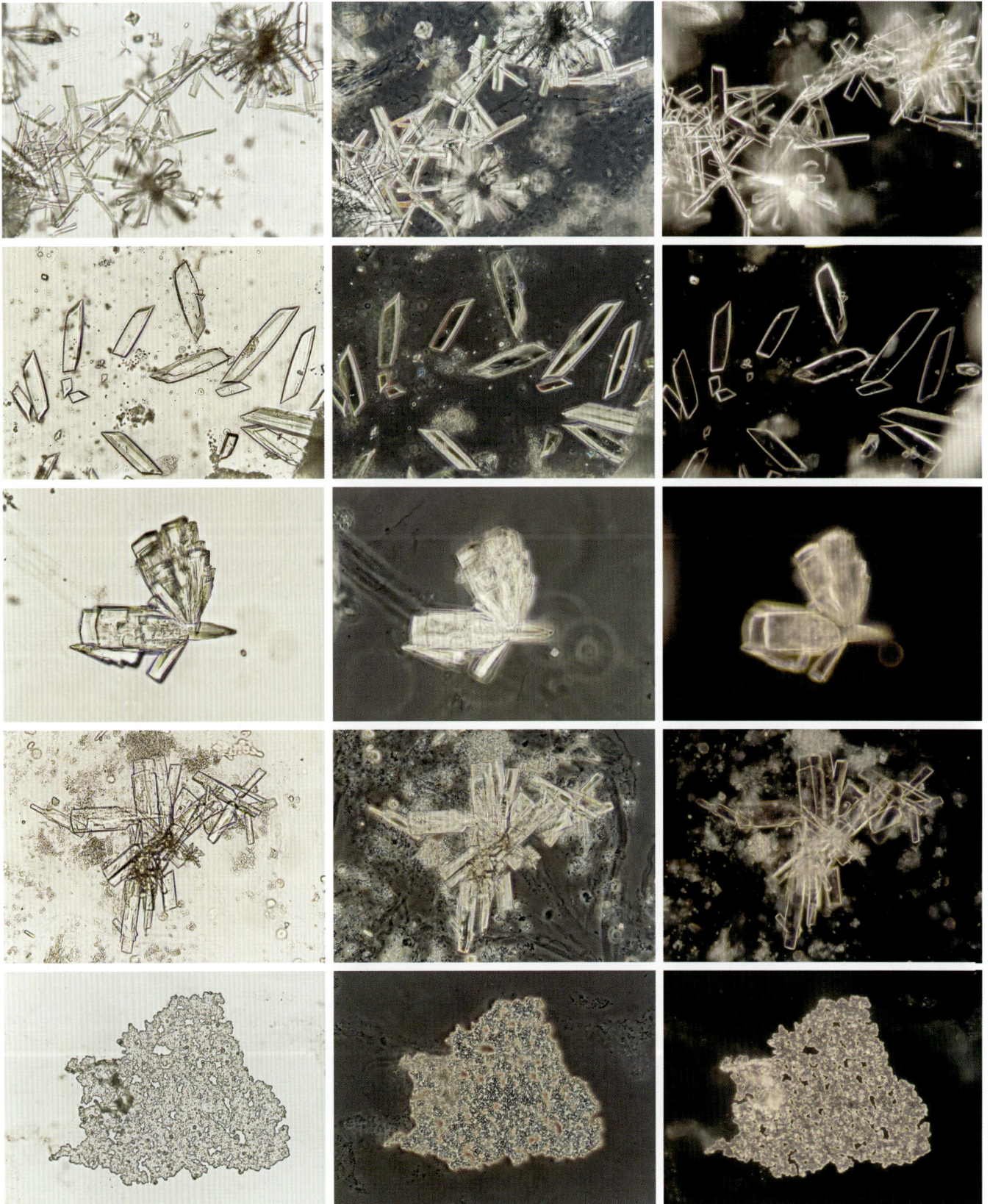

图 4-167 磷酸钙结晶（明视野＋相差显微镜＋暗视野，×400）
结晶体无色、透明，形态多样，折光性较强。

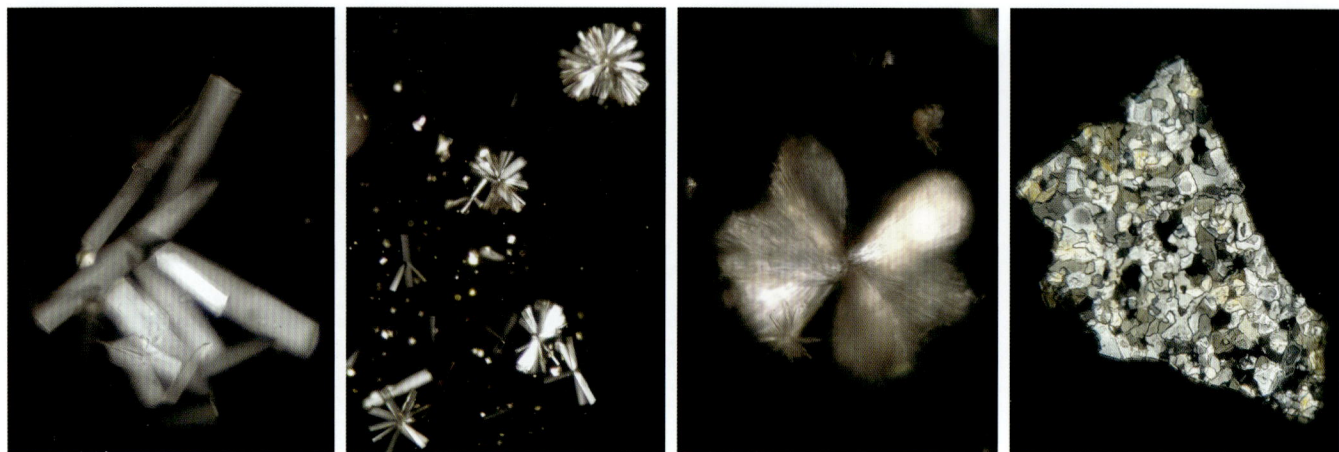

图 4-168 磷酸钙结晶（偏振光显微镜，×400）
偏振光显微镜下磷酸钙结晶有折光性，有双折射现象，呈单色偏光性。

2. 临床意义 磷酸钙结晶可见于健康人；若尿液中长期出现大量磷酸钙结晶，考虑是否患有甲状腺功能亢进、肾小管酸中毒、长期卧床导致的骨质脱钙等疾病；此外，磷酸钙结晶也可见于引起尿潴留的疾病或慢性感染性疾病。

（三）尿酸铵结晶

尿酸铵结晶（uric acid ammonium crystals）是尿酸与游离铵结合的产物。

1. 形态特征

（1）明视野显微镜观察：尿酸铵结晶在低倍镜镜检时呈棕黑色，高倍镜或油镜下观察呈棕黄色（图 4-169、图 4-170）；典型的尿酸铵结晶为树根状，还可见圆球形、棘球状、哑铃形、柴捆样及不规则形（图 4-171～图 4-179）。部分结晶与非晶形尿酸盐结晶、碳酸钙结晶形态相似。

尿酸铵结晶是尿酸盐的一种，是唯一出现在碱性尿中的尿酸盐结晶，也可见于中性尿和弱酸性尿中，常与磷酸铵镁结晶、磷酸钙结晶同时出现（图 4-180～图 4-183）；尿酸铵结晶加热溶解，溶解于盐酸、乙酸和氢氧化钾溶液。

（2）暗视野、相差显微镜镜检和偏振光显微镜：尿酸铵结晶在相差显微镜下观察，结晶结构立体；暗视野下观察有折光性（图 4-184）；偏振光显微镜观察有双折射现象（图 4-185）。

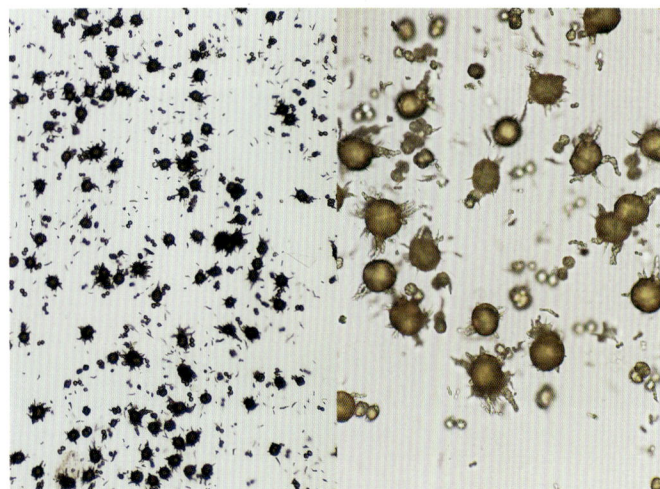

图 4-169 尿酸铵结晶，低倍镜下结晶颜色较深，呈棕黑色（明视野，×100）；高倍镜下呈棕黄色（明视野，×400）

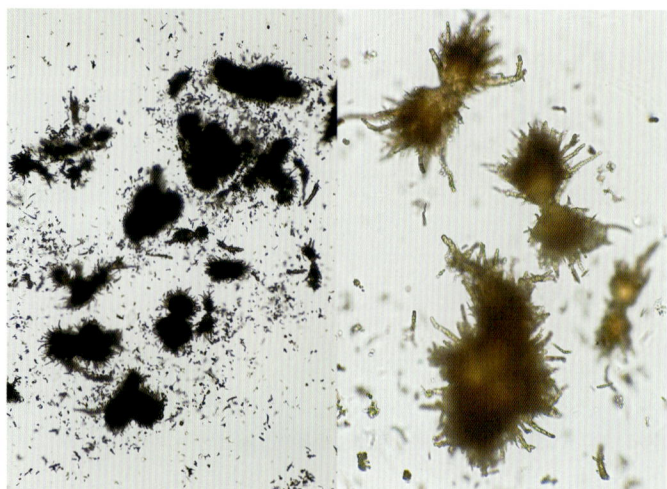

图 4-170 尿酸铵结晶，柴捆样，低倍镜下呈棕黑色（明视野，×100）；高倍镜下呈棕黄色（明视野，×400）

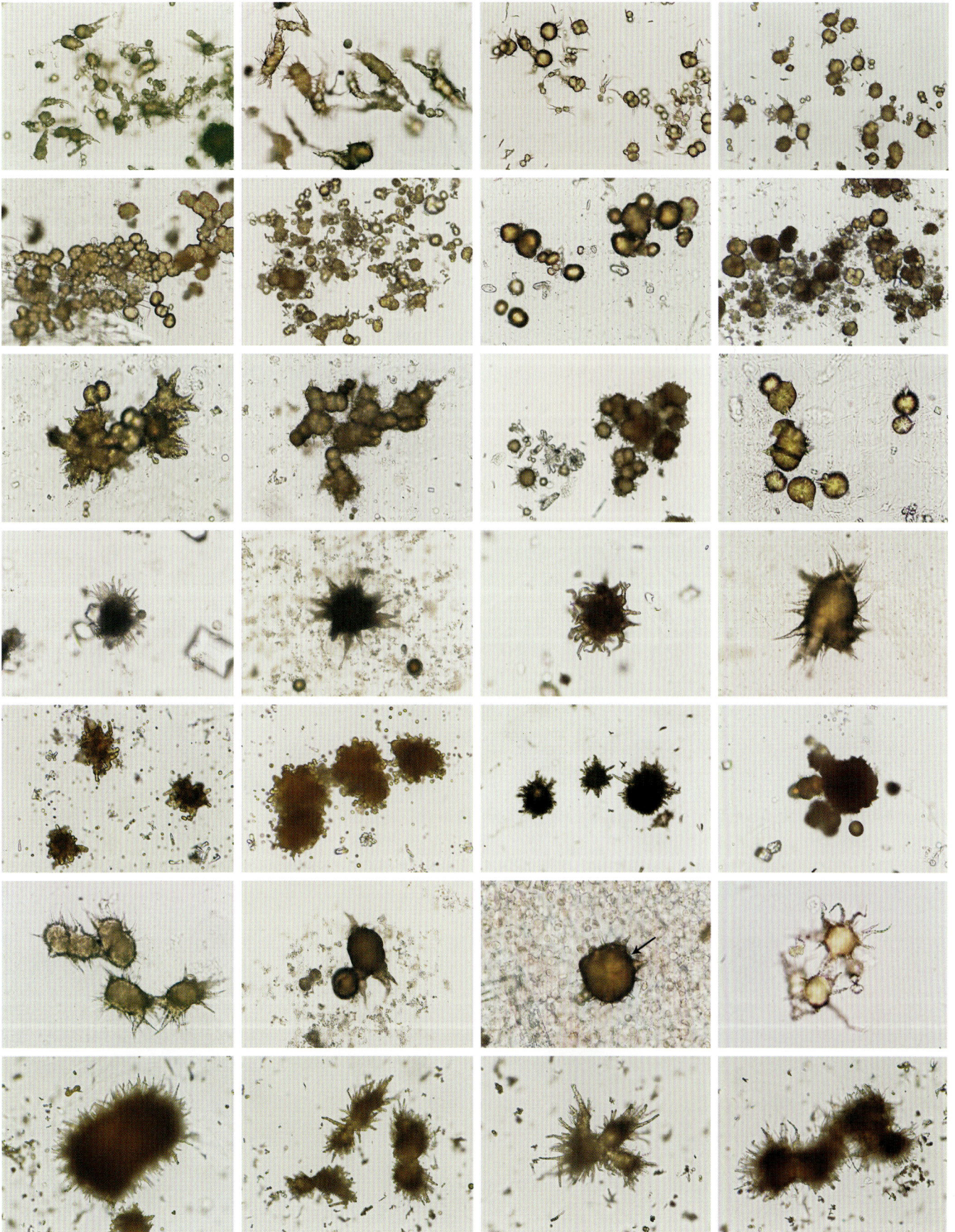

图 4-171 尿酸铵结晶（未染色，明视野，×400）
结晶体积大小不等，部分结晶体积巨大；棕黄色或棕黑色，树根状、圆球形、棘球状、哑铃形及不规则形。

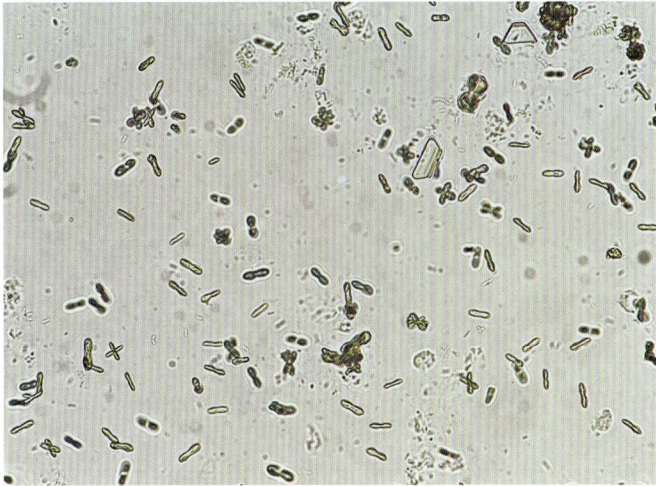

图 4-172 尿酸铵结晶，体积较小，呈柴捆样或哑铃形，常与磷酸盐同时出现，可通过溶解实验进行鉴别（未染色，×400）

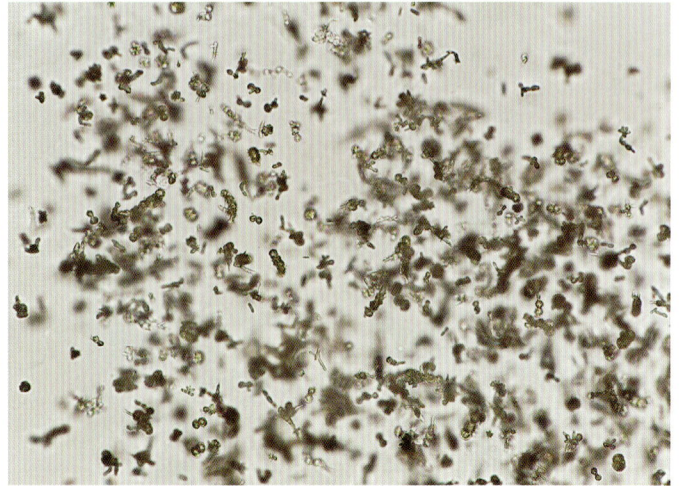

图 4-173 尿酸铵结晶，体积较小，形态不规则，呈棕黄色，需要与碳酸钙结晶进行区别（未染色，×400）

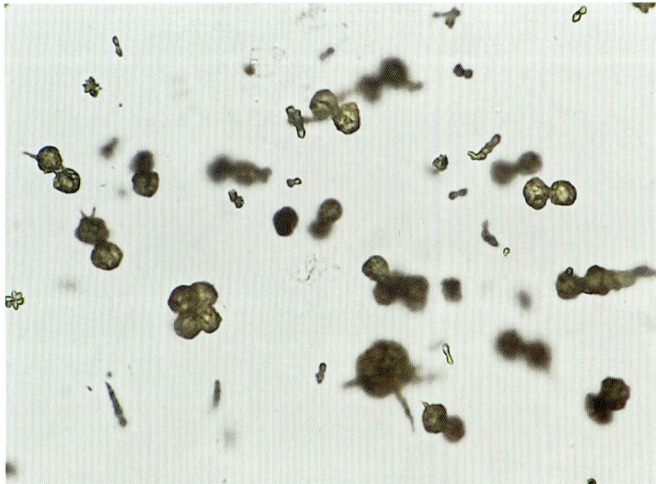

图 4-174 尿酸铵结晶，哑铃形，棕黄色，与碳酸钙结晶形态相似（未染色，×400）

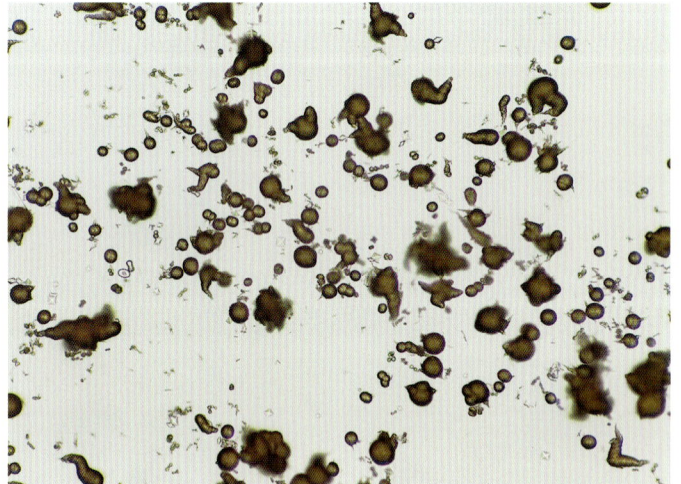

图 4-175 尿酸铵结晶，体积大小不等，球形或树根样，棕黄色（未染色，×400）

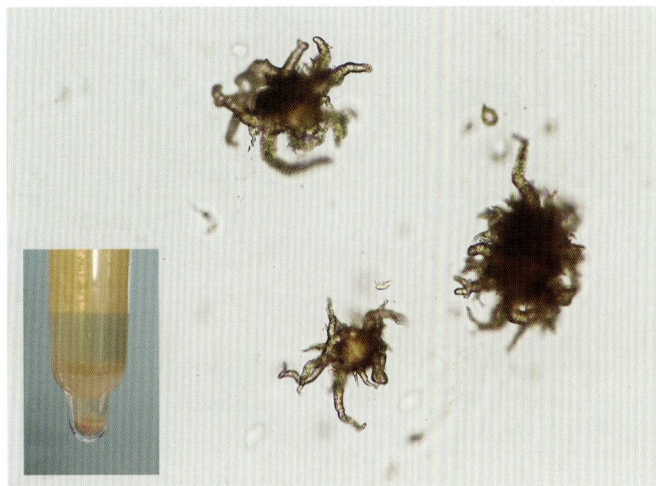

图 4-176 尿酸铵结晶，体积较大，离心沉淀为棕黄色（未染色，×400）

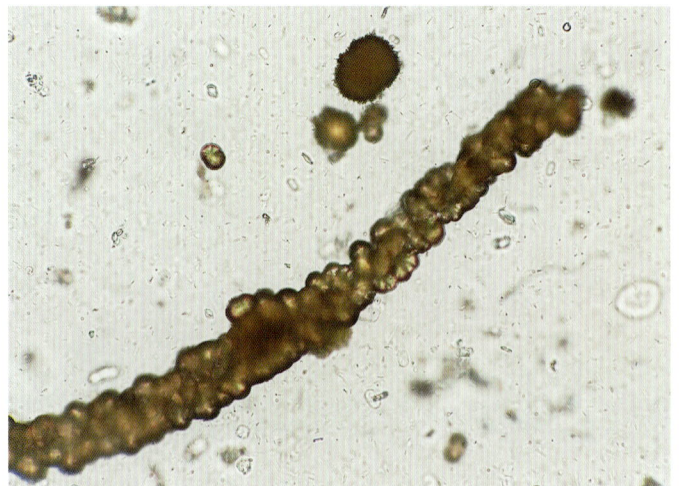

图 4-177 尿酸铵结晶，棕黄色，吸附在纤维丝上（未染色，×400）

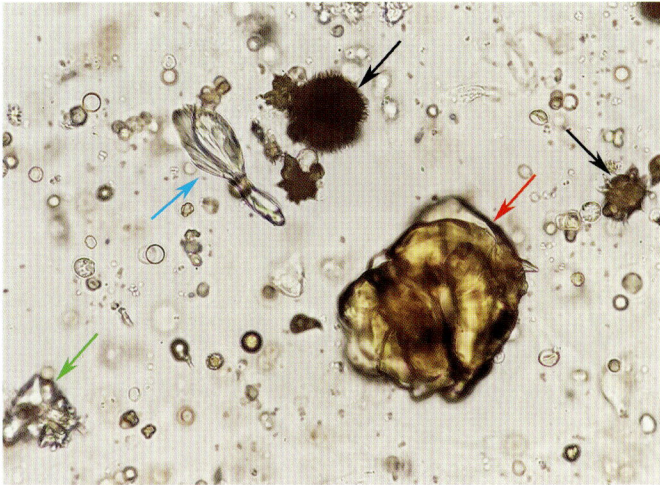

图 4-178 尿酸铵结晶（黑箭所指）、尿酸结晶（红箭所指）、磷酸钙结晶（蓝箭所指）、草酸钙结晶（绿箭所指）；来源于严重烧伤患者的尿液（pH 6.5），同时出现四种结晶（未染色，×400）

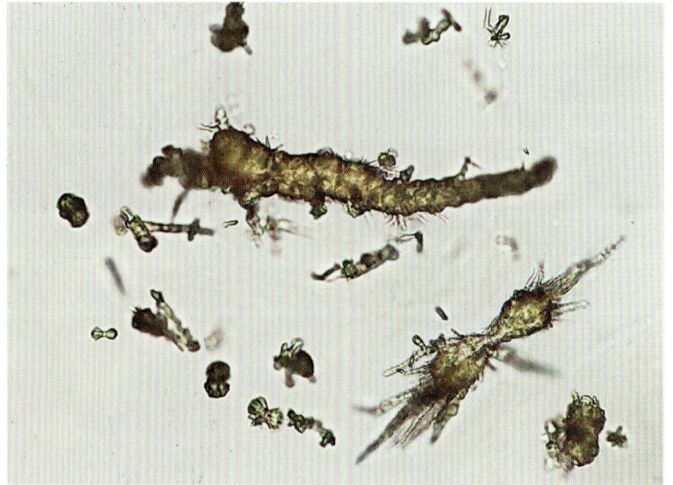

图 4-179 尿酸铵结晶，棕黄色，形态多样，体积明显大小不等，部分结晶体积巨大（未染色，×400）

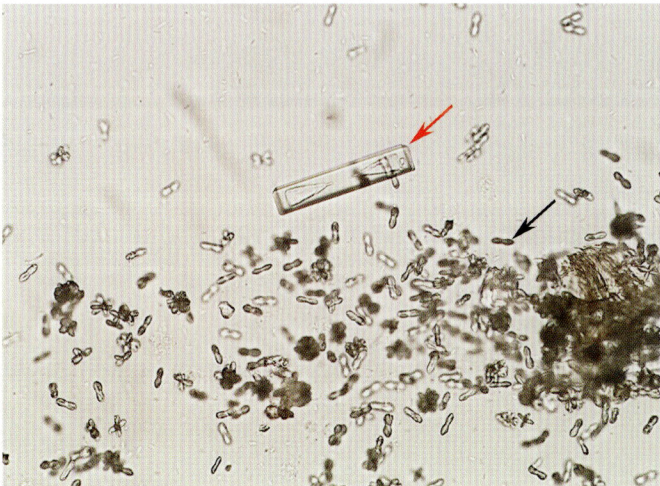

图 4-180 尿酸铵结晶（黑箭所指）体积较小；磷酸铵镁结晶（红箭所指）（未染色，×400）

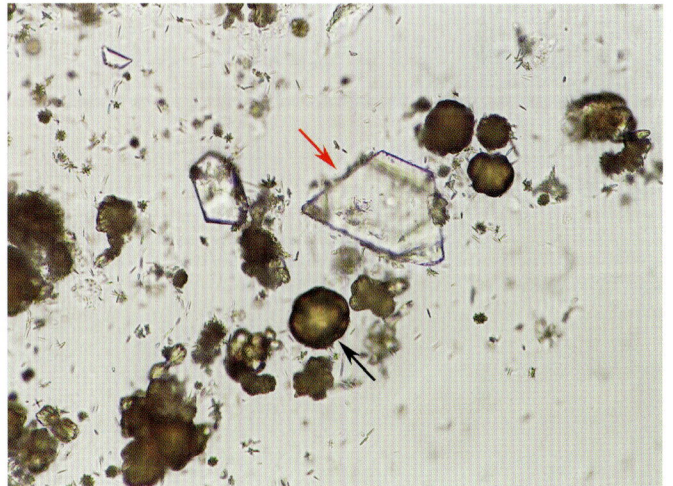

图 4-181 尿酸铵结晶（黑箭所指），棕黄色；磷酸铵镁结晶（红箭所指），无色透明（未染色，×400）

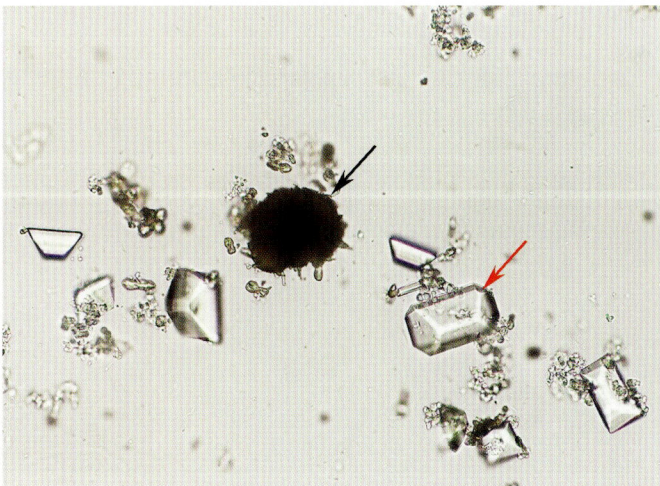

图 4-182 尿酸铵结晶（黑箭所指）；磷酸铵镁结晶（红箭所指）（未染色，×400）

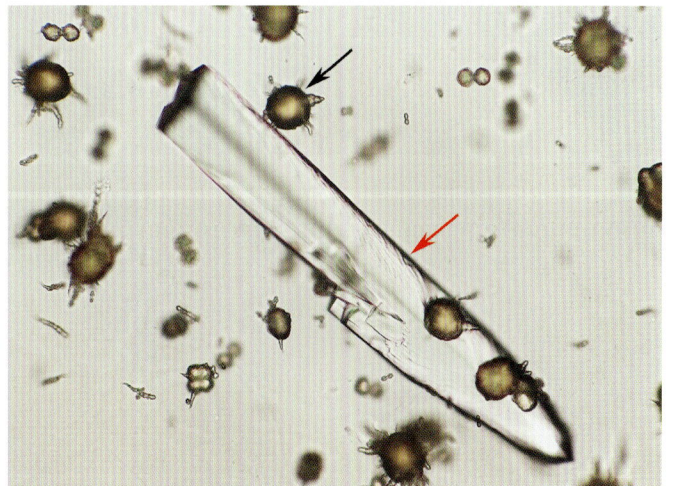

图 4-183 尿酸铵结晶（黑箭所指）；磷酸钙结晶（红箭所指），体积巨大（未染色，×400）

227

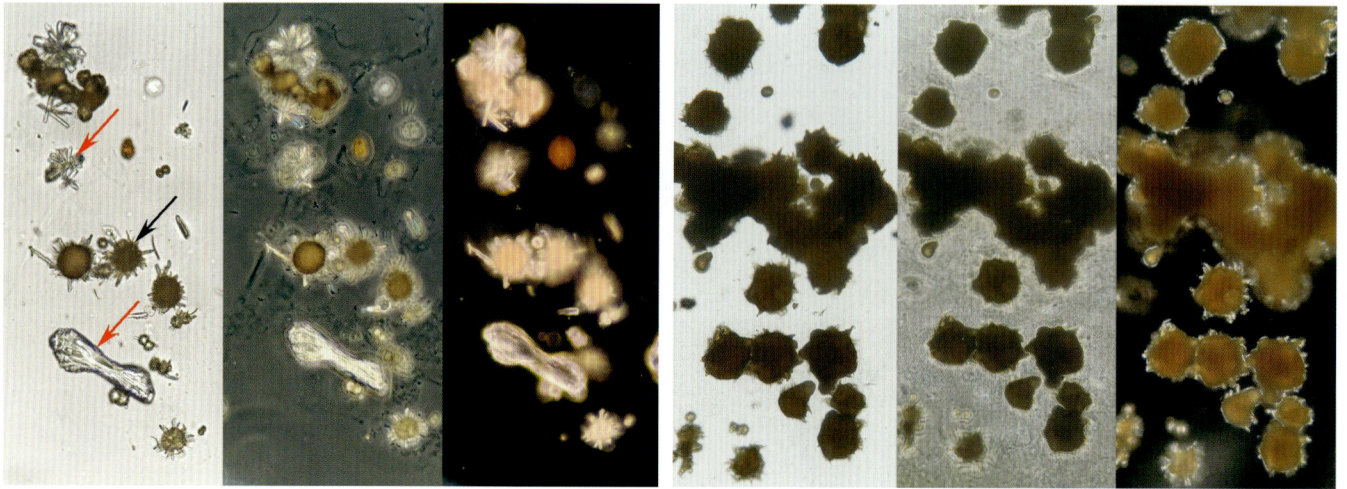

图 4-184 尿酸铵结晶（黑箭所指）,磷酸钙结晶（红箭所指）（明视野+相差 显微镜+暗视野,×400）

图 4-185 尿酸铵结晶（明视野+相差显微镜+偏振光显微镜,×400）

2. 临床意义 尿酸铵结晶常见于陈旧尿液中,无临床意义;如若新鲜尿中大量出现提示膀胱细菌性感染。医源性碱化尿液、或在过度减肥的情况下以及幼儿感染性肠胃炎特别是轮状病毒性肠胃炎时,可见到尿酸铵结晶。尿酸铵结晶可在短期内形成结石。

（四）碳酸钙结晶

1. 形态特征 碳酸钙结晶（calcium carbonate crystals）为黄褐色或棕黄色,小球形、鼓槌形、哑铃形或呈非晶形颗粒状（图 4-186）,有的结晶可聚集呈花样。

碳酸钙结晶多见于碱性尿中,也可见于中性尿和弱酸性尿中,常与其他磷酸盐同时存在。碳酸钙结晶溶解于乙酸或盐酸,并产生小气泡（图 4-187）。非晶形碳酸钙结晶与非晶形尿酸盐结晶、颗粒状尿酸铵结晶不易鉴别,哑铃形碳酸钙结晶与草酸钙结晶等不易鉴别,均可通过溶解性进行鉴别。

2. 临床意义 碳酸钙结晶可见于健康人,多在食用大量蔬菜者的碱性尿中出现,其临床意义较小。

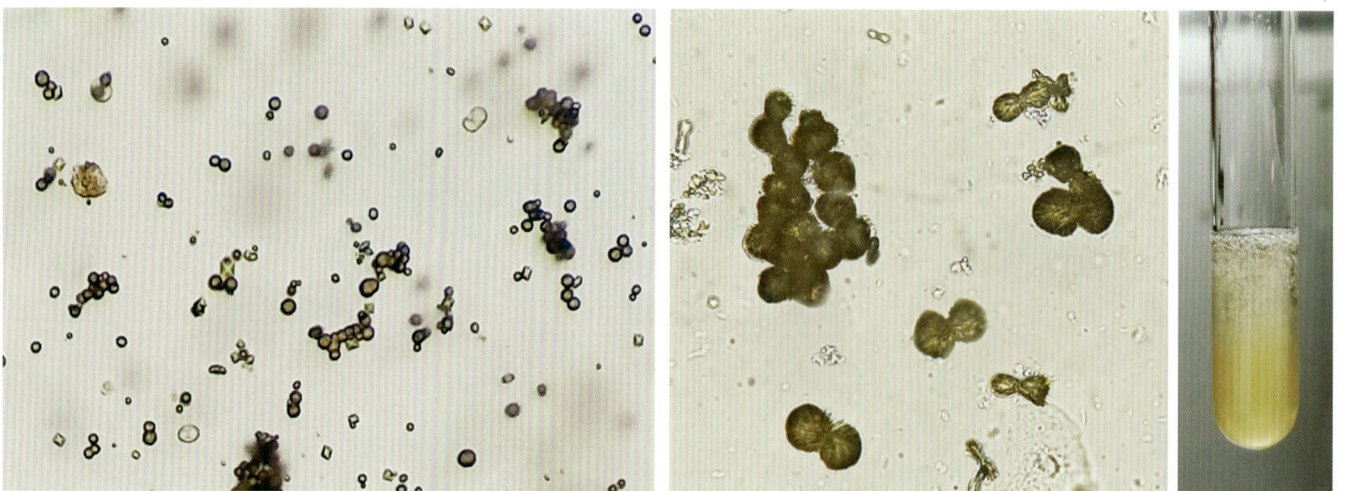

图 4-186 碳酸钙结晶,小球形,棕黄色;与非晶形尿酸盐形态类似（×400）

图 4-187 碳酸钙结晶,哑铃形,棕黄色;标本中加乙酸可产生气泡（×400）

（五）非晶形磷酸盐结晶

1. **形态特征**　非晶形磷酸盐结晶（amorphous phosphate crystals）为尿 pH 值增高而降低了磷酸钙溶解度而析出的结晶。含有大量非晶形磷酸盐结晶的尿液标本，离心沉淀为灰白色，而非晶形尿酸盐结晶沉淀呈粉红色（图 4-188）。显微镜下观察非晶形磷酸盐结晶呈无定形颗粒状，无色，大小不一，散在分布或聚集成堆（图 4-189、图 4-190）。

非晶形磷酸盐结晶常见于碱性和中性尿，是引起碱性尿浑浊最常见的原因。标本久置或外界环境温度偏低时容易析出，常与磷酸钙结晶、尿酸铵结晶及磷酸铵镁结晶同时出现，尿液镜检背景脏乱（图 4-191～图 4-196）；该类结晶易溶解于乙酸或盐酸。

2. **临床意义**　非晶形磷酸盐结晶属于正常代谢产物，一般无临床意义；大量、长期出现有形成结石的风险；此外，非晶形磷酸盐结晶也可见于尿路感染或某些肝脏疾病等。

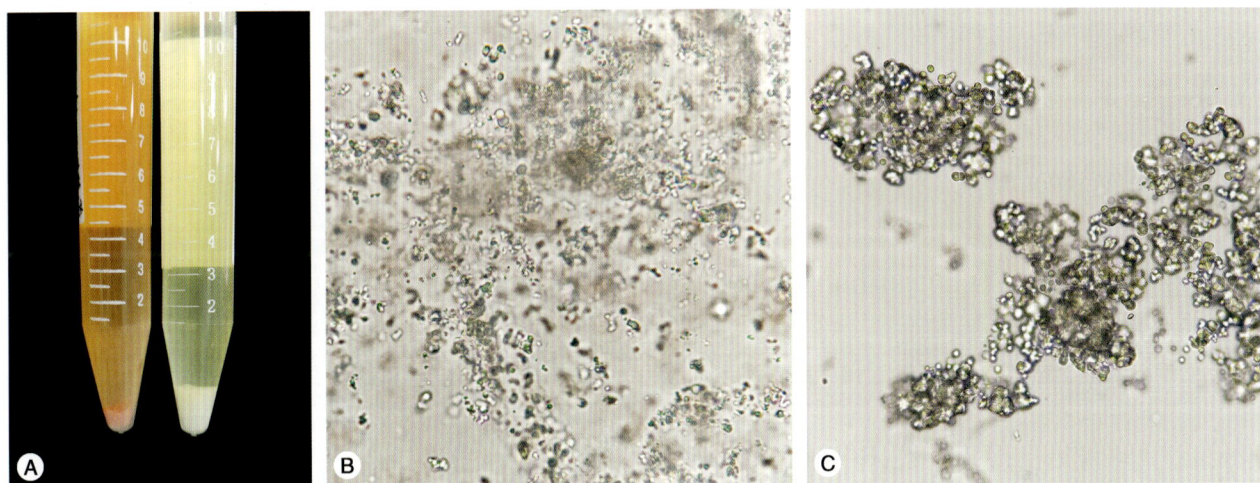

图 4-188　非晶形磷酸盐结晶

A. 非晶形磷酸盐结晶沉淀为灰白色（右侧），非晶形尿酸盐结晶沉淀为粉红色（左侧）；B. 无定形颗粒状，颗粒大小不一，无色（明视野，×400）；C. 结晶无色透明，常聚集成堆（明视野，×1 000）。

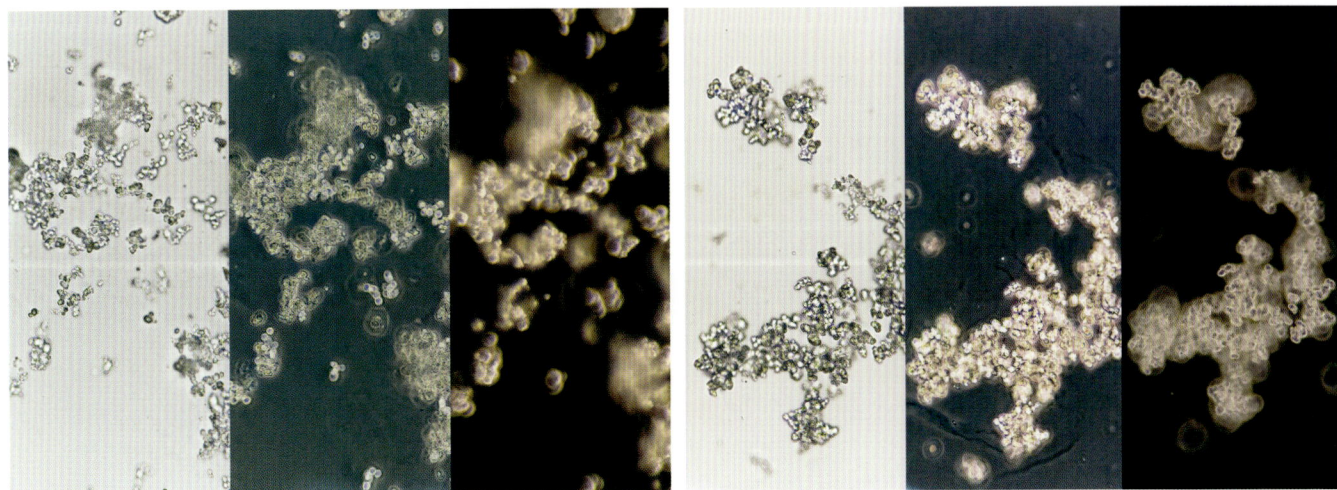

图 4-189　非晶形磷酸盐结晶，有折光性（明视野＋相差显微镜＋暗视野，×400）

图 4-190　非晶形磷酸盐结晶（明视野＋相差显微镜＋暗视野，×400）

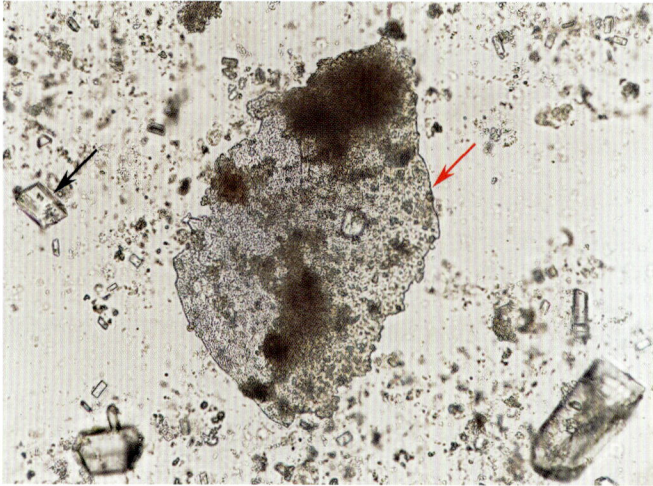

图 4-191 非晶形磷酸盐结晶,片状磷酸钙(红箭所指),磷酸铵镁结晶(黑箭所指)(明视野,×400)

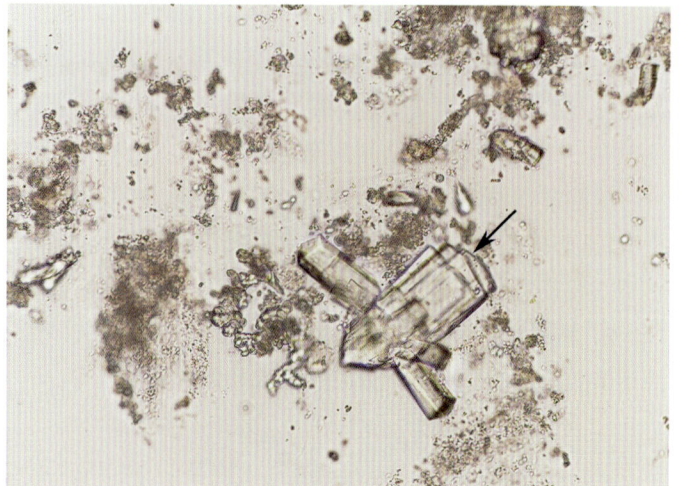

图 4-192 非晶形磷酸盐结晶,箭头所指为磷酸钙结晶(明视野,×400)

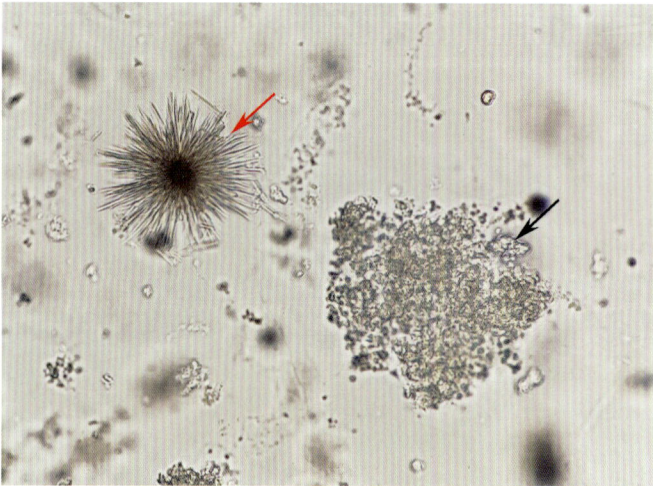

图 4-193 非晶形磷酸盐结晶(黑箭所指),磷酸钙结晶(红箭所指)(明视野,×400)

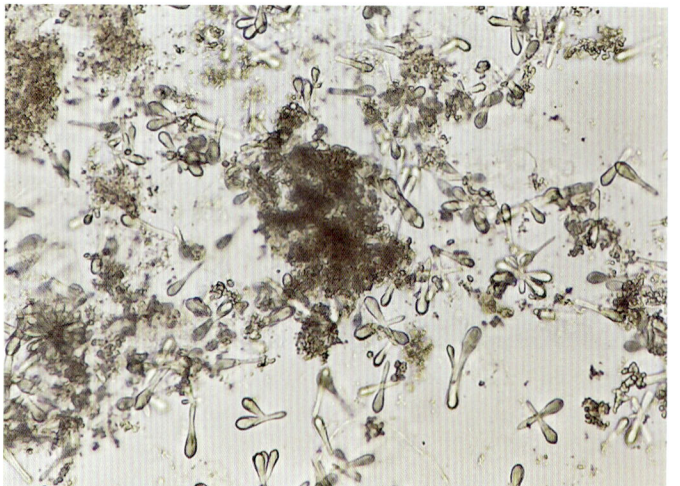

图 4-194 非晶形磷酸盐结晶,溶于乙酸;背景可见大量棒状草酸钙结晶(明视野,×400)

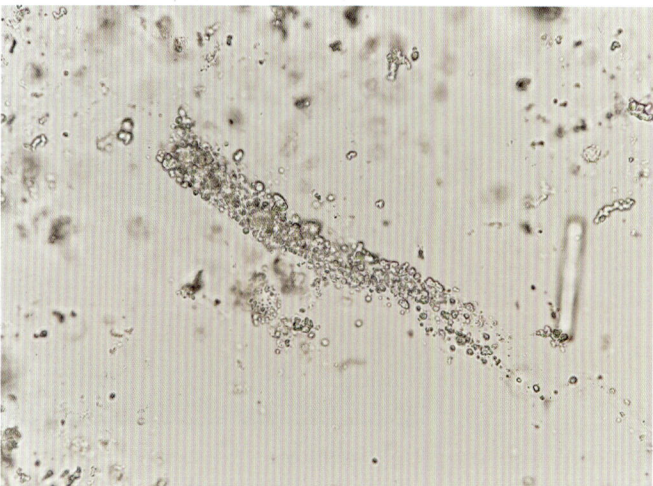

图 4-195 非晶形磷酸盐结晶形成的假管型(明视野,×400)

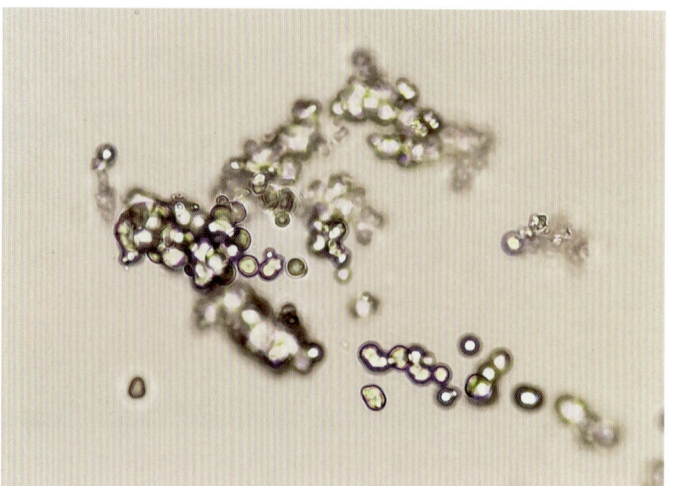

图 4-196 非晶形磷酸盐结晶,呈小球形(明视野,×1 000)

三、病理性结晶

（一）胆红素结晶

胆红素结晶（bilirubin crystals）是各种原因使尿液结合胆红素浓度增高，在尿液中析出的一种橙黄色晶体。

1. 形态特征

（1）明视野显微镜镜检：胆红素结晶见于胆红素尿，体积大小不等，颜色为金黄色或黄褐色；形态多样，常见的有针束状、颗粒状、小杆状、斜方体样或不规则形（图 4-197～图 4-199）；胆红素结晶易在细胞（如白细胞、上皮细胞、巨噬细胞等）内析出（图 4-200～图 4-203）。胆红素尿中有形成分（如各种细胞、管型及各种颗粒等）易被黄染，有的草酸钙结晶也可呈深黄色。胆红素结晶常与亮氨酸结晶同时出现，同一个标本或同一个视野也可同时出现多种形态的胆红素结晶（图 4-204～图 4-213）；此外，有的病例还可见一些特殊形态的胆红素结晶（图 4-214～图 4-225）。胆红素结晶形态、颜色与血红素结晶类似，胆红素溶于氯仿和丙酮溶液，不溶于酒精和乙醚。

（2）暗视野和相差显微镜镜检：胆红素结晶在暗视野或相差显微镜下观察，结晶有折光性，呈黄色（图 4-226～图 4-227）。

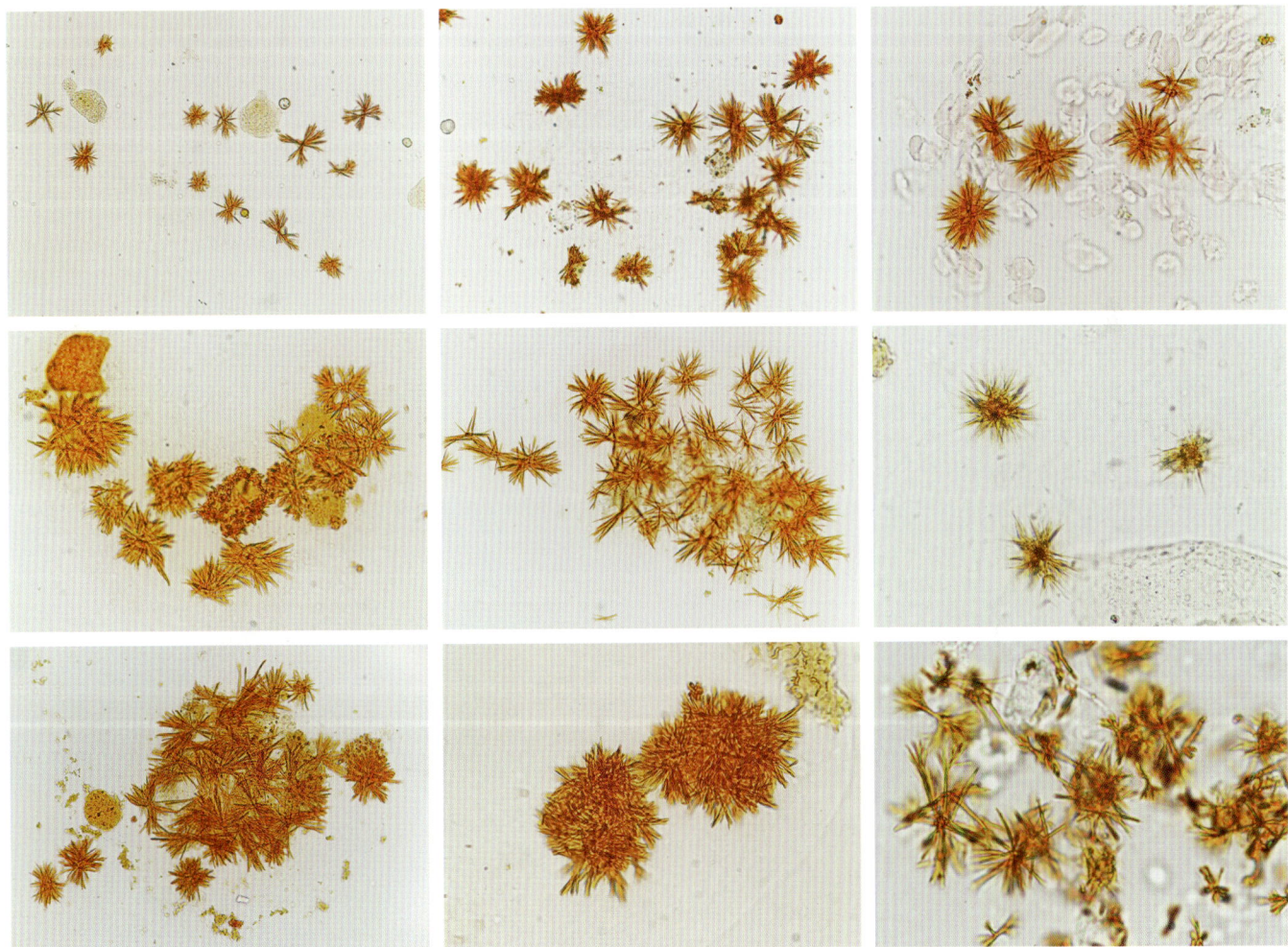

图 4-197 针束状胆红素结晶（未染色，胆红素尿，×400）
结晶体积大小不等，橙黄色，针束状，可聚集成束。

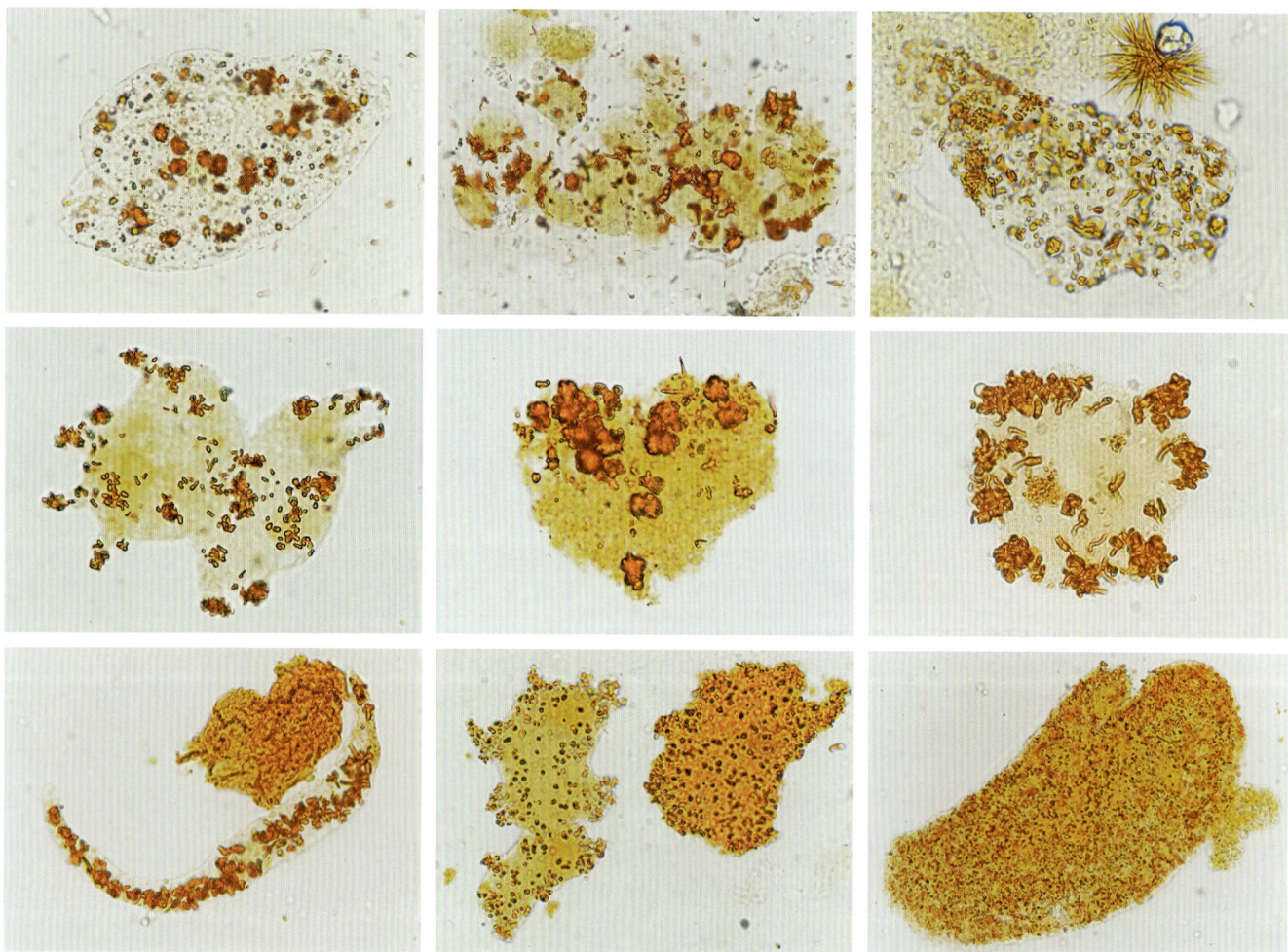

图 4-198 颗粒状胆红素结晶（未染色，胆红素尿，×400）
结晶呈金黄色，为大小不一的颗粒状，部分结晶较粗大。

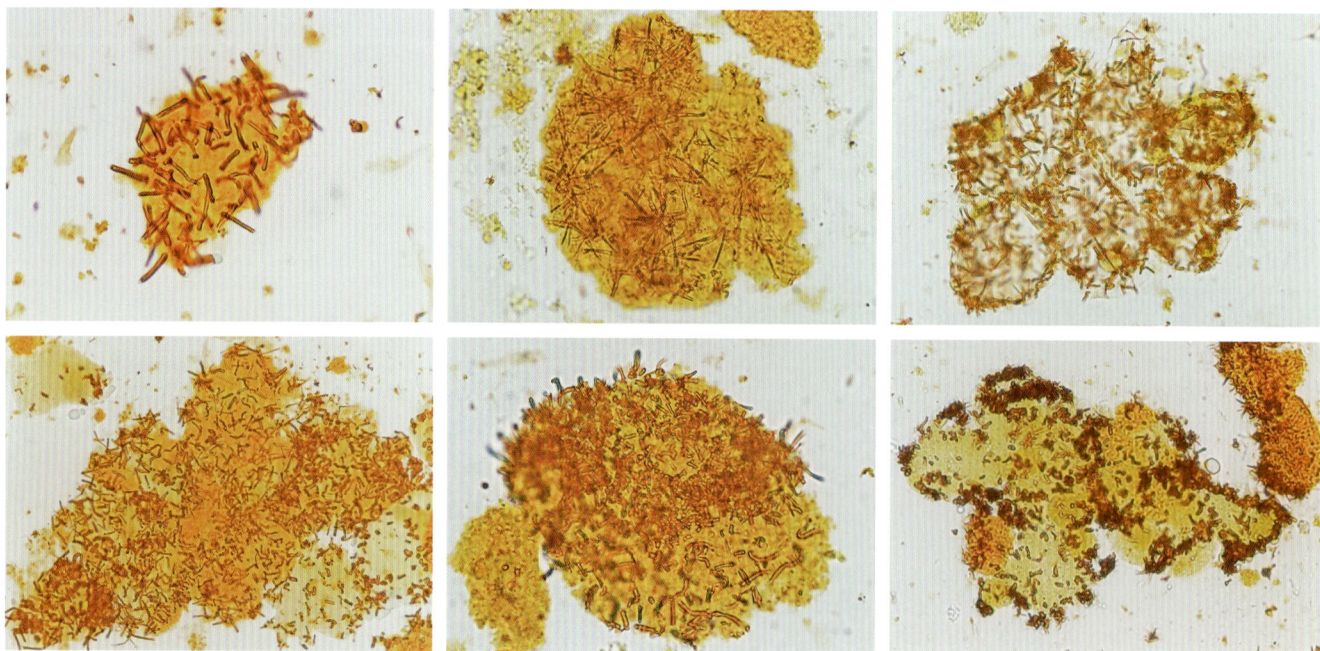

图 4-199 小杆状胆红素结晶（未染色，胆红素尿，×400）
与针束状胆红素结晶不同，小杆状结晶呈粗细、长短不一的杆状，来源于胆红素尿。

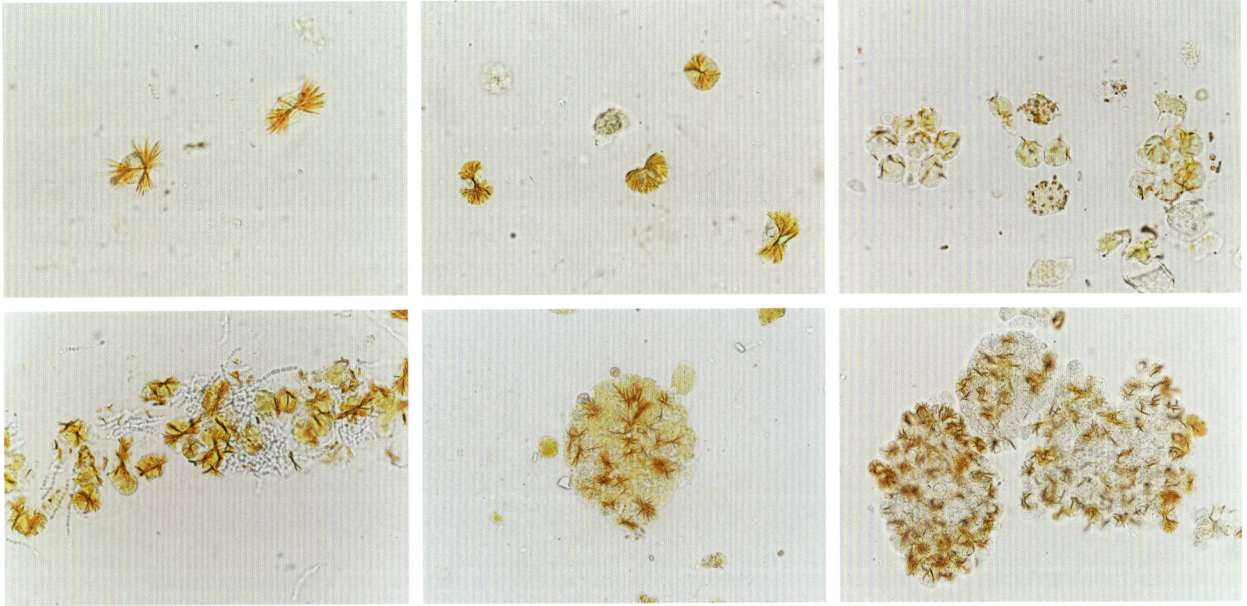

图 4-200 胆红素结晶（未染色,胆红素尿,×1 000）
结晶从白细胞内析出,白细胞体积偏小,散在或成团分布,胆红素结晶呈束状,可刺破到细胞外。

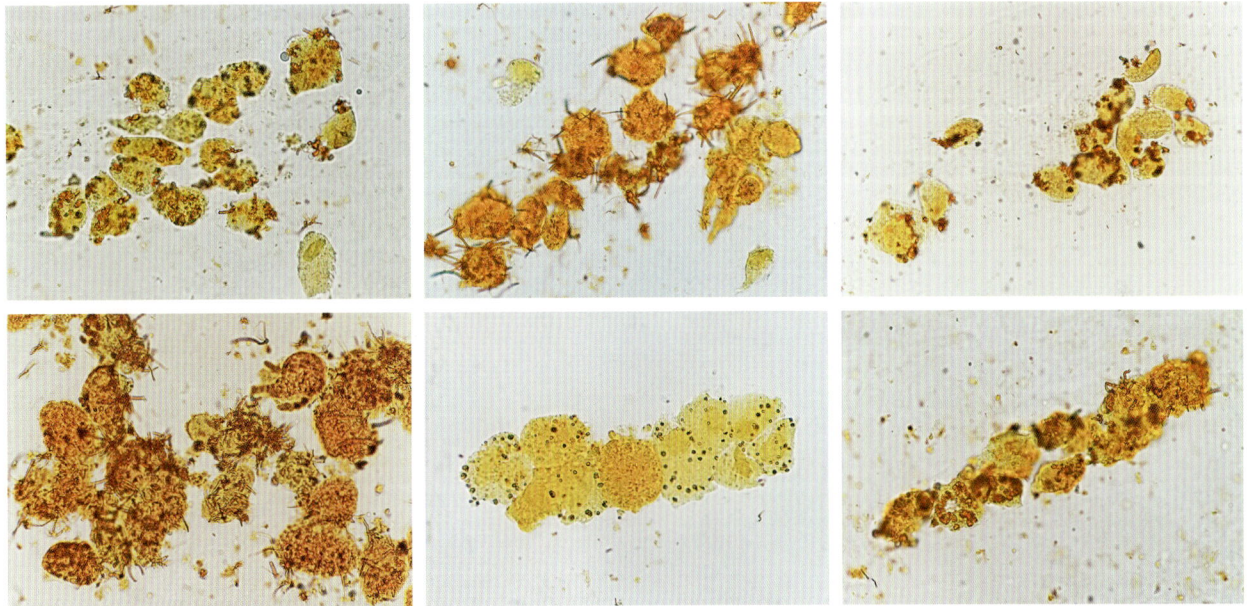

图 4-201 胆红素结晶（未染色,胆红素尿,×1 000）
结晶从肾小管上皮细胞内析出,数量多少不等,呈细杆状或颗粒状。

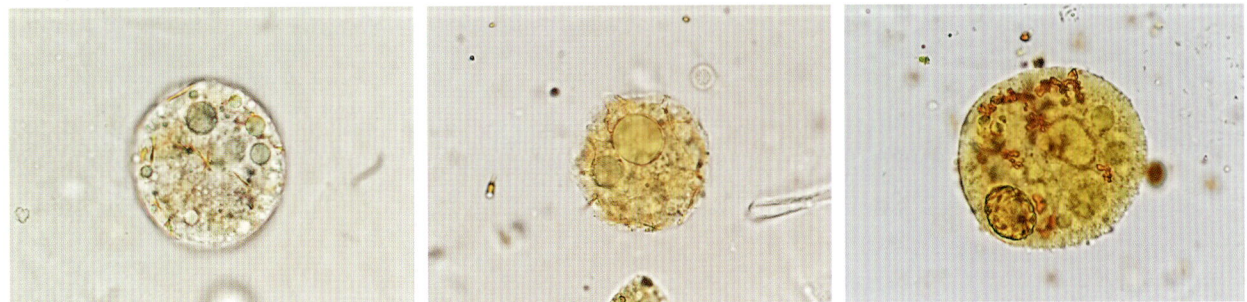

图 4-202 胆红素结晶（未染色,胆红素尿,×1 000）
结晶从巨噬细胞内析出,细胞体积巨大,胞质内可见胆红素结晶和包涵体。

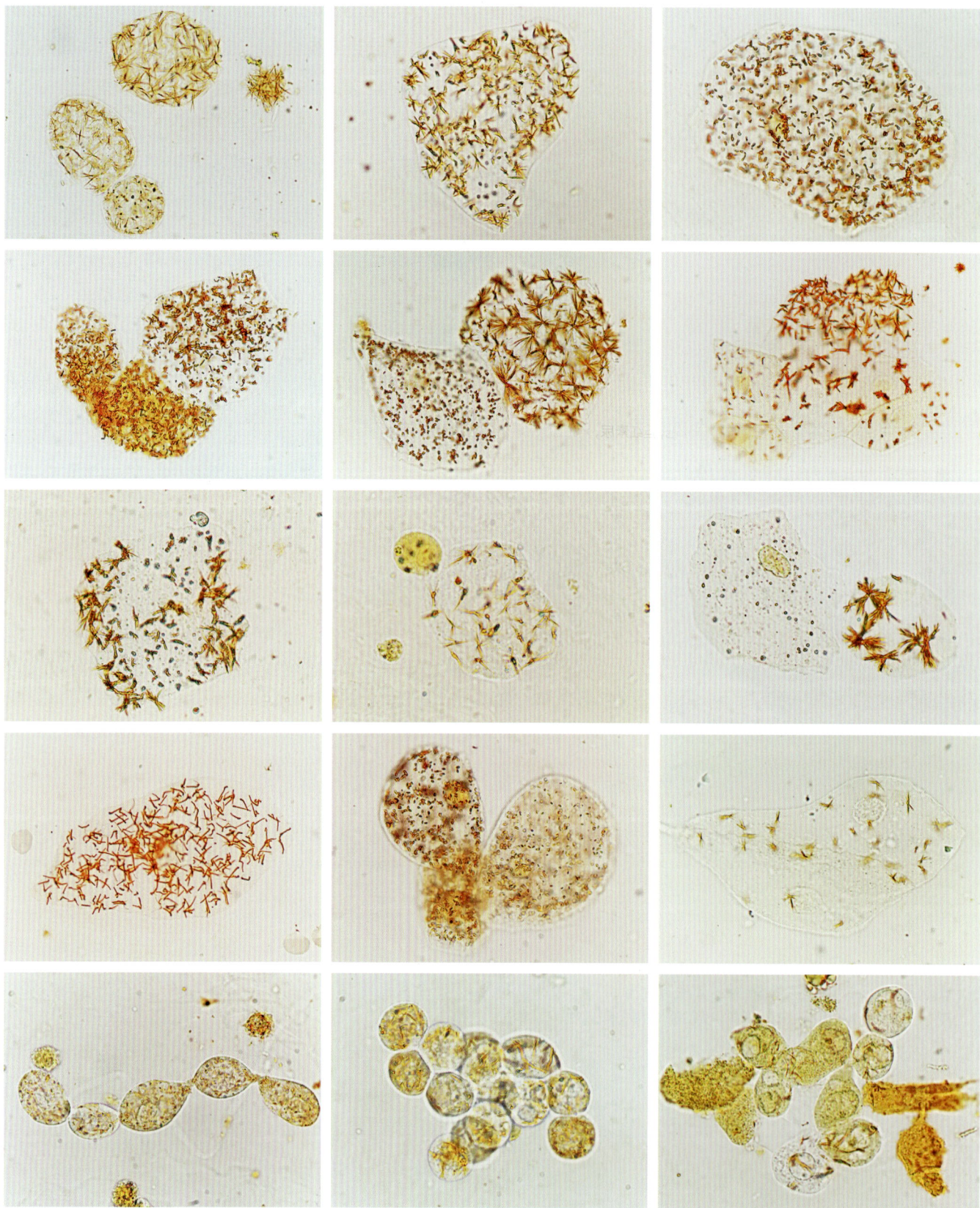

图 4-203 胆红素结晶（未染色，胆红素尿，×1 000）
结晶从上皮细胞内析出，针束状、杆状、颗粒状或呈柴捆样。

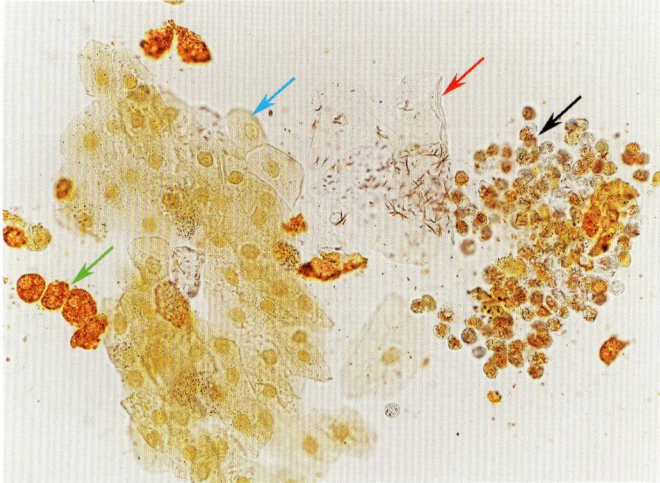

图 4-204 胆红素结晶,白细胞析出结晶(黑箭所指);鳞状上皮细胞内析出针束状结晶(红箭所指),肾小管上皮细胞析出结晶(绿箭所指),蓝箭所指为成片尿路上皮细胞(未染色,胆红素尿,×400)

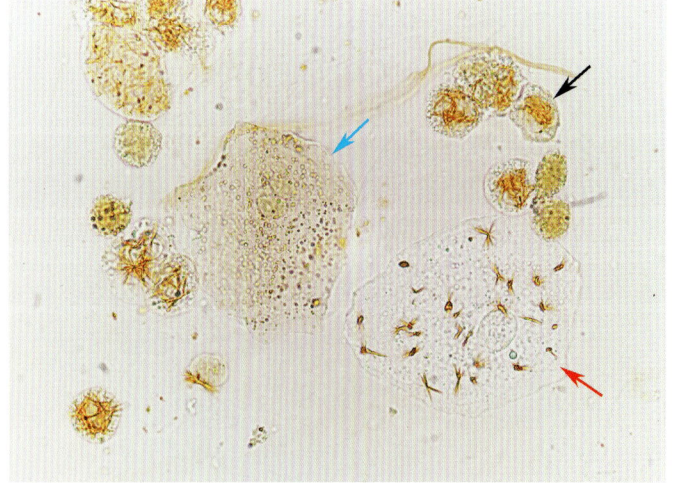

图 4-205 胆红素结晶,白细胞内析出结晶(黑箭所指);鳞状上皮细胞析出颗粒状结晶(蓝箭所指)、针束状及斜方体样结晶(红箭所指)(未染色,胆红素尿,×1 000)

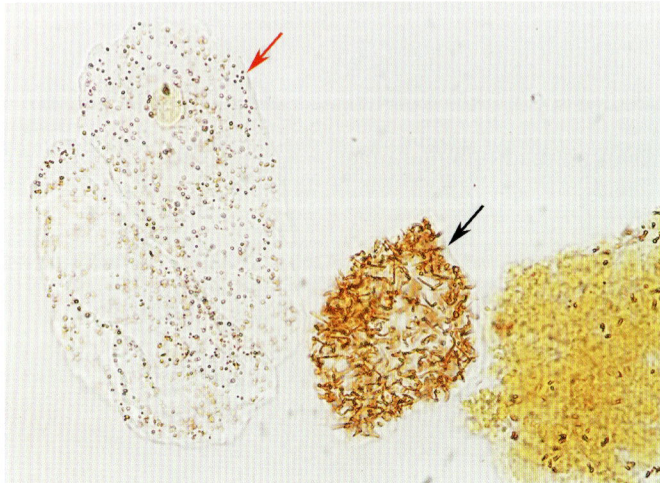

图 4-206 胆红素结晶,小杆状(黑箭所指),细小的颗粒状(红箭所指)(未染色,胆红素尿,×1 000)

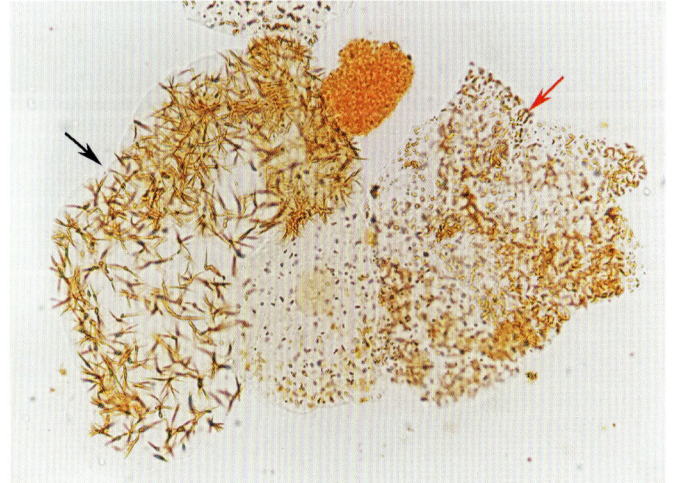

图 4-207 胆红素结晶,针束状(黑箭所指),颗粒状(红箭所指)(未染色,胆红素尿,×1 000)

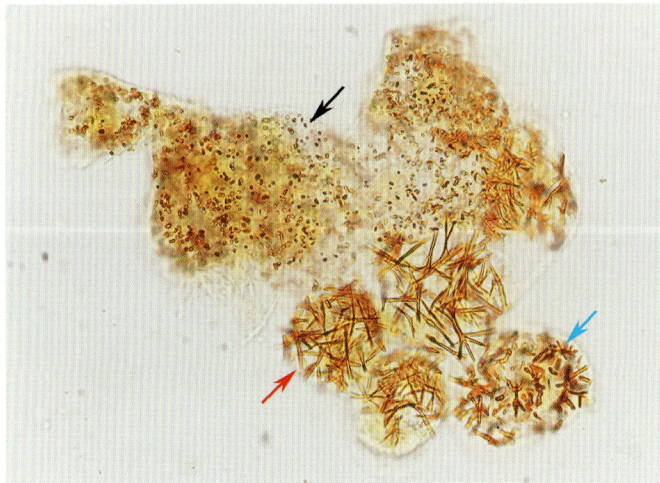

图 4-208 胆红素结晶,小颗粒状(黑箭所指),针束状(红箭所指),杆状(蓝箭所指)(未染色,胆红素尿,×1 000)

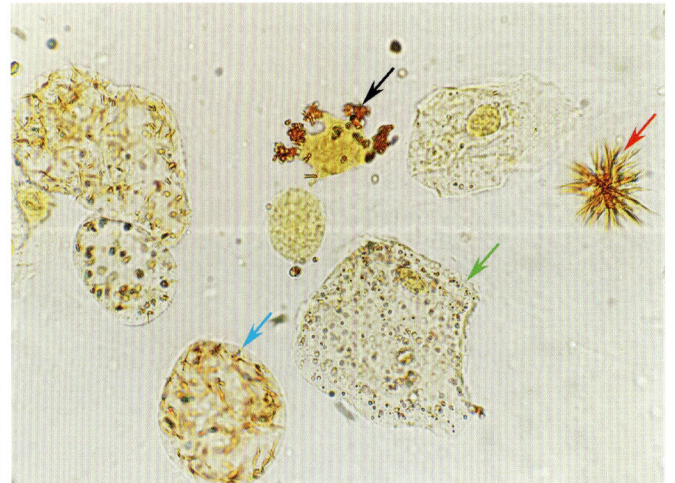

图 4-209 胆红素结晶,颗粒状(黑箭所指),针束状(红箭所指);鳞状上皮细胞析出小颗粒状(绿箭所指)及细丝样胆红素结晶(蓝箭所指)(未染色,胆红素尿,×1 000)

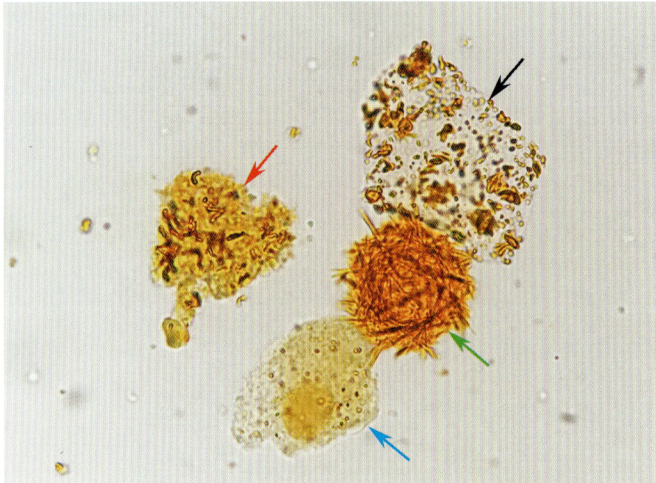

图 4-210 胆红素结晶,不规则形(黑箭所指),小杆状(红箭所指),针束状(绿箭所指),小颗粒状(蓝箭所指)(未染色,胆红素尿,×1 000)

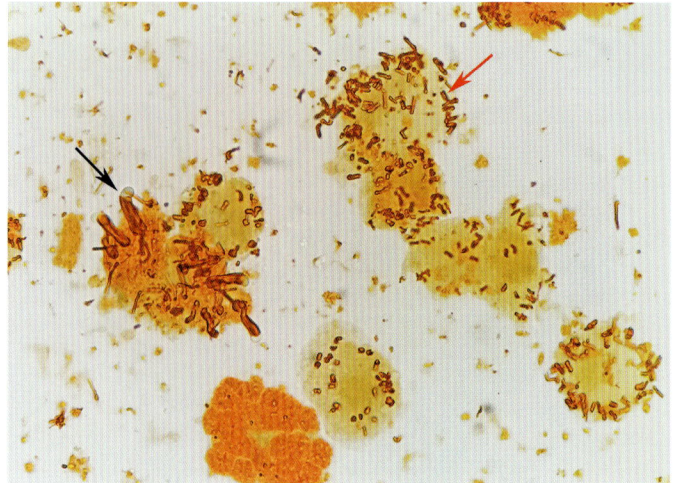

图 4-211 胆红素结晶,粗大的杆状(黑箭所指),细杆状(红箭所指)(未染色,胆红素尿,×1 000)

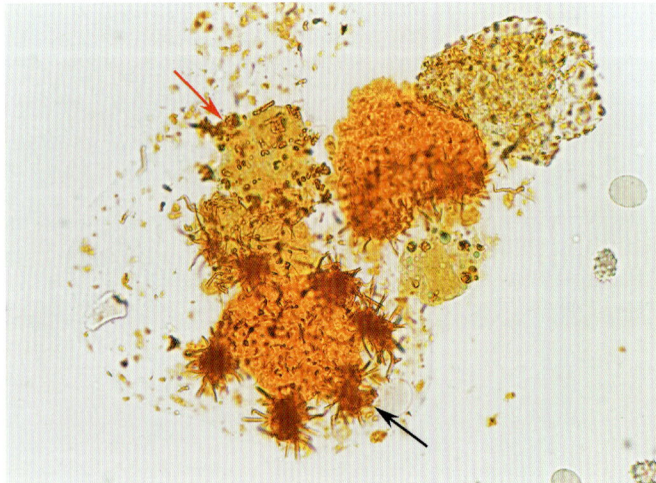

图 4-212 胆红素结晶,聚集成簇的细杆状(黑箭所指),红箭所指的结晶呈颗粒状(未染色,胆红素尿,×1 000)

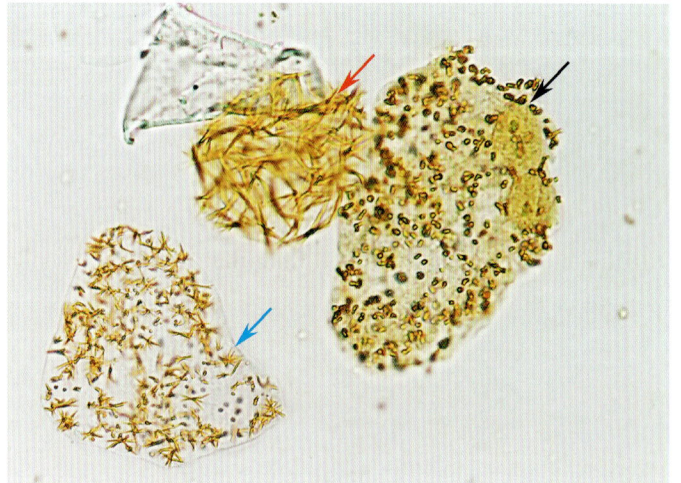

图 4-213 胆红素结晶,多种形态的晶体同时出现,颗粒状(黑箭所指),细丝状(红箭所指),细小的针束状(蓝箭所指)(未染色,胆红素尿,×1 000)

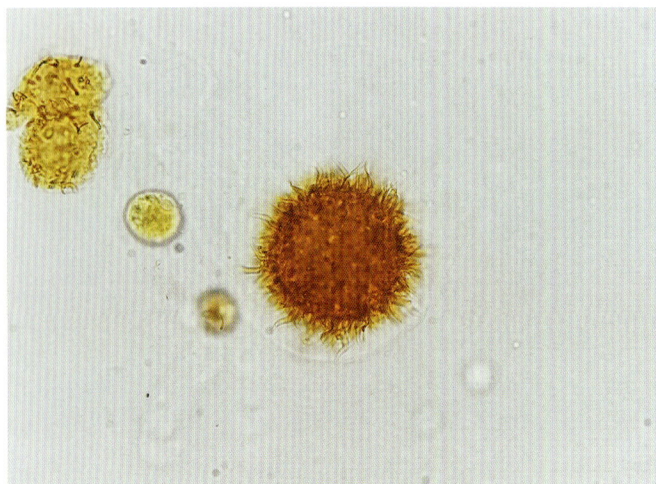

图 4-214 胆红素结晶,从细胞内析出,细丝状(未染色,胆红素尿,×1 000)

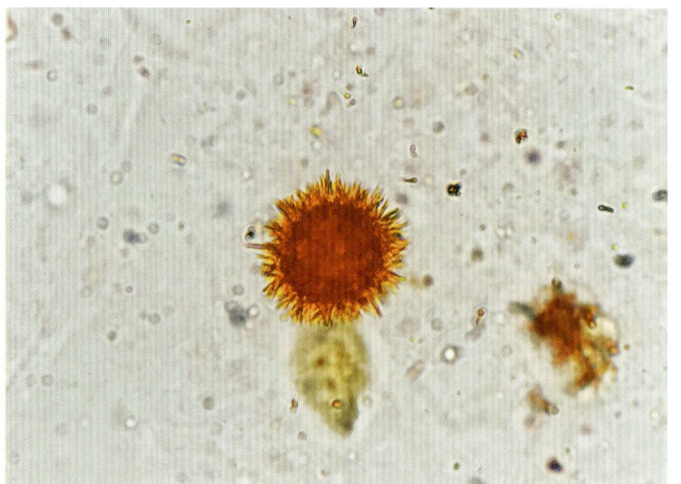

图 4-215 胆红素结晶,从细胞内析出,针束状(未染色,胆红素尿,×1 000)

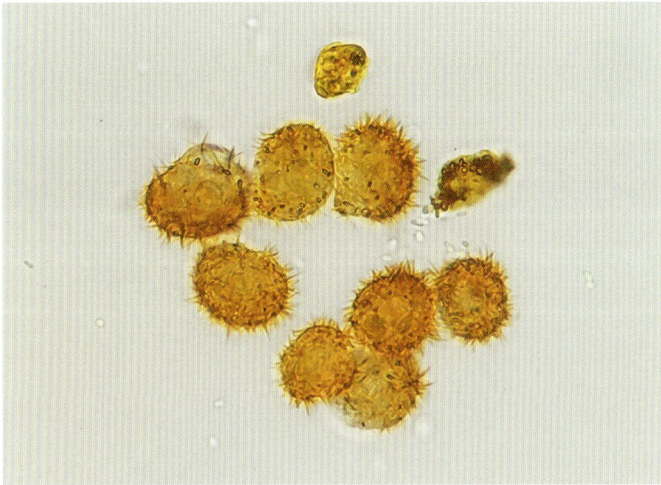

图 4-216 胆红素结晶,细胞内析出大量胆红素结晶,呈绒球状(未染色,胆红素尿,×1 000)

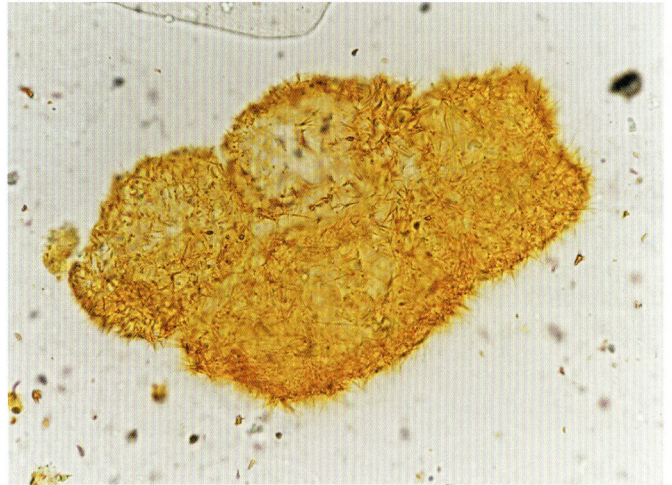

图 4-217 胆红素结晶,从细胞内析出,细小的针束状(未染色,胆红素尿,×1 000)

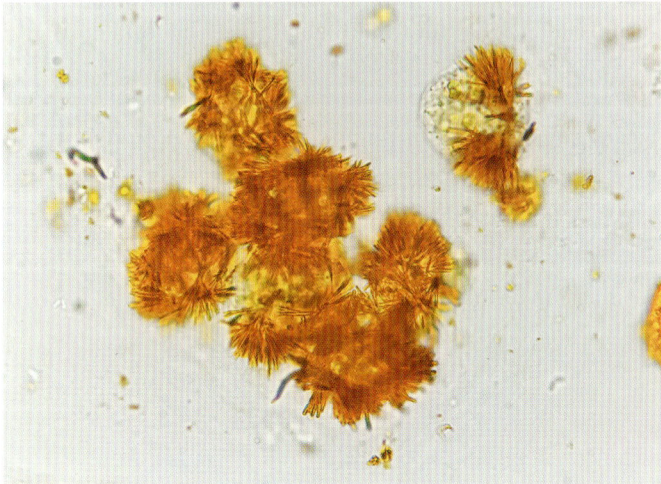

图 4-218 胆红素结晶,橙黄色,成簇分布(未染色,胆红素尿,×1 000)

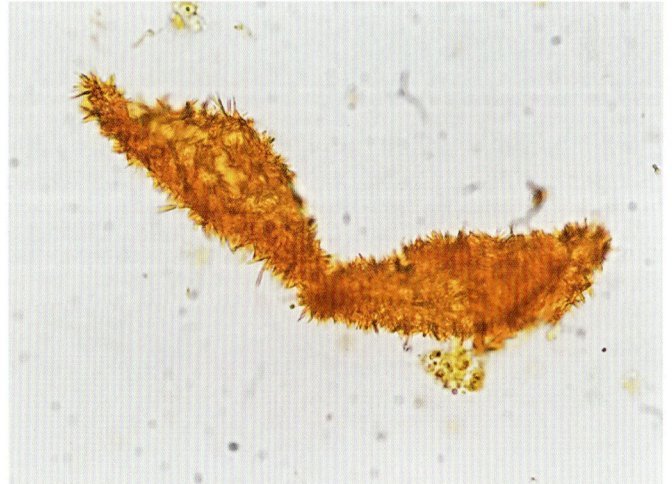

图 4-219 胆红素结晶,橙黄色,聚集成堆(未染色,胆红素尿,×1 000)

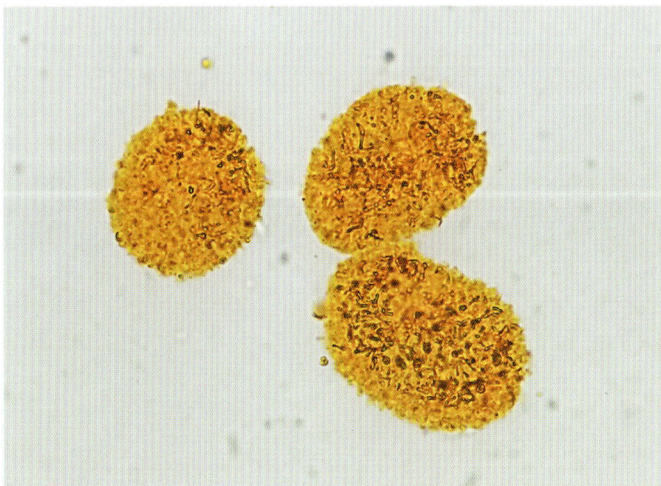

图 4-220 胆红素结晶,分布在细胞内,呈细沙样(未染色,胆红素尿,×1 000)

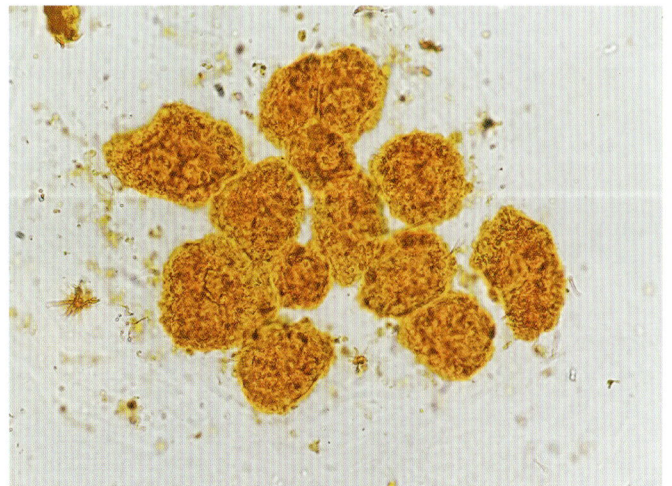

图 4-221 胆红素结晶,细胞呈深黄色,其内可见细沙样胆红素结晶(未染色,胆红素尿,×1 000)

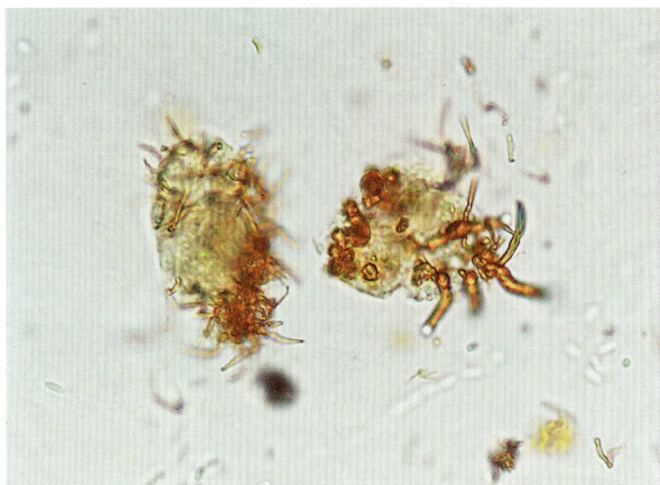

图 4-222 胆红素结晶,颗粒状或不规则形(未染色,胆红素尿,×1 000)

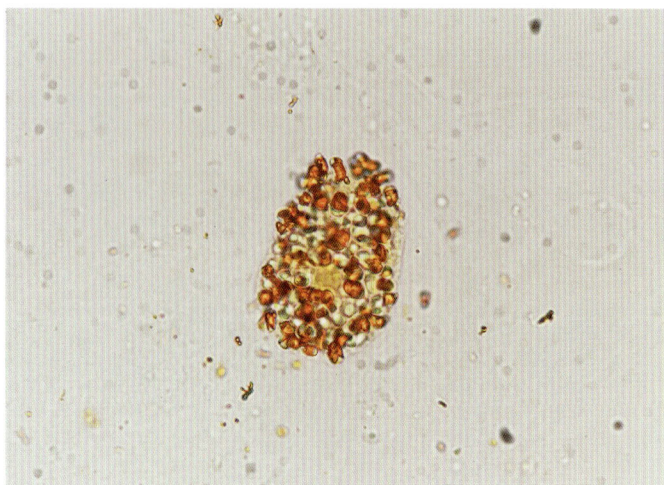

图 4-223 胆红素结晶,细胞内可见粗颗粒状的胆红素结晶及脂肪颗粒(未染色,胆红素尿,×1 000)

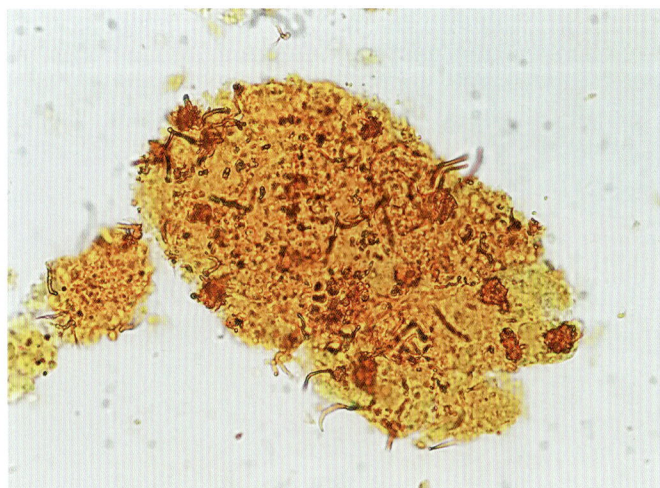

图 4-224 胆红素结晶,聚集成粗大的颗粒状(未染色,胆红素尿,×1 000)

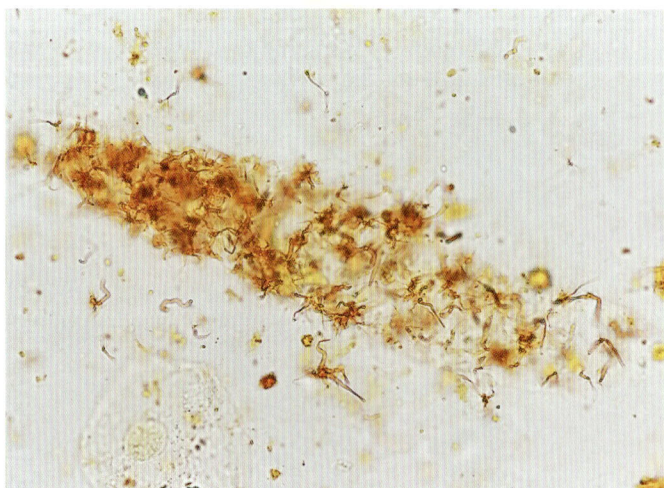

图 4-225 胆红素结晶,弯曲的细丝状(未染色,胆红素尿,×1 000)

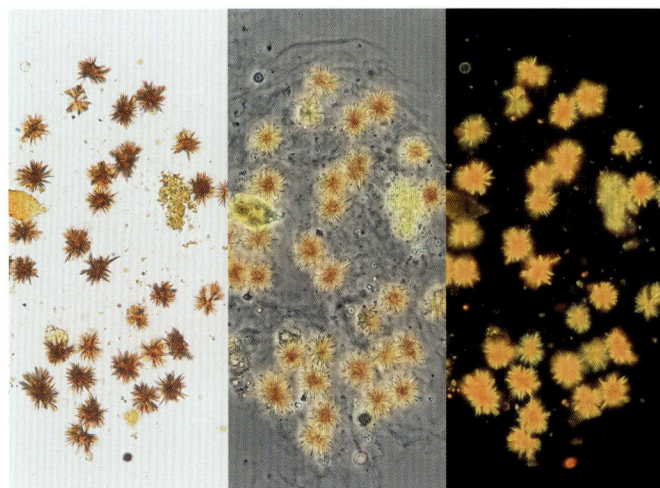

图 4-226 胆红素结晶,针束状(明视野+相差显微镜+暗视野,×400)

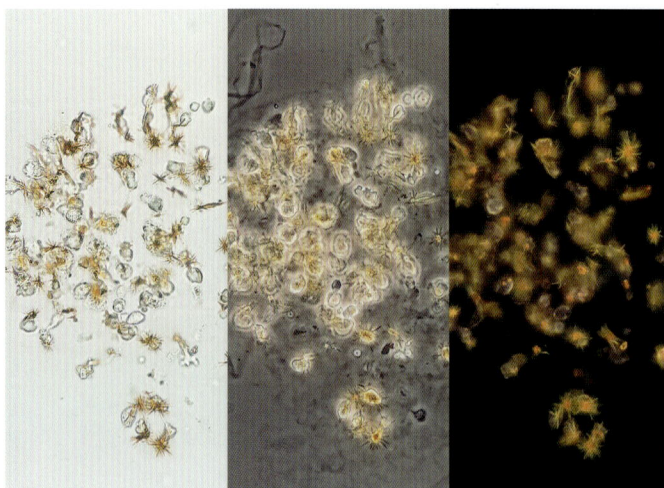

图 4-227 白细胞内胆红素结晶(明视野+相差显微镜+暗视野,×400)

（3）瑞-吉染色：瑞-吉染色后胆红素结晶不着色、不溶解（图4-228～图4-233）。

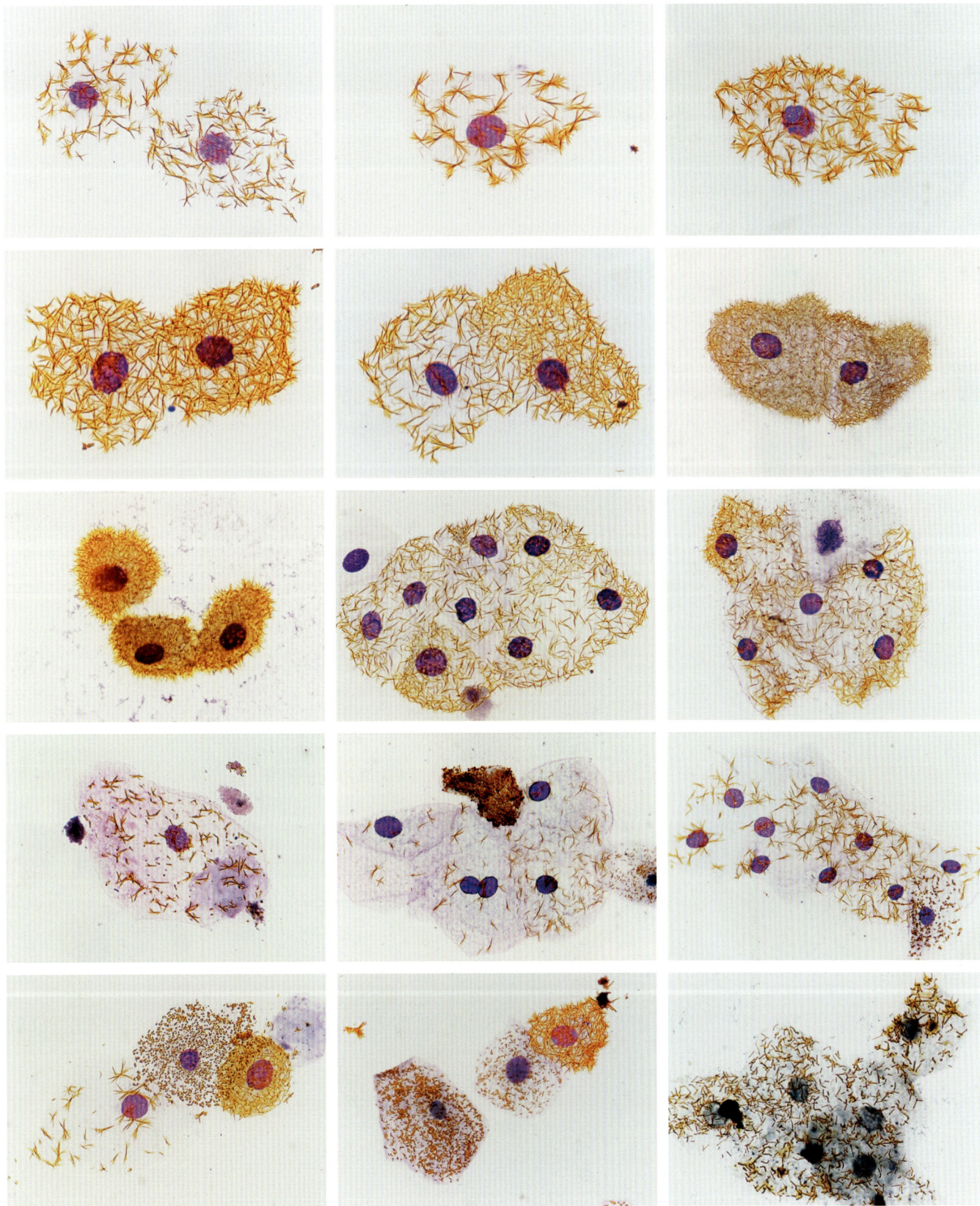

图4-228　胆红素结晶（瑞-吉染色，×1 000）
结晶从鳞状上皮细胞内析出：鳞状上皮细胞体积大小不等，胞质着色较浅，胞核较小，其内析出针束状、杆状、颗粒状或柴捆样的胆红素结晶，结晶不着色、不溶解。

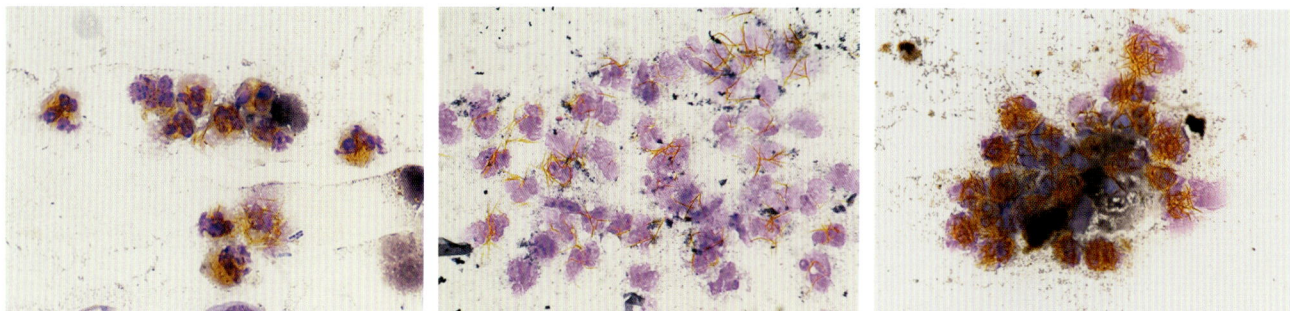

图 4-229 白细胞内析出胆红素结晶（瑞-吉染色，×1 000）

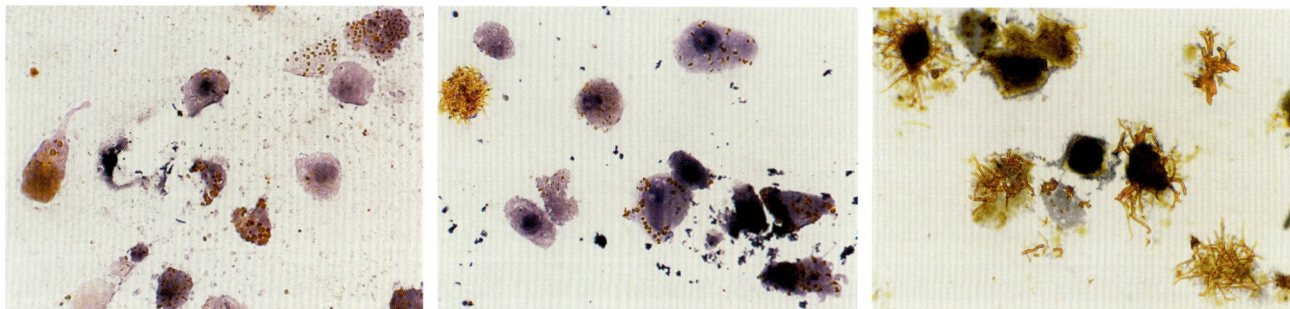

图 4-230 肾小管上皮细胞析出胆红素结晶（瑞-吉染色，×1 000）

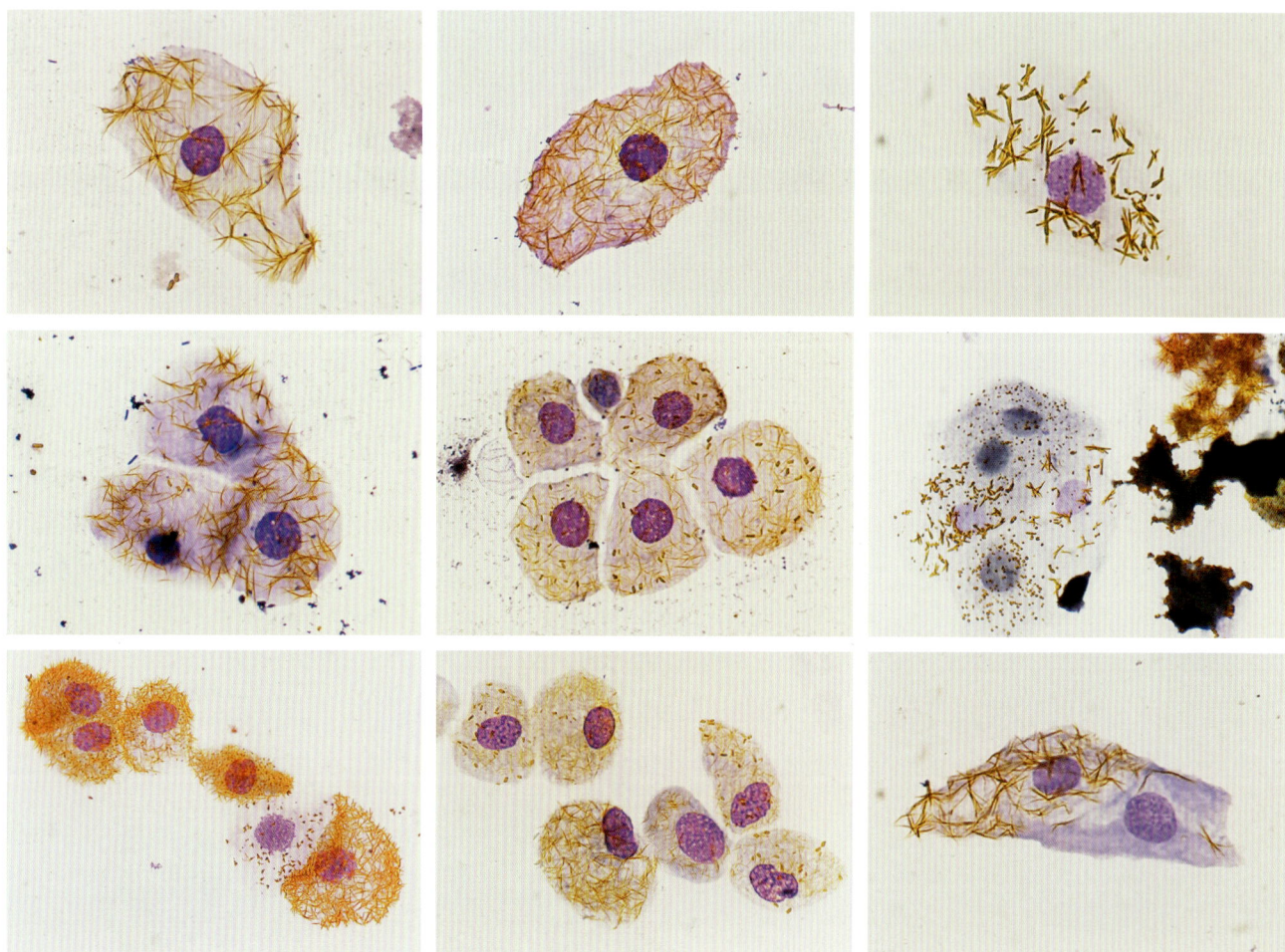

图 4-231 胆红素结晶（瑞-吉染色，×1 000）
结晶从尿路上皮细胞内析出，针束状、颗粒状或柴捆状。

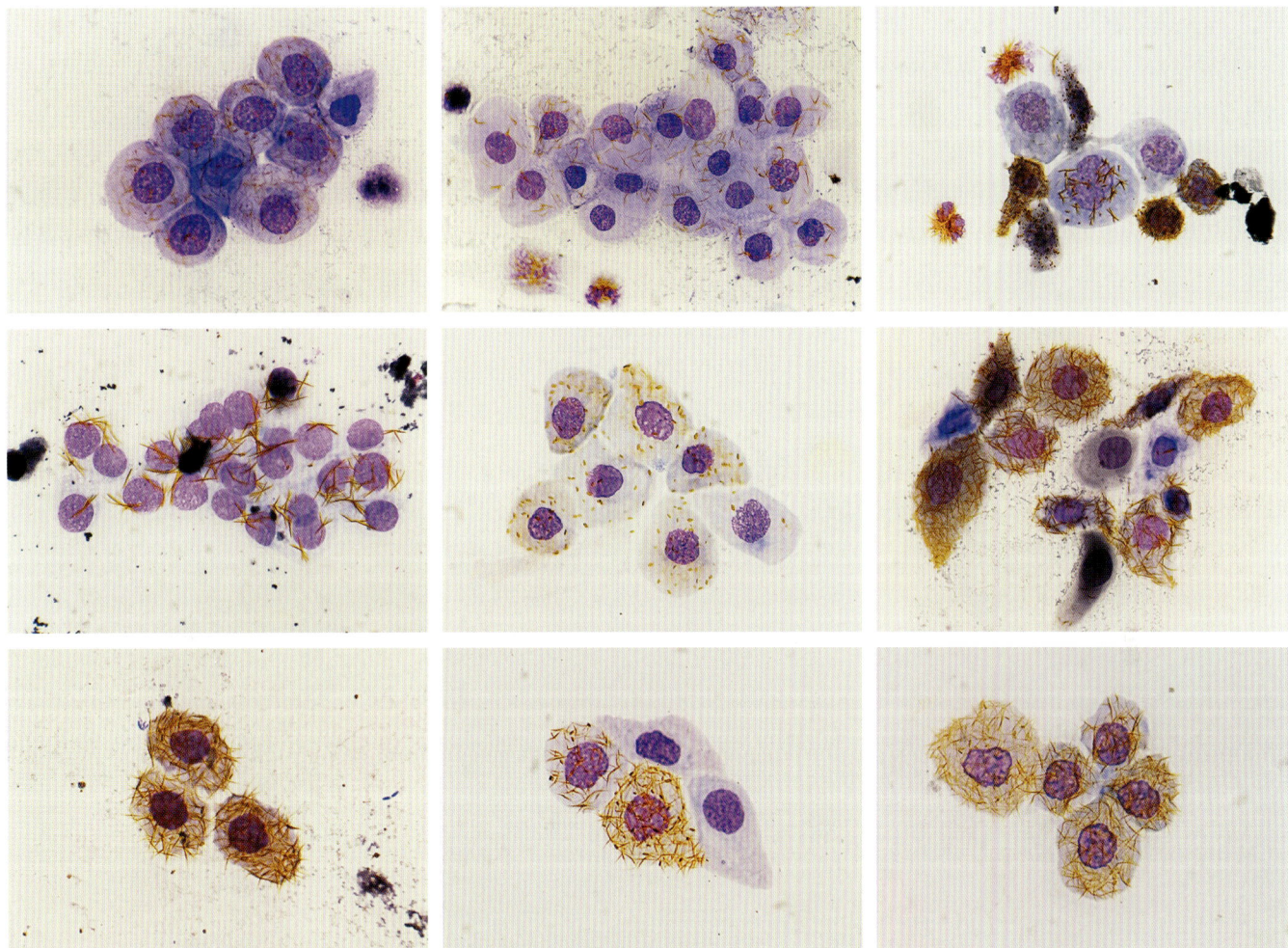

图 4-232 胆红素结晶（瑞-吉染色，×1 000）
结晶从中底层尿路上皮细胞内析出，细胞体积偏小，胞质量少，核质比偏高，胞质内可见针束状、颗粒状胆红素结晶。

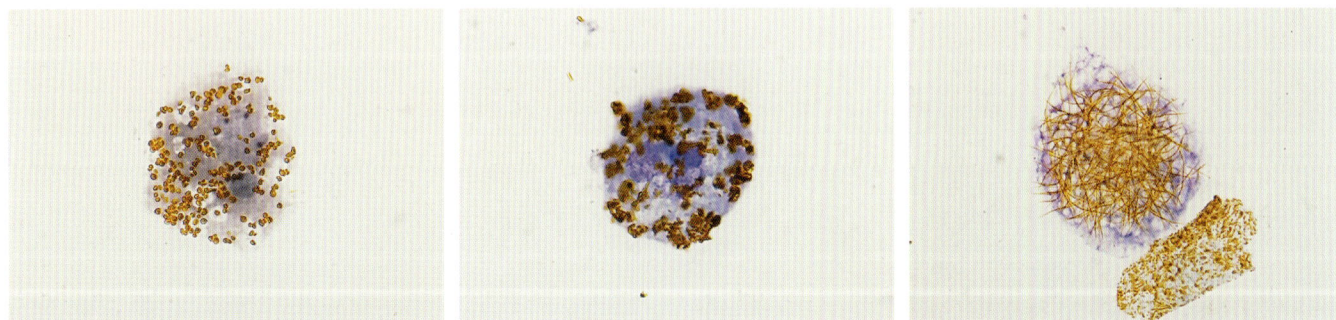

图 4-233 胆红素结晶（瑞-吉染色，×1 000）
结晶呈颗粒状、细丝状。

    2. 临床意义　　胆红素结晶为病理性结晶，常见于肝胆系统疾病，如黄疸性肝萎缩、肝癌、肝硬化、急性肝坏死、有机磷中毒或多器官功能衰竭等疾病。肝细胞性黄疸及梗阻性黄疸患者的尿液结合胆红素浓度增高，颜色呈深黄色，镜检可见各种形态的胆红素结晶；溶血性黄疸患者尿液颜色也可加深，但很少发现胆红素结晶，若伴结合胆红素浓度增高，也可析出胆红素结晶。

（二）血红素结晶

血红素是红细胞破坏后,血红蛋白分解的产物(不含铁),尿液中血红素浓度增高,在无氧或缺氧条件下形成血红素结晶(hematoidin crystals)。

1. 形态特征

（1）未染色：血红素结晶与胆红素结晶颜色、形态相似,呈针束状、斜方体形、细丝样或不规则形,可成堆分布或聚集成束(图4-234～图4-239);与胆红素结晶相比,血红素结晶体积更粗大,易聚集成堆。尿液镜检时,血红素结晶体积较大,容易被发现,为橙黄色,但背景细胞、管型等成分不被黄染。血红素结晶不溶于KOH溶液,遇硝酸呈绿色。

（2）瑞-吉染色：血红素结晶在瑞-吉染色后不着色、不溶解(图4-240～图4-255)。

2. 临床意义　血红素结晶在很多体液标本中均可以发现,例如脑脊液、浆膜腔积液、关节腔积液、肺泡灌洗液或脓肿穿刺液中。尿液出现血红素结晶多见于非胆红素尿,提示有陈旧性出血,多见于外伤、泌尿系统炎症、肿瘤等疾病。

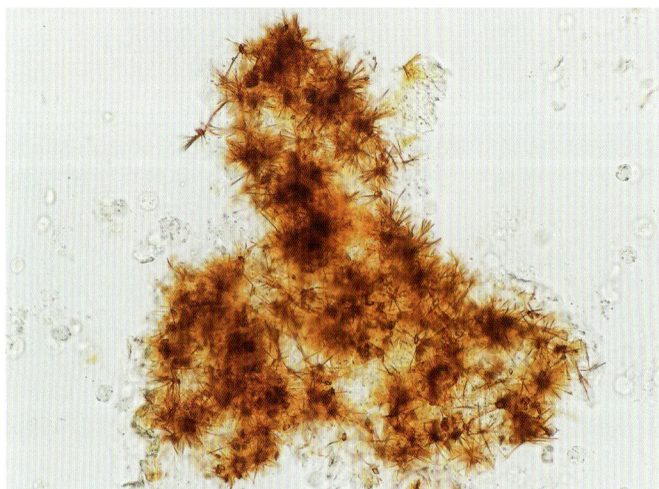

图4-234　血红素结晶,粗大的针束状,低倍镜镜检时成堆的结晶颜色较深;患者诊断肾破裂,尿干化学胆红素阴性,隐血阳性(未染色,×200)

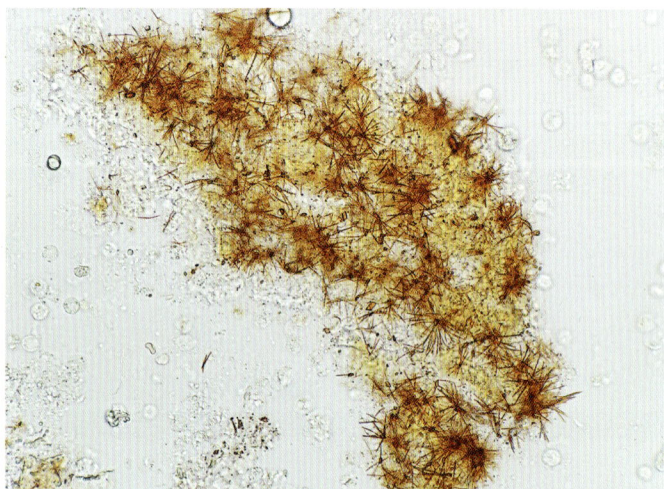

图4-235　血红素结晶;背景中的细胞未被黄染(未染色,×200)

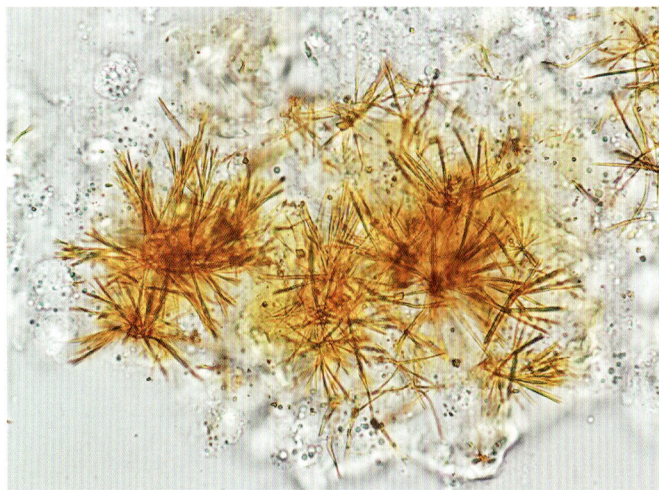

图4-236　血红素结晶,粗大的针束状,背景细胞没有被黄染(未染色,×1 000)

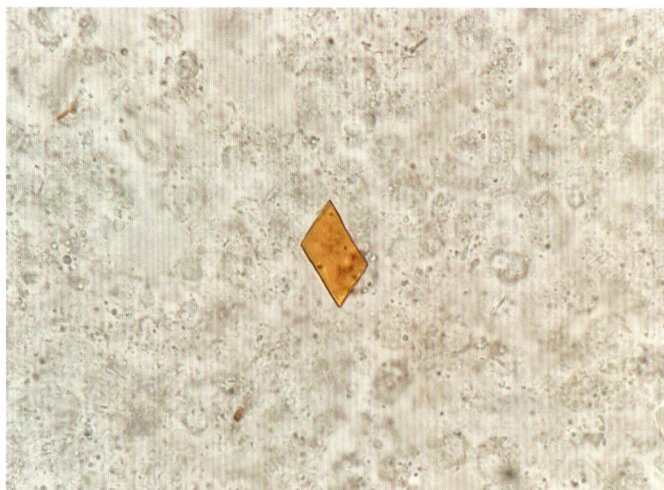

图4-237　血红素结晶,菱形、片状,橙黄色(未染色,×1 000)

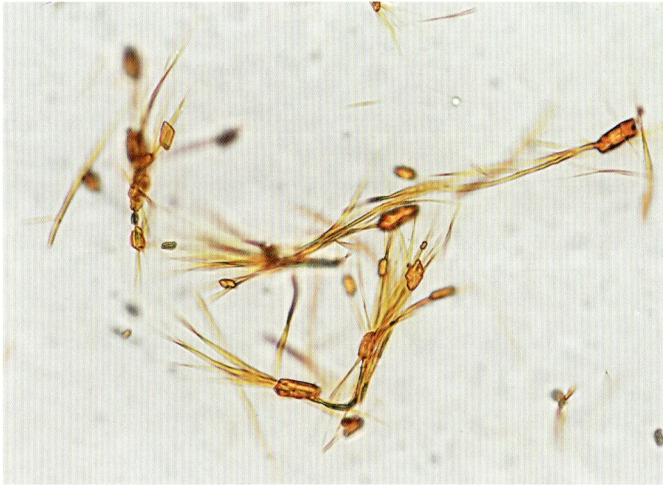

图 4-238 血红素结晶,斜方体样或细丝样(瑞-吉染色,×1 000)

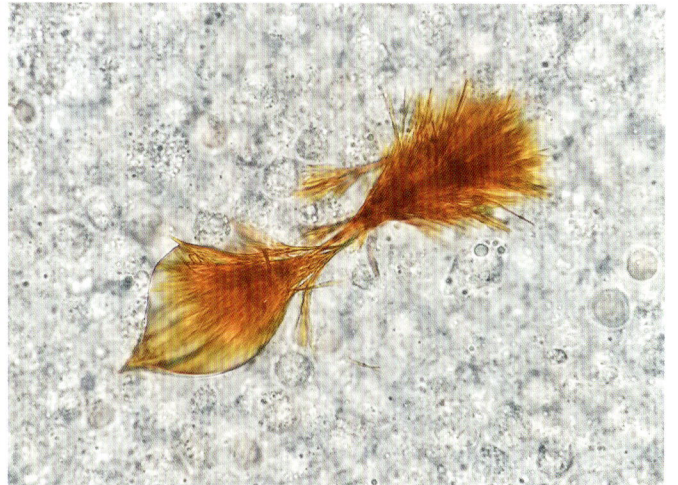

图 4-239 血红素结晶,体积较大,背景可见大量脓细胞(瑞-吉染色,×1 000)

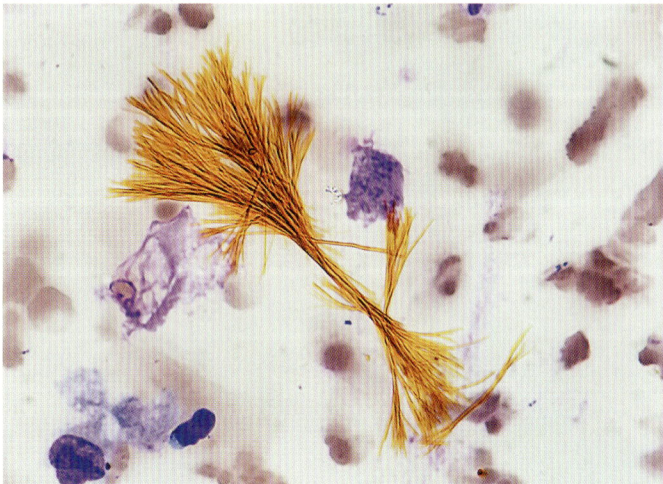

图 4-240 血红素结晶,体积较大,柴捆样;来源于膀胱癌确诊病例(瑞-吉染色,×1 000)

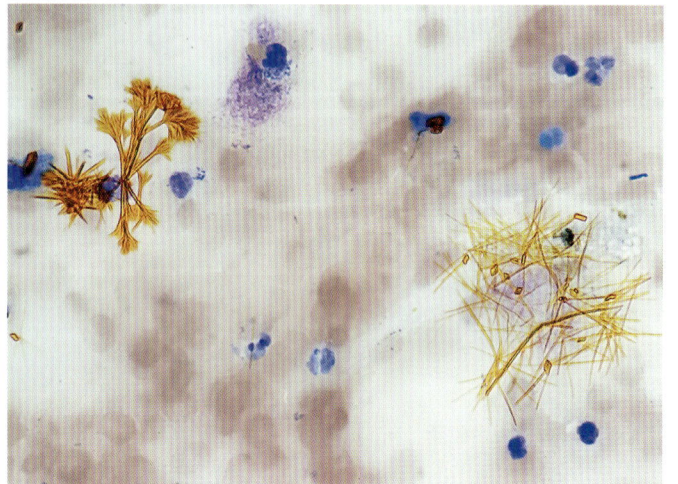

图 4-241 血红素结晶,与胆红素结晶颜色相同;来源于泌尿系统肿瘤确诊病例(瑞-吉染色,×1 000)

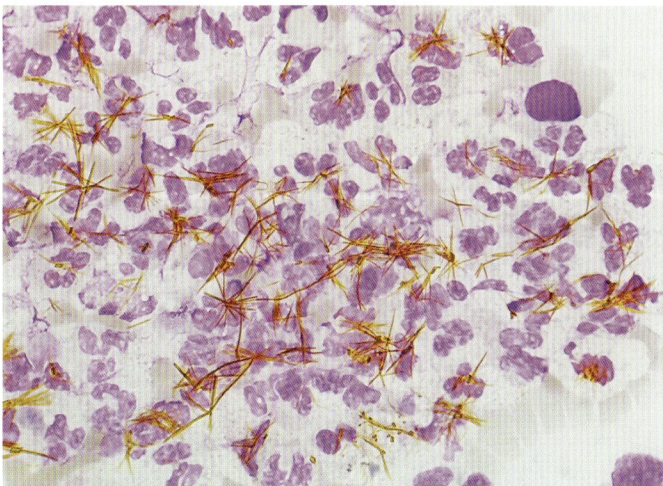

图 4-242 血红素结晶,针束状,背景可见大量中性粒细胞(瑞-吉染色,×1 000)

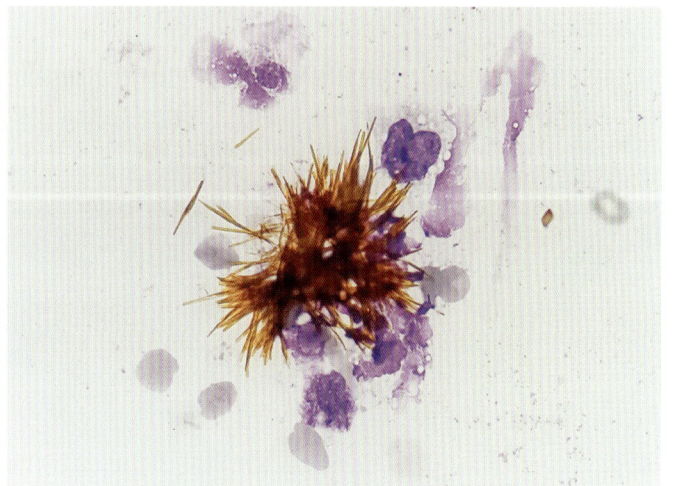

图 4-243 血红素结晶,粗大的针束状,背景可见红细胞(瑞-吉染色,×1 000)

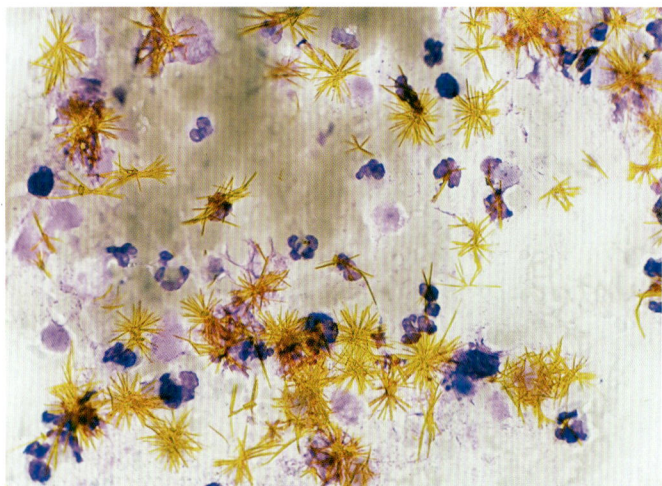

图 4-244 血红素结晶,数量较多,聚集成花样;背景可见大量中性粒细胞;来源于泌尿系统炎症确诊病例(瑞-吉染色,×1 000)

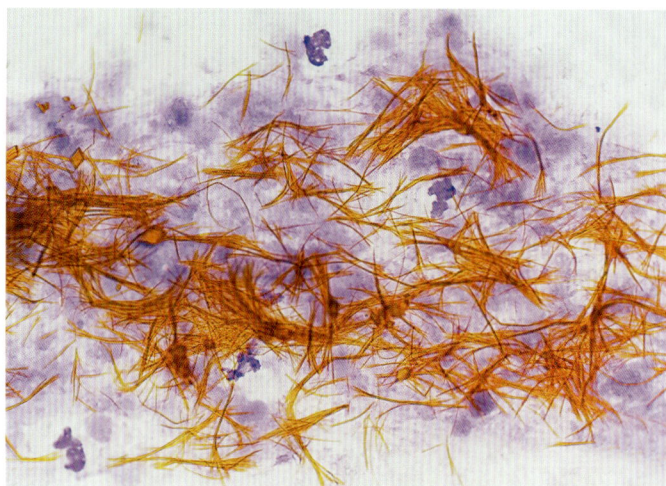

图 4-245 血红素结晶,数量较多,细丝状;来源于肾破裂确诊病例(瑞-吉染色,×1 000)

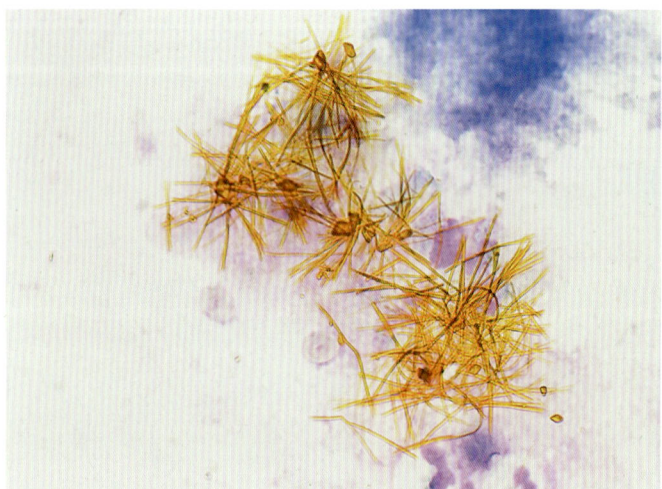

图 4-246 血红素结晶,针束状或斜方体样;来源于泌尿系统肿瘤确诊病例(瑞-吉染色,×1 000)

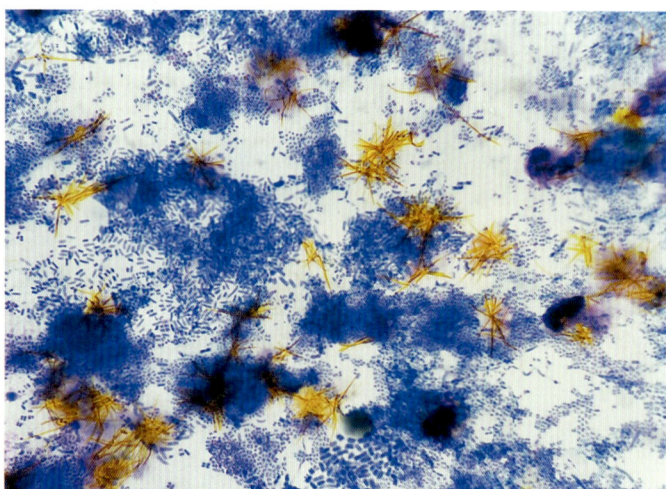

图 4-247 血红素结晶,非胆红素尿中可见大量橙黄色,背景可见大量细菌;来源于泌尿系统感染确诊病例(瑞-吉染色,×1 000)

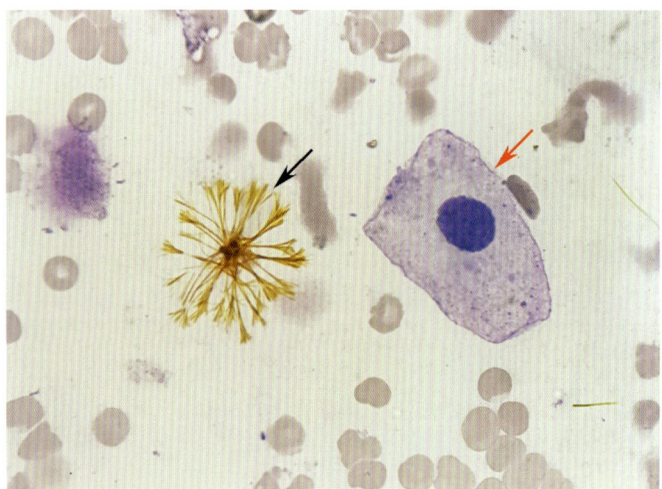

图 4-248 血红素结晶(黑箭所指),表层尿路上皮细胞(红箭所指);来源于泌尿系统结石确诊病例(瑞-吉染色,×1 000)

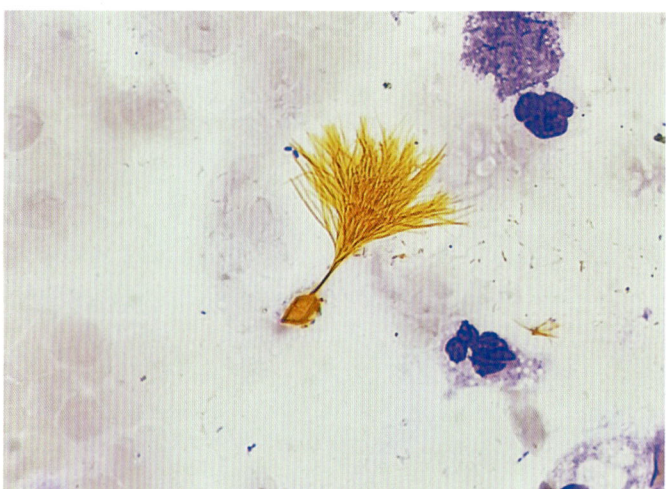

图 4-249 血红素结晶,斜方体形和细丝样;来源于泌尿系统肿瘤确诊病例(瑞-吉染色,×1 000)

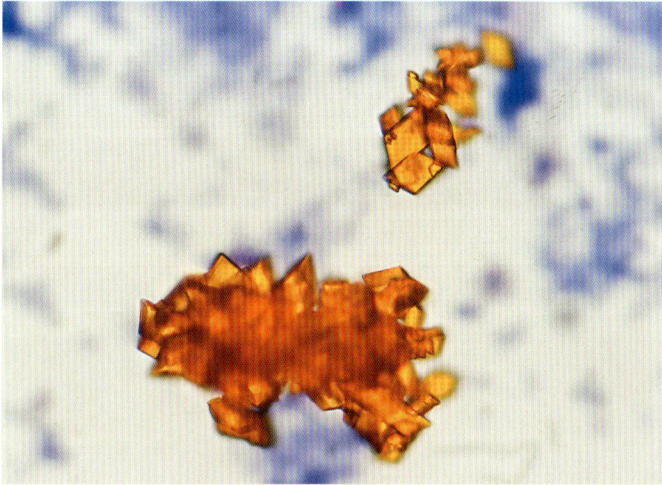

图 4-250 血红素结晶,斜方体状,散在或聚集成堆;来源于泌尿系统肿瘤确诊病例(瑞-吉染色,×1 000)

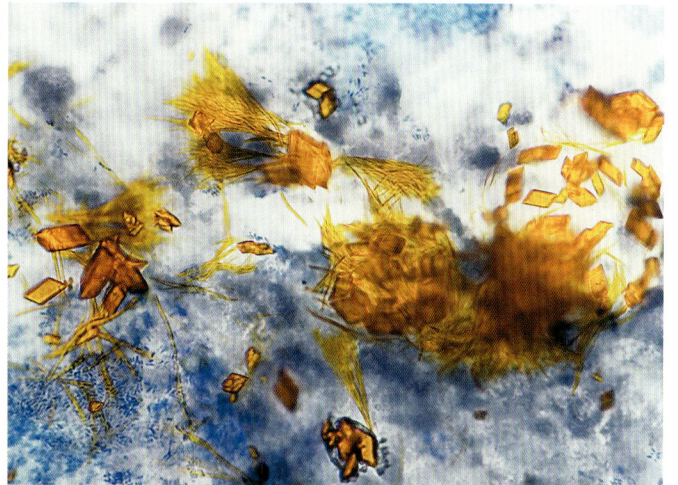

图 4-251 血红素结晶,数量较多,聚集成堆,针束状或斜方体样;背景可见大量细菌,来源于泌尿系统炎症确诊病例(瑞-吉染色,×1 000)

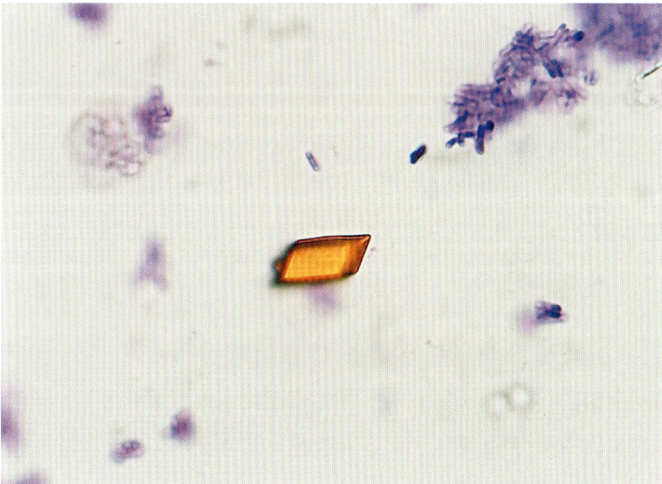

图 4-252 血红素结晶,斜方体形,橙黄色;来源于输尿管癌确诊病例(瑞-吉染色,×1 000)

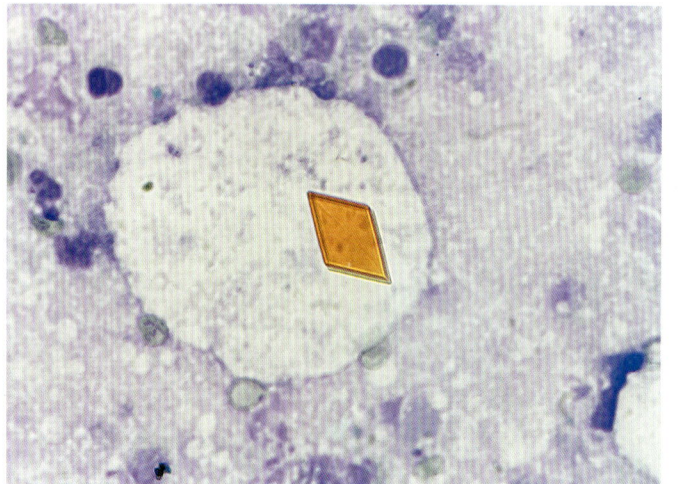

图 4-253 血红素结晶,菱形,橙黄色,背景可见大量细胞坏死物;来源于脓尿标本(瑞-吉染色,×1 000)

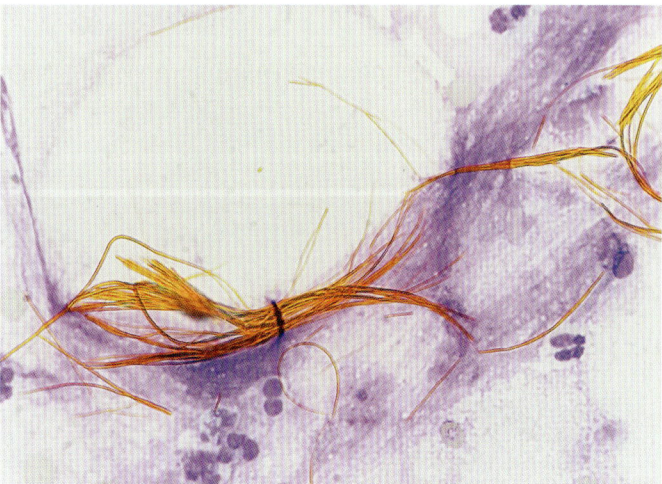

图 4-254 血红素结晶,细丝状,橙黄色;来源于脓尿标本(瑞-吉染色,×1 000)

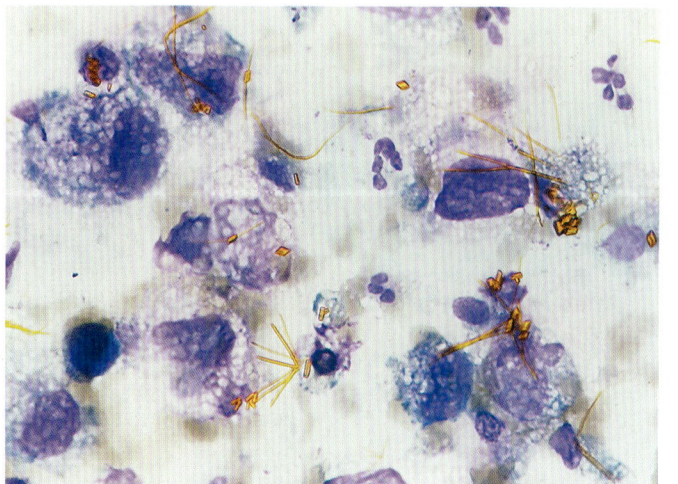

图 4-255 血红素结晶,体积偏小,针束状或斜方体形;背景可见大量尿路上皮癌细胞(瑞-吉染色,×1 000)

245

3. 案例分析

（1）泌尿系统化脓性炎症：患者，男，65岁；因"尿频、尿急、尿痛，发热1天"收入院。尿液性状：黄色、明显浑浊；尿干化学：胆红素（−）、尿胆原（−）、尿白细胞（++++）、尿蛋白（+）、尿隐血（+++）；尿沉渣显微镜检查：可见大量橙黄色结晶，体积大，呈束状（图4-256），背景可见大量的脓细胞；瑞-吉染色后，结晶不着色，背景可见大量中性粒细胞及细胞碎片（图4-257）。非胆红素尿中出现大量橙黄色针束状结晶，依据形态及背景考虑是血红素结晶，提示化脓性炎症伴陈旧性出血。

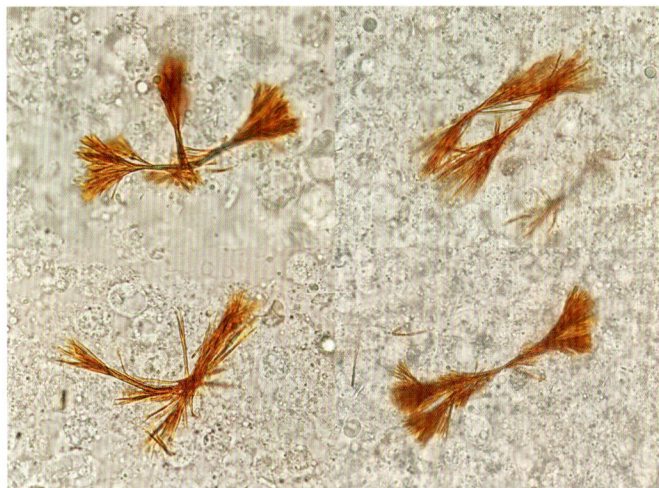

图4-256 血红素结晶，较粗大，成束状，颜色与胆红素结晶相同（未染色，×1 000）

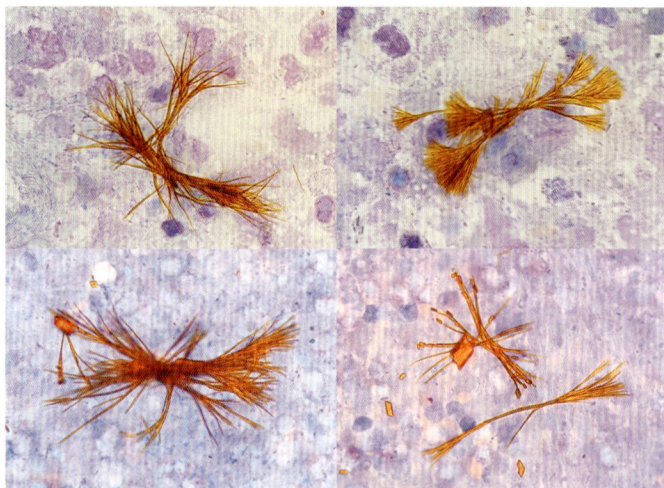

图4-257 血红素结晶，背景可见大量细胞碎片及坏死颗粒（瑞-吉染色，×1 000）

（2）肾破裂：患者，男，35岁；被卷门夹伤出现胸腹腰部及右侧大腿等全身多处疼痛，伴右大腿活动障碍，临床诊断为外伤导致的肾破裂，患者连续多日出现肉眼血尿；尿干化学：胆红素（−）、尿胆原（−）、尿白细胞（−）、尿蛋白（+）、尿隐血（+++）；尿沉渣镜检：可见粗大的金黄色针束状结晶（图4-258）；瑞-吉染色后，结晶不着色（图4-259）。该患者尿液出现大量血红素结晶，考虑是外伤导致的陈旧性出血。

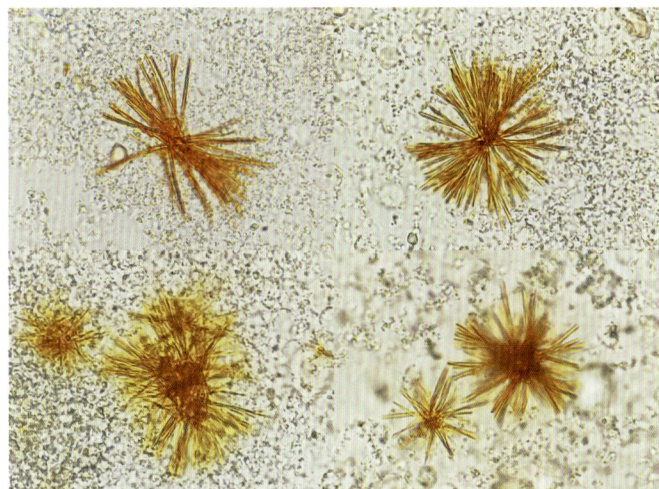

图4-258 血红素结晶（未染色，×1 000）

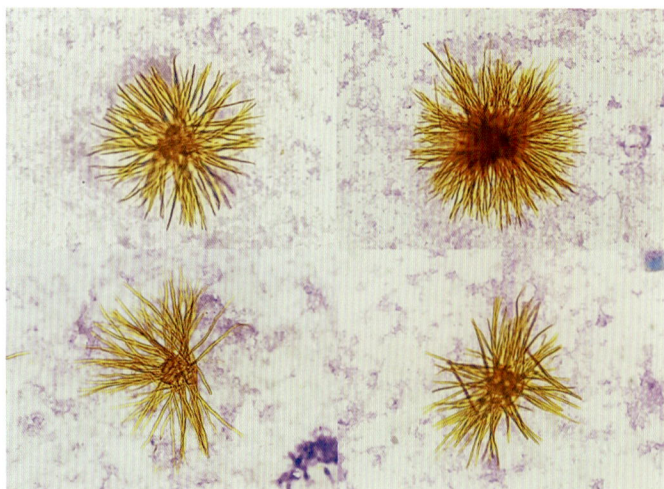

图4-259 血红素结晶（瑞-吉染色，×1 000）

（三）亮氨酸结晶

亮氨酸是蛋白质分解产物，可见于组织坏死性疾病。肝功能异常，尿液中可形成各种形态的亮氨酸结晶。

1. 形态特征

（1）明视野显微镜镜检：亮氨酸结晶为淡黄色或黄褐色，呈大小不等的小球状、蘑菇样、油滴状或不规则形（图4-260～图4-272），典型的结晶具有密集辐射状条纹或同心圆结构。

亮氨酸结晶多出现在酸性尿中，不溶于稀盐酸，溶于热酒精、热碱溶液、乙酸和KOH。浓HCl试验：在尿液沉渣中加入适量浓盐酸，部分亮氨酸结晶溶解，部分亮氨酸结晶变成红色（图4-273）。$CuSO_4$试验：取少量尿沉渣，加少量蒸馏水溶解结晶，再加10%$CuSO_4$溶液1滴，混匀，若呈现蓝色，且加热后也不还原，可确认为亮氨酸结晶（图4-274～图4-279）。

在镜检过程中，加盖盖玻片可使结晶碎裂（图4-280）。此外，有的亮氨酸结晶形态较特别，从不同角度观察，形态不同（图4-281）。

（2）暗视野和相差显微镜镜检：相差显微镜镜检下亮氨酸结晶与明视野颜色相同，结构立体；暗视野下结晶边缘有折光性（图4-282）。

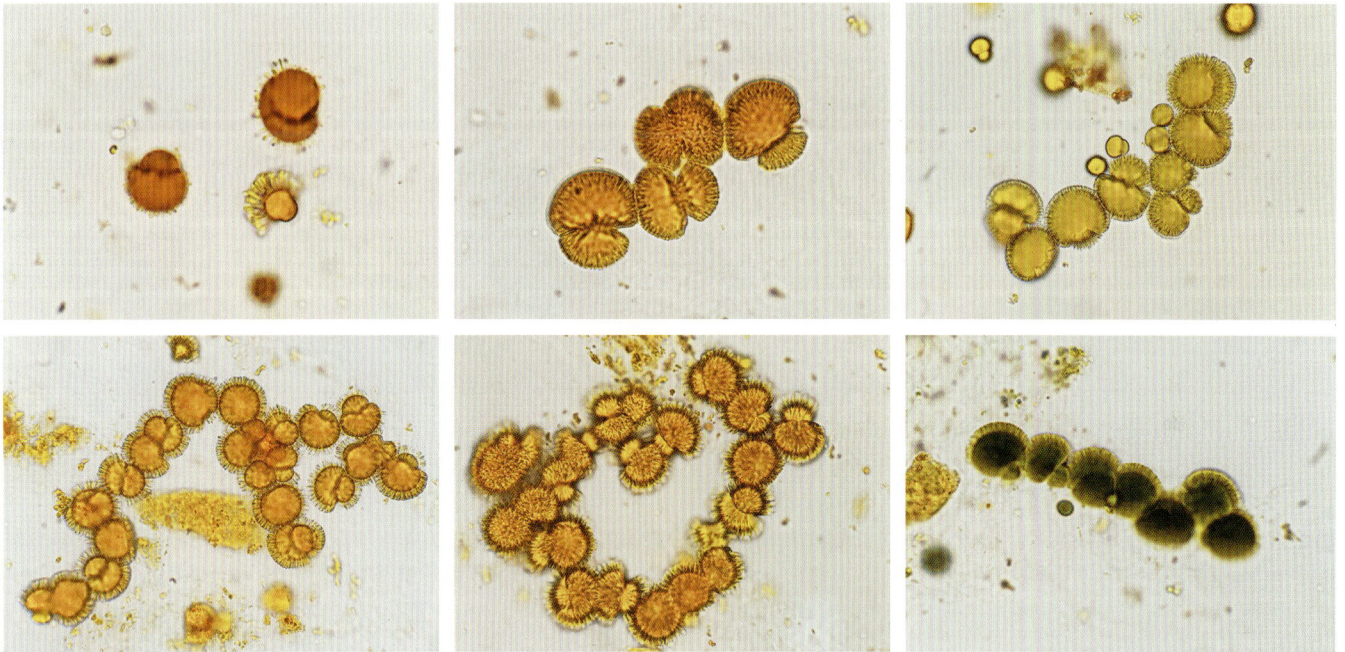

图4-260 亮氨酸结晶（未染色/加入 $CuSO_4$，×1 000）
结晶为黄色，蘑菇样，加入 $CuSO_4$ 后呈绿色。

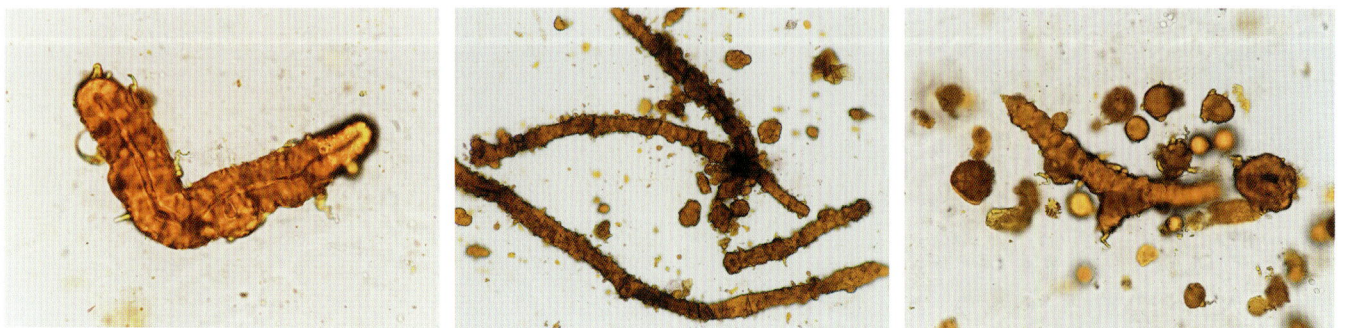

图4-261 亮氨酸结晶（未染色，×1 000）
亮氨酸结晶颜色较深，吸附在纤维丝上，形成假管型样结构。

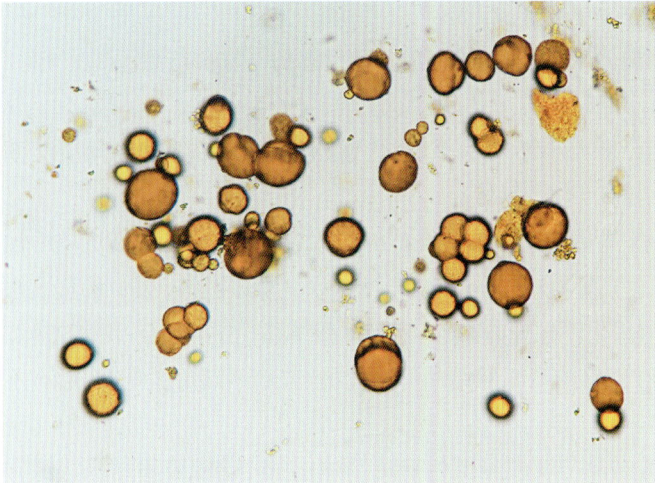

图 4-262 亮氨酸结晶,体积大小不等,呈油滴状(胆红素尿,未染色,×1 000)

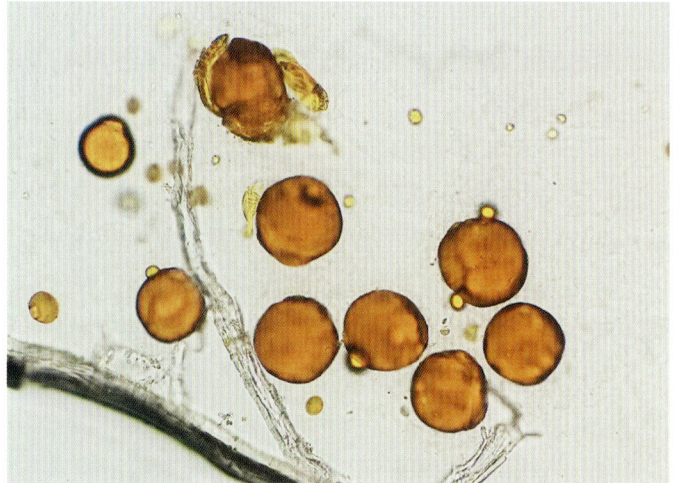

图 4-263 亮氨酸结晶,体积大,呈球形;来源于肝硬化确诊病例(胆红素尿,未染色,×1 000)

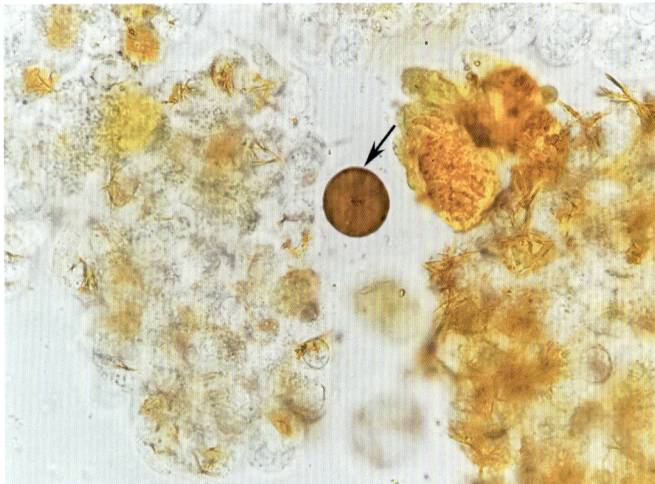

图 4-264 亮氨酸结晶,橙黄色,有辐射条纹;背景可见大量胆红素结晶(胆红素尿,未染色,×1 000)

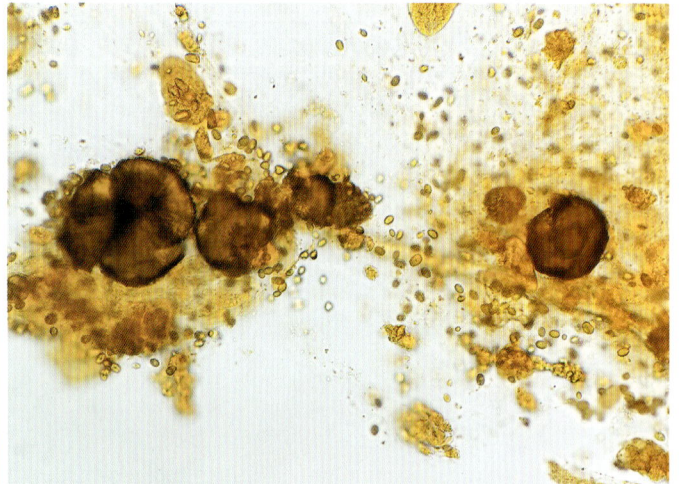

图 4-265 亮氨酸结晶,黄褐色,体积较大;背景可见大量体积较小的结晶(胆红素尿,未染色,×1 000)

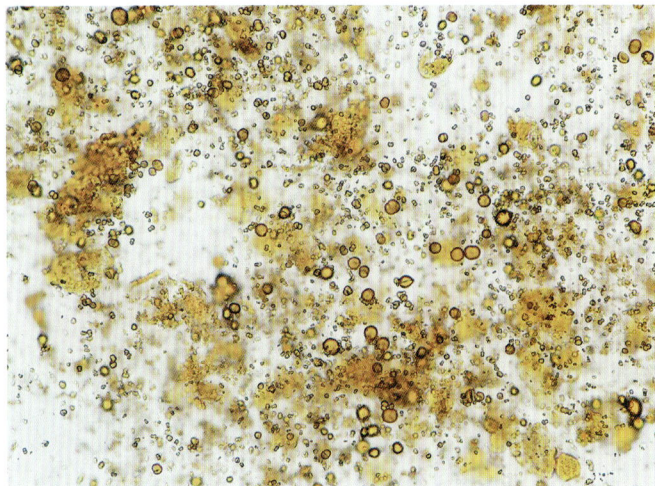

图 4-266 亮氨酸结晶,黄色,体积较小,小球形(胆红素尿,未染色,×1 000)

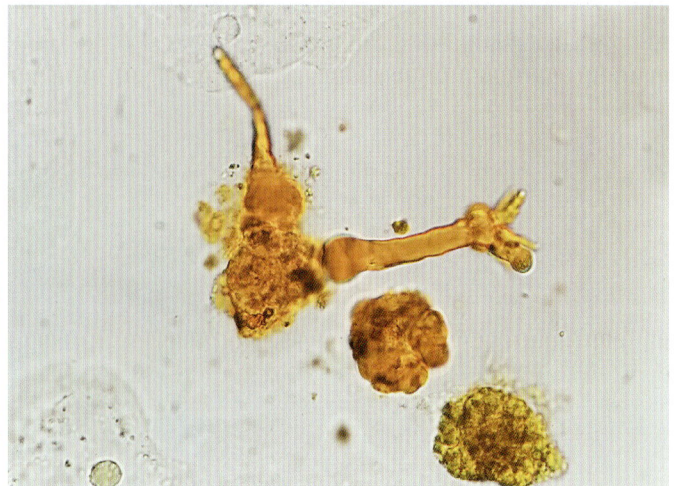

图 4-267 亮氨酸结晶,不规则形;来源于梗阻性黄疸确诊病例(胆红素尿,未染色,×1 000)

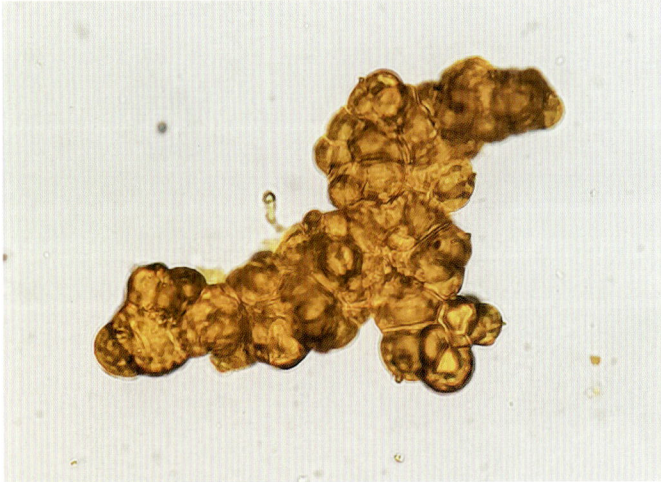

图 4-268 亮氨酸结晶,聚集成堆;来源于肝癌晚期确诊病例(胆红素尿,未染色,×1 000)

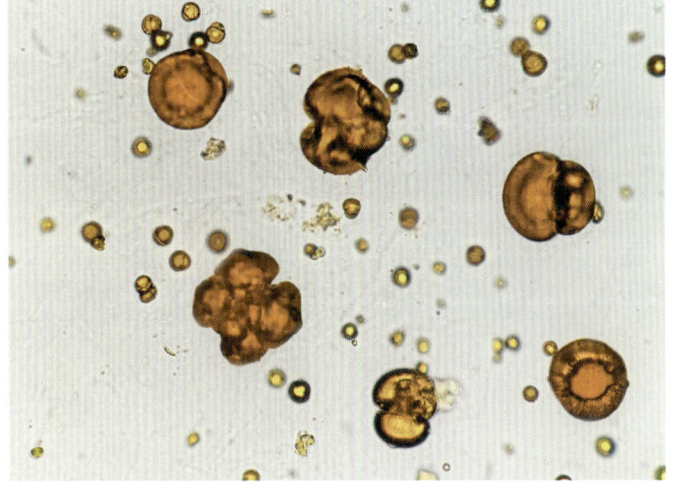

图 4-269 亮氨酸结晶,形态不规则,深黄色;背景可见小颗粒的亮氨酸结晶(胆红素尿,未染色,×1 000)

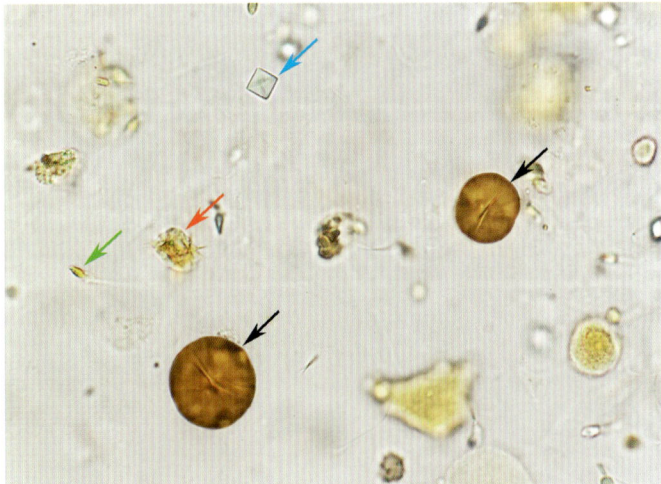

图 4-270 亮氨酸结晶(黑箭所指),草酸钙结晶(蓝箭所指),胆红素结晶(红箭所指),精子(绿箭所指)(胆红素尿,未染色,×1 000)

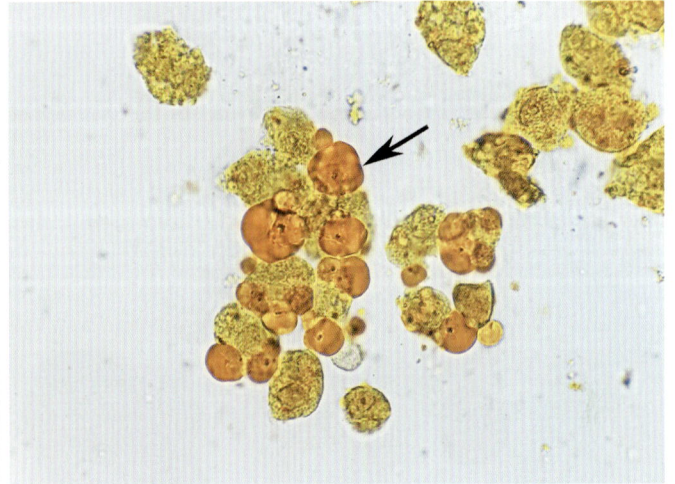

图 4-271 亮氨酸结晶(箭头所指),橙黄色,体积大小不等,与肾小管上皮细胞成堆分布(胆红素尿,未染色,×1 000)

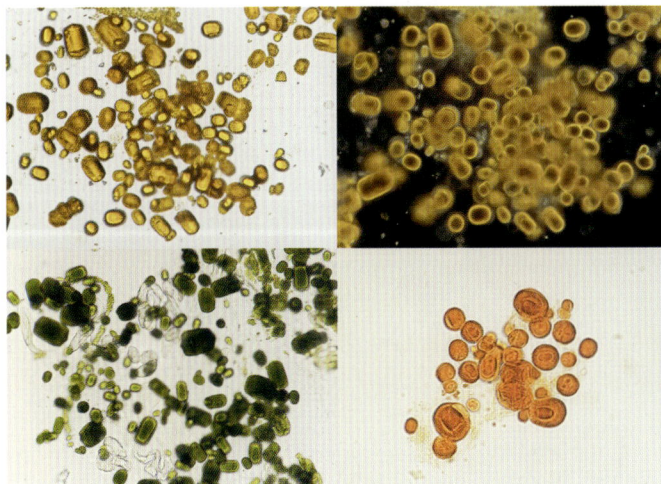

图 4-272 亮氨酸结晶,椭圆形或多面体结构;加硫酸铜溶液呈绿色;加浓 HCl 后结晶不溶解,形成具有年轮样橘红色结晶(胆红素尿,加硫酸铜 + 浓 HCl,×1 000)

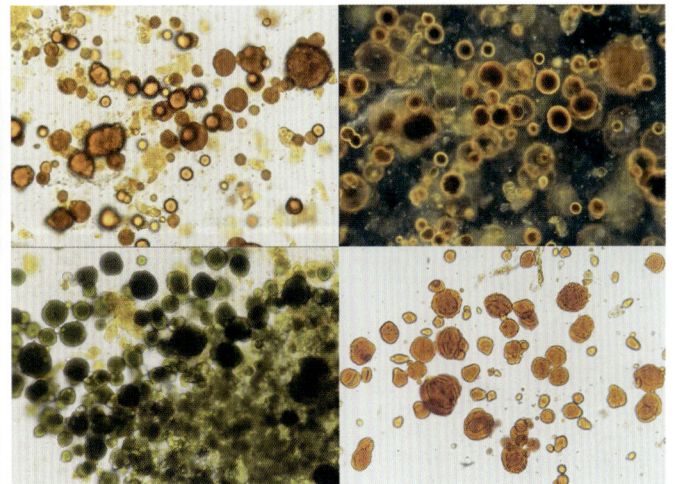

图 4-273 亮氨酸结晶,颜色较深,体积大小不等,加入硫酸铜溶液后,结晶呈绿色,加热绿色不消失;加入浓盐酸结晶呈红色(胆红素尿,加硫酸铜 + 加入浓盐酸,×1 000)

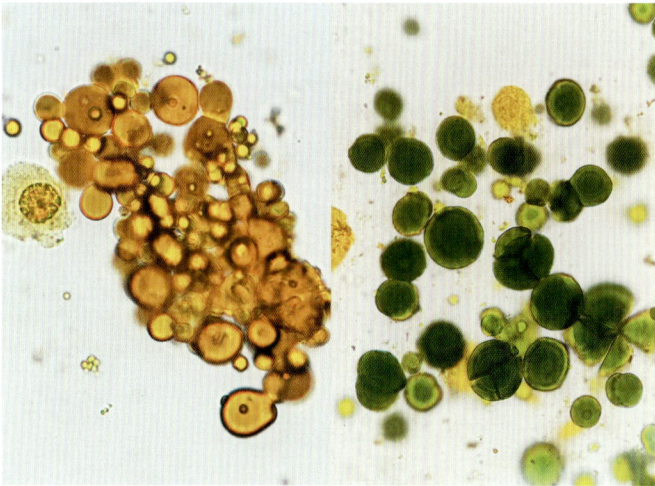

图 4-274 亮氨酸结晶；来源于梗阻性黄疸确诊病例，患者皮肤巩膜黄染、皮肤瘙痒、恶心、呕吐、食欲减退、腹部胀痛等症状，发展为胆汁淤积性肝硬化（胆红素尿，未染色＋加入 CuSO₄，×1 000）

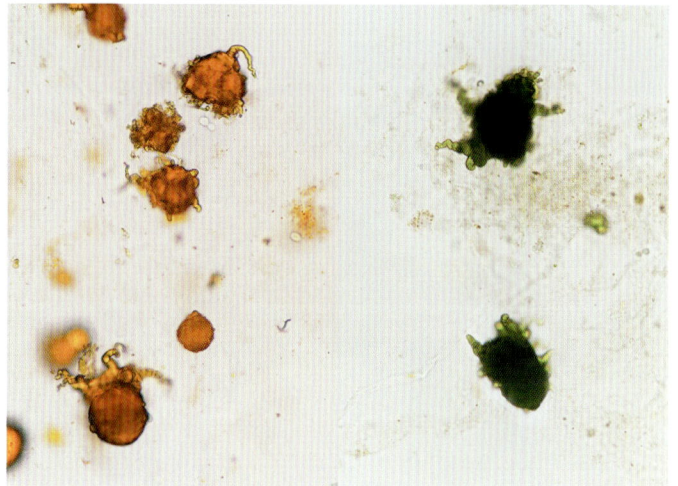

图 4-275 亮氨酸结晶，有树根样突起，形似尿酸铵结晶，加入 CuSO₄ 后结晶呈绿色（胆红素尿，未染色＋加入 CuSO₄，×1 000）

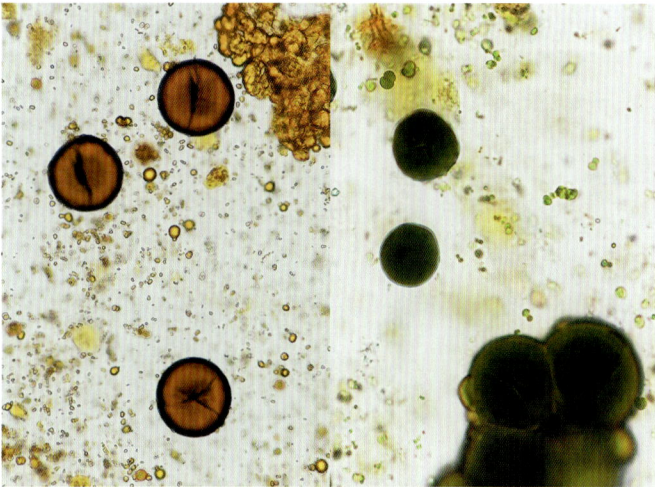

图 4-276 亮氨酸结晶，形态典型（胆红素尿，未染色＋加入 CuSO₄，×1 000）

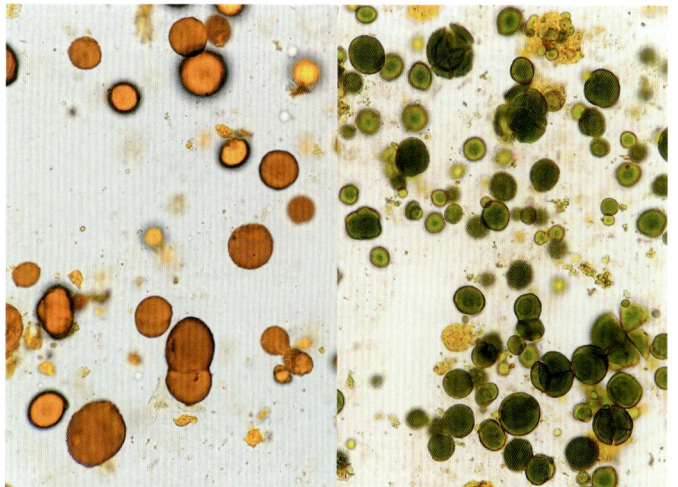

图 4-277 亮氨酸结晶，油滴状，体积大小不等（胆红素尿，未染色＋加入 CuSO₄，×1 000）

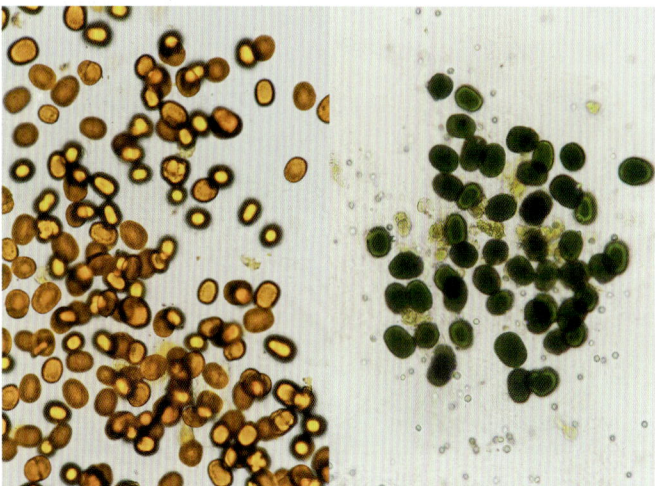

图 4-278 亮氨酸结晶，椭圆形，数量较多（胆红素尿，未染色＋加入 CuSO₄，×1 000）

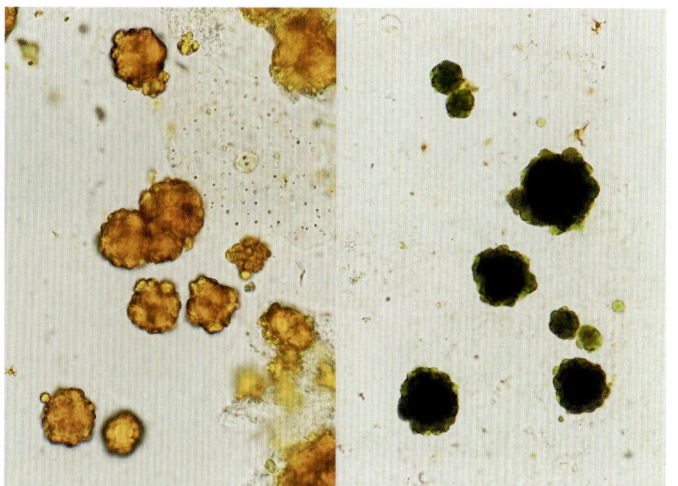

图 4-279 亮氨酸结晶，形态不规则形（胆红素尿，未染色＋加入 CuSO₄，×1 000）

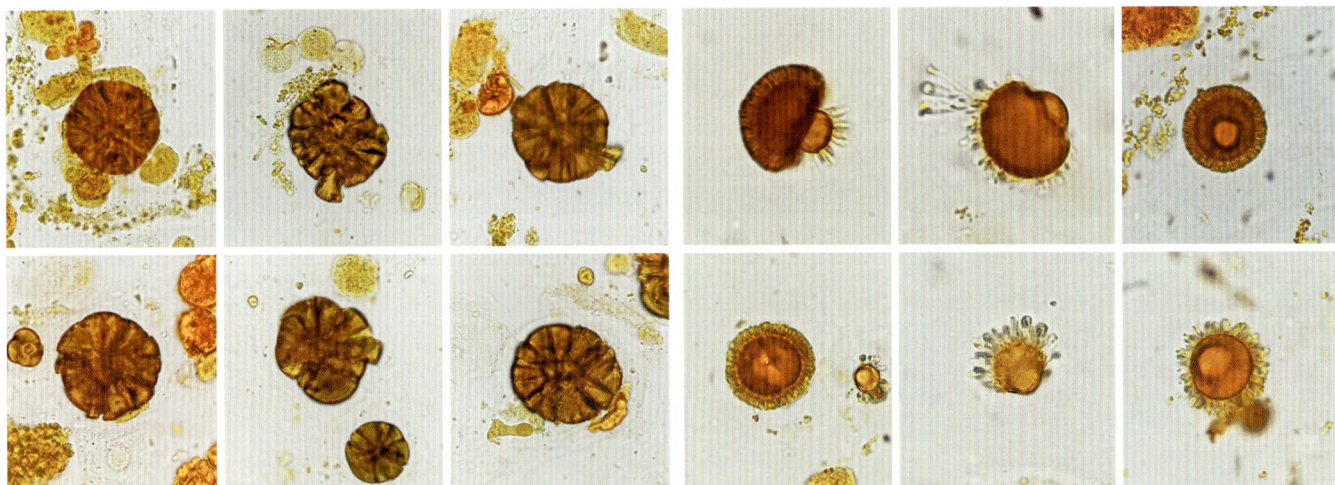

图 4-280　亮氨酸结晶,体积较大,镜检时加盖玻片,结晶容易碎裂(未染色,×1 000)

图 4-281　亮氨酸结晶,结晶形态多样;来源于肝硬化确诊病例(未染色,×1 000)

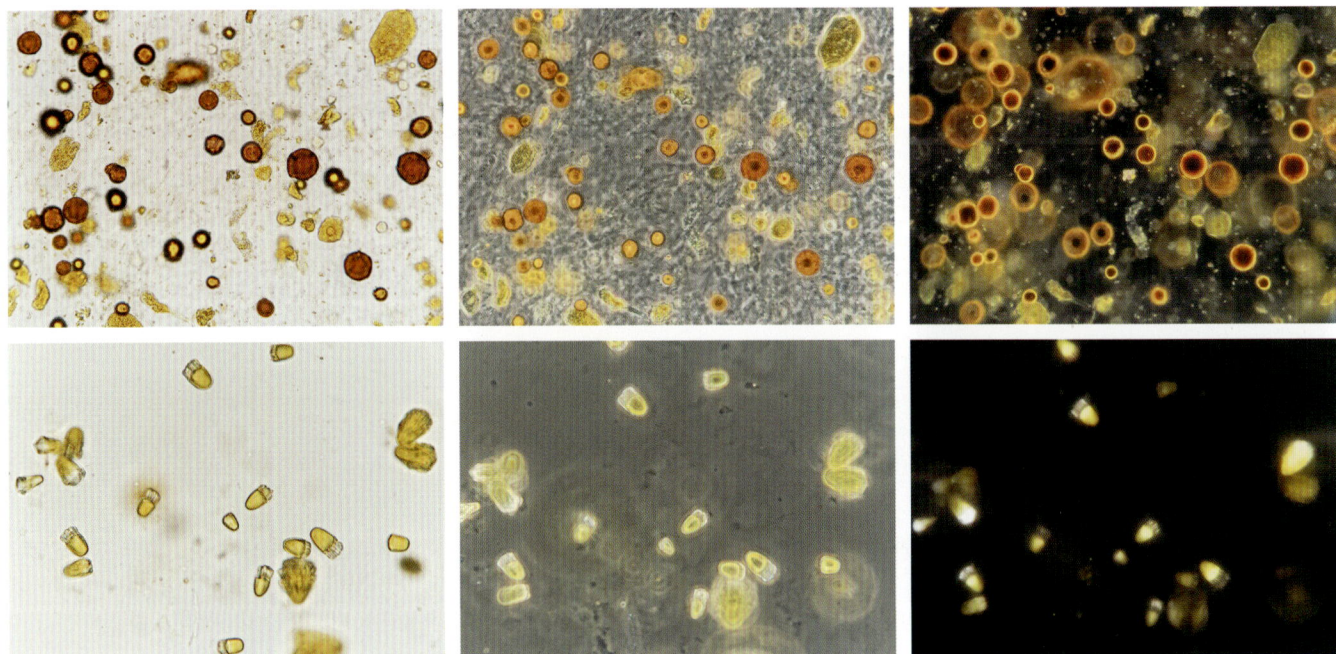

图 4-282　亮氨酸结晶(明视野+相差显微镜+暗视野,×400)
相差显微镜下观察结晶结构清晰;暗视野结晶有折光性。

2. 临床意义　亮氨酸结晶为病理性结晶,尿中检出亮氨酸结晶提示预后不良,见于严重的肝脏疾病,如急性肝坏死;还可见于组织大量坏死性疾病,如急性磷中毒、糖尿病昏迷、白血病、伤寒等;也见于代谢紊乱性疾病。

(四)胆固醇结晶

1. 形态特征

(1)明视野显微镜观察:胆固醇结晶为无色透明,片状结构,单层或相互堆叠(图 4-283～图 4-288)。因其具有脂类的性质,易于在低温环境下生成,常浮于尿液表面,形成薄膜。典型的胆固醇结晶多为缺角的方形,有的病例中可见长条形或弯曲的弧形。

(2)相差显微镜镜检:相差显微镜镜检下观察,胆固醇结晶结构清晰,边缘有折光性(图 4-289)。

(3)暗视野或偏振光显微镜镜检　暗视野下观察结晶边缘有折光性(图 4-290);偏振光显微镜镜检下有双折射现象,呈单色偏光(图 4-291)。

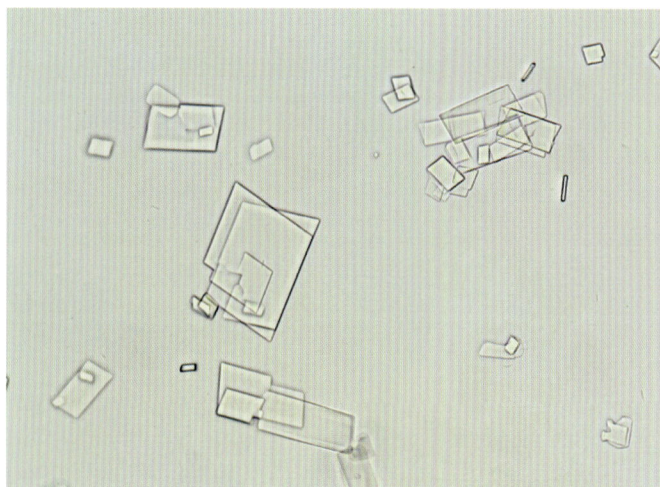

图 4-283 胆固醇结晶,薄层片状(未染色,×400)

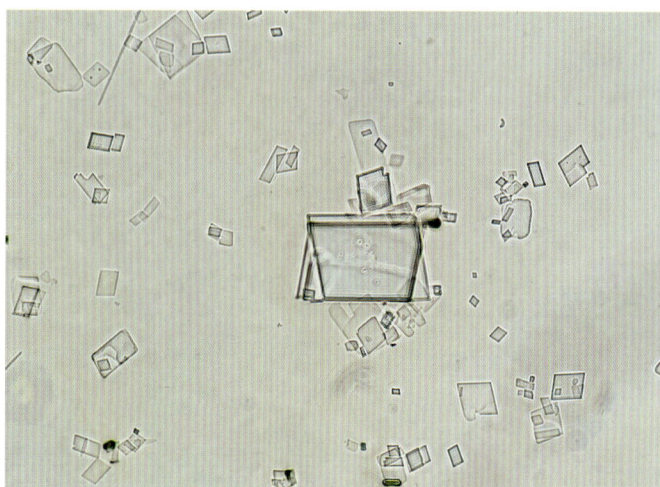

图 4-284 胆固醇结晶,体积大小不等(未染色,×400)

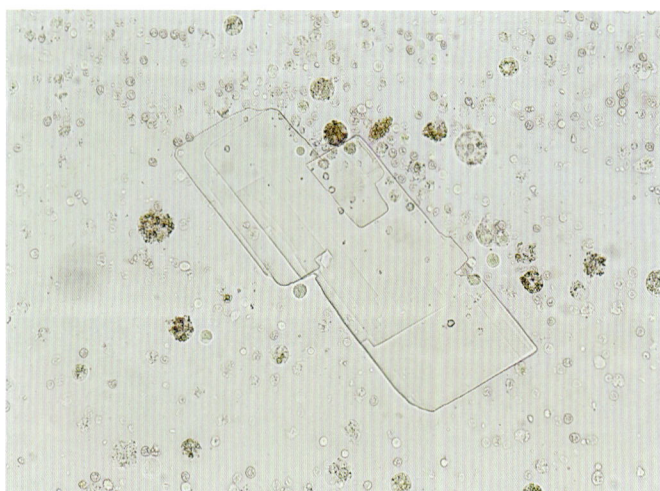

图 4-285 胆固醇结晶,无色透明,体积较大,薄层片状(未染色,×400)

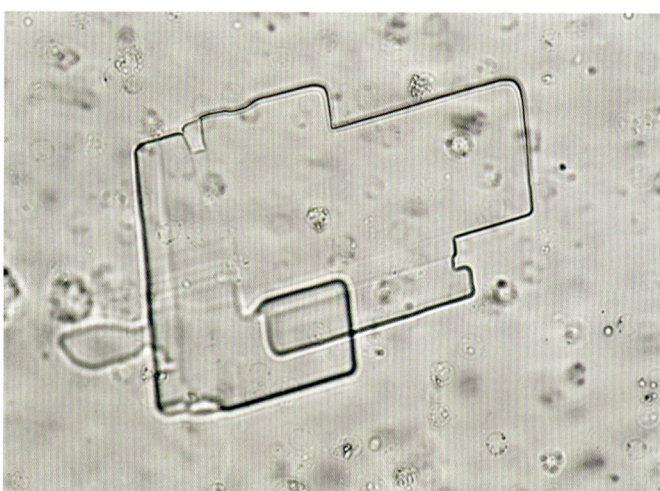

图 4-286 胆固醇结晶,体积较大,无色透明(未染色,×1000)

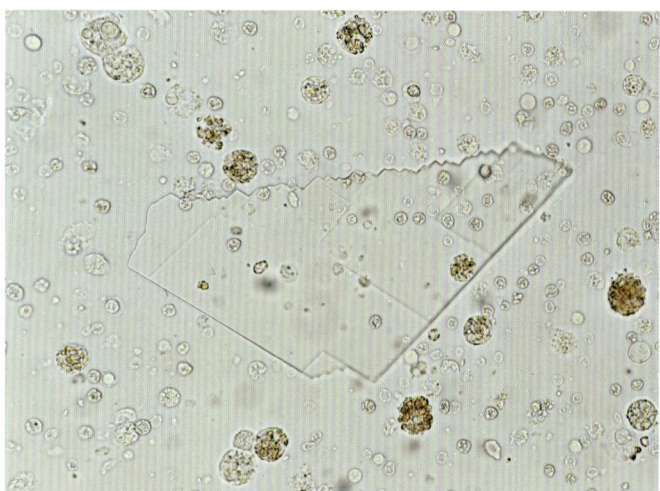

图 4-287 胆固醇结晶,结晶碎裂(未染色,×400)

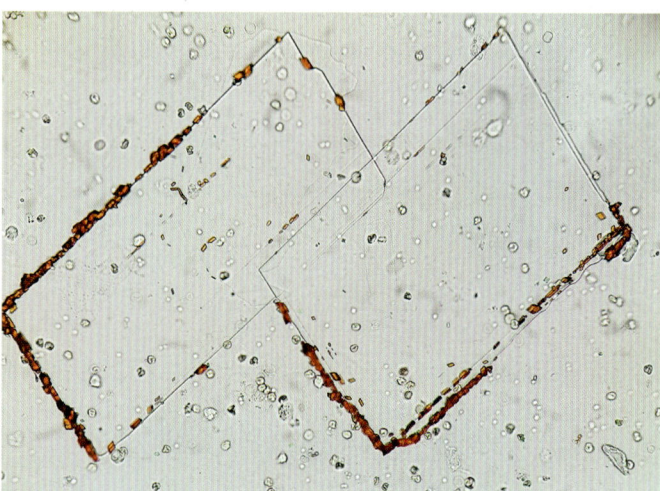

图 4-288 胆固醇结晶,边缘聚集了大量血红素结晶(未染色,×400)

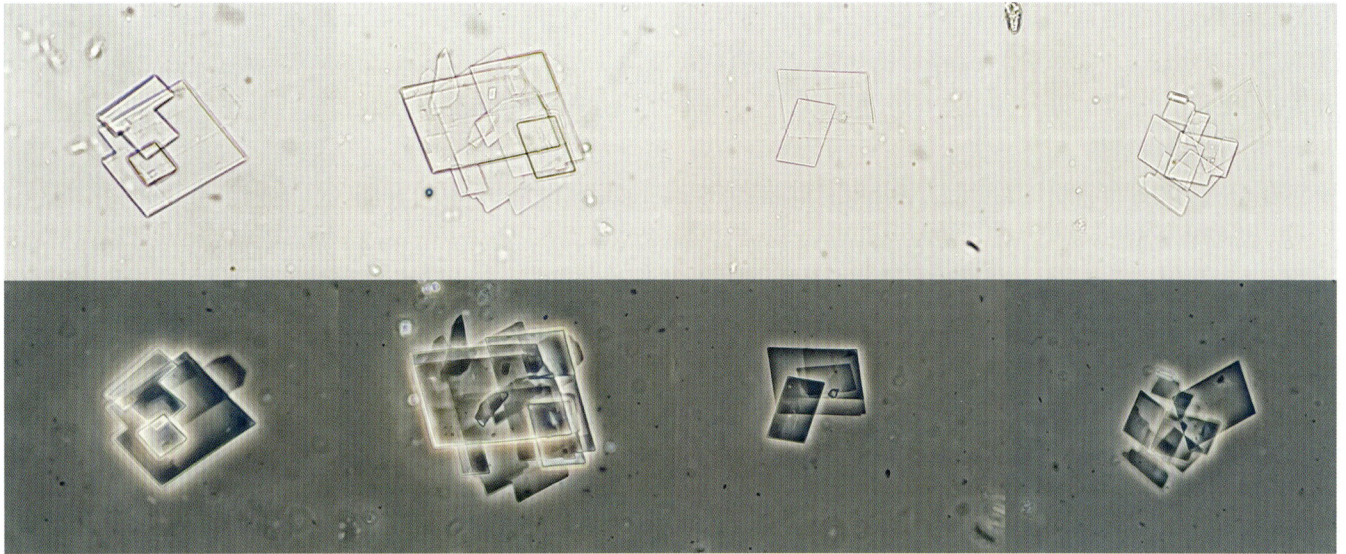

图 4-289　胆固醇结晶（明视野+相差镜检，×400）

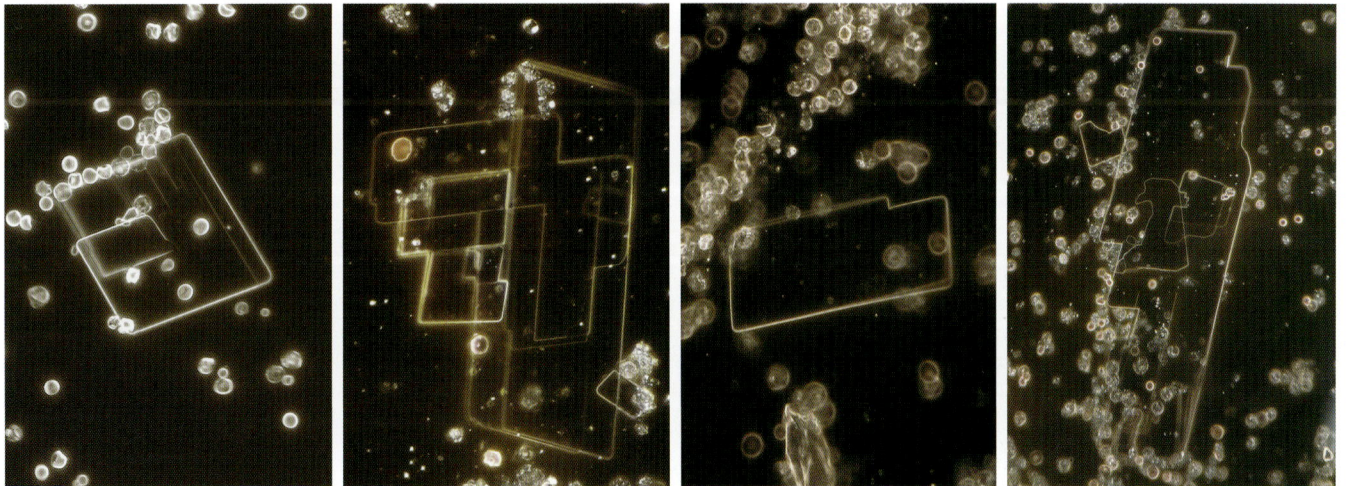

图 4-290　胆固醇结晶（×400）
结晶较薄，边缘有折光性，暗视野观察易漏检，推荐使用偏振光显微镜观察（暗视野）。

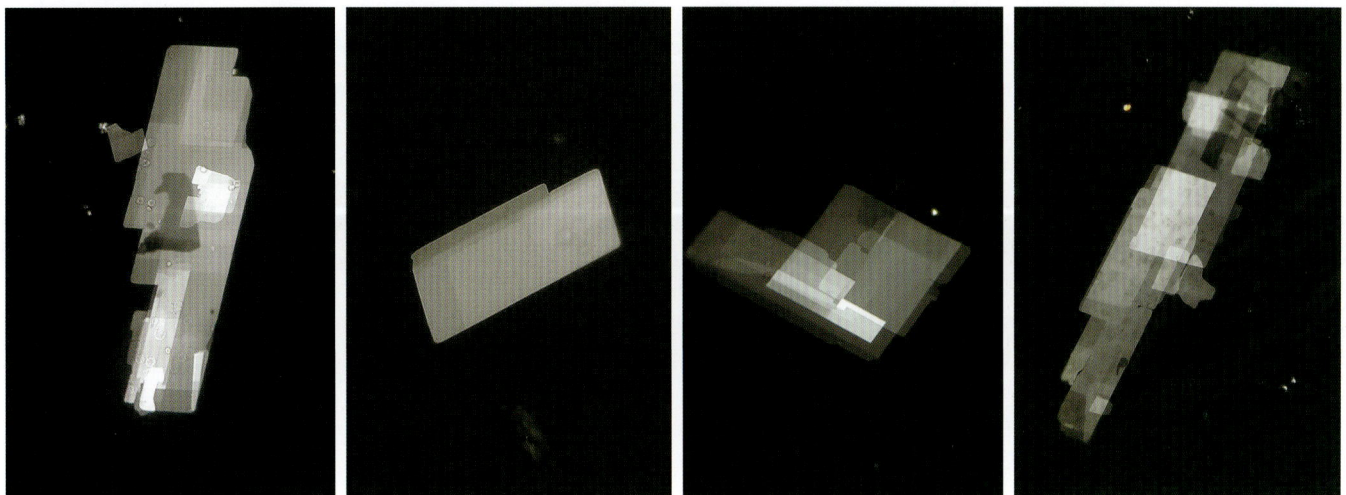

图 4-291　胆固醇结晶（×400）
结晶呈薄层片状，有折光性和双折射现象，呈单色偏光（偏振光显微镜，未进行颜色补偿）。

2. 临床意义 尿液胆固醇结晶一般是在尿液（或者积液）排出后，因含高胆固醇成分，在低温环境中更容易形成结晶，并保持稳定形态。如果需要保存含有胆固醇结晶的样本，可以直接将标本储存于4℃的冰箱内保存。尿中检出胆固醇结晶多见于膀胱炎、肾盂肾炎、淋巴结病、乳糜尿、严重的泌尿道感染和肾病综合征，偶见于脓尿。

（五）胱氨酸结晶

胱氨酸是蛋白质分解的产物，当尿液中胱氨酸浓度增高，在一定条件下可以析出晶体。

1. 形态特征

（1）明视野显微镜镜检：胱氨酸结晶大小不等，薄层片状，无色、透明。以六边形多见，也可相互融合、重叠，偶见小颗粒状的结晶体（图4-292~图4-301）。

胱氨酸结晶在酸性尿液中形成，不溶于乙酸而溶于盐酸，能迅速溶解于氨水中，再加乙酸后结晶可重新出现。胱氨酸试验：取尿沉渣少许，置于载玻片上，加稀硫酸及卢戈氏碘液各1滴，出现蓝色或绿色反应即为胱氨酸试验阳性。

部分六边形尿酸结晶与胱氨酸结晶形态相似，不易鉴别，尿酸结晶呈淡黄色或黄色，结晶体稍厚，而胱氨酸结晶为无色、薄片状；溶解实验可以进一步鉴别，加入30%盐酸，尿酸结晶不溶解，胱氨酸结晶溶解。此外，阿司匹林药物结晶与胱氨酸结晶均为无色，而且形态十分相似，可结合病史、用药史及结晶特点进行区别，尿液中出现阿司匹林药物结晶均有用药史。

（2）相差显微镜或偏振光显微镜镜检：胱氨酸结晶在相差显微镜下观察，有折光性；在偏振光显微镜下观察，胱氨酸结晶有双折射现象，呈单色偏光（图4-302）。

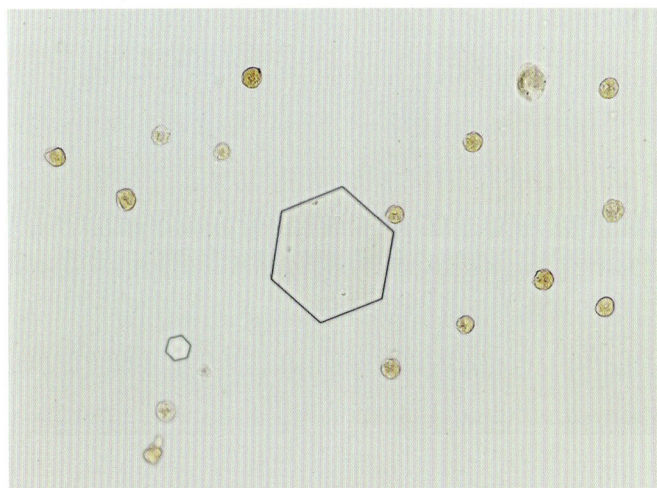

图 4-292 胱氨酸结晶，六边形，无色透明（未染色，×1 000）

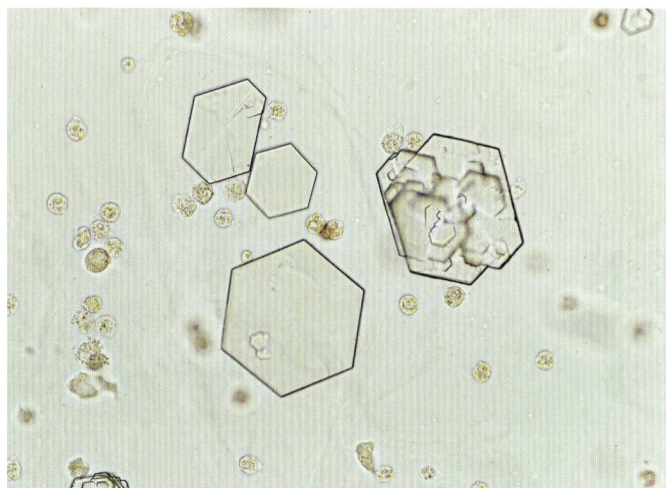

图 4-293 胱氨酸结晶，六边形，大小不等（未染色，×1 000）

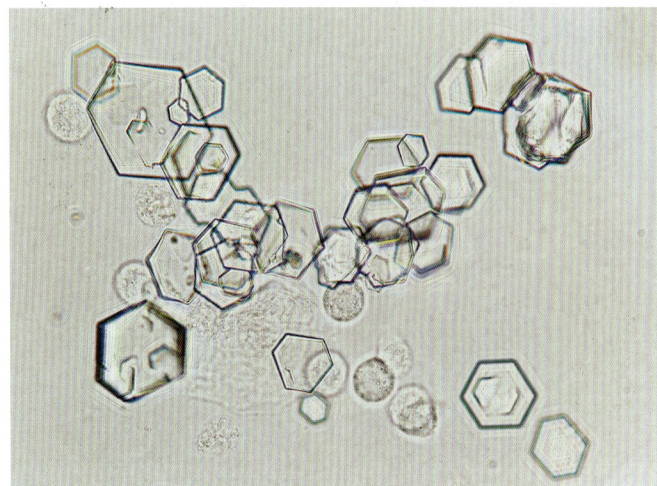

图 4-294 胱氨酸结晶；来源于胱氨酸结石确诊病例（未染色，×1 000）

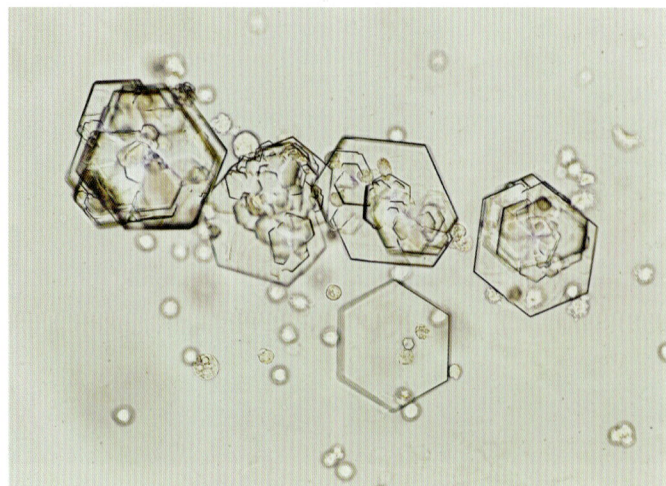

图 4-295 胱氨酸结晶，薄层片状，相互堆叠（未染色，×1 000）

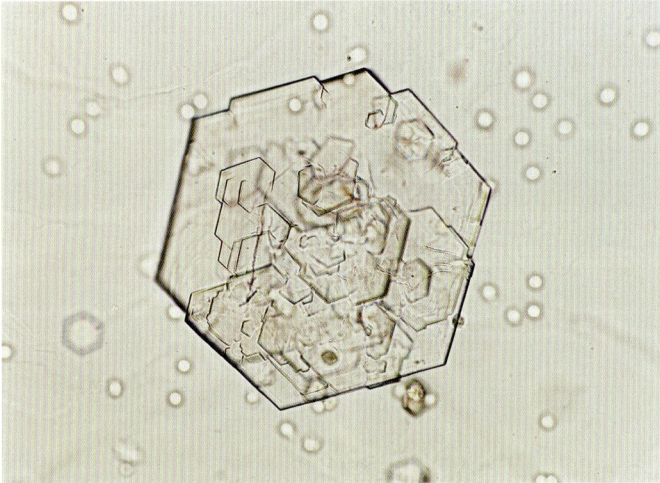

图 4-296 胱氨酸结晶,体积较大,无色透明(未染色,×1 000)

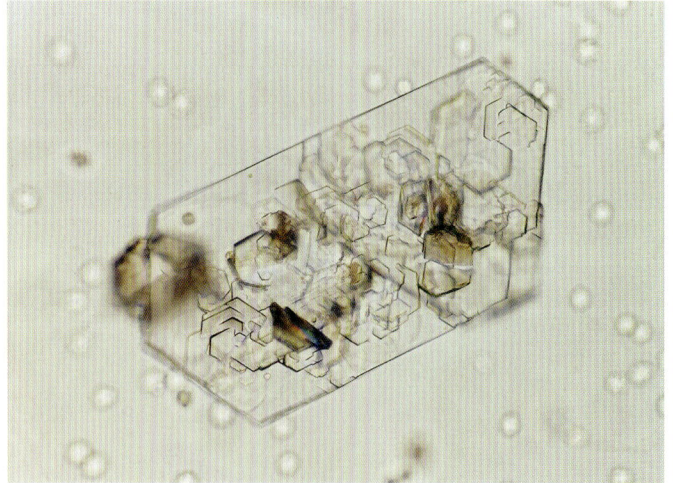

图 4-297 胱氨酸结晶,体积巨大(未染色,×1 000)

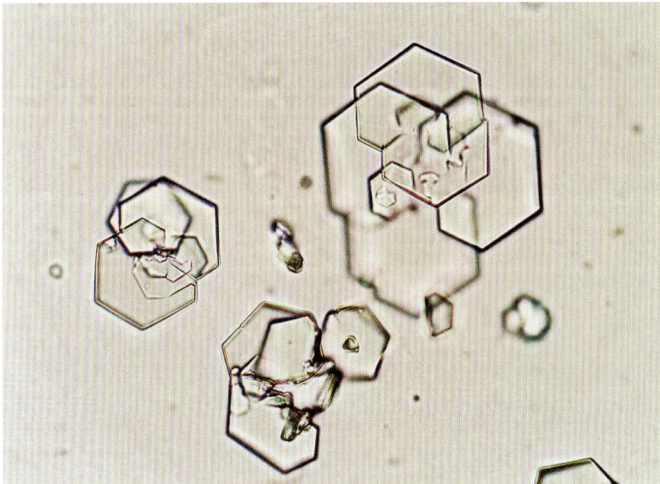

图 4-298 胱氨酸结晶,薄层片状,无色透明(未染色,×1 000)

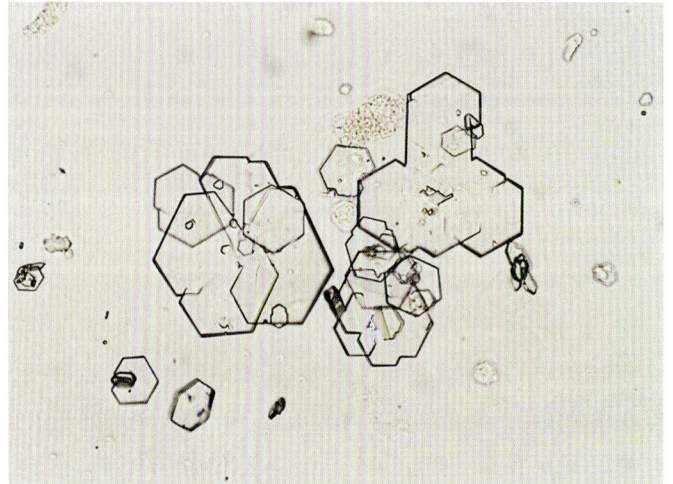

图 4-299 胱氨酸结晶,薄层片状,相互堆叠(未染色,×1 000)

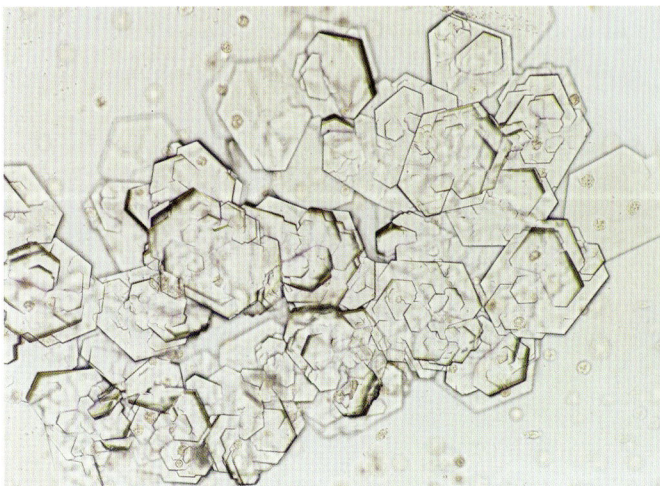

图 4-300 胱氨酸结晶,数量较多,成堆分布(未染色,×1 000)

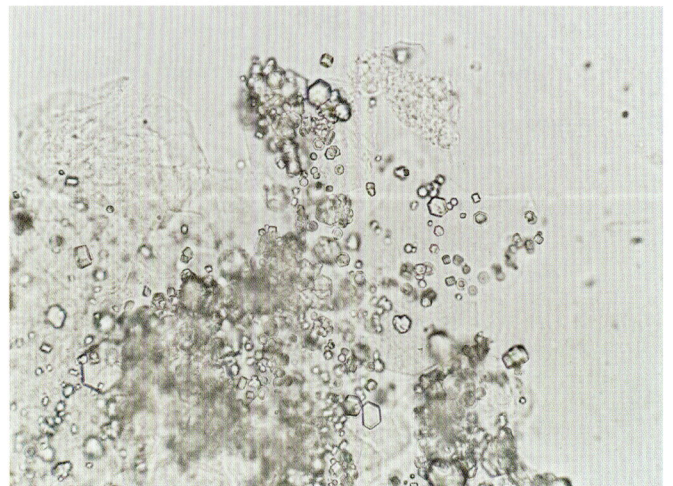

图 4-301 胱氨酸结晶,无色透明,小颗粒状(未染色,×1 000)

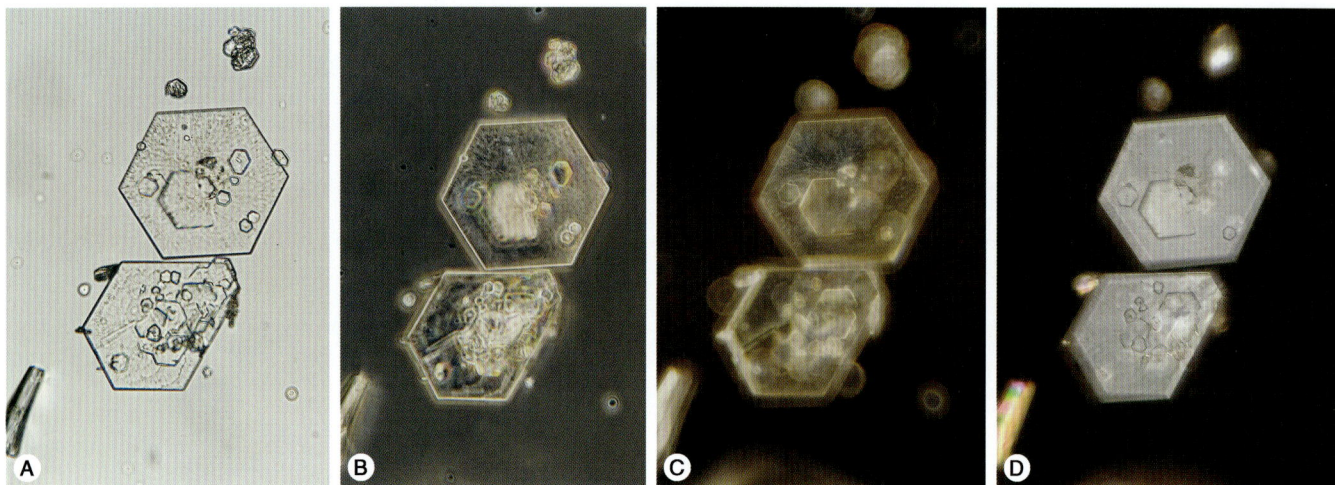

图 4-302 胱氨酸结晶（×400）
A. 明视野；B. 相差显微镜；C. 暗视野；D. 偏振光显微镜。

2. 临床意义 正常人尿液中极少发现。大量出现多为肾或膀胱结石的征兆，也可作为肾脏胱氨酸结石的辅助判定指标；在遗传性胱氨酸尿症、严重的肝脏疾病、风湿病或梅毒患者尿中也可检出胱氨酸结晶。

（六）酪氨酸结晶

1. 形态特征

明视野显微镜镜检见酪氨酸结晶呈针状，散在分布或成束状（图 4-303）；在低倍镜下观察，略带黑色，高倍镜或油镜下观察，结晶无色透明（图 4-304）。

酪氨酸结晶与尿酸钠结晶或某些药物结晶形态相似，可以通过溶解试验、用药史等方面进行分析。酪氨酸结晶加热可溶解，溶于盐酸和 KOH，不溶于丙酮、酒精和水。酪氨酸定性试验：取尿沉渣少许，加试剂（①甲醛 1mL，②浓硫酸 55mL，③蒸馏水 45mL，混匀）1～2mL，混匀，加热到沸腾，如呈绿色，可确认为酪氨酸实验阳性。也可通过 Millon 反应进行确认，即在含酪蛋白的溶液中加入米伦试剂（亚硝酸汞、硝酸汞及硝酸的混合液），会发生沉淀，加热则变为红色沉淀的现象。

2. 临床意义 酪氨酸结晶是蛋白质分解的产物，一般出现在酸性尿液中，出现此结晶提示预后不良，在罕见的酪氨酸血症和高酪氨酸尿症、遗传性酪氨酸代谢症患者尿中常可发现酪氨酸结晶。某些氨基酸代谢受损的肝脏疾病，如急性

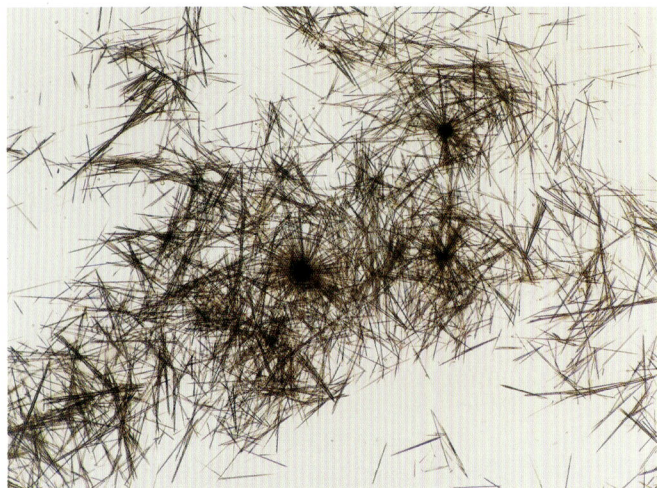

图 4-303 酪氨酸结晶，低倍镜观察，结晶略带黑色；来源于健康体检患者尿液标本，该患者近日未服用任何药物，但肝功检测结果明显异常（未染色，×200）

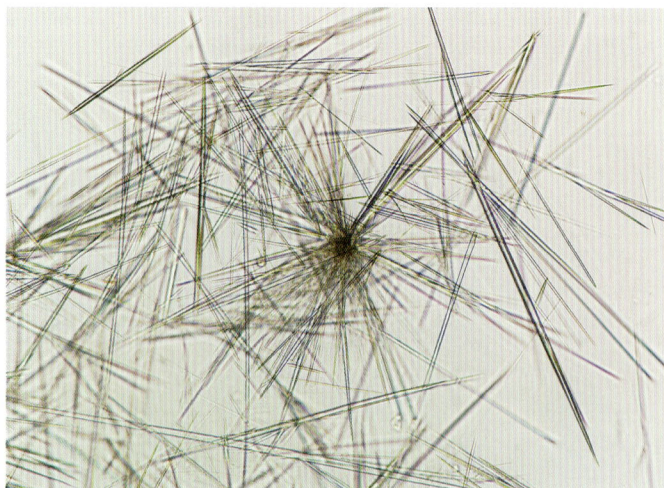

图 4-304 酪氨酸结晶，结晶针束状，在高倍镜下观察结晶无色透明（未染色，×400）

肝坏死等,酪氨酸结晶可与亮氨酸结晶同时出现;此外,组织大量坏死性疾病、急性磷中毒、糖尿病昏迷、白血病及伤寒等,也可能见到酪氨酸结晶。

四、药物结晶

多种药物经肾脏排泄,在尿液中药物浓度增高,易析出结晶,形成结晶尿;药物结晶可引起尿路刺激、血尿或蛋白尿等;部分药物结晶可堵塞尿道,引起肾功能损伤等。尿液中常见的药物结晶有磺胺类药物结晶、阿昔洛韦结晶、阿莫西林结晶、头孢曲松结晶及哌拉西林结晶等。

(一)磺胺类药物结晶

1. 形态特征

(1)明视野显微镜镜检:磺胺类药物种类较多,常见的有磺胺嘧啶、磺胺甲噁唑、磺胺二甲嘧啶、磺胺异噁唑等。在尿液中析出的磺胺类药物结晶形态不同,颜色多为棕黄色或黄褐色,不对称束状、球状、扇形、贝壳形或不规则形(图4-305～图4-314)。

磺胺药物结晶与尿酸铵结晶、尿酸结晶、碳酸钙结晶或亮氨酸结晶不易区分,可根据结晶的形态、用药史、溶解实验或其他特殊试验进行鉴别,常用的鉴别方法如下,①溶解实验:磺胺结晶可溶解于丙酮溶液;②醛试验:取少许尿液加在

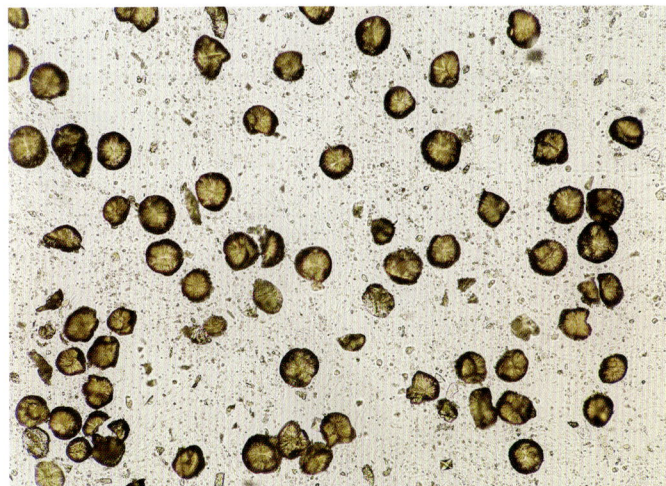

图 4-305　磺胺甲噁唑结晶,棕黄色(未染色,×100)

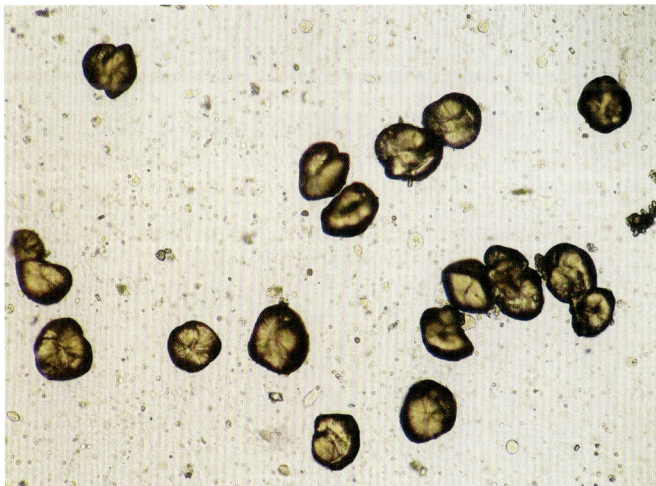

图 4-306　磺胺甲噁唑结晶,棕黄色,形态不规则(未染色,×200)

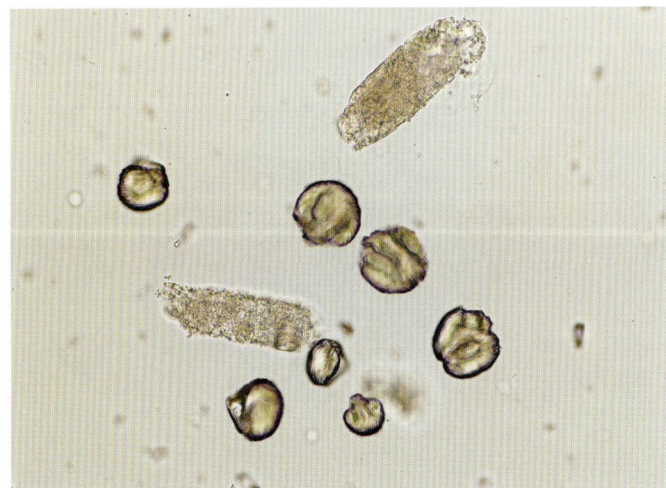

图 4-307　磺胺甲噁唑结晶,患者肾功能损伤,尿中可以大量颗粒管型及结晶,呈棕黄色,形态不规则,注意与尿酸结晶进行区别(明视野,×200)

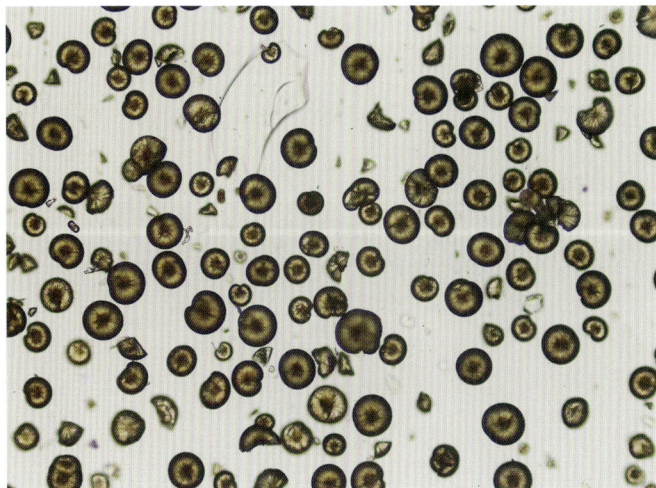

图 4-308　磺胺甲噁唑结晶;腹泻患者,口服泻立停(主要成分为磺胺甲噁唑、甲氧苄啶及颠茄流浸膏)后,尿液中可见大量结晶,该类结晶需要与亮氨酸结晶进行区别(明视野,×200)

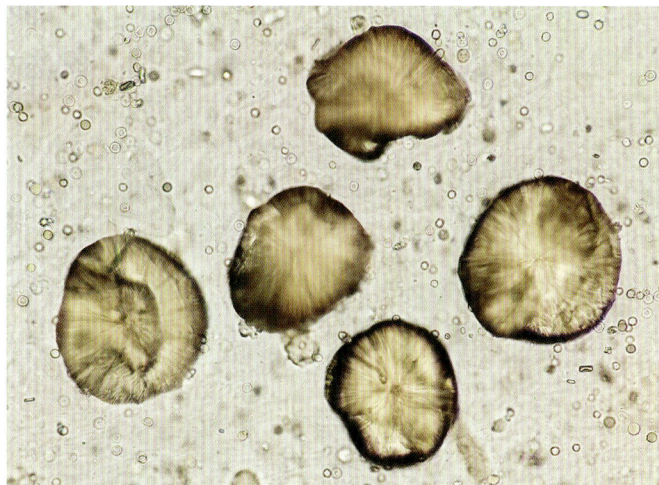

图 4-309 磺胺甲噁唑结晶,高倍镜下呈黄色,形态不规则(未染色,×400)

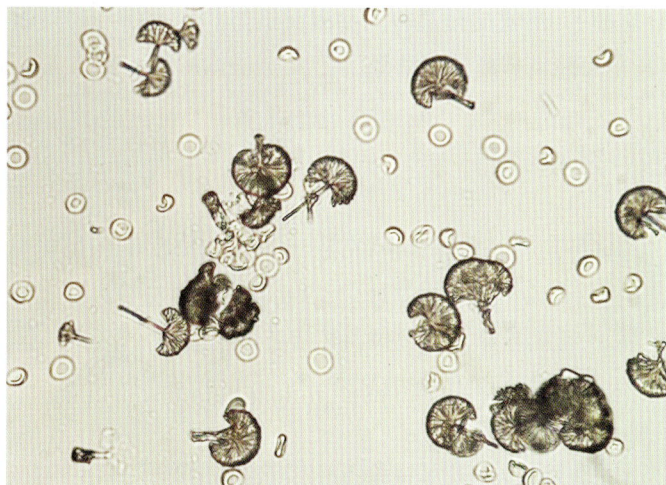

图 4-310 磺胺嘧啶结晶,棕黄色,呈扇形(未染色,×1 000)(王美菊提供)

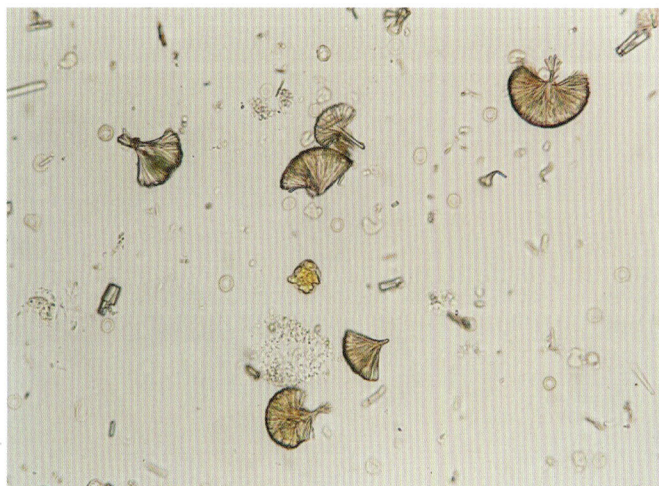

图 4-311 磺胺嘧啶结晶,棕黄色,扇形,体积偏小(未染色,×400)

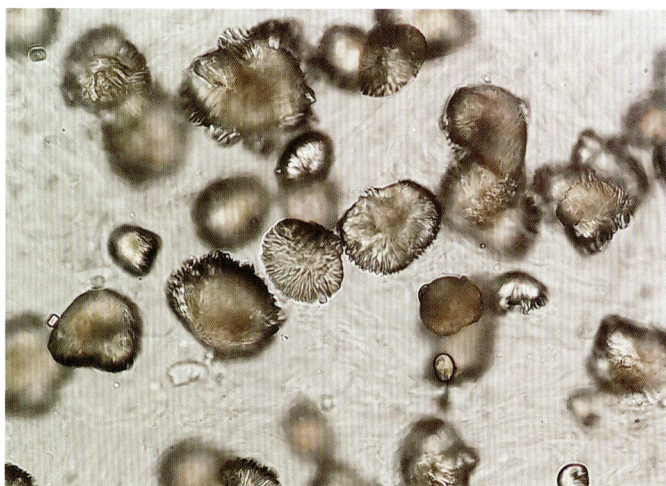

图 4-312 磺胺嘧啶结晶,体积巨大,棕黄色(未染色,×400)

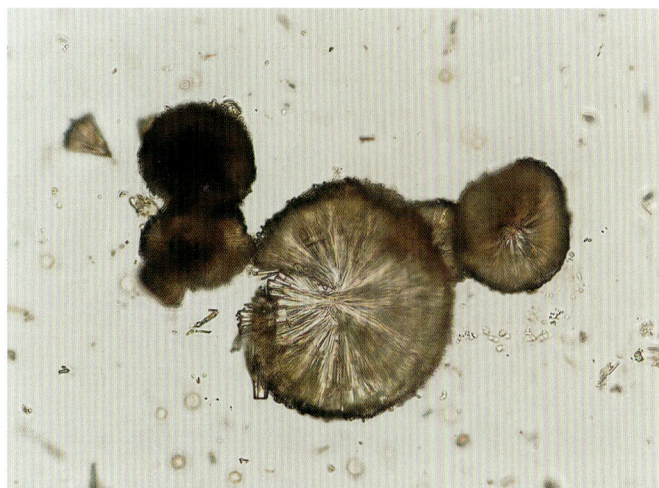

图 4-313 磺胺嘧啶结晶,棕黄色(未染色,×400)

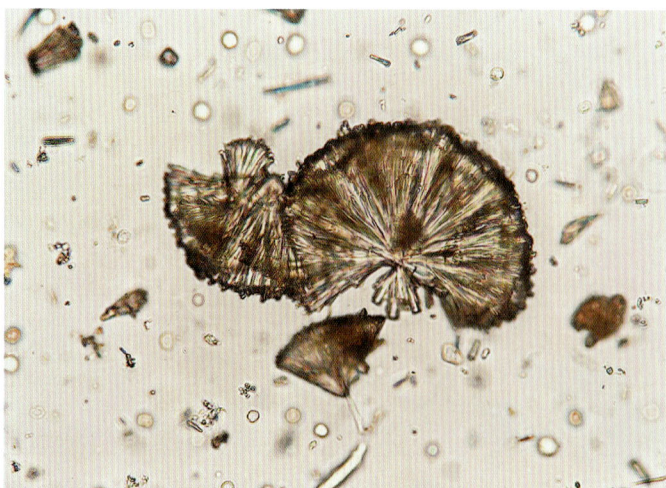

图 4-314 磺胺嘧啶结晶,棕黄色,扇形(未染色,×400)

试管内,滴加测定尿胆原用的 Ehrlich 试剂 1～2 滴,若呈金黄色,即表示磺胺试验阳性;③木浆试验:取木浆制成的纸片一片,滴加上被检尿液 1 滴,使之湿润。加 20% 盐酸 1 滴,若呈现橙黄色即为阳性。

(2)暗视野、相差显微镜或偏振光显微镜镜检:在暗视野或相差显微镜下观察磺胺类药物结晶有折光性(图4-315),在偏振光显微镜下观察,结晶呈多色偏光(图 4-316、图 4-317)。

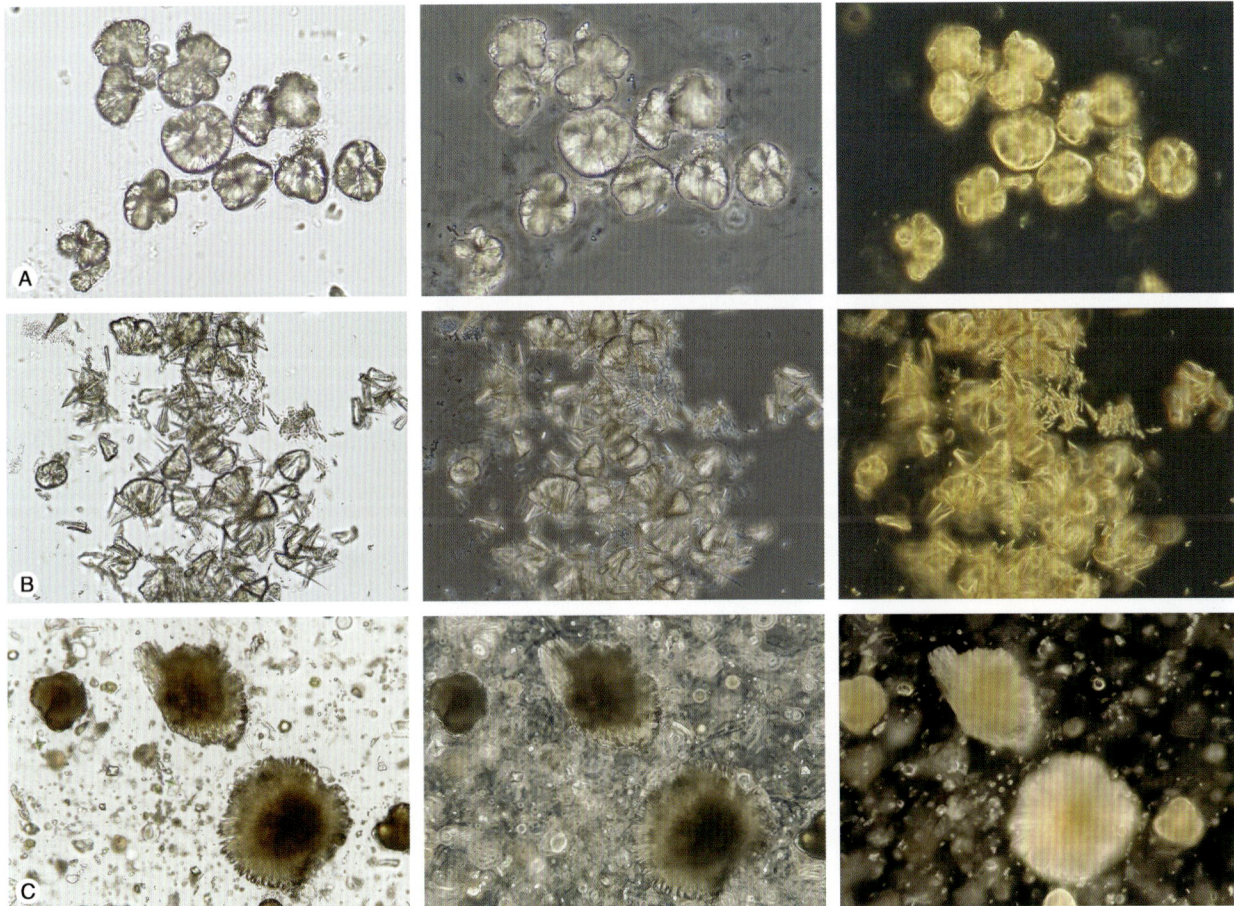

图 4-315　磺胺类药物结晶(明视野+相差显微镜+暗视野,×400)
A、B.重型地中海贫血患者造血干细胞移植术后 3 个月,口服复方新诺明(主要成分为磺胺甲噁唑与甲氧苄啶)预防肺孢子菌感染,尿液中可见大量磺胺甲噁唑结晶;
C.泌尿系统炎症患者使用磺胺嘧啶类药物,尿液中发现体积较大的磺胺嘧啶结晶。

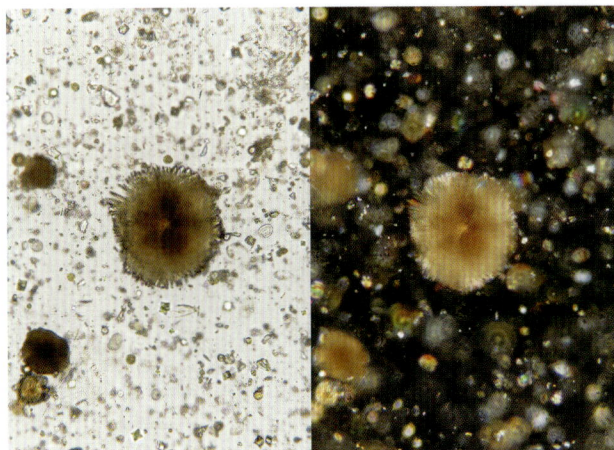

图 4-316　磺胺嘧啶结晶,有双折射现象(明视野+偏振光显微镜镜检,×400)

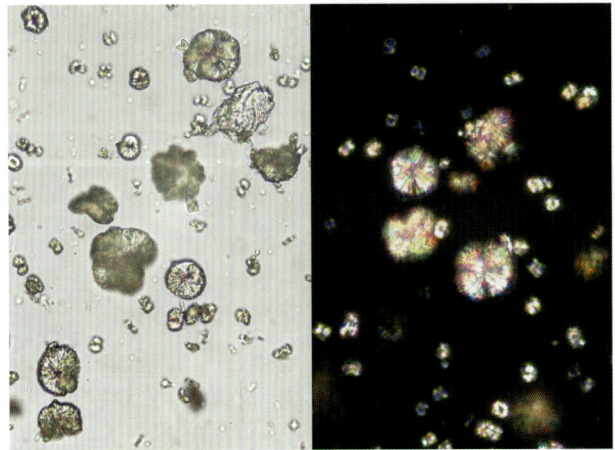

图 4-317　磺胺嘧啶结晶,有双折射现象,结晶表面呈多色性(明视野+偏振光显微镜镜检,×400)

2. 临床意义 磺胺类药物有很多不良反应,可以引起过敏反应、肾脏损害、血液系统反应及消化系统和中枢神经症状。由于乙酰化磺胺溶解度低,尤其在尿液偏酸时或饮水较少情况下,易在肾小管中析出结晶,引起血尿、尿痛、尿闭等症状。服用磺胺类药物的患者,需定期检查尿液有形成分,若尿液中检出此类药物结晶与药物过量使用有关,应及时报告。

为了预防肾脏损害等不良反应的发生,可加服碳酸氢盐或柠檬酸盐使尿液碱化,增加排出物的溶解度;大量饮水,增加尿量,也可降低排出物的浓度;老人和肾功能不全者应慎用此类药物。

(二)头孢类药物结晶

头孢类药物通常是指头孢菌素类药物,是一种广泛使用的 β 内酰胺类抗生素。对细菌的选择作用强,而对人体几乎没有毒性,具有抗菌谱广、抗菌作用强、耐青霉素酶、过敏反应少等优点。按照药理不同,可以分为五代。一代头孢包括头孢拉定、头孢唑林等,对阳性菌的感染比较有效,但有一定的肾毒性;二代头孢包括头孢呋辛、头孢替安、头孢孟多,其肾毒性比第一代头孢菌素低;三代头孢包括头孢噻肟、头孢唑肟、头孢曲松、头孢他啶;四代头孢包括头孢吡肟、头孢匹罗、头孢唑喃等;五代头孢菌素有头孢洛林、头孢吡普、硫酸头孢匹罗、头孢唑兰等药物。

头孢类药物易在尿液析出结晶,尤其是儿童和肾功能损伤的患者。常见的头孢类药物结晶有头孢曲松钠、头孢哌酮和头孢他啶等。头孢曲松钠结晶多为针束状,常聚集成簇,颜色为棕黄色(图 4-318),该类结晶易溶于水,微溶于甲醇,不溶于乙醇;头孢哌酮结晶呈细小的针状,常成束或成簇,颜色为棕黄色(图 4-319),该类结晶易溶于水,微溶于甲醇,极微溶于乙醇,不溶于乙醚、氯仿和丙酮;头孢他啶结晶与酪氨酸结晶形态类似,呈较长的细针状,可聚集成束,高倍镜下观

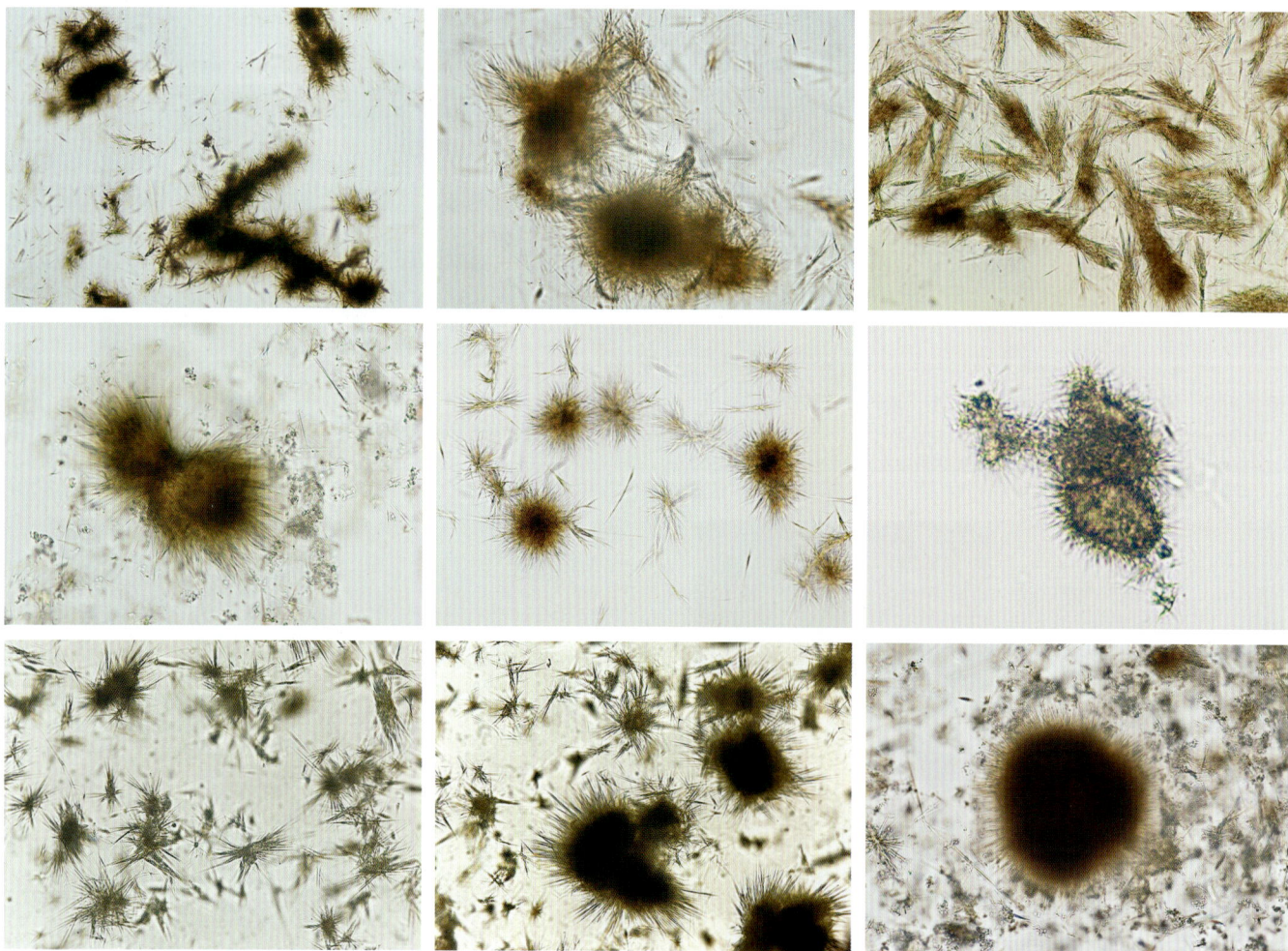

图 4-318 头孢曲松钠结晶(明视野,×400)
头孢曲松钠结晶,棕黄色,细针状,易聚集成簇。

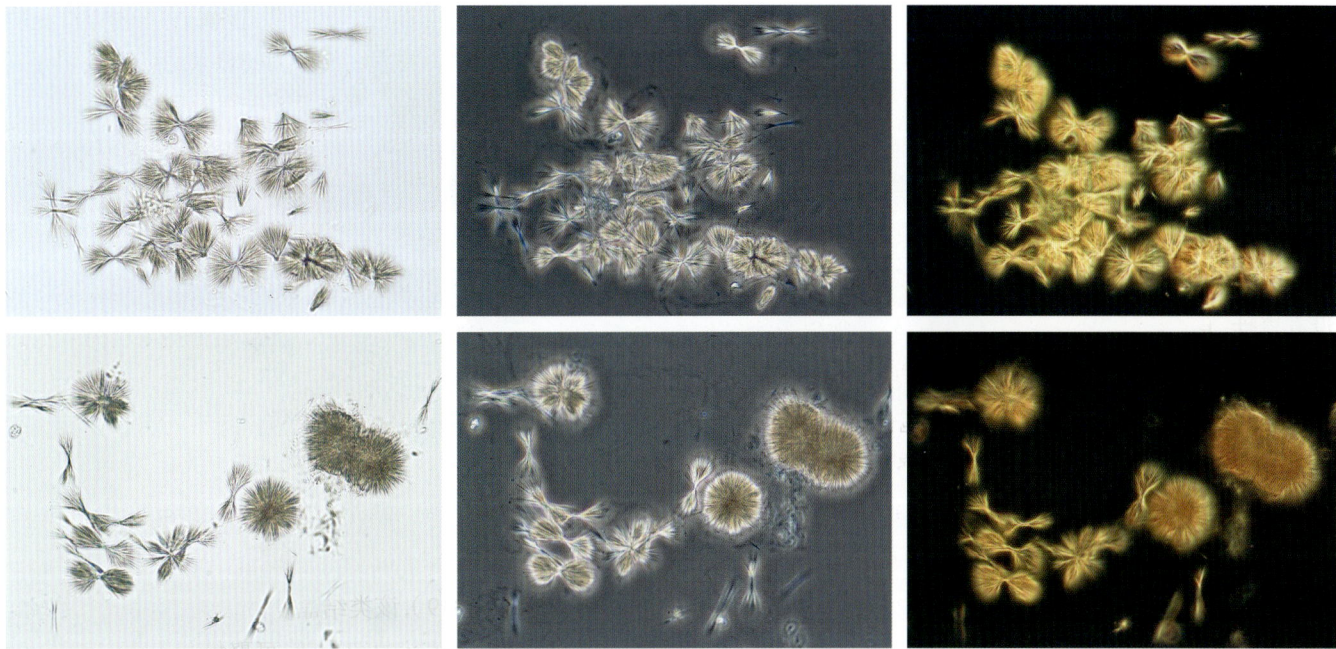

图 4-319　头孢哌酮结晶（明视野＋相差显微镜＋暗视野，×400）
患者，男，10 岁，呼吸道感染，静脉输注头孢哌酮，尿液中可见大量头孢哌酮结晶。

察呈淡黄色（图 4-320），该类结晶在水或甲醇中微溶，不溶于丙酮或氯仿。若尿液中出现其他种类头孢类药物结晶，需结合用药史进一步明确。

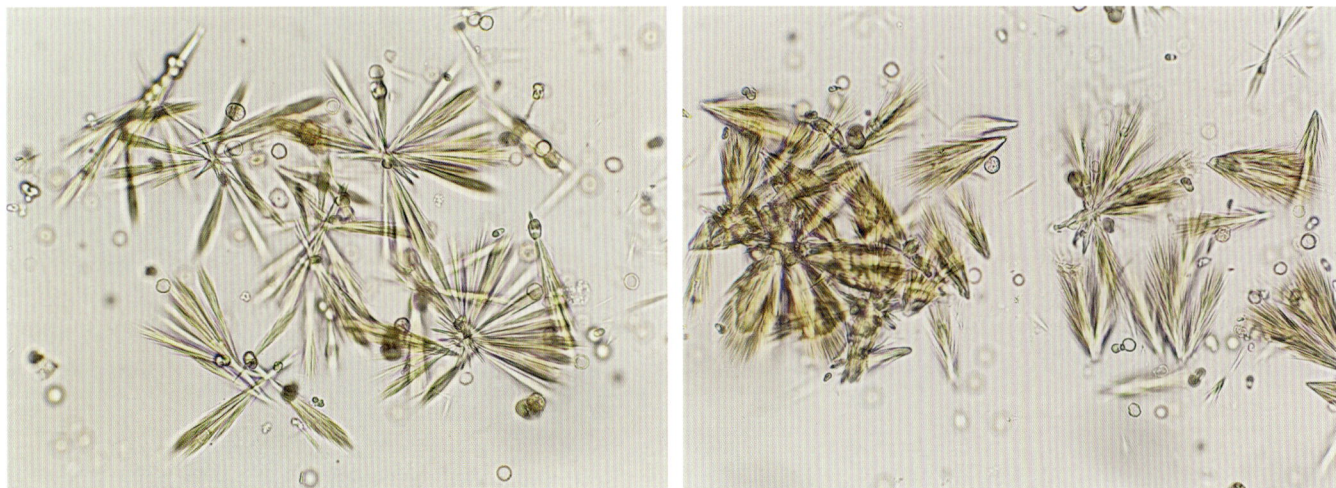

图 4-320　头孢他啶结晶（明视野，×400）
结晶为淡黄色，针束状，成束分布；患者静脉滴注头孢他啶，次日尿液出现大量结晶。

（三）喹诺酮类药物结晶

喹诺酮类药物分为四代，目前临床应用较多的为第三代，常用药物有诺氟沙星、氧氟沙星、环丙沙星、氟罗沙星等，此类药物对多种革兰氏阴性菌有杀菌作用，广泛用于泌尿生殖系统疾病、胃肠疾病，以及呼吸道、皮肤组织的革兰氏阴性细菌感染的治疗。

妥舒沙星（三氟沙星）是一种新氟喹诺酮类抗菌药物，尿液中析出的妥舒沙星结晶呈棕黄色，细丝状或聚集成绒球状（图 4-321）；诺氟沙星结晶呈针束状，低倍镜观察略带黑色，高倍镜观察无色透明，与多种针束状结晶形态类似（图 4-322）；大剂量使用诺氟沙星或尿 pH＞7 时可发生结晶尿；左氧氟沙星主要以原形形式由尿中排出，如尿液中药物浓度过高，可能出现结晶（图 4-323），引起结晶尿、血尿、堵塞尿路，甚至可导致急性肾功能衰竭。

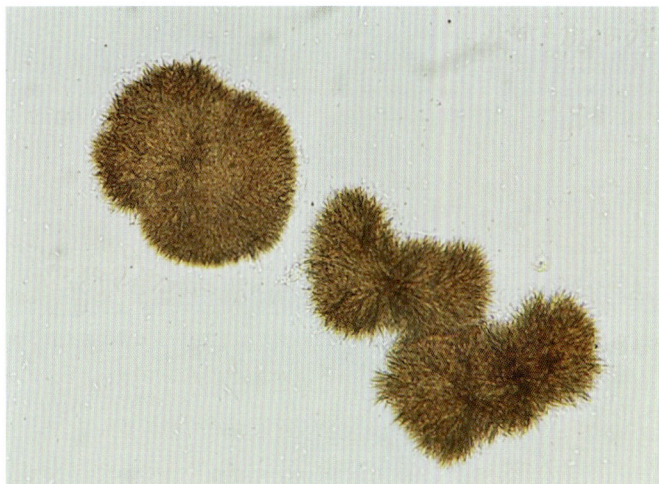

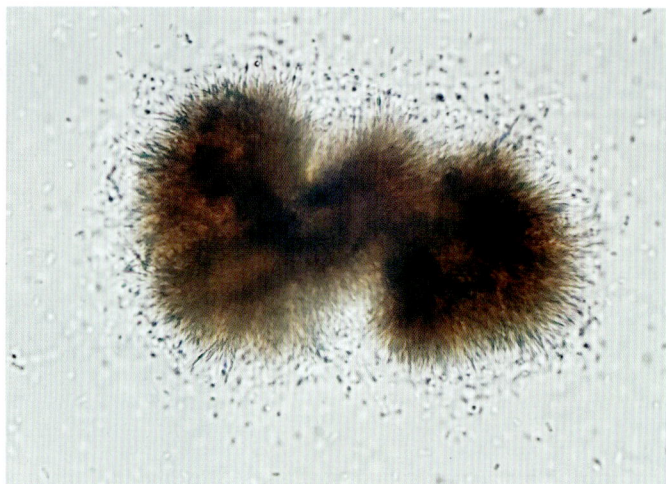

图 4-321 妥舒沙星结晶（明视野，×400）
棕黄色，绒球状；该患者输注妥舒沙星药物，第二天在尿液中就发现大量药物结晶。

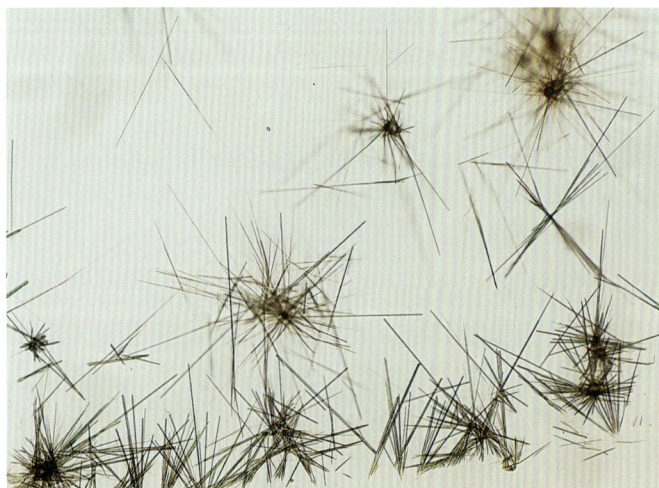

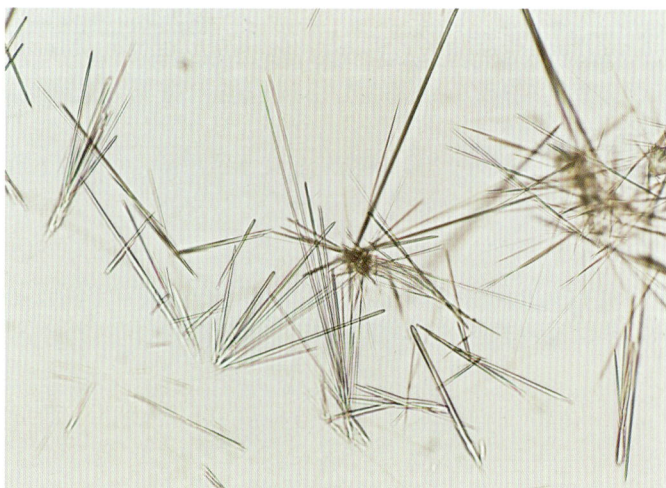

图 4-322 诺氟沙星结晶（明视野，×400）
针束状，与多种药物结晶形态类似。

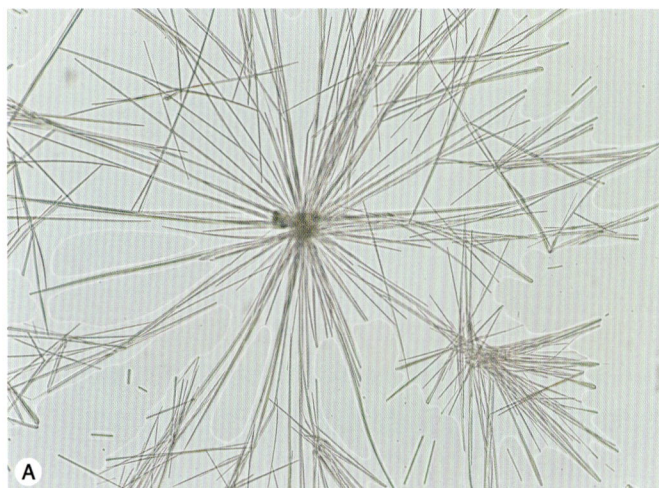

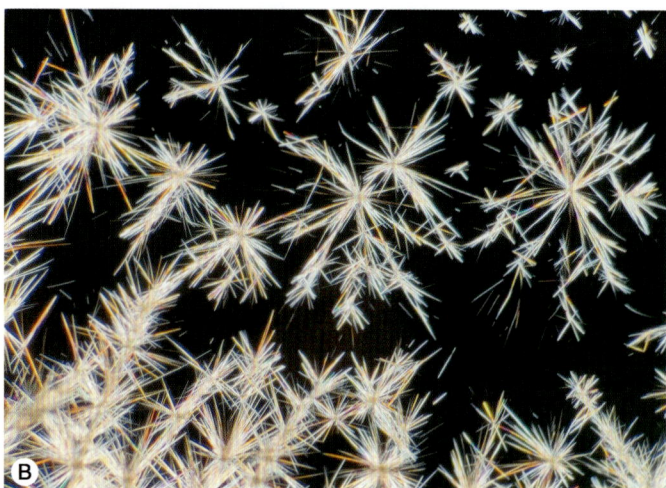

图 4-323 左氧氟沙星结晶
A. 针束状，无色、透明（明视野，×400）；B. 有强折光性（偏振光显微镜，×400）。

（四）碳青霉烯类药物结晶

碳青霉烯类是目前抗菌谱最广的一类非典型β-内酰胺类抗菌药物,对G$^+$菌、G$^-$菌、厌氧菌都具有强大的抗菌活性,目前临床上常用的有亚胺培南、美罗培南、比阿培南等。

亚胺培南主要用于治疗敏感菌引起的各系统感染、菌血症和败血症,尤适用于混合感染、重症细菌性感染疾病和感染原因不明的经验性治疗。亚胺培南与西司他丁常联合使用,亚胺培南能被人类肾脏上皮细胞的脱氢酰酶-Ⅰ(DHP-Ⅰ)代谢失活,故加入特异性的酶抑制剂西司他丁来阻断亚胺培南在肾脏的代谢,从而保证尿液中的亚胺培南具有足够的抗菌浓度,同时还可以阻止亚胺培南进入肾小管上皮细胞,以减轻肾毒性。亚胺培南药物结晶呈细小的针束状,常聚集成簇,形态与多种药物结晶类似(图4-324)。

美罗培南是一种人工合成的广谱碳青霉烯类抗生素,具有超广谱、高效能的抗菌活性,最低抑菌浓度与最低杀菌浓度基本接近,对革兰氏阴性菌有一定的抗生素后效应。美罗培南严重的不良反应可引起急性肾衰竭等严重肾脏疾病,所以使用该类药物应定期检查肾功能,密切观察,发现肾功能异常时,应停药并进行适当处理。美罗培南药物结晶呈细小的针束状,与头孢曲松钠结晶类似,但结晶体积更细小(图4-325、图4-326)。

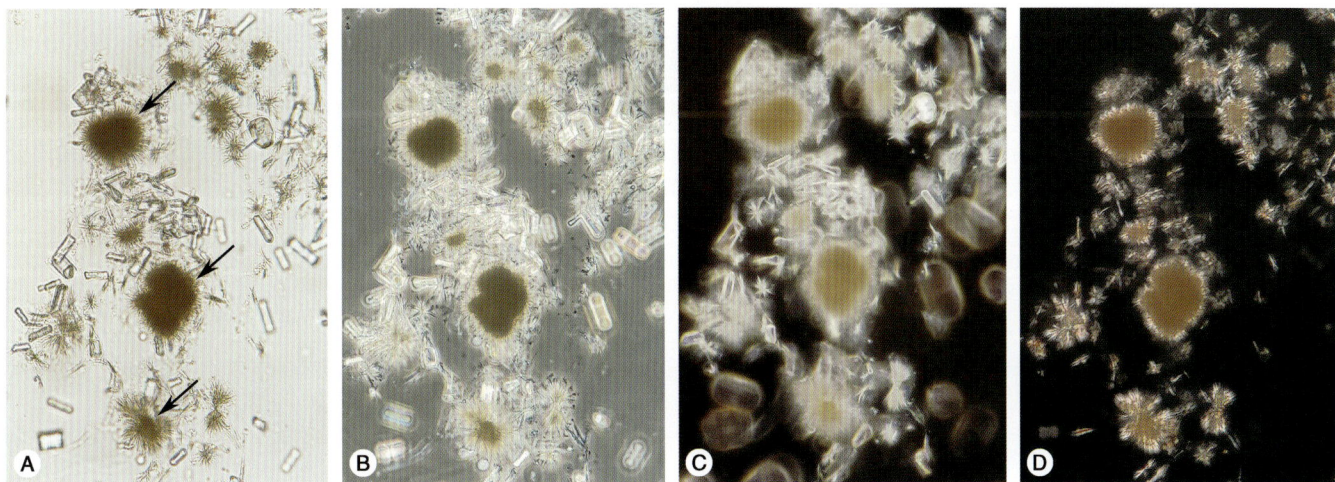

图 4-324 亚胺培南结晶(×400)
A. 结晶呈细丝状,聚集成簇(明视野);B. 相差显微镜;C. 结晶有折光性(暗视野);D. 有双折射现象(偏振光显微镜)。

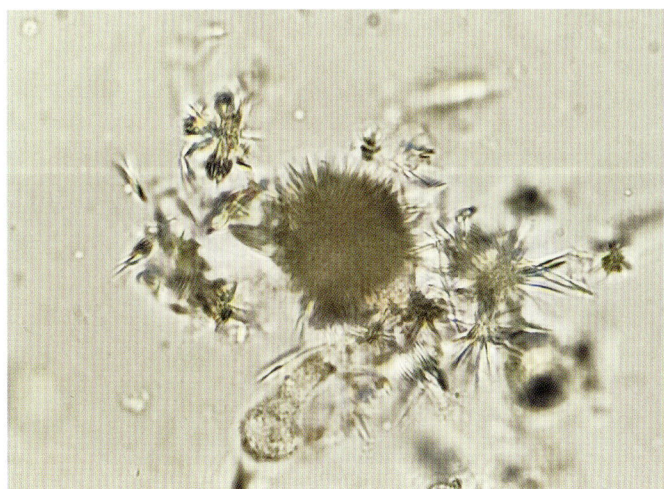

图 4-325 美罗培南结晶,细针状,可聚集成簇(明视野,×1 000)

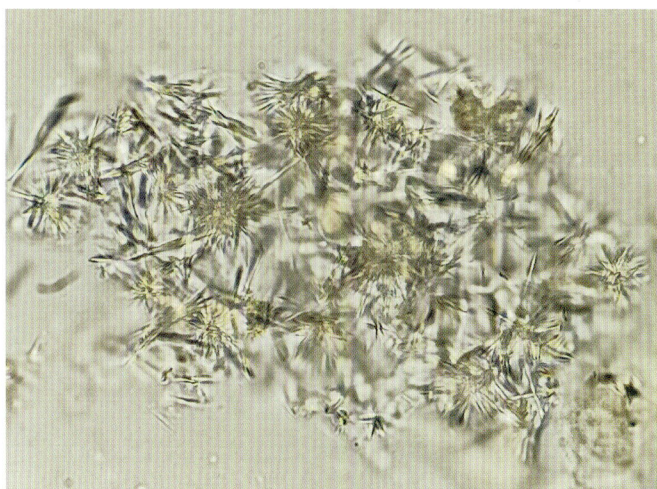

图 4-326 美罗培南结晶,细针状(明视野,×1 000)

（五）青霉素类结晶

青霉素类抗生素是 β-内酰胺类药物中一大类抗生素的总称,青霉素类抗生素按其特点可分为青霉素 G 类、青霉素 V 类、耐酶青霉素、氨苄西林类、抗假单胞菌青霉素及甲氧西林类等。氨苄西林类药物易在尿液中析出结晶,如氨苄西林、阿莫西林等。

阿莫西林克拉维酸钾适用于各种敏感菌引起的感染,约 10% 在体内经肝脏代谢,药物原形及其代谢产物均经肾小球滤过和肾小管分泌排出。阿莫西林结晶尿可以没有症状,也可以在肾小管内沉积导致尿路梗阻出现血尿症或肾衰竭等。阿莫西林结晶尿在儿童中高发,可能与儿童用药量不规范或排泄能力差有关。儿童,肾小管浓缩稀释功能相对较弱,排泄能力有限,肾小管吸收功能差,因此,尿中出现结晶对患儿的损伤比成人大。儿科医师在使用阿莫西林药物治疗时,尤其要关注出现血尿、结晶尿及肾功能等。

阿莫西林类药物结晶可使尿液呈现白色或淡黄色浑浊,肉眼可见的沉淀物;低倍镜观察呈针状,略带黑色,而在高倍镜下晶体无色透明(图 4-327～图 4-330)。阿莫西林类药物结晶可溶于盐酸、氢氧化钠,不溶于乙酸。

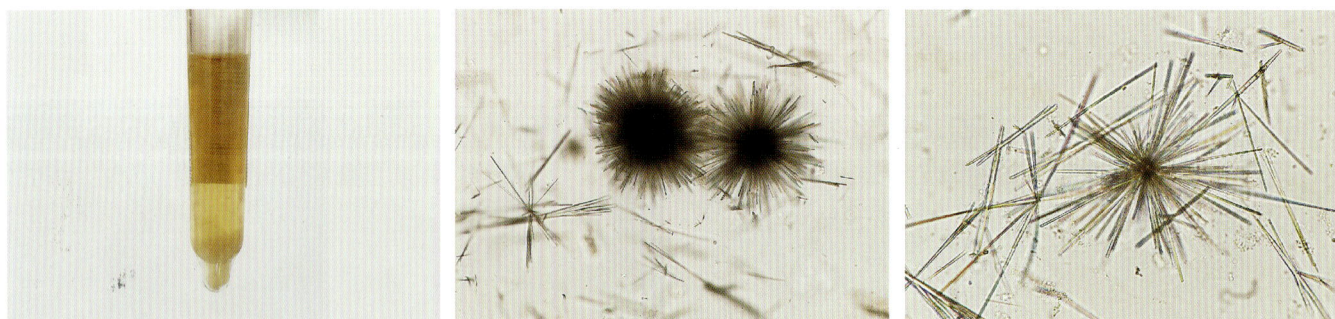

图 4-327 阿莫西林克拉维酸钾结晶(明视野)
低倍镜观察结晶略带黑色,高倍镜观察结晶无色透明。

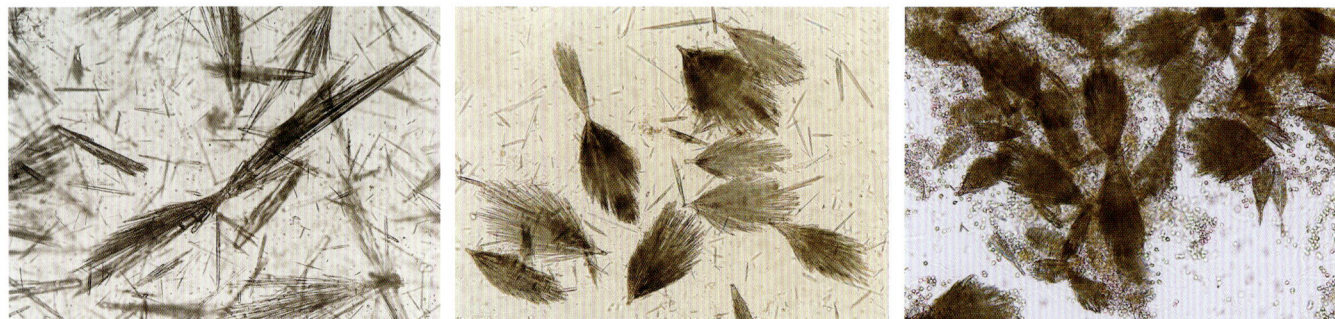

图 4-328 阿莫西林克拉维酸钾结晶(明视野,×200)
低倍镜观察略带黑色,散在或呈束状。

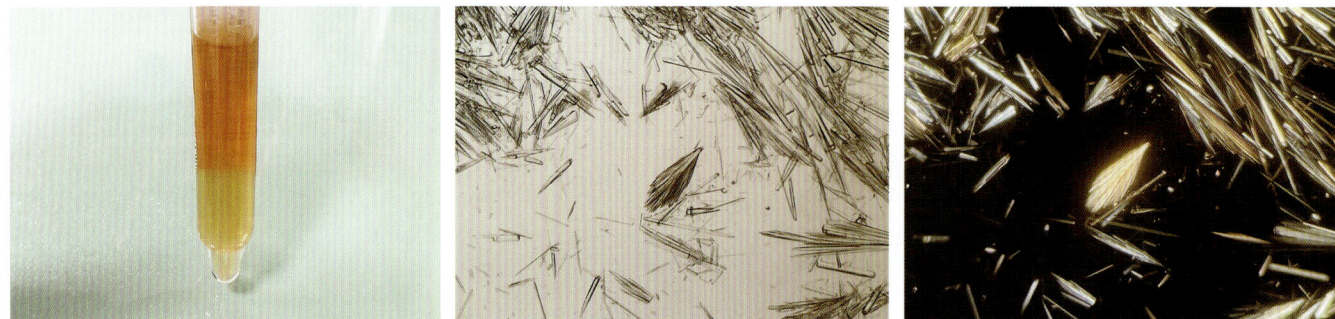

图 4-329 阿莫西林克拉维酸钾结晶(明视野＋暗视野,×200)
暗视野下结晶有折光性。

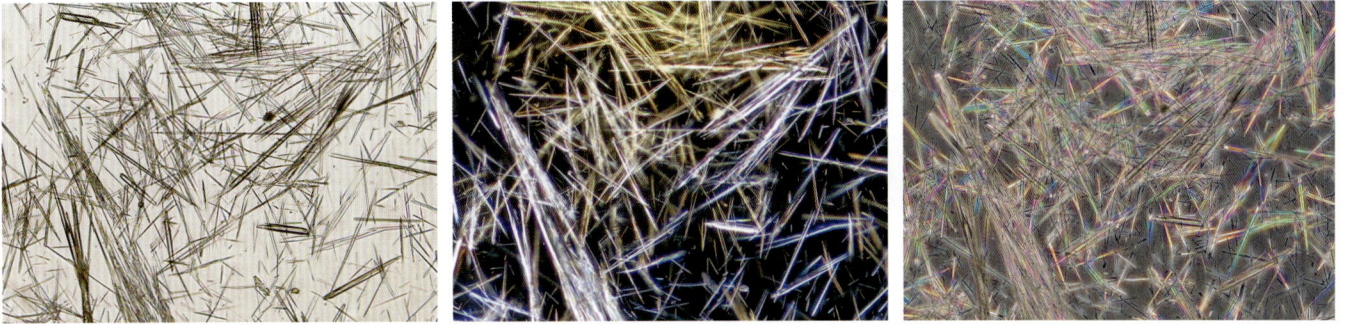

图 4-330 阿莫西林/舒巴坦药物结晶(明视野+暗视野+偏振光显微镜,×400)
明视野观察结晶无色透明,针束状或细杆状;在暗视野显微镜下观察有强折光性;偏振光显微镜观察有双折射现象。

氨苄西林结晶与阿莫西林类药物结晶形态类似(图 4-331、图 4-332),仅从形态无法区分,需结合用药史进行明确。

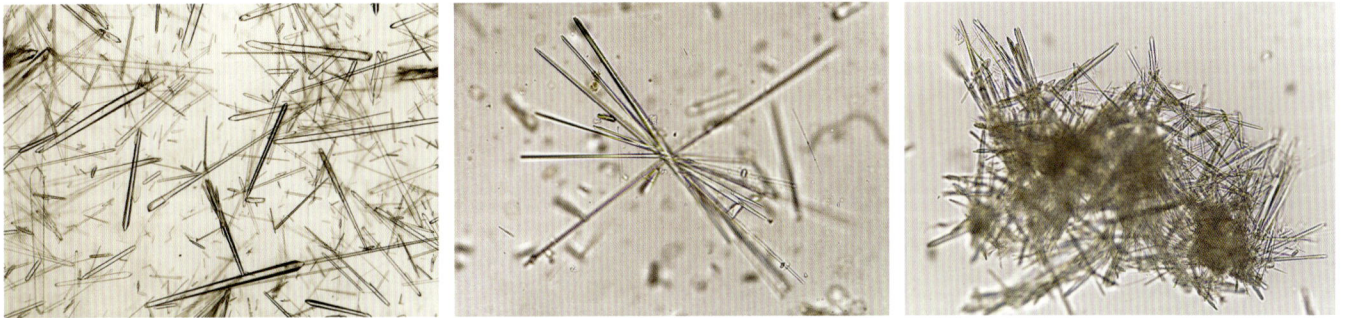

图 4-331 氨苄西林结晶(明视野,×400)
氨苄西林结晶为无色、透明,针束状或细杆状,也可聚集成束或成堆分布,与阿莫西林克拉维酸钾结晶形态类似,仅从形态无法区别,可结合患者的用药史进行判断。

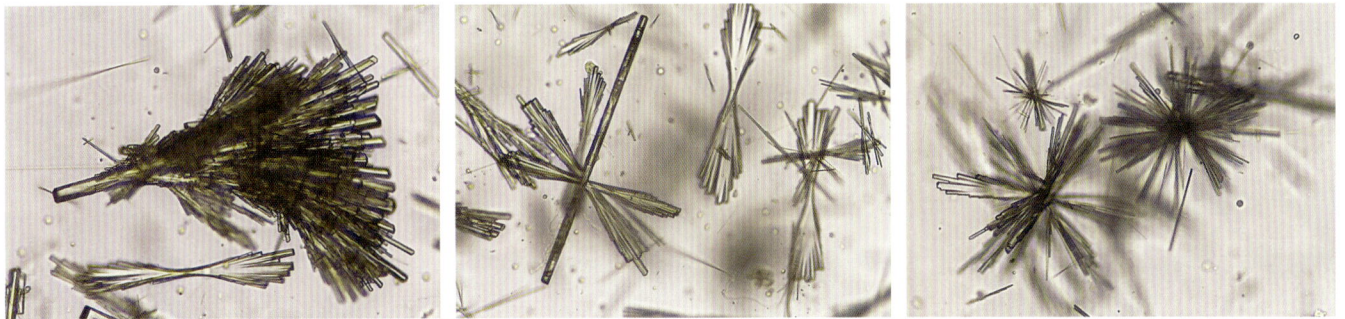

图 4-332 氨苄西林结晶(明视野,×400)
氨苄西林结晶呈针束状或细杆状,也可聚集成束或柴捆。

(六)抗病毒类药物结晶

抗病毒药物主要通过干扰病毒吸附、阻止病毒穿入细胞、抑制病毒生物合成、抑制病毒释放影响病毒复制,也可直接抑制、杀灭病毒或增强宿主抗病毒能力等。抗病毒类药物种类丰富,部分药物可在尿液中析出晶体,常见的有阿昔洛韦和更昔洛韦等。

更昔洛韦是一种抗病毒药物,有胶囊、分散片及注射液等规格,主要用于免疫损伤引起的巨细胞病毒感染。尿液中的更昔洛韦结晶与阿昔洛韦结晶类似(图 4-333、图 4-334)。

阿昔洛韦是一种核苷类抗病毒药物,可抑制病毒 DNA 的合成,主要通过肝脏代谢,由肾小球滤过经肾小管分泌排泄。阿昔洛韦在尿液中溶解度低,在远端肾单位中达到高浓度,若伴有尿液量减小,容易在肾小管中形成结晶,可导致肾小管堵塞进而引发肾损伤。据文献报道,尿液中阿昔洛韦结晶,患者可出现蛋白尿、血尿等,被认为是应用阿昔洛韦药物

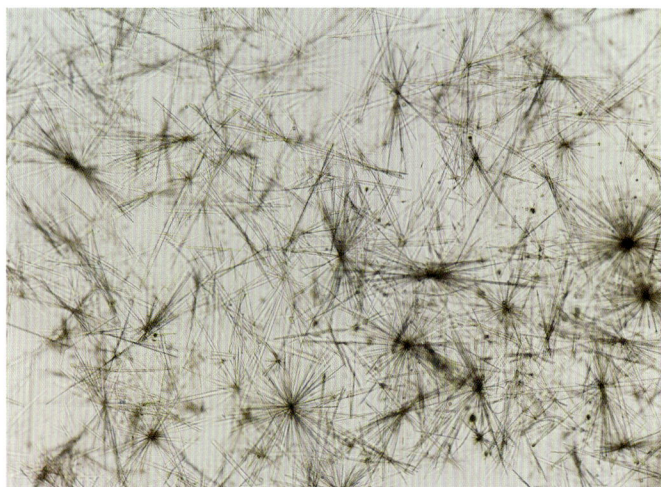

图 4-333 更昔洛韦结晶,低倍镜观察略带黑色(明视野,×200)

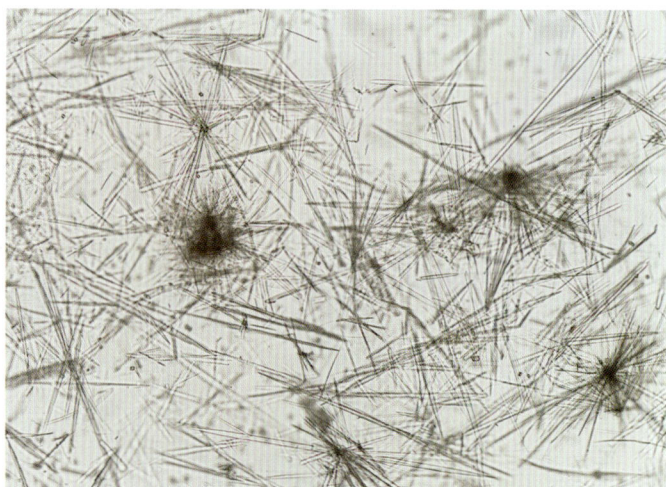

图 4-334 更昔洛韦结晶,呈针束状,高倍镜下晶体无色、透明(明视野,×400)

后导致的急性肾功能损伤或衰竭。尿液中的阿昔洛韦结晶体呈针状、细杆状或长片状,可聚集成束,在低倍镜下观察结晶呈黑色,而在高倍镜或油镜下观察,结晶透明,无色或略带黄色(图 4-335、图 4-336);在偏振光显微镜下观察结晶具有双折射性(图 4-337、图 4-338);在暗视野下结晶有较强折光性(图 4-339)。

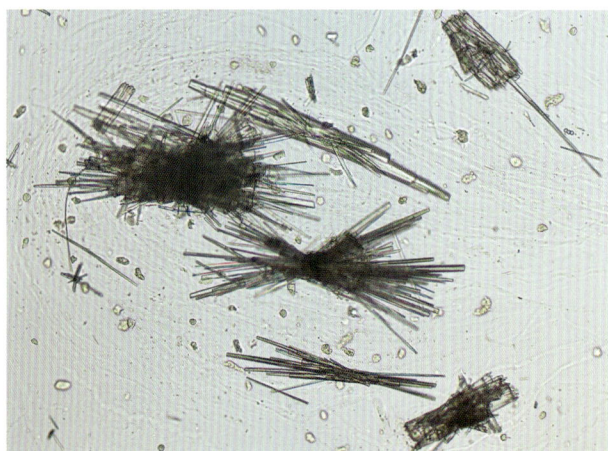

图 4-335 阿昔洛韦结晶,低倍镜观察略带黑色(明视野,×200)

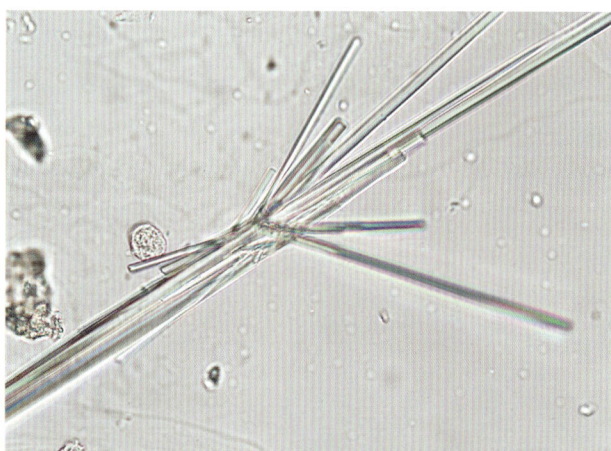

图 4-336 阿昔洛韦结晶,细杆状,高倍镜下无色透明(明视野,×400)

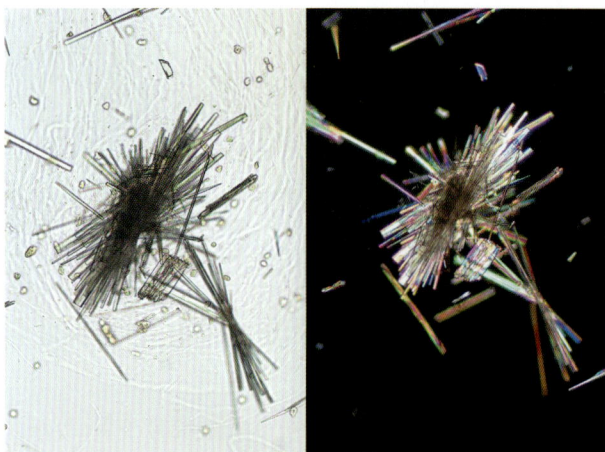

图 4-337 阿昔洛韦结晶,细杆状,有双折射现象(明视野 + 偏振光显微镜检,×400)

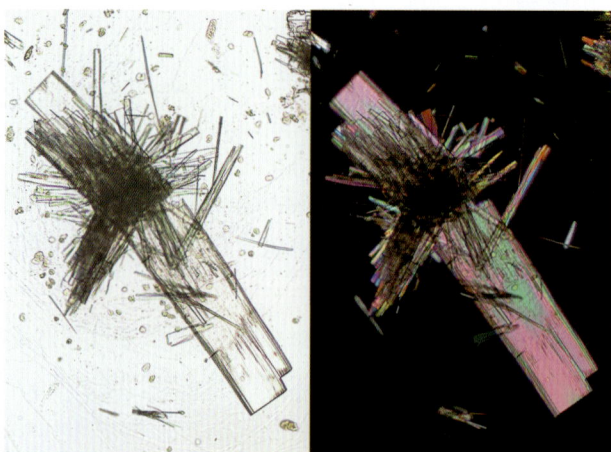

图 4-338 阿昔洛韦结晶,有双折射现象(明视野 + 偏振光显微镜镜检,×400)

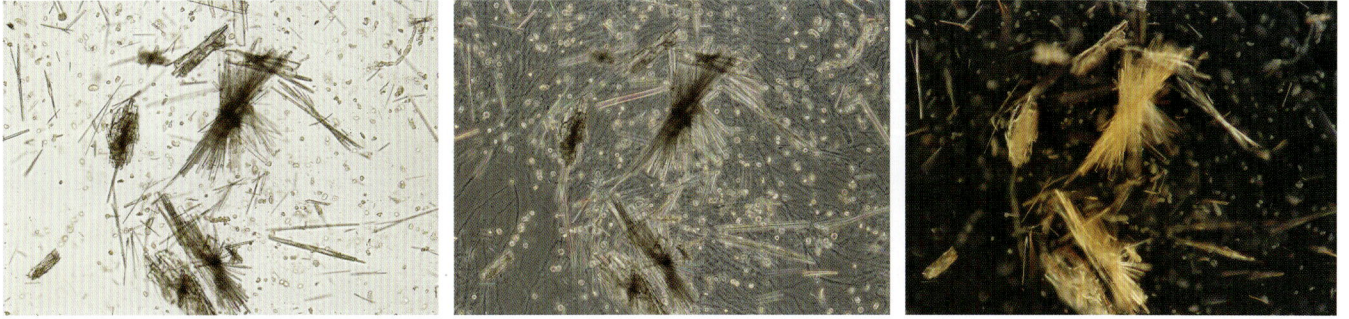

图 4-339 阿昔洛韦结晶（明视野+相差显微镜+暗视野，×400）

患者，男，42岁，确诊生殖器疱疹，按剂量口服阿昔洛韦片，两天后检验尿常规，镜检可见大量阿昔洛韦结晶。

（七）其他种类药物结晶

阿司匹林（aspirin）又称乙酰水杨酸，是一种经典的解热镇痛药，对缓解牙痛、头痛、神经痛及痛经等轻度或中度疼痛效果较好，亦用于感冒、流感等发热疾病的退热等。近年来发现阿司匹林对血小板聚集有抑制作用，能阻止血栓形成。服用阿司匹林可引起多种不良反应，如胃肠道症状、过敏反应、中枢神经系统症状、肝损害及肾损害等。在肾损害方面，长期使用阿司匹林可发生间质性肾炎、肾乳头坏死、肾功能减退等。

阿司匹林药物结晶无色透明，多边形，有的结晶呈多面体结构，立体感强，与多种尿液结晶形态相似（图 4-340～图 4-343）；该类结晶微溶于水，易溶于乙醇，可溶于乙醚、氯仿，水溶液呈酸性。

万古霉素是一种糖肽类抗生素，主要用于治疗对甲氧西林耐药的葡萄球菌引起的感染，在体内基本不代谢，主要经肾消除，静滴后72h，所给剂量超过90%以原形从尿中排出，有引起肾功能损害的风险。临床应用万古霉素时，应严密监测患者肾功能变化，有条件的应进行血药浓度监测，及时调整给药剂量或给药间隔。该类药物在尿液中析出的结晶为成簇的细丝状，略带黄色（图 4-344、图 4-345）。

2,8-二羟基腺嘌呤（2,8-DHA）结晶为黄褐色，呈特征性圆心状、放射形或球形，外圈轮廓和中心区域颜色偏深（图 4-346）。2,8-DHA 结晶多出现于酸性尿，偏振光显微镜观察可见"马耳他十字"结构，需要与亮氨酸结晶、草酸钙结晶及非晶形尿酸盐结晶进行区别。2,8-DHA 结晶见于腺嘌呤磷酸核糖转移酶缺乏（APRT）引发的肾脏疾病，有形成结石的风险。

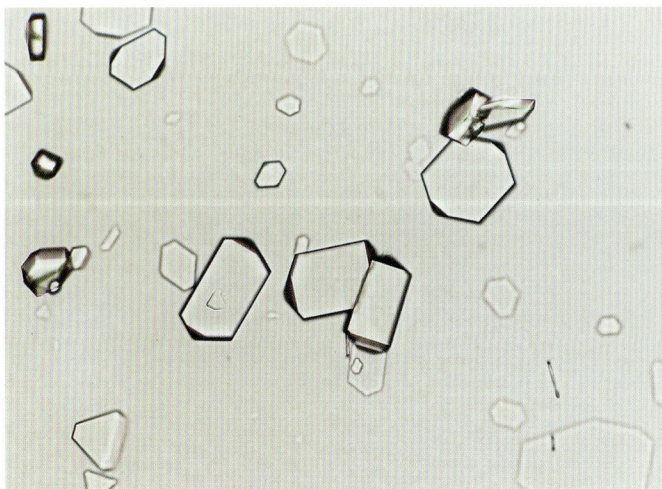

图 4-340 阿司匹林药物结晶，纯品药物溶解后析出的结晶，无色透明（明视野，×400）

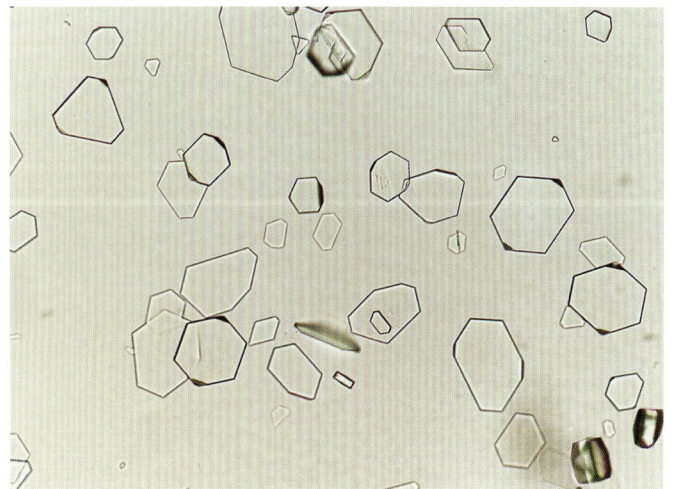

图 4-341 阿司匹林药物结晶，纯品药物溶解后析出的结晶，多边形，无色透明（明视野，×400）

267

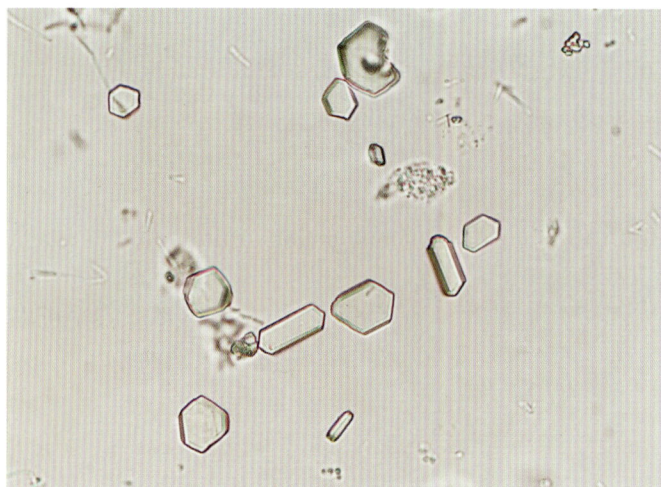

图 4-342 阿司匹林药物结晶,患者因发热口服阿司匹林药物,尿液析出大量结晶(明视野,×400)

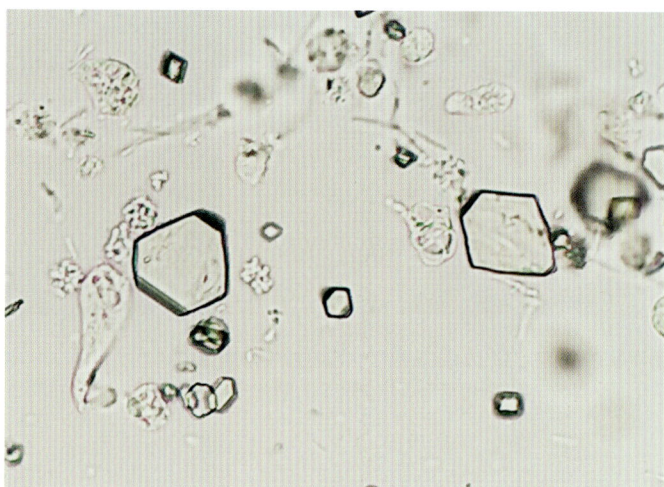

图 4-343 阿司匹林药物结晶,患者口服阿司匹林药物;背景可见白细胞(明视野,×400)

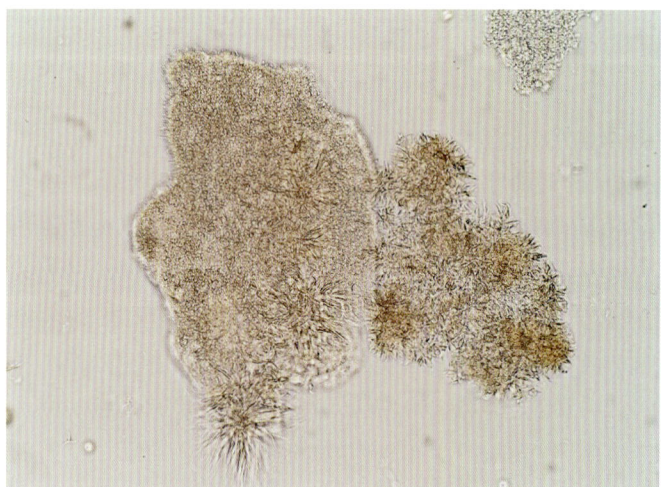

图 4-344 万古霉素结晶,细丝状,聚集成堆,略带黄色(明视野,×200)

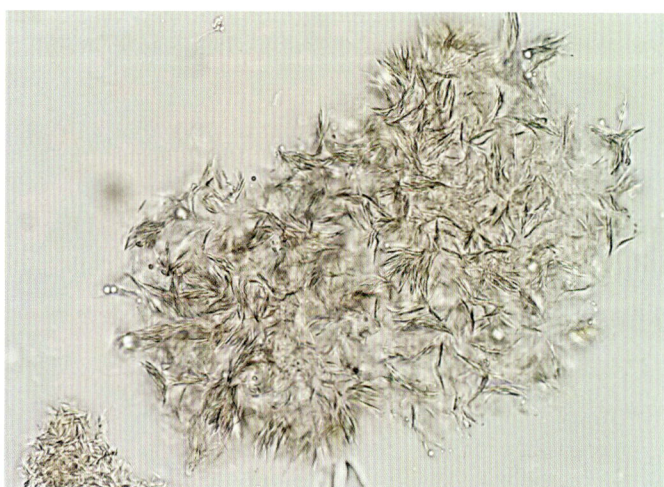

图 4-345 万古霉素结晶,略带黄色,细丝状(明视野,×400)

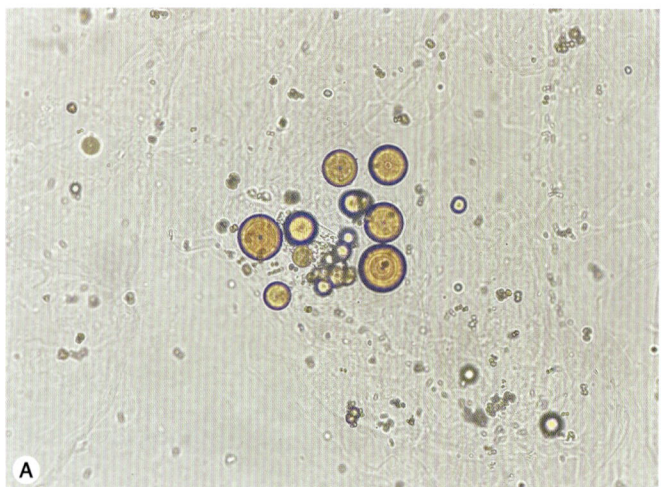

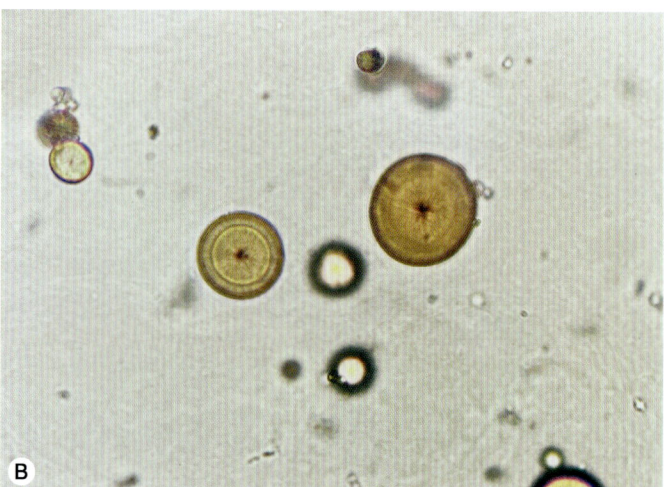

图 4-346 2,8-DHA 结晶
A. 明视野,×100;B. 明视野,×400。

甘露醇是临床上最常用的一种渗透性脱水药物,通过迅速提高人体血浆渗透压,促进人体组织脱水,同时提高肾脏血流量和肾小球滤过率,从而起到降低局部压力和利尿的作用。甘露醇主要用于治疗各种原因引起的脑水肿,降低颅内压,防止脑疝;有效降低眼内压,适用于其他降眼内压药无效时或眼内手术前准备等;此外,甘露醇还可以鉴别肾前性少尿和肾性少尿、预防急性肾小管坏死、药物或毒物中毒的辅助治疗及肠道准备等。甘露醇在水中的最大溶解度是18.18%。20% 的甘露醇注射液是一种过饱和溶液,贮藏温度低于 15℃时,就会析出结晶。尿液中析出的甘露醇结晶无色透明,体积大小不一,常聚集成束(图 4-347~图 4-352)。

药物种类丰富,多种药物通过肾脏消除,当患者过量服用某种药物,尿液中的药物浓度增高,就可能在尿液中析出晶体。由于患者用药情况复杂,药物又经过人体代谢,其形态可能发生变化,有时仅从形态无法鉴别这些药物结晶(图4-353~图 4-366)。

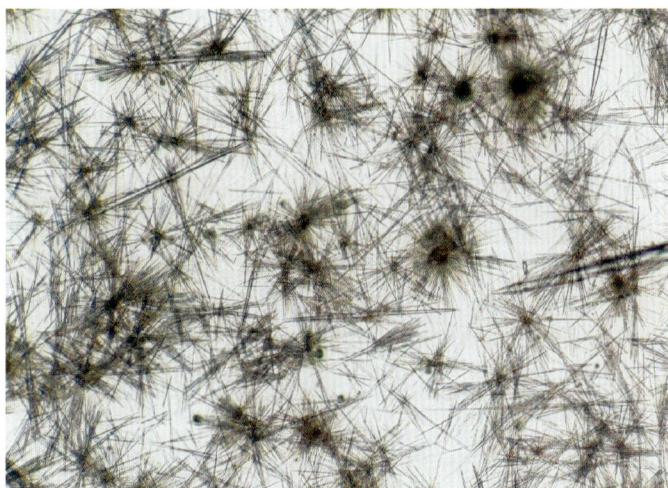

图 4-347 甘露醇结晶,针束状(明视野,×100)

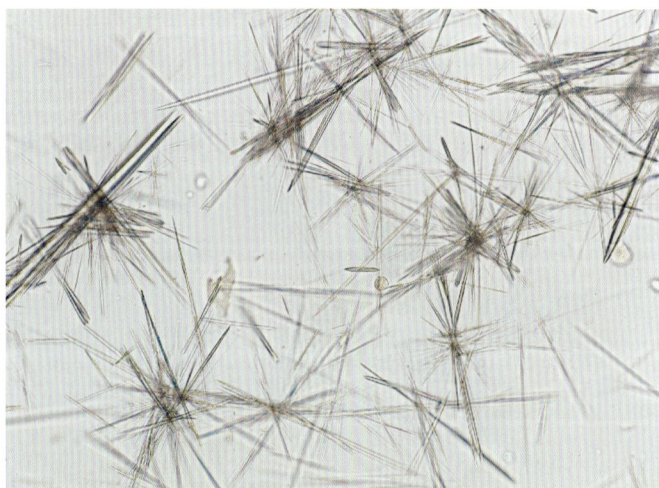

图 4-348 甘露醇结晶,与多种药物结晶形态类似(明视野,×200)

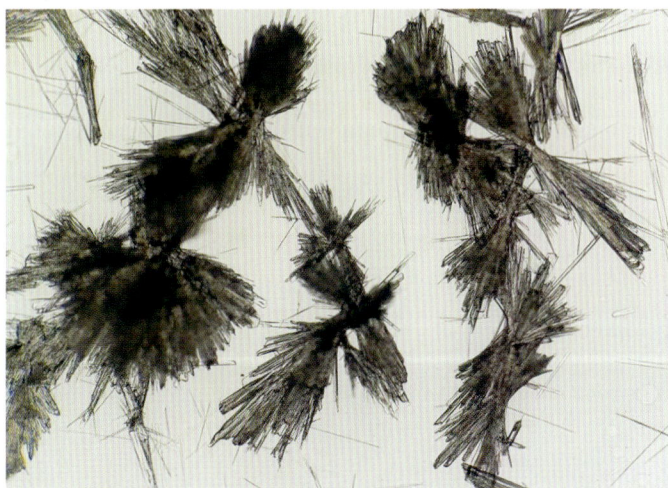

图 4-349 甘露醇结晶,聚集成束(明视野,×200)

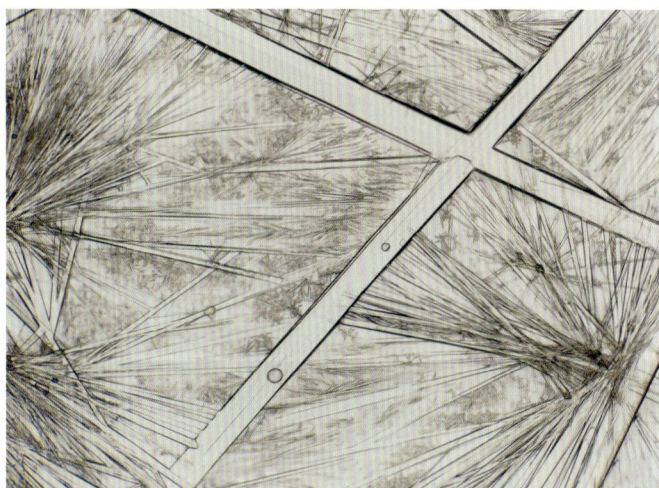

图 4-350 甘露醇结晶(明视野,×200)

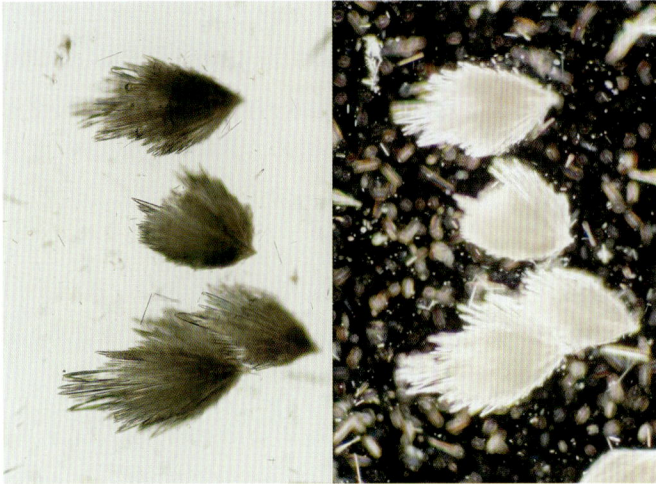

图 4-351 甘露醇结晶（明视野＋暗视野，×400）

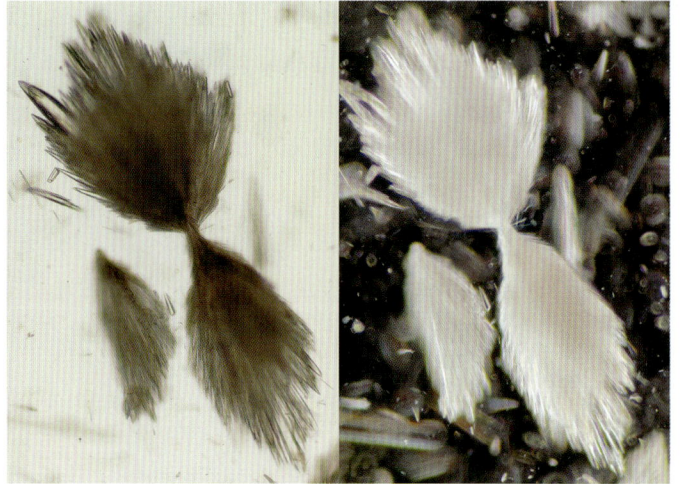

图 4-352 甘露醇结晶，暗视野有较强的折光性（明视野＋暗视野，×400）

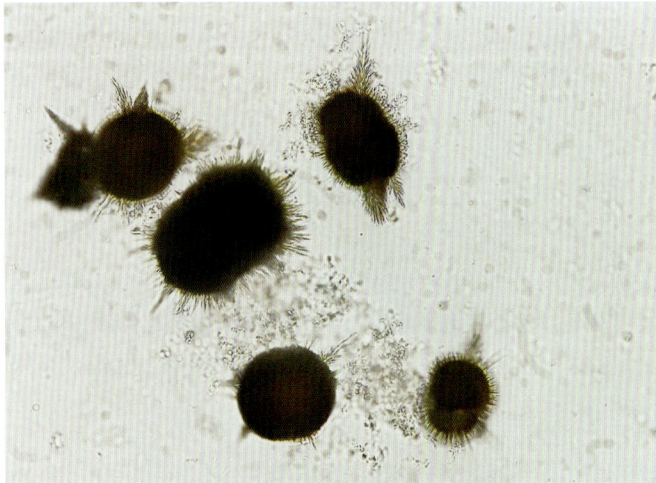

图 4-353 不明结晶，棕黑色，体积较大；注意与尿酸铵结晶区别，后者颜色为棕黄色（明视野，×200）

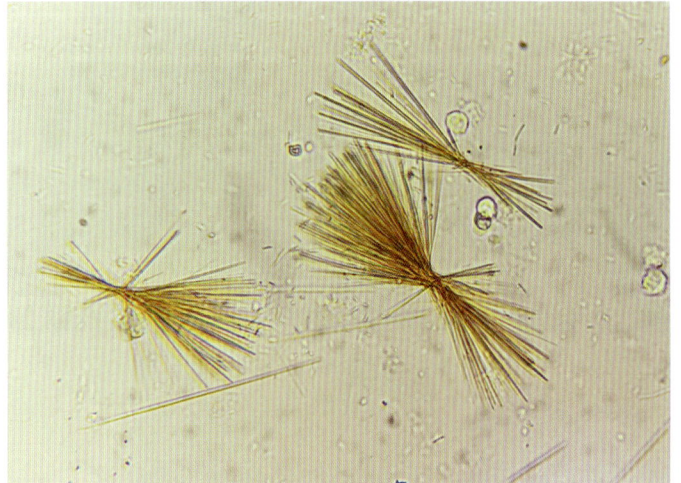

图 4-354 不明结晶，黄色，针束状（明视野，×200）

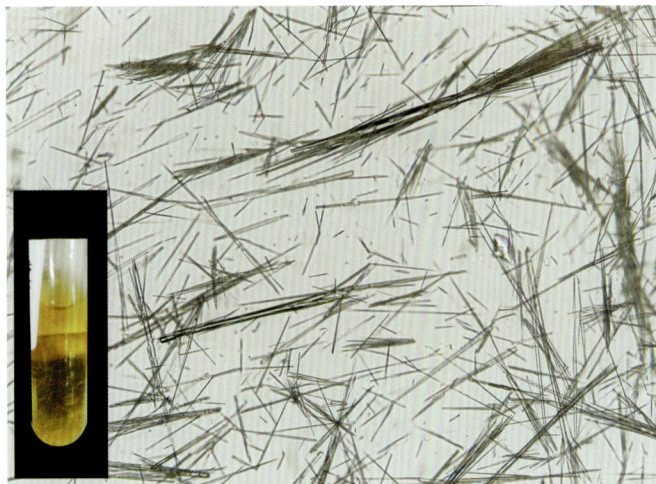

图 4-355 不明结晶，针束状或细杆状；患者使用多种抗生素（明视野，×200）

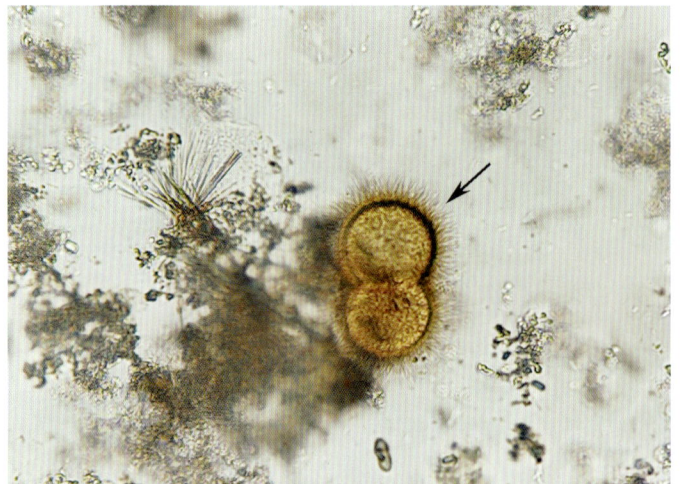

图 4-356 不明结晶（箭头所指），黄色绒球状，背景可见大量非晶形盐类结晶（明视野，×200）

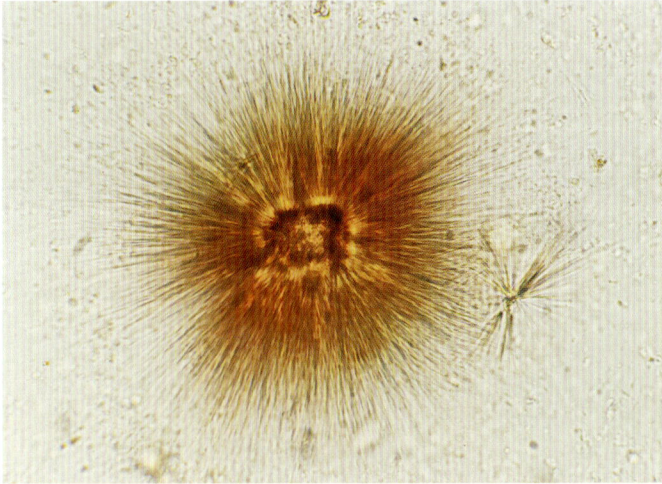

图 4-357　不明结晶,黄色,针束状;因患者服用多种药物,且未做其他检查,所以无法明确结晶类型(明视野,×400)

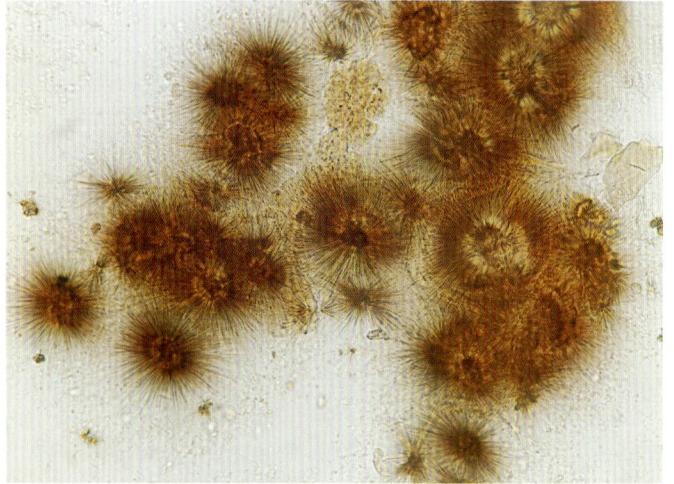

图 4-358　不明结晶,棕黄色,细小的针束状(明视野,×200)

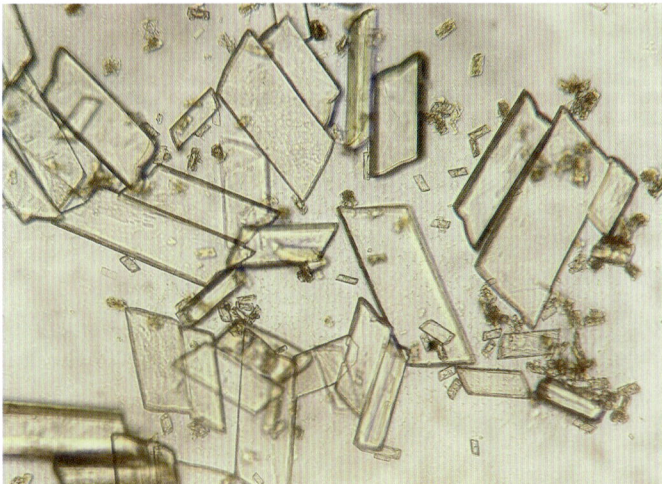

图 4-359　不明结晶,无色,片状(明视野,×400)

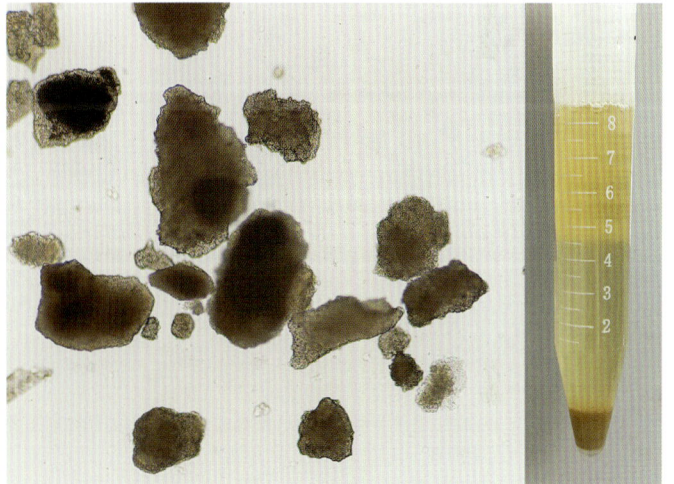

图 4-360　不明结晶,数量较多,聚集成堆;标本明显浑浊(明视野,×400)

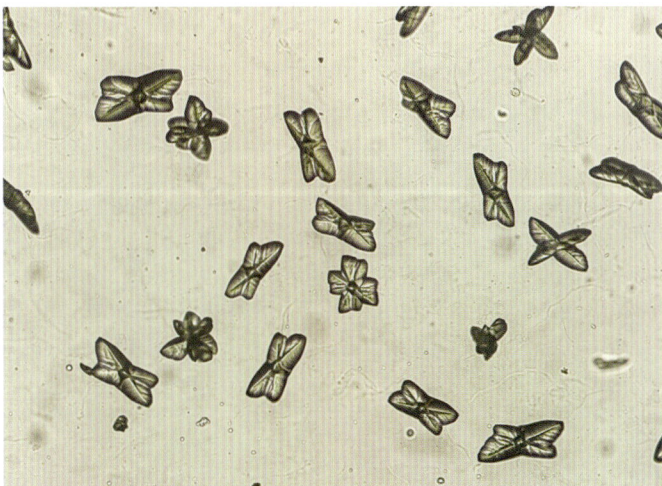

图 4-361　不明结晶,略带黄色(明视野,×200)

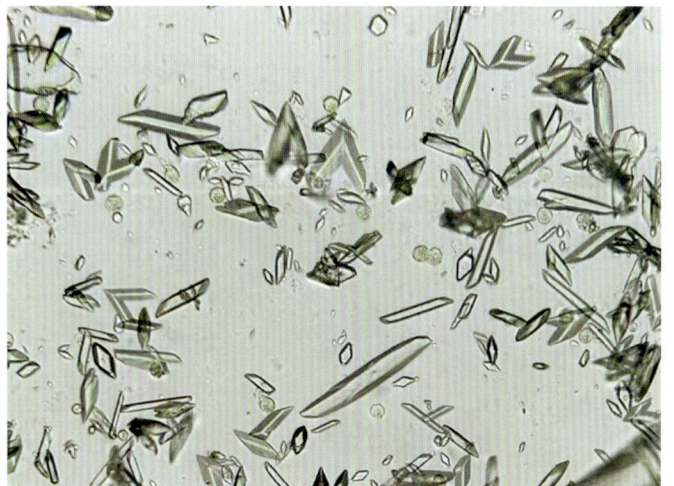

图 4-362　不明结晶,无色、透明,形态不规则(明视野,×400)

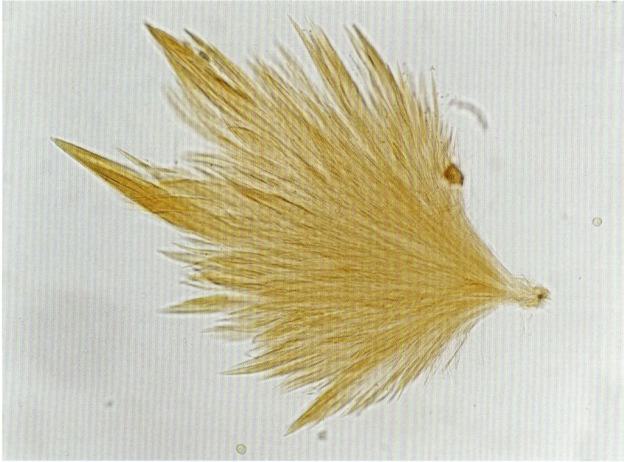

图 4-363　不明结晶,黄色,细丝状(明视野,×400)

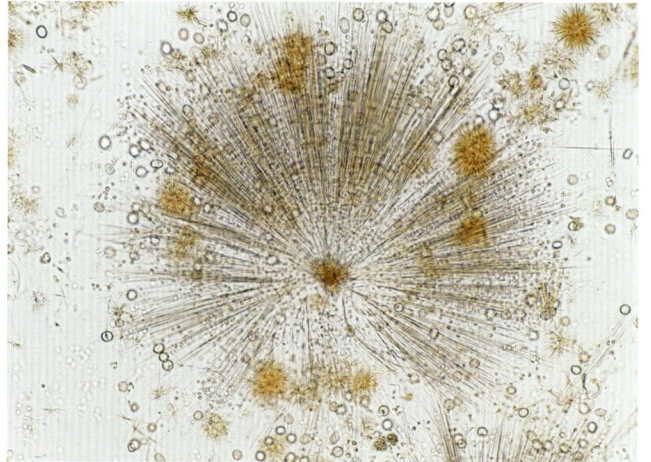

图 4-364　不明结晶,无色透明,针状,聚集成束(明视野,×400)

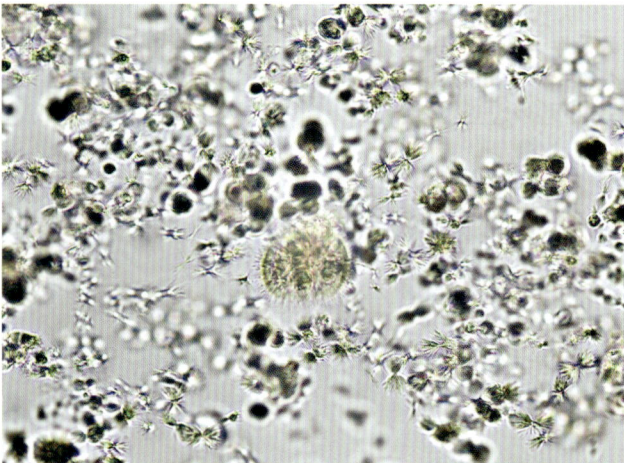

图 4-365　不明结晶,略带黄色,细丝状,聚集成束,与头孢类药物形态类似(明视野,×400)

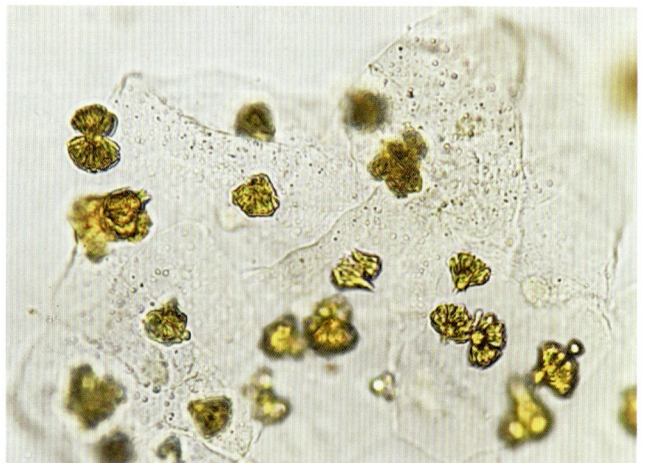

图 4-366　不明结晶,黄色,哑铃型或扇形(明视野,×400)

五、其他结晶

尿液或其他溶液在自然干燥后,可析出不同形态的结晶(图 4-367～图 4-374),该类结晶无固定形态,无临床意义。

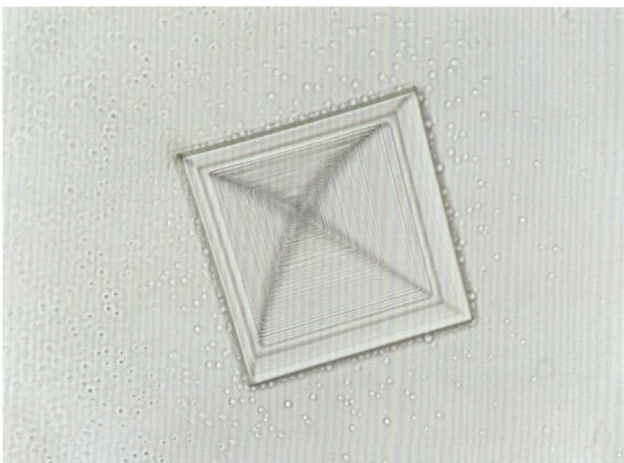

图 4-367　生理盐水干燥后析出的结晶,无色、透明,体积大(明视野,×400)

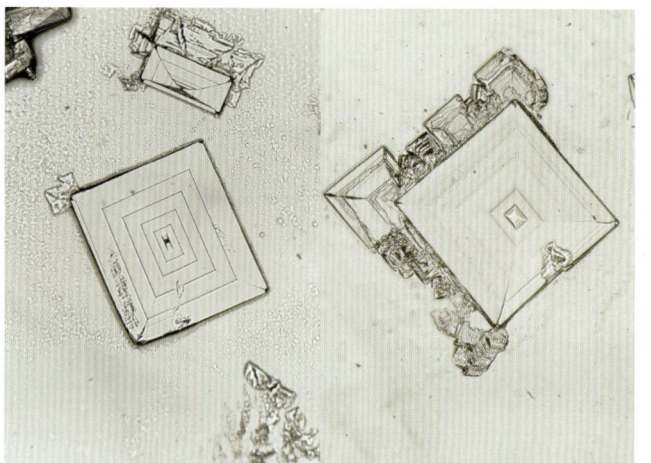

图 4-368　生理盐水干燥后析出的结晶,体积逐渐增大(明视野,×400)

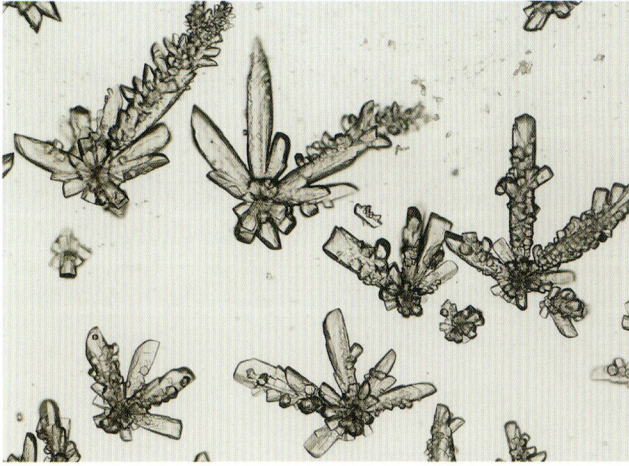

图 4-369　亚铁氰化钾溶液干燥后析出的结晶,形态不规则(明视野,×200)

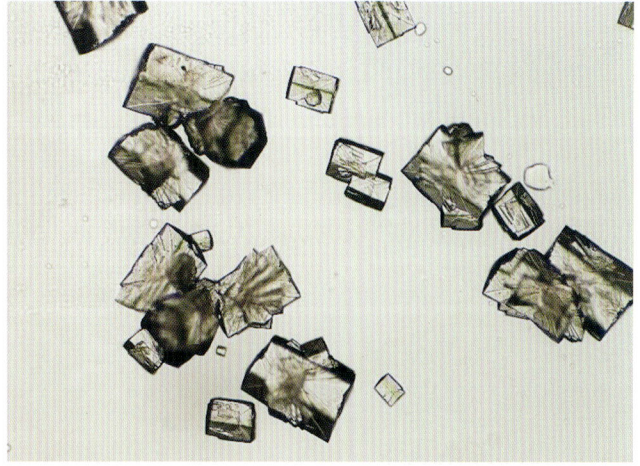

图 4-370　亚铁氰化钾溶液干燥后析出的结晶(明视野,×400)

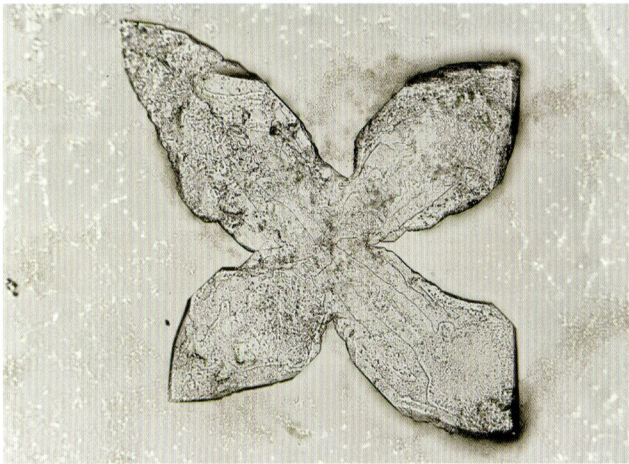

图 4-371　尿液干燥后析出的结晶(明视野,×400)

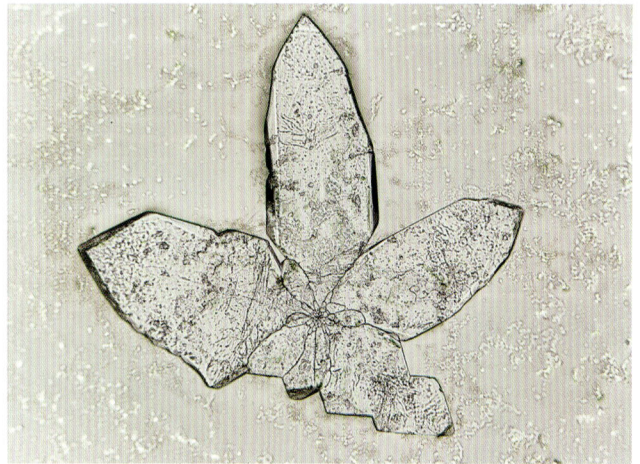

图 4-372　尿液干燥后析出的结晶(明视野,×400)

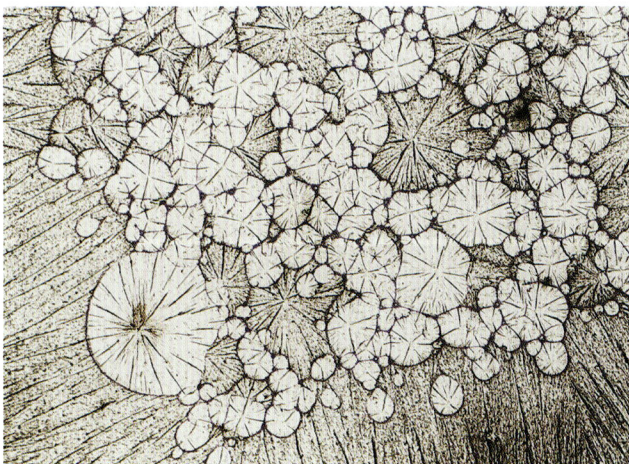

图 4-373　尿液干燥后析出的结晶,无固定形态(明视野,×400)

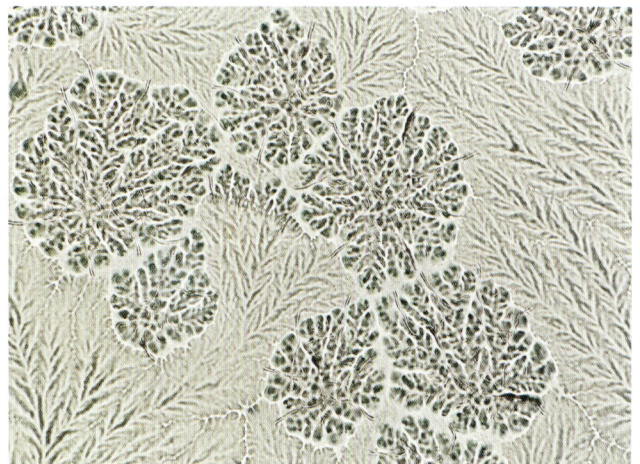

图 4-374　尿液干燥后析出的结晶(明视野,×400)

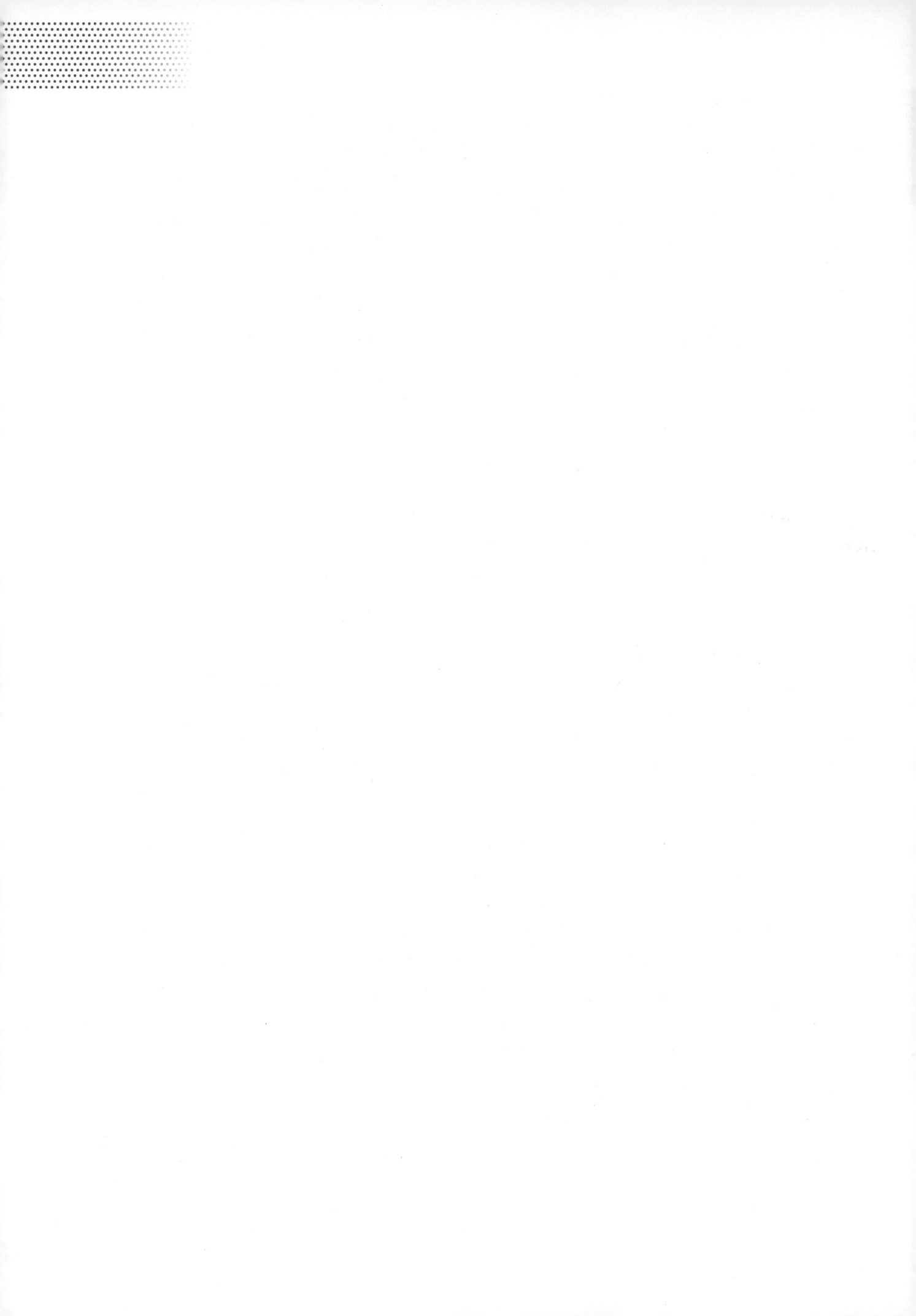

第一节　尿液管型概论

　　管型是尿液有形成分重要组成部分,在肾脏疾病的诊断及预后评估等方面具有重要的临床意义。尿液管型种类多样,其临床意义各不相同,需要检验人员能够准确识别各类管型并及时回报给临床。

一、管型概念

　　管型(casts)是蛋白质包裹细胞及其崩解产物、脂类、结晶等物质,在肾小管内凝固形成的圆柱形蛋白凝聚物。管型的长短、粗细取决于形成部位的肾小管管腔直径和局部环境条件。

二、管型形成条件

　　1. **尿蛋白浓度增高**　Tamm-Horsfall蛋白(Tamm-Horsfall protein,THP)、白蛋白及其他大分子蛋白,是构成管型的基质和首要条件。THP又称尿调节素(uromodulin)或尿调节蛋白,是一种双向释放在血液和尿液中的肾源性蛋白,由肾小管髓袢升支及远端小管曲部的上皮细胞合成分泌的糖蛋白,分子量约为7 000kDa,由一些分子量为80kDa的亚单位组成。正常情况下,尿液中含有少量的THP,但在肾脏疾病时排出量会增多;在低pH值时THP会形成胶状,容易形成管型。THP是构成透明管型主要蛋白,也是细胞管型、结晶管型的基质成分。蛋白管型是由一些大分子蛋白构成,包括来自血浆中的免疫球蛋白、本周蛋白、纤维蛋白、结合珠蛋白、转铁蛋白及淀粉样蛋白等。

　　2. **肾小管浓缩和酸化尿液的能力**　肾小管具有浓缩功能,可使蛋白质及盐类浓度增高;尿液酸化可促进蛋白质进一步变性凝固。

　　3. **尿流缓慢促使局部性尿液淤积**　肾小管内尿液流速减慢,尿液停留时间延长,可使各种成分凝聚成体积大的有形物质。

　　4. **有交替使用的肾单位**　健康人两肾约有200万个肾单位,处在交替休息和工作的状态,有利于管型的形成与排出。病理情况下,管型形成于处在休息状态的肾单位中,蛋白质等物质有充分的时间浓缩、凝固形成管型;当该肾单位再次处于工作状态后,新滤过的尿流将形成的管型冲向下段,随尿液排出。

三、管型的种类及临床意义

　　在肾小管内蛋白成分包裹来自炎症或损伤部位脱落的细胞(如白细胞、肾小管上皮细胞等)形成细胞管型;若细胞管型在肾脏停留时间较长,所包裹的细胞逐渐崩解成细胞碎片,进而形成颗粒管型;当尿液在肾脏中淤积时间较长、长期少尿或无尿状态时,颗粒管型会进一步演变成蜡样管型(图5-1)。若肾实质有出血性病变,可出现红细胞管型;若红细胞管型在肾小管内长时间停留,基质内的红细胞破坏进而形成血液管型或血红蛋白管型;在急性血管内溶血时,大量游离的血红蛋白从肾小球滤出,也可形成血红蛋白管型。

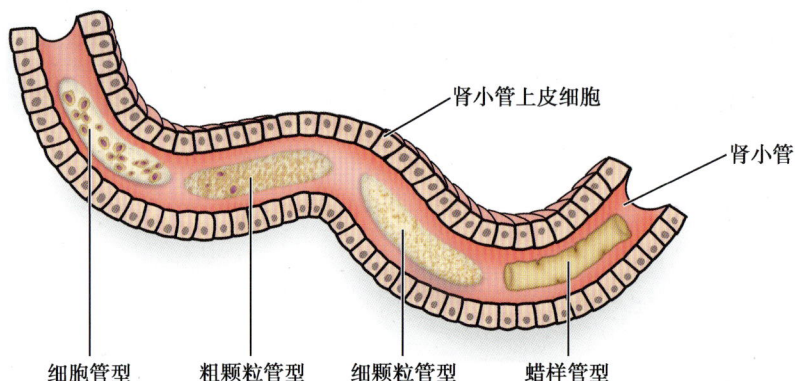

肾小管上皮细胞

肾小管

细胞管型　粗颗粒管型　细颗粒管型　蜡样管型

图 5-1　管型演变示意图

　　尿液管型的形成与肾脏疾病密切相关,准确报告管型的种类在疾病诊断、预后评估等方面有着重要临床意义。此外,管型的种类及数量还可以反映肾脏疾病的严重程度。各种管型的临床意义详见表 5-1。

表 5-1　常见管型种类及临床意义

管型名称	英文名称	组成成分	临床意义
透明管型	hyaline casts	THP、白蛋白,可有少量颗粒或细胞	健康人偶见,肾实质性病变时可增多
颗粒管型	granular casts	蛋白基质+细胞崩解物	提示肾实质病变
蜡样管型	waxy casts	颗粒管型衍化而来或淀粉样变性的上皮细胞溶解后形成	提示肾小管严重坏死或肾单位慢性损害。多见于慢性肾小球肾炎晚期、慢性肾功能衰竭、肾淀粉样变性病、肾移植慢性排异反应、恶性高血压等
宽幅(宽大)管型	broad casts	可包含各种颗粒、细胞成分,也可是宽大的透明管型或蜡样管型	常提示疾病预后差。多见于肾脏疾病晚期、肾功能衰竭
红细胞管型	red blood cell(RBC)casts,erythrocyte casts	蛋白基质+红细胞	提示肾实质出血,特别是肾小球疾病
血液管型	blood casts	蛋白基质+红细胞碎片	同红细胞管型
血红蛋白管型	hemoglobin casts	主要成分为血红蛋白	提示肾实质出血或血管内溶血
白细胞管型	white blood cell(WBC)casts	蛋白基质+白细胞	提示肾实质炎性病变。以中性粒细胞为主时常见于急性肾盂肾炎、间质性肾炎、肾病综合征、狼疮性肾炎等;以淋巴细胞为主时多见于肾移植排异反应
肾小管上皮细胞管型	renal tubular epithelial(RTE)cell casts	蛋白基质+肾小管上皮细胞	提示肾小管损伤
脂肪颗粒细胞管型	fatty granular cell casts	蛋白基质+脂肪颗粒细胞	提示肾小管上皮出现坏死性脱落,多见于肾病综合征、慢性肾病、糖尿病肾病等
脂肪管型	fatty casts	蛋白基质+脂肪滴	多见于肾病综合征、肾小管上皮细胞脂肪变性等
含铁血黄素管型	hemosiderin casts	蛋白基质+含铁血黄素颗粒	见于阵发性睡眠性血红蛋白尿、某些溶血性疾病
蛋白管型	protein casts	主要成分为大分子蛋白	常见于多发性骨髓瘤肾病、淀粉样变、轻/重链沉积病、肾病综合征或慢性肾脏疾病等
结晶管型	crystalline casts	蛋白基质+结晶	草酸钙结晶管型见于草酸盐肾病;胆红素结晶管型提示肝功能异常

在慢性肾脏疾病、肾病综合征或其他严重的肾脏疾病,尿液中可以同时出现多种管型,提示病情复杂、病情较为严重且预后不良。

四、管型的鉴别

（一）显微镜直接镜检法

根据管型基质及内容物,选择合理的镜检方法。例如透明管型基质较薄且透明,在明视野显微镜观察容易漏检,使用相差显微镜观察结构清晰;结晶管型使用相差显微镜及偏振光显微镜可以观察结晶的形态、折光性及双折射现象;暗视野显微镜适用于观察管型内的蛋白颗粒、脂肪滴及结晶等折光性较强物质。

（二）染色镜检法

染色镜检法是鉴别管型常用的方法,以 SM 染色法或 S 染色法最为常用,可以区分大部分管型（除血液管型、含铁血黄素管型外）。管型内容物复杂,除了细胞成分以外,还有脂类、结晶、微生物及各种颗粒物等多种有形成分,可根据鉴别目的,选择合理的染色法,见表 5-2。

表 5-2　鉴别管型常用的染色方法

染色方法	适用范围
瑞-吉染色	主要用于鉴别细胞管型,可以区分肾小管上皮细胞管型和白细胞管型
SM 染色或 S 染色	适用于鉴别各种管型（除血液管型、含铁血黄素管型外）
苏丹Ⅲ染色或油红 O 染色	适用于脂肪管型、脂肪颗粒细胞管型的鉴别
含铁血黄素染色或铁染色	用于含铁血黄素管型的鉴别
过氧化物酶染色	可用于区分白细胞（中性粒细胞）管型和肾小管上皮细胞管型
革兰氏染色、抗酸染色	鉴别细菌管型
亚甲蓝或甲基绿染色	适用于鉴别管型内的细胞、结晶、真菌孢子等成分

（三）仪器法

使用仪器法可以实现管型定量检测,流式尿液有形成分分析仪可定量计数管型总数,可区分透明管型及病理管型,但不能对管型进行细分类,需要结合人工镜检分类;数字图像尿液有形成分分析仪不仅可以定量计数管型总数,而且可以准确识别常见的管型,但对于一些血液管型、含铁血黄素管型及特殊形态管型很难识别,需要结合各种染色技术进行明确。

五、管型检验的质量保证

（一）标本

1. 标本种类　适用于管型检查的尿液标本有晨尿、二次晨尿和计时尿等,这些标本中管型含量较多,而随机尿有形成分相对较少。如果用于肾脏疾病诊断、疗效观察或预后评估,建议患者在同时间段留取标本,有利于对尿液有形成分对比分析。

2. 标本送检　留取的尿液应及时送检,以免管型等有形成分破坏;若未能及时检测的标本,应置于 2～8℃冰箱中保存,一般不需要加防腐剂。

（二）镜检

1. 制片　10mL 尿液标本,使用水平离心机,400g 相对离心力,离心 5min,弃上清,留底部沉淀 0.2mL,混匀后,取 10μL 置于载玻片上,加盖 18mm×18mm 盖玻片,镜检。

2. 镜检　在使用显微镜观察管型时,建议在低倍镜下计数管型数量,使用高倍镜鉴别管型的种类;若鉴别体积较小的物质或区分管型内的细胞时,还可以使用油镜观察。总之,要根据检验目的,选择合理的镜检方法和染色方法。

（三）报告

由于各种管型的临床意义不同,所以需要准确报告管型的种类及数量。镜检方式:低倍镜观察20个视野。报告方式:平均值/LP,或最低数～最高数/LP;定量:平均值/μL。

有条件的单位推荐使用图文报告,拍摄典型的管型图片,在报告管型种类及数量的基础上,给出合理化建议或提示。

六、临床实践中关于管型的常见问题

（一）为什么干化学蛋白阴性,尿沉渣镜检可以发现管型?

1. 干化学测定蛋白的局限性　干化学法对尿白蛋白敏感,对球蛋白、THP、黏蛋白及血红蛋白不敏感,而这些非白蛋白也是构成管型的基质成分。

2. 干化学测定蛋白干扰因素较多　存在假阳性或假阴性结果,如尿液 pH>9 时,容易造成尿蛋白假阳性;当尿液 pH<3 时,尿蛋白易出现假阴性;患者服用磺胺药物或庆大霉素等,可导致尿蛋白出现假阴性结果;大量饮水或尿崩症患者尿蛋白浓度可降低,也可以造成尿蛋白假阴性;尿蛋白处于临界值时,尿干化学也可能出现假阴性结果。

3. 其他因素　管型的形成需要一定的条件和时间,尿液中的管型只能说明肾小管内的蛋白曾经高于正常范围,与本次干化学检测结果可能没有必然联系。在慢性肾小球肾病进展过程中,常见成分升高顺序为:尿黏蛋白、尿微球蛋白、尿管型、尿白蛋白、血肌酐和尿素氮,因此,管型阳性可能比蛋白阳性出现得更早。

（二）尿液管型检验在临床中的应用?

管型的临床意义各不相同,在疾病诊断、鉴别诊断、预后评估等方面中有重要的参考价值,所以,需要检验人员准确报告管型的种类和数量。目前,在国内主要使用仪器法对管型进行计数和分类,大部分仪器可以将管型分为透明管型和病理管型,对于病理管型并没有细分,需要人工复检准确分类。此外,定期与临床医生联系沟通,介绍各种管型的临床意义是非常必要的。

（三）如何选择合适的染色方法鉴别管型?

大部分尿液管型使用直接镜检法可以准确分类,但少部分管型需要结合染色法才能明确;活体染色(SM 染色或 S 染色)是最常用的染色方法,此方法操作简单、染色快速、结构清晰,可以鉴别除血液管型、含铁血黄素管型以外的管型;瑞-吉染色可以区分细胞管型的种类;苏丹Ⅲ染色或油红 O 染色主要用于脂肪管型的鉴别;若考虑是含铁血黄素管型,需要用铁染色或含铁血黄素染色进行确证。

（四）如何准确识别各种管型?

在管型的划分标准方面,国内的一些参考书或共识建议某种内容物的含量占管型体积的 1/3 以上为判断标准。抓住管型主要特征,如管型的形状、宽度、基质透明度及内容物是鉴别的主要依据;此外,管型的颜色也是鉴别要点,例如根据颜色可以区分泥棕色管型、血液管型及胆红素管型等。对于内容物成分复杂,结构不清的管型,可使用染色法进行区别,必要时结合其他检查及病史资料。背景中的有形成分也是重要的参考依据,例如出现红细胞管型,背景常见大量红细胞。

（五）仪器法检测管型常见的干扰物质?

使用仪器法检测尿液有形成分,有些物质容易被误认为是管型成分,这些物质包括黏液丝、真菌菌丝、污染的纤维丝、盐类结晶聚集体、毛发及其他类似物等。当管型定量计数超出正常范围或与干化学蛋白定性实验不符时,均应人工镜检确认。流式尿液有形成分分析仪假阳性率偏高,容易将黏液丝等物质误认为是管型,需要人工复检;数字成像尿有形成分分析仪可拍摄全景或分割后的图像,在审核系统中进行校正即可。

第二节 各种管型形态特征及临床意义

一、透明管型

（一）形态特征

1. 未染色 透明管型（hyaline casts）是尿液中较为常见的一类管型,由肾小管上皮细胞分泌的 THP 及少量白蛋白凝固形成。透明管型无色透明,长短不一,两边平行,两端钝圆;常见的透明管型无颗粒或含有少量颗粒,部分管型内偶见细胞或结晶。透明管型基质折光性差,明视野显微镜观察容易漏检,可使用相差显微镜观察,管型结构立体,易于辨认（图 5-2～图 5-9）。

部分透明管型可有拖尾、切迹或折叠,与蜡样管型、类管型形态类似,可使用活体染色进行鉴别。仪器法有时会将黏液丝误认为是透明管型,需人工镜检确认。

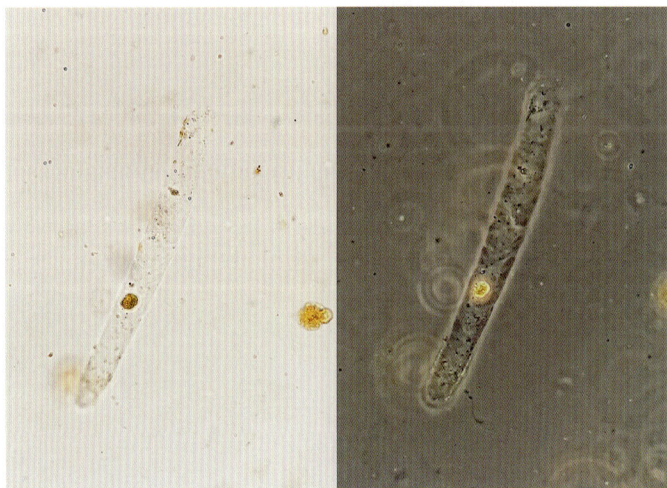

图 5-2 透明管型,无色透明（未染色,明视野+相差显微镜镜检,×400）

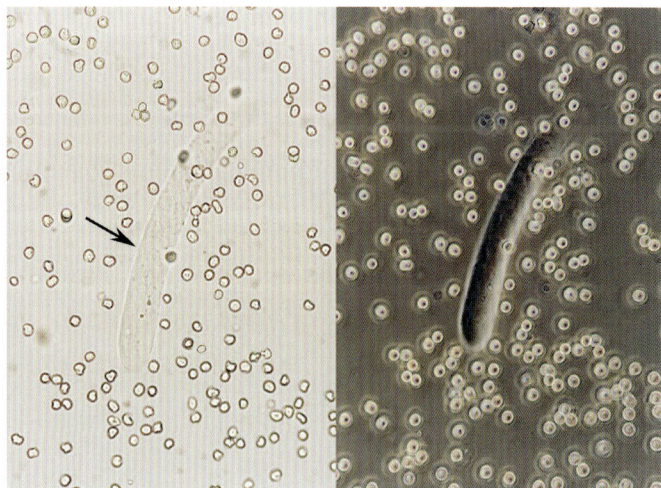

图 5-3 透明管型,无色透明,背景可见大量红细胞（未染色,明视野+相差显微镜镜检,×400）

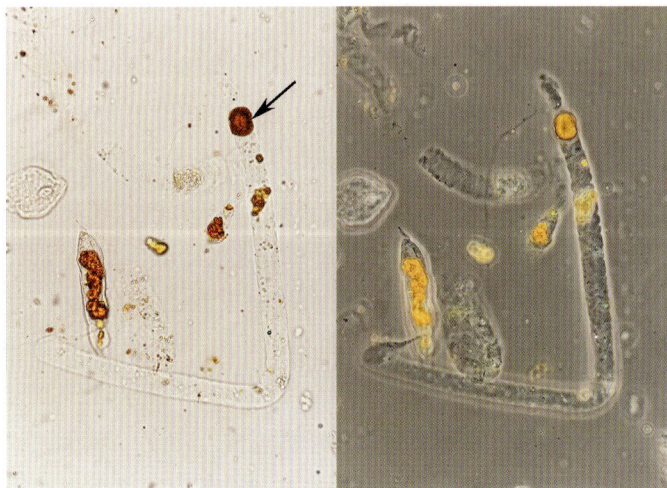

图 5-4 透明管型,长度较长,其内含有少量颗粒和一个黄色的亮氨酸结晶（箭头所指）;来源于肝功能异常患者的尿液标本（胆红素尿,明视野+相差显微镜镜检,×400）

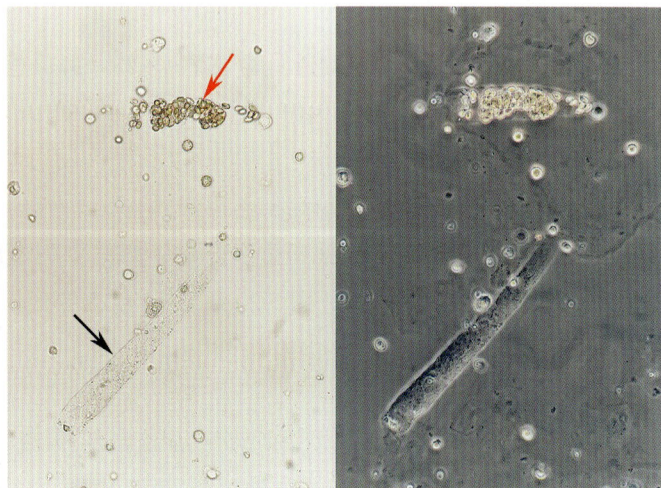

图 5-5 透明管型（黑箭所指）,基质较薄,相差显微镜结构清晰;红细胞管型（红箭所指）,基质透明,其内可见完整的红细胞（未染色,明视野+相差显微镜镜检,×400）

279

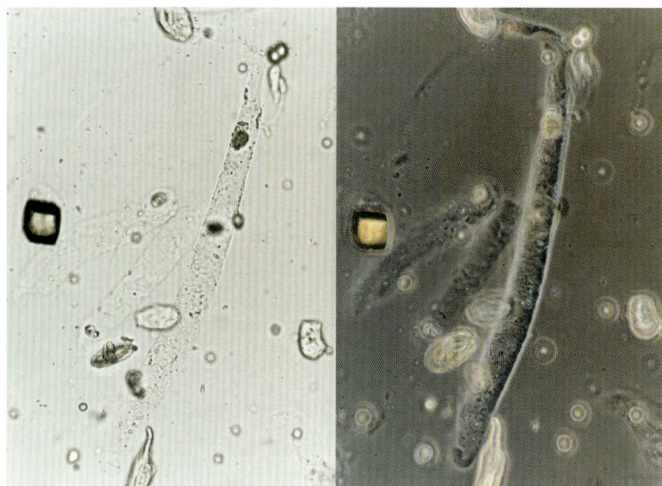

图 5-6 透明管型,长短不一,基质内含有少量颗粒(未染色,明视野+相差显微镜镜检,×400)

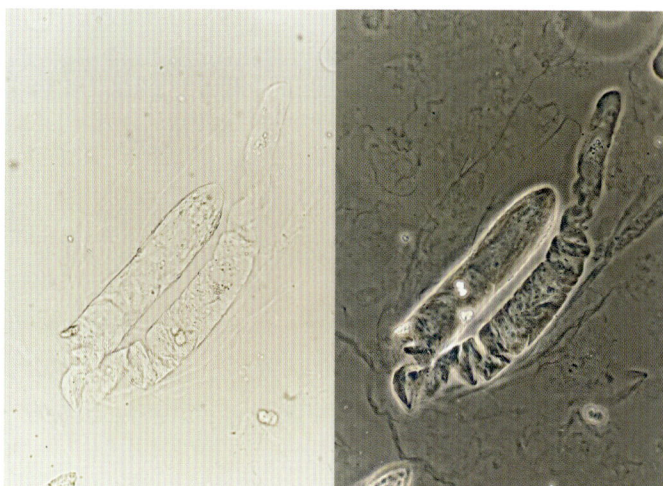

图 5-7 透明管型,基质较薄,有切迹,与蜡样管型不易鉴别(未染色,明视野+相差显微镜镜检,×400)

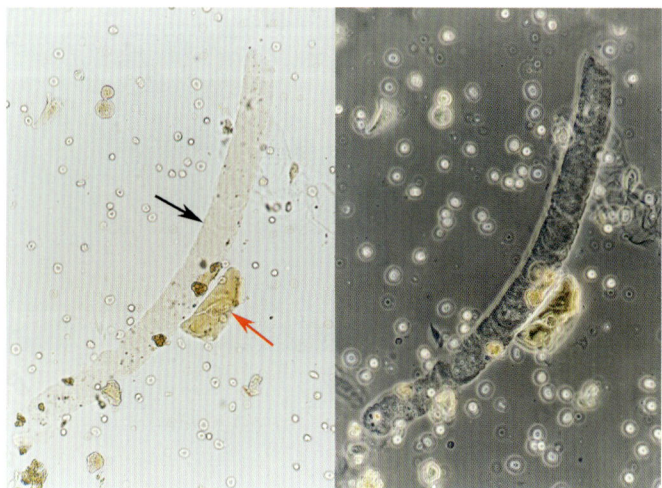

图 5-8 透明管型(黑箭所指),基质透明,略带黄色;血红蛋白管型(红箭所指),基质厚重,橘色;背景可见大量红细胞(未染色,明视野+相差显微镜镜检,×400)

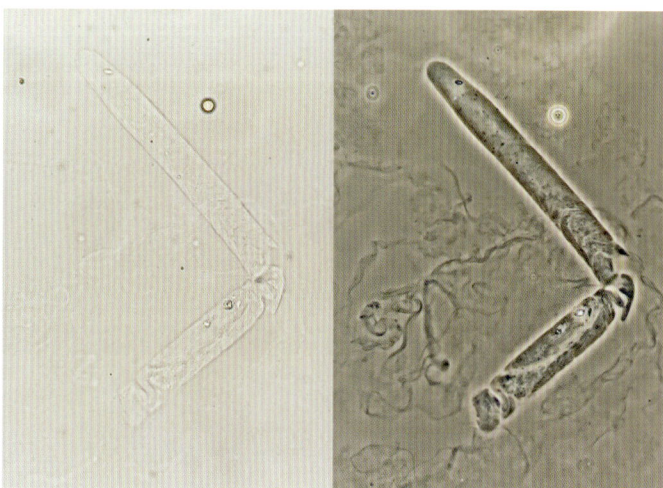

图 5-9 透明管型,中间弯折,但未断裂;背景可见大量黏液丝(未染色,明视野+相差显微镜镜检,×400)

2. **活体染色** 活体染色的透明管型着色较浅,SM 染色管型基质为淡粉色或淡红色(图 5-10~图 5-15),S 染色透明管型基质为淡蓝色或蓝色(图 5-16~图 5-19)。

(二)与相似管型鉴别

透明管型与蜡样管型不易区别,透明管型基质薄而透明,而蜡样管型基质厚重,多呈淡黄色或黄色。需要注意的是部分透明管型同样会出现扭曲、折叠或边缘有切迹等,但基质较薄。活体染色是鉴别两类管型的理想方法,透明管型着色较浅,而蜡样管型着色较深(图 5-20、图 5-21)。未染色时,透明管型与黏液丝容易混淆,可使用相差显微镜观察或使用染色法鉴别。

(三)临床意义

透明管型在健康人和疾病状态均可见,尿流量低、尿液浓缩或酸性环境均可促进透明管型的形成。

透明管型是尿液中较常见的一种管型,健康人在重体力劳动、剧烈运动、严重呕吐、发热、使用麻醉剂或服用利尿剂后可一过性增多;老年人清晨浓缩尿中亦可见透明管型。在某些病理条件下,透明管型可单独出现或与其他类型的管型同时出现;大量透明管型提示肾脏血流量减少导致的肾脏损伤,多见于急性或慢性肾小球肾炎、急性肾盂肾炎、肾病综合

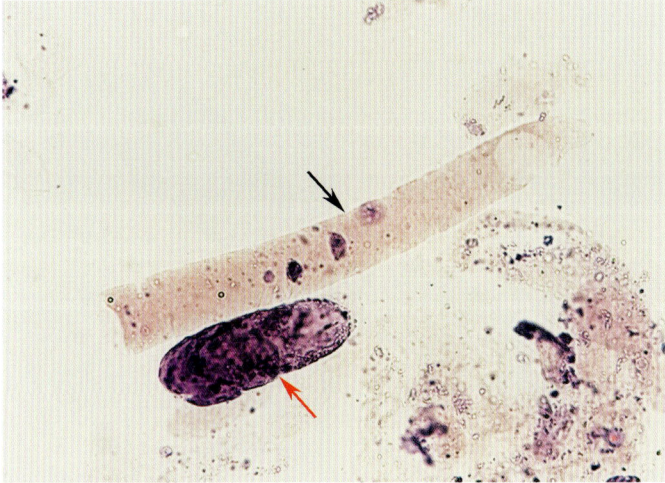

图 5-10 透明管型(黑箭所指),着色较浅;颗粒管型(红箭所指),着色较深(SM 染色,×400)

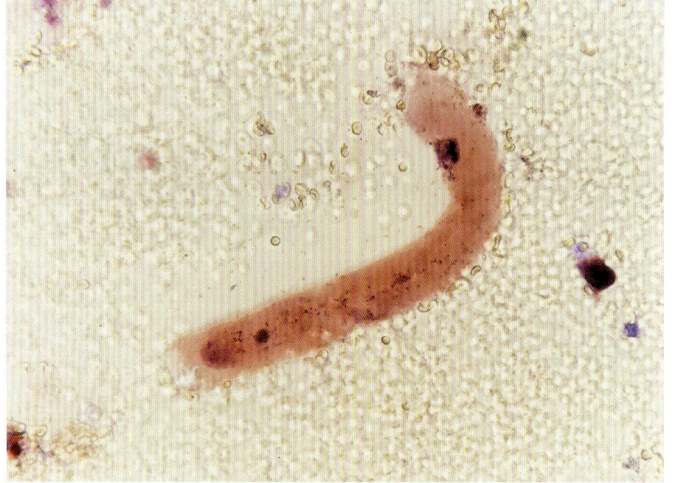

图 5-11 透明管型,基质呈淡红色,背景可见大量红细胞(SM 染色,×400)

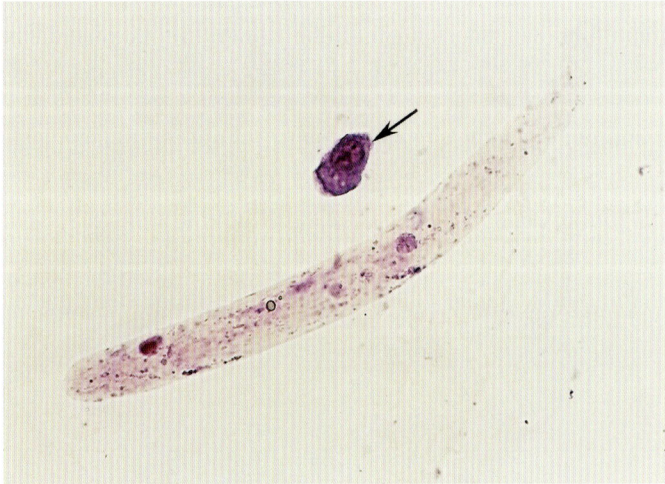

图 5-12 透明管型,内含少量颗粒;箭头所指为肾小管上皮细胞(SM 染色,×400)

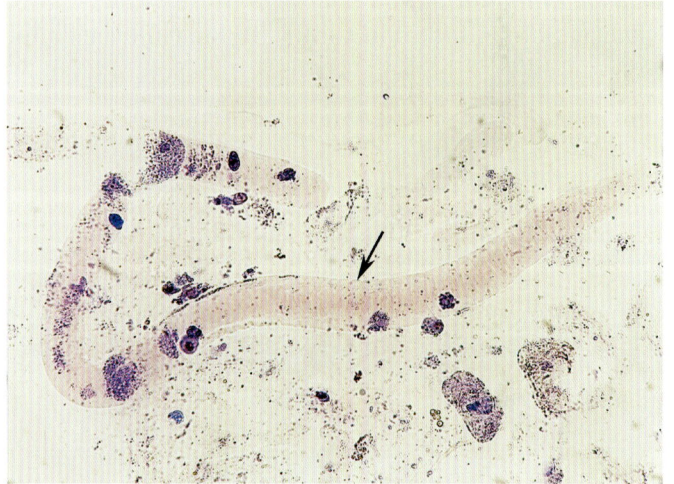

图 5-13 透明管型,长度较长,其内含有少量变性坏死的肾小管上皮细胞;来源于高血压肾病确诊病例(SM 染色,×400)

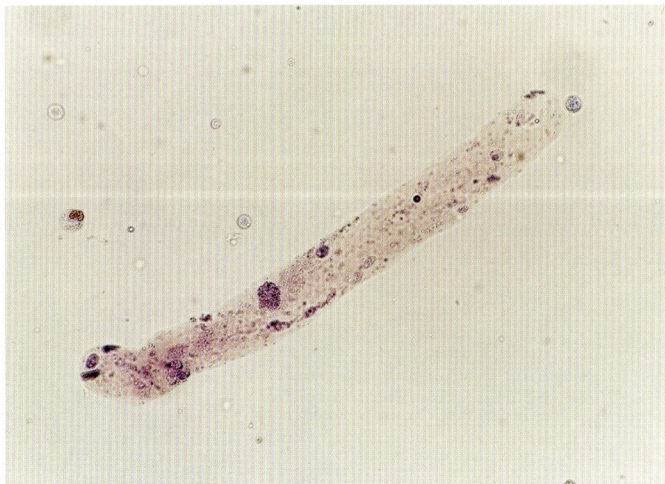

图 5-14 透明管型,未染色时基质内的颗粒不明显,染色后可见少量细小颗粒(SM 染色,×400)

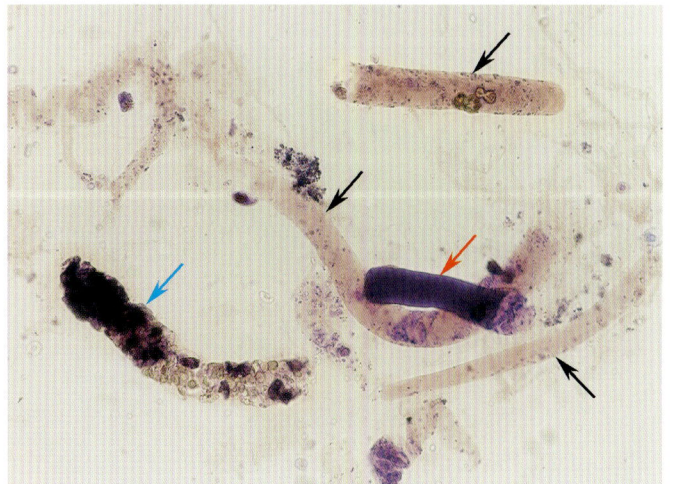

图 5-15 透明管型(黑箭所指),蜡样管型(红箭所指),混合管型(蓝箭所指);来源于肾病综合征确诊病例(SM 染色,×200)

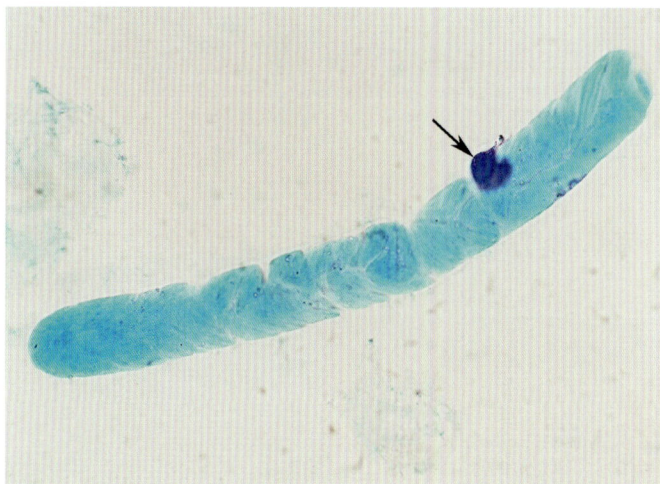

图 5-16 透明管型,染色后结构清晰,可见堆叠的痕迹;箭头所指为肾小管上皮细胞(S 染色,×1 000)

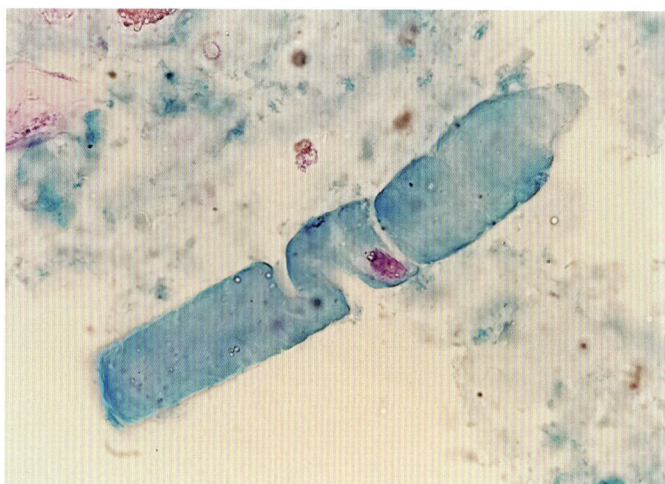

图 5-17 透明管型,有切迹,但基质较薄,呈淡蓝色,未染色时容易误认为是蜡样管型(S 染色,×1 000)

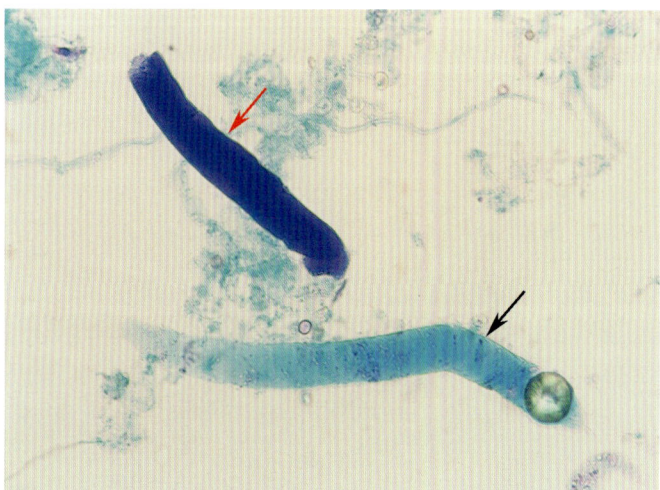

图 5-18 透明管型(黑箭所指),着色较浅,呈淡蓝色;蜡样管型(红箭所指),着色较深,呈蓝紫色(S 染色,×400)

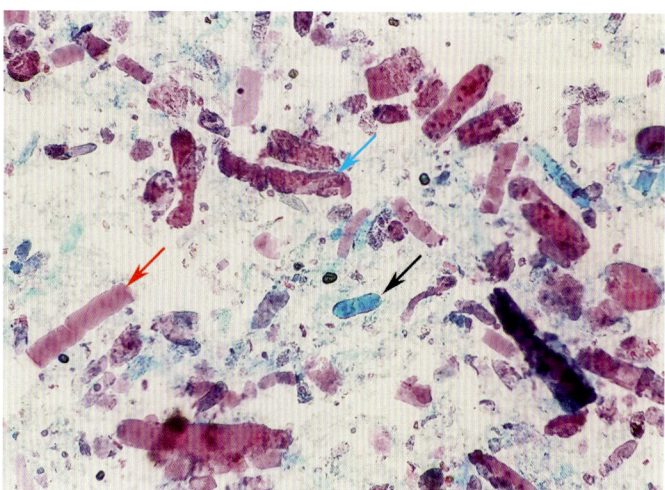

图 5-19 透明管型(黑箭所指),呈蓝色;蜡样管型(红箭所指),呈粉红色;颗粒管型(蓝箭所指),呈紫红色或蓝紫色(S 染色,×200)

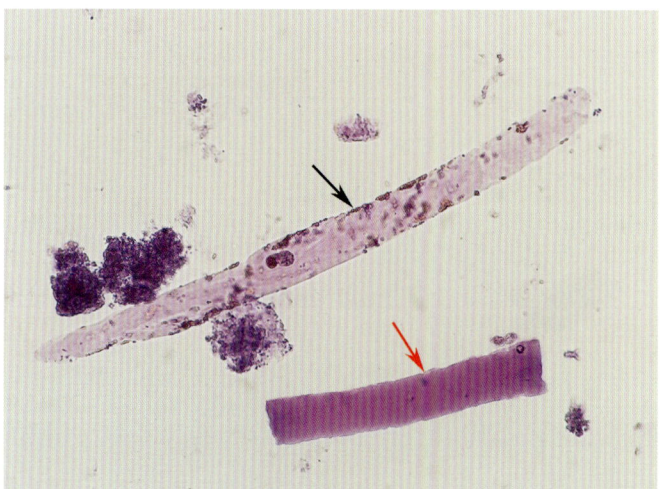

图 5-20 透明管型(黑箭所指),基质内含有少量颗粒,未超过管型容积的1/3;蜡样管型(红箭所指),基质厚重,着色较深(SM 染色,×400)

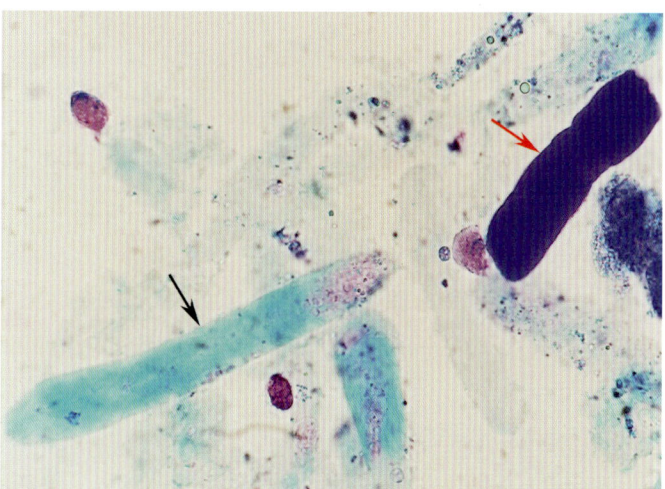

图 5-21 透明管型(黑箭所指),着色较浅,呈淡蓝色;蜡样管型(红箭所指),着色较深,呈蓝紫色(S 染色,×400)

征、慢性肾功能衰竭、充血性心力衰竭及恶性高血压等。

二、颗粒管型

（一）形态特征

1. 未染色　颗粒管型（granular casts）基质内可见数量不等、大小不一的颗粒，容量在 1/3 以上；管型长短、粗细不等，宽度不超过 50μm（图 5-22）。管型中的颗粒来源于崩解变性的细胞碎片、蛋白颗粒及其他物质，使用相差显微镜或暗视野观察，颗粒折光性稍强（图 5-23）。管型基质内的颗粒呈灰白色、淡黄色或棕黄色。胆红素尿中颗粒管型呈深黄色（图 5-24～图 5-29），有的参考书将此类管型称为胆红素管型（bilirubin casts），主要提示肝胆系统疾病合并肾功能损伤。

以往根据颗粒的粗细，将颗粒管型分为细颗粒管型和粗颗粒管型，临床意义无差别，现统一为颗粒管型。非晶形盐类结晶被黏液包裹时，与颗粒管型类似，加入少量酸性或碱性溶液，盐类结晶溶解，而颗粒管型内颗粒不溶解。此外，血液管型、含铁血黄素管型及脂肪管型内均含有颗粒，可通过颗粒大小、形态、颜色及折光性进行区别，必要时结合染色法进行明确。

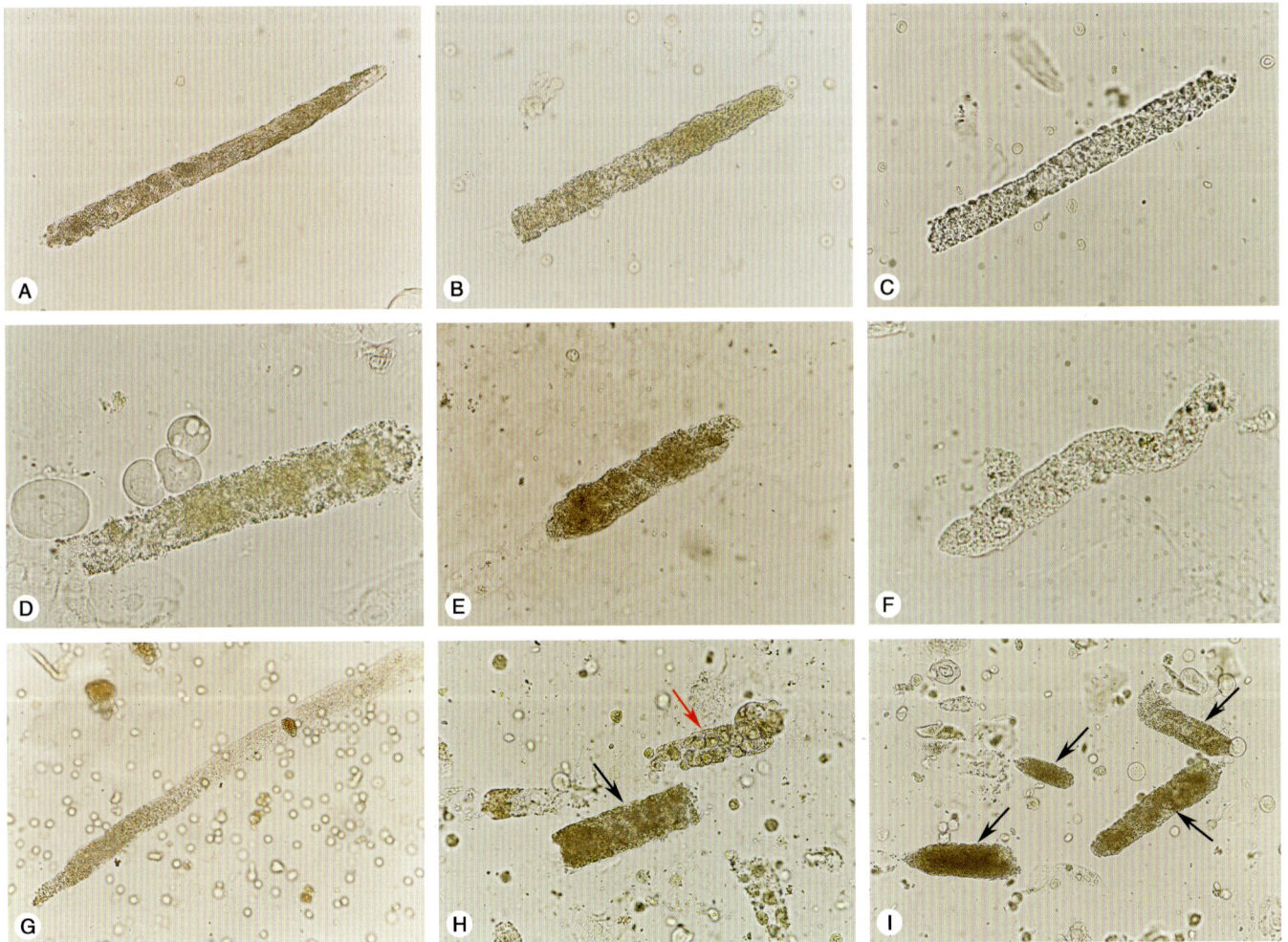

图 5-22　颗粒管型（未染色，×400）

A～C. 管型细长，基质内的颗粒大小不等；D～F. 管型稍粗，颜色深浅不一，偶见细胞；G～I. 颗粒管型（黑箭所指）数量明显增多，可与其他管型（红箭所指为白细胞管型）同时出现。

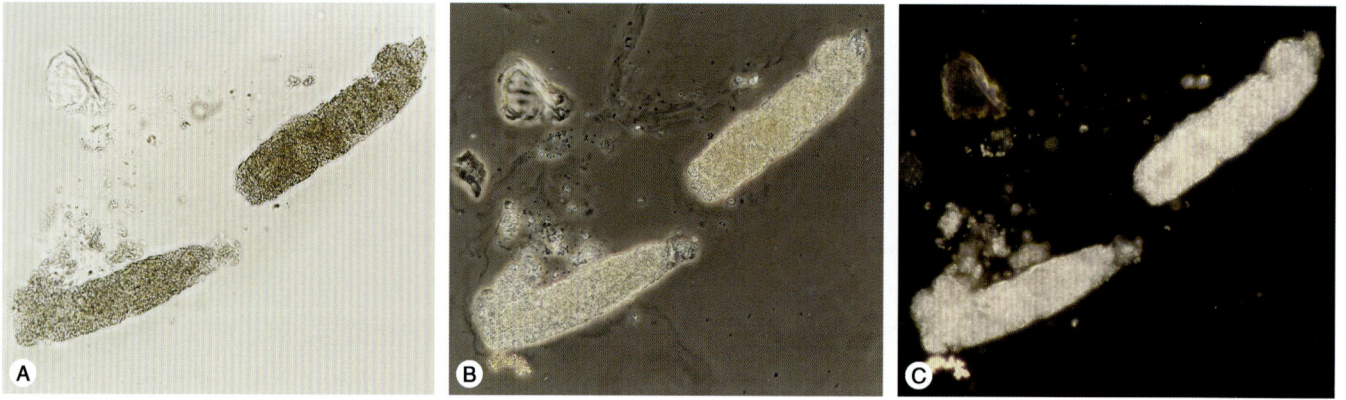

图5-23 颗粒管型（未染色，明视野+相差显微镜+暗视野，×400）
A. 管型内的颗粒呈棕黄色（明视野）；B. 结构立体（相差显微镜）；C. 管型内的颗粒折光性强（暗视野）。

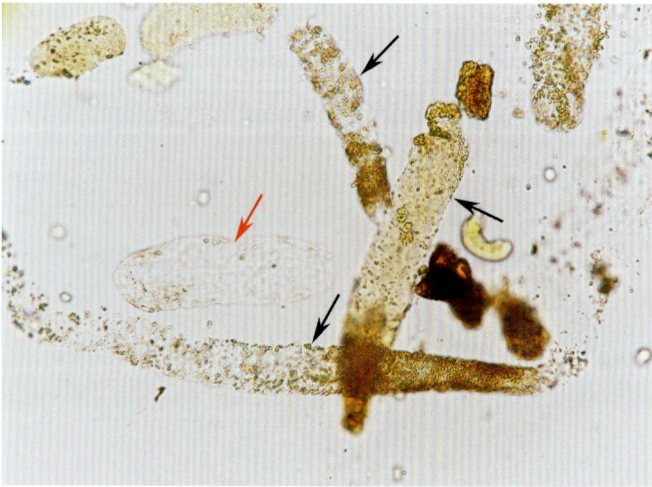

图5-24 颗粒管型（黑箭所指），管型内的颗粒细小、呈黄色；透明管型（红箭所指），基质透明（胆红素尿，未染色，×400）

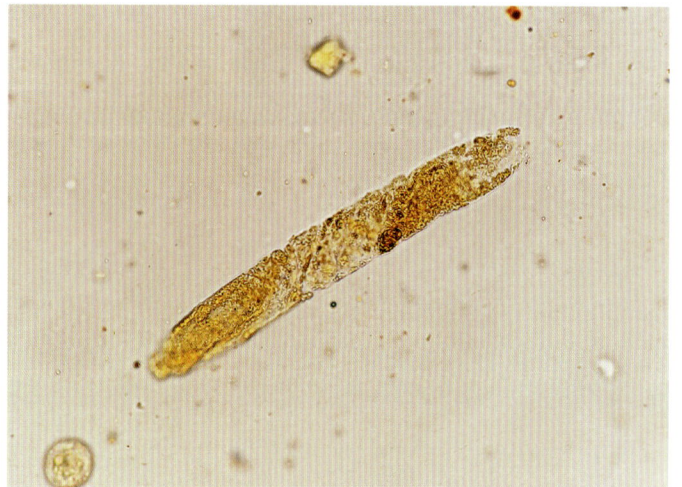

图5-25 颗粒管型，管型内的颗粒细小、呈黄色（胆红素尿，未染色，×400）

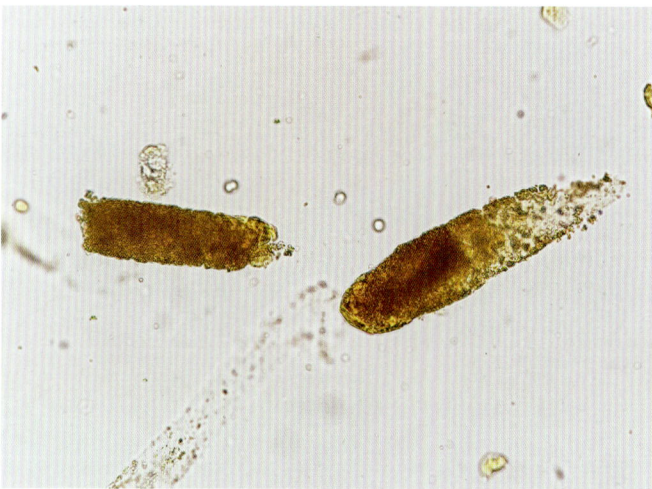

图5-26 颗粒管型，管型内的颗粒数量较多，着色偏深，呈深黄色（胆红素尿，未染色，×400）

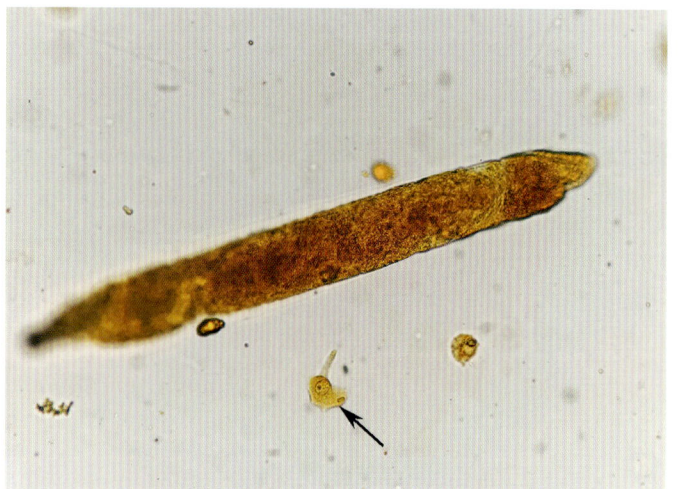

图5-27 颗粒管型，管型呈深黄色，箭头所指为肾小管上皮细胞；患者诊断为梗阻性黄疸，尿液颜色为深黄色（胆红素尿，未染色，×400）

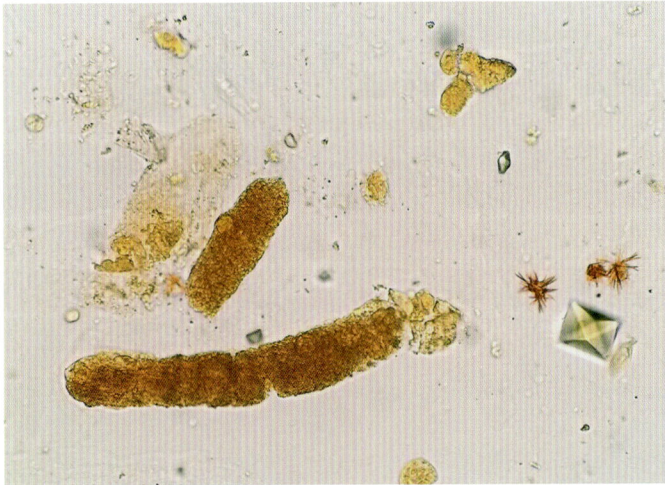

图 5-28 颗粒管型,背景可见胆红素结晶及草酸钙结晶;来源于肝硬化确诊病例(胆红素尿,未染色,×400)

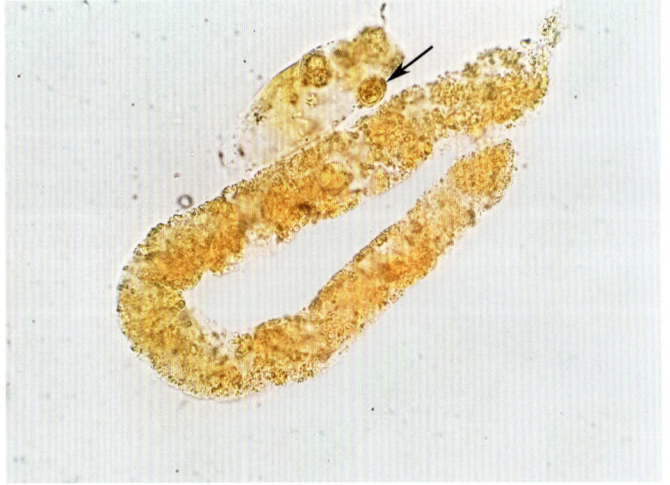

图 5-29 颗粒管型,管型长度较长,内含大量的颗粒;箭头所指是包裹在管型内的肾小管上皮细胞;来源于肝细胞性黄疸确诊病例(胆红素尿,未染色,×400)

2. **活体染色** SM 染色和 S 染色常用于颗粒管型的鉴别,其内的细胞碎片或蛋白颗粒易着色。SM 染色后管型内的颗粒呈蓝紫色或紫红色(图 5-30～图 5-39),颜色的深浅与颗粒的种类和数量有关;S 染色后管型的基质为蓝色,其内的细胞碎片或蛋白颗粒呈紫红色、蓝紫色或深蓝色,细小的脂肪颗粒不着色(图 5-40～图 5-45)。

活体染色受尿液 pH 的影响,管型的颜色略有区别,但不影响管型种类的鉴别。颗粒管型极易着色,加入染液后即可着色,但随着染色时间的延长,会出现染色偏深;当染液与标本的比例不合适时,会出现染色偏浅或偏深;需要注意的是,含铁血黄素管型和血液管型在 SM 染色或 S 染色后,与颗粒管型着色效果相同,含铁血黄素管型可使用铁染色或含铁血黄素染色进一步明确,而血液管型需要通过湿片镜检根据管型的颜色进行鉴别。

(二)临床意义

在脱水、发热或剧烈运动后偶见颗粒管型。数量增多提示肾脏有实质性病变,常与肾小管上皮细胞及其他管型同时出现,多见于急慢性肾小球肾炎、肾病综合征、肾移植排斥反应、肾小球硬化症、药物中毒等疾病。

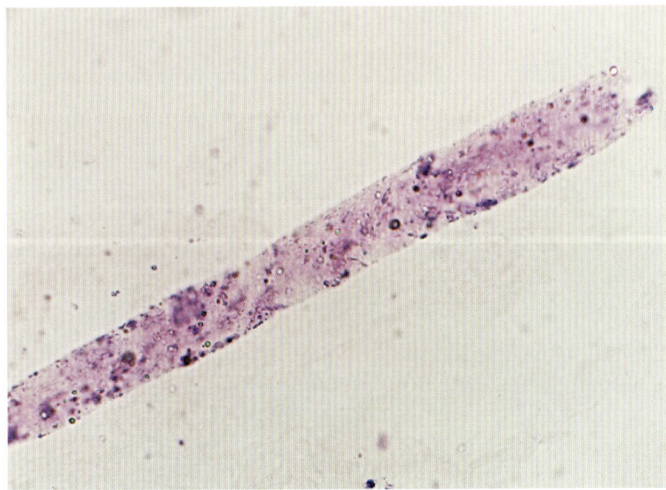

图 5-30 颗粒管型,基质内颗粒大小不等,未染色时颗粒不明显,可能会将此类管型划归到透明管型(SM 染色,×400)

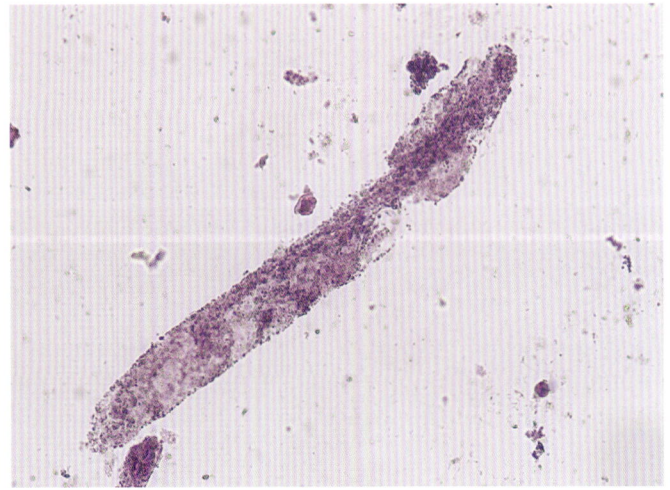

图 5-31 颗粒管型,基质内颗粒细小;来源于急性肾小球肾炎确诊病例(SM 染色,×400)

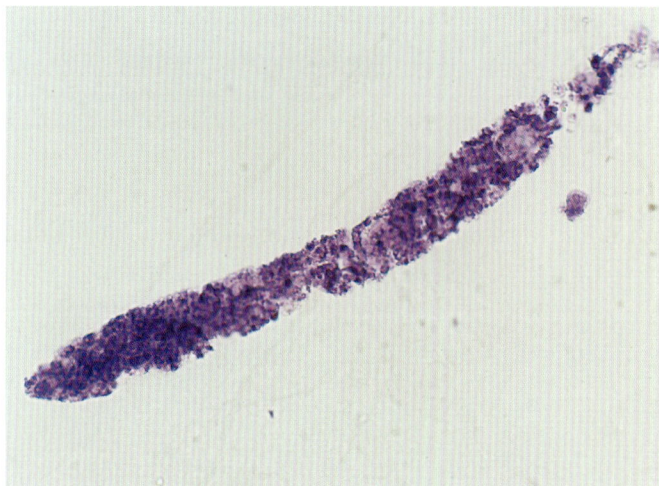

图 5-32 颗粒管型,基质内颗粒粗大,SM 染色后呈蓝紫色,需要与蛋白管型进行区别(SM 染色,×400)

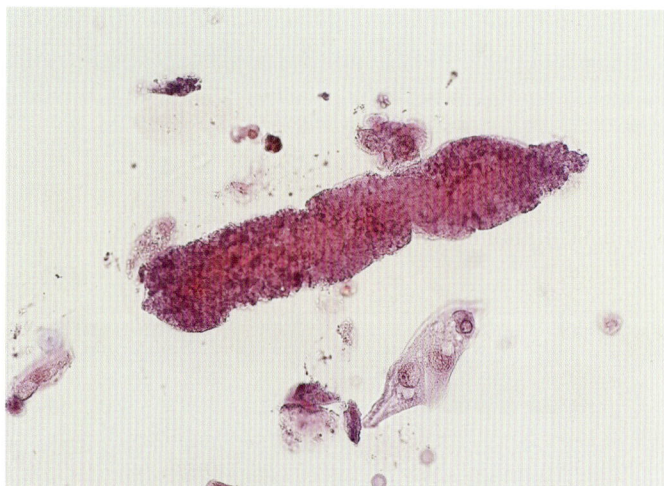

图 5-33 颗粒管型,颗粒着色较深,呈紫红色;需要与蛋白管型进行区分(SM 染色,×400)

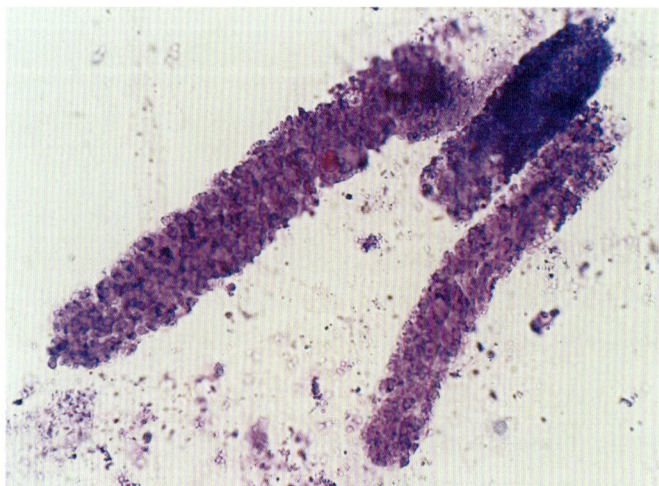

图 5-34 颗粒管型,数量较多,管型内的颗粒粗大;来源于狼疮性肾炎确诊病例(SM 染色,×400)

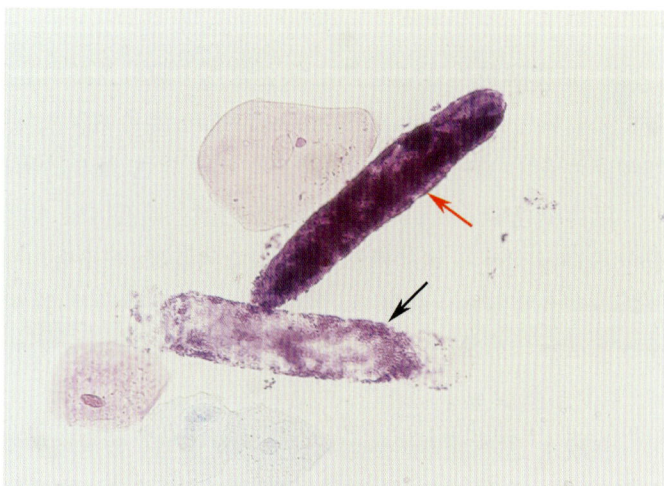

图 5-35 颗粒管型,黑箭所指管型内的颗粒较少,着色较浅;红箭所指管型内颗粒较多,着色较深(SM 染色,×400)

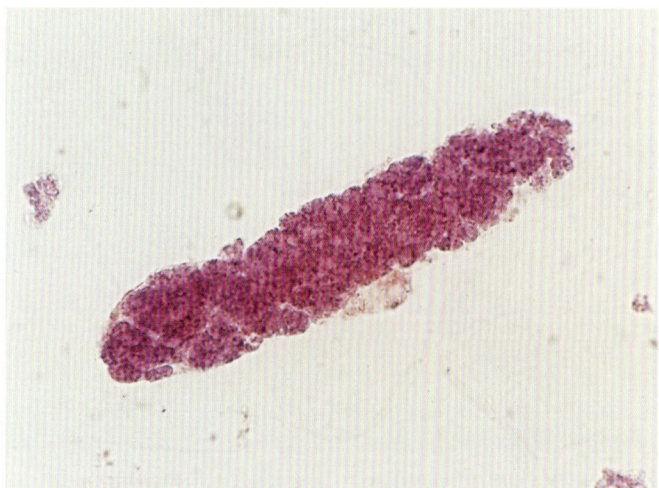

图 5-36 颗粒管型,管型内的颗粒粗大,未染色时呈灰白色,由变性坏死的肾小管上皮细胞崩解形成(SM 染色,×1 000)

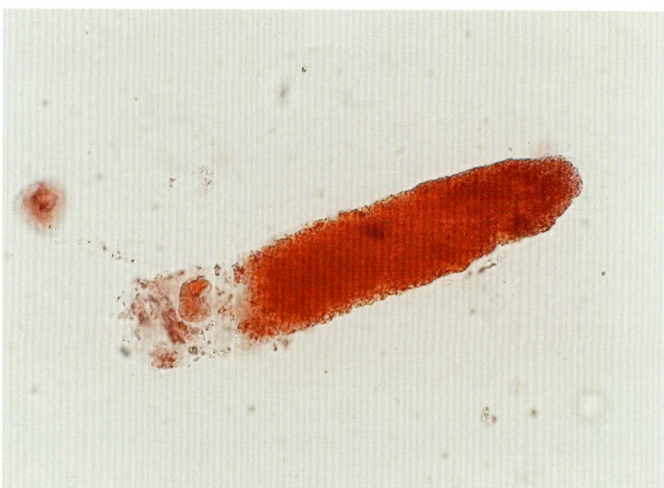

图 5-37 颗粒管型,胆红素尿中黄染的颗粒管型,加入 SM 染色液后,颗粒呈橘红色(胆红素尿,SM 染色,×1 000)

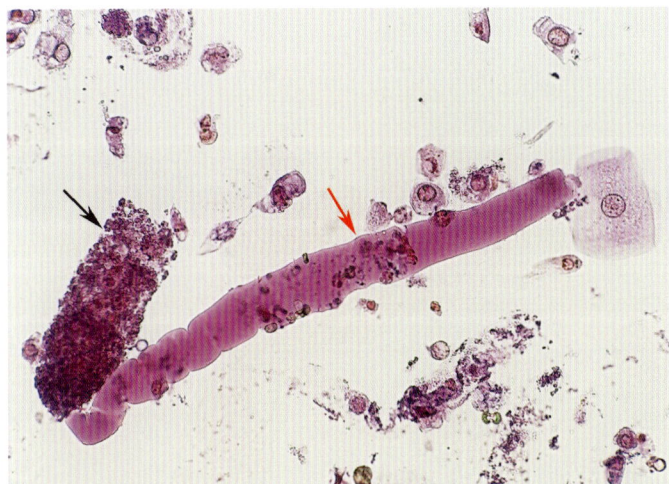

图 5-38 颗粒管型（黑箭所指），蜡样管型（红箭所指）；来源于膜性肾病确诊病例（SM 染色,×400）

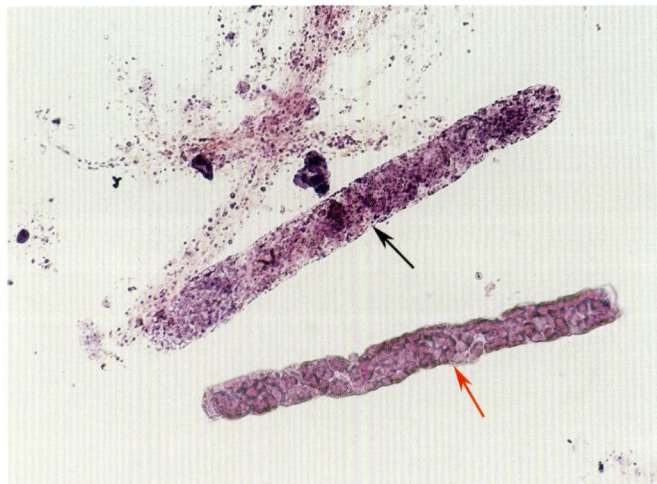

图 5-39 颗粒管型（黑箭所指），蛋白管型（红箭所指）；来源于肾病综合征确诊病例（SM 染色,×400）

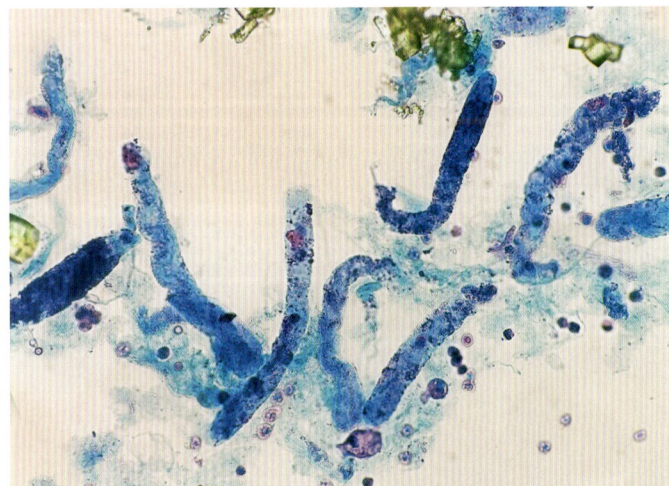

图 5-40 颗粒管型,数量较多,基质内含有数量不等的颗粒,部分管型内偶见细胞成分；背景可见白细胞和尿酸结晶（S 染色,×200）

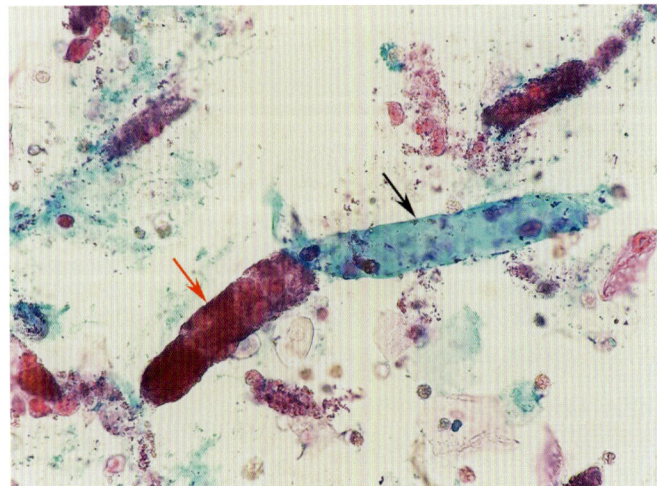

图 5-41 颗粒管型（红箭所指）,管型内的颗粒粗大,呈深红色,其内可见肾小管上皮细胞,与透明管型（黑箭所指）对比明显（S 染色,×400）

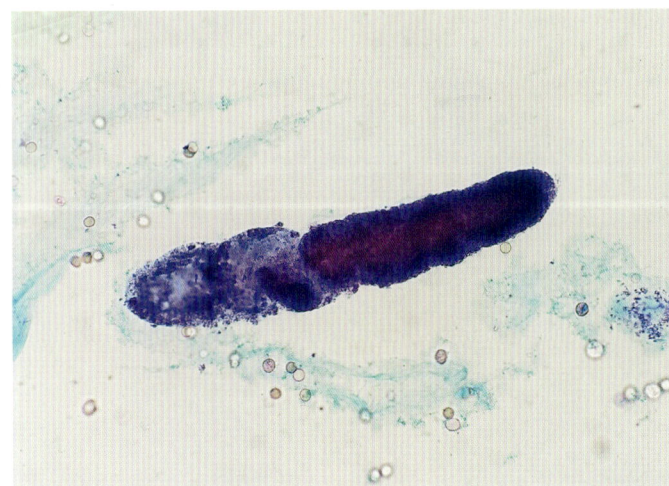

图 5-42 颗粒管型,管型内颗粒较多,着色较深,染色后呈蓝色或蓝紫色（S 染色,×400）

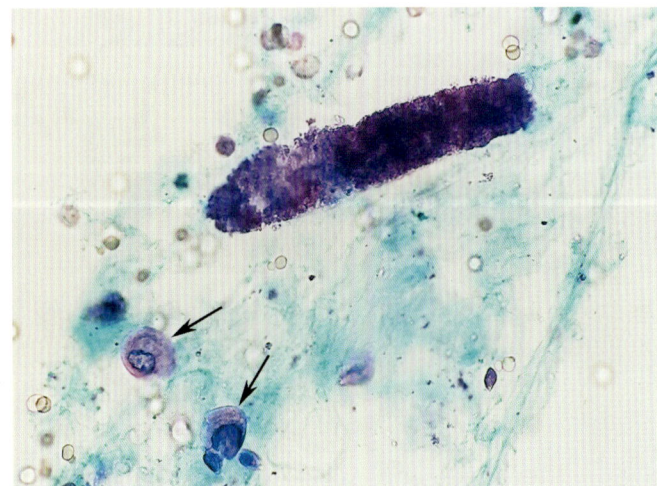

图 5-43 颗粒管型,S 染色后管型的颗粒呈蓝紫色；箭头所指为肾小管上皮细胞（S 染色,×400）

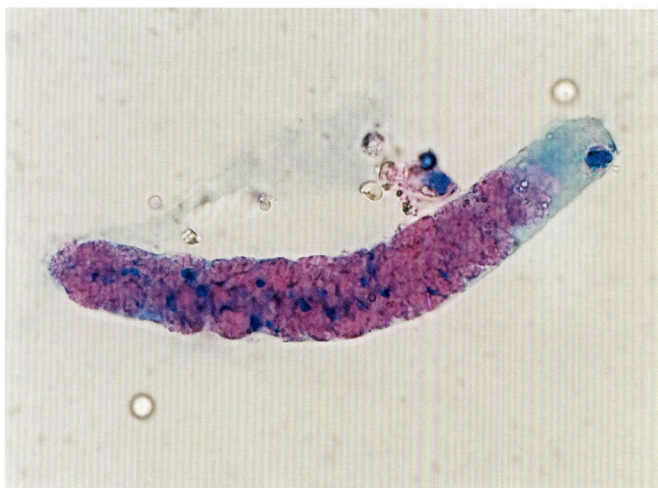

图 5-44 颗粒管型,基质为淡蓝色,其内的颗粒呈粉红色,是变性坏死的肾小管上皮细胞碎片,蓝色为碎裂的细胞核(S染色,×1 000)

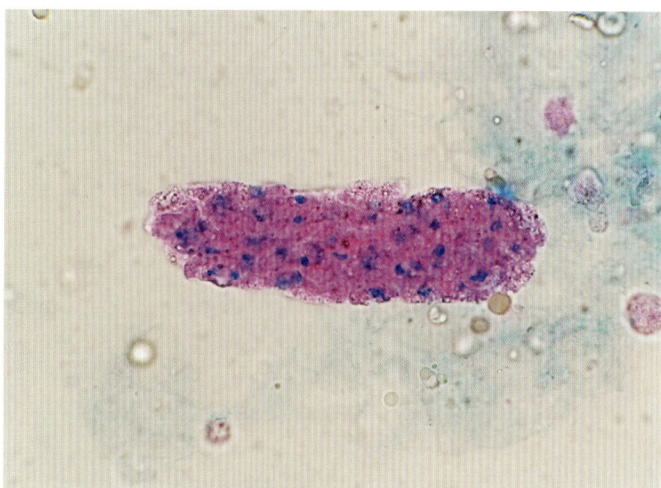

图 5-45 颗粒管型,短而粗,由变性坏死的肾小管上皮细胞崩解形成,蓝色为碎裂的细胞核(S染色,×1 000)

三、泥棕色管型

(一)形态特征

1. **未染色** 泥棕色管型(muddy brown casts)是一种特殊的颗粒管型。该类管型最大的特点是颜色较深,低倍镜观察呈深棕色、泥棕色或棕黑色(图5-46);管型长短、粗细不等,易断裂,易形成大量短小的管型(图5-47、图5-48)。相差显微镜观察泥棕色管型折光性较差(图5-49),依据此特点可以与其他颗粒管型进行区分。需要注意的是,高倍镜观察泥棕色管型颜色稍浅,呈棕黄色或深棕色(图5-50~图5-51)。

2. **活体染色** 泥棕色管型极易着色,而且着色较深。SM染色后泥棕色管型颗粒呈深紫红色(图5-52),S染色后泥棕色管型呈红棕色(图5-53)。

(二)与相似管型的鉴别

泥棕色管型与血液管型鉴别,可通过管型颜色、数量及背景成分进行区别,必要时结合病史资料及其他检查。尿液中出现泥棕色管型,一般数量较多,低倍镜观察颜色为泥棕色或棕黑色,高倍镜颜色稍浅,背景无红细胞或含少量红细胞

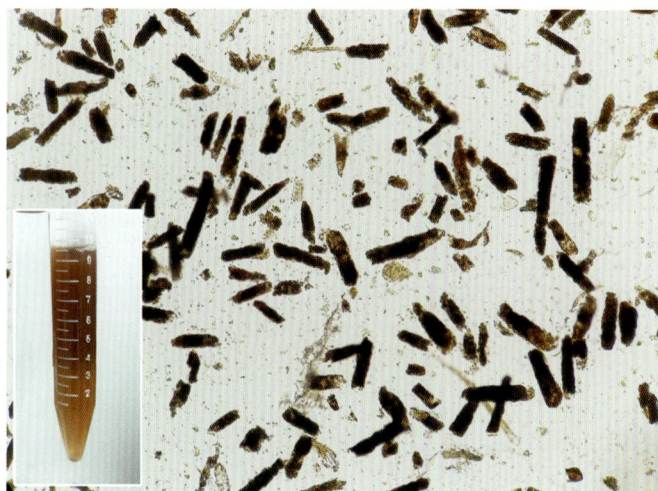

图 5-46 泥棕色管型,数量明显增多,呈棕黑色;左下角为标本性状(未染色,×200)

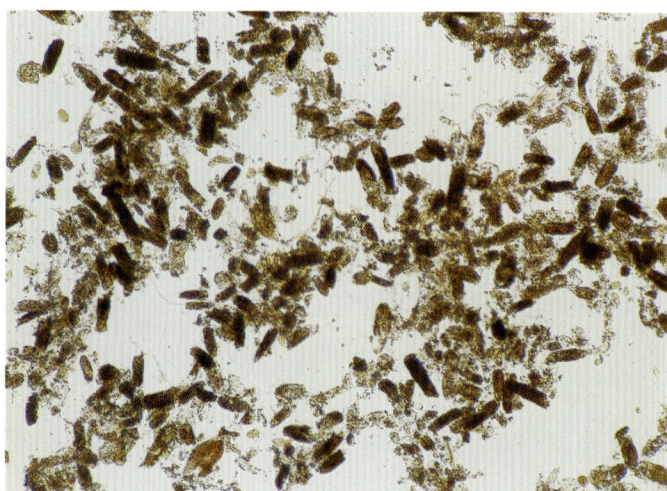

图 5-47 泥棕色管型,数量较多,易断裂,长短不一(未染色,×200)

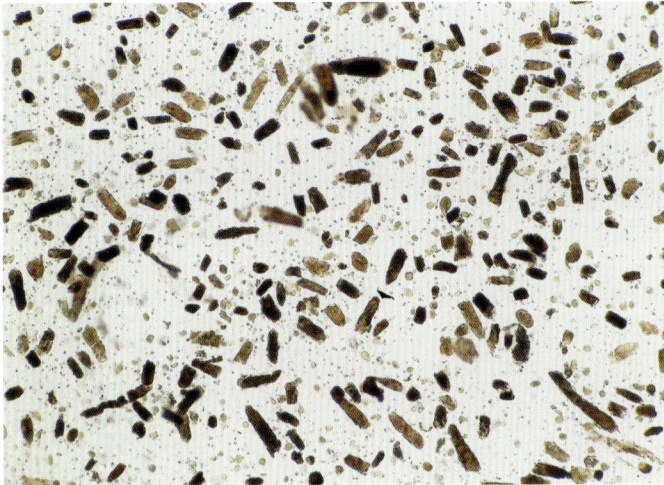

图 5-48 泥棕色管型,数量较多,长短不一,棕黄色或棕黑色;来源于外伤患者的尿液标本(未染色,×200)

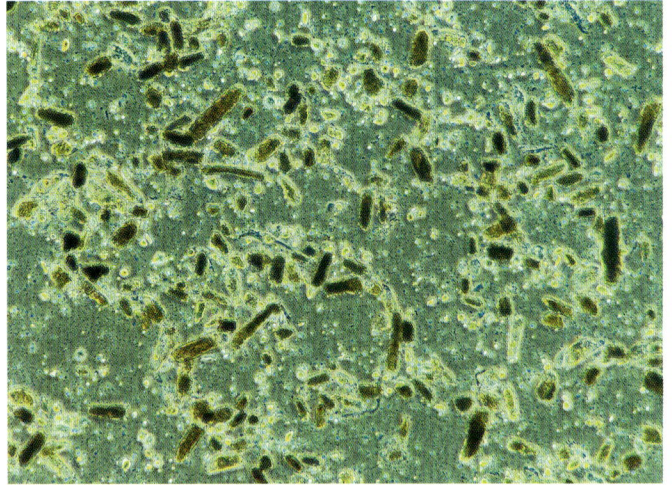

图 5-49 泥棕色管型,结构立体,颜色较深;来源于新冠病毒感染导致的急性肾损伤确诊病例(未染色,相差显微镜观察,×200)

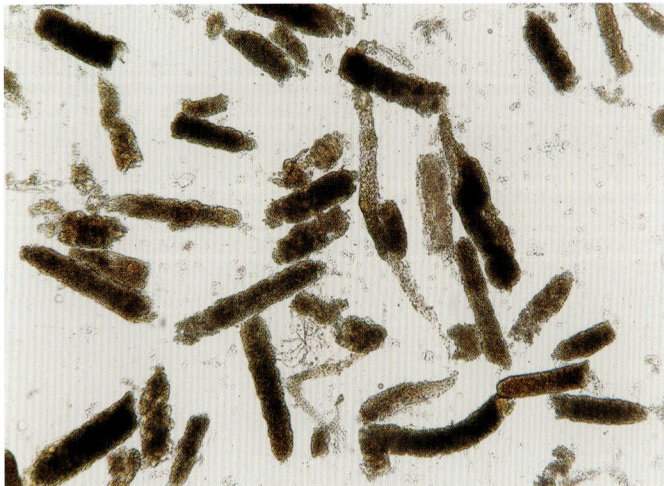

图 5-50 泥棕色管型,棕黑色,数量较多;来源于心肌梗死确诊病例(未染色,×400)

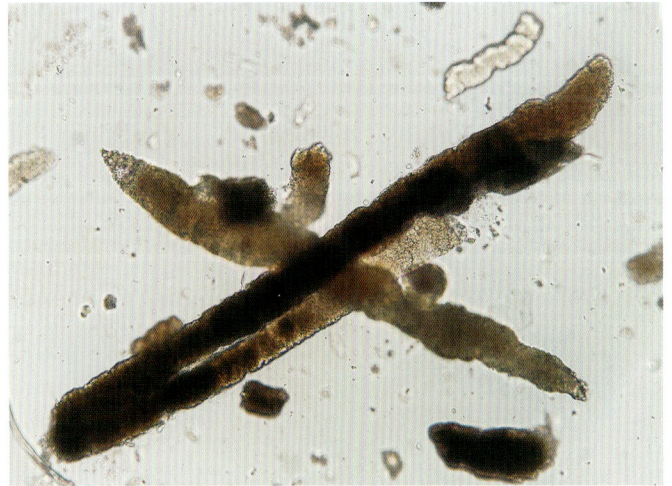

图 5-51 泥棕色管型,棕黑色;患者因外伤出现失血性休克,导致急性肾损伤(未染色,×400)

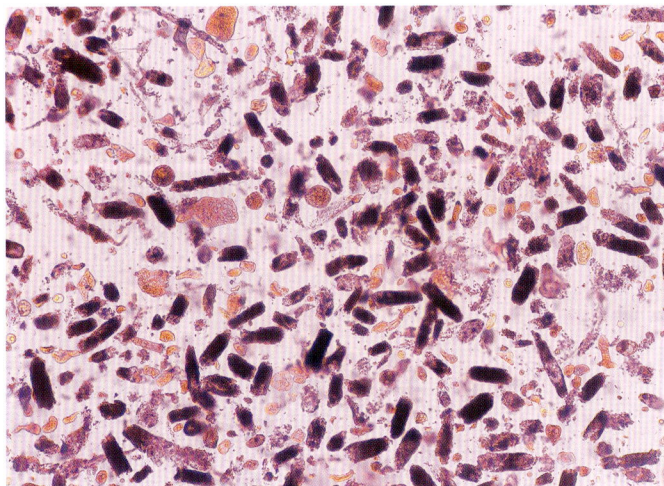

图 5-52 泥棕色管型,着色较深(SM 染色,×200)

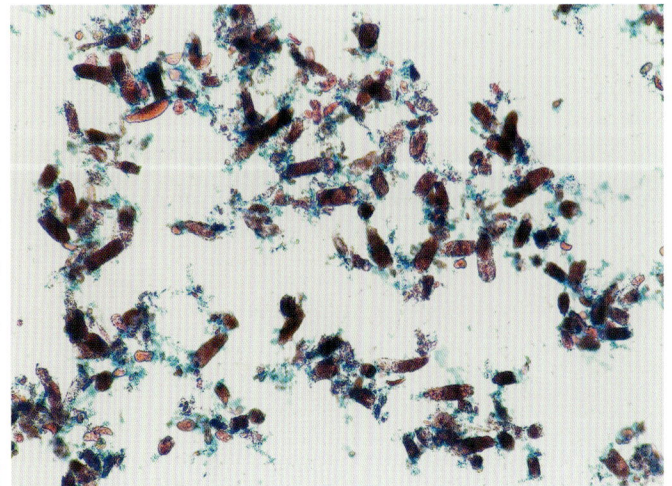

图 5-53 泥棕色管型,易着色(S 染色,×200)

（图 5-54）；尿液发现血液管型,数量少,可与红细胞管型、血红蛋白管型同时出现,管型颜色为橘红色或棕红色,背景常见大量红细胞（图 5-55）。

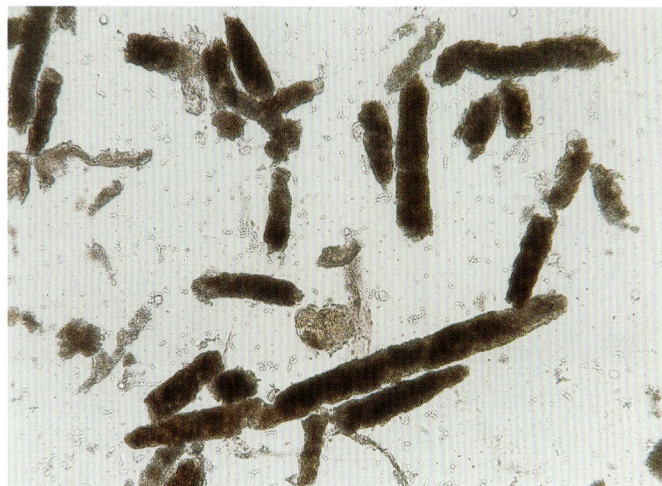

图 5-54　泥棕色管型,棕黑色,数量较多,长短不一（未染色,×400）

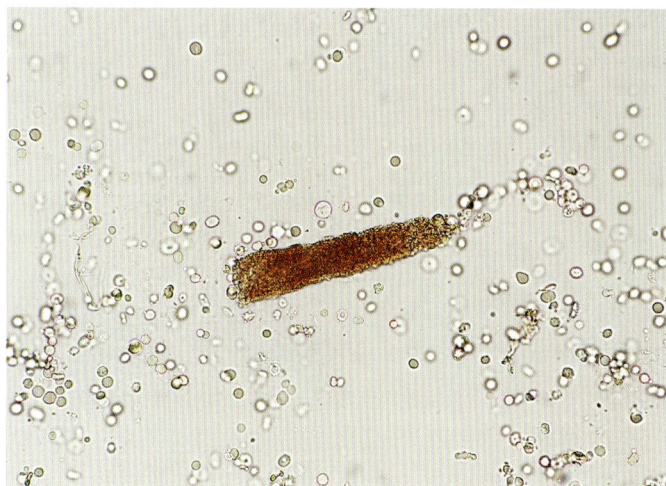

图 5-55　血液管型,红棕色,数量较少；背景可见大量红细胞（未染色,×400）

（三）临床意义

出现泥棕色管型的尿液标本,性状多为微浊或浑浊。泥棕色管型的数量明显或极度增多,提示急性肾损伤。当大量出现时,对急性肾小管坏死具有高度诊断价值,需及时报告给临床；当泥棕色管型>10/LPF 时,可作为形态学危急值报告。

四、蜡样管型

（一）形态特征

1. 未染色　蜡样管型（waxy casts）是由颗粒管型、细胞管型在肾小管中长期停留变性,或者直接由淀粉样变性的上皮细胞溶解后形成（图 5-56、图 5-57）。

蜡样管型轮廓清晰,长短、粗细不一,平直或弯曲；管型呈半透明状、质地厚、均质状,灰白色或淡黄色；边缘有切迹,易断裂（图 5-58～图 5-65）。

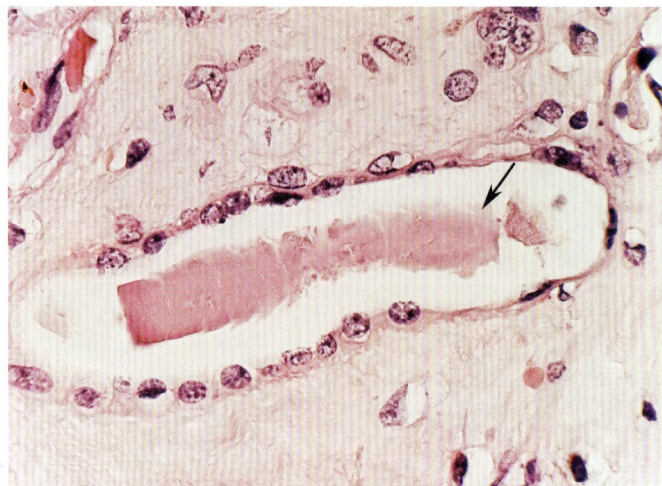

图 5-56　肾小管内的蜡样管型（箭头所指）（组织切片,HE 染色,×400）

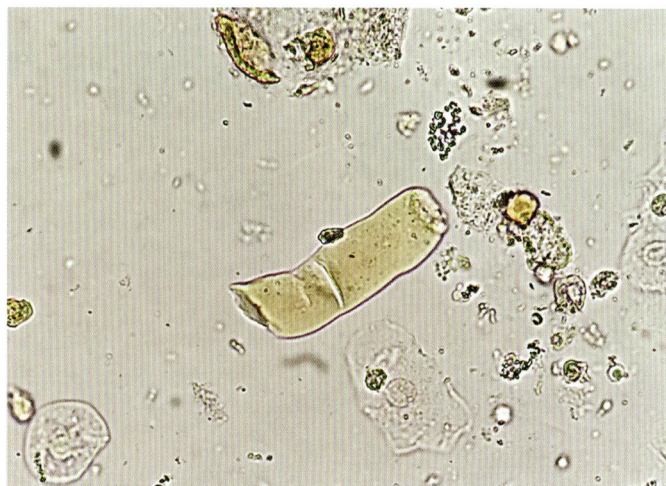

图 5-57　蜡样管型,淡黄色,易断裂（未染色,×400）

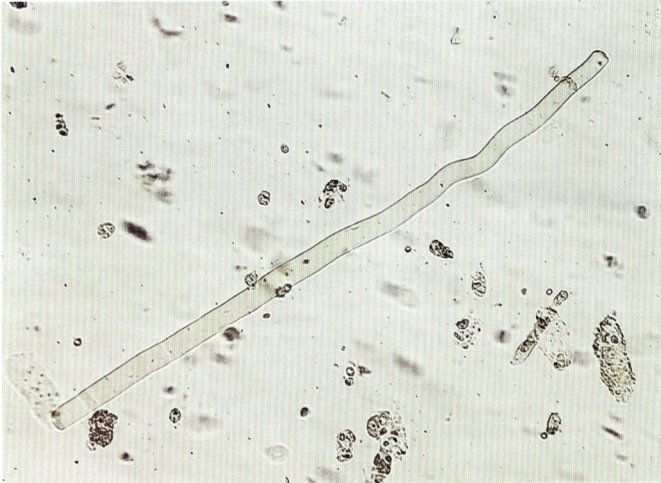

图 5-58 蜡样管型,长度较长;来源于紫癜性肾炎确诊病例(未染色,×200)

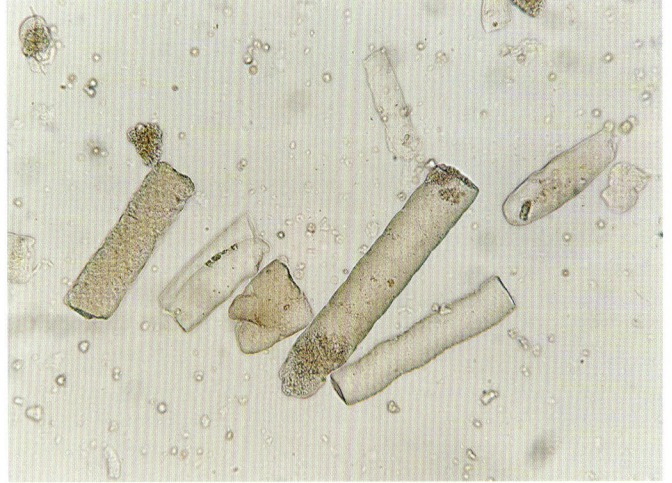

图 5-59 蜡样管型,长短、粗细不一,两端平齐,基质呈蜡质感(未染色,×400)

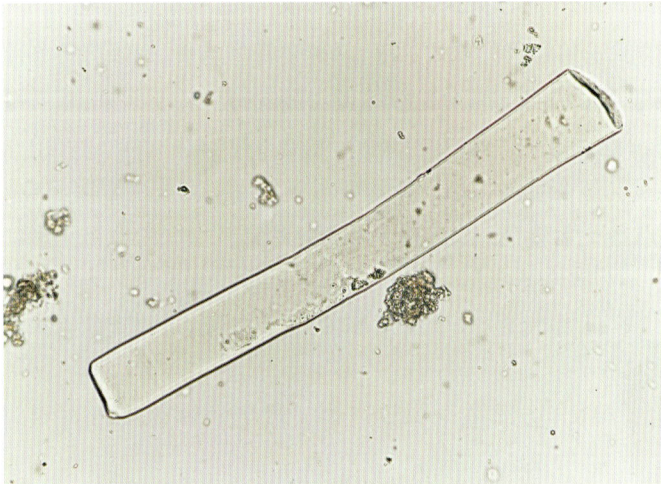

图 5-60 蜡样管型,基质厚重,略带黄色,两端可见断裂的痕迹(未染色,×400)

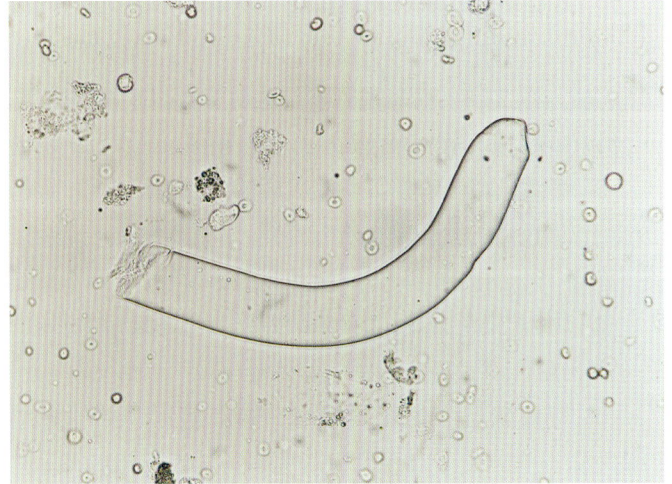

图 5-61 蜡样管型,两边平行,基质厚重;背景可见大量红细胞(未染色,×400)

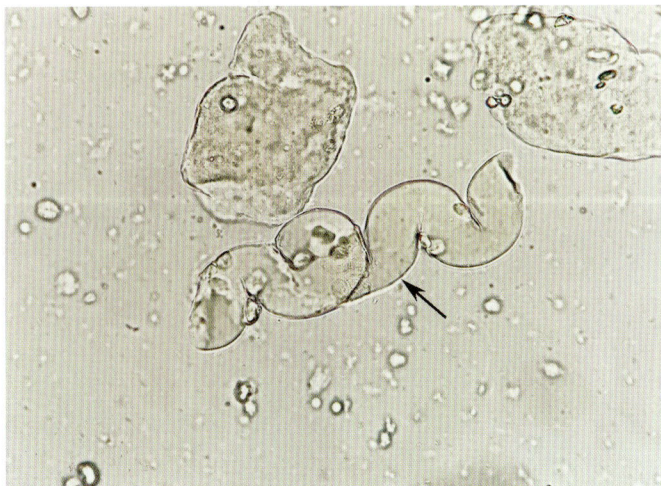

图 5-62 蜡样管型(箭头所指),管型扭曲;背景可见宽大蜡样管型;来源于肾病综合征确诊病例(未染色,×400)

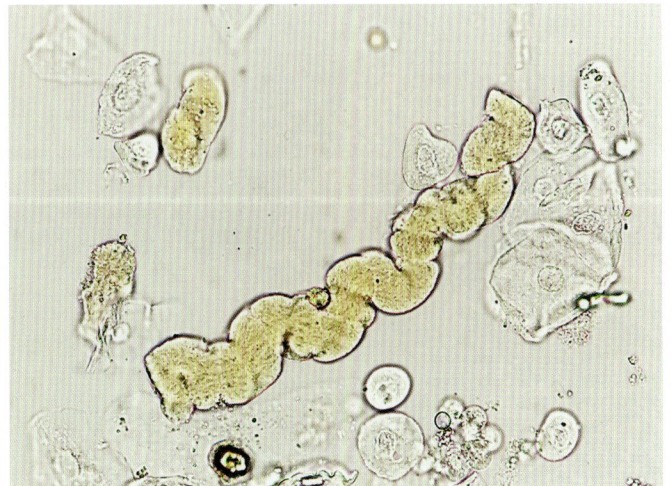

图 5-63 蜡样管型,淡黄色,扭曲;来源于慢性肾病确诊病例(未染色,×400)

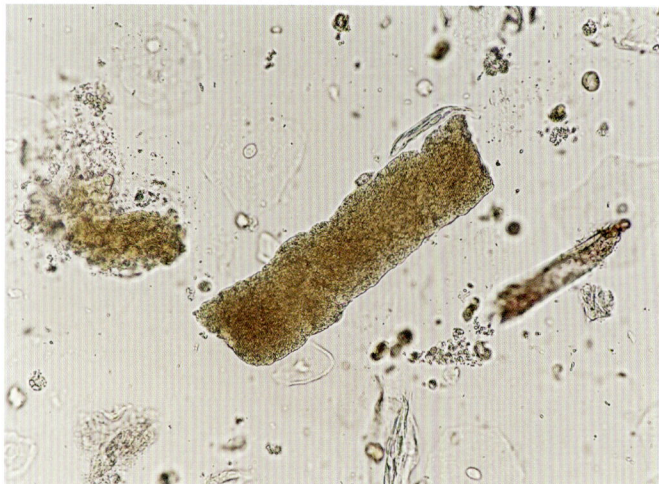

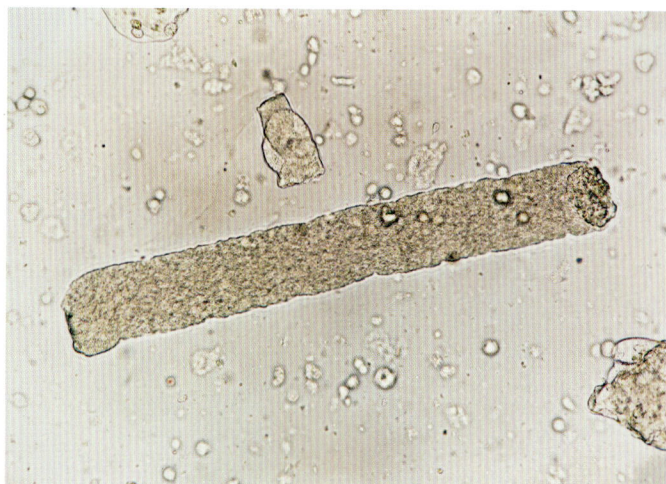

图 5-64 颗粒管型向蜡样管型转变,基质呈细颗粒状,边缘常有切迹,且容易断
裂,在临床实际工作中,可将此类管型划分到蜡样管型(未染色,×400)

图 5-65 颗粒管型向蜡样管型转变,基质逐渐均质化,但仍有颗粒感;来源于
高血压肾病确诊病例(未染色,×400)

2. **暗视野或相差显微镜镜检** 使用相差显微镜观察蜡样管型,基质均质状或有细颗粒感,立体感明显、结构清晰,易于鉴别,尤其是管型的切迹明显(图 5-66)。暗视野观察均质状的蜡样管型基质透明,比透明管型厚重,边缘有折光性(图 5-67～图 5-70),而暗视野下的透明管型由于基质较薄,几乎观察不到。部分蜡样管型由颗粒管型转变而来,基质厚重,仍有颗粒感,边缘常有切迹,折光性稍强(图 5-71～图 5-73);这类管型不建议划到颗粒管型。

3. **活体染色** 蜡样管型使用活体染色极易着色,染色后可与透明管型区别。因管型本身颜色不同或受尿液 pH 值的影响,染色后的管型颜色略有不同。SM 染色蜡样管型呈紫红色～蓝紫色(图 5-74);S 染色蜡样管型呈粉红色至紫红色(图 5-75～图 5-80)。

4. **瑞-吉染色** 瑞-吉染色后蜡样管型不溶解,长短、粗细不一,易断裂;管型基质厚重,着色较深,呈蓝紫色或深蓝色(图 5-81)。

5. **胆红素尿中的蜡样管型** 胆红素尿中的蜡样管型呈深黄色,形态与非胆红素尿液中蜡样管型形态相同(图 5-82)。

6. **不典型蜡样管型** 典型的蜡样管型两边平行,两端平齐,在一些病例中,还可发现一些不典型的蜡样管型,这些管型和典型的蜡样管型具有相同的基质,但形态不规则,呈球形、橄榄形或呈棒球棍形等(图 5-83～图 5-88)。

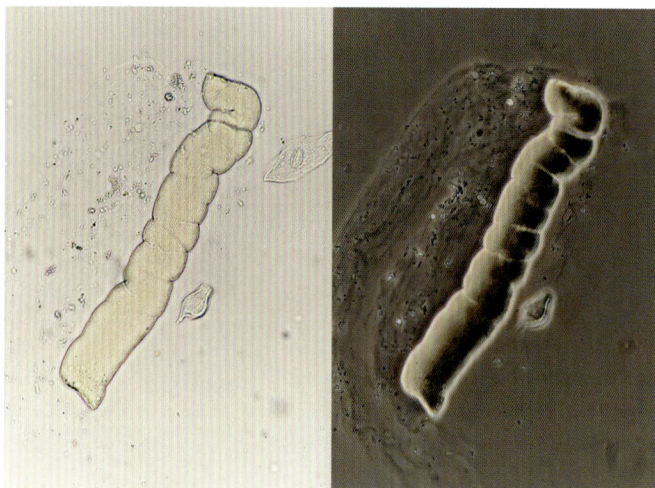

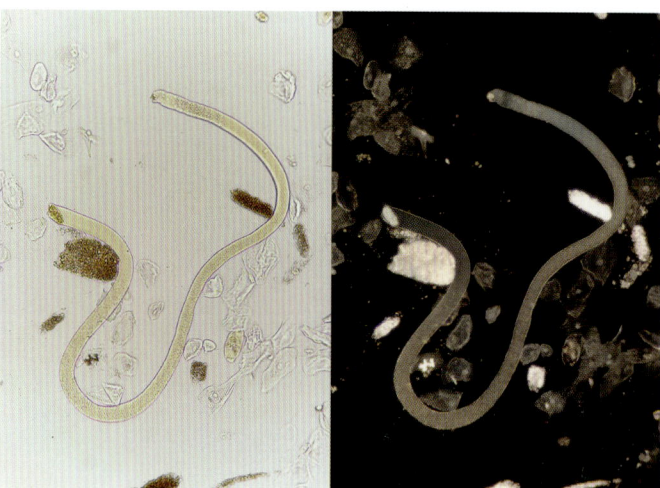

图 5-66 蜡样管型,结构立体,管型边缘的切迹明显(未染色,明视野+相差
显微镜,×400)

图 5-67 蜡样管型,管型较长,基质均质状,稍有折光性(未染色,明视野+暗
视野,×100)

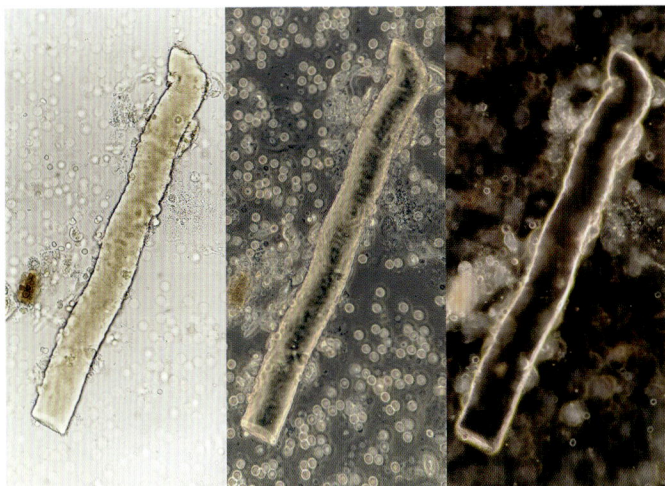

图 5-68 蜡样管型,淡黄色,暗视野观察边缘有折光性(未染色,明视野+相差显微镜+暗视野,×400)

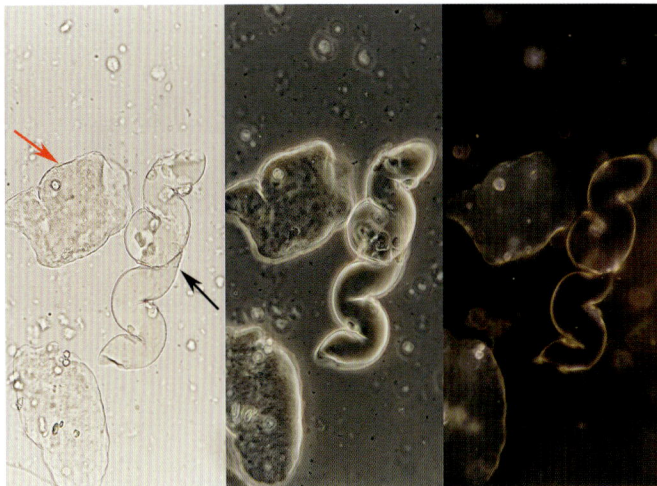

图 5-69 蜡样管型(黑箭所指),均质状,弯曲,边缘有折光性;宽大管型(红箭所指)(未染色,明视野+相差显微镜+暗视野,×400)

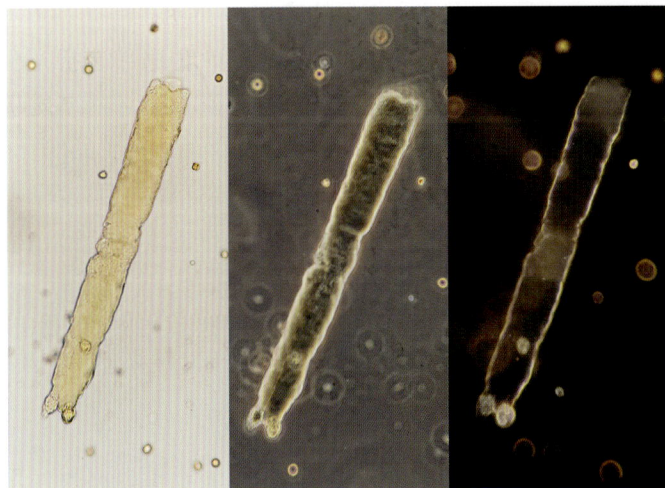

图 5-70 蜡样管型,淡黄色,基质较厚;来源于肾病综合征确诊病例(未染色,明视野+相差显微镜+暗视野,×400)

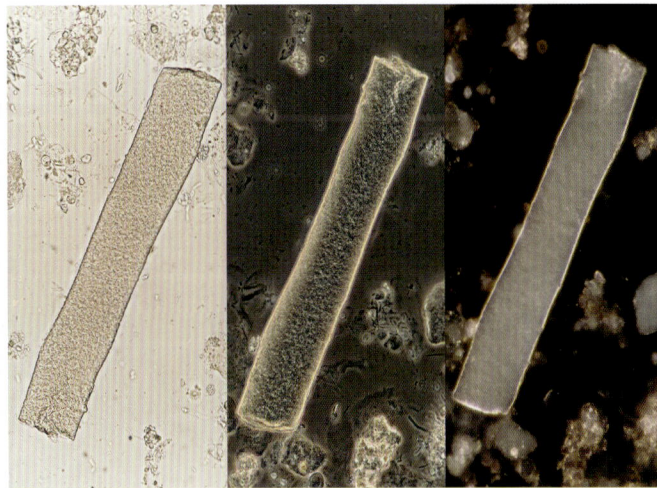

图 5-71 蜡样管型,由颗粒管型衍变而来,两边平行,两端平齐,基质细颗粒感(未染色,明视野+相差显微镜+暗视野,×400)

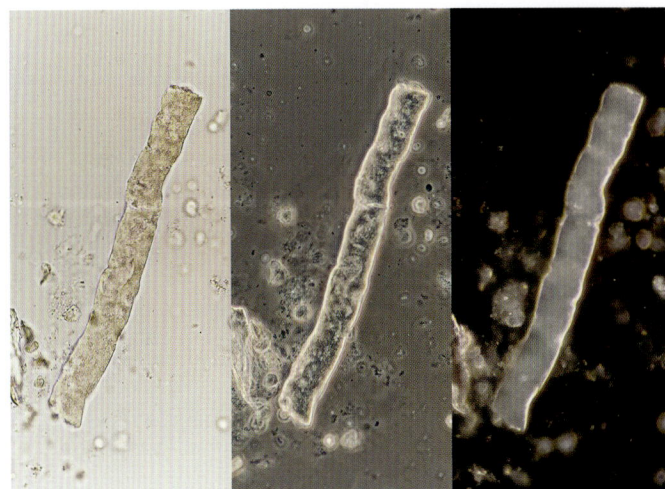

图 5-72 蜡样管型,基质有颗粒感,暗视野下折光性稍强;来源于狼疮性肾炎确诊病例(未染色,明视野+相差显微镜+暗视野,×400)

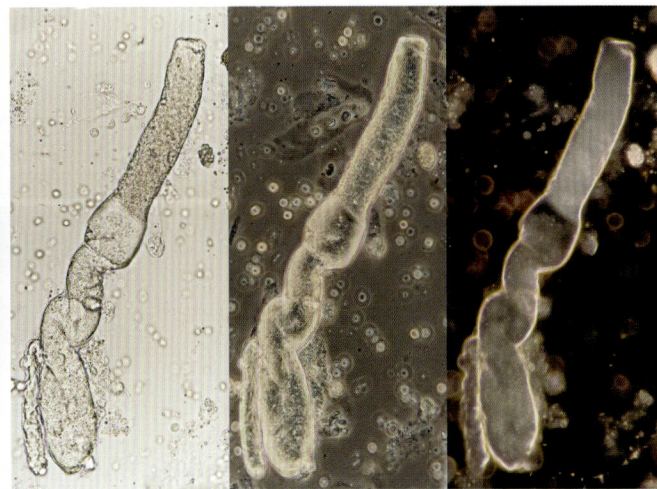

图 5-73 蜡样管型,形态不规则,管型一端颗粒感明显(未染色,明视野+相差显微镜+暗视野,×400)

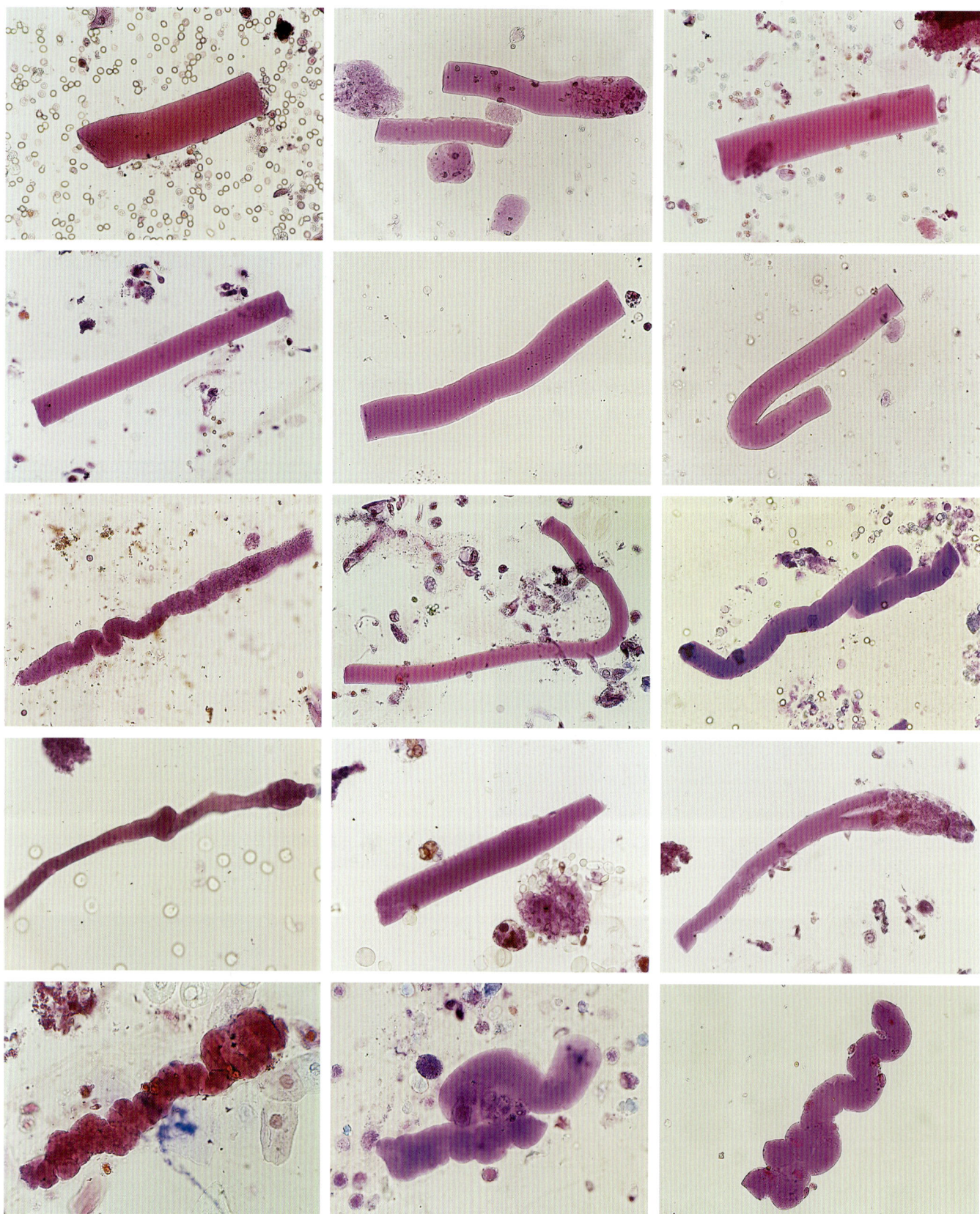

图 5-74 蜡样管型（SM 染色，×400）

蜡样管型基质厚重，长短、粗细不一，平直、弯曲或扭曲，SM 染色呈紫红色至蓝紫色。

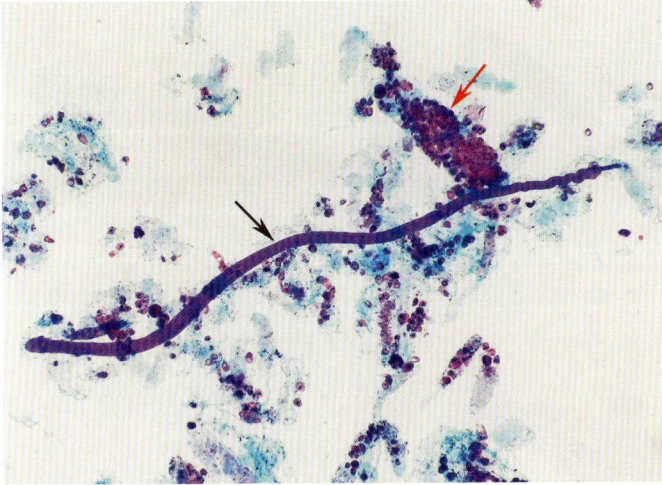

图 5-75 蜡样管型（黑箭所指），细长，着色较深，呈蓝紫色；红箭所指为宽大的肾小管上皮细胞管型；背景可见大量的肾小管上皮细胞；来源于膜性肾病确诊病例（S 染色，×100）

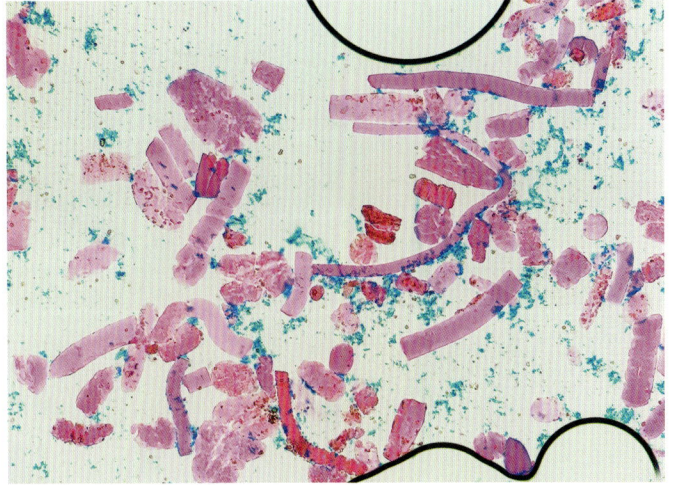

图 5-76 蜡样管型，数量明显增多，长短、粗细不一；由于尿液 pH 偏酸性，S 染色后蜡样管型呈粉红色（S 染色，×200）

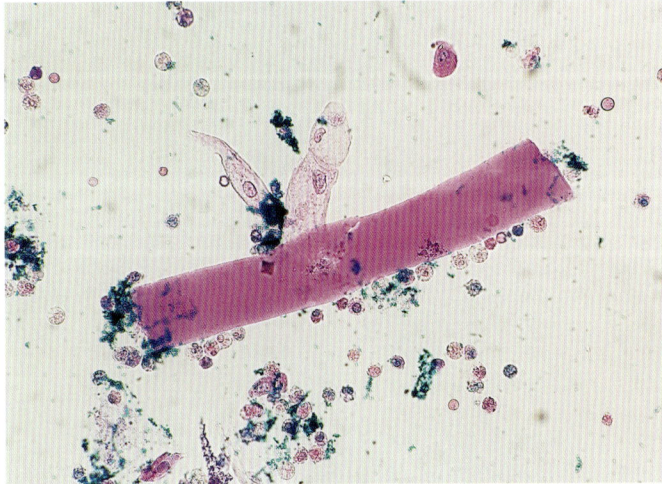

图 5-77 蜡样管型，两边平行，两端钝齐；背景可见大量白细胞（S 染色，×400）

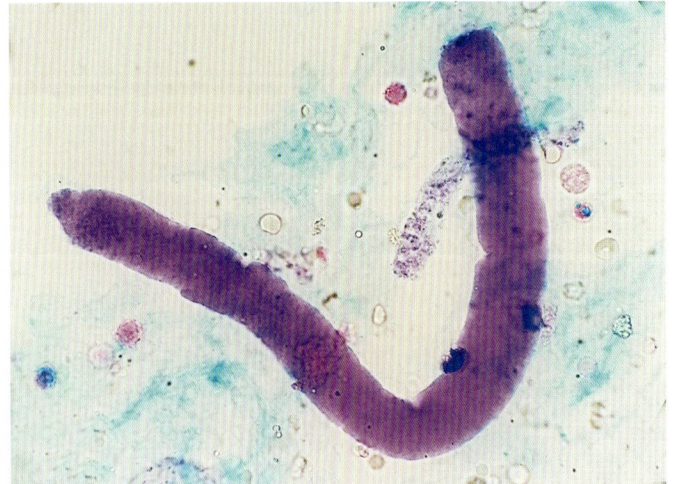

图 5-78 蜡样管型，呈蓝紫色，基质较厚重，长度较长（S 染色，×400）

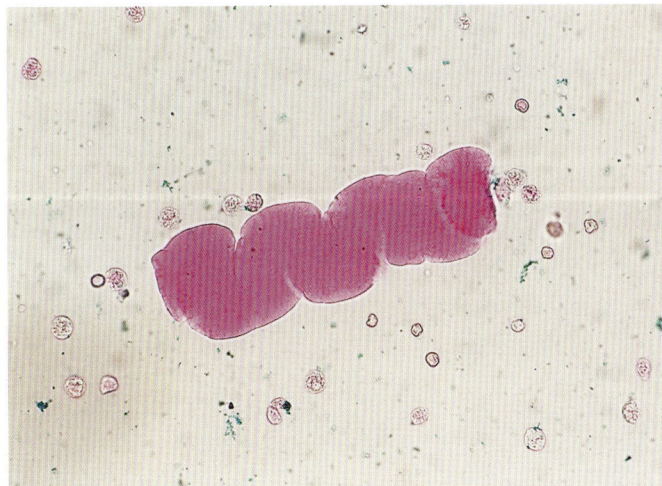

图 5-79 宽大蜡样管型，较宽，扭曲、折叠；背景可见大量影红细胞（S 染色，×400）

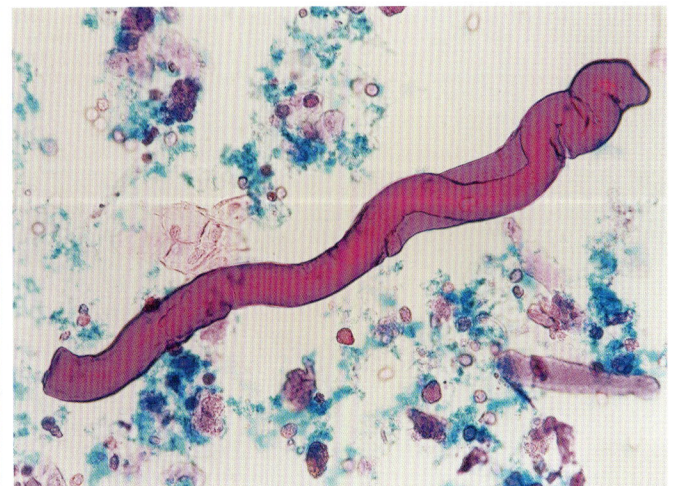

图 5-80 蜡样管型；来源于慢性肾衰患者的尿液标本（S 染色，×400）

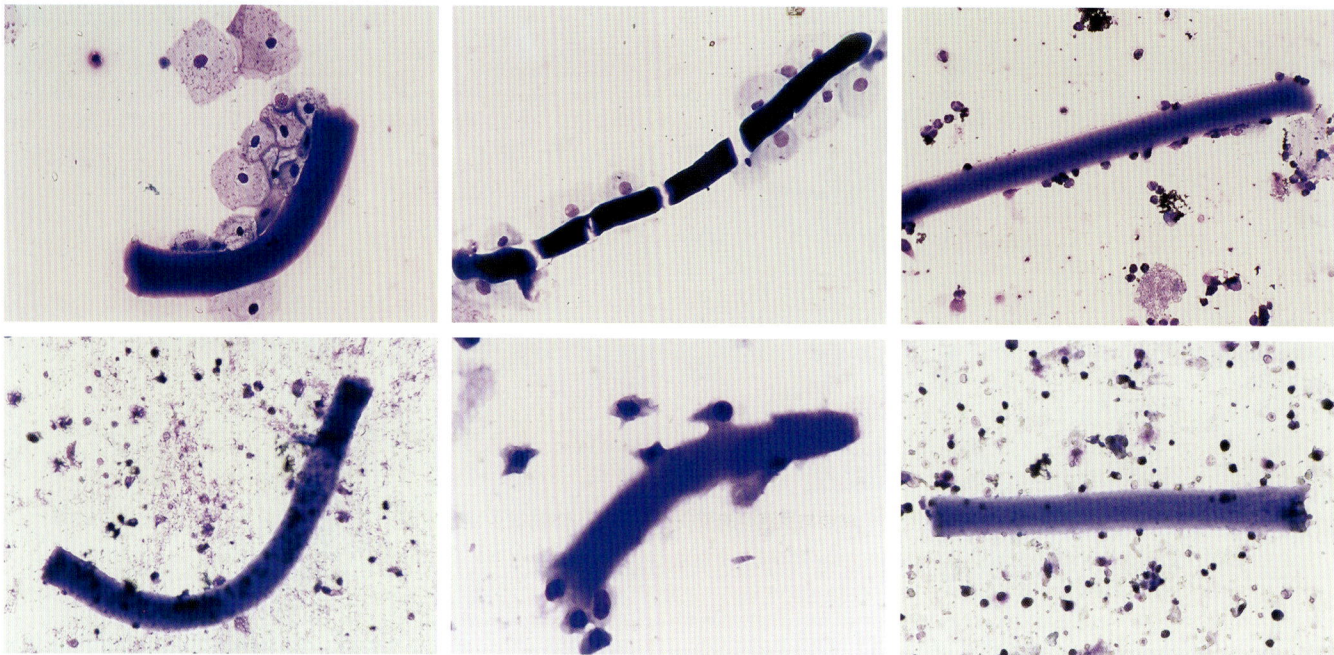

图 5-81 蜡样管型（瑞-吉染色，×400）
蜡样管型不溶解，易断裂，基质均质状、较厚重，着色较深，呈深蓝色或蓝紫色。

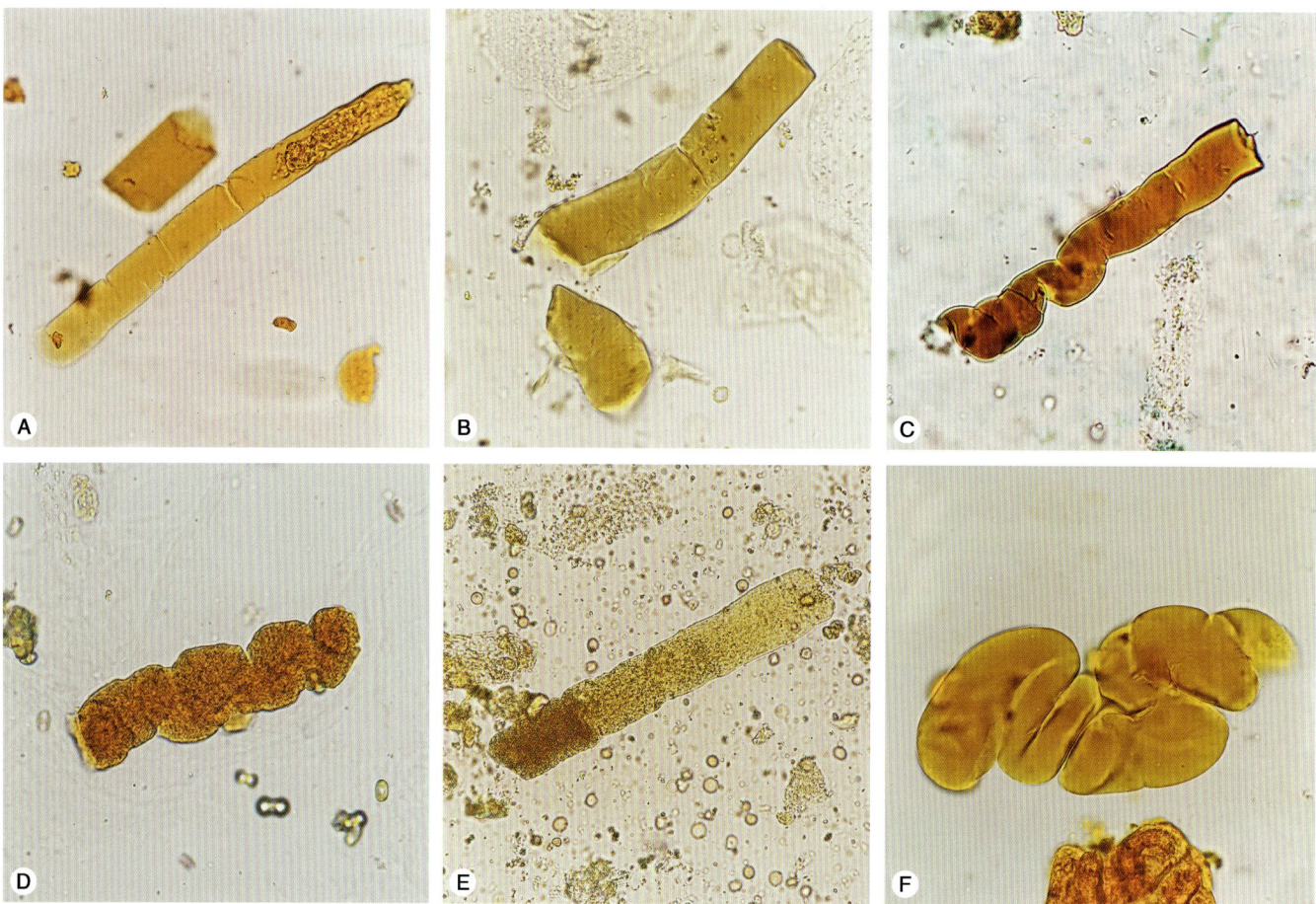

图 5-82 蜡样管型（胆红素尿，未染色，×400）
A. 管型长短不一，着色较深，呈深黄色；B. 管型断裂；C. 管型扭曲，边缘有切迹；D. 管型基质厚重，细颗粒状，边缘有切迹；E. 由颗粒管型向蜡样管型过渡阶段；
F. 管型堆叠。

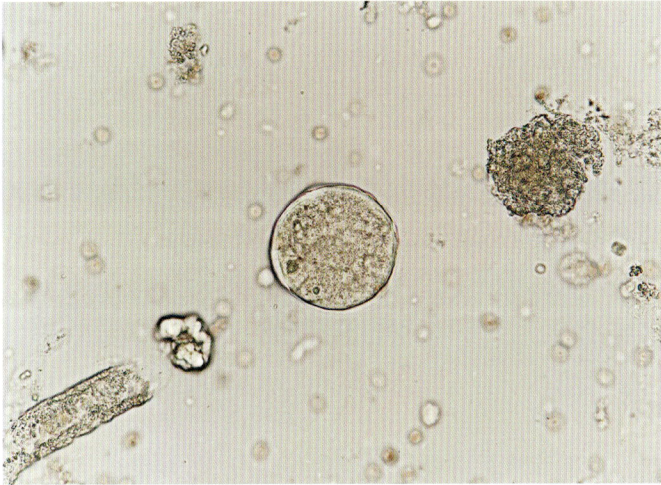

图 5-83 球形蜡样管型,基质与典型的蜡样管型相同,需要与尿液中的蛋白颗粒进行区别(未染色,×400)

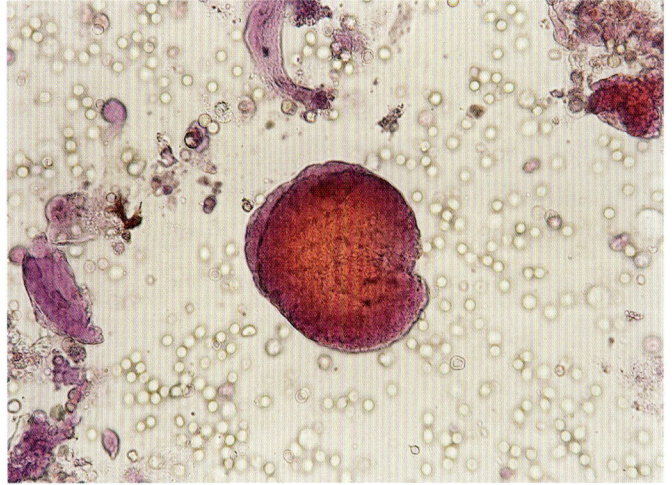

图 5-84 球形蜡样管型,体积较大,基质厚重,易着色;可结合其他视野中的管型综合分析(SM 染色,×400)

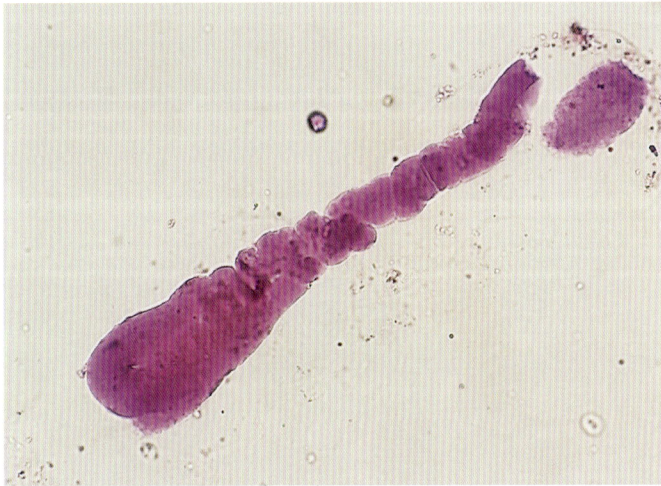

图 5-85 不典型蜡样管型,一端粗大,另一端较细,基质与典型的蜡样管型相同(SM 染色,×400)

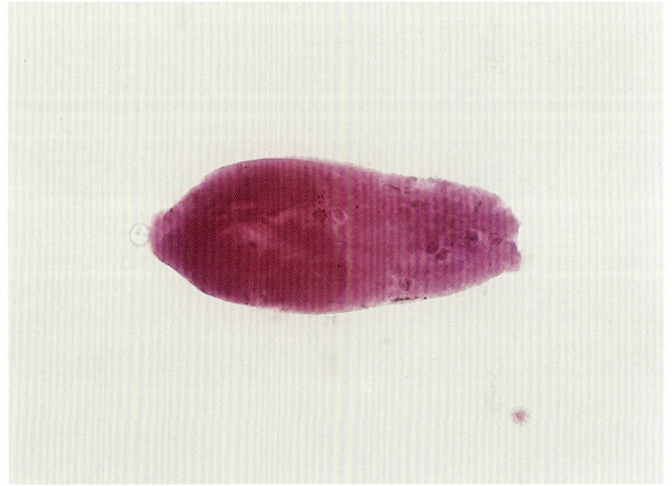

图 5-86 不典型蜡样管型,宽度较宽,基质均质状,活体染色易着色(SM 染色,×400)

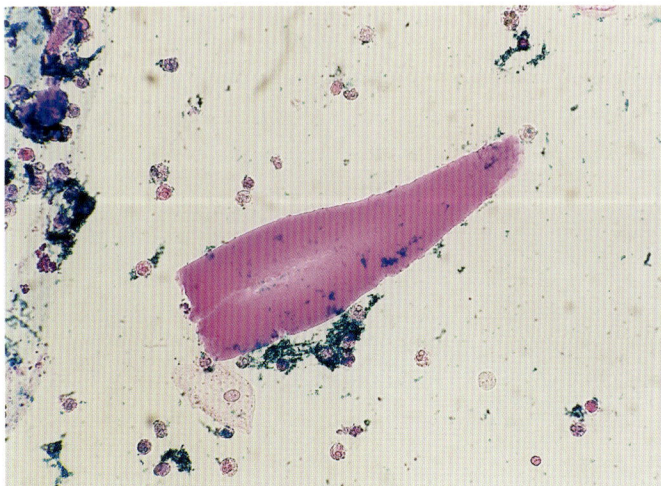

图 5-87 不典型蜡样管型,管型较宽大,超过 50μm(SM 染色,×400)

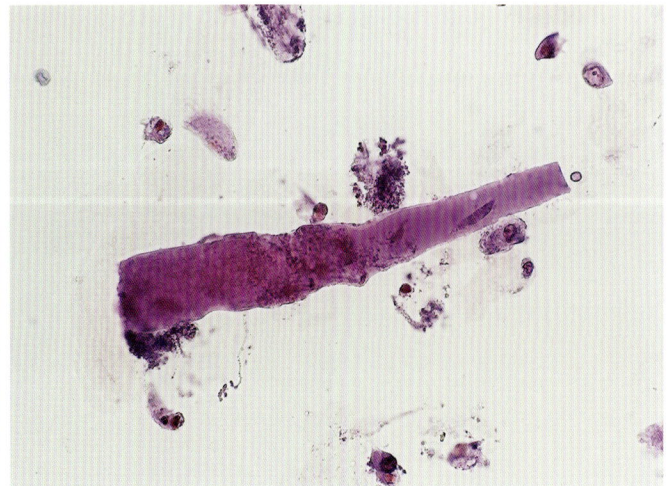

图 5-88 不典型蜡样管型,管型的两边并不平行,但具有蜡样管型的基质(SM 染色,×400)

虫蚀样蜡样管型较为少见，具有蜡样管型的基质，表面虫蚀状（图 5-89～图 5-92）；染色后或相差显微镜镜检，结构更加清晰（图 5-93、图 5-94）；该类管型多见于肾病综合征、糖尿病肾病及慢性肾病末期等严重的肾脏疾病。

（二）与相似管型鉴别

1. 蜡样管型与血红蛋白管型　血红蛋白管型与蜡样管型形态相似，基质厚重、均质状，平直或弯曲，可有切迹，但两者的颜色有明显区别，蜡样管型灰白色或淡黄色，而血红蛋白管型多为橘红色或棕红色（图 5-95、图 5-96）。

2. 蜡样管型与蛋白管型　蜡样管型与蛋白管型颜色相同，但两者的基质、折光性略有区别。蜡样管型均质状、蜡质感，边缘有切迹；蛋白管型有更强的折光性，基质颗粒粗大，多呈蛙卵样。在较严重的肾脏疾病两种管型可同时出现，也可形成宽幅管型（图 5-97、图 5-98）。

（三）临床意义

健康人尿液中无蜡样管型。若尿液中出现蜡样管型，提示肾小管严重坏死或肾单位慢性损害，且预后不良，多见于慢性肾小球肾炎晚期、慢性肾功能衰竭、肾病综合征、肾淀粉样变性病、肾移植慢性排异反应或恶性高血压等疾病。

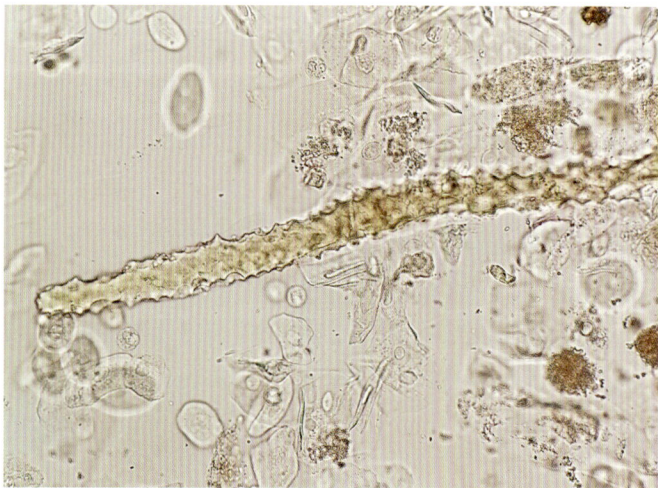

图 5-89　虫蚀样蜡样管型，基质与典型的蜡样管型相同，表面呈虫蚀状（未染色，×400）

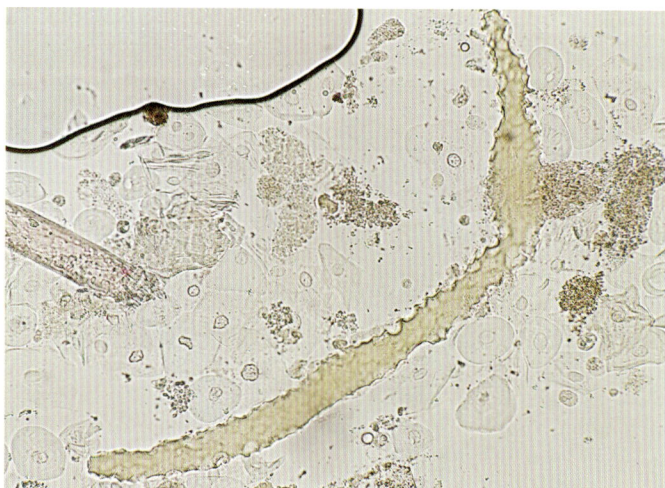

图 5-90　虫蚀样蜡样管型，基质厚重，边缘呈锯齿状（未染色，×400）

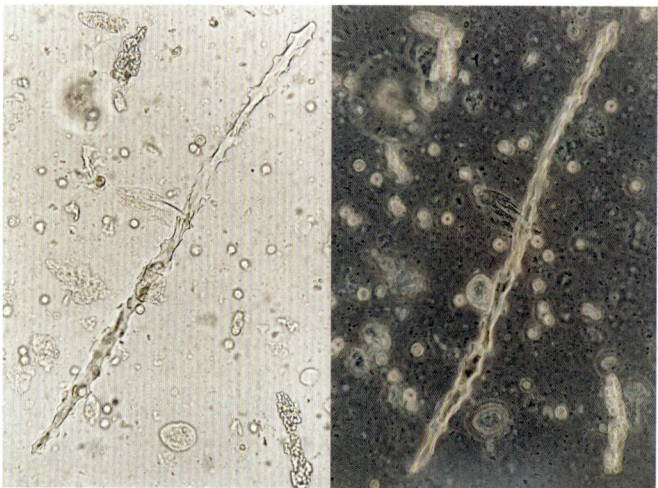

图 5-91　虫蚀样蜡样管型，管型细小，表面不光滑，呈虫蚀状（SM 染色，明视野＋相差显微镜，×400）

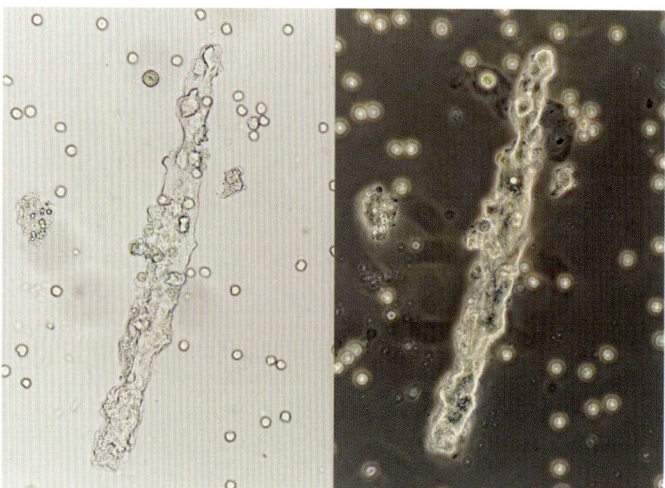

图 5-92　虫蚀样蜡样管型，管型宽大，表面呈虫蚀状；来源于慢性肾功能衰竭确诊病例（SM 染色，明视野＋相差显微镜，×400）

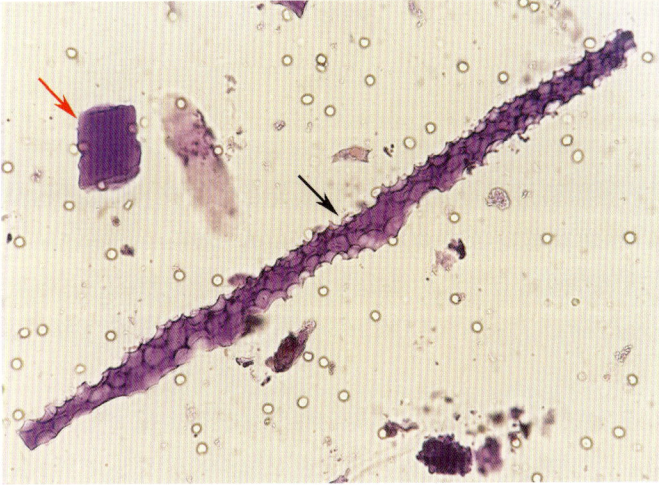

图 5-93 虫蚀样蜡样管型（黑箭所指），易着色，染色后结构更清晰；红箭所指为蜡样管型（SM 染色，×400）

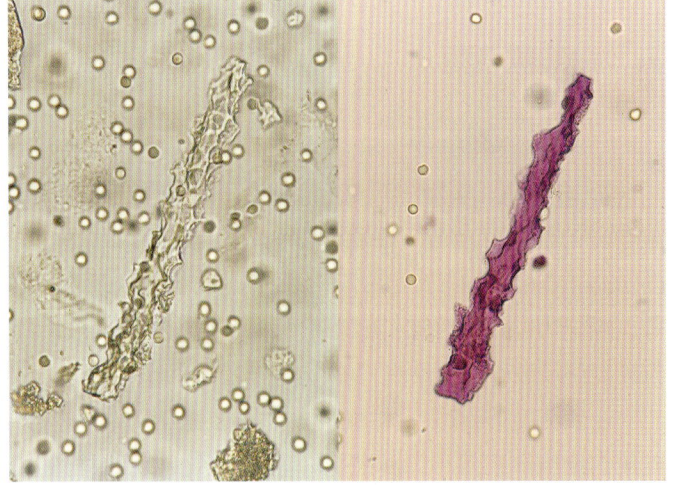

图 5-94 虫蚀样蜡样管型，管型表面呈虫蚀状（未染色+SM 染色，×400）

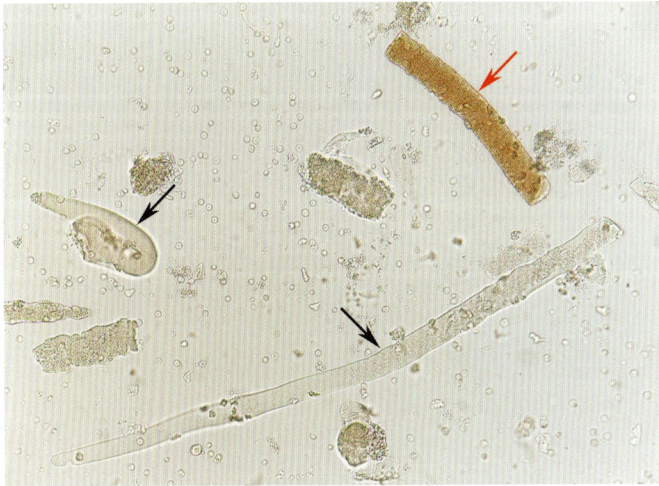

图 5-95 蜡样管型（黑箭所指），略带黄色；血红蛋白管型（红箭所指），呈橘红色（未染色，×200）

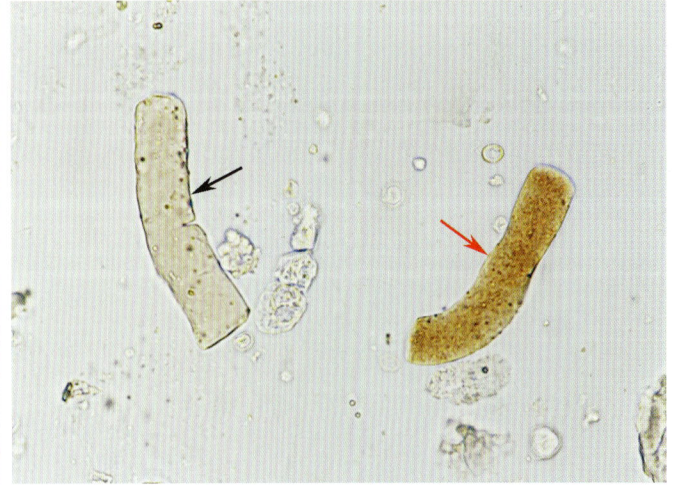

图 5-96 蜡样管型（黑箭所指）与血红蛋白管型（红箭所指）同时出现；来源于创伤性心源性溶血性贫血确诊病例（未染色，×400）

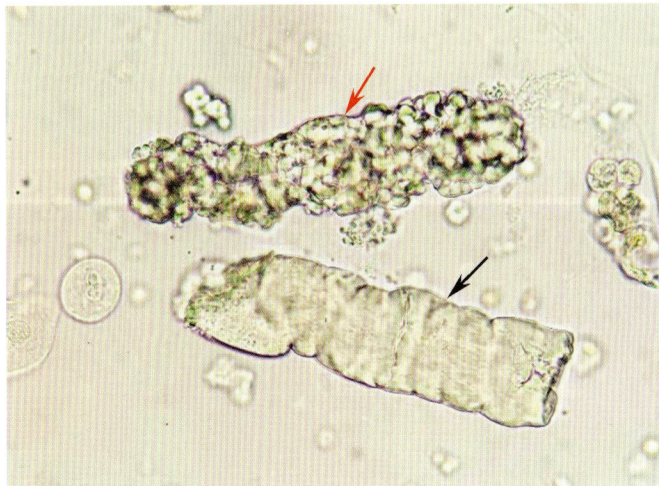

图 5-97 蜡样管型（黑箭所指），基质呈蜡质感；蛋白管型（红箭所指）内颗粒粗大，呈蛙卵样（未染色，×1 000）

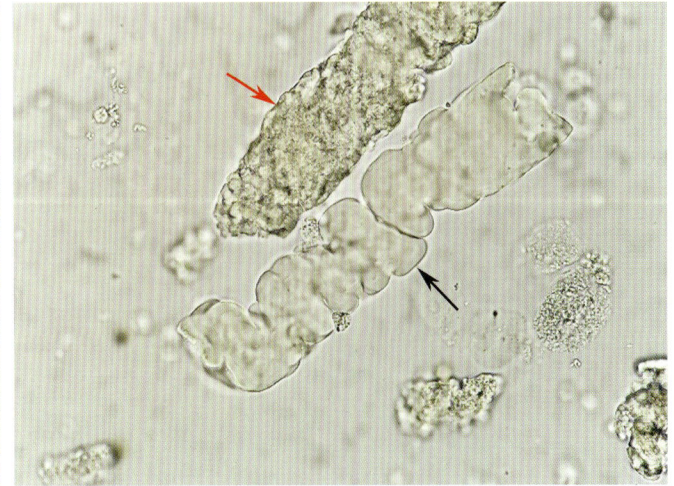

图 5-98 蜡样管型（黑箭所指），基质均质状；蛋白管型（红箭所指）内的颗粒粗大，折光性更强（未染色，×1 000）

五、白细胞管型

（一）形态特征

1. 未染色　管型内可见数量不等的白细胞，2021版《尿液检验有形成分名称与结果报告专家共识》中对于白细胞管型的判定标准是白细胞含量达管型容积的1/3以上；日本临床实验室标准委员会（Japanese Committee for Clinical Laboratory Standards，JCCLS）有关白细胞管型的描述是在透明基质内或含有颗粒的基质内，只要有三个完整的白细胞就可以判定为白细胞管型；美国病理学家学会（College of American Pathologists，CAP）给出的判定标准是基质部分或全部包裹完整或破碎的白细胞，基质内可含有一些颗粒。

一般情况下，以中性粒细胞为主的白细胞管型较常见，以淋巴细胞或嗜酸性粒细胞为主的白细胞管型较少见。管型内的白细胞体积偏小，结构立体，呈圆球形，胞质颗粒感，看不清细胞核；细胞排列松散或紧密（图5-99～图5-102）。尿液中发现白细胞管型，背景中可见大量散在分布的白细胞。管型内的白细胞退化和破碎之后容易形成颗粒管型。

2. 暗视野和相差显微镜镜检　相差显微镜观察，管型内的白细胞结构清晰，立体感明显（图5-103～图5-106）。暗视野观察白细胞有折光性（图5-107～图5-110）。

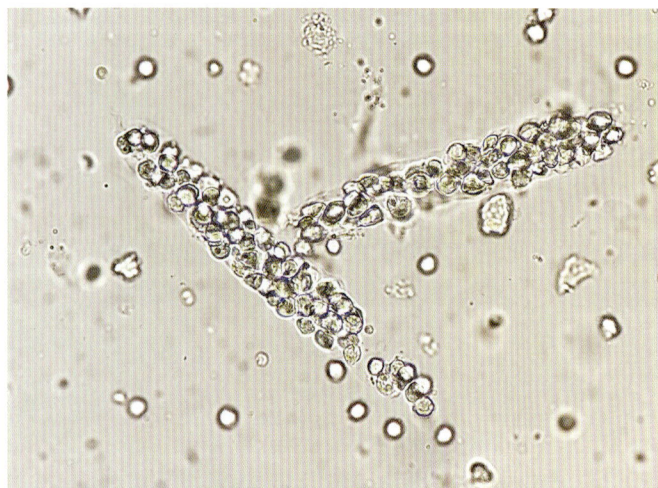

图 5-99　白细胞管型，基质内的白细胞排列紧密（未染色，×400）

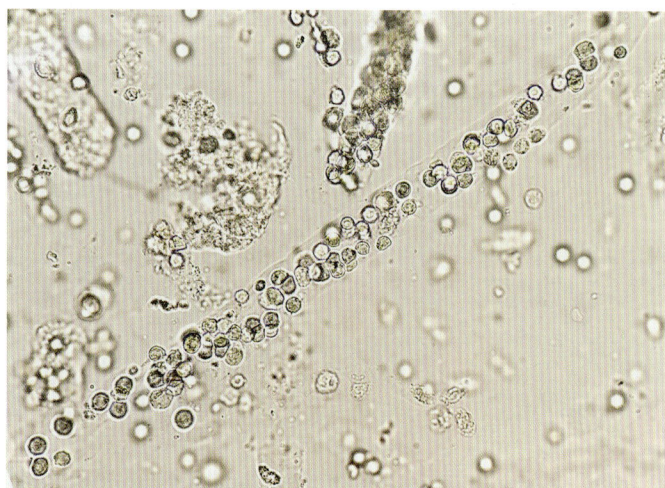

图 5-100　白细胞管型，基质内的白细胞排列松散（未染色，×400）

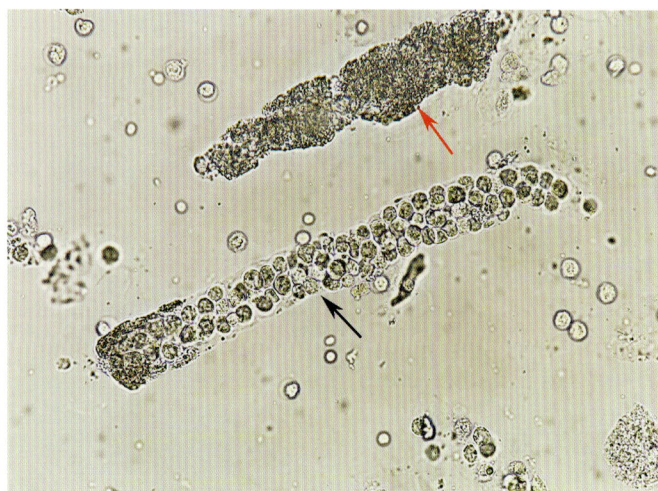

图 5-101　白细胞管型（黑箭所指），基质内的白细胞大小均一；颗粒管型（红箭所指），基质颗粒状（未染色，×400）

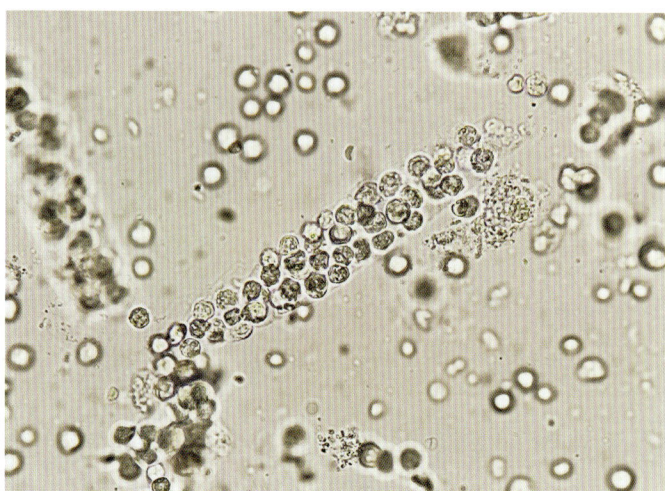

图 5-102　白细胞管型，背景可见大量散在分布的白细胞；来源于肾盂肾炎确诊病例（未染色，×400）

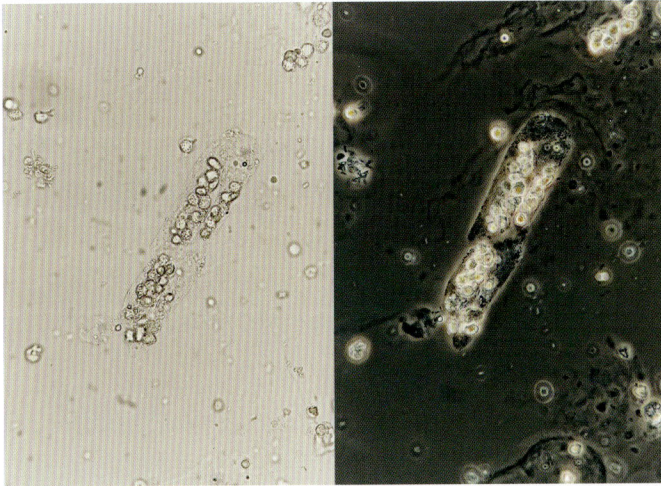

图 5-103 白细胞管型,相差显微镜下管型的基质更明显(未染色,明视野+相差显微镜镜检,×400)

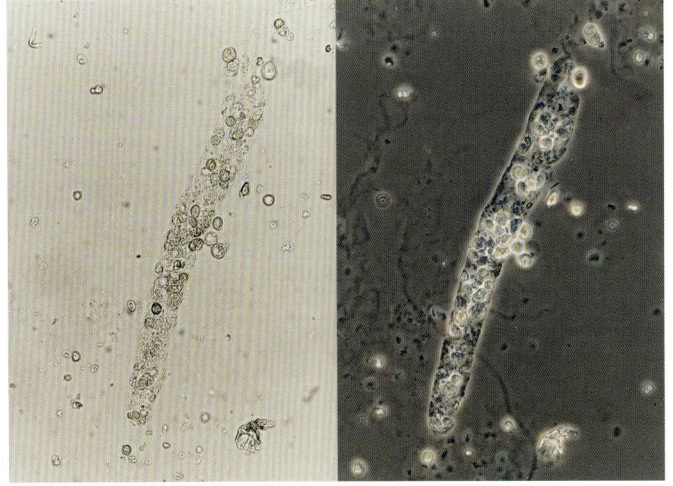

图 5-104 白细胞管型,相差显微镜观察结构清晰(未染色,明视野+相差显微镜镜检,×400)

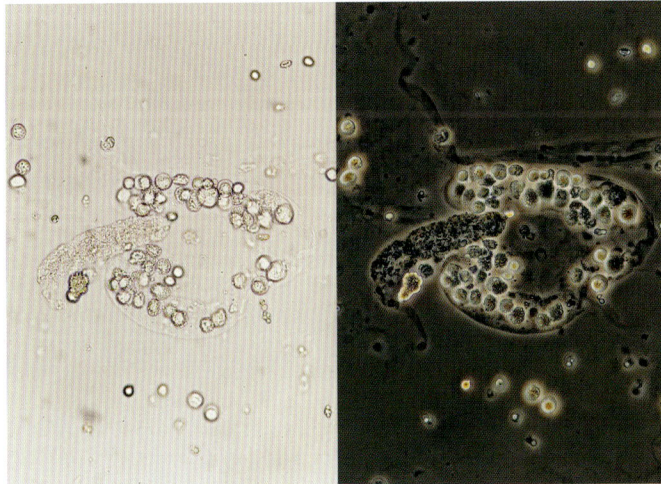

图 5-105 白细胞管型,相差显微镜下管型的结构更清晰(未染色,明视野+相差显微镜镜检,×400)

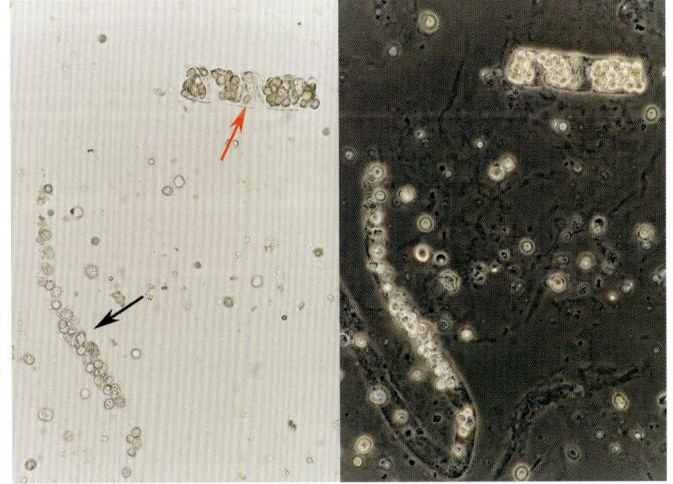

图 5-106 白细胞管型(黑箭所指),红细胞管型(红箭所指)(未染色,明视野+相差显微镜镜检,×400)

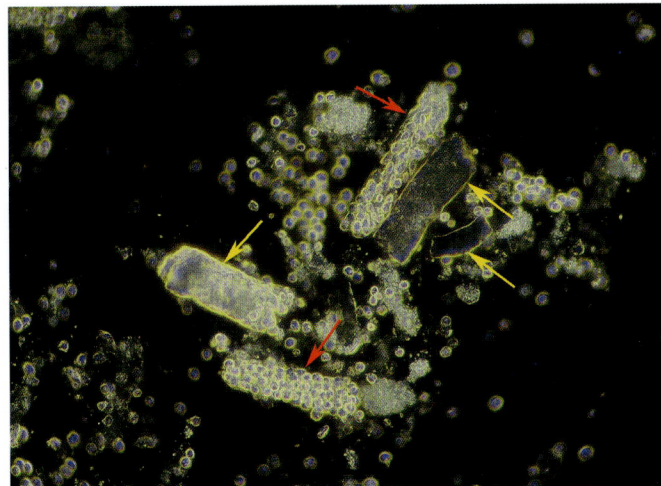

图 5-107 白细胞管型(红箭所指),蜡样管型(黄箭所指),粗细不一(暗视野,×400)

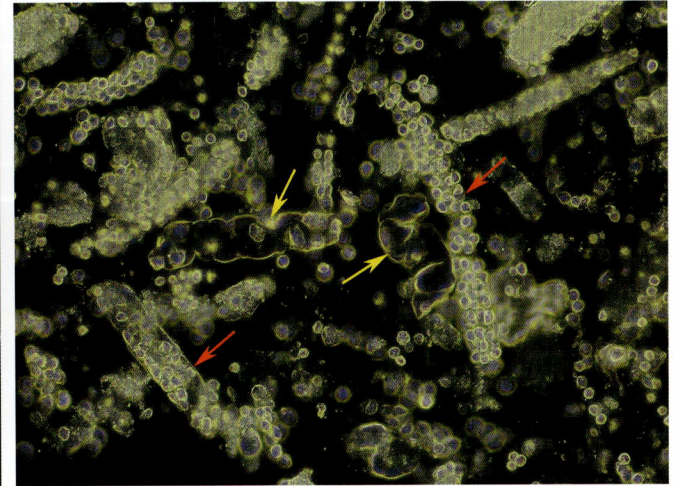

图 5-108 白细胞管型(红箭所指),蜡样管型(黄箭所指),基质透明(暗视野,×400)

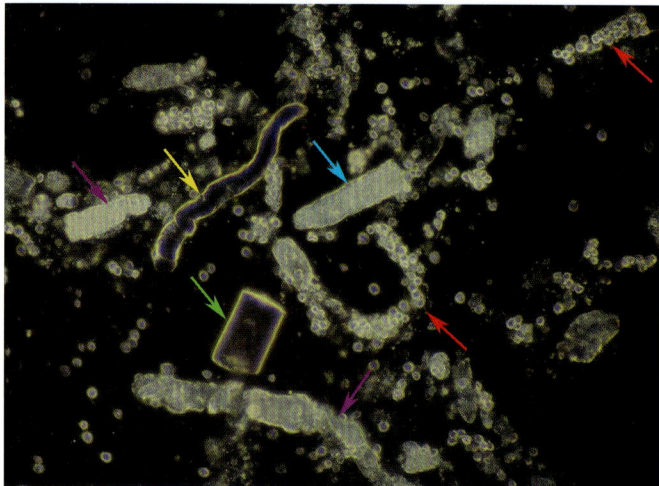

图 5-109 白细胞管型（红箭所指），蜡样管型（黄箭所指），宽大管型（绿箭所指），颗粒管型向蜡样管型转变（蓝箭所指），颗粒管型（紫箭所指）（暗视野，×400）

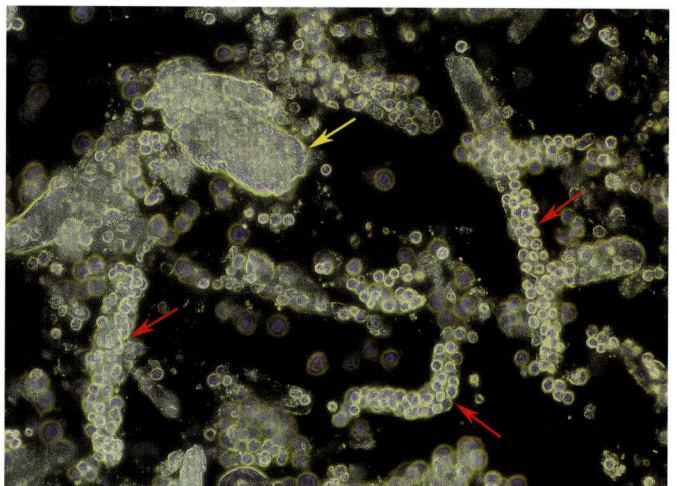

图 5-110 白细胞管型（红箭所指），宽大蜡样管型（黄箭所指）；来源于膜性肾病确诊病例（暗视野，×400）

3. 活体染色 SM 染色管型基质呈粉红色，白细胞呈紫红色或蓝紫色（图 5-111～图 5-114）。S 染色管型基质呈蓝色，活体白细胞呈粉红色，死体白细胞胞质呈粉红色，胞核为蓝色（图 5-115～图 5-118）。

4. 瑞-吉染色 瑞-吉染色可以明确白细胞管型内细胞种类，常以中性粒细胞为主（图 5-119～图 5-121），以嗜酸性粒细胞为主的白细胞管型少见（图 5-122）。需要注意的是，染色后的管型基质易被溶解，仅剩细胞成分；此外，管型内的白细胞被蛋白包裹，有的细胞未展开，结构不清晰，可结合细胞形态及染色特性进行区别。

5. 过氧化物酶染色 白细胞管型可以根据管型内的细胞大小、形态特征及背景细胞进行区别。当管型内的肾小管上皮细胞体积偏小、排列紧密或细胞发生退化变性时，与白细胞管型不易区分，可使用过氧化物酶染色法鉴别。过氧化物酶染色可以鉴别肾小管上皮细胞管型和白细胞（以中性粒细胞为主）管型，肾小管上皮细胞呈阴性反应，中性粒细胞及嗜酸性粒细胞呈阳性反应（图 5-123、图 5-124）。

白细胞管型过氧化物酶染色与骨髓涂片染色方法略有区别，使用试管法操作简单，染色效果好，易于观察。操作步骤：在离心沉淀中加入配置好的过氧化物酶染液，混匀后，染色时间 10～15min，再取 15～20μL 染色标本置于载玻片上，加盖玻片后镜检。

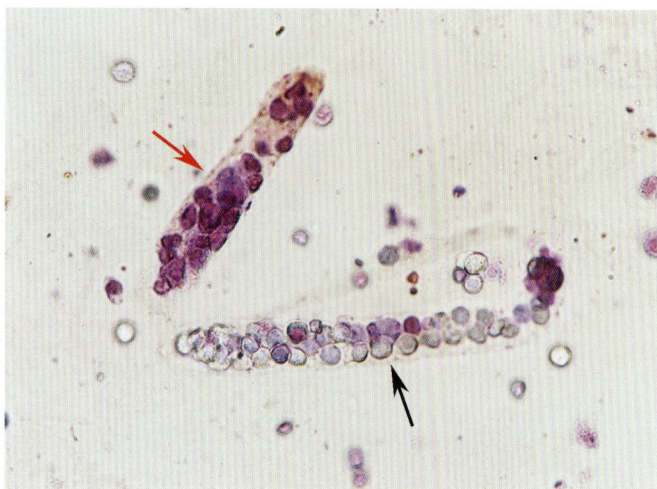

图 5-111 白细胞管型，红箭所指管型内以死体白细胞为主，黑箭所指管型内以活体白细胞为主（SM 染色，×400）

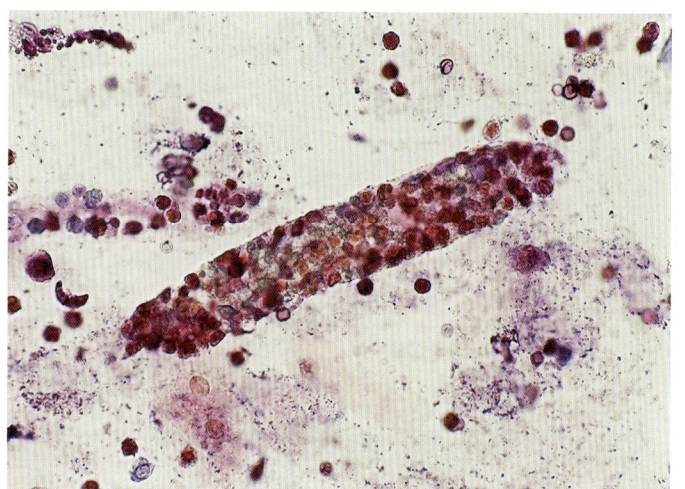

图 5-112 白细胞管型，管型内的白细胞数量较多，排列紧密（SM 染色，×400）

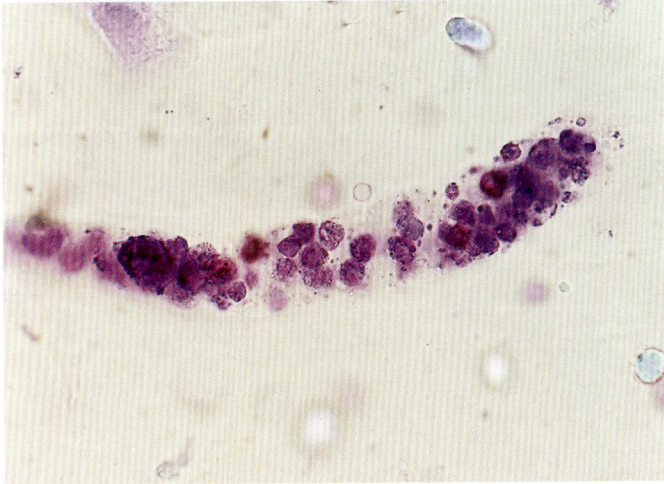

图 5-113 白细胞管型,其内的白细胞颗粒变性(SM 染色,×1 000)

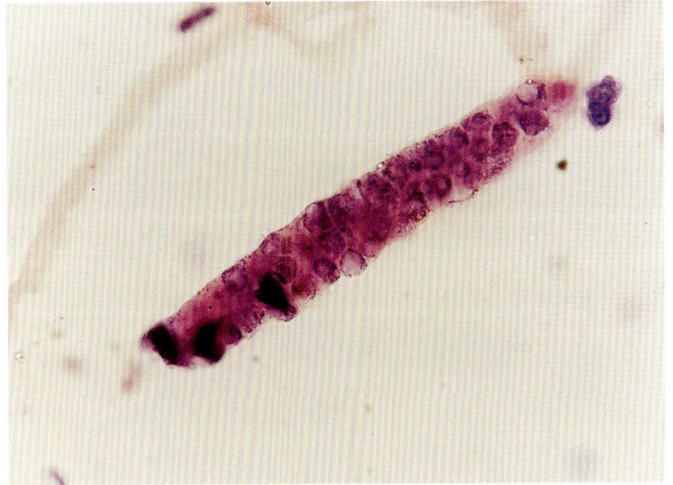

图 5-114 白细胞管型,其内的白细胞退化变性(SM 染色,×1 000)

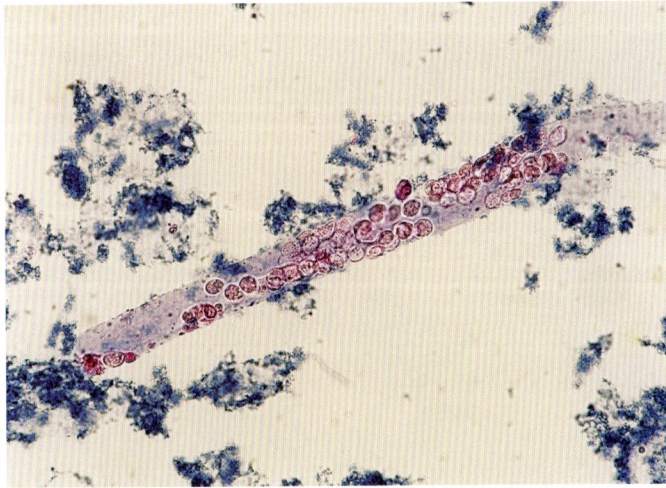

图 5-115 白细胞管型,基质着色较浅,其内的白细胞大小均一(S 染色,×400)

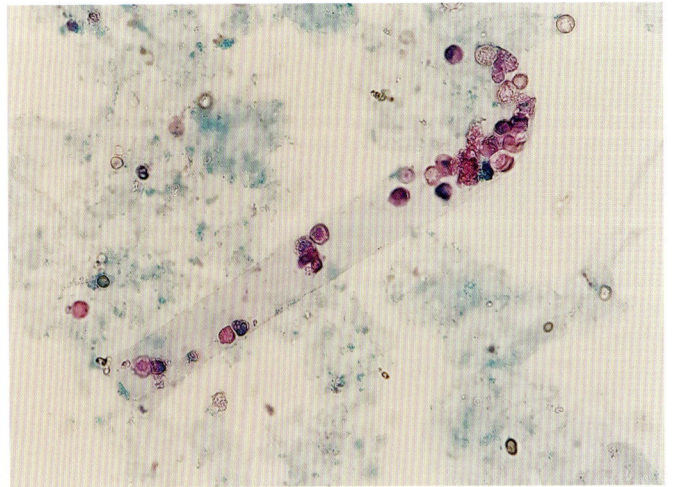

图 5-116 白细胞管型,虽然管型内细胞数量少,但已经超过管型容量的 1/3(S 染色,×400)

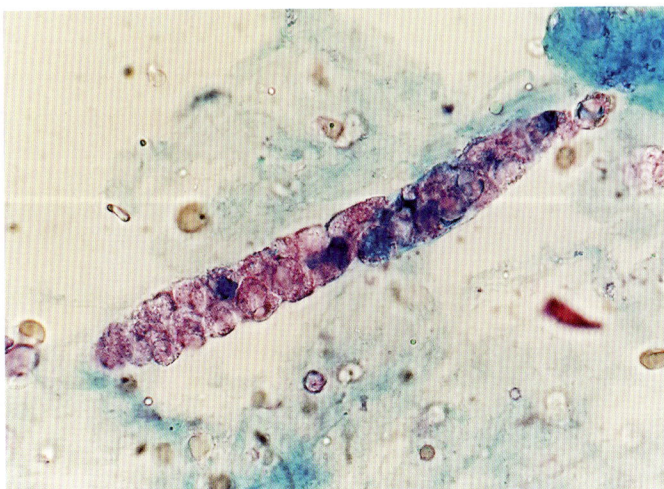

图 5-117 白细胞管型,基质内的白细胞排列紧密,细胞退化(S 染色,×1 000)

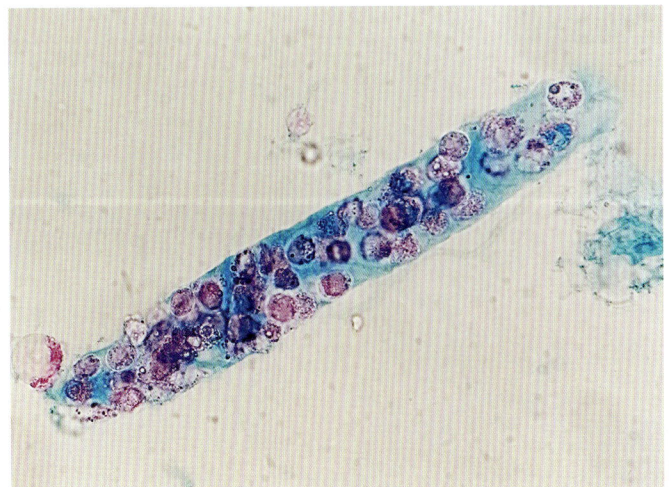

图 5-118 白细胞管型,基质呈蓝色,其内的白细胞排列松散(S 染色,×1 000)

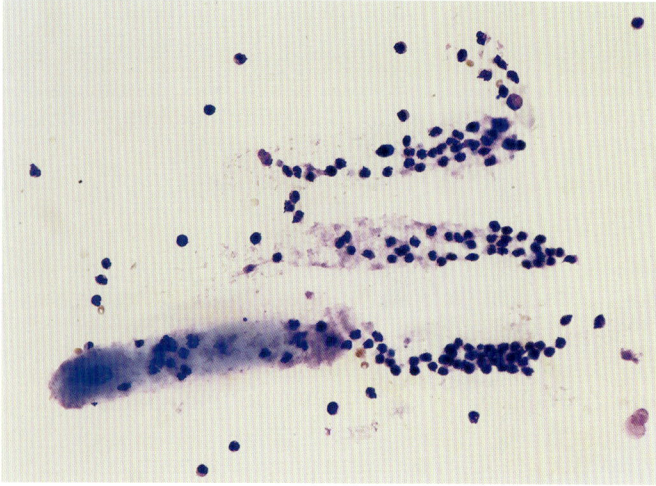

图 5-119 白细胞管型,数量较多(瑞-吉染色,×400)

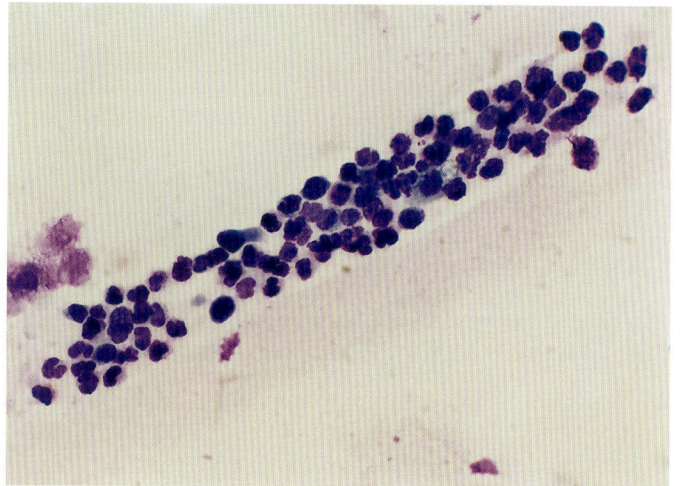

图 5-120 白细胞管型,管型内的白细胞以中性粒细胞为主(瑞-吉染色,×1 000)

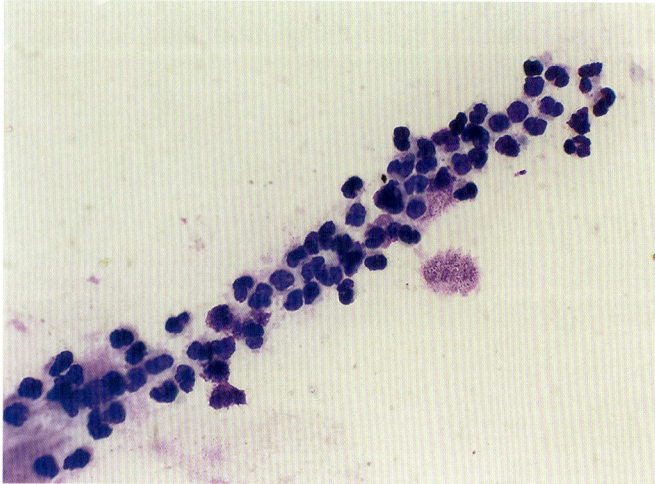

图 5-121 白细胞管型,基质内的白细胞以中性粒细胞为主,淋巴细胞及单核细胞少量(瑞-吉染色,×1 000)

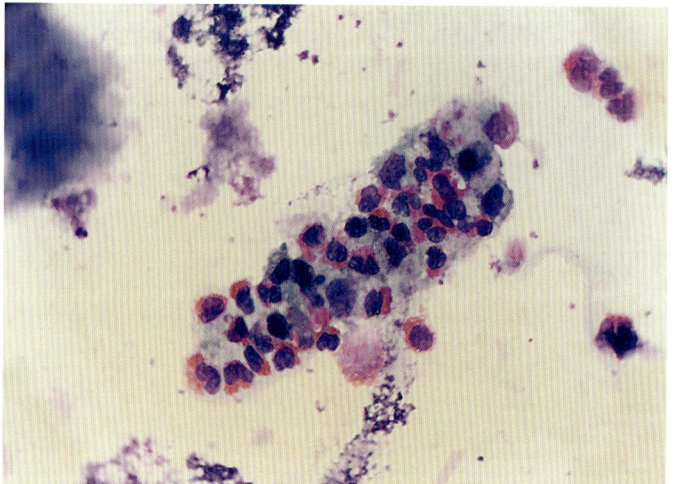

图 5-122 白细胞管型,管型内的白细胞以嗜酸性粒细胞为主(瑞-吉染色,×1 000)

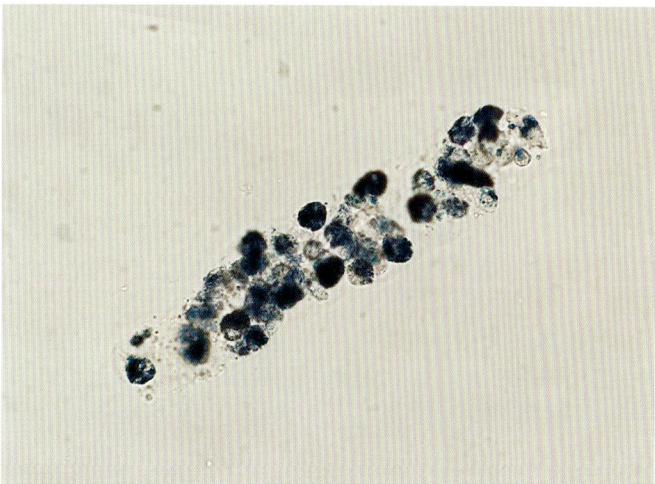

图 5-123 白细胞管型,白细胞呈深蓝色(过氧化物酶染色,×1 000)

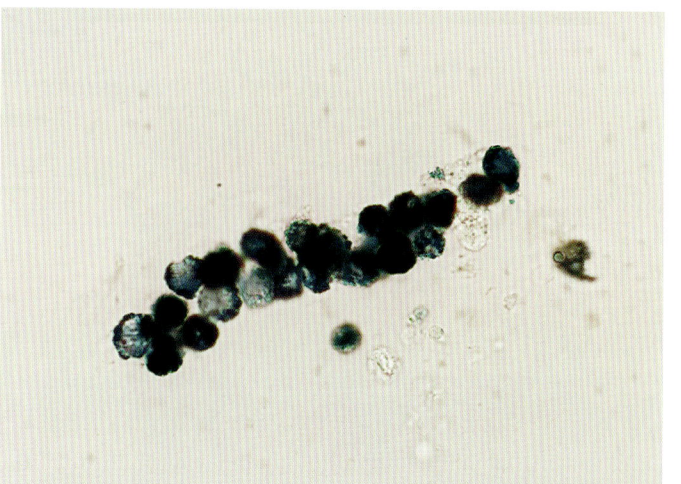

图 5-124 白细胞管型,细胞排列紧密,呈深蓝色(过氧化物酶染色,×1 000)

6. 碘染色 碘染色主要用于鉴别淀粉颗粒、原虫、细胞等成分,在没有其他活体染液时,可尝试使用碘染色鉴别管型,染色后管型内的细胞结构清晰,易于辨认(图5-125、图5-126)。

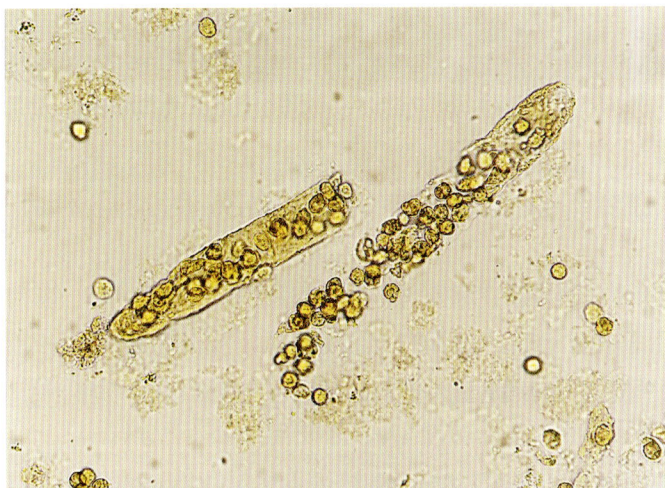

图 5-125 白细胞管型,结构清晰,基质内的细胞体积偏小(碘染色,×400)

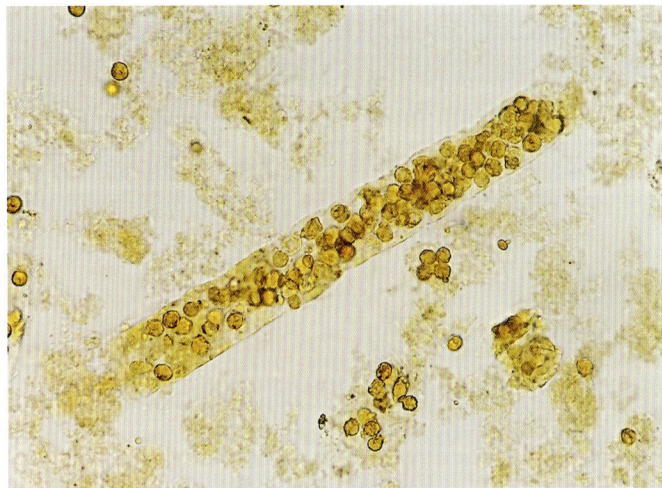

图 5-126 白细胞管型,管型内的白细胞大小基本一致(碘染色,×400)

(二)与相似管型的鉴别

白细胞管型易与肾小管上皮细胞管型混淆,可根据管型内的细胞体积大小、形态特征进行鉴别。肾小管上皮细胞体积偏大,不规则,单个核(图5-127);白细胞体积偏小,圆球形,结构立体,看不清细胞核(图5-128)。

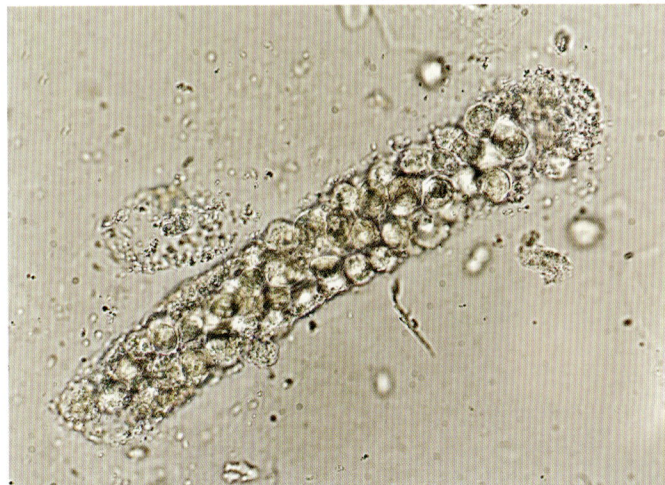

图 5-127 肾小管上皮细胞管型(未染色,×400)

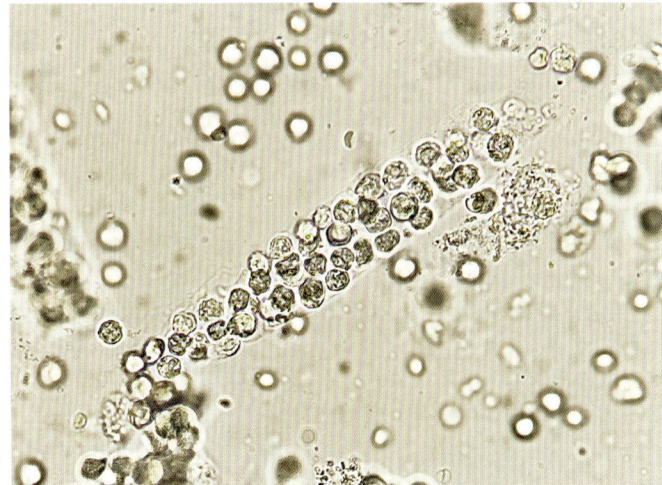

图 5-128 白细胞管型(未染色,×400)

如果仅区分白细胞管型和肾小管上皮细胞管型,可使用过氧化物酶染色;若需要明确管型内的细胞种类(中性粒细胞、淋巴细胞、单核细胞和嗜酸粒细胞等),可使用瑞-吉染色。

(三)临床意义

尿液中出现白细胞管型,提示肾单位存在感染或炎症。以中性粒细胞为主的白细胞管型常见于急慢性肾盂肾炎、肾脓肿、间质性肾炎、急性肾小球肾炎、肾病综合征和狼疮性肾炎等疾病;以淋巴细胞为主的白细胞管型多见于肾移植排斥反应或慢性肾脏疾病;在间质性肾炎中,有时会发现以嗜酸性粒细胞为主的白细胞管型,背景中可见散在分布嗜酸性粒细胞。

白细胞管型内的白细胞来源很难确定,在一些肾小管疾病中,白细胞从间质渗出到肾小管腔内,可伴肾小管上皮细胞脱落;如果来源于肾小球性疾病,可能会伴有红细胞管型同时出现。

六、红细胞管型、血液管型与血红蛋白管型

（一）红细胞管型

1. 形态特征

各种原因导致的肾小球损伤,红细胞通过肾小球基底膜,被蛋白质包裹形成红细胞管型（red blood cell casts/erythrocyte casts）。

（1）未染色:红细胞管型宽窄、长短不一,其内含有完整的红细胞或影红细胞,其含量达管型容积的 1/3 以上,紧密排列或散在分布（图 5-129～图 5-131）。未染色的红细胞管型颜色略有不同,主要与红细胞种类及数量有关;使用相差显微镜观察,管型基质比明视野清晰（图 5-132、图 5-133）;暗视野显微镜观察管型内的红细胞易于辨认,有折光性,但管型基质不清晰（图 5-134、图 5-135）。出现红细胞管型时,背景常见大量红细胞。

（2）活体染色:SM 染色红细胞管型基质呈淡红色,管型内完整红细胞不着色,影红细胞呈紫红色（图 5-136～图 5-142）。S 染色红细胞基质呈淡蓝色,管型内的红细胞不着色或呈粉红色（图 5-143～图 5-145）。

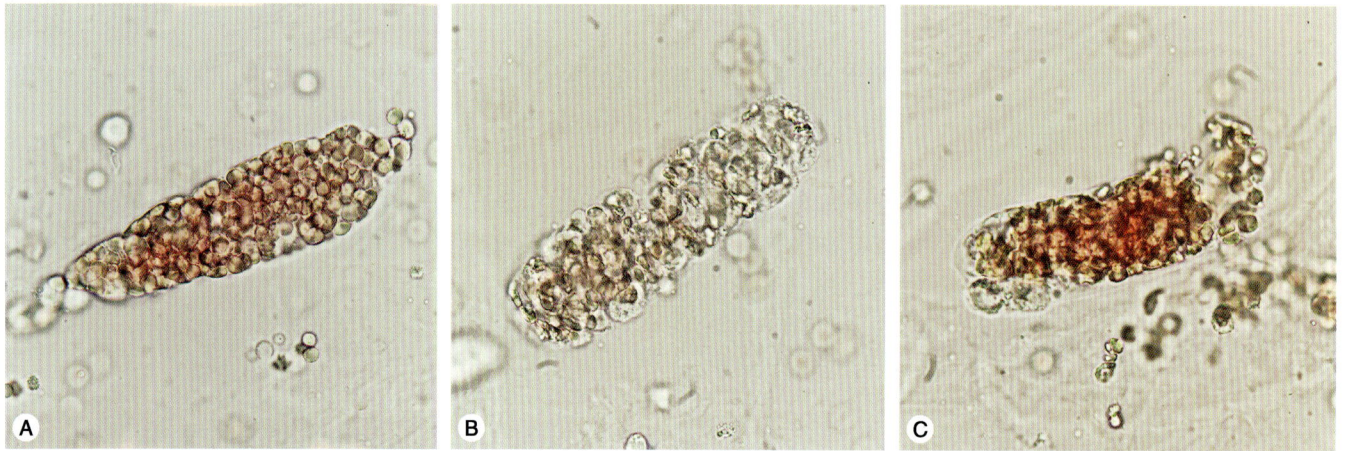

图 5-129 红细胞管型（未染色,×400）
A. 管型内可见大量完整的红细胞,紧密排列;B. 管型内的红细胞相互堆叠;C. 管型内的红细胞紧密排列。

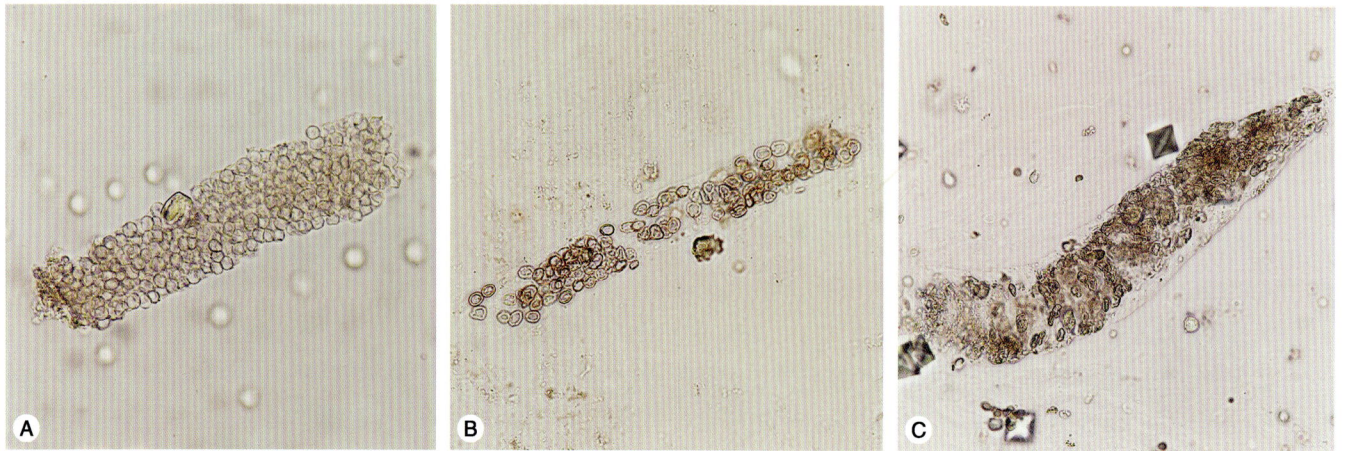

图 5-130 红细胞管型（未染色,×400）
A. 管型内可见大量影红细胞,紧密排列;B. 管型基质透明,影红细胞略带红色,松散分布;C. 管型内的影红细胞数量较多,形态不规则。

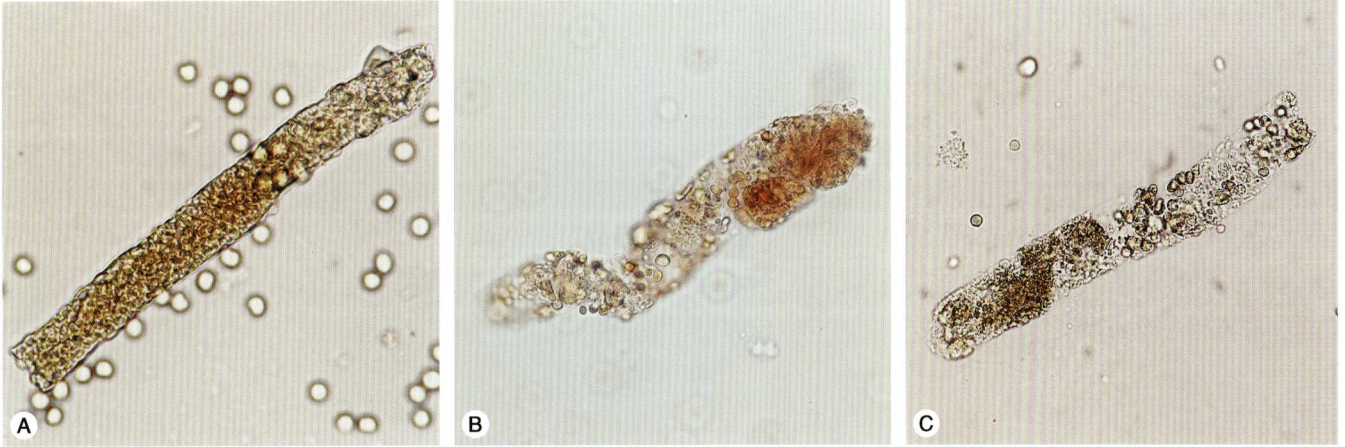

图 5-131 红细胞管型（未染色，×400）
A. 红细胞紧密排列，高倍镜观察管型呈橘红色，油镜观察细胞结构更清晰；B. 管型内可见散在分布的红细胞，一端可见红细胞碎片；C. 完整红细胞和红细胞碎片同时存在。

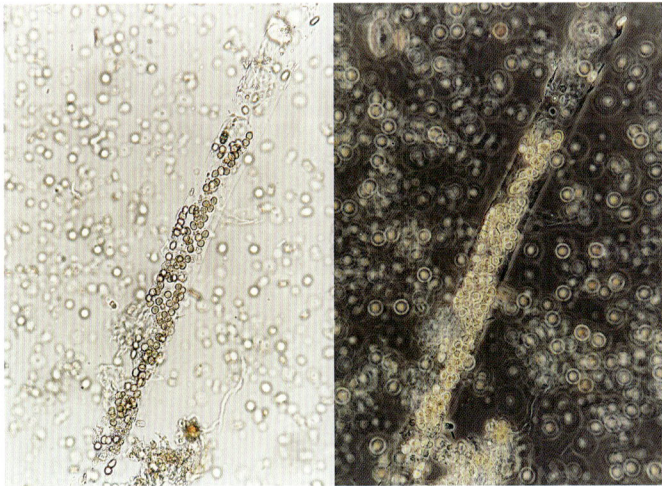

图 5-132 红细胞管型，结构清晰，背景可见大量红细胞（未染色，明视野＋相差显微镜镜检，×200）

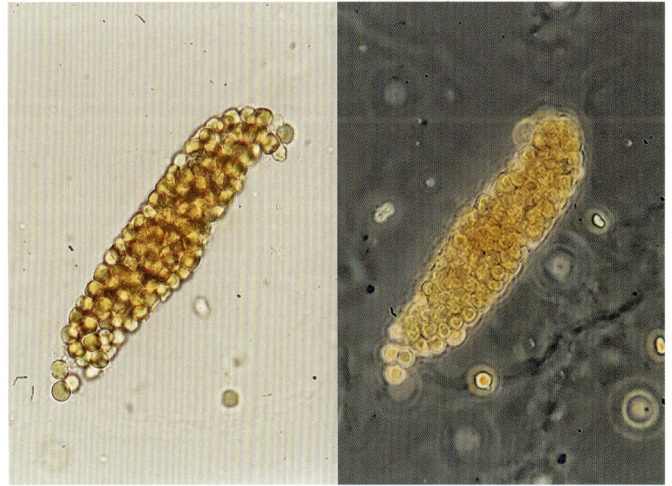

图 5-133 红细胞管型，相差显微镜下管型结构清晰（未染色，明视野＋相差显微镜镜检，×1 000）

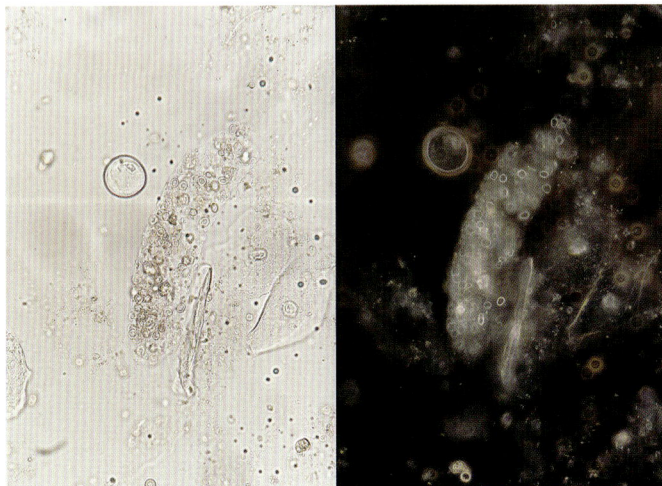

图 5-134 红细胞管型，管型内可见散在分布的影红细胞（未染色，明视野＋暗视野，×400）

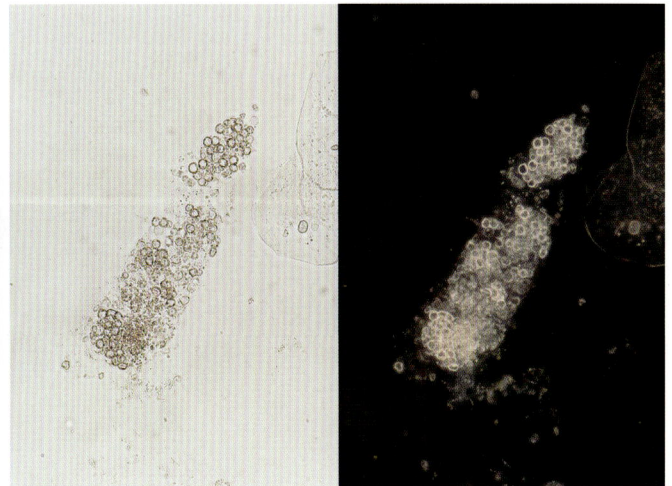

图 5-135 红细胞管型，管型内可见大量影红细胞及少许颗粒，暗视野观察红细胞有折光性（未染色，明视野＋暗视野，×400）

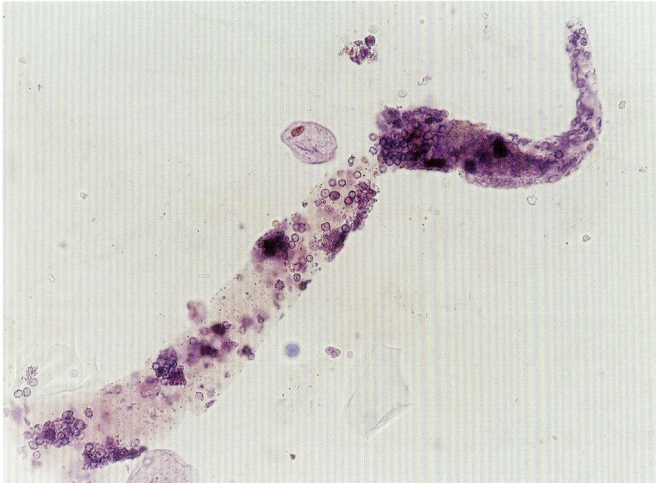

图 5-136 红细胞管型,管型基质粉红色,红细胞呈紫红色(SM 染色,×400)

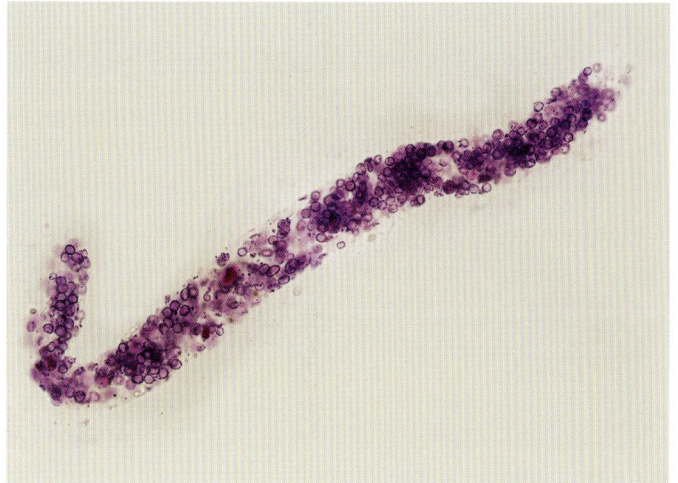

图 5-137 红细胞管型,管型内可见大量影红细胞(SM 染色,×400)

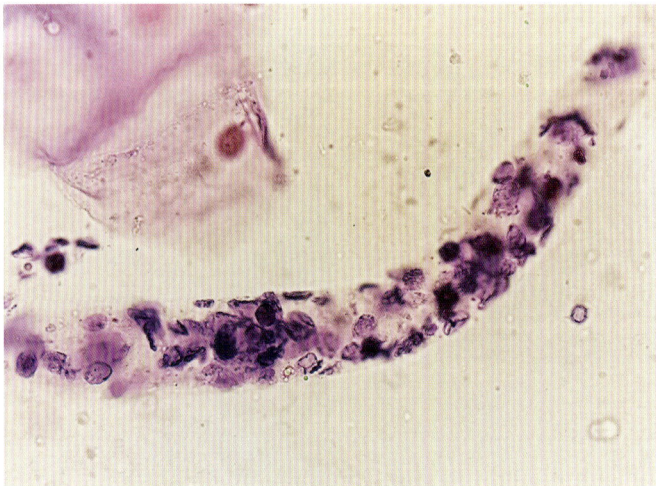

图 5-138 红细胞管型,其内的影红细胞易着色,来源于肾病综合征确诊病例(SM 染色,×1 000)

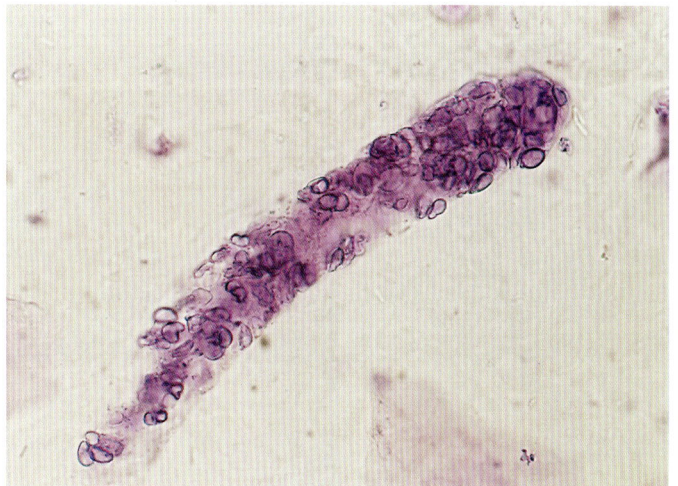

图 5-139 红细胞管型,管型基质呈淡粉色,影红细胞呈紫红色(SM 染色,×1 000)

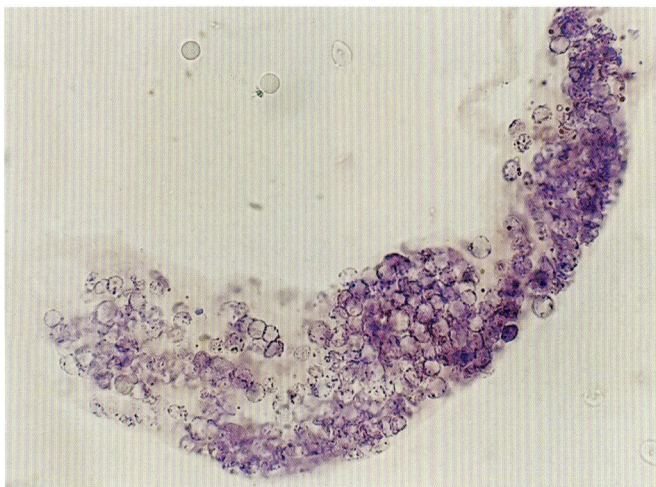

图 5-140 红细胞管型,管型基质呈淡粉色,其内可见大量影红细胞(SM 染色,×1 000)

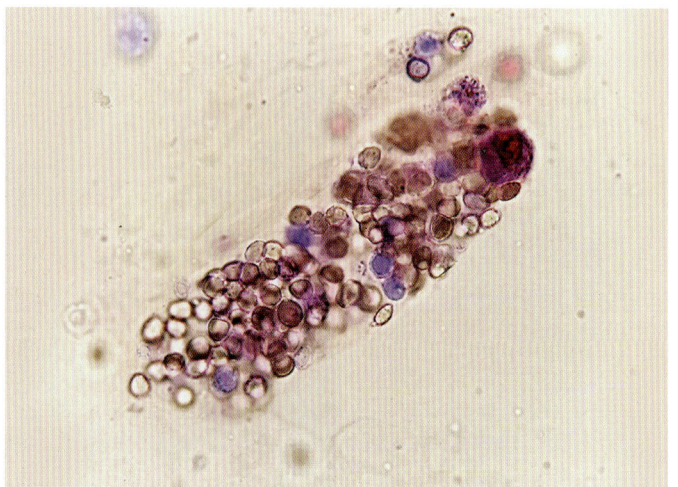

图 5-141 红细胞管型,管型内可见大量完整红细胞;来源于急性肾小球肾炎确诊病例(SM 染色,×1 000)

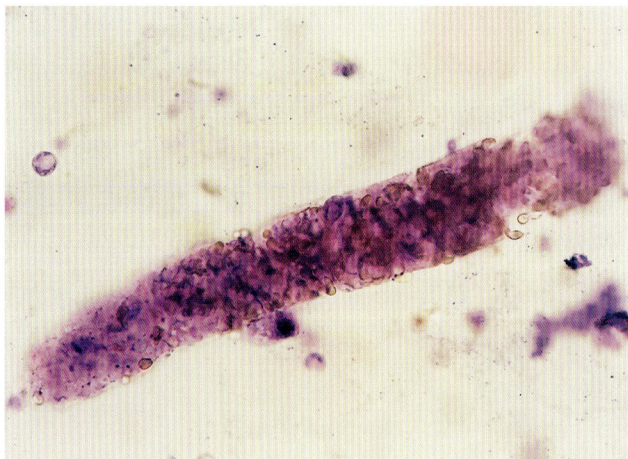

图 5-142 红细胞管型,基质呈粉红色,其内可见大量紧密排列的红细胞(SM 染色,×1 000)

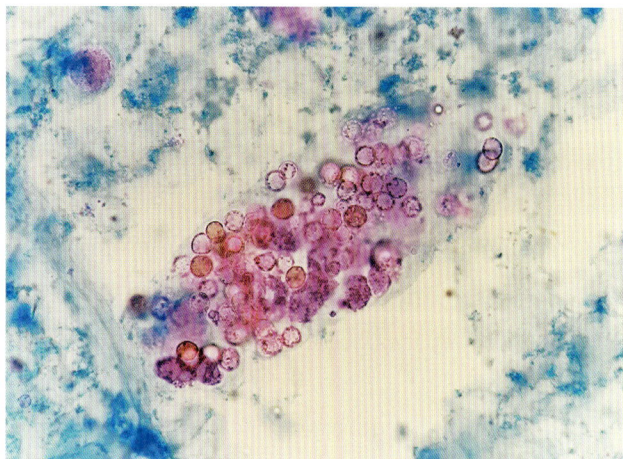

图 5-143 红细胞管型,管型稍宽,基质呈淡蓝色,其内可见大量影红细胞及少量完整红细胞(S 染色,×1 000)

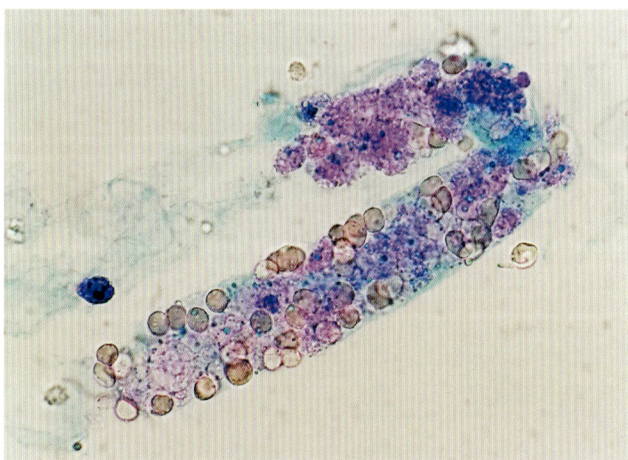

图 5-144 红细胞管型,管型内可见大量完整红细胞;来源于紫癜性肾炎确诊病例(S 染色,×1 000)

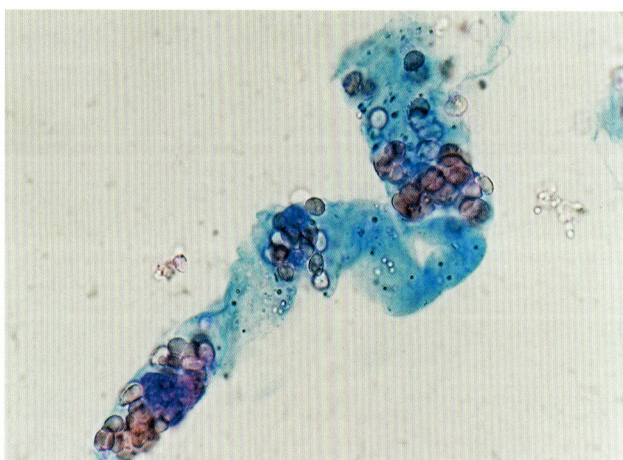

图 5-145 红细胞管型,基质呈淡蓝色,其内完整红细胞不着色;来源于狼疮性肾炎确诊病例(S 染色,×1 000)

2. 红细胞管型与相似物的鉴别 红细胞被黏液丝黏附或包裹时,易与红细胞管型混淆;此外,红细胞管型与脂肪管型、蛋白管型形态相似(图 5-146),可根据内容物颜色、体积及折光性进行鉴别,必要时可使用染色法进行明确。

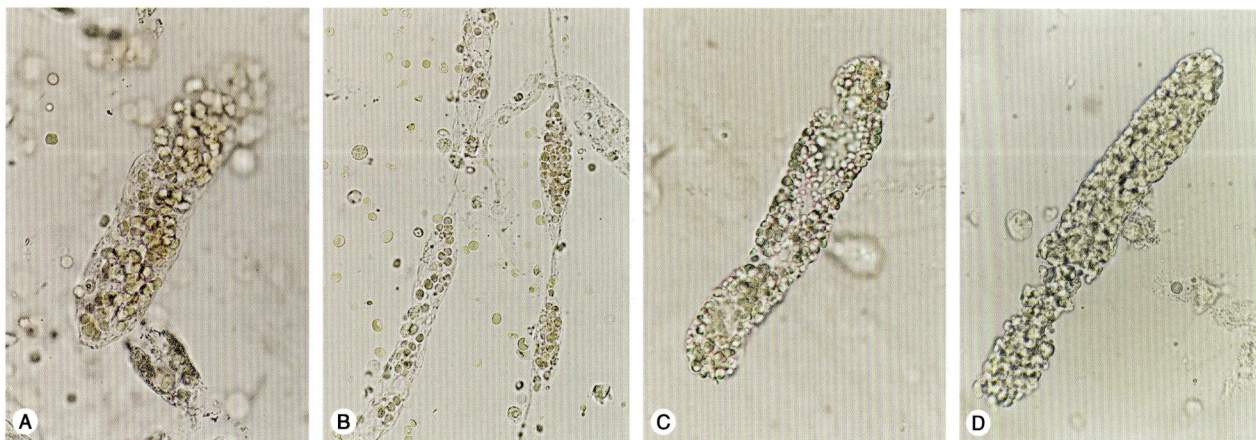

图 5-146 红细胞管型与相似物质的鉴别(未染色,×400)
A. 红细胞管型;B. 黏液丝包裹红细胞;C. 脂肪管型;D. 蛋白管型。

3. 临床意义　尿液出现红细胞管型,提示肾单位有出血性改变,见于急性肾小球肾炎、慢性肾小球肾炎急性发作、肾出血性疾病、膜性增生性肾炎、狼疮性肾炎、紫癜性肾炎、IgA 肾病、急性肾间质炎、抗中性粒细胞胞质抗体(antineutrophil cytoplasmic autoantibody, ANCA)相关肾炎等伴有肾出血性疾病;也可见于肾静脉血栓形成、肾移植排斥反应、肾梗死等疾病。剧烈运动后健康人尿液偶见红细胞管型。

(二)血液管型

1. 形态特征　血液管型(blood casts)是红细胞管型在肾小管内淤滞,红细胞逐渐碎裂、破坏形成的。

(1)未染色:血液管型长短、粗细不一,其内的颗粒大小不一、数量不等;颜色为棕红色或橘红色(图 5-147);部分血液管型内可见少量完整红细胞。使用相差显微镜或暗视野显微镜观察,血液管型同样呈橘红色,尤其是暗视野下更明显(图 5-148)。

在不同的肾脏疾病中,血液管型可与其他管型同时出现(图 5-149～图 5-152),提示患者病情复杂。

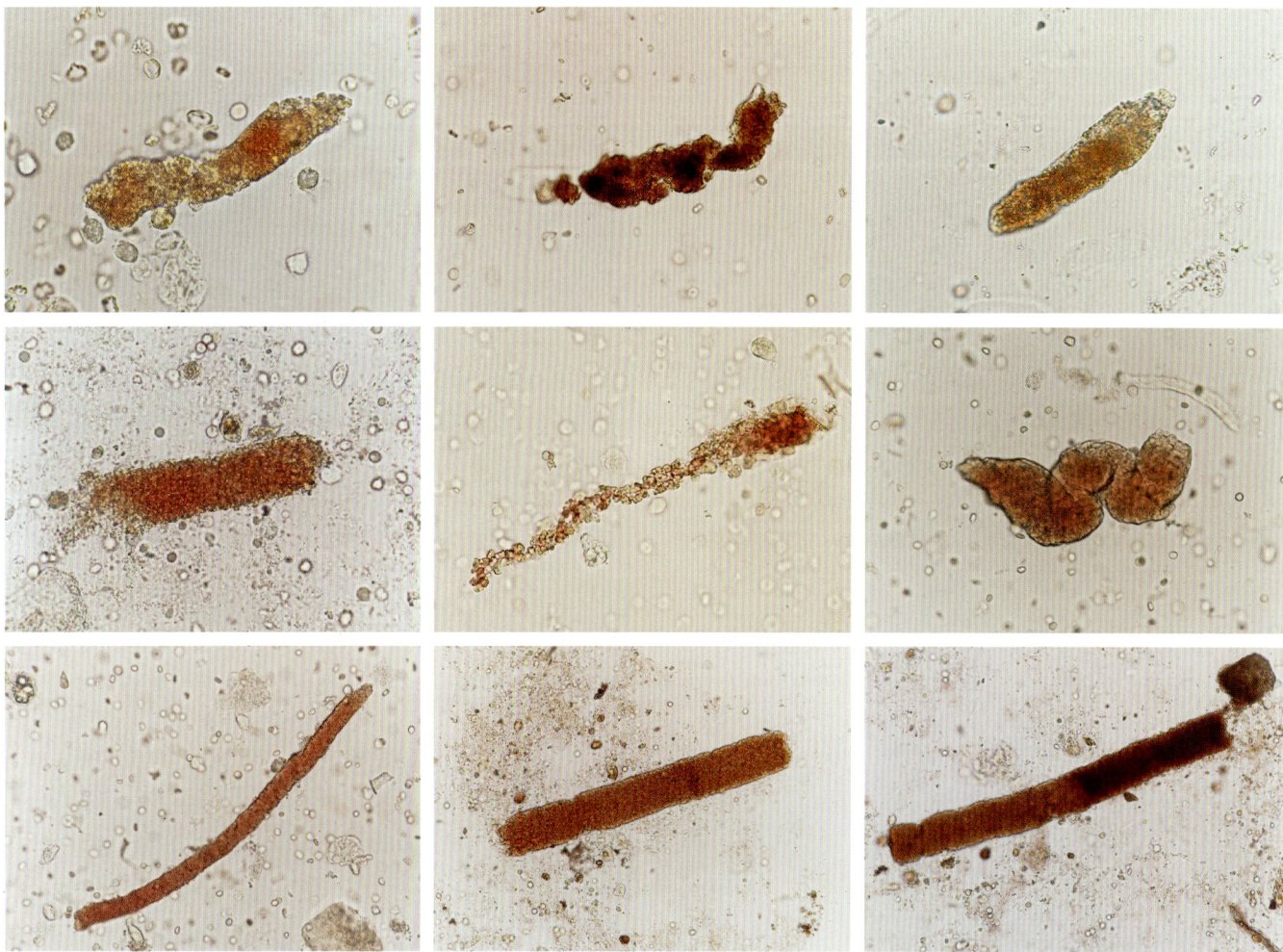

图 5-147　血液管型(未染色,×400)
血液管型长短、粗细不一,平直或弯曲,管型内的颗粒粗大或细小,颜色为橘红色或棕红色。

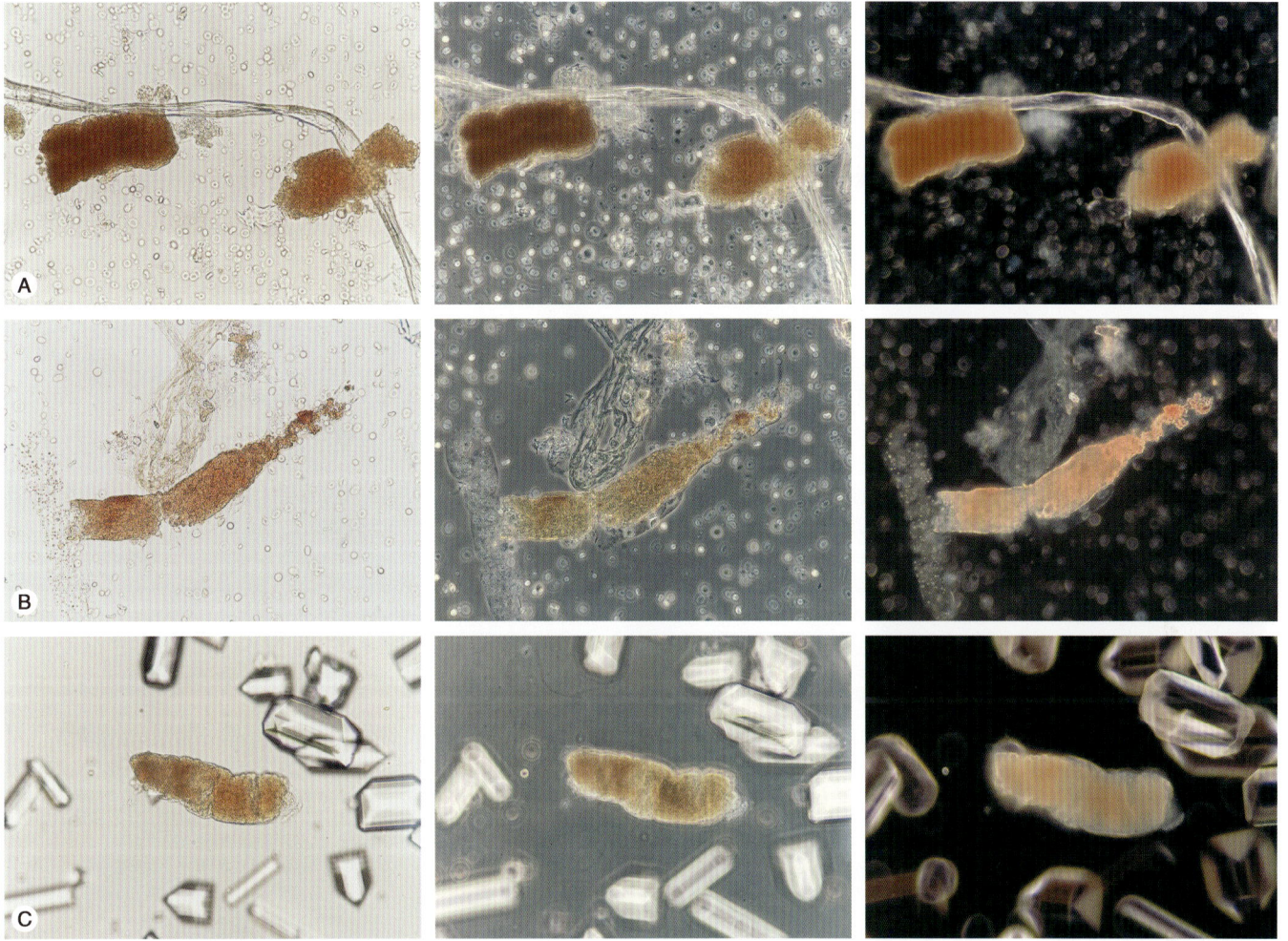

图 5-148 血液管型（明视野+相差显微镜+暗视野，未染色，×400）

A. 管型宽大，断裂成两节，颜色较深，呈棕红色，背景可见大量红细胞，来源于紫癜性肾炎确诊病例；B. 管型较宽，为橘红色，来源于急性肾小球肾炎确诊病例；C. 血液管型为橘红色，背景可见大量磷酸铵镁结晶，来源于狼疮性肾炎确诊病例。

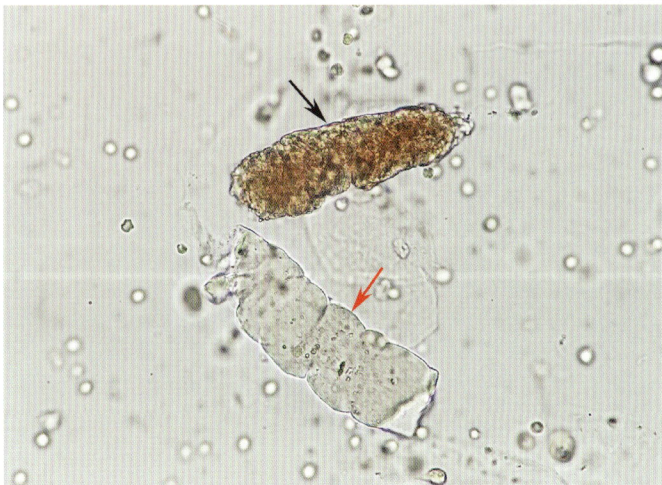

图 5-149 血液管型（黑箭所指），蜡样管型（红箭所指）（未染色，×400）

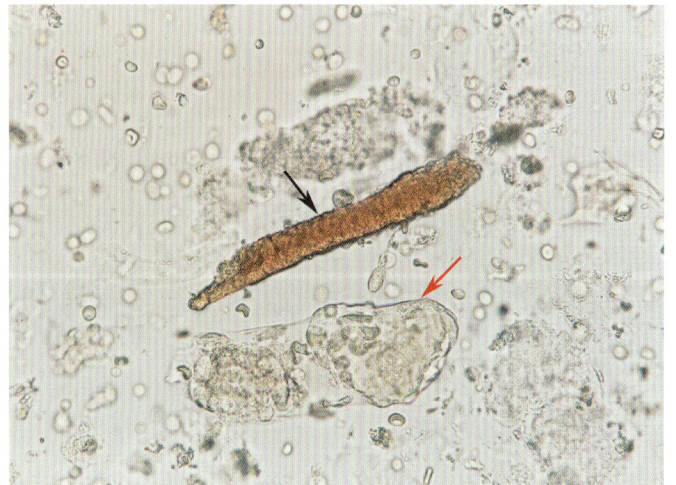

图 5-150 血液管型（黑箭所指），棕红色；宽大管型（红箭所指）（未染色，×400）

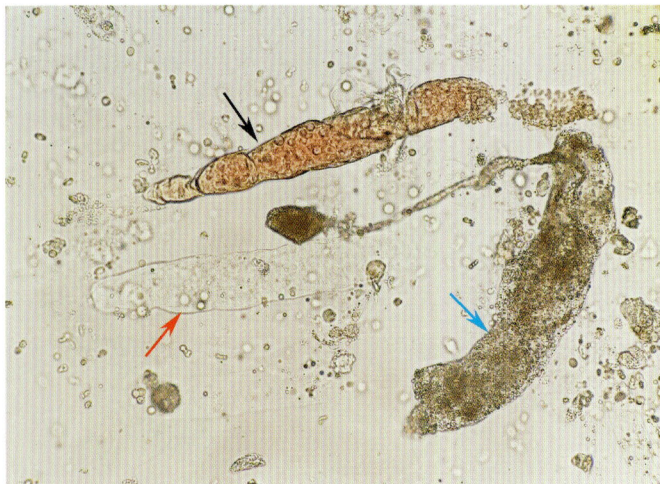

图 5-151 血液管型（黑箭所指），呈红色，可见少量完整红细胞；透明管型（红箭所指）；脂肪管型（蓝箭所指），其内可见细小的脂肪颗粒（未染色，×400）

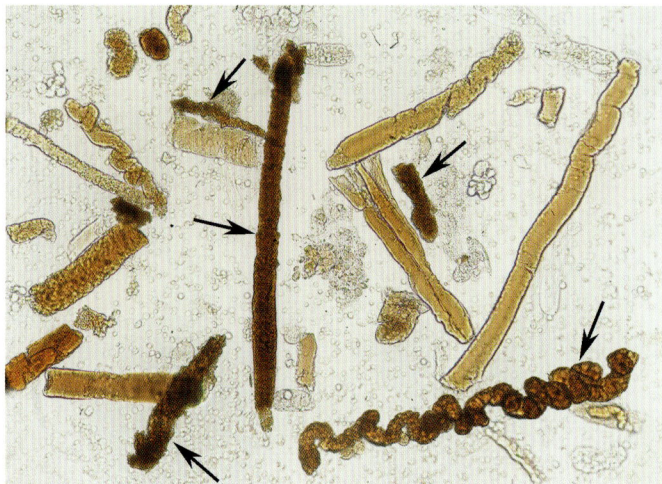

图 5-152 血液管型（箭头所指）与血红蛋白管型大量出现；来源于心肌梗死合并急性肾功能损伤确诊病例（未染色，×200）

（2）活体染色：SM 染色或 S 染色后的血液管型与颗粒管型染色效果类似（图 5-153、图 5-154），所以不建议使用活体染色鉴别血液管型。

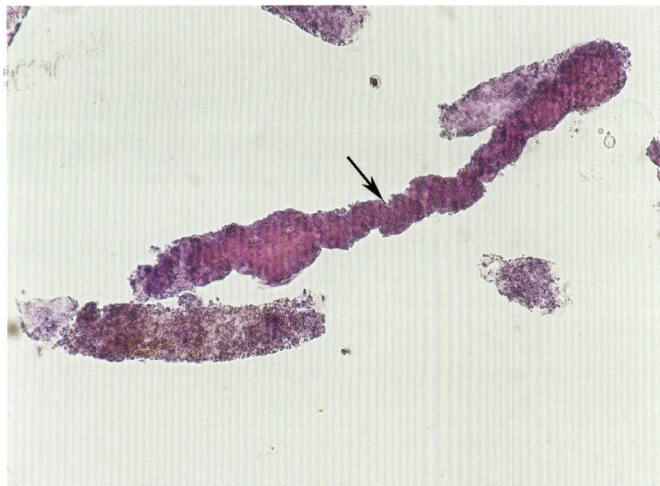

图 5-153 血液管型，极易着色，染色后与颗粒管型着色效果相同（SM 染色，×400）

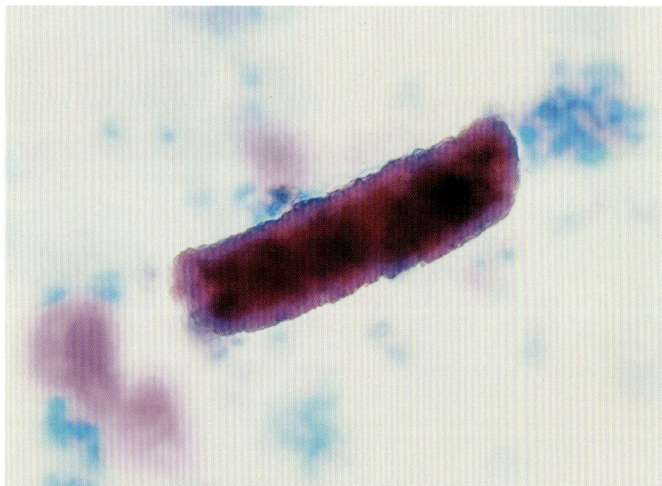

图 5-154 血液管型，颜色较深，呈紫红色（S 染色，×400）

2. 临床意义 血液管型常与红细胞管型同时出现，临床意义相同。

（三）血红蛋白管型

血红蛋白管型形成原因：①当管型内红细胞碎片进一步均质化，特别是在酸性环境中进一步酸化变性，导致管型内红细胞碎片进一步消失，最终形成血红蛋白管型；②在严重的溶血性疾病（如阵发性睡眠性血红蛋白尿症、自身免疫性溶贫血等），血液中含有过多的游离血红蛋白，进入肾小管后凝固形成血红蛋白管型。

1. 形态特征 未染色的血红蛋白管型形似蜡样管型，但颜色与蜡样管型不同，多为淡红色或橘红色。血红蛋白管型长短、粗细不一；蜡质感或细颗粒状；平直或弯曲，有切迹、易折断（图 5-155～图 5-168）。相差显微镜观察，血红蛋白管型基质透明，边缘有折光性，管型略带黄色（图 5-169）。

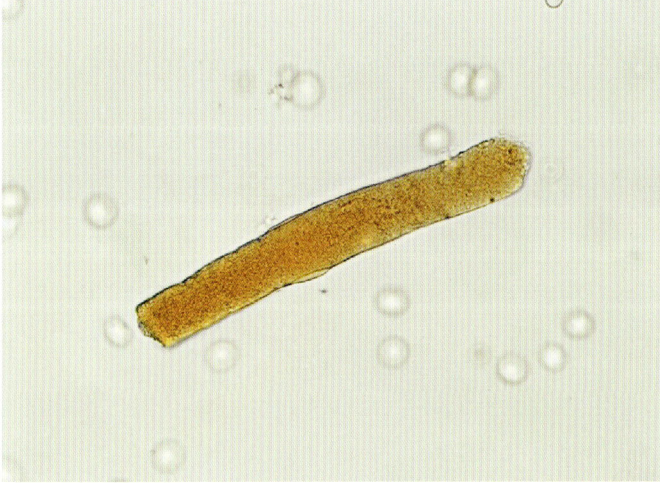

图 5-155 血红蛋白管型,橘红色;来源于紫癜性肾炎确诊病例（未染色, ×400 ）

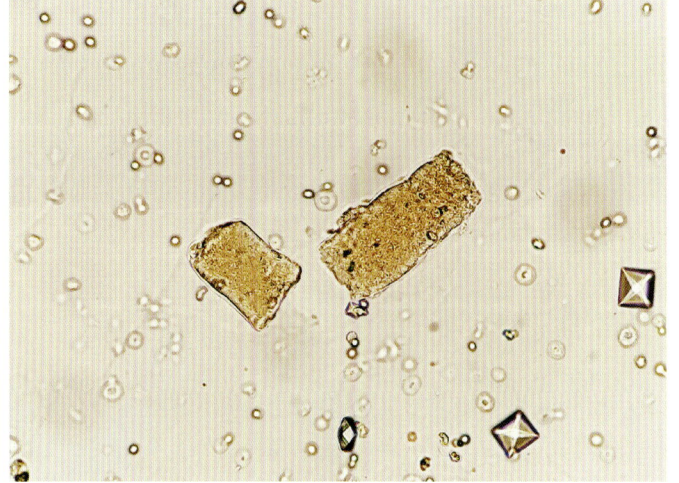

图 5-156 血红蛋白管型,易断裂,橘色（未染色,×400 ）

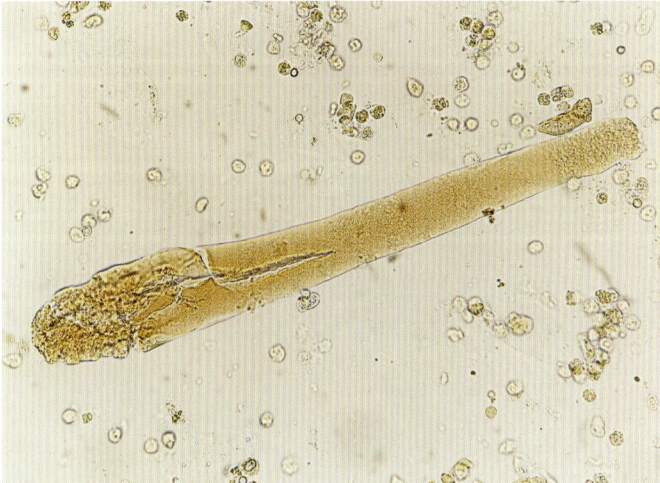

图 5-157 血红蛋白管型;背景可见大量红细胞（未染色,×400 ）

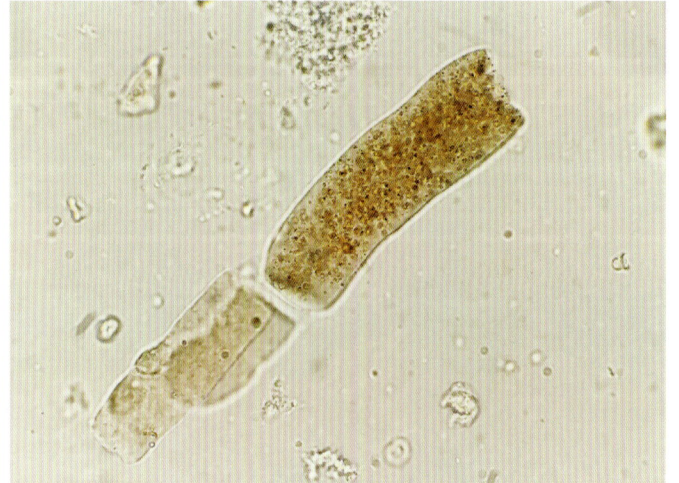

图 5-158 血红蛋白管型,管型内有少量颗粒（未染色,×400 ）

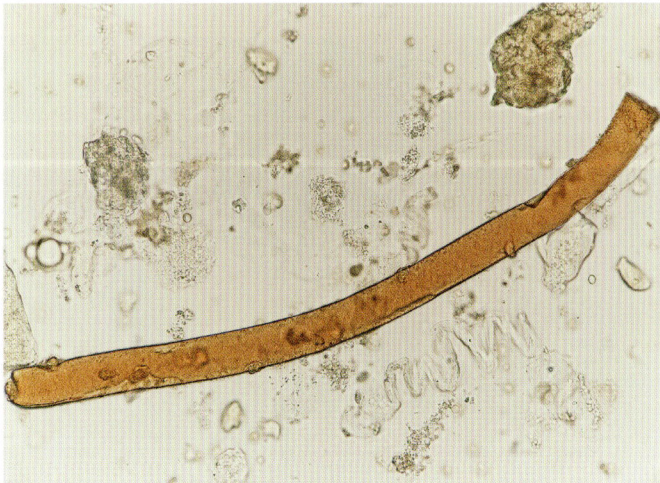

图 5-159 血红蛋白管型,橘红色,长度较长（未染色,×400 ）

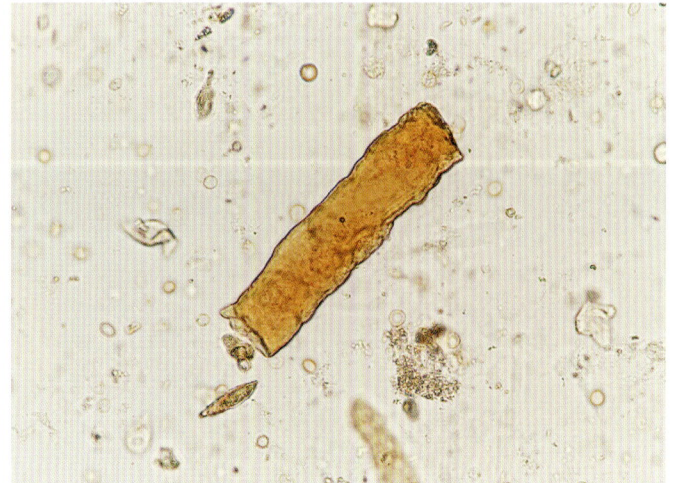

图 5-160 血红蛋白管型,与蜡样管型形态类似,但颜色不同（未染色,×400 ）

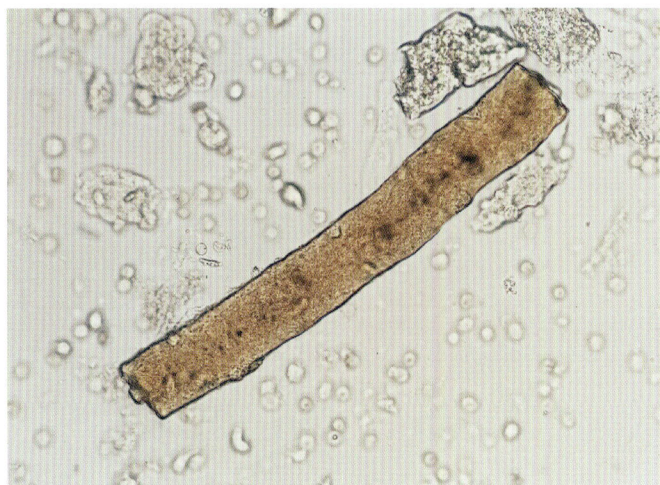

图 5-161 血红蛋白管型,细颗粒感,呈橘红色(未染色,×400)

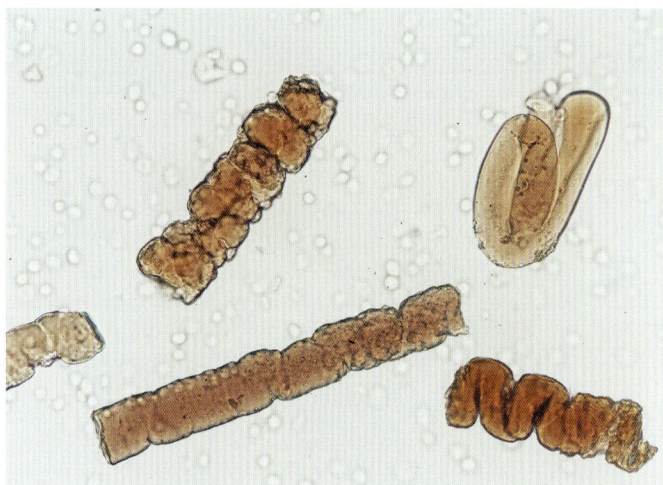

图 5-162 血红蛋白管型,平直或扭曲,呈橘红色;来源于心肌梗死合并急性肾功能损伤确诊病例(未染色,×400)

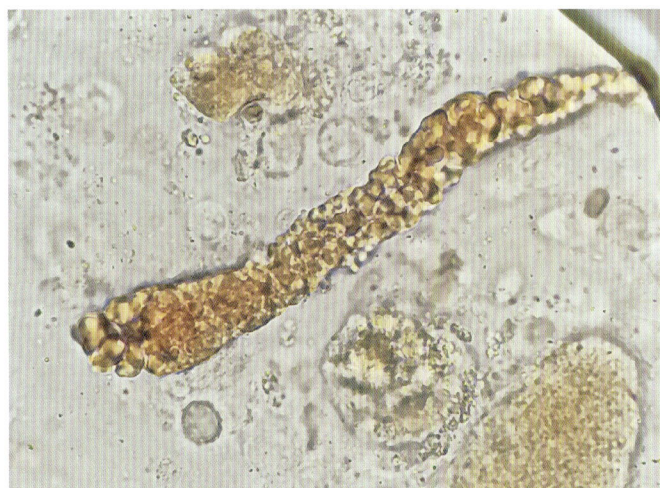

图 5-163 血红蛋白管型,与蛋白管型形态类似,但颜色不同(未染色,×400)

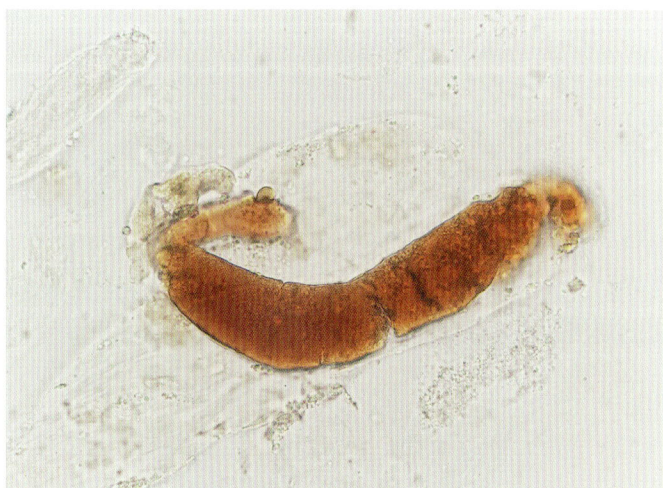

图 5-164 血红蛋白管型,基质厚重,颜色较深,呈橘红色(未染色,×400)

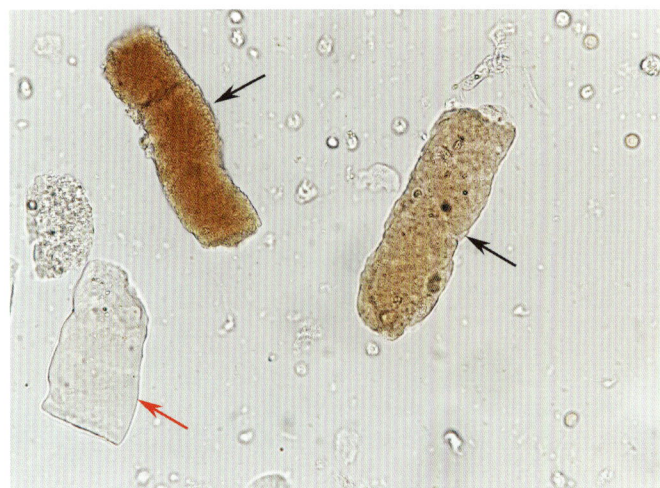

图 5-165 血红蛋白管型(黑箭所指),蜡样管型(红箭所指)(未染色,×400)

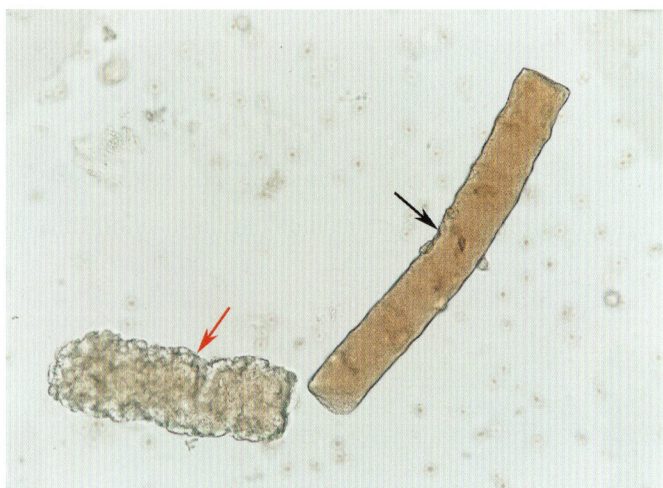

图 5-166 血红蛋白管型(黑箭所指),蛋白管型(红箭所指);来源于慢性肾病确诊病例(未染色,×400)

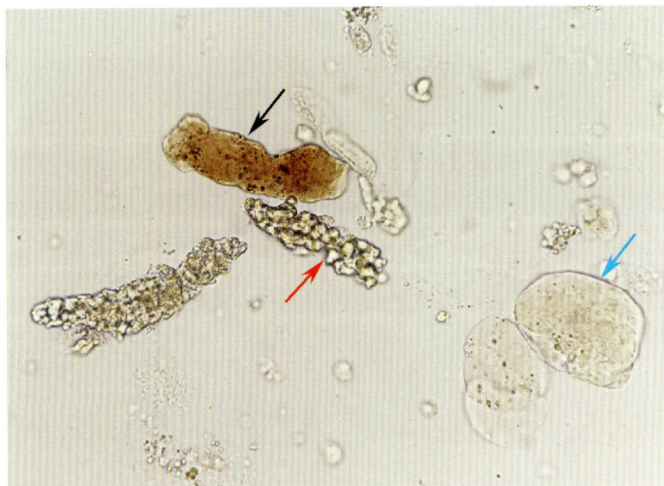

图 5-167　血红蛋白管型(黑箭所指),蛋白管型(红箭所指),宽大蜡样管型(蓝箭所指);来源于肾病综合征确诊病例(未染色,×400)

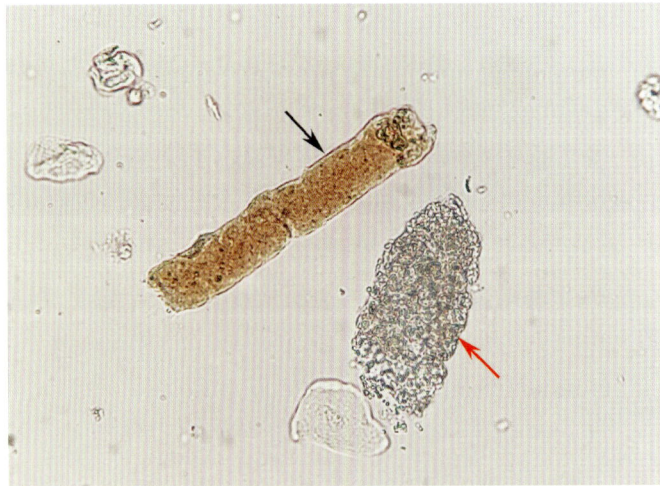

图 5-168　血红蛋白管型(黑箭所指),宽大颗粒管型(红箭所指)(未染色,×400)

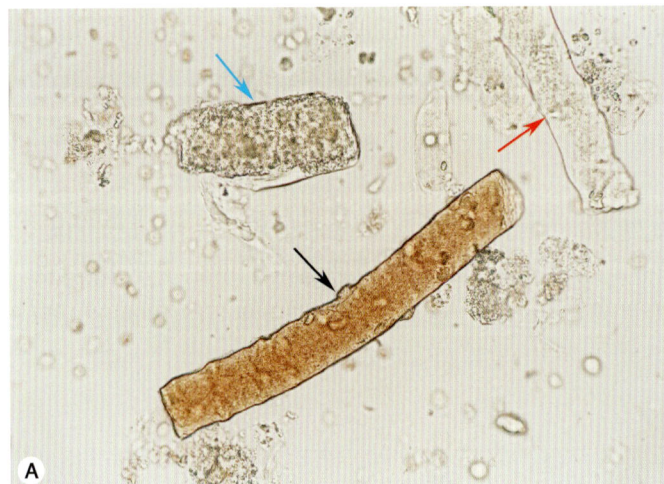

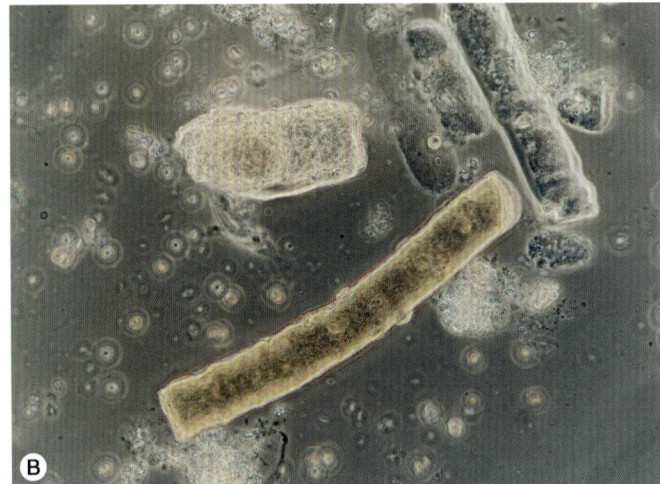

图 5-169　紫癜性肾炎患者尿液标本中发现各种管型

A.血红蛋白管型(黑箭所指),管型基质细颗粒感,橘红色;蜡样管型(红箭所指),半透明;颗粒管型(蓝箭所指)(未染色,×400);B.蜡样管型与血红蛋白管型基质均质状,边缘有折光性,前者无色,血红蛋白管型略带黄色(未染色,相差显微镜镜检,×400)。

2. **与肌红蛋白管型的鉴别**　肌红蛋白管型(myoglobin casts)与血红蛋白管型颜色、形态类似,但形成原因不同,前者是由于肌肉组织损伤、大面积烧伤、急性心梗、多发性肌炎等疾病,产生大量的肌红蛋白进入肾小管,形成肌红蛋白管型。若要鉴别肌红蛋白管型和血红蛋白管型,需采用饱和硫酸铵尿肌红蛋白定性实验确认,更敏感和特异性的方法是用抗 Mb 的单克隆抗体进行酶联免疫吸附或放射免疫法测定。

3. **临床意义**　血红蛋白管型多见于在各种原因导致的血管内溶血性疾病,如血型不符的溶血性输血反应、血管内溶血(如 PNH、AIHA)、急性肾小管坏死、肾移植排斥反应等疾病。血红蛋白管型还可以由血液管型进一步均质化形成,这类血红蛋白管型与红细胞管型、血液管型的临床意义相同,提示肾实质性出血。

七、肾小管上皮细胞管型

(一)形态特征

1. **未染色**　肾小管上皮细胞管型(renal tubular epithelial cell casts, RTEC casts)是各段肾小管上皮细胞脱落,被蛋

白质包裹形成的管型。管型内的肾小管上皮细胞数量多少不一,容量在 1/3 以上,排列松散或紧密。与白细胞管型比较,肾小管上皮细胞管型内的细胞体积偏大,形态不规则,可以是完整的或变性坏死的肾小管上皮细胞;背景常见散在分布的肾小管上皮细胞(图 5-170～图 5-175)。

当管型内肾小管上皮细胞体积偏小、细胞退化或变性坏死时,与白细胞管型不易鉴别,可使用染色法进行鉴别。胆红素尿中的肾小管上皮细胞管型呈深黄色,其内的细胞排列紧密或松散(图 5-176～图 5-184),即使不染色,结构也很清晰;部分肾小管上皮细胞内可见胆红素结晶(图 5-185)。

2. 相差显微镜检查 相差显微镜观察肾小管上皮细胞管型,结构清晰,尤其是管型的基质比较明显(图 5-186～图 5-191)。

3. 活体染色

(1)SM 染色:肾小管上皮细胞管型基质呈粉红色,细胞深染,尤其是一些颗粒变性的肾小管上皮细胞更容易着色(图 5-192～图 5-203)。

胆红素尿液中的肾小管上皮细胞易被黄染,SM 染色后管型内的细胞呈橘红色或橘黄色(图 5-204～图 5-207)。

(2)S 染色:管型基质呈蓝色,完整的肾小管上皮细胞胞质呈紫红色,胞核圆形,呈深蓝色(图 5-208～图 5-215)。变性坏死的肾小管上皮细胞结构不清,胞质粗颗粒状,S 染色呈粉红色或紫红色,胞核呈深蓝色,部分细胞核碎裂或溶解(图 5-216～图 5-221);该类管型多见于急性肾小管坏死导致的急性肾损伤。

4. 瑞-吉染色 瑞-吉染色后管型内的肾小管上皮细胞形态不规则,胞质呈紫红色,单个核,呈深蓝色;管型基质易被溶解(图 5-222～图 5-225)。

(二)临床意义

尿液发现肾小管上皮细胞管型提示肾小管损伤,常见于急性肾小管坏死、间质性肾炎、肾病综合征、肾淀粉样变性、慢性肾炎晚期及各种原因导致的中毒。在急性肾损伤患者尿中,可以与颗粒管型等其他管型同时出现;肝胆系统疾病,如梗阻性黄疸或肝细胞性黄疸,通过肾脏排出的结合胆红素明显增多,高浓度的胆红素损伤肾小管,尿液中常见大量黄染的肾小管上皮细胞及肾小管上皮细胞管型。

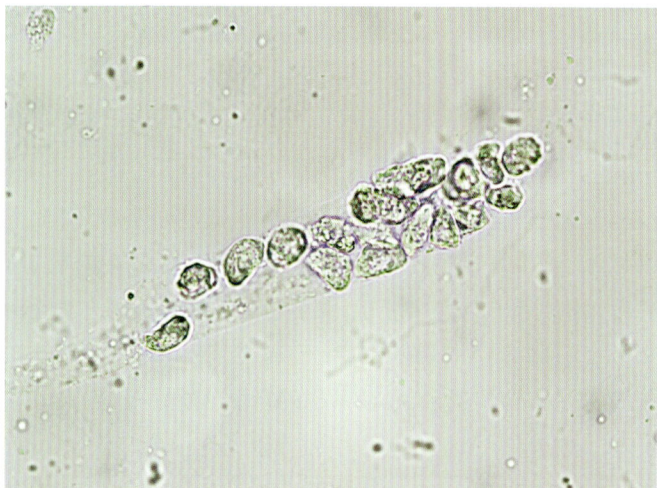

图 5-170 肾小管上皮细胞管型,管型内的肾小管上皮细胞排列松散,体积偏大,形态不规则(未染色,×400)

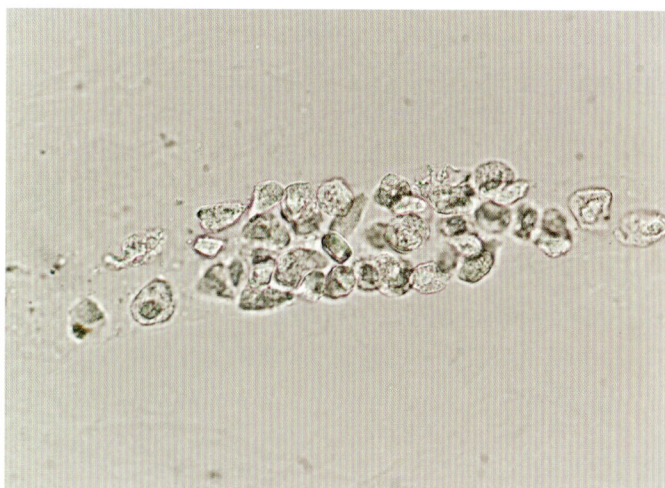

图 5-171 肾小管上皮细胞管型,管型内的细胞数量较多,可以看到清晰的细胞核(未染色,×400)

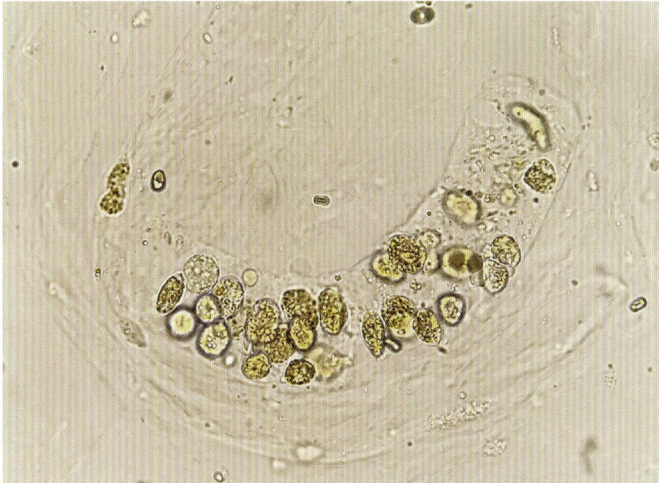

图 5-172 肾小管上皮细胞管型,管型内的肾小管上皮细胞变性坏死,颗粒感明显,看不清细胞核,根据细胞大小及形态可以判断是肾小管上皮细胞(未染色,×400)

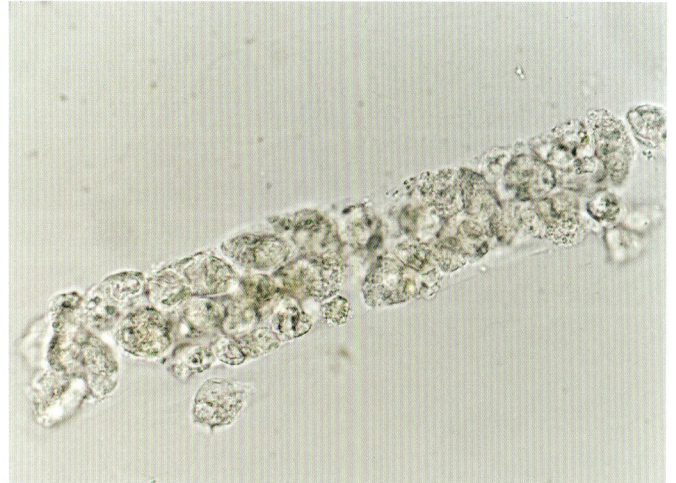

图 5-173 肾小管上皮细胞管型,管型内的肾小管上皮细胞体积偏大,紧密排列(未染色,×400)

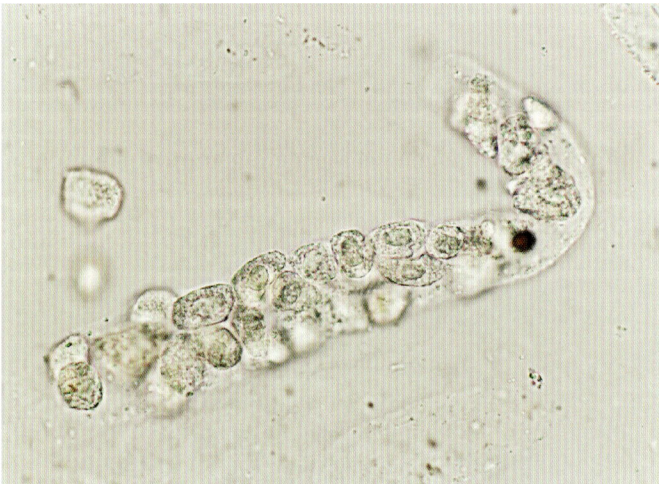

图 5-174 肾小管上皮细胞管型,基质透明,其内的细胞体积偏大,单个核,是比较典型的肾小管上皮细胞管型(未染色,×1 000)

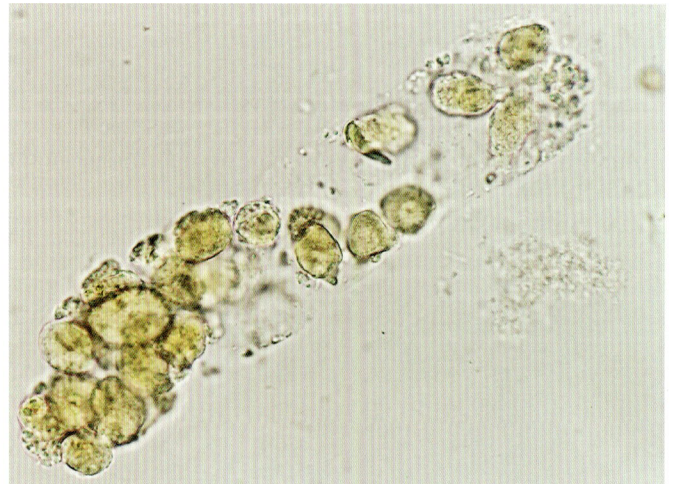

图 5-175 肾小管上皮细胞管型,基质透明,肾小管上皮细胞体积大小不等,形态不规则,略带黄色(胆红素尿,未染色,×1 000)

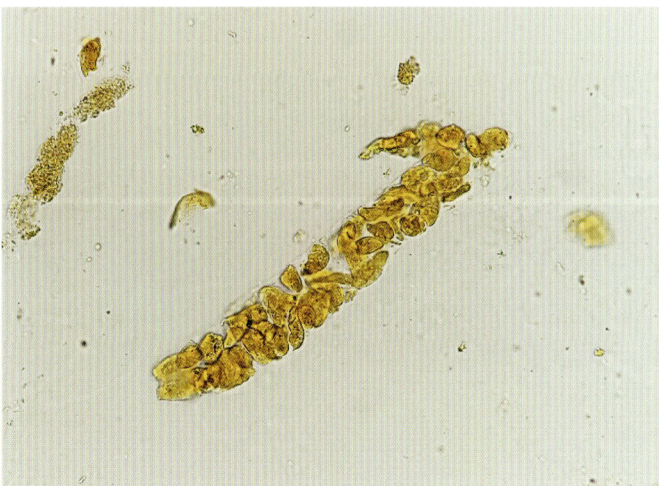

图 5-176 肾小管上皮细胞管型,其内的细胞排列紧密(胆红素尿,未染色,×400)

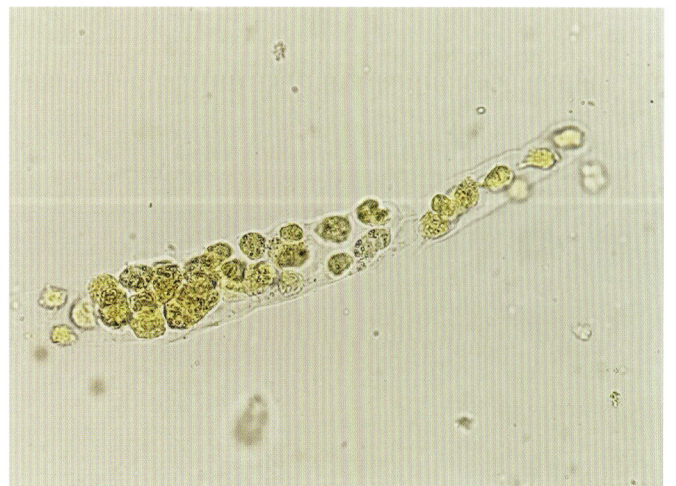

图 5-177 肾小管上皮细胞管型,细胞排列松散(胆红素尿,未染色,×400)

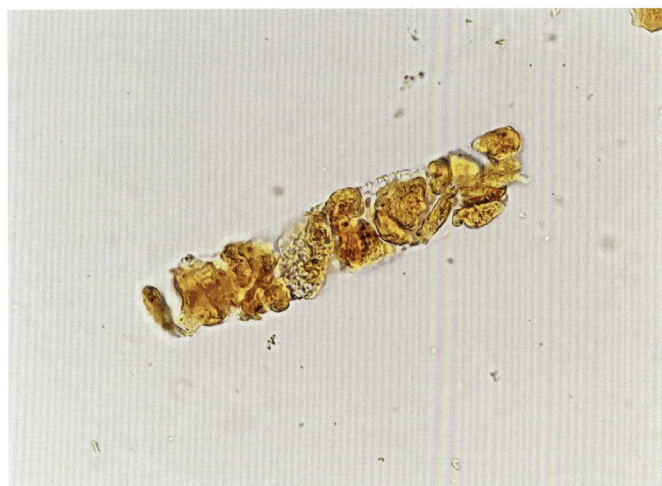

图 5-178 肾小管上皮细胞管型,基质内的细胞形态不规则(胆红素尿,未染色,×400)

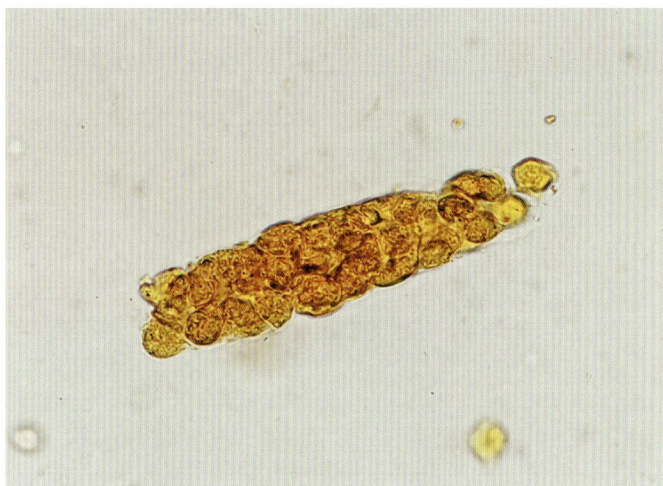

图 5-179 肾小管上皮细胞管型,基质内细胞体积偏大,排列紧密(胆红素尿,未染色,×400)

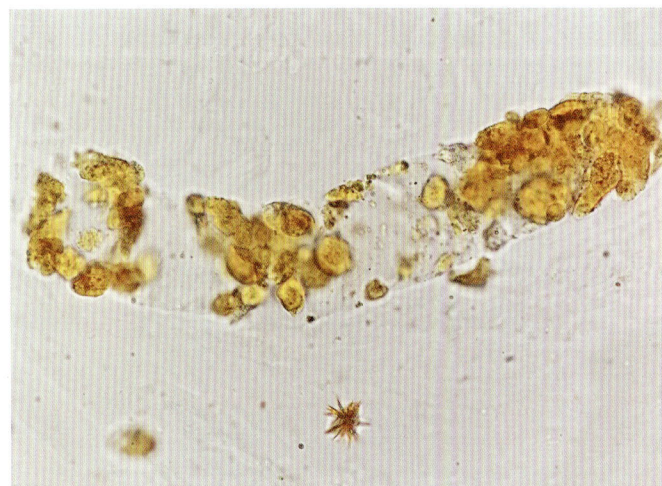

图 5-180 肾小管上皮细胞管型,管型基质透明,背景可见胆红素结晶(胆红素尿,未染色,×1 000)

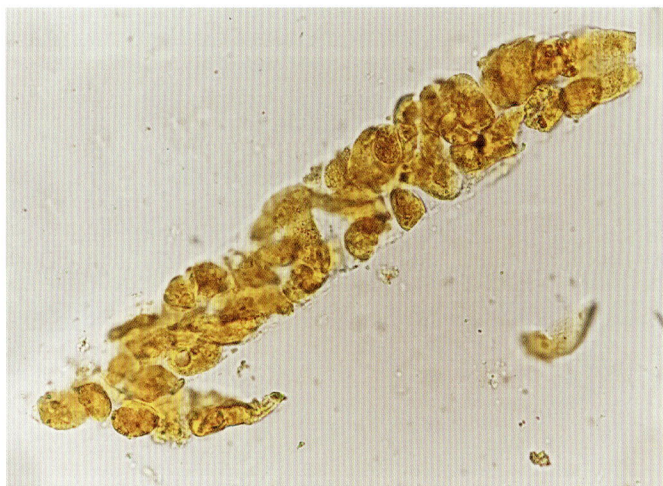

图 5-181 肾小管上皮细胞管型;来源于肝硬化确诊病例(胆红素尿,未染色,×1 000)

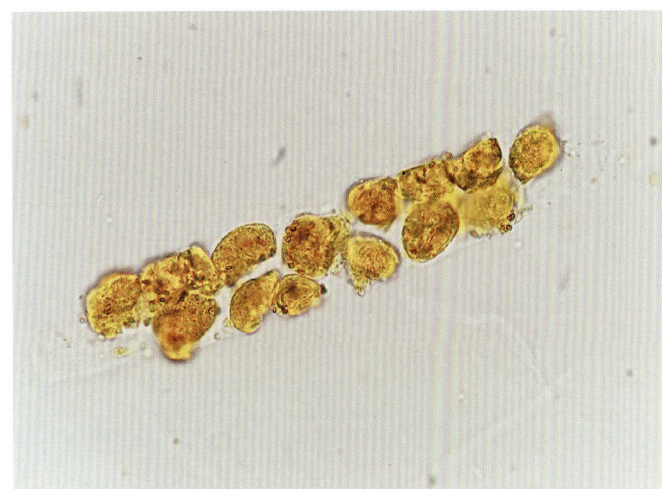

图 5-182 肾小管上皮细胞管型,基质透明,其内的肾小管上皮细胞形态不规则;来源于肝癌合并慢性肾衰确诊病例(胆红素尿,未染色,×1 000)

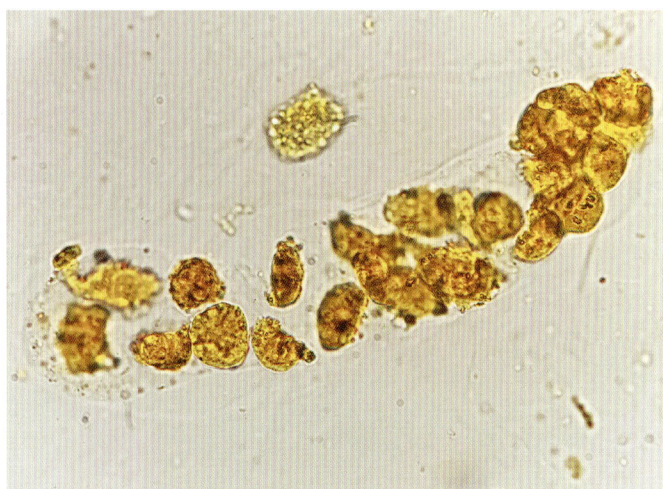

图 5-183 肾小管上皮细胞管型,管型内的细胞体积较大(胆红素尿,未染色,×1 000)

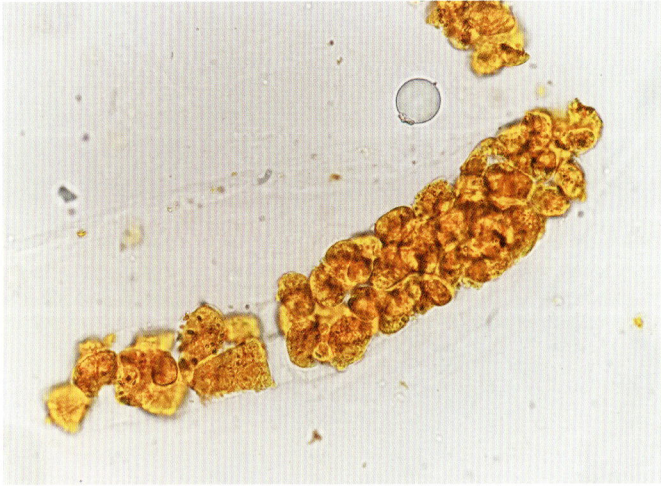

图 5-184　肾小管上皮细胞管型,管型内的细胞排列极其紧密;来源于肝硬化确诊病例(胆红素尿,未染色,×1 000)

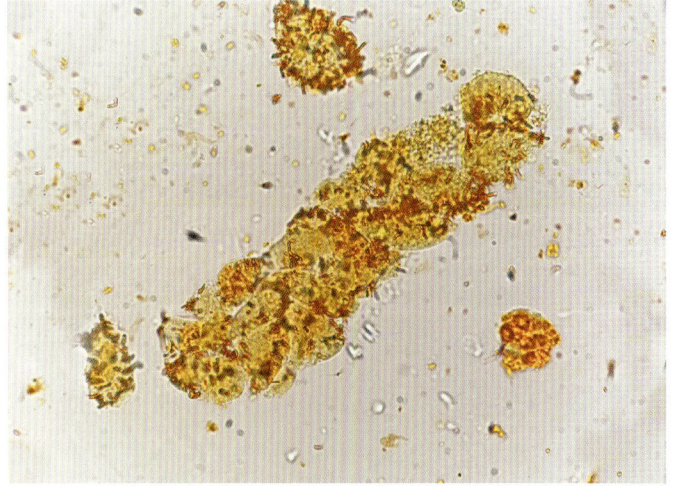

图 5-185　肾小管上皮细胞管型,其内的细胞结构不清,排列紧密,析出大量小杆状的胆红素结晶;背景可见散在分布的肾小管上皮细胞(胆红素尿,未染色,×1 000)

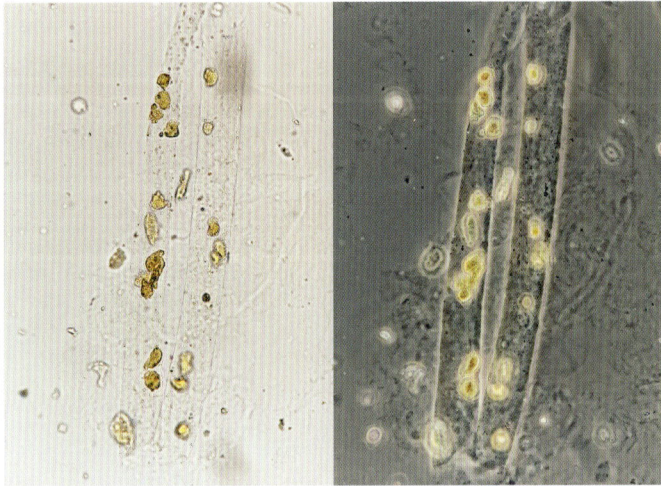

图 5-186　肾小管上皮细胞管型,基质内的细胞稀疏(未染色,明视野+相差显微镜,×400)

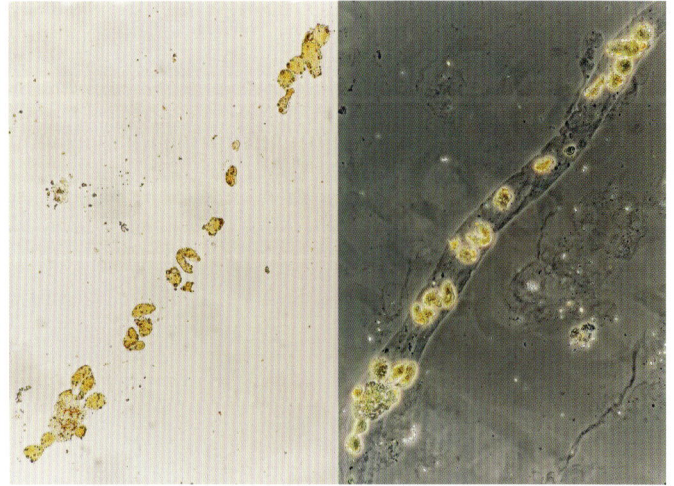

图 5-187　肾小管上皮细胞管型,细胞排列松散(未染色,明视野+相差显微镜,×400)

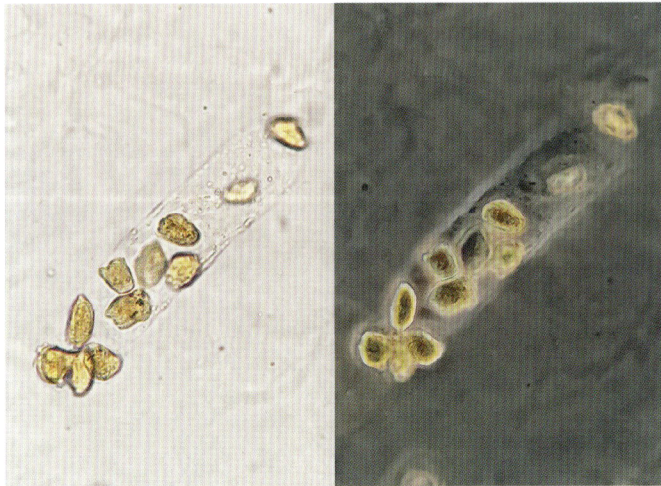

图 5-188　肾小管上皮细胞管型,管型内的细胞体积偏大,排列松散(未染色,明视野+相差显微镜,×1 000)

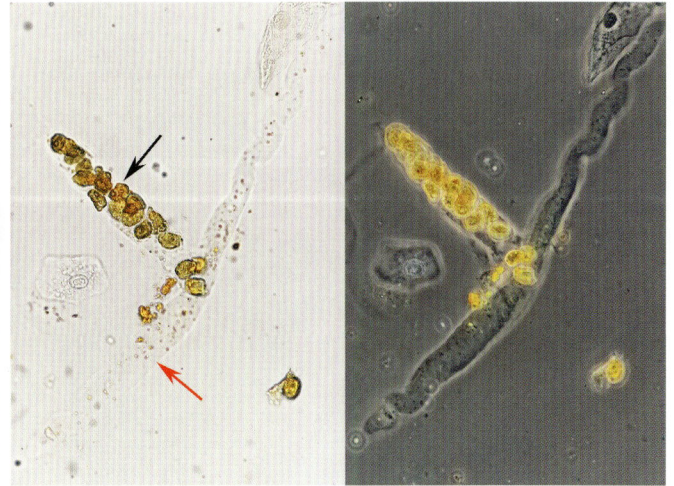

图 5-189　肾小管上皮细胞管型(黑箭所指),透明管型(红箭所指);来源于梗阻性黄疸确诊病例(未染色,明视野+相差显微镜,×400)

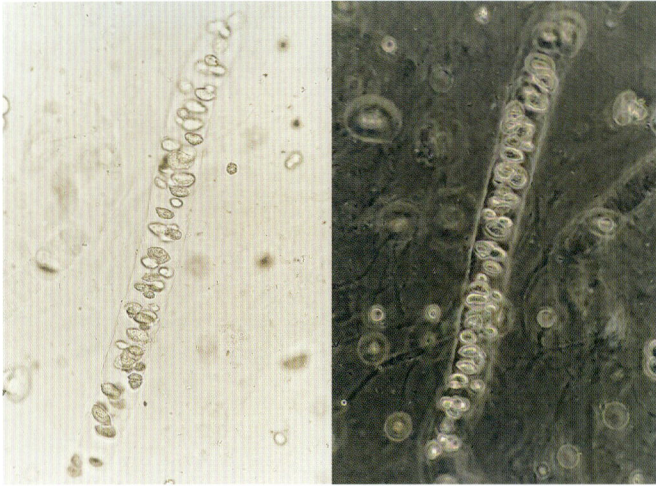

图 5-190 肾小管上皮细胞管型（未染色,明视野＋相差显微镜,×400）

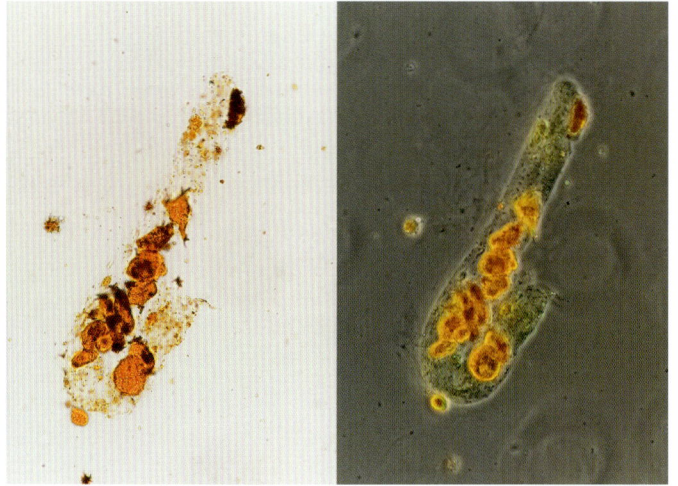

图 5-191 肾小管上皮细胞管型,管型内的细胞析出胆红素结晶（胆红素尿, 明视野＋相差显微镜,×400）

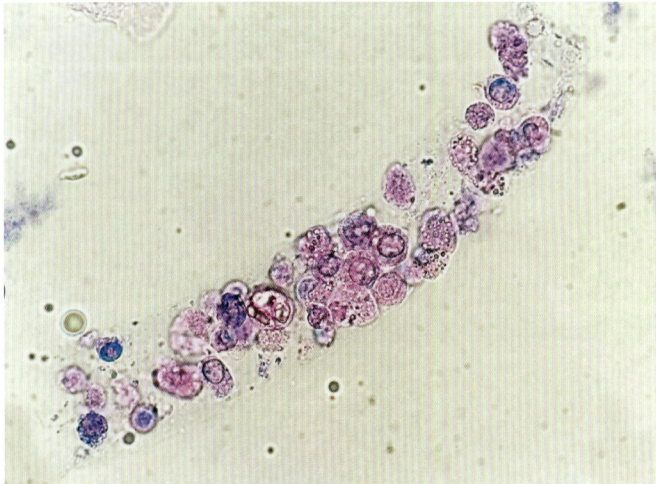

图 5-192 肾小管上皮细胞管型,管型内的细胞为单个核（SM 染色,×400）

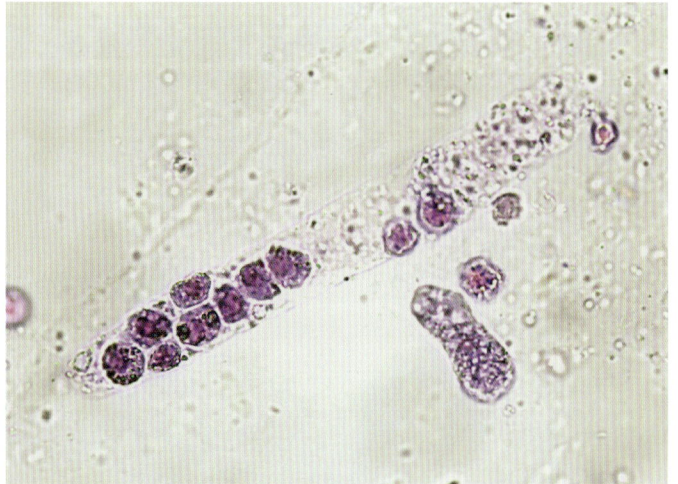

图 5-193 肾小管上皮细胞管型,基质透明,其内的肾小管上皮细胞内可见细 小的脂肪颗粒（SM 染色,×400）

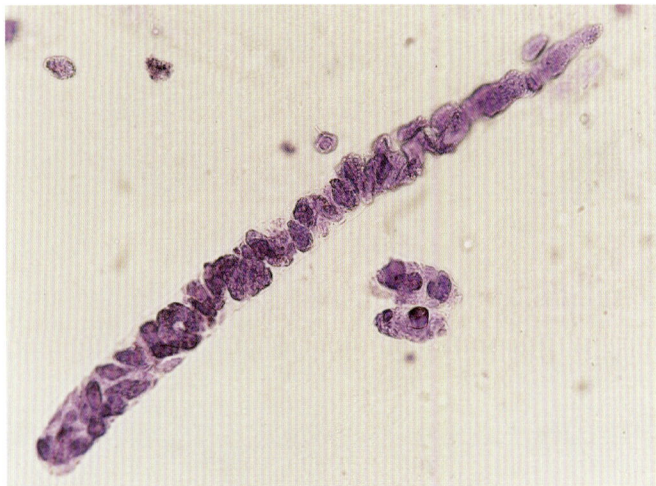

图 5-194 肾小管上皮细胞管型,细胞排列紧密（SM 染色,×400）

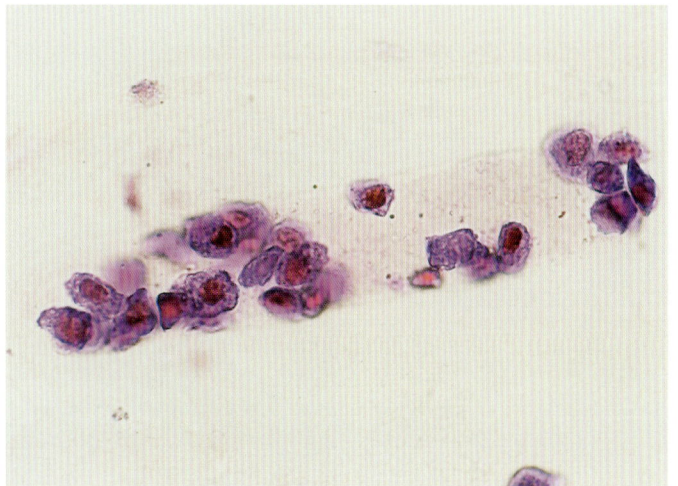

图 5-195 肾小管上皮细胞管型,基质呈淡粉色,其内的细胞排列松散（SM 染色,×1 000）

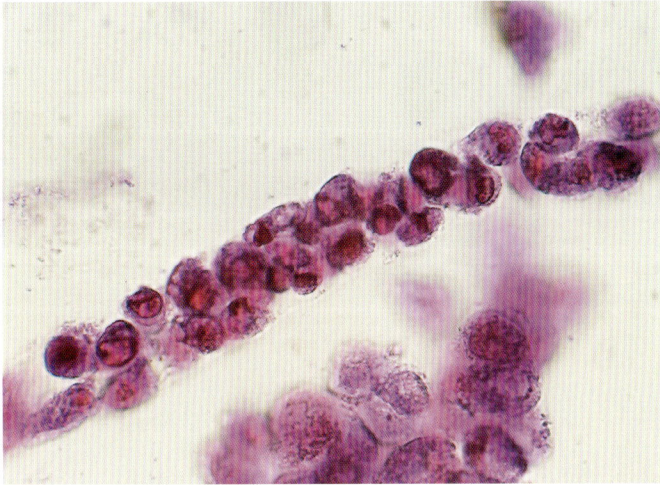

图 5-196 肾小管上皮细胞管型,基质内的细胞易着色,染色后结构清晰(SM染色,×1 000)

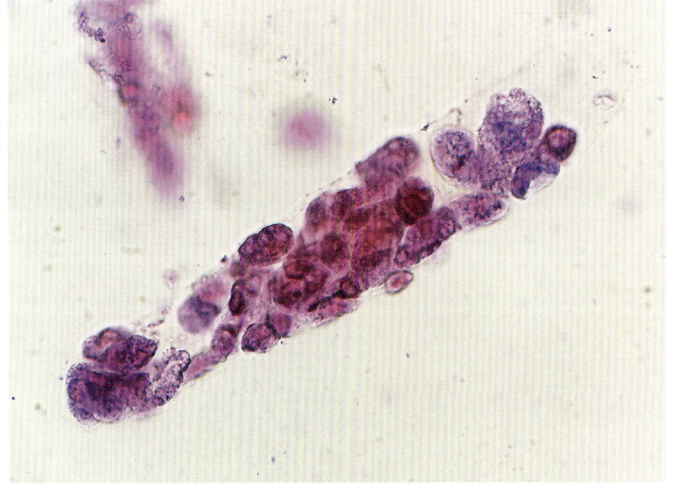

图 5-197 肾小管上皮细胞管型,管型内的细胞大小不等,形态不规则(SM染色,×1 000)

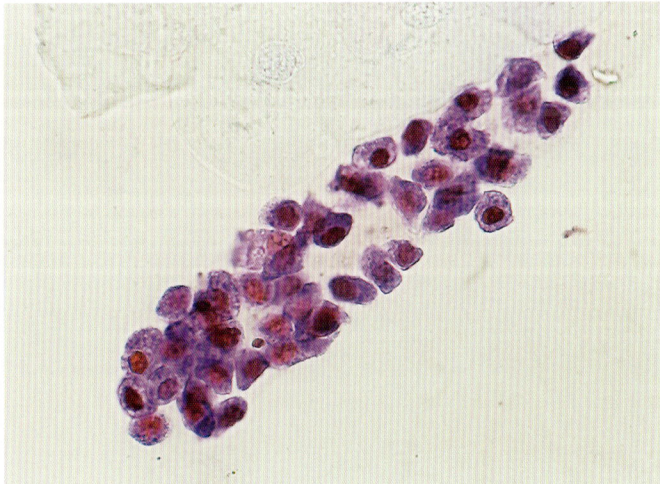

图 5-198 肾小管上皮细胞管型,染色后管型内的细胞结构清晰;来源于间质性肾炎确诊病例(SM染色,×1 000)

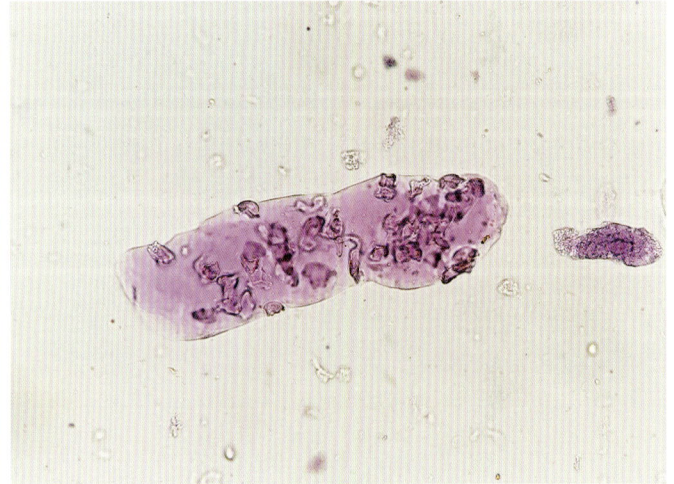

图 5-199 肾小管上皮细胞管型,具有蜡样管型的基质,其内可见大量形态不规则的肾小管上皮细胞(SM染色,×400)

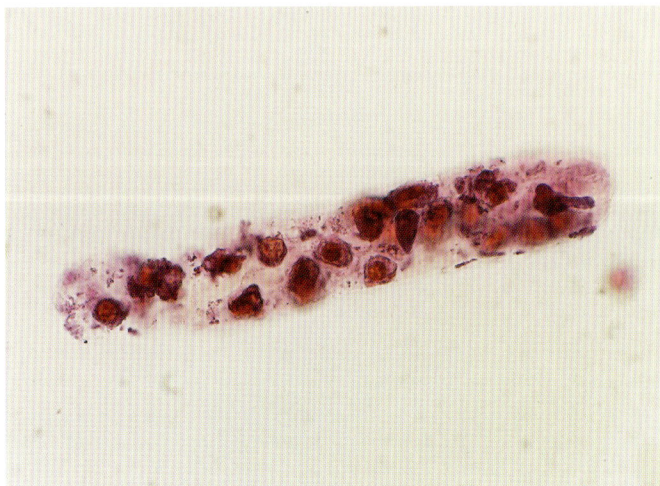

图 5-200 肾小管上皮细胞管型,着色偏红,染色偏深;来源于急性肾小管坏死确诊病例(SM染色,×1 000)

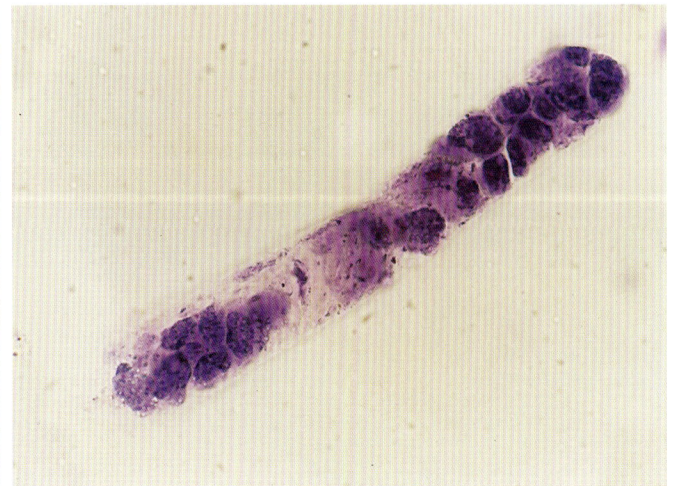

图 5-201 肾小管上皮细胞管型,细胞排列松散,可见少许颗粒(SM染色,×1 000)

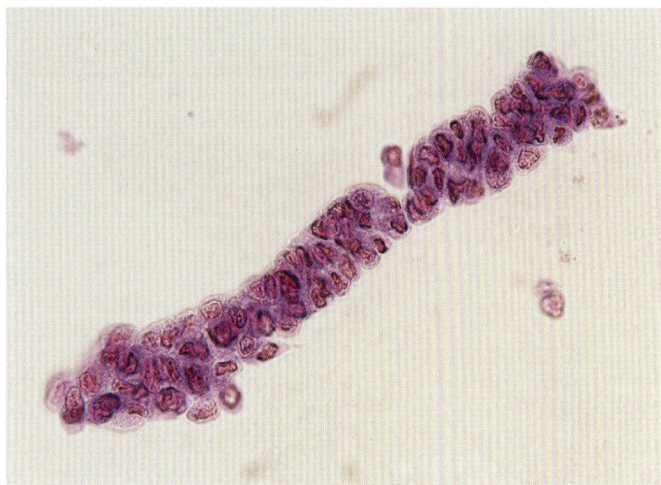

图 5-202 肾小管上皮细胞管型,基质内的细胞排列紧密;来源于急性肾小管坏死确诊病例(SM 染色,×1 000)

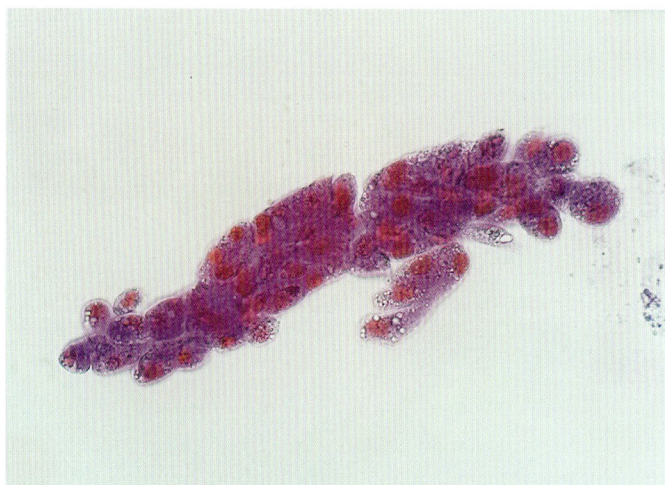

图 5-203 肾小管上皮细胞管型,基质内可见排列紧密的变性坏死的肾小管上皮细胞(SM 染色,×1 000)

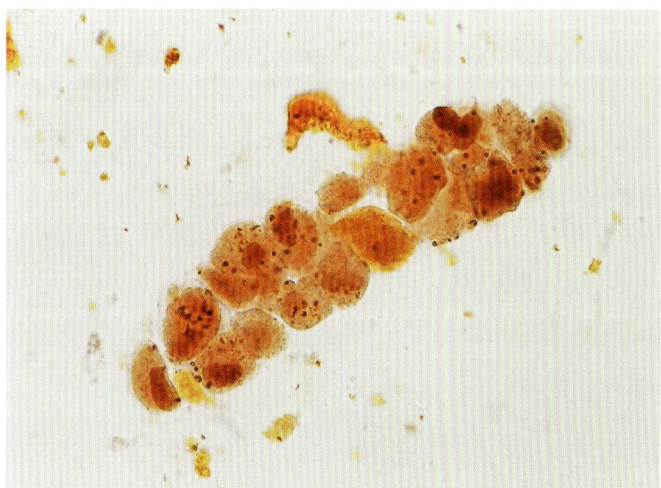

图 5-204 肾小管上皮细胞管型,管型内的细胞体积大小不等,胞核深染(胆红素尿,SM 染色,×1 000)

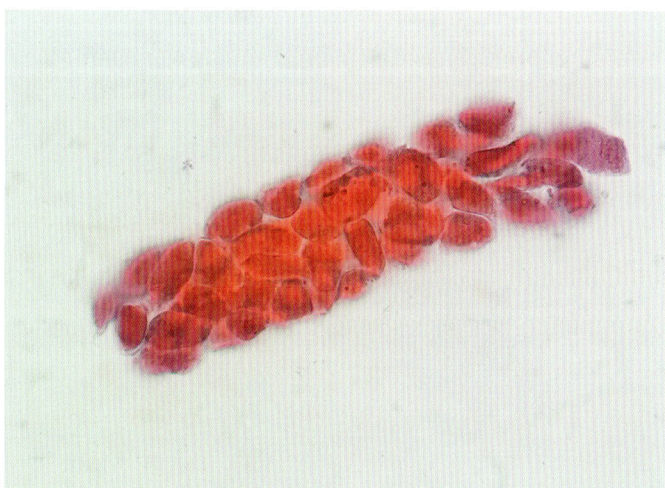

图 5-205 肾小管上皮细胞管型,管型内的细胞形态不规则,数量较多,排列紧密(胆红素尿,SM 染色,×1 000)

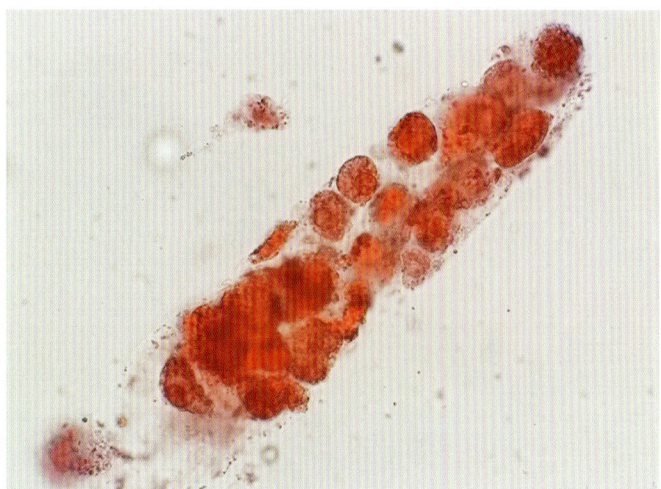

图 5-206 肾小管上皮细胞管型(胆红素尿,SM 染色,×1 000)

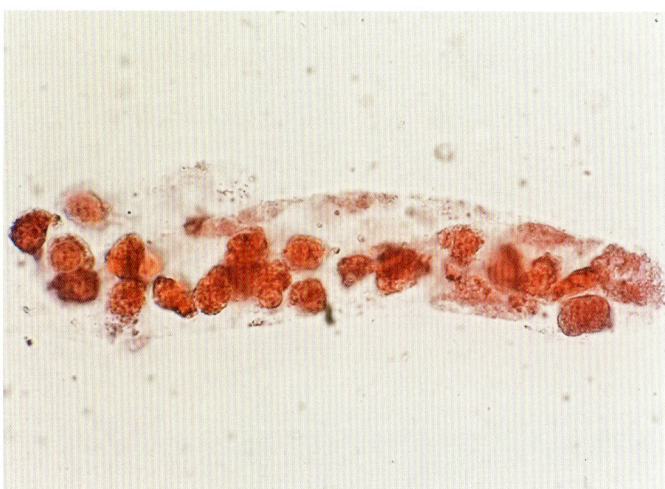

图 5-207 肾小管上皮细胞管型,基质内的细胞排列松散(胆红素尿,SM 染色,×1 000)

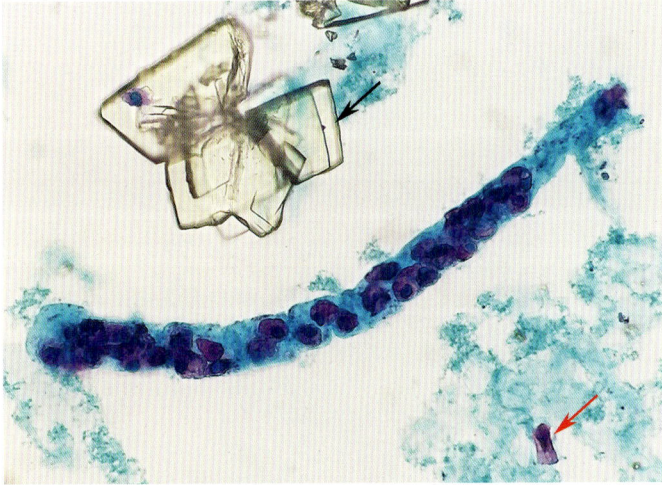

图 5-208 肾小管上皮细胞管型,红箭所指为散在分布的肾小管上皮细胞,黑箭所指为尿酸结晶(S 染色,×400)

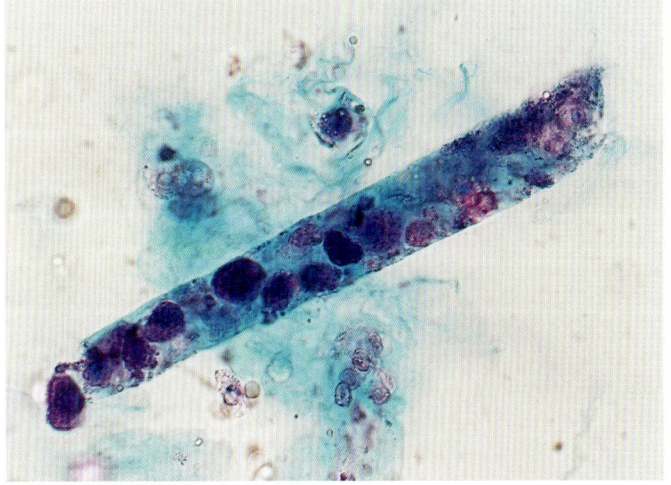

图 5-209 肾小管上皮细胞管型,管型内的肾小管上皮细胞数量偏少,但细胞形态比较典型(S 染色,×1 000)

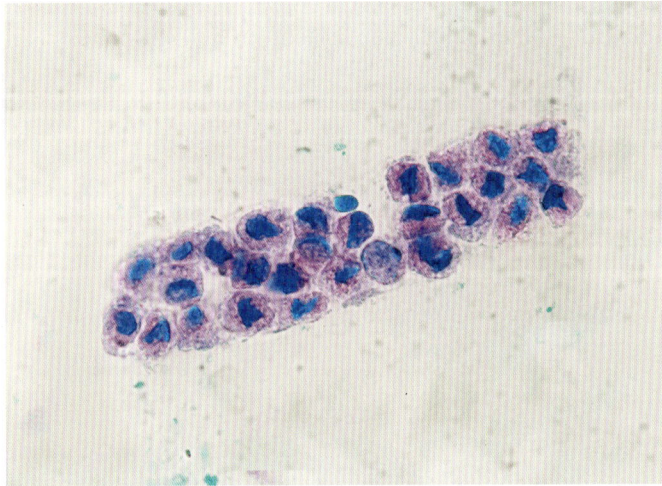

图 5-210 肾小管上皮细胞管型;来源于肾病综合征确诊病例(S 染色,×1 000)

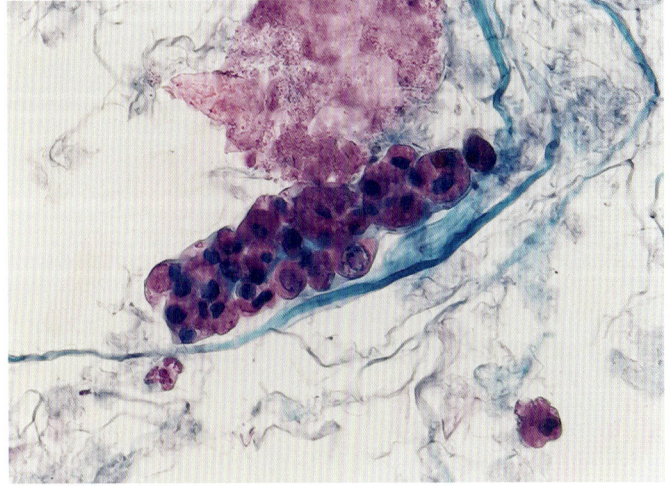

图 5-211 肾小管上皮细胞管型,管型内的细胞大小不等,排列紧密(S 染色,×1 000)

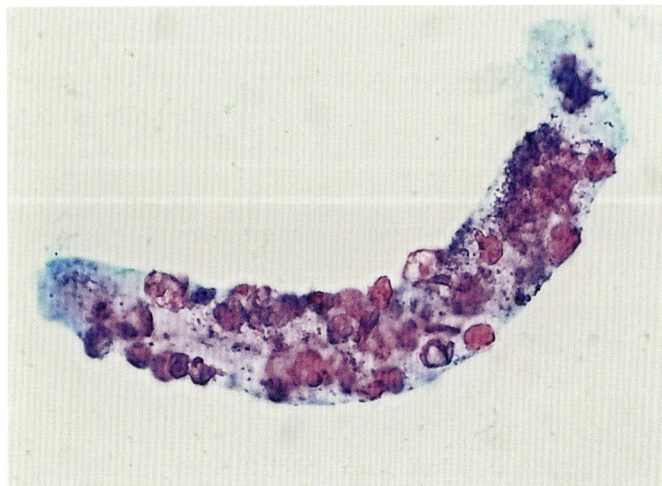

图 5-212 肾小管上皮细胞管型,基质内的肾小管上皮细胞变性坏死,结构不清(S 染色,×1 000)

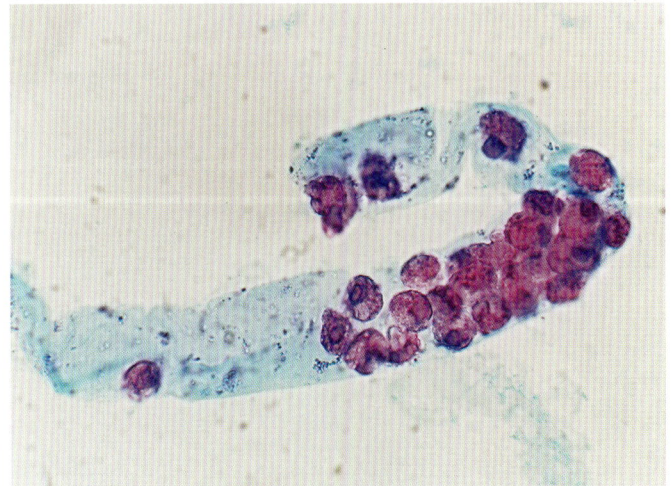

图 5-213 肾小管上皮细胞管型,管型基质透明,呈淡蓝色;来源于急性肾小管坏死确诊病例(S 染色,×1 000)

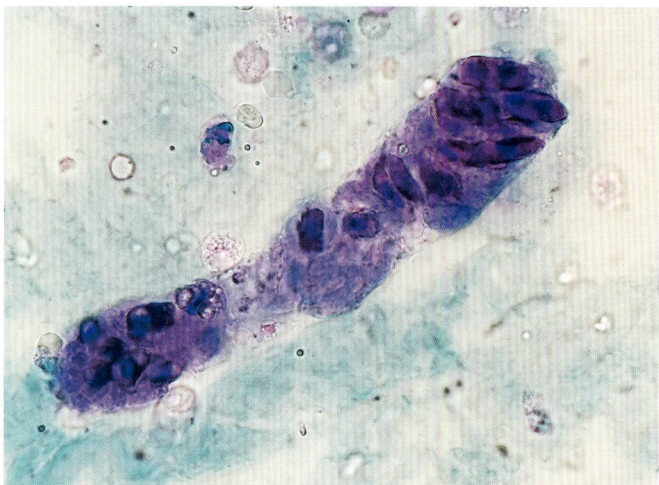

图 5-214 肾小管上皮细胞管型,其内可见大量形态不规则的肾小管上皮细胞(S 染色,×1 000)

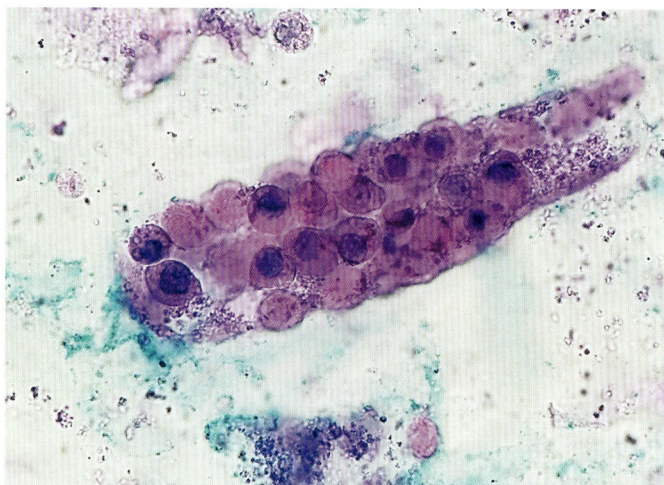

图 5-215 肾小管上皮细胞管型,管型宽大,其内的肾小管上皮细胞结构清晰(S 染色,×1 000)

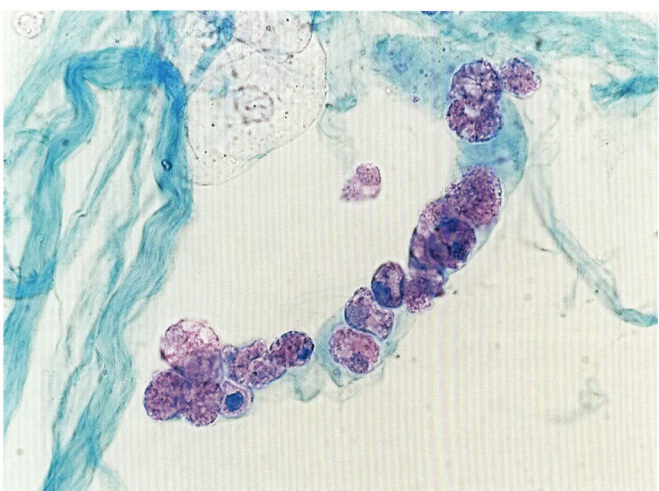

图 5-216 肾小管上皮细胞管型,管型内的细胞体积增大,胞质颗粒增多、增粗;来源于急性肾损伤确诊病例(S 染色,×1 000)

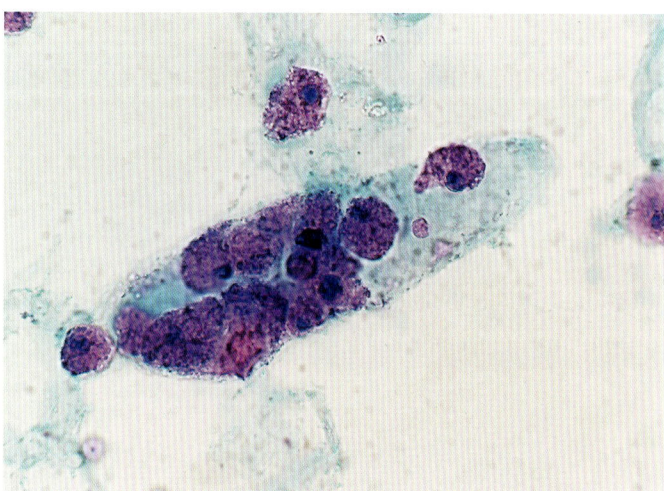

图 5-217 肾小管上皮细胞管型,基质为蓝色,其内可见变性坏死的肾小管上皮细胞;来源于失血性休克导致的急性肾损伤病例(S 染色,×1 000)

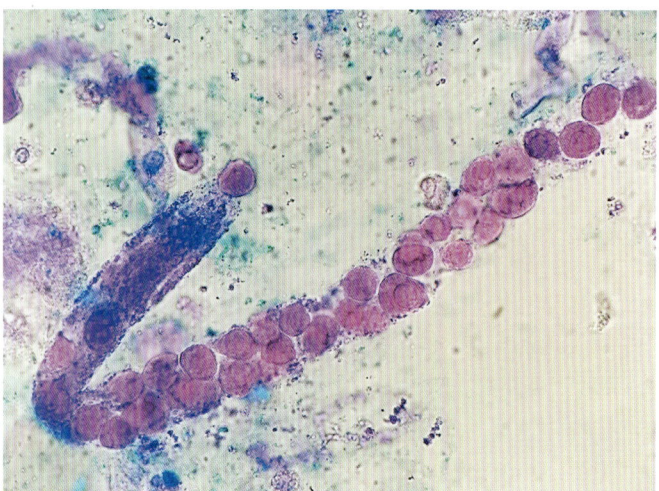

图 5-218 肾小管上皮细胞管型,其内的肾小管上皮细胞体积偏大,呈圆形,单个核,一端有较多颗粒(S 染色,×1 000)

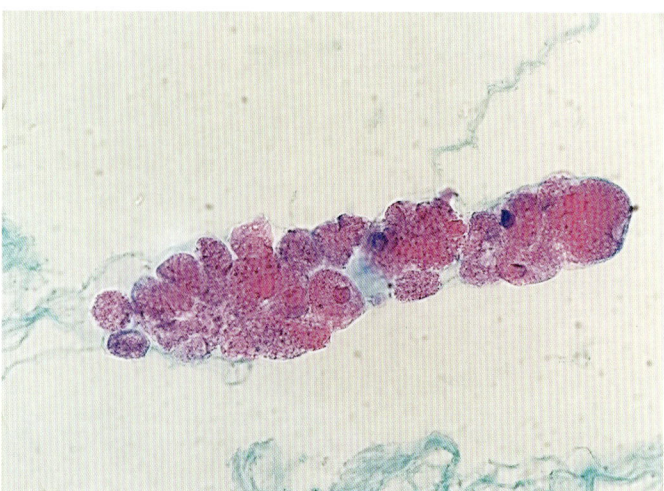

图 5-219 肾小管上皮细胞管型,管型内的细胞体积增大,胞质内的颗粒增粗,未染色时与脂肪颗粒细胞管型不易鉴别(S 染色,×1 000)

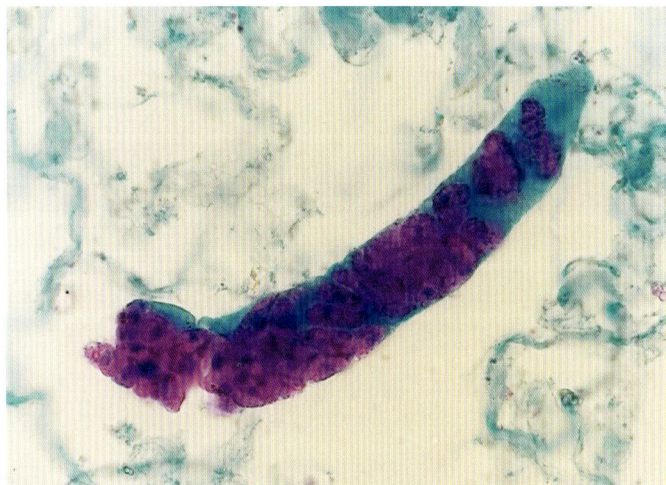

图 5-220 肾小管上皮细胞管型,基质呈蓝色,其内可见大量变性坏死的肾小管上皮细胞(S染色,×1 000)

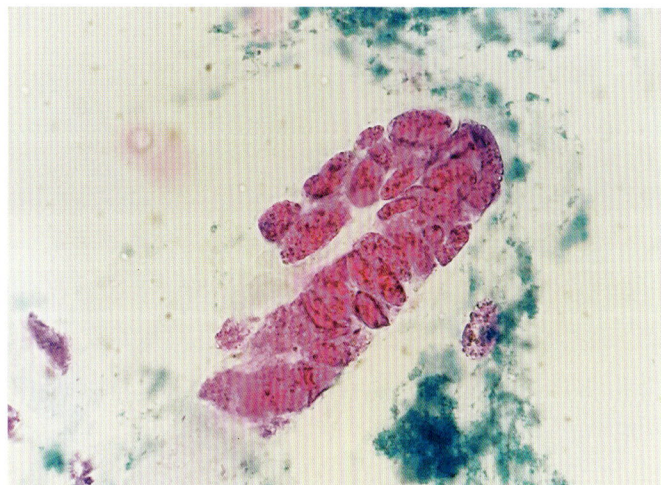

图 5-221 肾小管上皮细胞管型,管型内的肾小管上皮细胞变性坏死,胞核结构不清(S染色,×1 000)

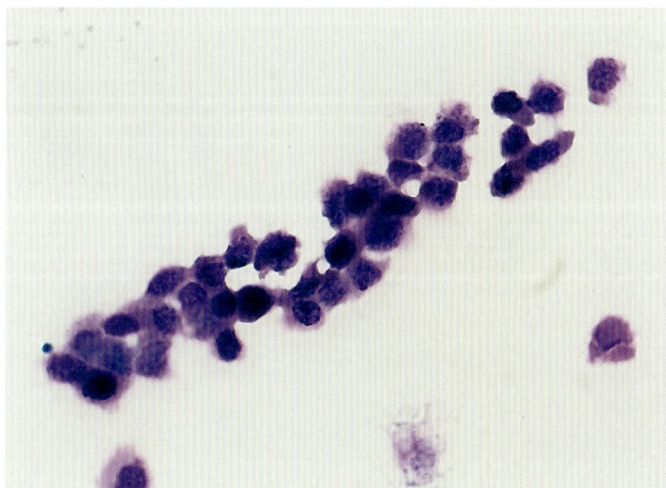

图 5-222 肾小管上皮细胞管型,管型内的细胞胞体不规则,单个核,胞质紫红色,与散在分布的肾小管上皮细胞着色相同(瑞-吉染色,×1 000)

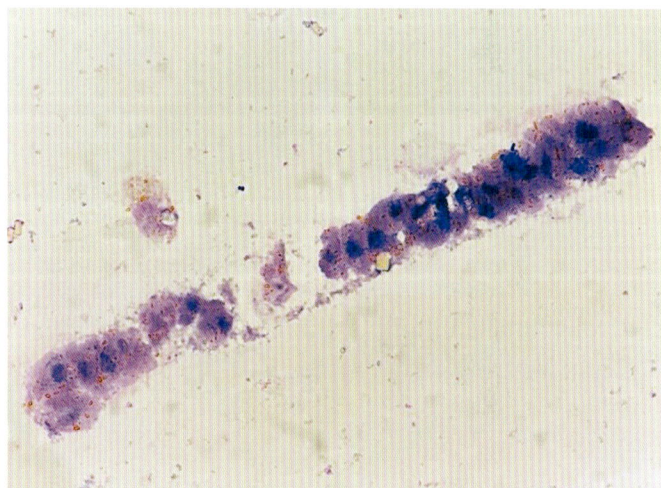

图 5-223 肾小管上皮细胞管型,其内的肾小管上皮细胞排列紧密,胞质内可见细小的胆红素结晶(瑞-吉染色,×1 000)

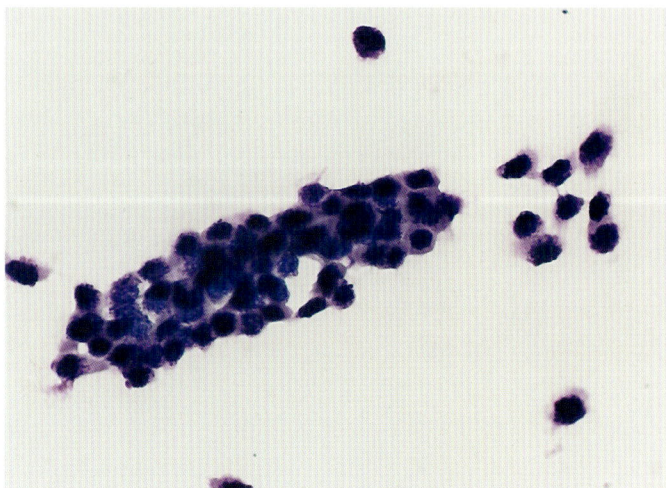

图 5-224 肾小管上皮细胞管型,管型内的细胞胞体不规则,排列紧密;来源于肾病综合征确诊病例(瑞-吉染色,×1 000)

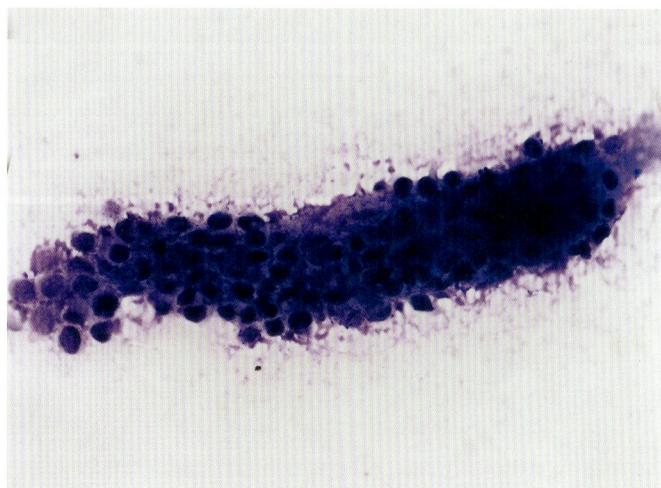

图 5-225 肾小管上皮细胞管型,管型内的细胞数量较多,排列紧密;来源于间质性肾炎确诊病例(瑞-吉染色,×1 000)

八、脂肪颗粒细胞管型

（一）形态特征

1. 未染色 脂肪颗粒细胞管型（fatty granular cell casts）是蛋白包裹数量不等的完整脂肪颗粒细胞形成的管型，细胞含量占管型体积的1/3以上。管型内的脂肪颗粒细胞体积比正常肾小管上皮细胞大，是肾小管上皮细胞重吸收脂肪或出现脂肪变性形成。因脂肪颗粒充满整个细胞，通常看不清细胞核。细胞内的脂肪颗粒大小不等、折光性较强，在低倍镜下观察颜色偏深，呈棕黄色或黄褐色，在高倍镜或油镜下观察脂肪颗粒呈淡黄色（图5-226～图5-229）。相差显微镜观察脂肪滴折光性强（图5-230、图5-231）；当管型内脂肪滴（胆固醇酯类）颗粒较大时，用偏振荧光显微镜观察可见"马耳他十字"结构。

2. 苏丹Ⅲ或油红O染色 根据染色时间的长短，着色深浅不一，经油红O染色脂肪颗粒（中性脂肪）呈橘黄色（图5-232）；苏丹Ⅲ染色脂肪颗粒（中性脂肪）呈橘红色（图5-233）。

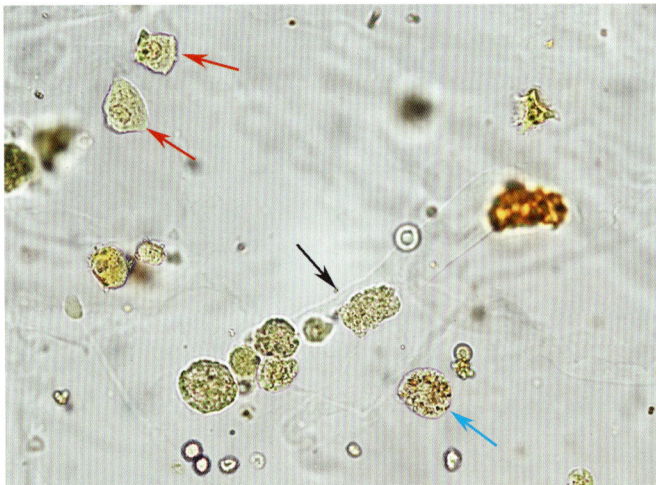

图5-226 脂肪颗粒细胞管型（黑箭所指）；红箭所指为典型的肾小管上皮细胞；蓝箭所指为含有胆红素结晶的肾小管上皮细胞（胆红素尿，未染色，×1 000）

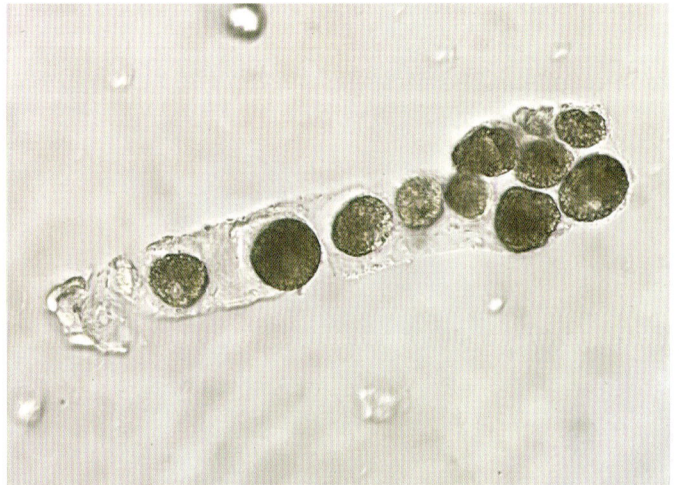

图5-227 脂肪颗粒细胞管型，基质透明，其内可见体积偏大的脂肪颗粒细胞；来源于肾病综合征确诊病例（未染色，×1 000）

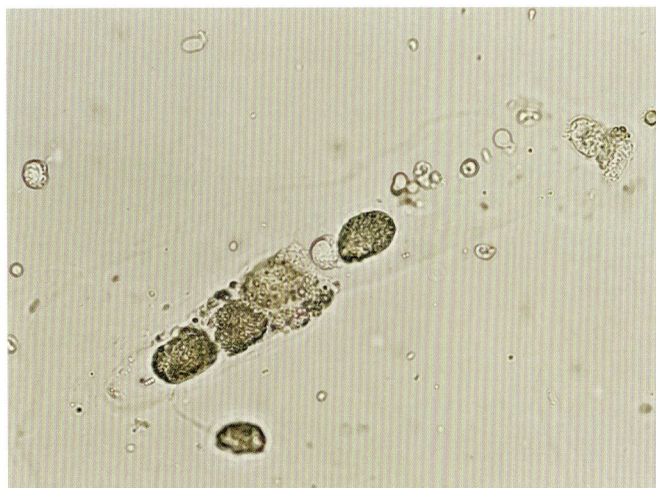

图5-228 脂肪颗粒细胞管型，管型内的脂肪颗粒细胞形态典型（未染色，×1 000）

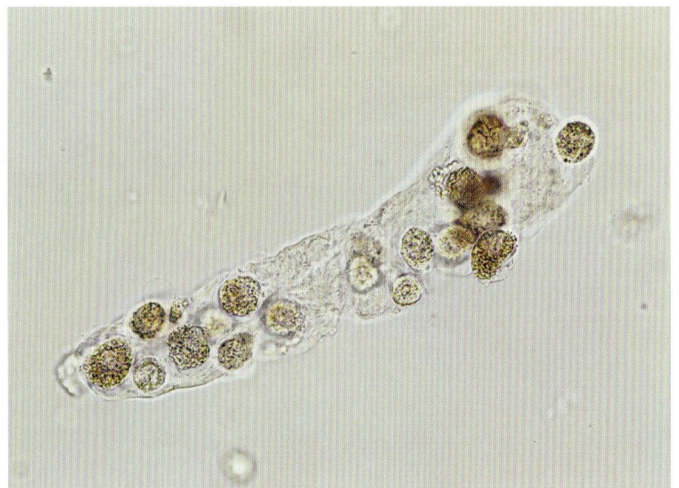

图5-229 脂肪颗粒细胞管型，管型内的细胞排列松散（未染色，×1 000）

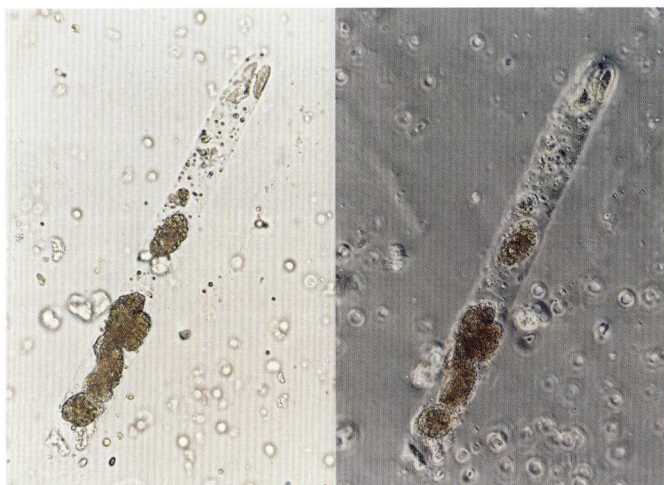

图 5-230 脂肪颗粒细胞管型,相差显微镜下管型基质结构清晰(未染色,明视野+相差显微镜镜检,×200)

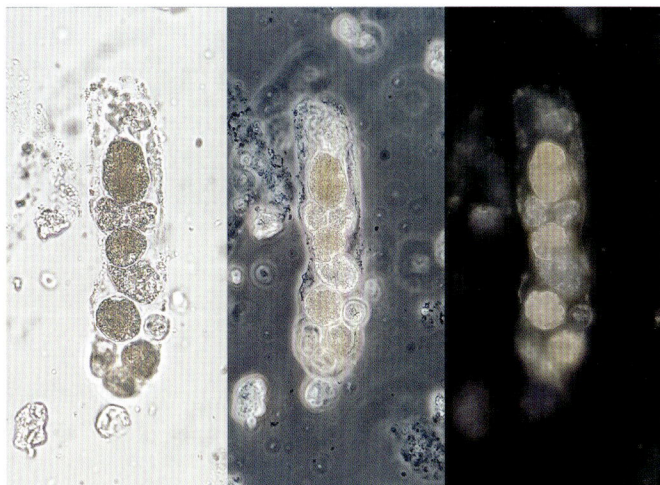

图 5-231 脂肪颗粒细胞管型,来源于肾病综合征确诊病例(未染色,明视野+相差显微镜镜检+暗视野,×400)

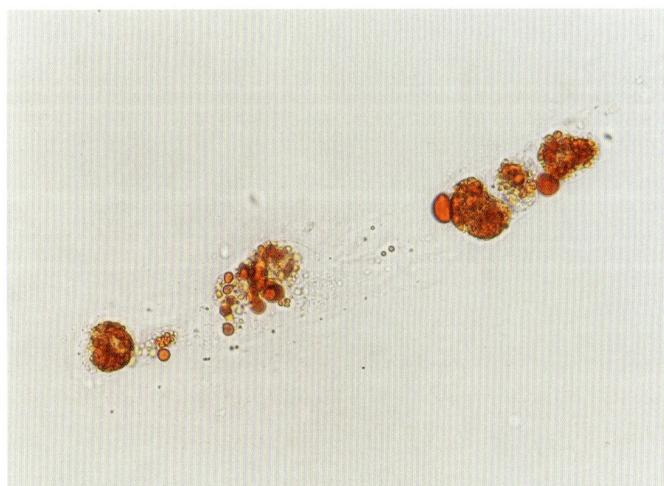

图 5-232 脂肪颗粒细胞管型,细胞内的脂肪颗粒呈橘黄色(油红 O 染色,×1 000)

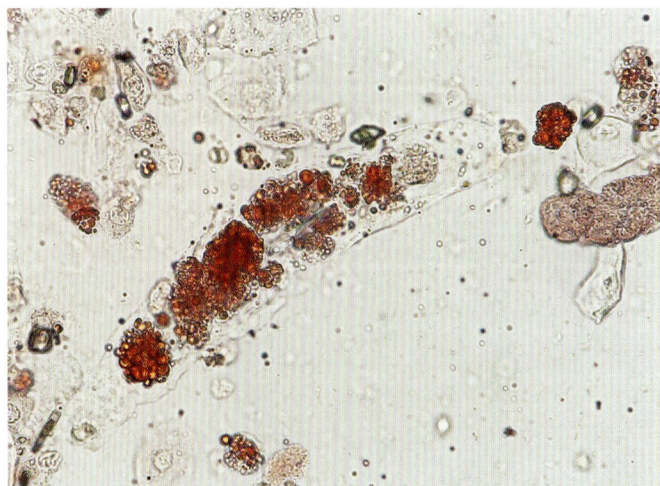

图 5-233 脂肪颗粒细胞管型,管型内可见完整的脂肪颗粒细胞,脂肪颗粒呈橘红色;背景可见散在分布的脂肪颗粒细胞(苏丹Ⅲ染色,×1 000)

3. **活体染色** 活体染色后细胞内的脂肪颗粒不着色。S 染色管型基质呈淡蓝色(图 5-234、图 5-235),其内的细胞体积偏大,排列紧密或松散。

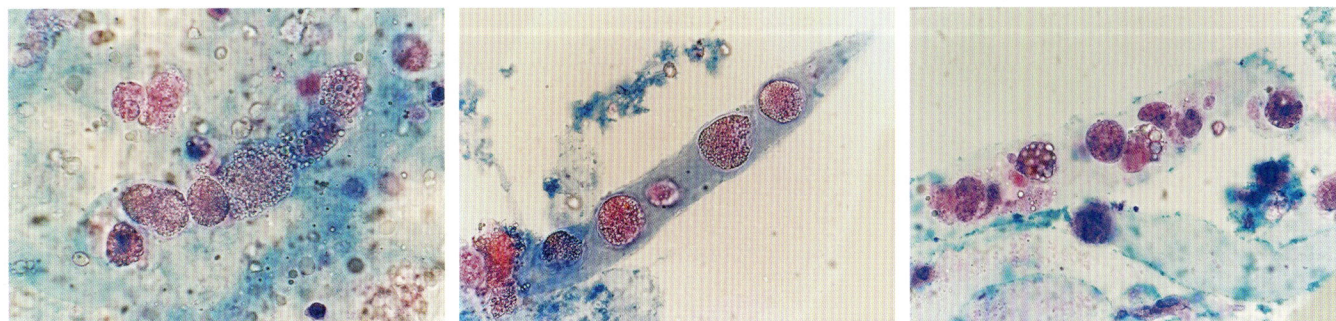

图 5-234 脂肪颗粒细胞管型(S 染色,×1 000)
管型基质透明,呈淡蓝色,其内的脂肪颗粒细胞体积偏大,脂肪颗粒不着色。

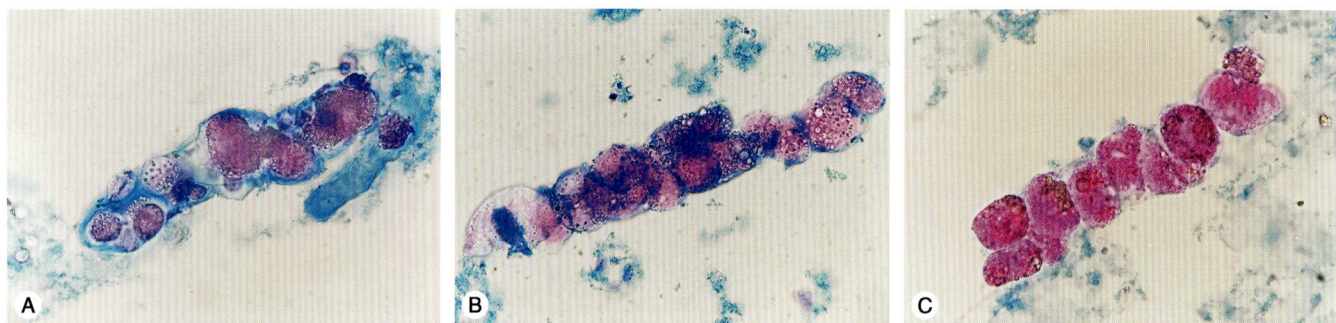

图 5-235 脂肪颗粒细胞管型（S 染色，×1 000）

A、B. 管型内的脂肪颗粒细胞大小不等，细胞内的脂肪颗粒不着色，呈淡黄色，来源于肾病综合征确诊病例；C. 管型内的脂肪颗粒细胞体积偏大，胞质内可见变性坏死颗粒，呈粉红色，脂肪颗粒大小不等，呈黄色。

SM 染色后的脂肪颗粒细胞管型基质呈粉红色，其内包含数量不等的脂肪颗粒细胞，细胞内的脂肪颗粒大小不一、不着色（图 5-236）。

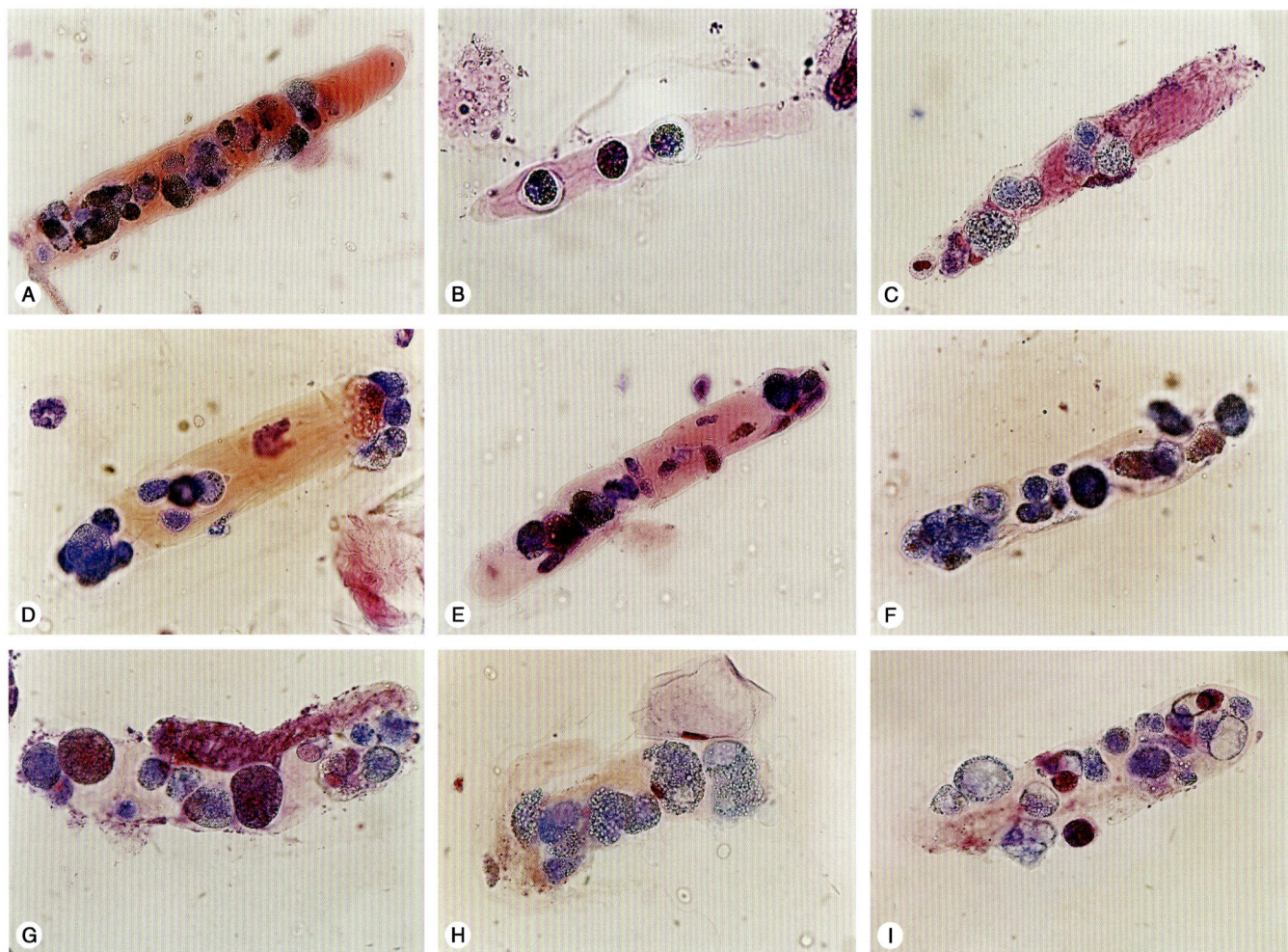

图 5-236 脂肪颗粒细胞管型（SM 染色，×1 000）

A、B. 管型基质透明，呈粉红色，细胞体积偏大，其内脂肪颗粒细小、均一，淡黄色，部分细胞碎裂，脂肪颗粒散在分布于管型内；C. 管型基质粉红色，可见少量典型的脂肪颗粒细胞和变性坏死的肾小管上皮细胞；D、E. 管型内的脂肪颗粒细胞大小不等，细胞内的脂肪颗粒不着色，呈淡黄色，来源于肾病综合征确诊病例；F. 管型内的细胞体积大小不等；G～I. 管型较宽大，基质内的细胞体积大小不等，部分细胞体积明显增大。

（二）与相似管型的鉴别

脂肪颗粒细胞管型与变性坏死的肾小管上皮细胞管型不易鉴别,前者基质内的细胞多呈球形,体积明显增大,其内的脂肪颗粒粗大,呈淡黄色,折光性强,苏丹Ⅲ或油红 O 染色细胞内中性脂肪呈橘黄色或橘红色,SM 染色或 S 染色脂肪颗粒不着色;变性的肾小管上皮细胞形态不规则,其内的变性颗粒呈灰白色,苏丹Ⅲ或油红 O 染色不着色,而 SM 染色或 S 染色极易着色。

（三）临床意义

健康人尿液中无脂肪颗粒细胞管型。若尿液出现该类管型伴有脂肪颗粒细胞,多见于肾病综合征、糖尿病肾病或其他慢性肾脏疾病等。当管型内的脂肪颗粒细胞破碎、崩解后,可形成脂肪管型,两者具有相同的临床意义。

九、诱饵细胞管型

（一）形态特征

诱饵细胞是肾小管上皮细胞或尿路上皮细胞感染多瘤病毒形成的一类细胞。当诱饵细胞在肾小管内被蛋白类物质包裹后即形成诱饵细胞管型。

管型内的诱饵细胞大小不等,部分细胞体积巨大,胞核染色质结构破坏,呈空泡样改变,核膜增厚,核内可见病毒包涵体。未染色时诱饵细胞不易鉴别,可使用活体染色鉴别。S 染色管型基质呈蓝色,诱饵细胞胞质呈紫红色,胞核空泡样改变,核膜及包涵体呈蓝色（图 5-237、图 5-238）。

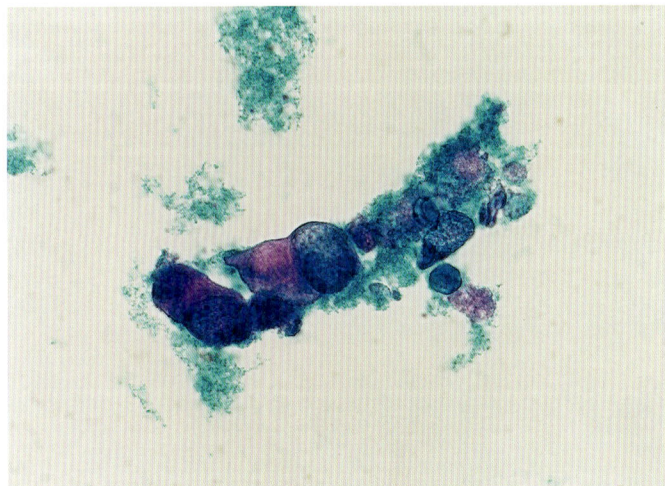

图 5-237 诱饵细胞管型,管型内可见比较典型的诱饵细胞;来源于肾移植术后长期服用免疫抑制剂患者的尿液（S 染色,×1 000）

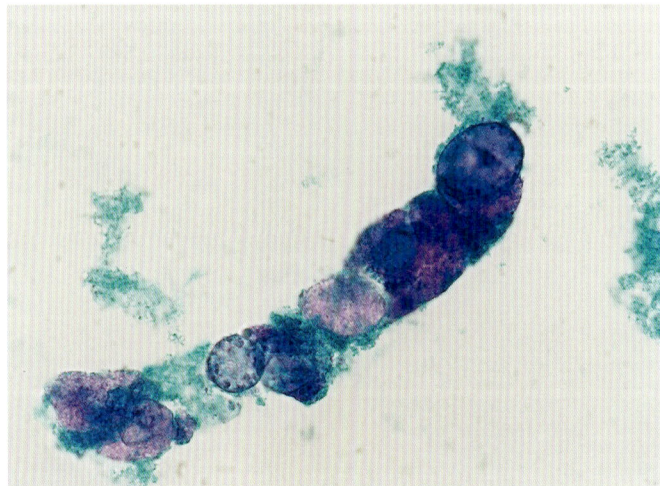

图 5-238 诱饵细胞管型,管型内的诱饵细胞体积明显增大,胞核呈空泡样,核膜增厚;来源于肾移植术后长期服用免疫抑制剂患者的尿液（S 染色,×1 000）

（二）临床意义

诱饵细胞管型是比较特殊的一类细胞管型,见于肾移植、骨髓移植患者因长期使用免疫抑制剂后感染多瘤病毒伴肾损伤。若尿液中出现此类管型,背景常见散在分布的诱饵细胞。

十、脂肪管型

（一）形态特征

1. 未染色　脂肪管型（fatty casts）内含有大小不一,数量不等脂肪颗粒。这些脂肪颗粒来源于游离脂肪滴、肾小管上皮细胞吞噬脂肪滴或肾小管上皮细胞脂肪变性崩解产生的脂肪滴。低倍镜观察，颗粒细小的脂肪管型与颗粒管型不易鉴别，颗粒管型内的颗粒大小不一，形态不规则，折光性弱；而脂肪颗粒使用高倍镜或油镜观察，呈小球形，无色或淡黄色，有较强的折光性（图 5-239）。

　　2. **相差显微镜、暗视野、偏振光显微镜镜检**　在相差显微镜或暗视野下观察，结构清晰，管型内的脂肪颗粒有较强的折光性（图 5-240～图 5-245）；偏振光显微镜是鉴别脂肪管型较理想的方法，较大的脂肪颗粒（胆固醇酯）在偏振光显微镜下观察可见"马耳他十字"结构（图 5-246、图 5-247）。

　　3. **苏丹Ⅲ染色或油红 O 染色**　油红 O 染色后管型内的中性脂肪呈黄色或橘黄色（图 5-248～图 5-250）；苏丹Ⅲ染色中性脂肪呈橘红色（图 5-251）。

　　4. **活体染色**　活体染色脂肪颗粒不着色，管型基质 SM 染色呈粉红色（图 5-252）；S 染色后，脂肪管型基质呈蓝色，其内的脂肪颗粒不着色（图 5-253、图 5-254）。

（二）临床意义

　　健康人尿液中无脂肪管型。多种肾脏疾病可以发现此类管型，如肾病综合征、类脂性肾病、亚急性肾小球肾炎、慢性肾小管肾炎、尿毒症及肾功能不全等，其中以肾病综合征最为常见。此外，严重的挤压伤导致的脂肪破坏也可出现脂肪管型。

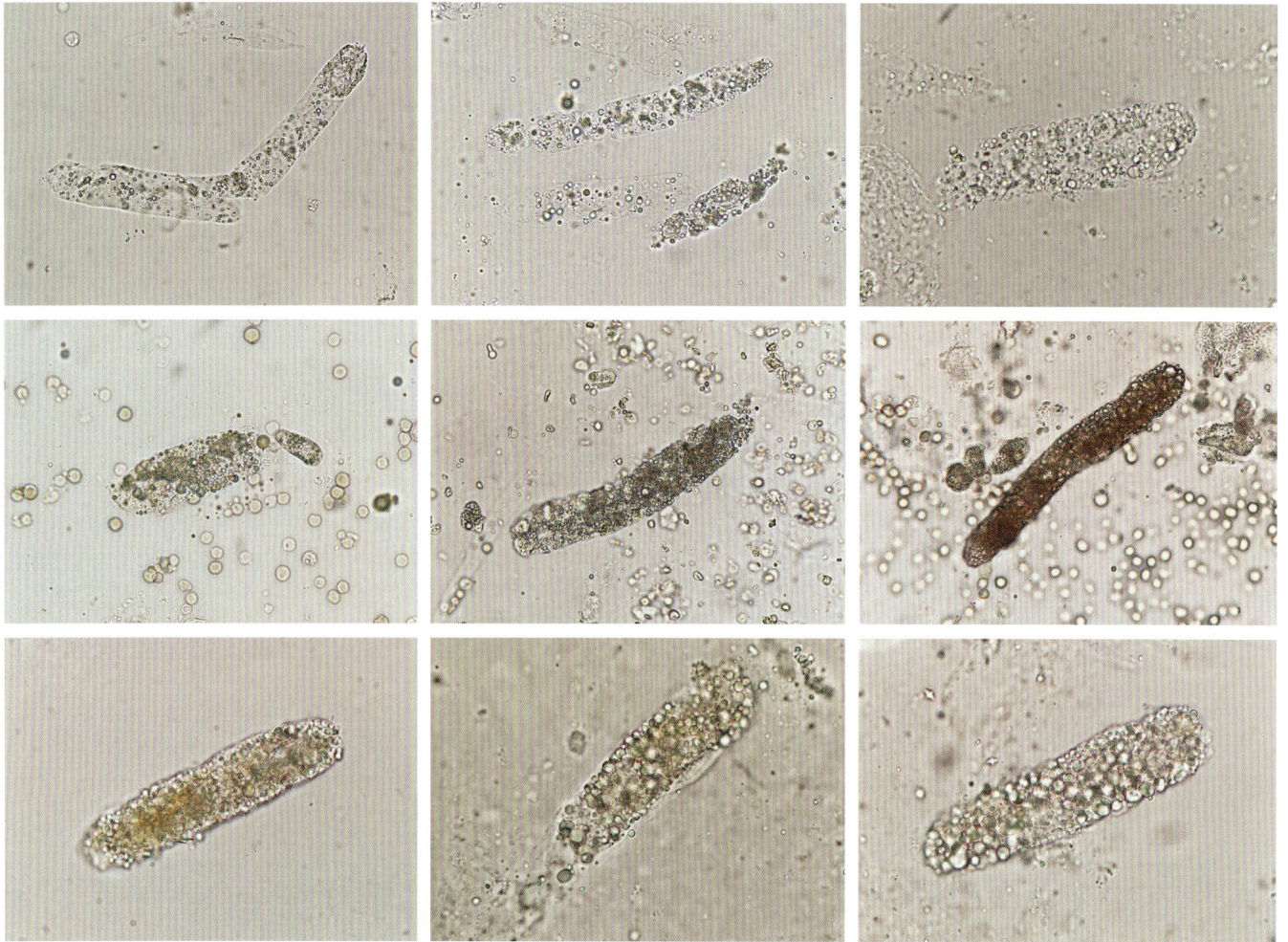

图 5-239　脂肪管型（未染色，×400）
管型粗细不同，基质透明，其内可见大小不一、数量不等的脂肪颗粒。

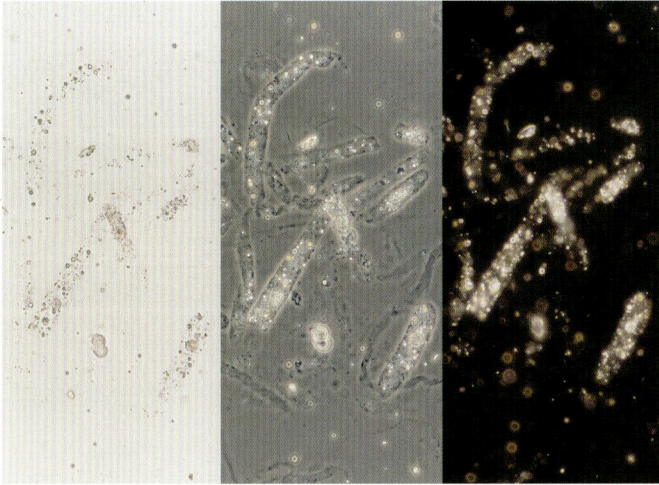

图 5-240 脂肪管型,基质透明,其内可见细小的脂肪颗粒(未染色,明视野+相差显微镜+暗视野,×400)

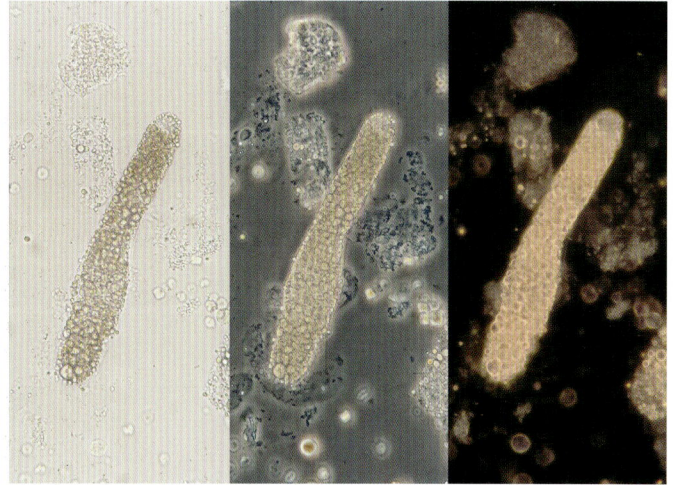

图 5-241 脂肪管型,基质内充满大小不一的脂肪颗粒(未染色,明视野+相差显微镜+暗视野,×400)

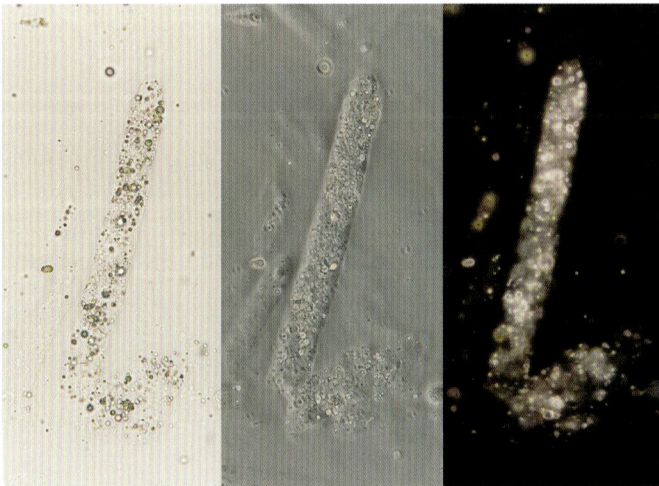

图 5-242 脂肪管型,基质透明,其内的脂肪颗粒呈小球形,淡黄色(未染色,明视野+相差显微镜+暗视野,×400)

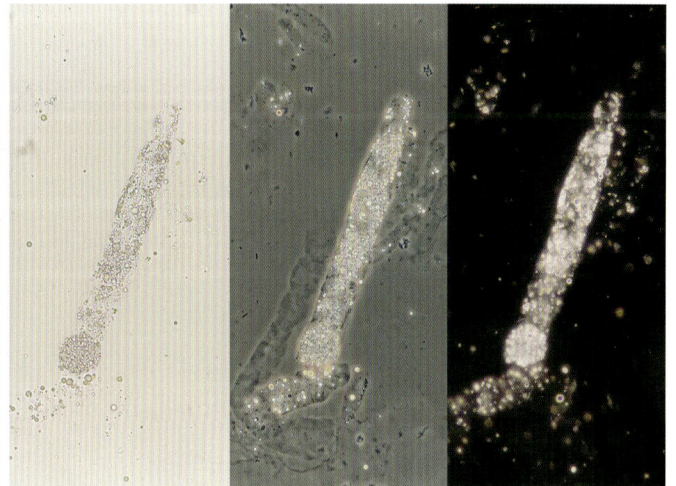

图 5-243 脂肪管型,来源于肾病综合征确诊病例(未染色,明视野+相差显微镜+暗视野,×400)

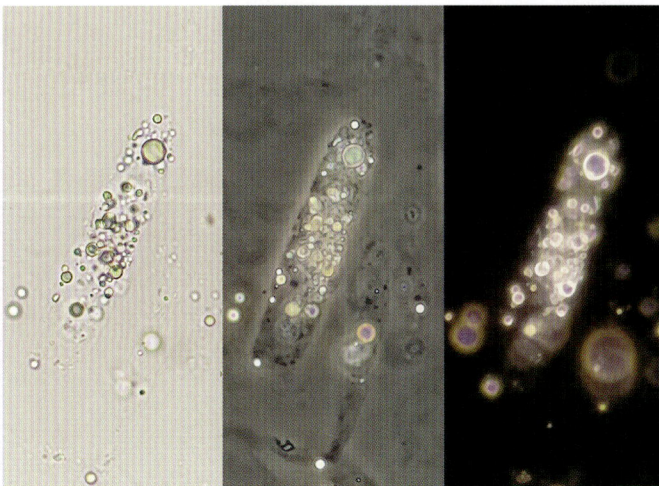

图 5-244 脂肪管型,管型内的脂肪颗粒大小不等,呈淡黄色;暗视野下脂肪颗粒折光性强(未染色,明视野+相差显微镜+暗视野,×400)

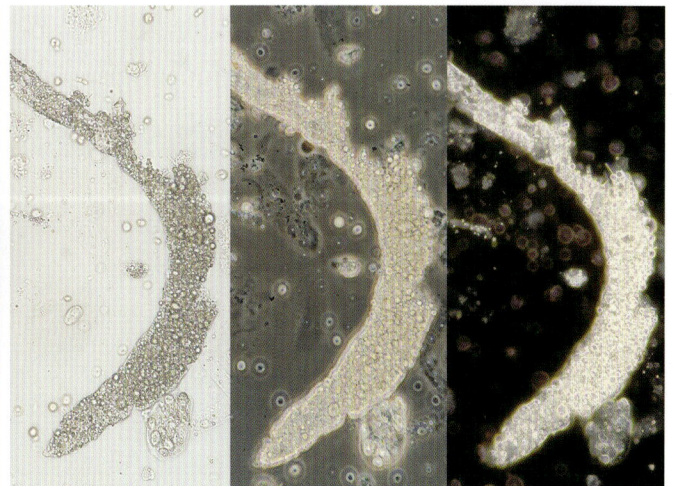

图 5-245 脂肪管型,较宽大,基质内的脂肪颗粒折光性强;来源于糖尿病肾病确诊病例(未染色,明视野+相差显微镜+暗视野,×400)

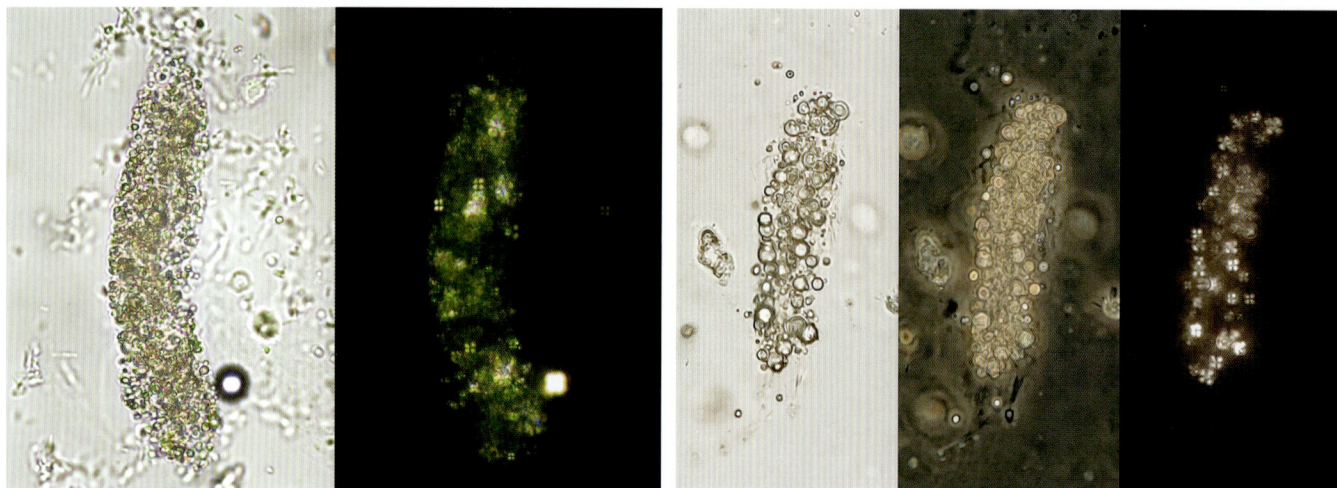

图 5-246 脂肪管型,管型内的脂肪颗粒大小不等,呈淡黄色,体积大的脂肪颗粒(胆固醇酯)可见"马耳他十字"结构(明视野+偏振光显微镜镜检,×1 000)

图 5-247 脂肪管型,管型内的脂肪颗粒大小不等,基质内的脂肪颗粒(胆固醇酯)可见"马耳他十字"结构(明视野+相差显微镜+偏振光显微镜镜检,×1 000)

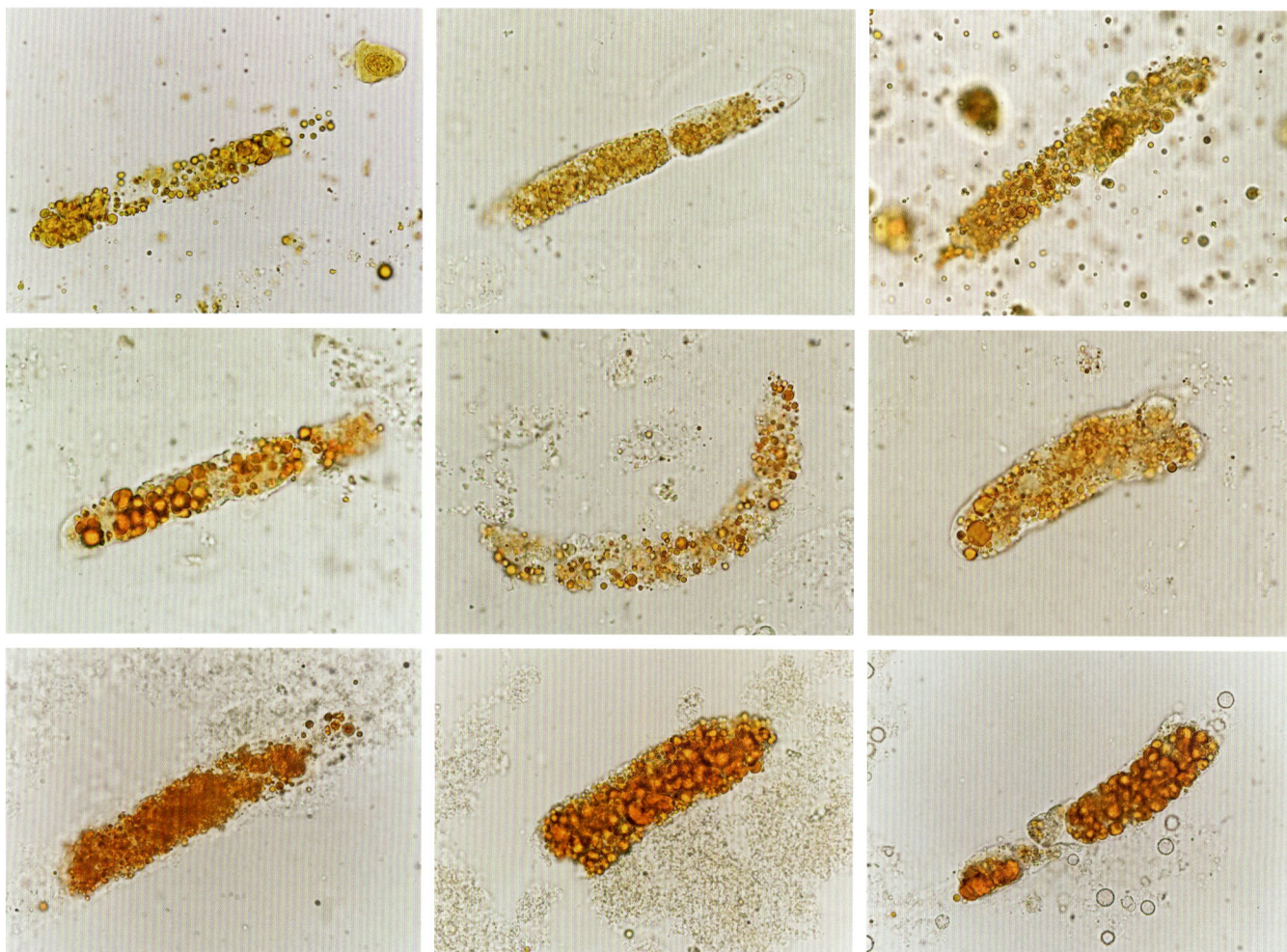

图 5-248 脂肪管型(油红 O 染色,×400)
管型内的脂肪颗粒数量不等、大小不一,散在或紧密排列,呈黄色或橘黄色。

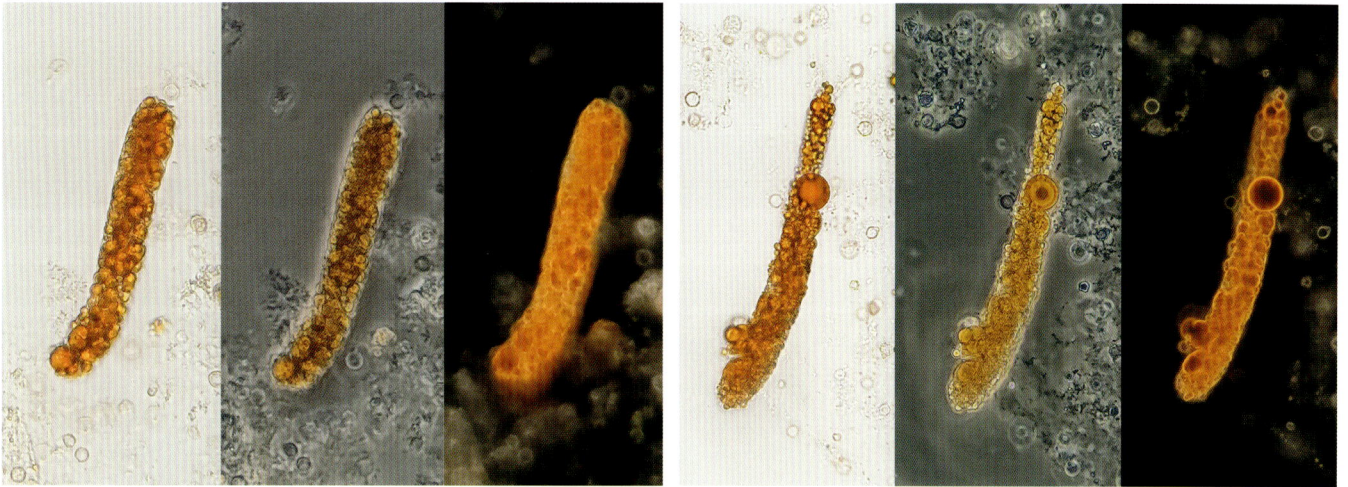

图 5-249 脂肪管型,管型内的脂肪颗粒排列紧密(油红 O 染色,明视野+相差显微镜检查+暗视野,×400)

图 5-250 脂肪管型,其内可见体积巨大的脂肪颗粒(油红 O 染色,明视野+相差显微镜检查+暗视野,×400)

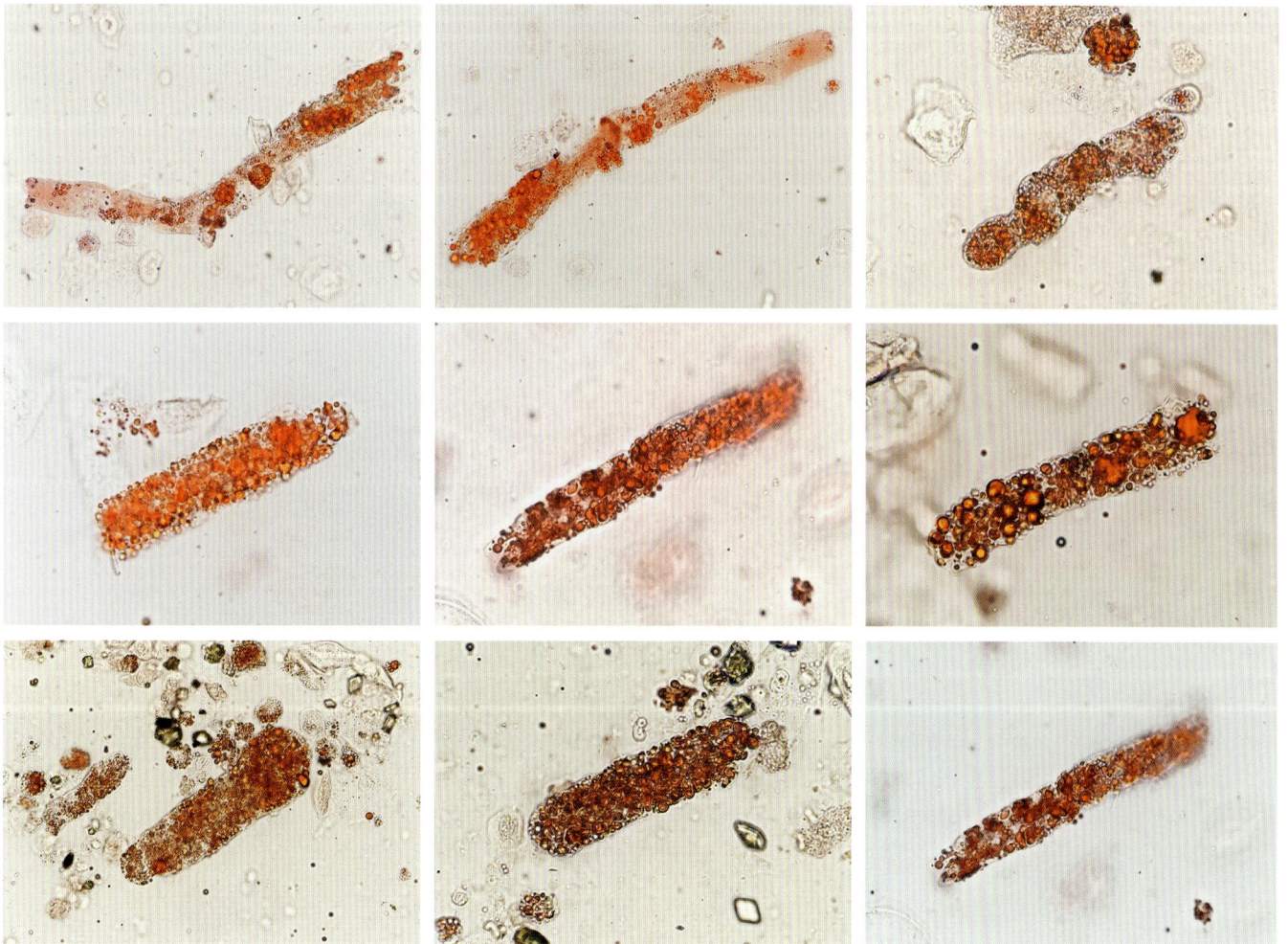

图 5-251 脂肪管型(苏丹Ⅲ染色,×400)
管型内的脂肪颗粒数量不等、大小不一,散在或紧密排列,呈橘红色。

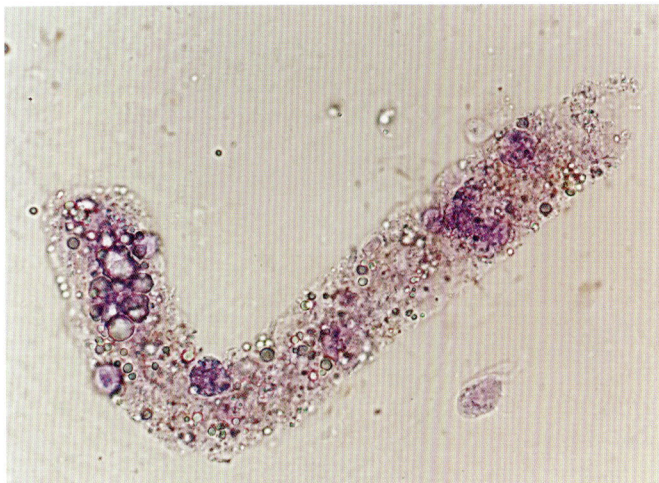

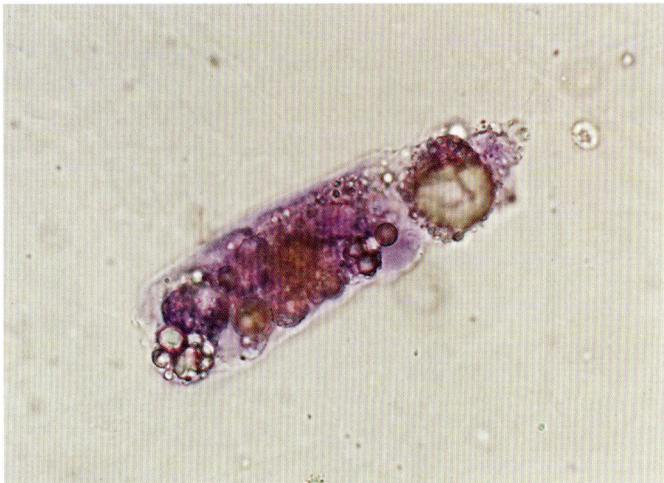

图 5-252 脂肪管型,基质呈淡粉色或粉红色,其内的脂肪颗粒大小不等,呈小球形,SM 染色不着色(SM 染色,×1 000)

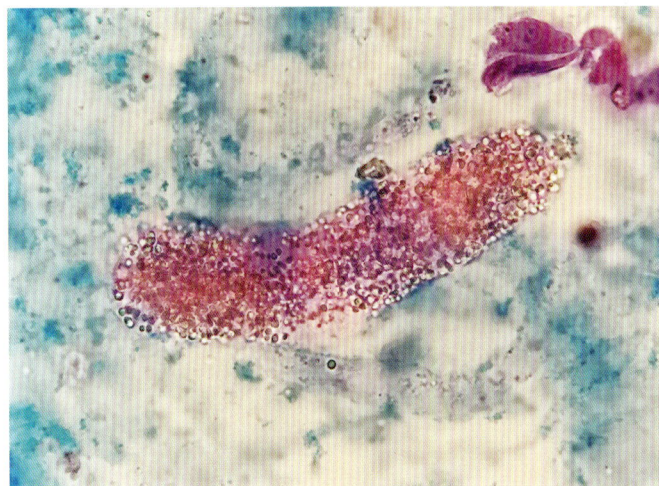

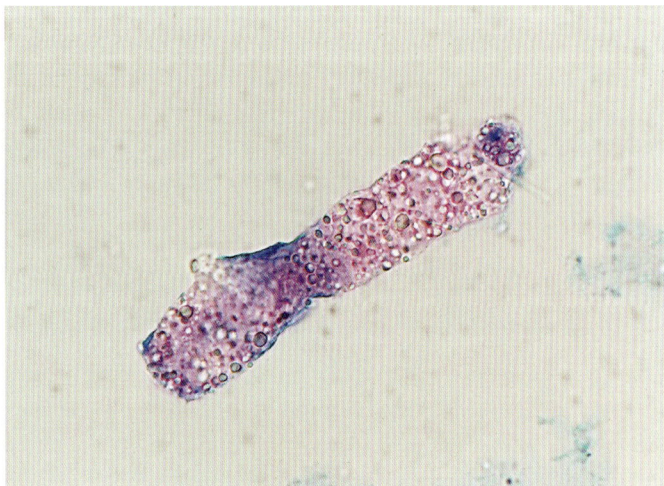

图 5-253 脂肪管型,基质内的脂肪颗粒细小,数量较多,呈淡黄色(S 染色,×1 000)

图 5-254 脂肪管型,基质内的脂肪颗粒不着色,呈小球形(S 染色,×1 000)

十一、宽大管型与窄小管型

(一)宽大管型

1. 形态特征

(1)未染色:当管型宽度在 50μm 以上,是一般管型的 2～6 倍,称为宽大管型或宽幅管型(broad casts)。该类管型来自破损扩张的肾小管、集合管和乳头管;也可因肾小管阻塞,其内的管型发生堆积或折叠形成。管型内包含各种颗粒、细胞或结晶等成分(图 5-255～图 5-270)。

(2)活体染色 与同类管型的基质和内容物着色效果相同(图 5-271～图 5-278)。

2. 临床意义 尿液出现宽大管型多见于肾脏疾病晚期或肾功能衰竭,提示预后不良,故又称肾衰竭管型。多见于急性肾损伤患者多尿早期、输血后溶血反应导致急性肾损伤、挤压伤综合征、大面积烧伤后急性肾损伤、慢性肾炎晚期(尿毒症)等。若宽大管型来自受损扩张的肾小管,其形成表明肾脏局部存在严重尿潴留。

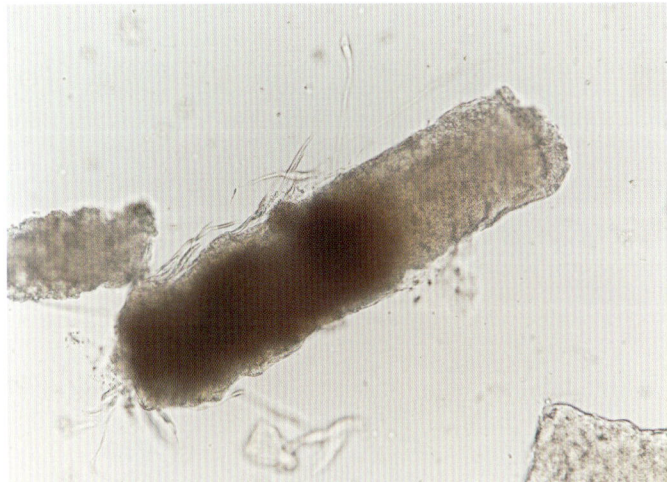

图 5-255 宽大管型,具有颗粒管型基质,呈深棕色(未染色,×400)

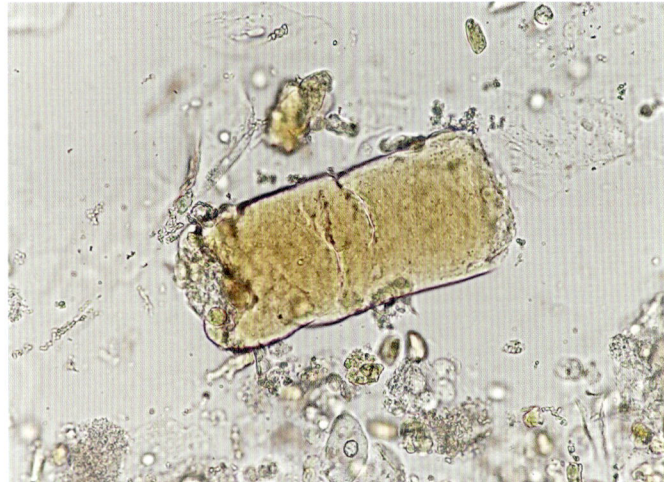

图 5-256 宽大管型,具有蜡样管型基质(未染色,×400)

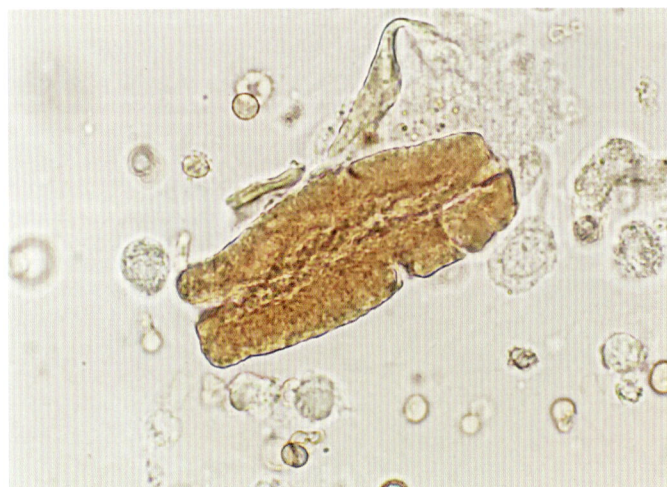

图 5-257 宽大血红蛋白管型,橘红色,基质均质化(未染色,×400)

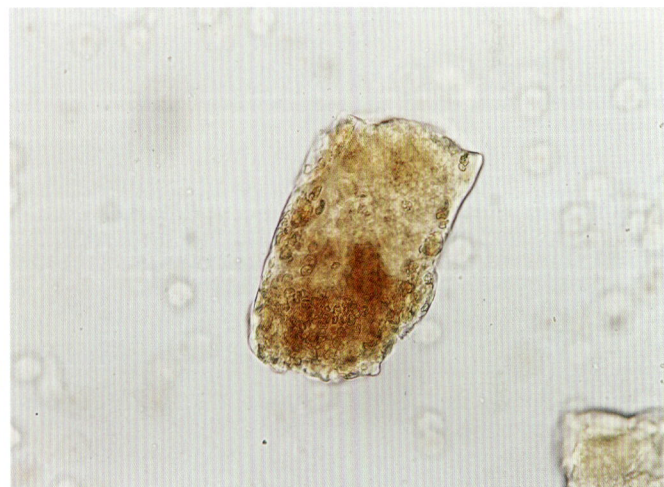

图 5-258 宽大红细胞管型,基质内可见大量影红细胞(未染色,×400)

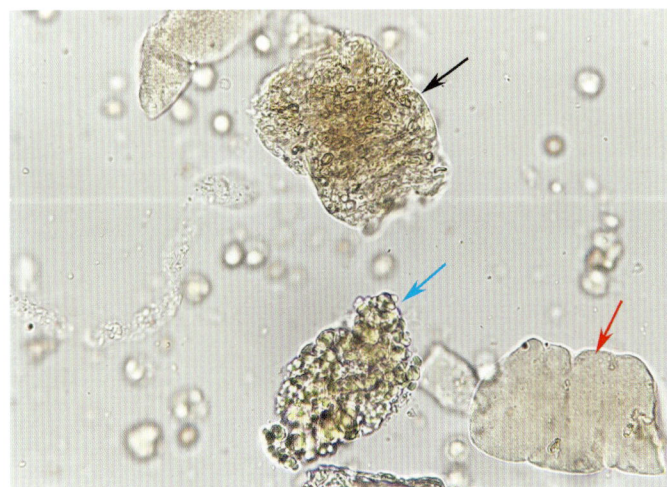

图 5-259 宽大红细胞管型(黑箭所指),宽大蜡样管型(红箭所指),宽大蛋白管型(蓝箭所指)(未染色,×400)

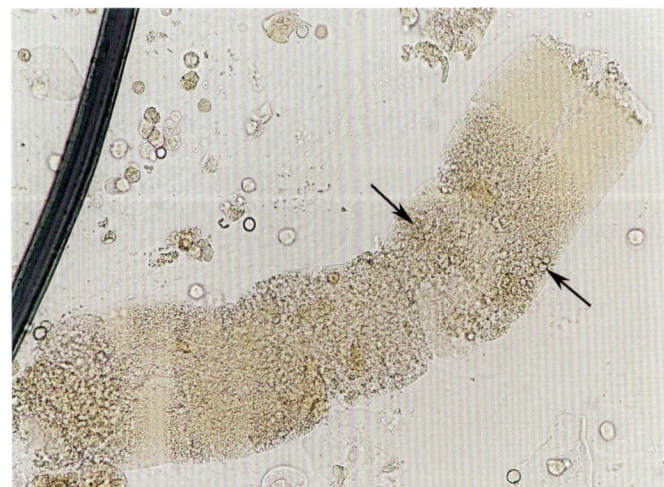

图 5-260 宽大管型,宽度超过 50μm,基质内可见颗粒及红细胞(箭头所指)(未染色,×400)

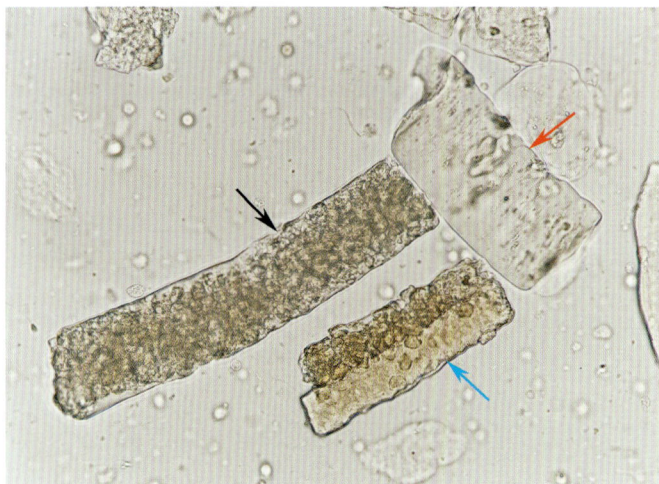

图 5-261 宽大颗粒管型(黑箭所指),宽大蜡样管型(红箭所指),重叠管型(蓝箭所指);来源于慢性肾病确诊病例(未染色,×400)

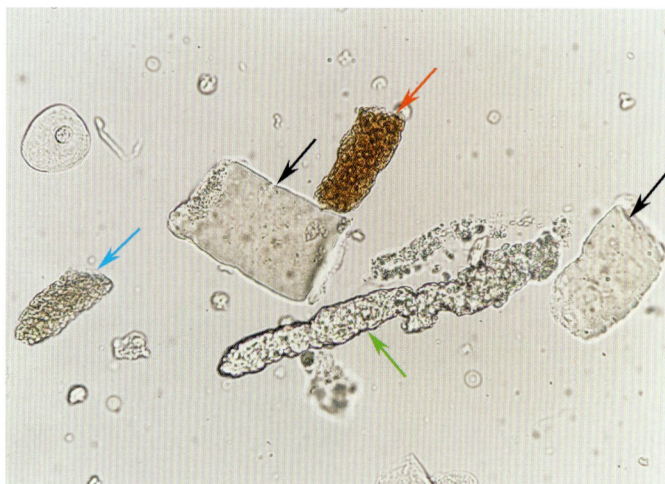

图 5-262 宽大管型(黑箭所指),血液管型(红箭所指),蛋白管型(绿箭所指),颗粒管型(蓝箭所指);来源于慢性肾衰确诊病例(未染色,×400)

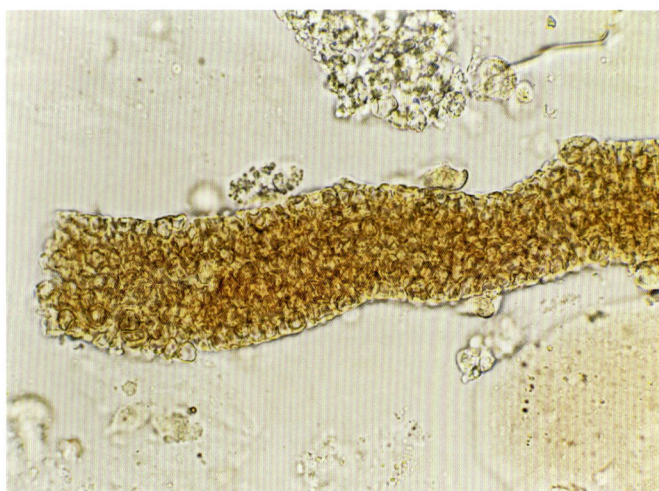

图 5-263 宽大红细胞管型,管型呈橘红色,其内可见大量影红细胞(未染色,×400)

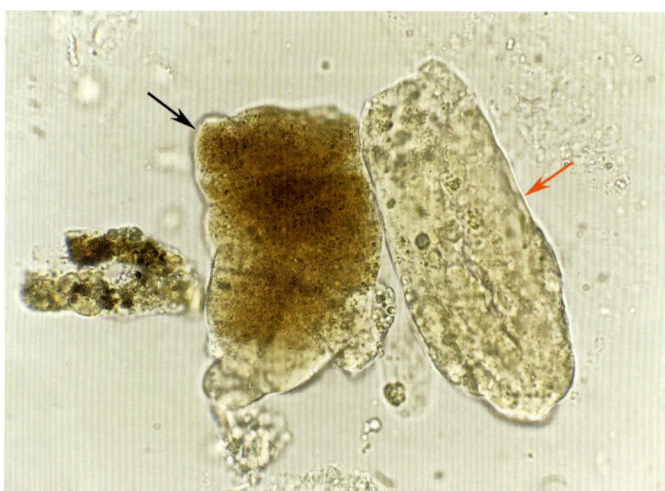

图 5-264 宽大血红蛋白管型(黑箭所指),宽大蜡样管型(红箭所指)(未染色,×400)

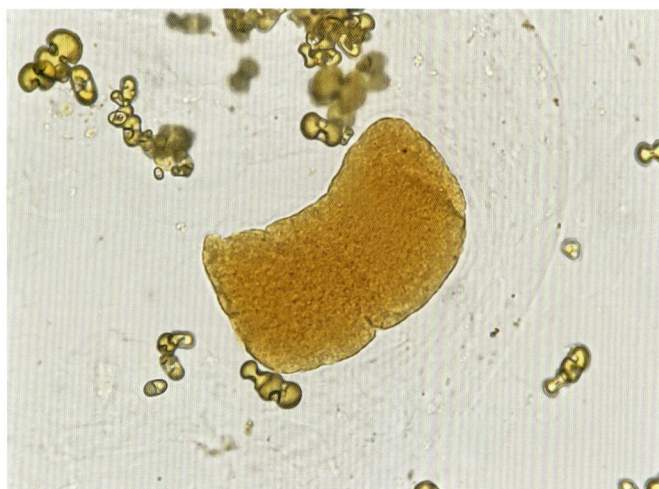

图 5-265 宽大蜡样管型,胆红素尿中管型呈深黄色;背景可见大量黄染的草酸钙结晶(未染色,胆红素尿,×400)

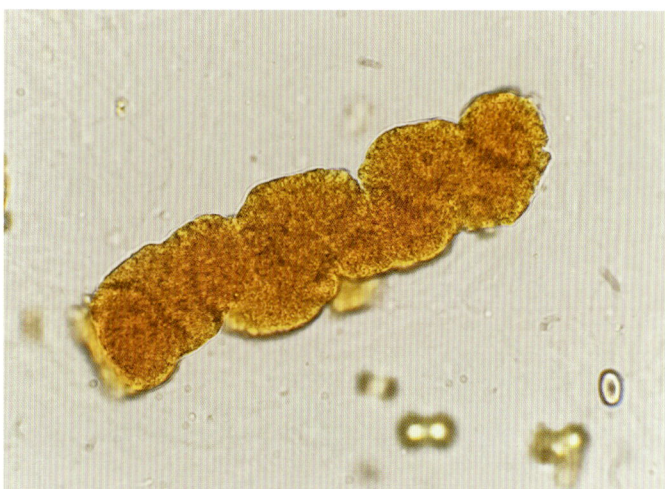

图 5-266 宽大蜡样管型,管型从颗粒管型向蜡样管型过渡阶段(未染色,胆红素尿,×400)

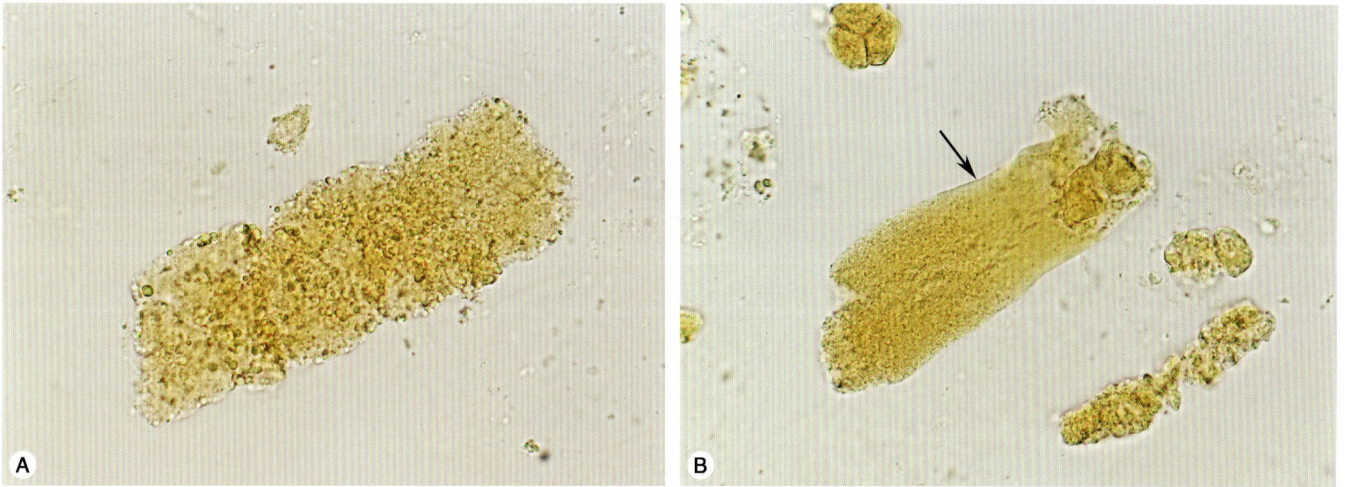

图 5-267 宽大管型：A. 宽大颗粒管型，其内可见大小不一的颗粒；B. 宽大蜡样管型；来源于肾病综合征确诊病例（未染色，×400）

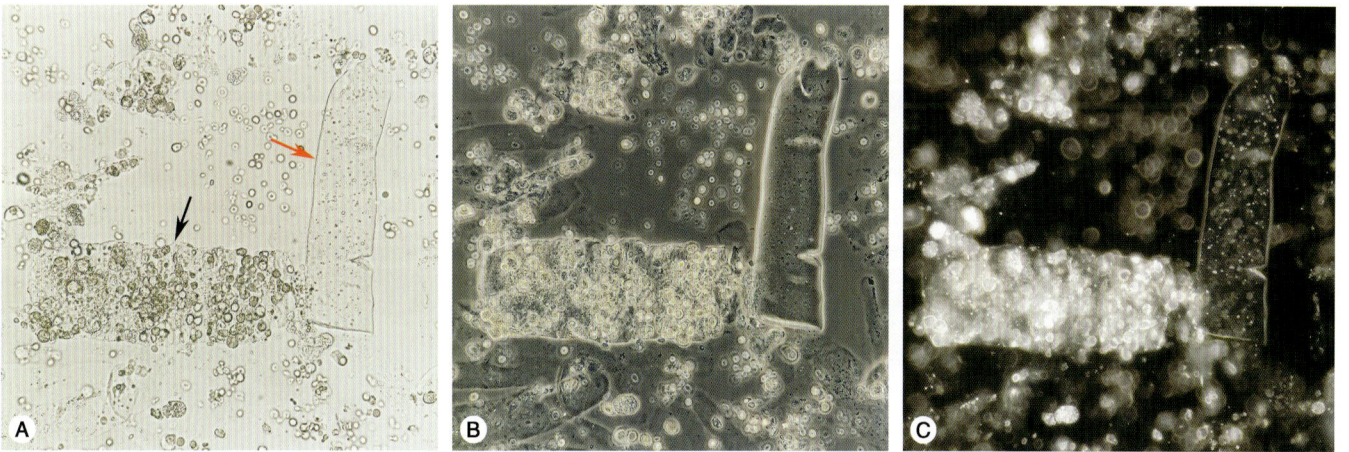

图 5-268 宽大管型（×400）：A. 宽大白细胞管型（黑箭所指），宽大蜡样管型（红箭所指）（明视野）；B. 相差显微镜观察，管型结构清晰（相差显微镜）；C. 管型内的白细胞折光性强（暗视野）。

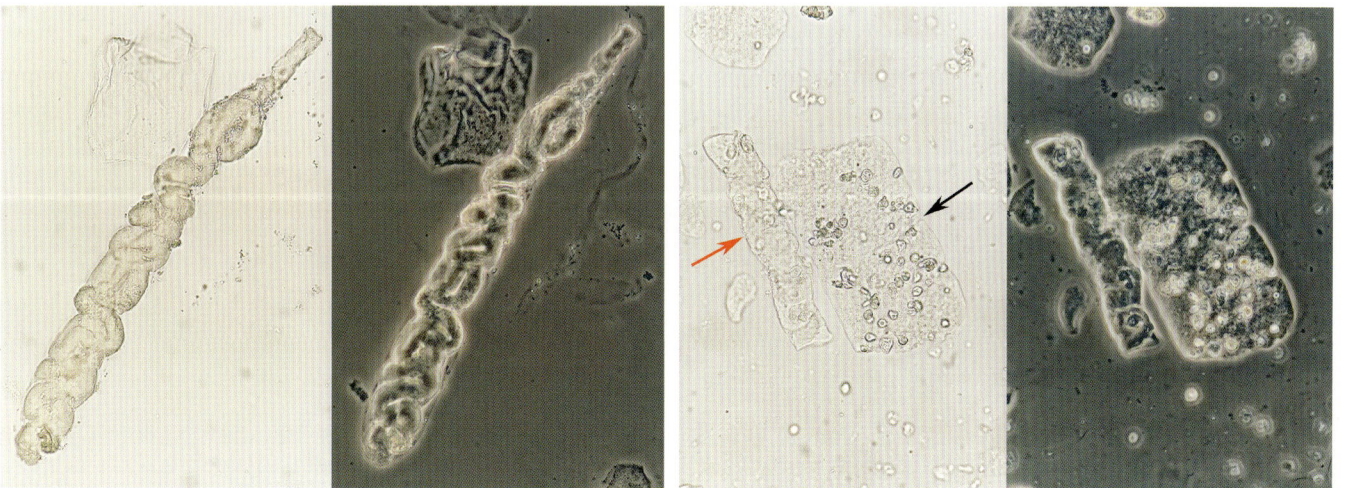

图 5-269 宽大蜡样管型，管型扭曲、折叠，相差显微镜下结构清晰，边缘有折光性（未染色，×200）

图 5-270 宽大管型（黑箭所指），其内可见大量白细胞；蜡样管型（红箭所指）（未染色，×400）

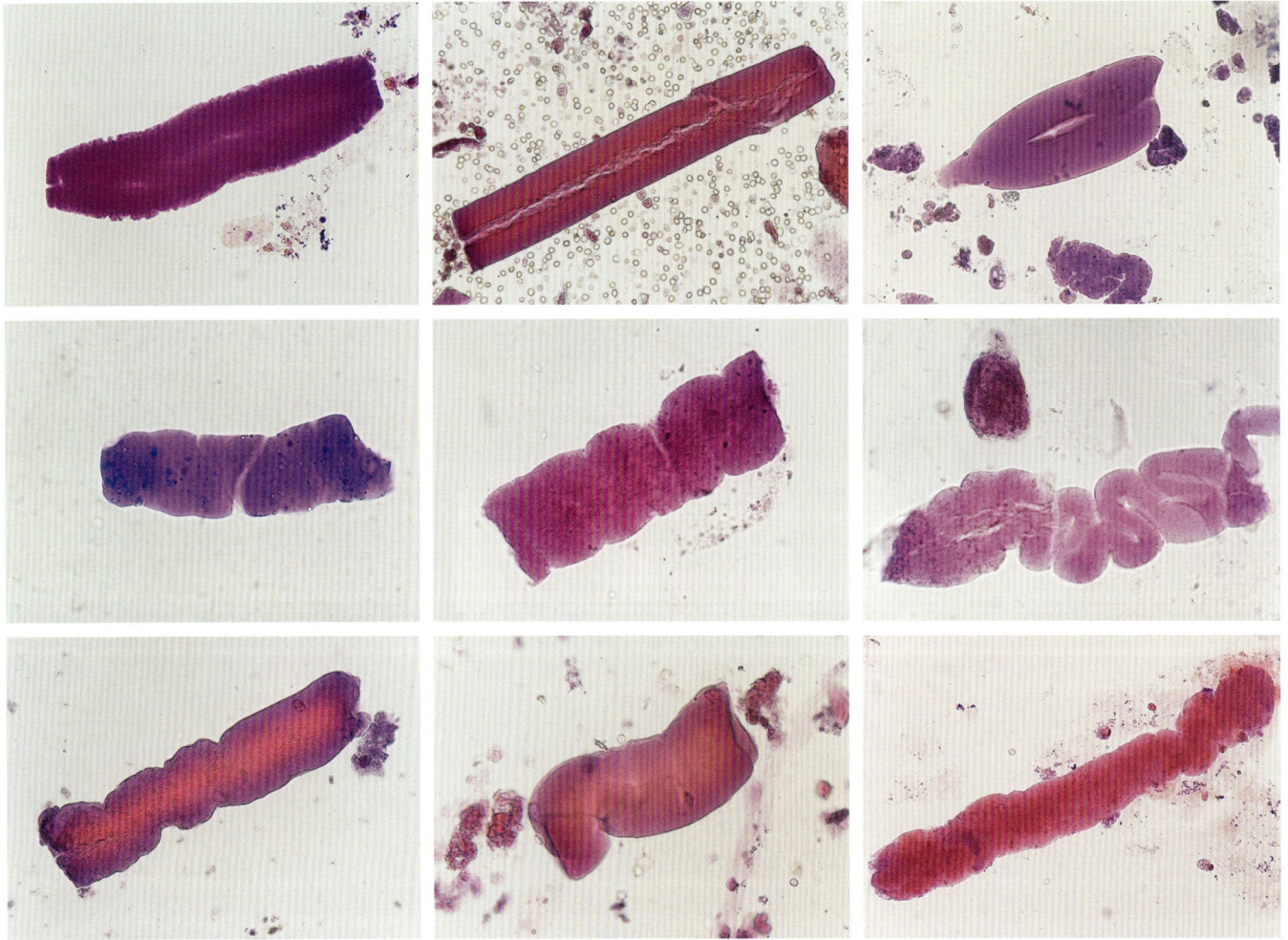

图 5-271 宽大蜡样管型（SM 染色，×400）
管型宽大，超过 50μm，形态各异，基质厚重、均质化，受尿液 pH 影响，着色略有区别。

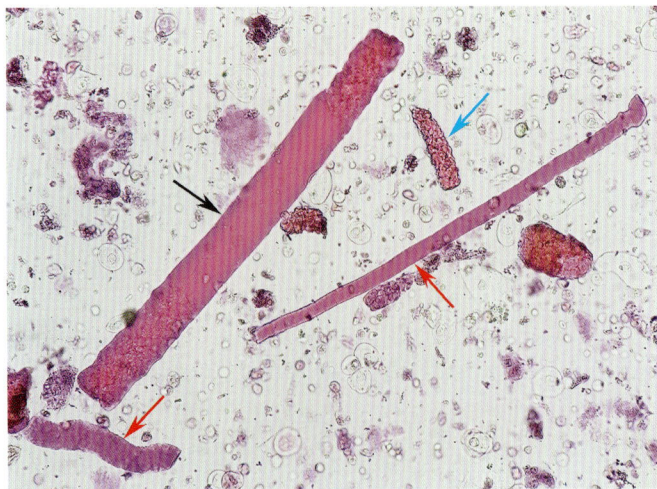

图 5-272 宽大管型（黑箭所指），蜡样管型（红箭所指），蛋白管型（蓝箭所指）；来源于肾病综合征确诊病例（SM 染色，×200）

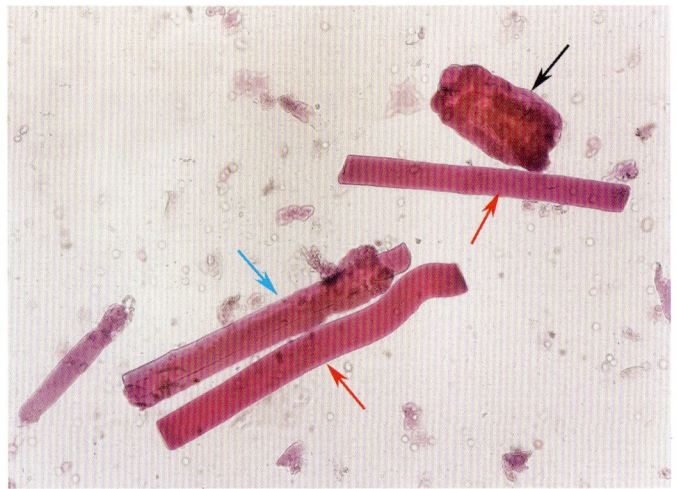

图 5-273 宽大管型（黑箭所指），蜡样管型（红箭所指），重叠管型（蓝箭所指）；来源于 IgA 肾病确诊病例（SM 染色，×200）

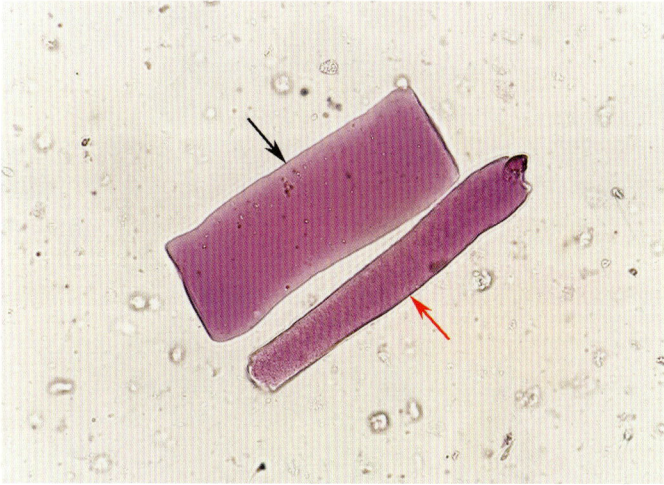

图 5-274　宽大管型（黑箭所指），蜡样管型（红箭所指）；来源于紫癜性肾炎确诊病例（SM 染色，×400）

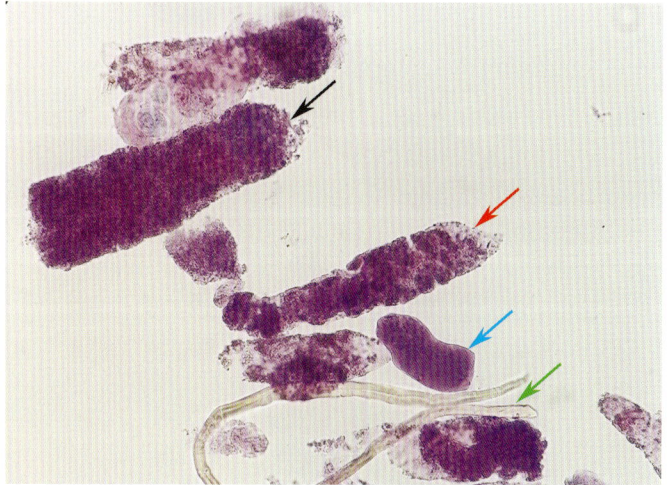

图 5-275　宽大管型（黑箭所指），颗粒管型（红箭所指），蜡样管型（蓝箭所指），纤维丝（绿箭所指）；来源于 IgA 肾病确诊病例（SM 染色，×400）

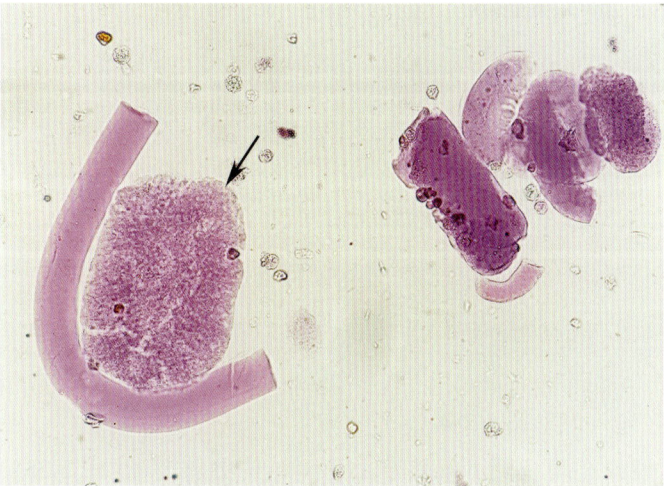

图 5-276　宽大管型（黑箭所指）；慢性肾功能衰竭确诊病例（SM 染色，×400）

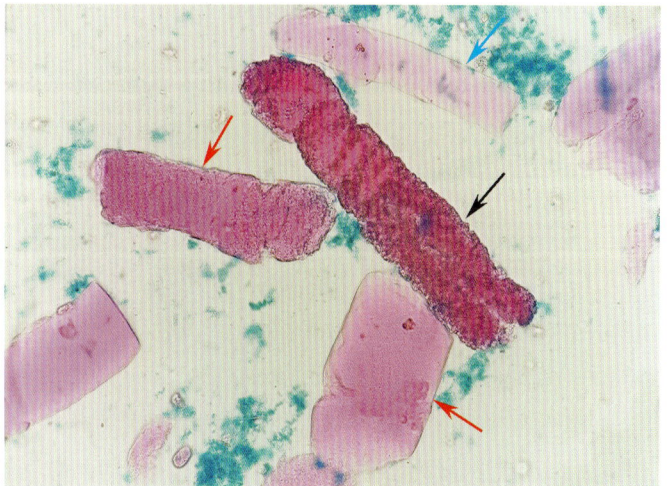

图 5-277　宽大颗粒管型（黑箭所指），宽大蜡样管型（红箭所指），蜡样管型（蓝箭所指）；来源于 Goodpasture 综合征确诊病例（S 染色，×400）

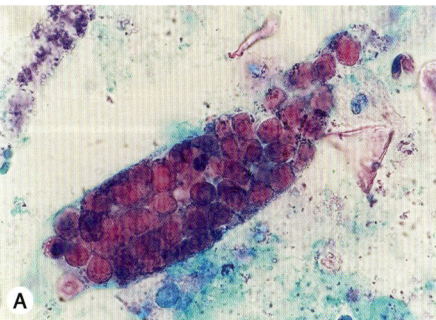

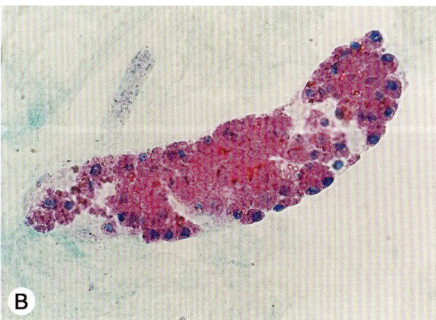

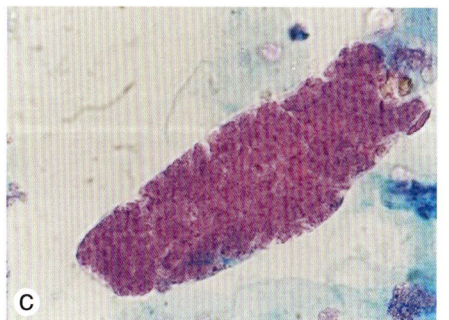

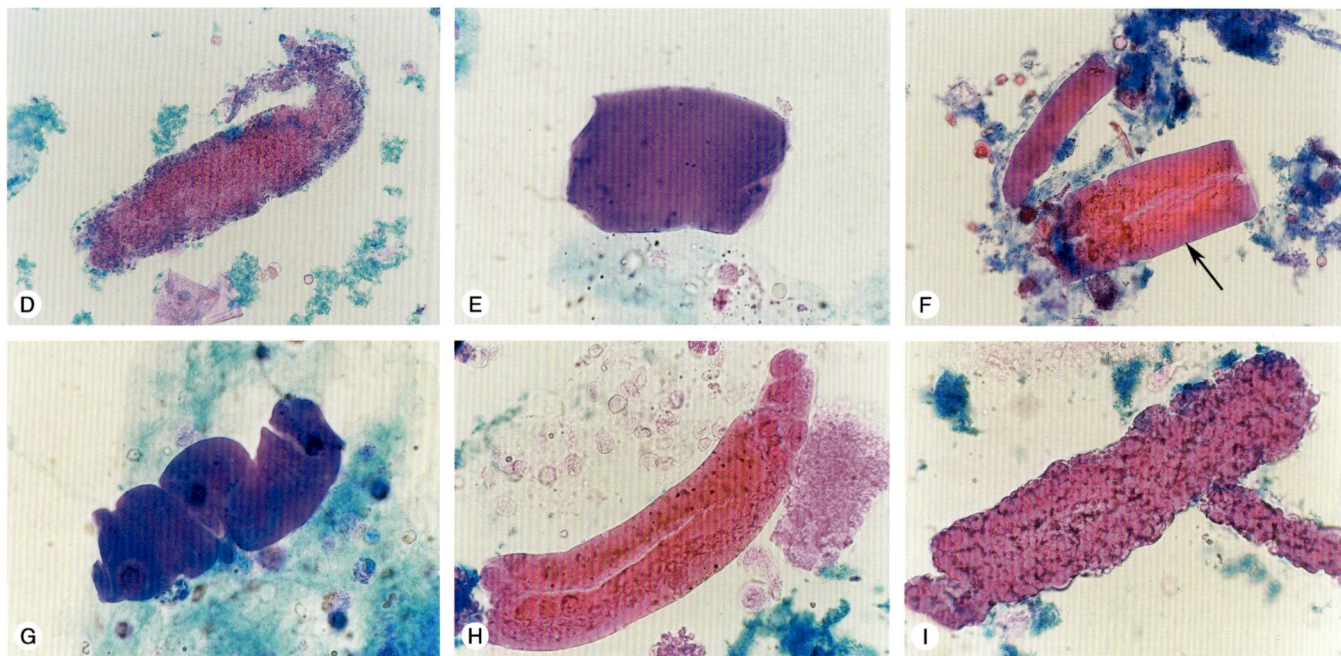

图 5-278 宽大管型（S 染色，×400）

A、B. 宽大的肾小管上皮细胞管型；C、D. 宽大颗粒管型；E～H. 宽大蜡样管型；I. 宽大蛋白管型。

（二）窄小管型

1. 形态特征

（1）未染色：管型宽度不超过 15μm，称为窄小管型或细小管型（tiny casts），以窄小的蜡样管型最为多见，未染色时与蜡样管型有相同的基质（图 5-279～图 5-282）。在实际工作中，可以根据背景中的红细胞或白细胞作为参照，或与正常宽度的管型对比，大致评估管型的宽度。

（2）活体染色：该类管型容易着色，染色效果同蜡样管型（图 5-283、图 5-284）。

（3）暗视野显微镜或相差显微镜观察：使用相差显微镜或在暗视野下观察窄小管型结构更加清晰（图 5-285、图 5-286）。

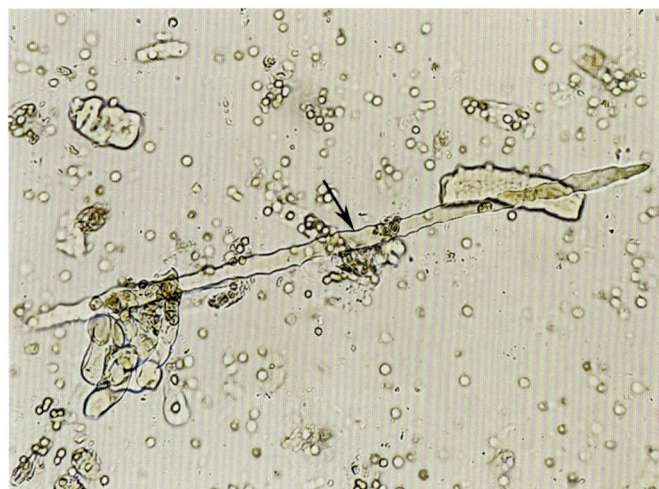

图 5-279 窄小管型（箭头所指），与蜡样管型有相同的基质，管型宽度不超过 15μm（未染色，×200）

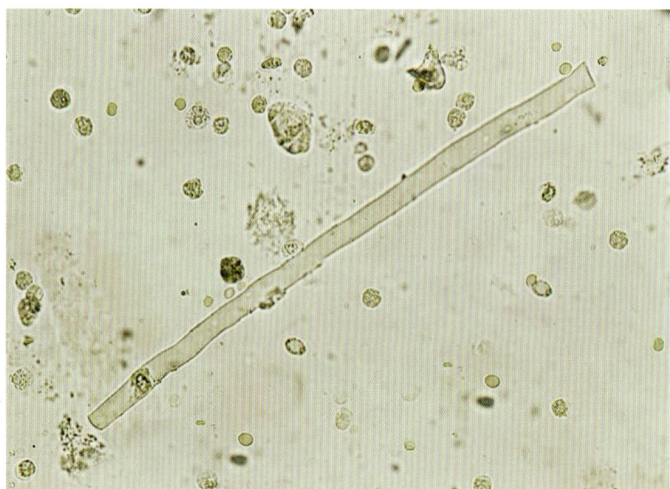

图 5-280 窄小管型，与背景中的白细胞比较，该管型宽度不超过 15μm（未染色，×400）

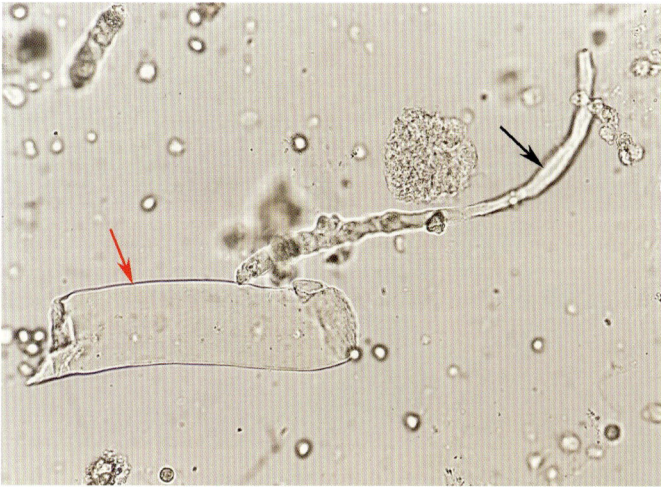

图 5-281 窄小管型（黑箭所指），管型细小，与背景中的宽幅管型（红箭所指）形成对比；来源于慢性肾衰竭确诊病例（未染色，×400）

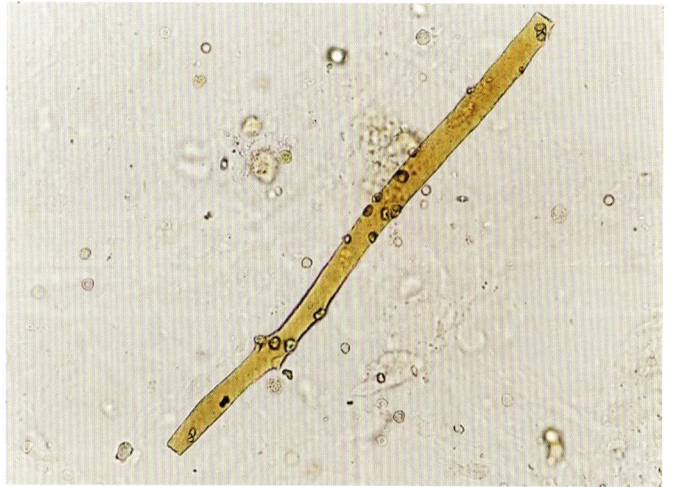

图 5-282 窄小管型，管型细小，基质黄染，包裹少量草酸钙结晶（胆红素尿，未染色，×400）

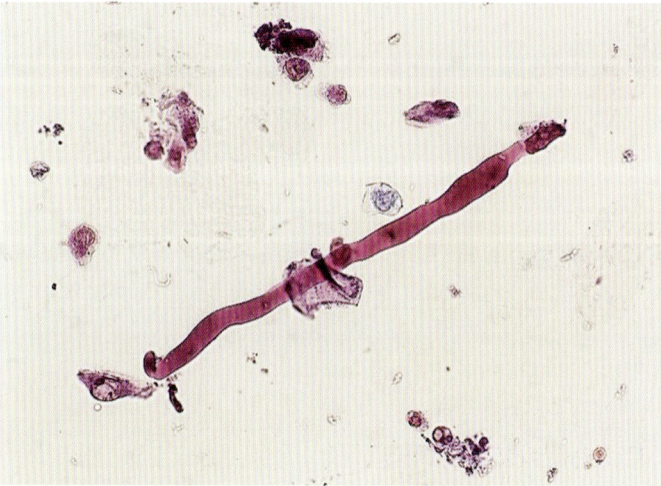

图 5-283 窄小蜡样管型，基质均质化，活体染色易着色（SM 染色，×400）

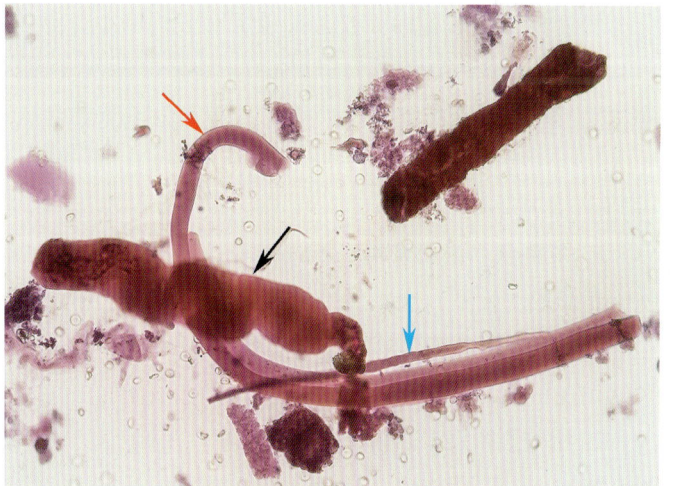

图 5-284 窄小管型（蓝箭所指），宽大管型（黑箭所指），蜡样管型（红箭所指）；来源于 IgA 肾病确诊病例（SM 染色，×200）

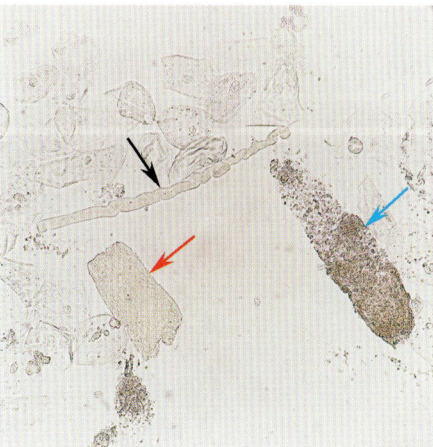

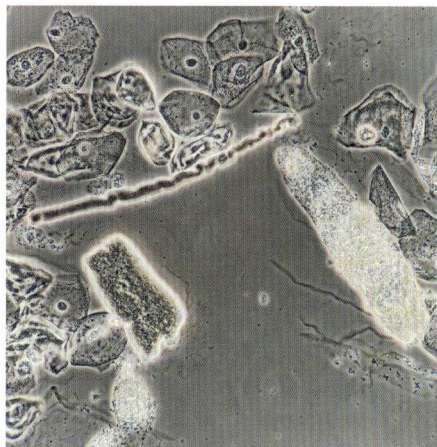

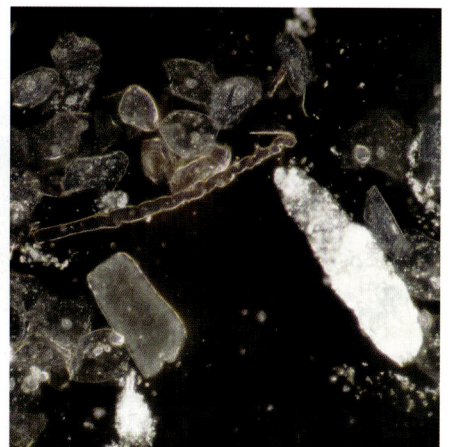

图 5-285 窄小管型（黑箭所指）；宽大蜡样管型（红箭所指）；宽大颗粒管型（蓝箭所指）（未染色，明视野＋相差显微镜＋暗视野，×400）

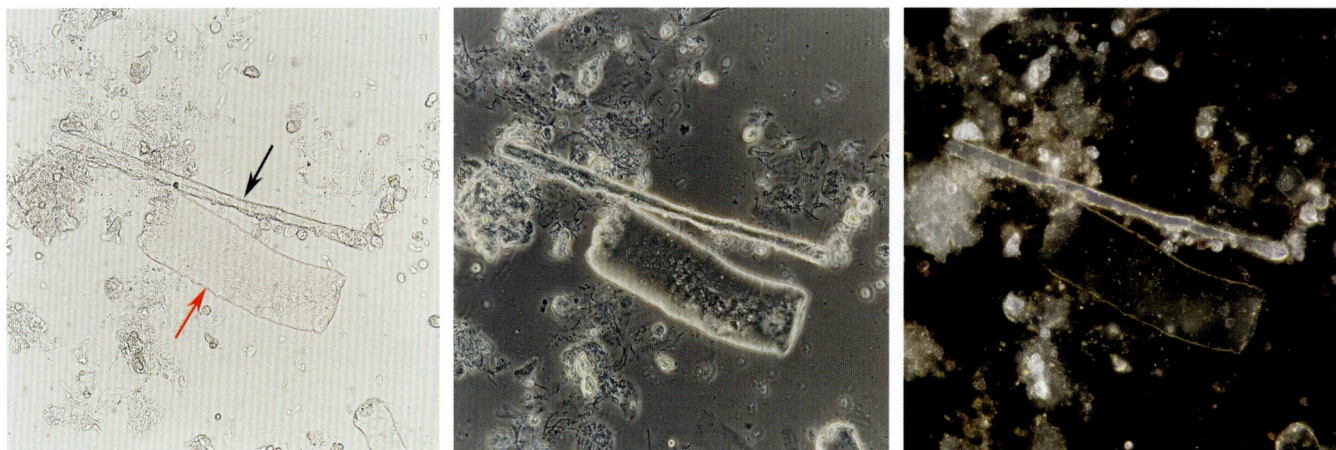

图 5-286 窄小管型(黑箭所指);宽大蜡样管型(红箭所指),基质透明,边缘有折光性(未染色,明视野+相差显微镜+暗视野,×400)

2. **临床意义** 健康人尿液中无窄小管型;若尿液中发现该类管型,常与其他种类管型同时出现,提示严重的肾功能损伤。变性坏死的肾小管上皮细胞肿胀,使管腔变得狭窄,在此处形成的管型较为细小;此外,新生儿或婴幼儿肾小管本身就很细小,若出现各种肾脏疾病,也可以发现窄小管型。

十二、蛋白管型

(一)形态特征

1. **未染色** 蛋白管型(protein casts)是指由除白蛋白、T-H蛋白以外的蛋白质在肾小管腔内浓缩并凝集沉淀、凝胶化而形成的管型。这些蛋白包括来自血浆中的免疫球蛋白、本周蛋白、纤维蛋白、结合珠蛋白、转铁蛋白及淀粉样蛋白等。典型的蛋白管型基质呈麻花状、块状或蛙卵样(图5-287);部分蛋白管型与蜡样管型质地类似,仅依据形态很难区分。

2. **相差显微镜或暗视野显微镜观察** 在相差显微镜或暗视野下观察,蛋白管型结构立体,有较强折光性(图5-288、图5-289)。

3. **活体染色** 活体染色蛋白管型极易着色,着色效果与尿液pH、染色时间长短、尿液与染液比例有关。SM染色管型基质呈紫红色或蓝紫色(图5-290~图5-295);S染色管型呈紫红色或蓝紫色(图5-296、图5-297)。

(二)与相似管型鉴别

1. **蛋白管型与蜡样管型** 蛋白管型与蜡样管型容易混淆,可通过管型形态、基质及折光性大致区分,如两种管型同时出现,对比更明显(图5-298~图5-301);有时蛋白管型基质与蜡样管型类似,仅从形态无法区别,可结合病史及其他检查综合分析。

2. **蛋白管型与脂肪管型** 当蛋白管型与脂肪管型内均含有粗大颗粒时,两者不易鉴别。蛋白管型内的基质多成蛙卵样、颗粒粗大、无色,相互融合;脂肪管型内的脂肪颗粒大小不一、淡黄色、折光性强。使用活体染色(S染色或SM染色)、苏丹Ⅲ染色或油红O染色很容易鉴别两类管型,详见脂肪管型章节。

3. **蛋白管型与透明管型** 纤维蛋白管型与透明管型形态类似,尤其是在明视野显微镜下观察不易区分,该类管型基质厚重,折叠或扭曲(图5-302~图5-304),染色后结构更清晰(图5-305~图5-307)。

4. **蛋白管型与草酸钙结晶假管型** 一水草酸钙结晶相互融合可以形成的假管型(图5-308A、B),与蛋白管型十分相似,前者有更强的折光性,活体染色不着色,背景中可见大量散在分布或相互融合的草酸钙结晶(图5-308C)。

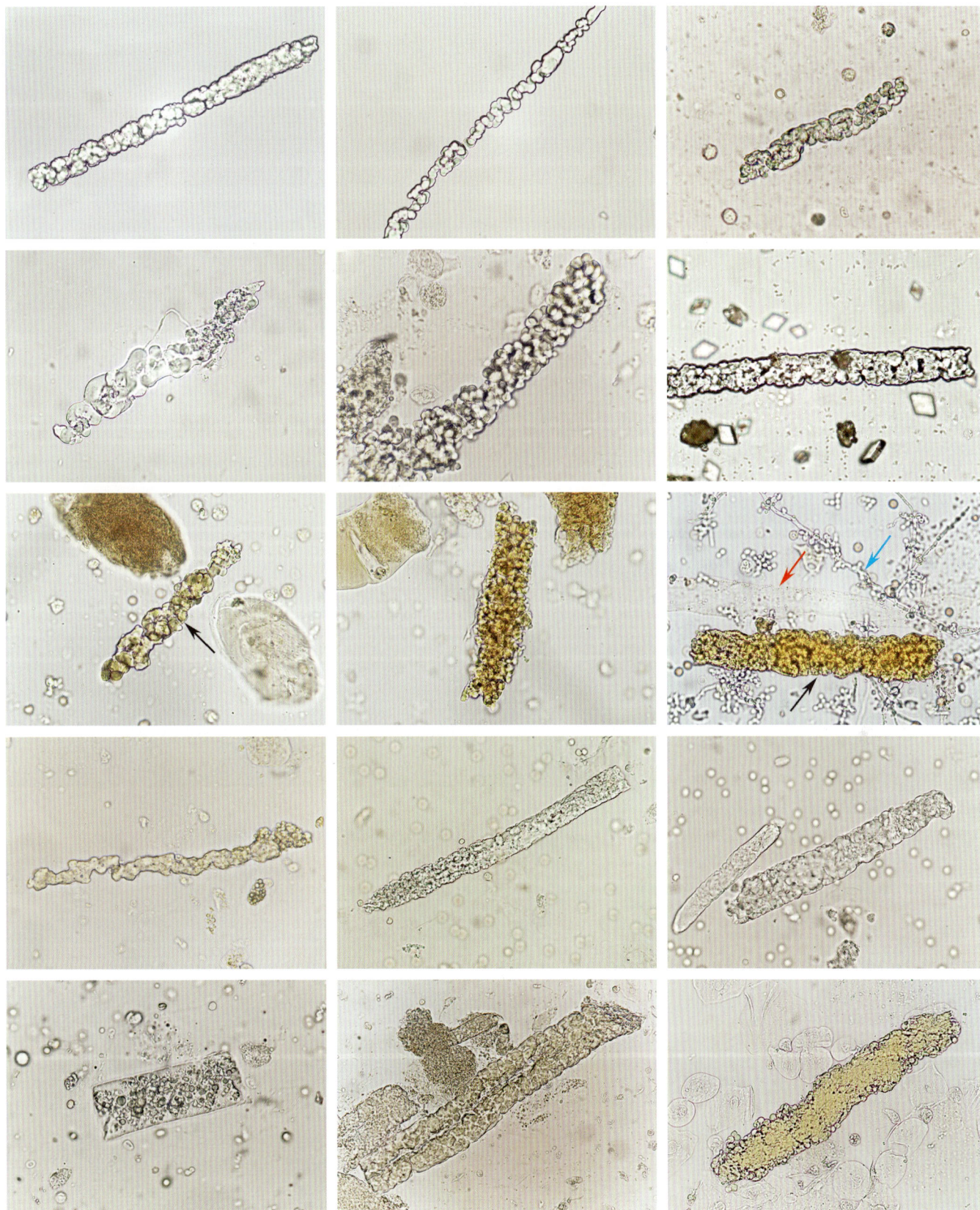

图 5-287　蛋白管型（未染色，×400）

管型宽窄不一，不同的尿液环境，颜色略有区别；管型基质呈粗颗粒状或块状，折光性强；部分蛋白管型与红细胞管型、脂肪管型容易混淆，可使用染色法进行区别；红箭所指为透明管型，蓝箭所指为真菌菌丝。

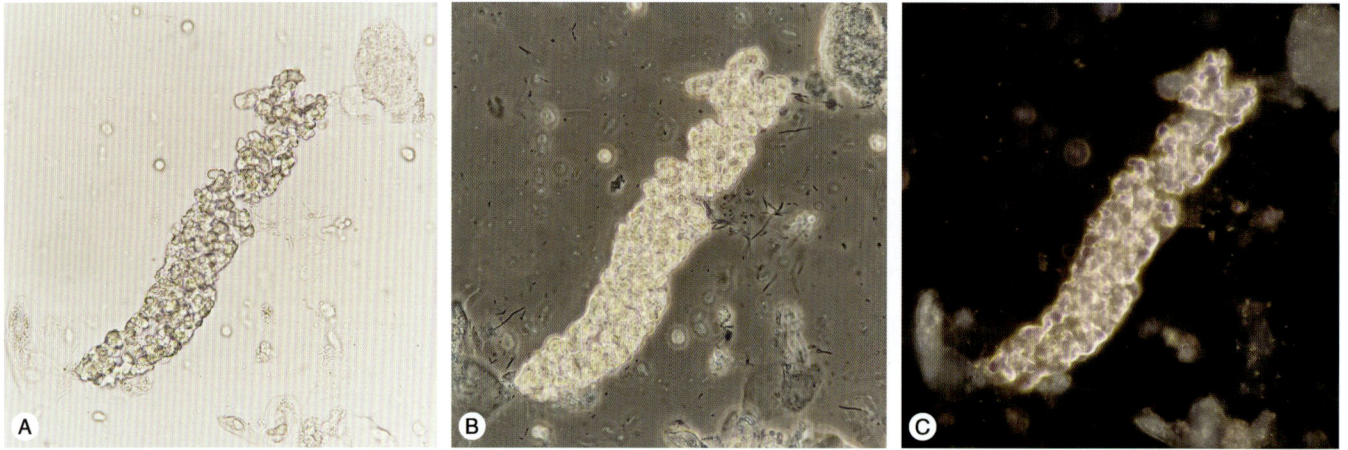

图 5-288 蛋白管型（未染色，×400）
A. 明视野下管型基质呈粗颗粒状；B. 相差显微镜镜检蛋白管型折光性较强；C. 暗视野下管型折光性较强。

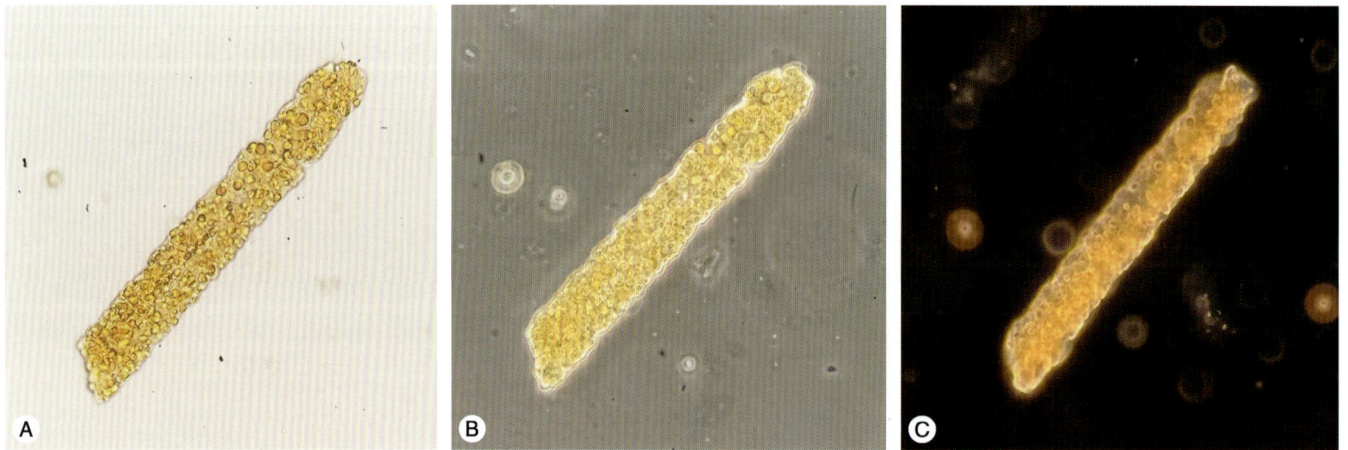

图 5-289 蛋白管型（未染色，胆红素尿，×400）
A. 基质内的颗粒粗大，形似脂肪管型（明视野）；B. 管型结构立体（相差显微镜）；C. 管型折光性较强（暗视野）。

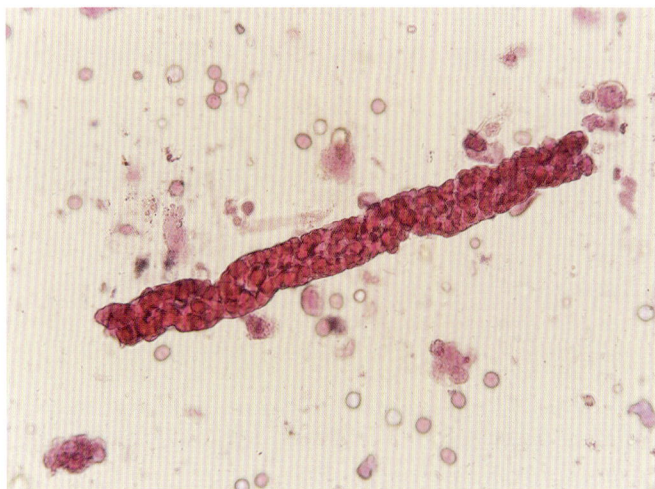

图 5-290 蛋白管型，活体染色极易着色；来源于慢性肾病确诊病例（SM 染色，×400）

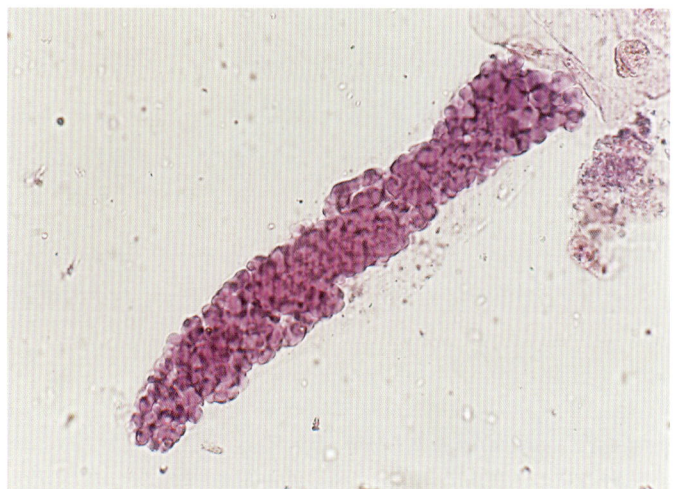

图 5-291 蛋白管型，基质呈蛙卵样；来源于膜性肾病确诊病例（SM 染色，×400）

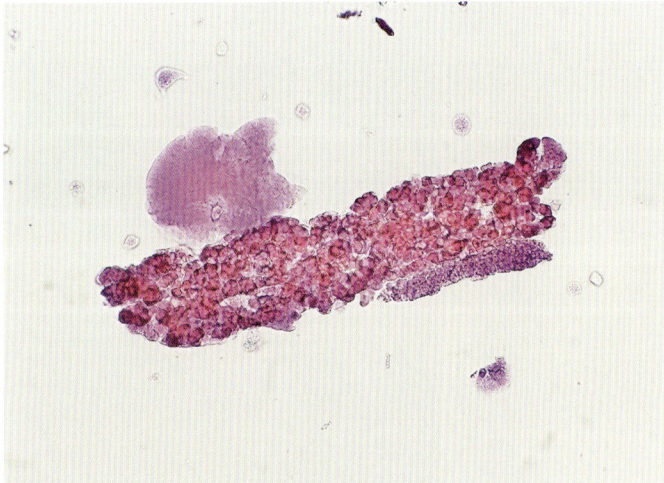

图 5-292　蛋白管型,较宽大,基质呈粗大的颗粒状(SM 染色,×400)

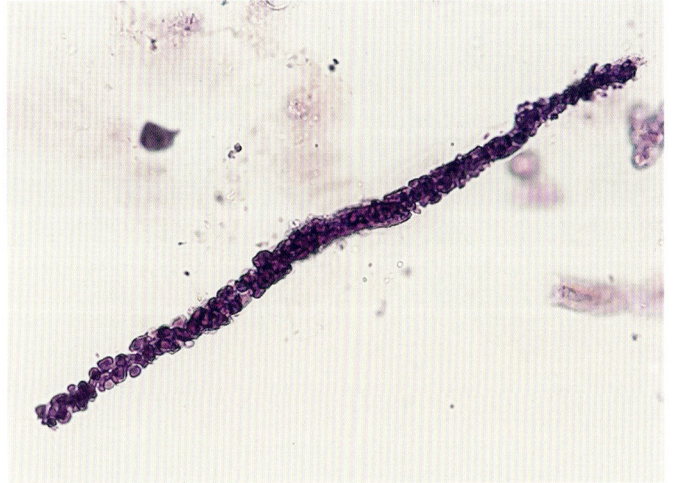

图 5-293　蛋白管型,基质呈粗大的颗粒状,着色较深(SM 染色,×400)

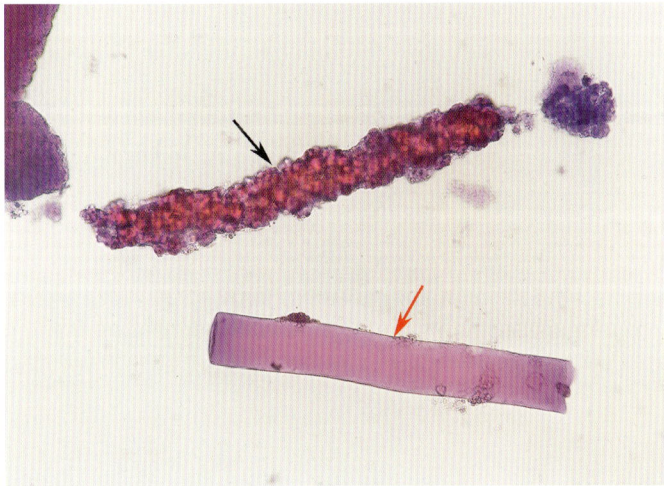

图 5-294　蛋白管型(黑箭所指),蜡样管型(红箭所指);来源于慢性肾病 5 期患者尿液标本(SM 染色,×400)

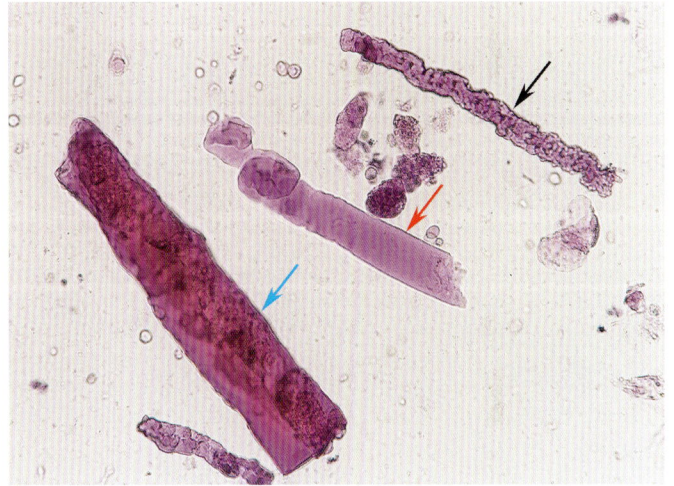

图 5-295　蛋白管型(黑箭所指),蜡样管型(红箭所指),宽大的重叠管型(蓝箭所指)(SM 染色,×400)

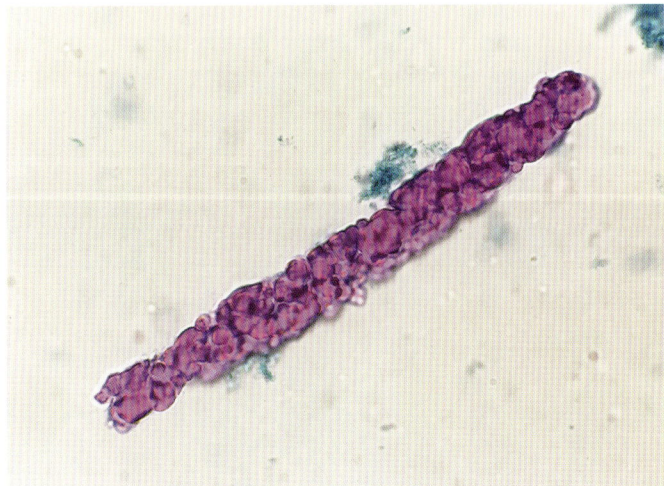

图 5-296　蛋白管型,基质呈蛙卵样;来源于糖尿病肾病确诊病例(S 染色,×400)

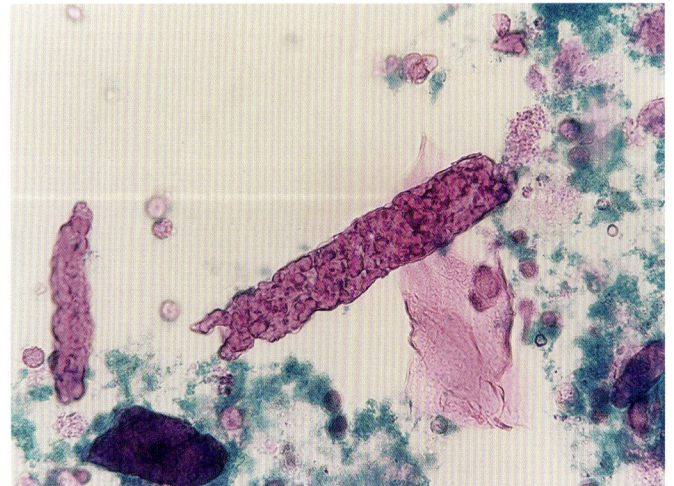

图 5-297　蛋白管型,活体染色极易着色;来源于慢性肾病确诊病例(S 染色,×400)

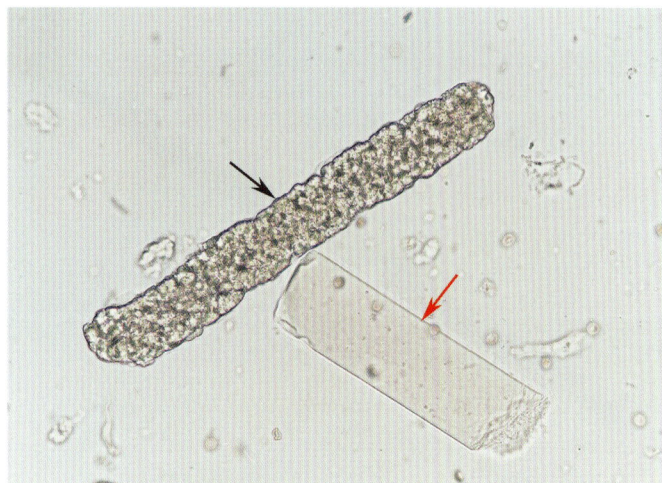

图 5-298 蛋白管型（黑箭所指），颗粒较粗大；蜡样管型（红箭所指），基质蜡质感（未染色，×400）

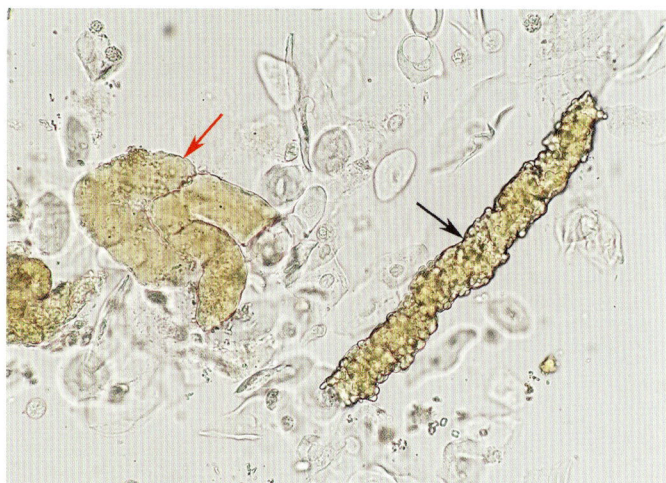

图 5-299 蛋白管型（黑箭所指），蜡样管型（红箭所指）（胆红素尿，未染色，×400）

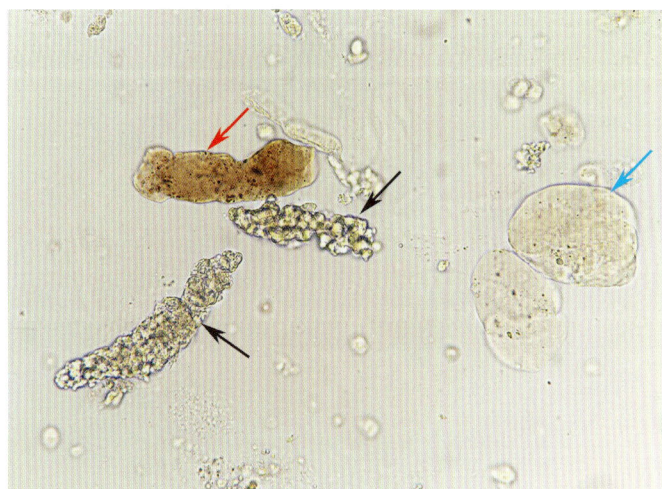

图 5-300 蛋白管型（黑箭所指），血红蛋白管型（红箭所指），宽大蜡样管型（蓝箭所指）；来源于肺出血肾炎综合征（Goodpasture's syndrome，GS）确诊病例（未染色，×400）

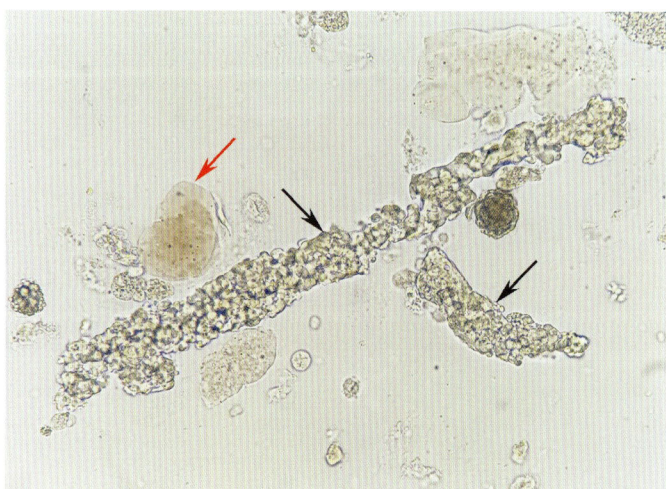

图 5-301 蛋白管型（黑箭所指），蜡样管型（红箭所指）；来源于肾病综合征确诊病例（未染色，×400）

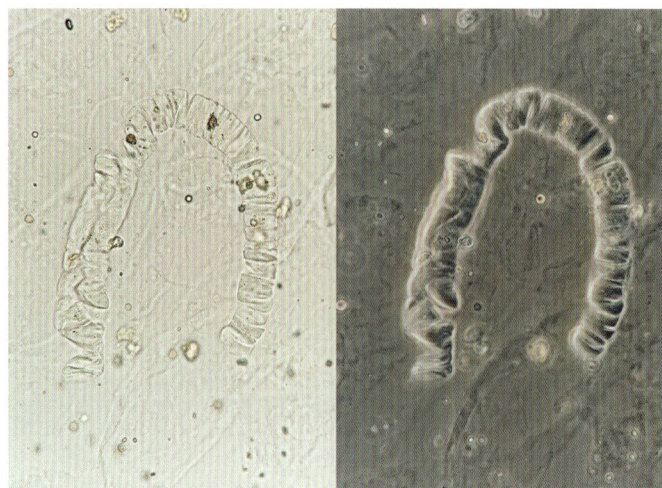

图 5-302 纤维蛋白管型（未染色，明视野+相差显微镜检查，×400）

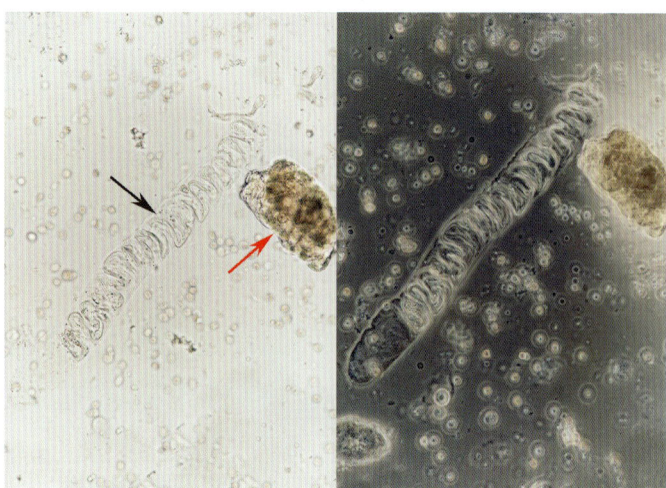

图 5-303 纤维蛋白管型（黑箭所指）；宽大血液管型（红箭所指）（未染色，×400）

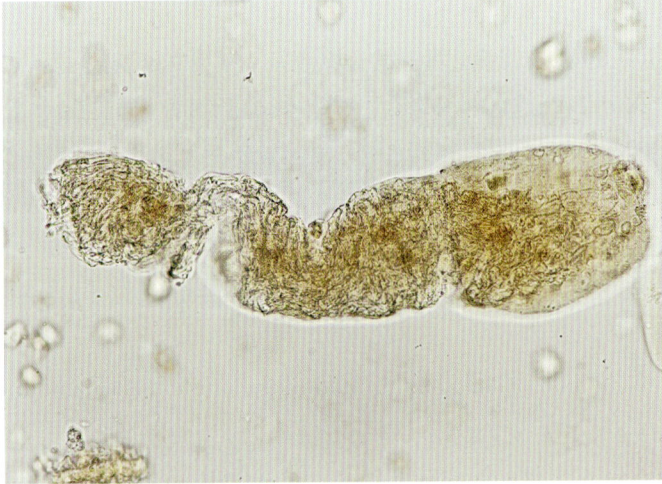

图 5-304 纤维蛋白管型,较宽大,基质内可见丝状物(未染色,×400)

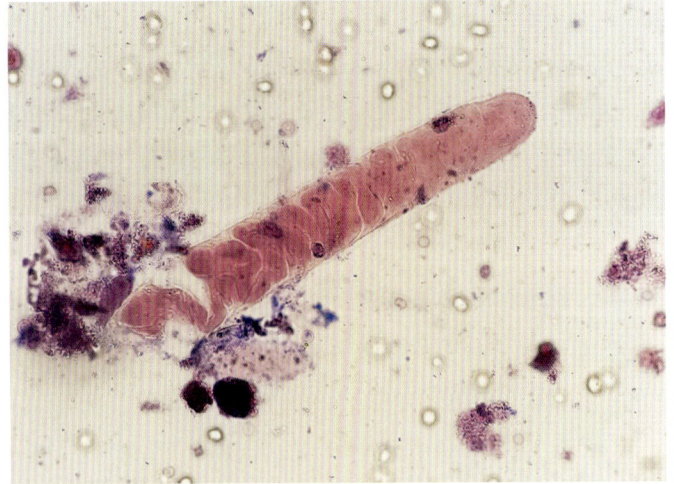

图 5-305 纤维蛋白管型,基质内的纤维状物质扭曲、折叠(SM 染色,×400)

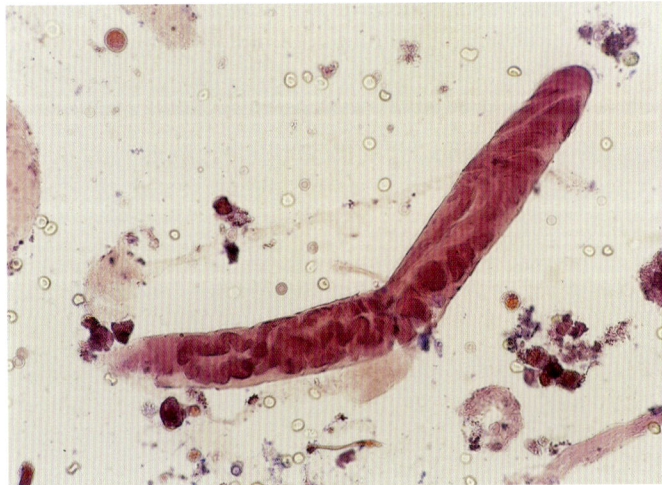

图 5-306 纤维蛋白管型,基质内的纤维状物质扭曲(SM 染色,×400)

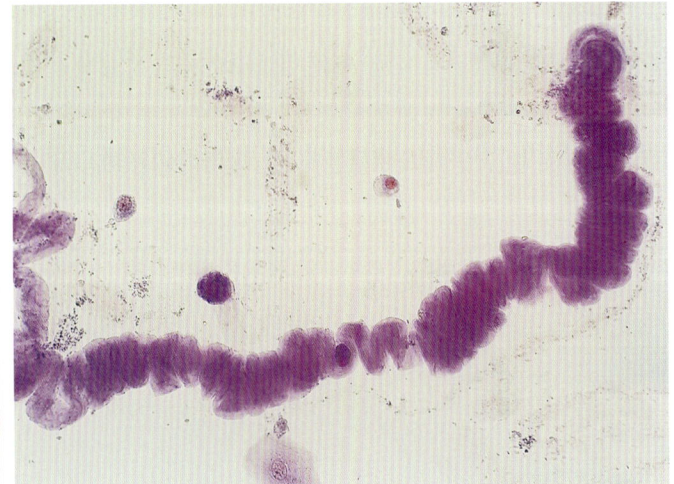

图 5-307 纤维蛋白管型,易着色(SM 染色,×400)

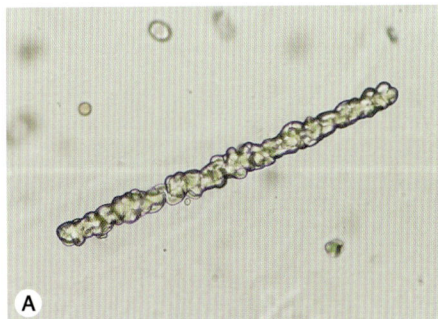

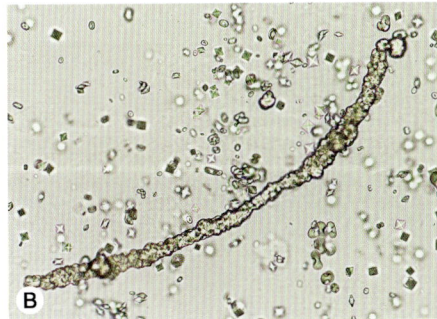

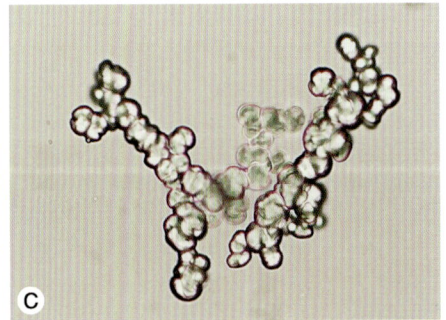

图 5-308 草酸钙结晶形成的假管型

A-B. 草酸钙结晶形成的假管型与蛋白管型形态十分相似,前者活体染色不着色,而蛋白管型极易着色(未染色,×400);C. 相互融合的草酸钙结晶与蛋白颗粒形态类似,有较强的折光性,可使用染色法鉴别(未染色,×1 000)。

（三）临床意义

健康人尿液中无蛋白管型；若尿液中出现蛋白管型常见于糖尿病肾病、重症肾病综合征、多发性骨髓瘤、轻/重链沉积病、肾淀粉样变性等疾病，偶见于代谢紊乱肾损害、高黏滞血症（高球蛋白血症）、肾静脉血栓、慢性肾小管损伤、肾组织浆细胞浸润及肾盂肾炎等疾病。尿液中查见蛋白管型常伴有颗粒管型、宽幅管型和蜡样管型等其他管型。

十三、含铁血黄素管型

（一）形态特征

1. 未染色　含铁血黄素管型（hemosiderin casts）内包含有含铁血黄素颗粒或含铁血黄素细胞。血管内溶血产生过多的游离血红蛋白由肾脏排出，产生血红蛋白尿，部分血红蛋白被肾小管上皮细胞重吸收并降解，其中的 Fe^{3+} 与蛋白质结合形成铁蛋白微粒，若干铁蛋白微粒聚集成粗大的含铁血黄素颗粒，若超过肾小管上皮细胞转运能力，会在肾小管上皮细胞内沉积，形成含铁血黄素细胞。这些颗粒或细胞被蛋白包裹形成含铁血黄素管型。

未染色的含铁血黄素管型，基质内颗粒大小不等，呈黄褐色或金黄色（图5-309～图5-311），有时与颗粒管型、血液管型、胆红素管型不易区别，可使用铁染色或含铁血黄素染色进一步明确。

2. 铁染色或含铁血黄素染色　未染色含铁血黄素管型与颗粒管型、血液管型等不易鉴别，可使用铁染色或含铁血黄素染色鉴别，含铁血黄素管型阳性，管型内的颗粒呈深蓝色（图5-312、图5-313）。

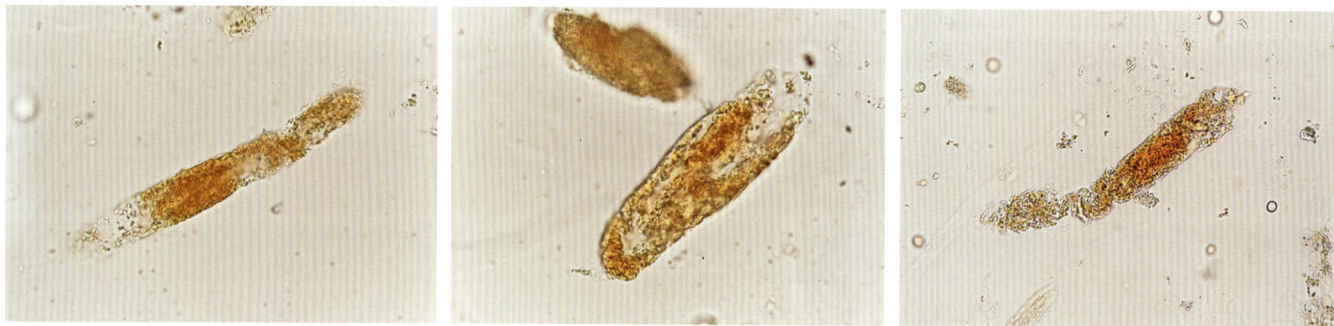

图 5-309　含铁血黄素管型（未染色，×400）
管型内的颗粒细小，呈金黄色；患者有二尖瓣置换术史，最终诊断创伤性心源性溶血性贫血。

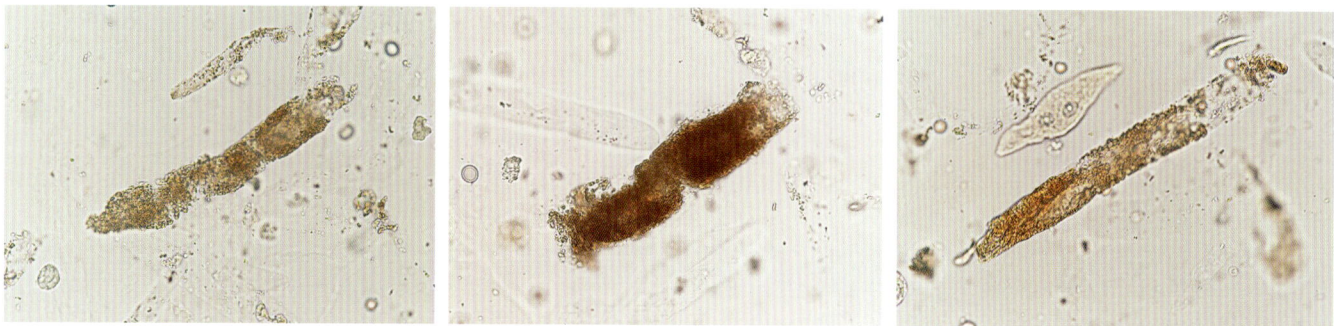

图 5-310　含铁血黄素管型（未染色，×400）
管型内可见大量细小颗粒，颜色较深，呈棕黄色；来源于溶血性贫血确诊病例，该患者外周血涂片中可见大量中、晚幼红细胞及裂红细胞。

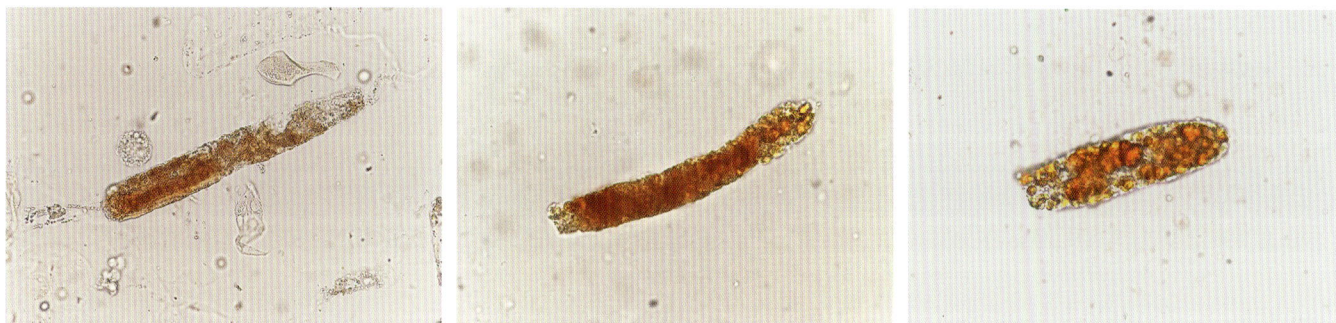

图 5-311 含铁血黄素管型（未染色，×400）
管型内颗粒粗大，呈金黄色；来源于阵发性睡眠性血红蛋白尿-慢性再障确诊病例。

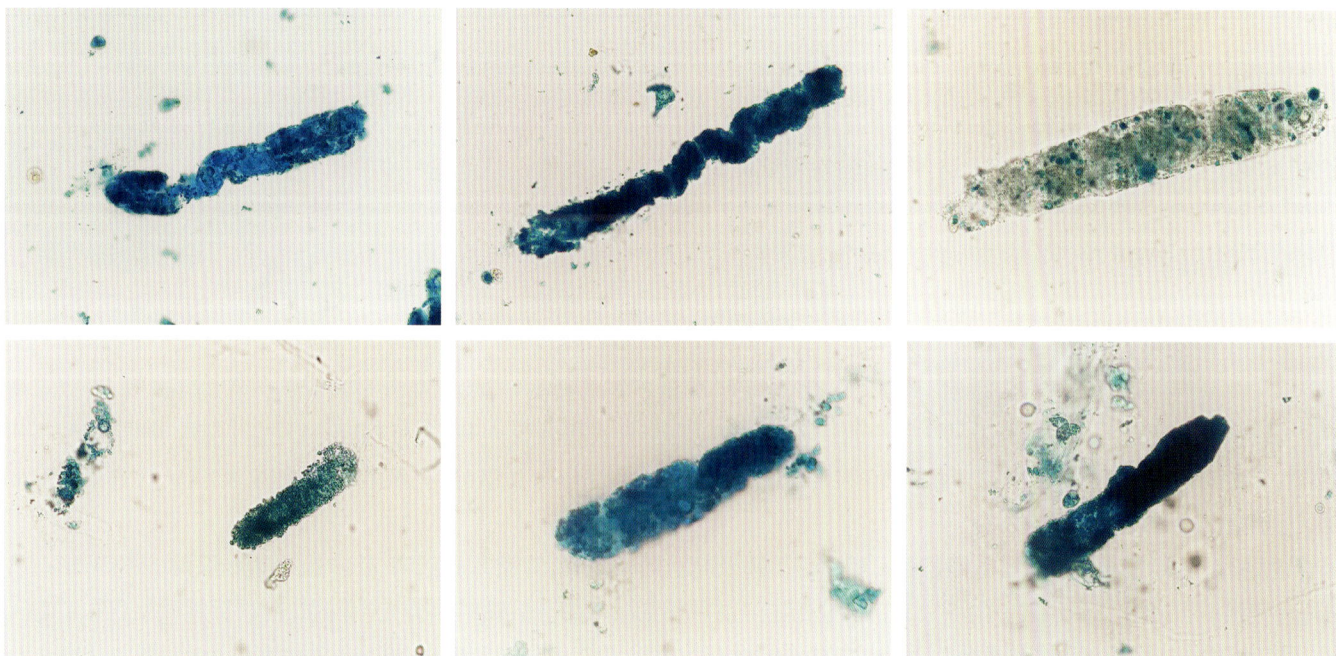

图 5-312 含铁血黄素管型（铁染色，×400）
管型内颗粒细小，铁染色或含铁血黄素染色后颗粒呈深蓝色。

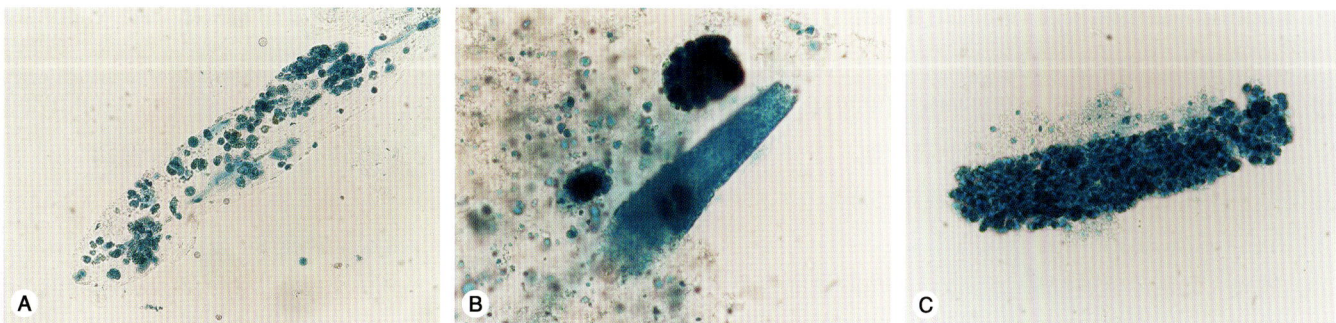

图 5-313 含铁血黄素管型（铁染色）
A. 宽大的含铁血黄素细胞管型（极少见），管型基质透明，含铁血黄素细胞呈蓝色，分布于整个管型内（×100）；B. 同时出现含铁血黄素颗粒（散在分布）、含铁血黄素细胞和含铁血黄素管型（×400）；C. 管型内颗粒粗大，呈深蓝色（×400）；来源于阵发性睡眠性血红蛋白尿-慢性再障确诊病例。

（二）与相似管型鉴别

含铁血黄素管型与颗粒管型、血液管型、胆红素管型有时不易区别，鉴别要点见表 5-3。

表 5-3　含铁血黄素管型与相似管型鉴别要点

管型种类	颜色	铁染色	临床意义
含铁血黄素管型	非胆红素尿中为黄褐色或金黄色	阳性（＋）	见于阵发性睡眠性血红蛋白尿，血管内溶血导致红细胞破坏以及某些溶血性疾病
颗粒管型	灰白色或淡黄色	阴性（－）	提示肾脏有实质性病变，多见于急慢性肾小球肾炎、肾病综合征、肾移植排斥反应、肾小球硬化症、药物中毒等疾病
泥棕色管型	泥棕色或棕黑色	阴性（－）	多见于急性肾小管坏死引起的急性肾损伤
血液管型	橘红色或红棕色	阴性（－）	提示肾实质性出血，见于急慢性肾小球肾炎、肾梗死、狼疮性肾炎、紫癜性肾炎和 IgA 肾病等肾小球疾病
胆红素管型	胆红素尿，黄色或深黄色	阴性（－）	多见于各种原因导致的梗阻性黄疸或肝细胞性黄疸

（三）临床意义

含铁血黄素管型见于阵发性睡眠性血红蛋白尿、肾慢性出血及某些溶血性疾病。在非胆红素尿中如果发现管型内含有橘黄色或金黄色颗粒时，考虑是含铁血黄素管型可能性较大，可加做铁染色进一步确证。

十四、结晶管型

（一）形态特征

1. **未染色**　结晶管型（crystalline casts）基质内可见数量不等的盐类结晶，结晶含量占管型体积的 1/3 以上，以草酸钙结晶管型最为常见。当盐类结晶在肾小管内析出，在远曲小管或集合管内被蛋白包裹形成结晶管型。结晶管型基质透明，其内可见不同形态的、数量不等的草酸钙结晶、尿酸结晶、非晶形盐类结晶、亮氨酸结晶或药物结晶等，背景可见同种类的结晶（图 5-314～图 5-316）。

2. **相差显微镜及偏振光显微镜镜检**　相差显微镜及暗视野下观察，管型基质透明，其内的结晶体积大小不等，形态各异，有较强的折光性（图 5-317～图 5-322）。偏振光显微镜观察管型内的草酸钙结晶折光性较强，有双折射现象（图 5-323）。

胆红素结晶管型见于胆红素尿，管型内含有不同形态的胆红素结晶（图 5-324～图 5-327）。

3. **活体染色**　活体染色是鉴别结晶管型理想方法。SM 染色后管型基质呈粉红色，S 染色后管型基质呈蓝色，结晶不着色（图 5-328～图 5-331）。

（二）与相似物质的鉴别

1. **非晶形盐类管型与颗粒管型**　非晶形盐类管型易与颗粒管型相混淆，活体染色后非晶形盐类管型内的颗粒不着色，而颗粒管型内的颗粒易着色；在偏振光显微镜下观察，非晶形盐类结晶管型的折光性较颗粒管型更强一些。

2. **非晶形盐类管型与假管型**　黏液丝包裹盐类结晶与结晶管型不易鉴别，可根据管型形态、是否有蛋白基质及背景中的盐类结晶综合分析，活体染色可以区分两类管型。

3. **草酸钙结晶管型与亮氨酸结晶管型**　部分草酸钙结晶管型与亮氨酸结晶管型形态相似，可使用 $CuSO_4$ 染色或使用偏振光显微镜观察。偏振光显微镜观察部分一水草酸钙结晶呈多色偏光性（图 5-332），而亮氨酸结晶呈单色偏光性。

（三）临床意义

健康人尿液中无结晶管型。尿液中出现结晶管型提示肾小管内的盐类过饱和并析出结晶，与分泌的 T-H 蛋白、颗粒、碎片等成分形成结晶管型。结晶和/或结晶管型可导致肾小管上皮细胞损伤并造成肾小管阻塞，可引起隐匿性肾小球肾炎，甚至引起急性肾损伤。尿液结晶管型通常伴随不同程度的血尿。如尿液中检出结晶管型，应进一步做肾功能等实验室检查及影像学检查。

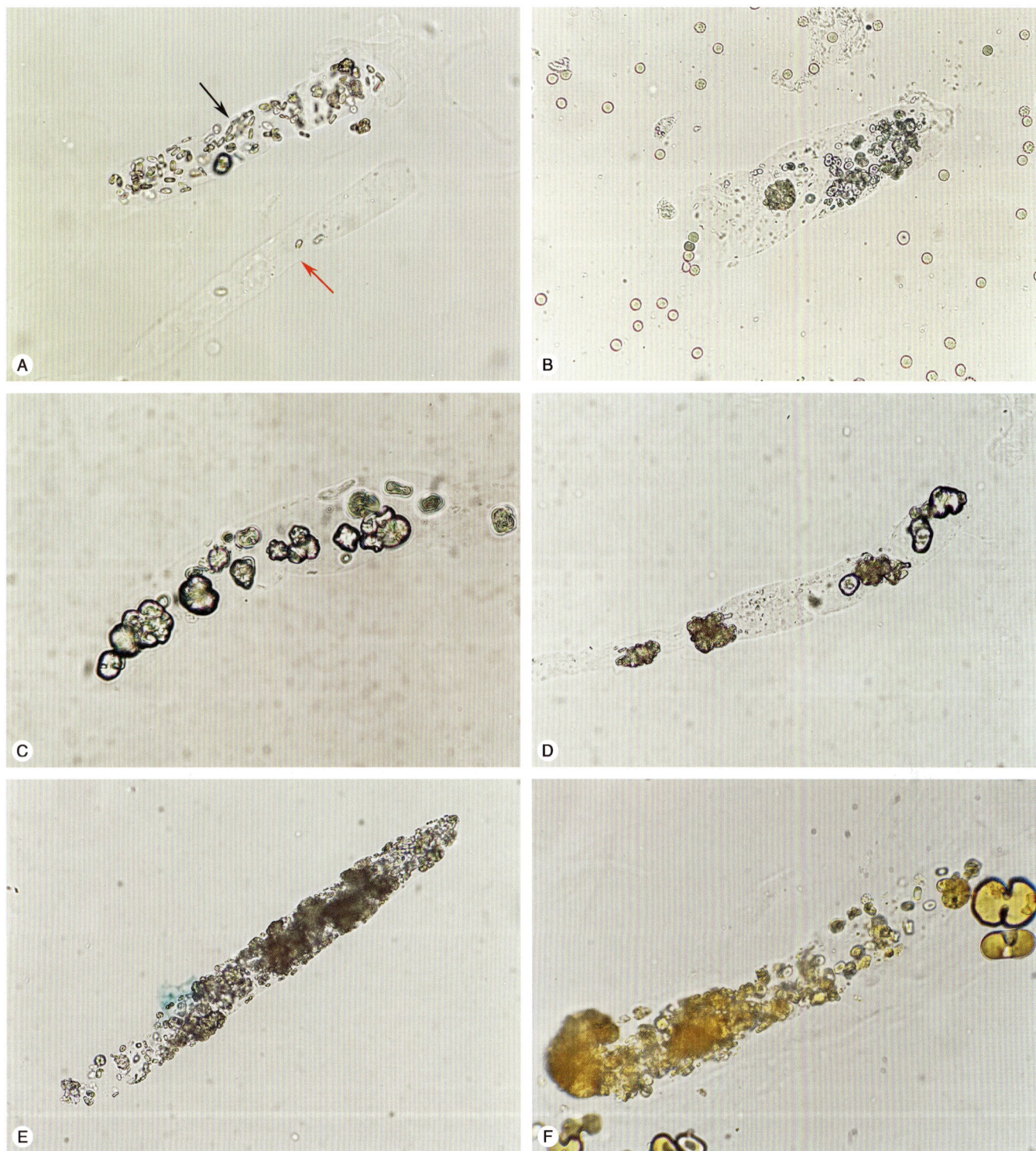

图 5-314 草酸钙结晶管型（未染色，×400）

A. 草酸钙结晶管型（黑箭所指），基质透明，其内可见大量椭圆形一水草酸钙结晶，红箭所指为透明管型；B. 管型内可见体积偏小的圆盘状草酸钙结晶，背景可见大量红细胞；C. 管型内的草酸钙结晶形态不规则，体积大，折光性强；D. 管型基质透明，其内的结晶聚集成堆；E. 管型内的草酸钙结晶体积小，数量较多，排列紧密；F. 管型内的结晶体积大小不等，呈黄色（胆红素尿）。

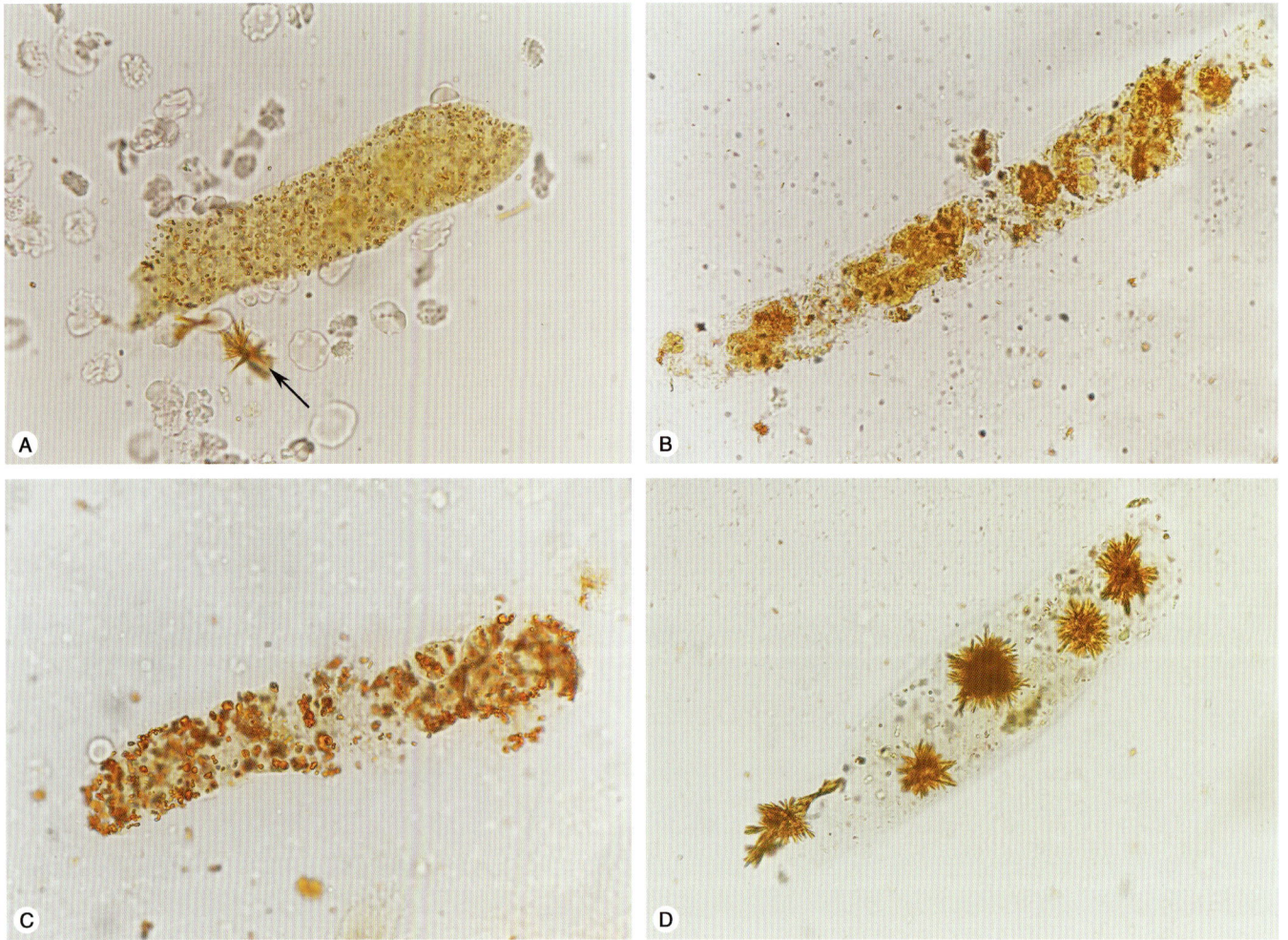

图 5-315 胆红素结晶管型（胆红素尿，未染色，×400）

A. 管型内可见细小的胆红素结晶，背景可见胆红素结晶（箭头所指）；B. 基质内可见大小不一的颗粒状胆红素结晶；C. 基质内可见粗大的颗粒状胆红素结晶；D. 基质透明，其内可见针束状胆红素结晶。

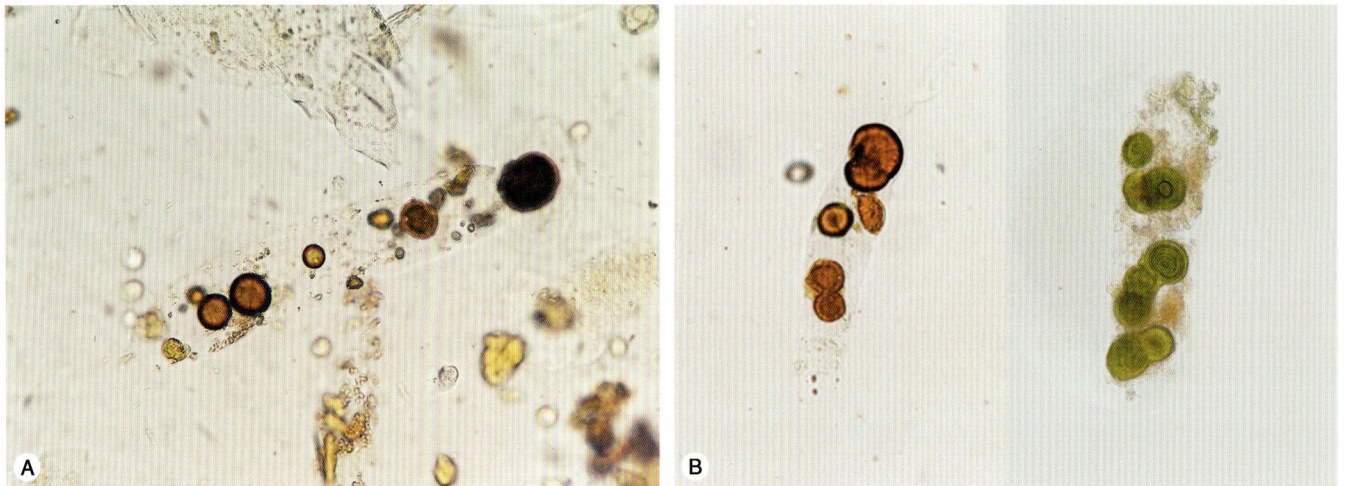

图 5-316 亮氨酸结晶管型（胆红素尿，×400）

A. 管型基质透明，其内可见大小不等的亮氨酸结晶；B. 未染色（左），加 $CuSO_4$ 后（右）。

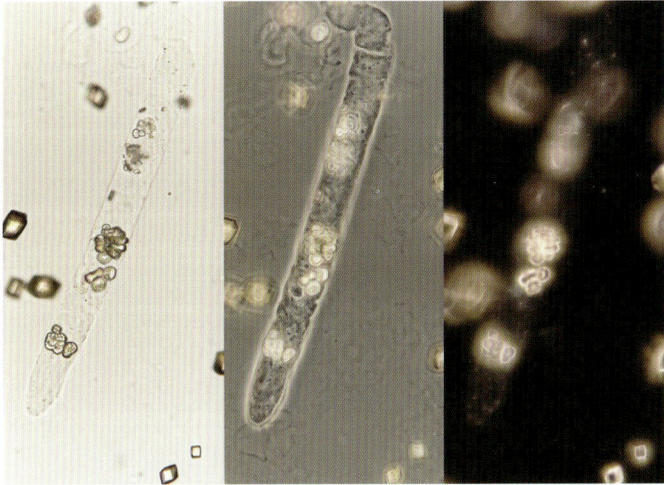

图 5-317　草酸钙结晶管型,管型基质透明,其内可见哑铃形或椭圆形草酸钙结晶(明视野+相差显微镜检查+暗视野,×400)

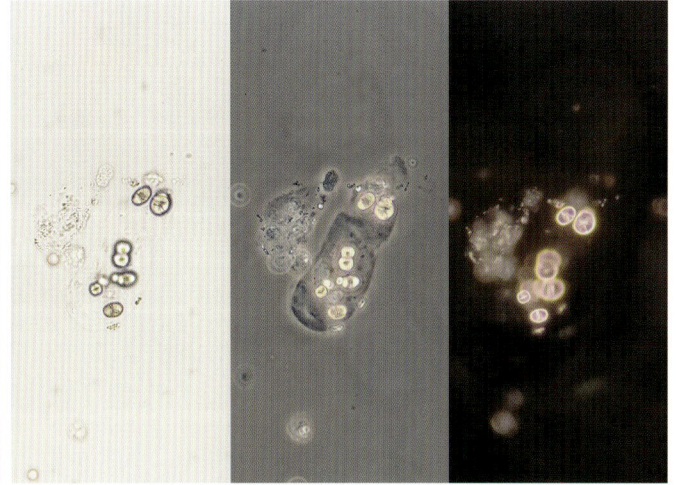

图 5-318　草酸钙结晶管型,相差显微镜或暗视野下结晶有较强的折光性(明视野+相差显微镜检查+暗视野,×400)

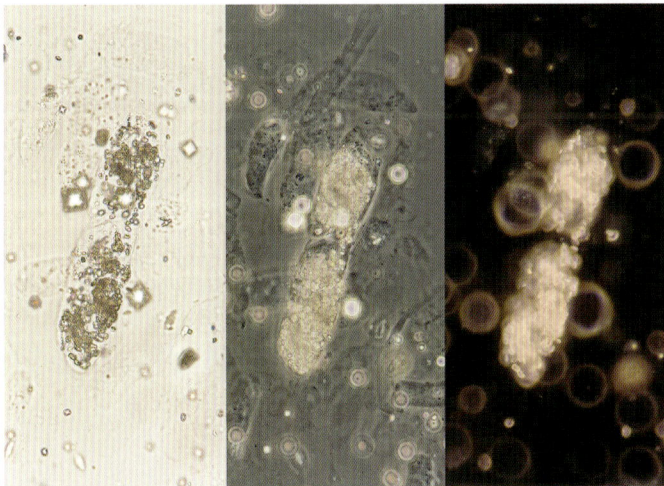

图 5-319　草酸钙结晶管型,基质内可见大量体积小的草酸钙结晶(明视野+相差显微镜检查+暗视野,×400)

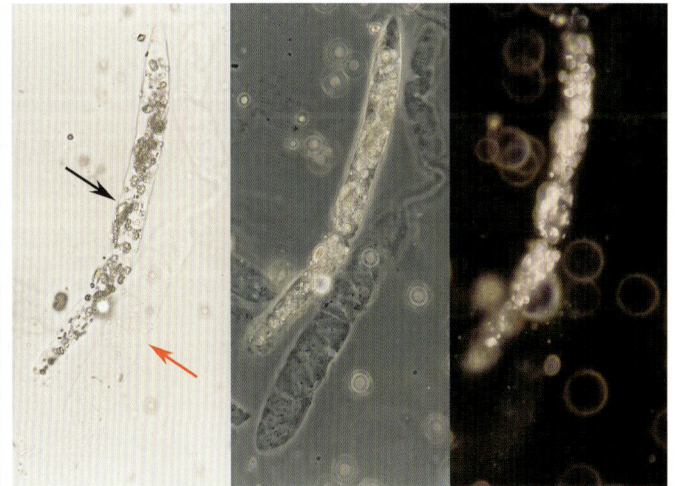

图 5-320　草酸钙结晶管型(黑箭所指),透明管型(红箭所指)(明视野+相差显微镜检查+暗视野,×400)

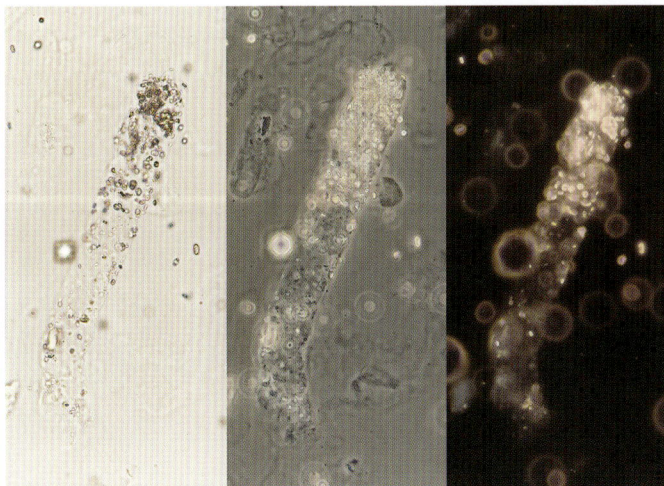

图 5-321　草酸钙结晶管型,基质内的结晶体积较小,有较强的折光性(明视野+相差显微镜检查+暗视野,×400)

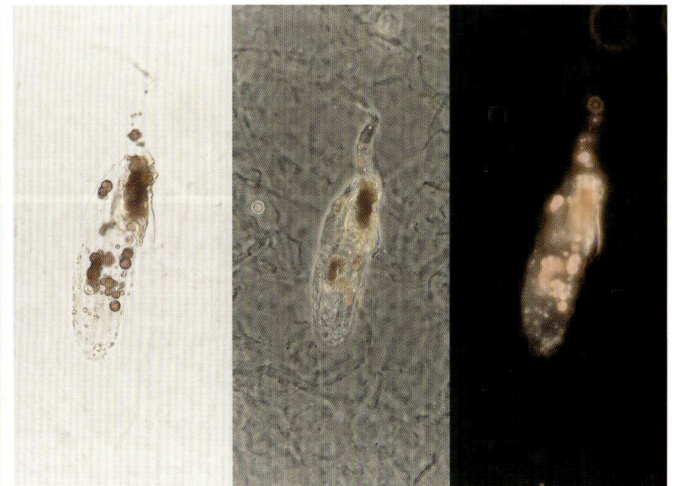

图 5-322　尿酸盐结晶管型,基质透明,其内可见颗粒状非晶形尿酸盐结晶(明视野+相差显微镜检查+暗视野,×400)

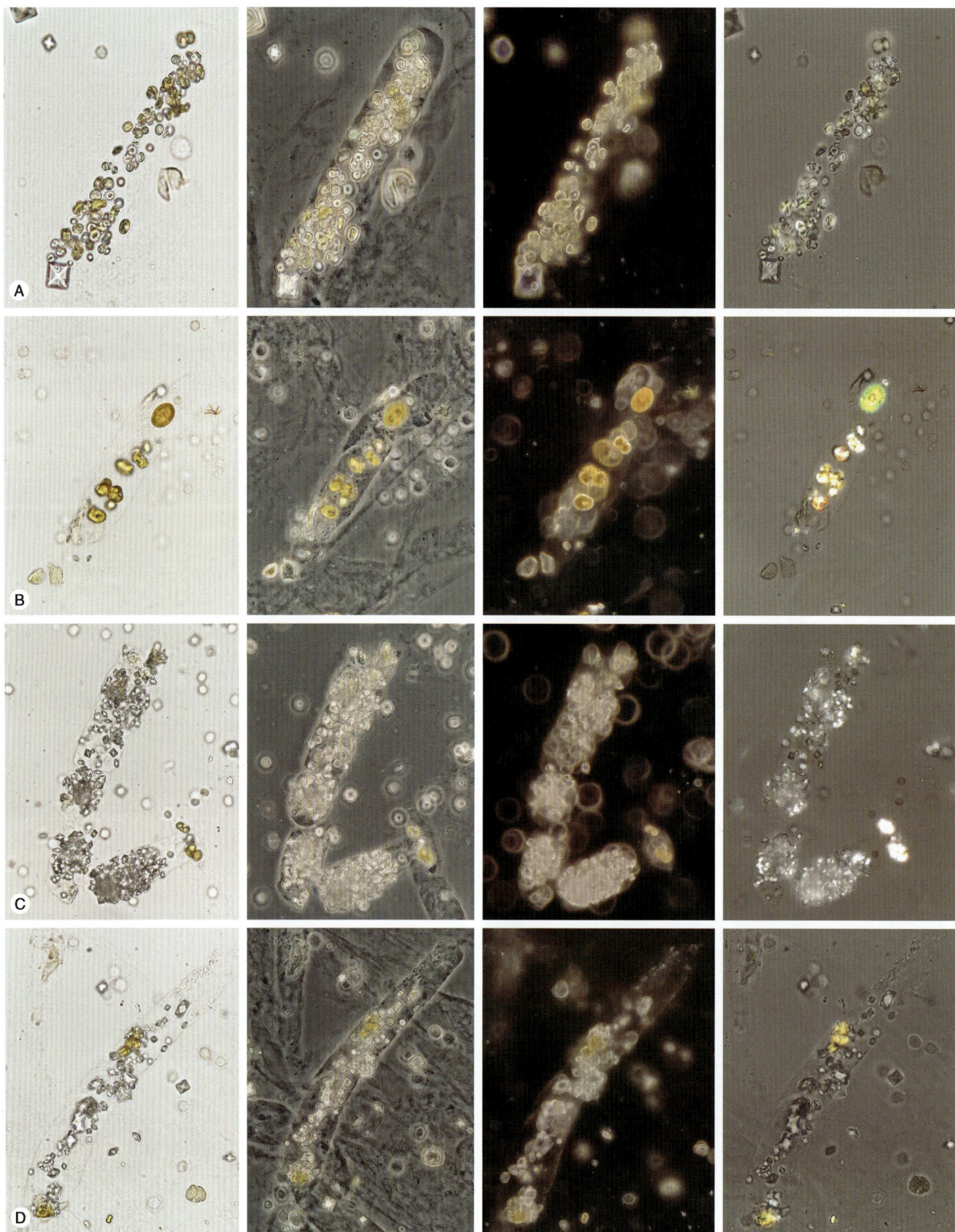

图 5-323 草酸钙结晶管型（明视野＋相差显微镜＋暗视野＋偏振光显微镜，×400）

A.管型基质内为圆形的草酸钙结晶,折光性强,有双折射现象；B.管型基质内为黄染的草酸钙结晶,折光性强,有双折射现象；C.管型基质内含有大量二水草酸钙结晶和少量一水草酸钙结晶；D.管型基质内含有大量二水草酸钙结晶(有双折射现象)和少量黄染的一水草酸钙结晶(有双折射现象)。

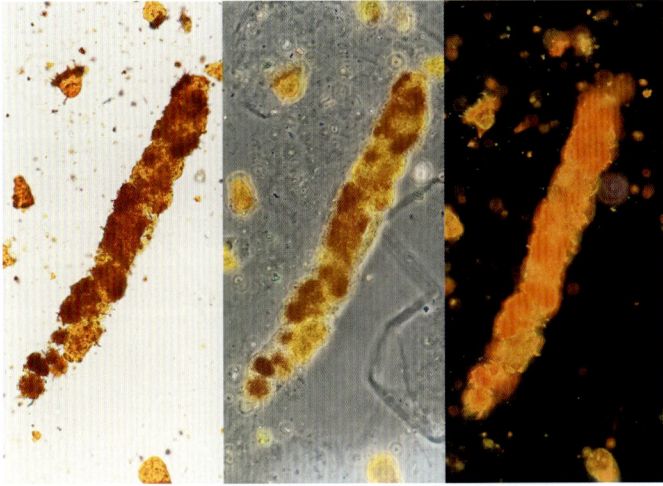

图 5-324 胆红素结晶管型,基质内的胆红素结晶(明视野＋相差显微镜检查＋暗视野,×400)

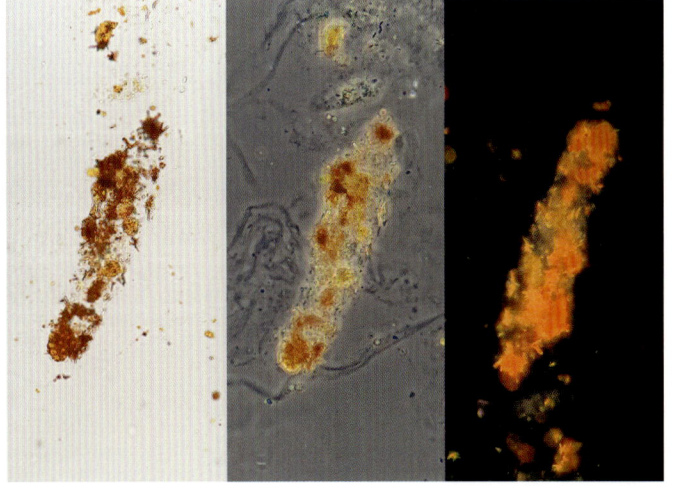

图 5-325 胆红素结晶管型,基质内可见杆状胆红素结晶(明视野＋相差显微镜检查＋暗视野,×400)

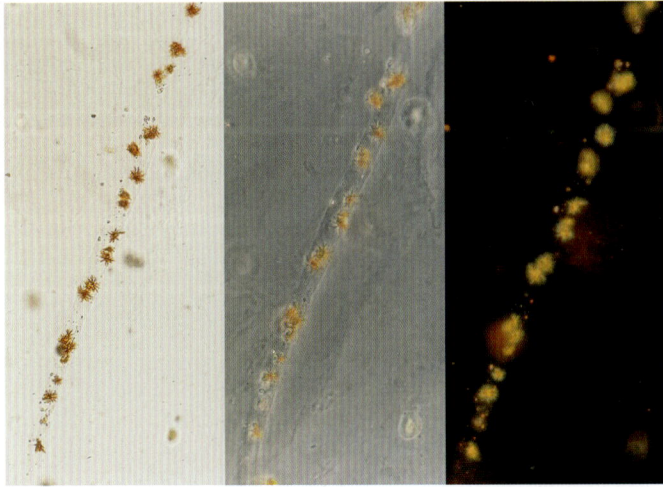

图 5-326 胆红素结晶管型,基质内可见针束状胆红素结晶(明视野＋相差显微镜检查＋暗视野,×200)

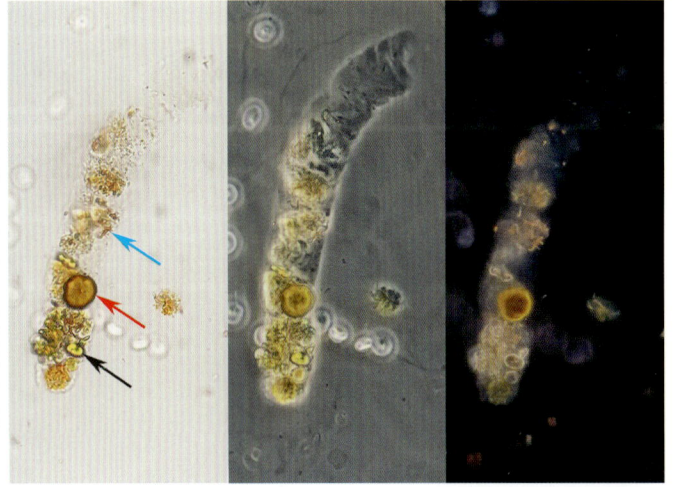

图 5-327 混合结晶管型;其内可见草酸钙结晶(黑箭所指)、亮氨酸结晶(红箭所指)、胆红素结晶(蓝箭所指)(明视野＋相差显微镜检查＋暗视野,×400)

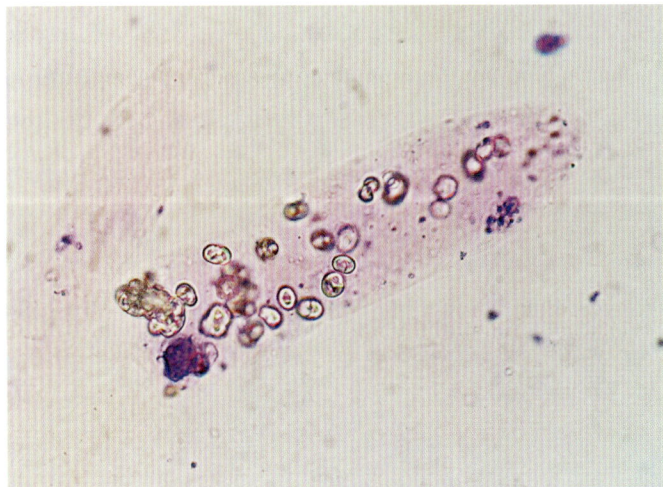

图 5-328 草酸钙结晶管型,基质呈粉红色,结晶不着色(SM 染色,×1 000)

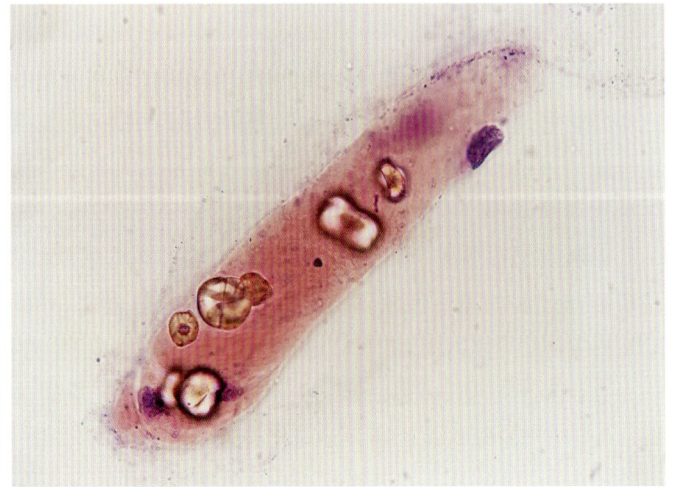

图 5-329 草酸钙结晶管型,基质内可见体积大小不等的草酸钙结晶(SM 染色,×1 000)

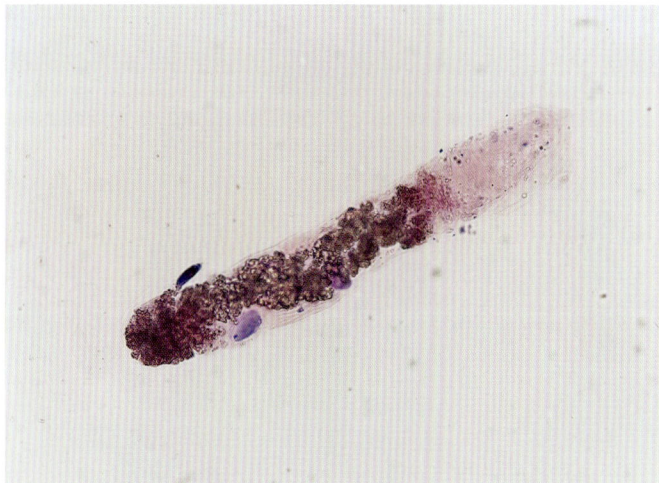

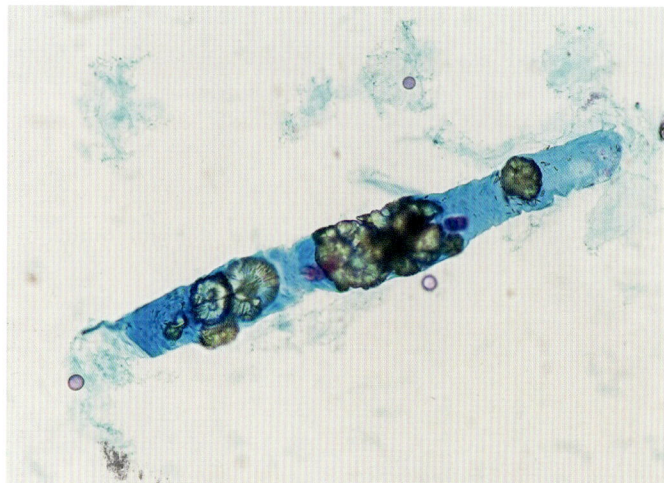

图 5-330 非晶形盐类结晶管型,基质透明,呈粉红色,其内可见大量非晶形 尿酸盐结晶,结晶不着色、不溶解(SM 染色,×400)

图 5-331 草酸钙结晶管型,基质呈蓝色,草酸钙结晶不着色(S 染色,×400)

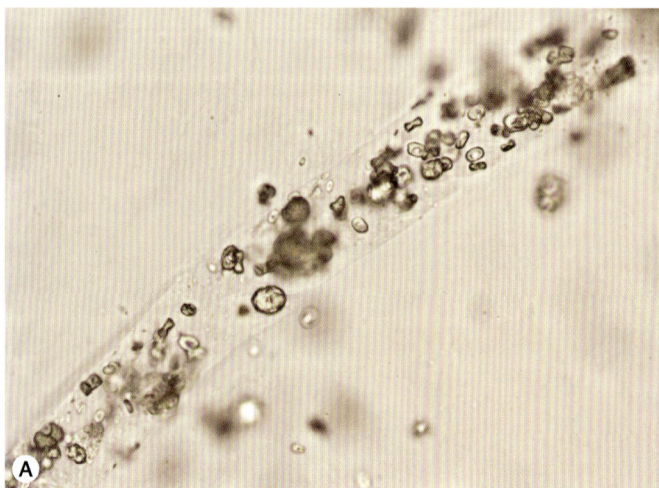

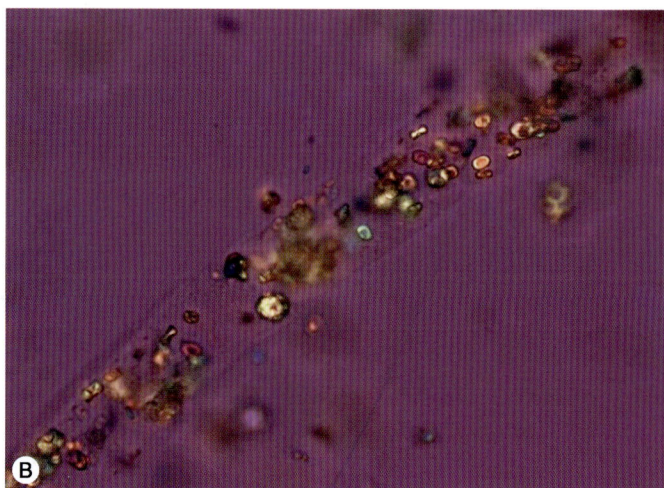

图 5-332 草酸钙结晶管型(未染色,×400)
A. 管型基质透明,其内可见大量体积大小不等的一水草酸钙结晶;B. 偏振光显微镜下观察,草酸钙结晶有双折射现象,结晶呈多色偏光。

结晶性肾病(crystalline nephropathies)是存在内源性结晶沉淀的组织学变化的一类肾病,结晶沉积于肾小管直接或间接引起肾损伤。一些研究表明,结晶性肾病由多种原因引起,钙和尿酸相关的结晶性肾病较为多见,服用某些药物、蛋白质异常和遗传性疾病等更容易引起肾损伤。尿液显微镜检查发现各种结晶和/或结晶管型意味着患者有发展为结晶性肾病的可能;此外,尿液结晶管型检查做为一种非侵入性诊断检查,可为药物诱导所致的肾病或内源性结晶性肾病提供辅助诊断依据。

草酸钙结晶管型与高草酸尿症密切相关,高草酸尿症是一种以尿草酸排泄增加为特征的疾病。原发性高草酸尿症是草酸盐代谢的遗传性缺陷,继发性高草酸尿症表现为草酸盐及其前体摄入增加或肠道菌群改变。高草酸尿症可导致复发性肾结石、肾钙化,甚至可导致终末期肾病。尿液中检测到草酸钙结晶,特别是检测到草酸钙结晶管型,提示患者可能存在高草酸尿症,可进一步做尿草酸排泄量、血浆草酸盐浓度、尿钙等实验室检查,还可以做影像学检查、肾活检及结石成分分析等,以明确诊断并及时干预。定期监测尿液中的草酸钙结晶管型及草酸钙结晶的数量和形态,还可以判断治疗是否有效,以及是否需要调整治疗方案等。

十五、空泡变性管型

（一）形态特征

1. **未染色**　管型基质中存在大小不等的空泡或空洞,称为空泡变性管型(vacuolar denatured casts)。该类管型是由于基质内的肾小管上皮细胞中糖原物质发生脂肪变性、融合、脱失形成。未染色时空泡变性管型内可见大小不等的空泡(图5-333~图5-340)。

2. **苏丹Ⅲ或油红O染色**　苏丹Ⅲ染色管型呈橘红色,油红O染色管型呈橘黄色。

3. **活体染色**　空泡变性管型经SM染色结构更清晰,管型基质着色深浅不一,呈紫红色,空洞处着色较浅或不着色(图5-341~图5-346);S染色管型基质呈蓝色(图5-347~图5-352)。

（二）临床意义

健康人尿液中无空泡变性管型,若尿液出现该类管型常见于糖尿病肾病、慢性肾功能不全和肾病综合征等疾病,其中以糖尿病肾病最为多见。

空泡变性管型与糖尿病肾病关系:糖尿病肾病合并蛋白尿时,肾小管上皮细胞内蛋白过度集聚,产生颗粒样变性或者空泡变性;蛋白在小管间质形成的管型会影响整个肾单位的功能,进而影响肾小管对葡萄糖的重吸收。

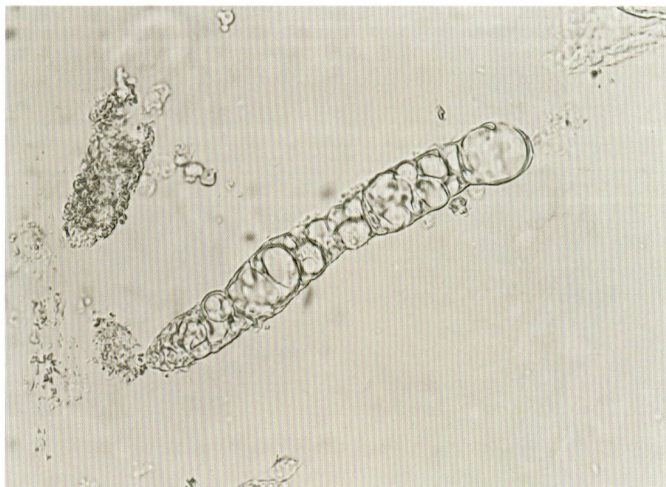

图5-333　空泡变性管型,基质内可见大小不等的空泡(未染色,×400)

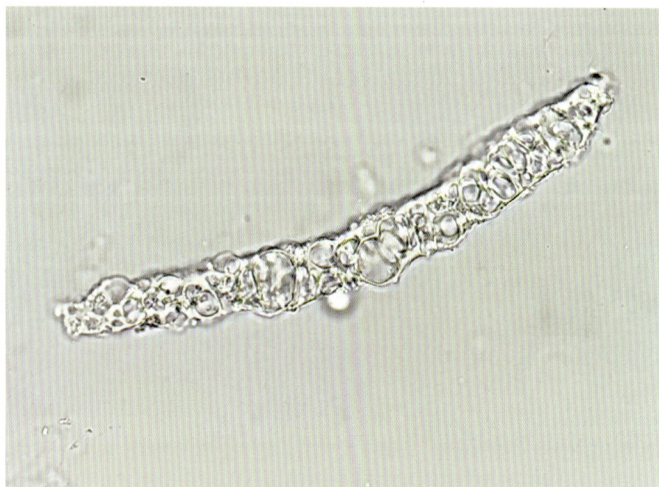

图5-334　空泡变性管型;来源于糖尿病肾病确诊病例(未染色,×400)

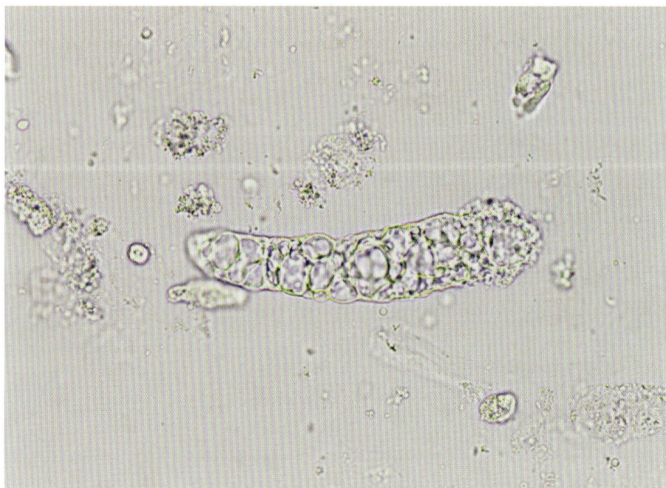

图5-335　空泡变性管型,管型短粗,其内可见较大空泡(未染色,×400)

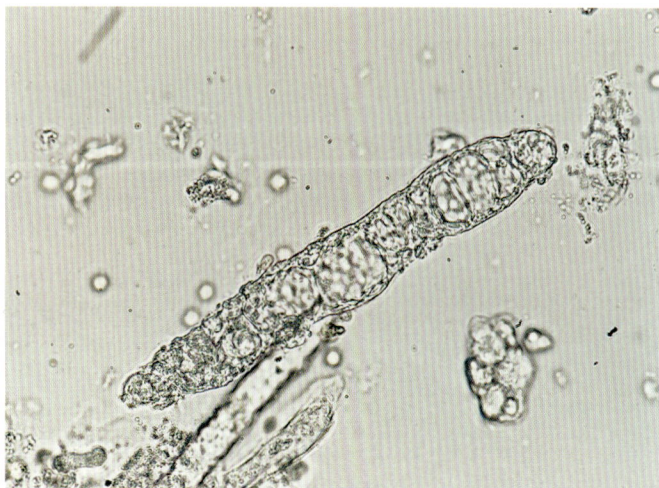

图5-336　空泡变性管型;来源于糖尿病确诊病例(未染色,×400)

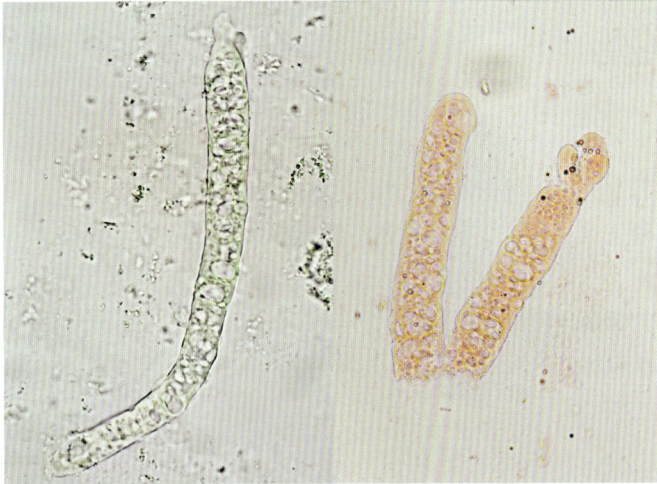

图 5-337 空泡变性管型,基质内可见大小不等的空泡;苏丹Ⅲ染色基质呈橘红色;来源于糖尿病肾病确诊病例(未染色 + 苏丹Ⅲ染色,×400)

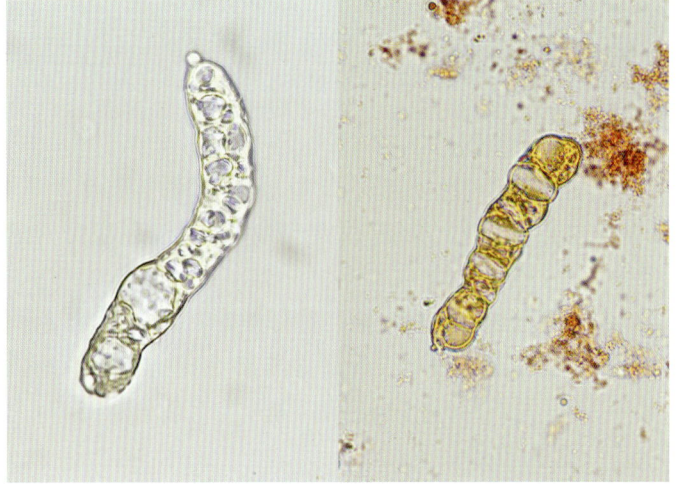

图 5-338 空泡变性管型,基质呈淡黄色,其内可见大量小空泡;油红 O 染色基质呈橘黄色(未染色 + 油红 O 染色,×400)

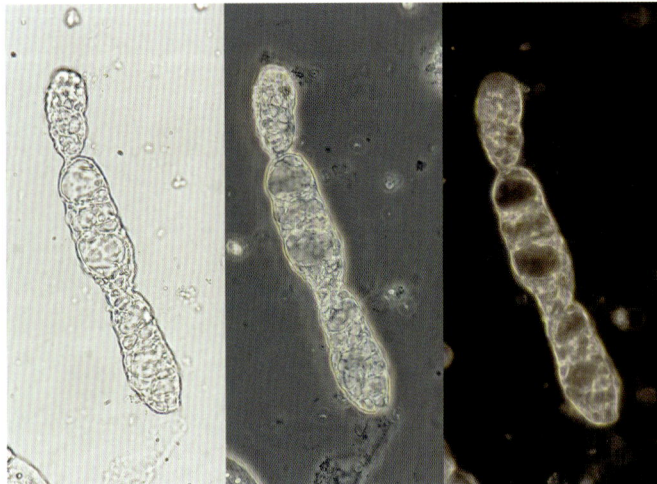

图 5-339 空泡变性管型;来源于慢性肾功能不全确诊病例(未染色,明视野 + 相差显微镜 + 暗视野显微镜,×400)

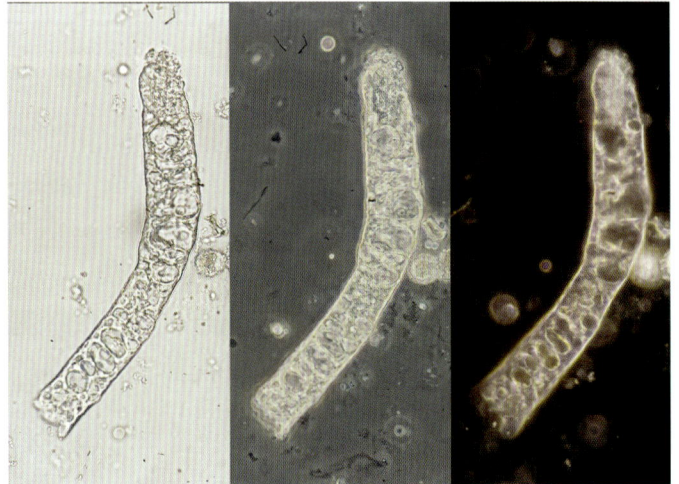

图 5-340 空泡变性管型,基质内的空泡大小不等(未染色,明视野 + 相差显微镜 + 暗视野显微镜,×400)

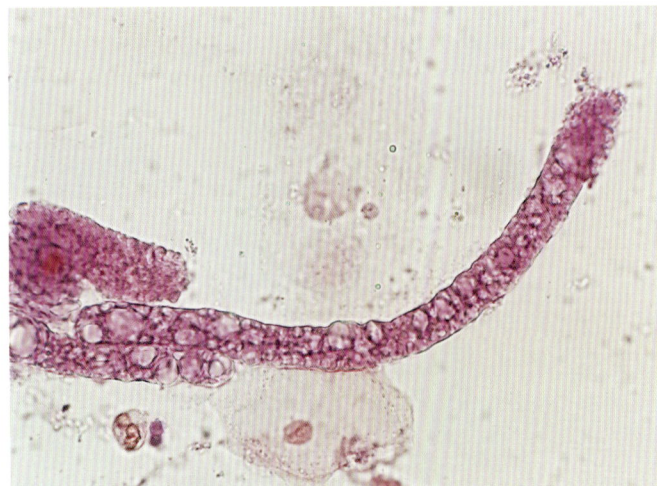

图 5-341 空泡变性管型,管型易着色,基质内的空泡着色较浅;来源于糖尿病确诊病例(SM 染色,×400)

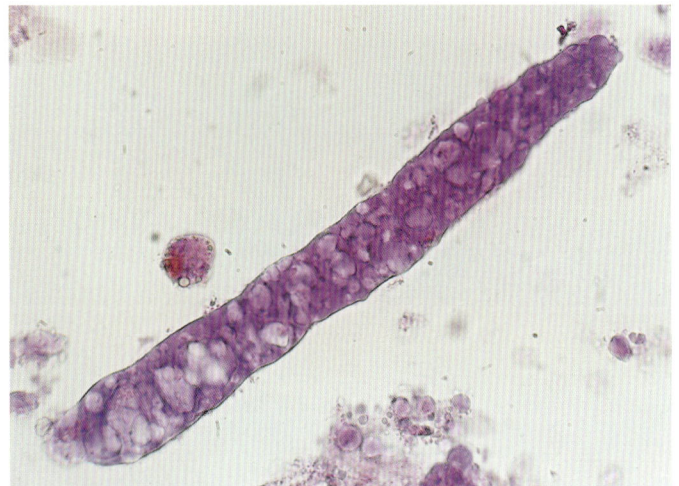

图 5-342 空泡变性管型,空泡处着色较浅(SM 染色,×400)

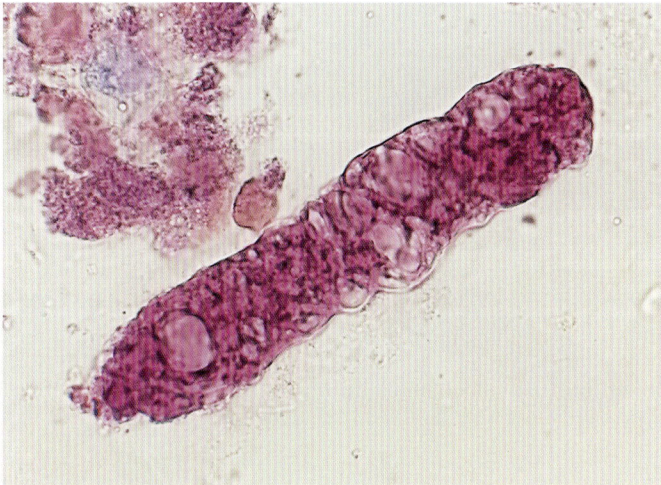

图 5-343 空泡变性管型,管型宽大,基质内可见较大的空泡(SM 染色,×400)

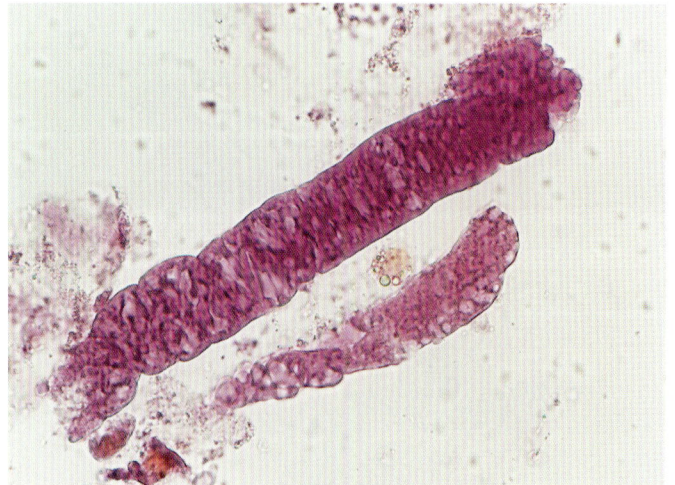

图 5-344 空泡变性管型,管型长短、粗细不一,空泡处着色较浅(SM 染色,×400)

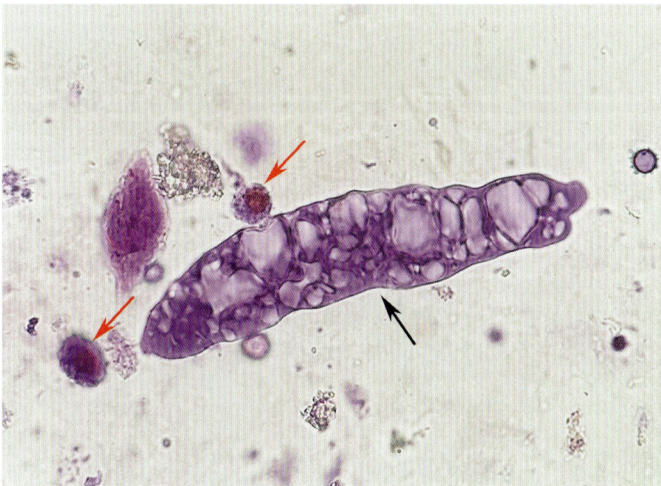

图 5-345 空泡变性管型(黑箭所指),管型内的空泡体积大小不等,肾小管上皮细胞(红箭所指);来源于糖尿病确诊病例(SM 染色,×400)

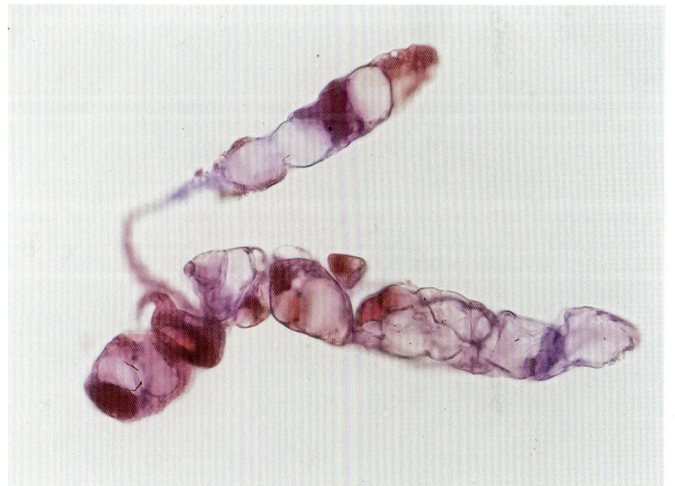

图 5-346 空泡变性管型,其内可见空泡变性的肾小管上皮细胞;来源于糖尿病确诊病例(SM 染色,×400)

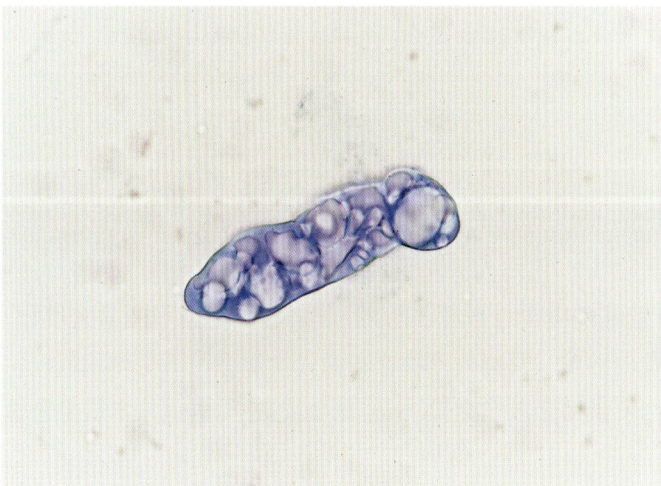

图 5-347 空泡变性管型,管型短小,基质内的空泡大小不等;来源于糖尿病肾病确诊病例(S 染色,×400)

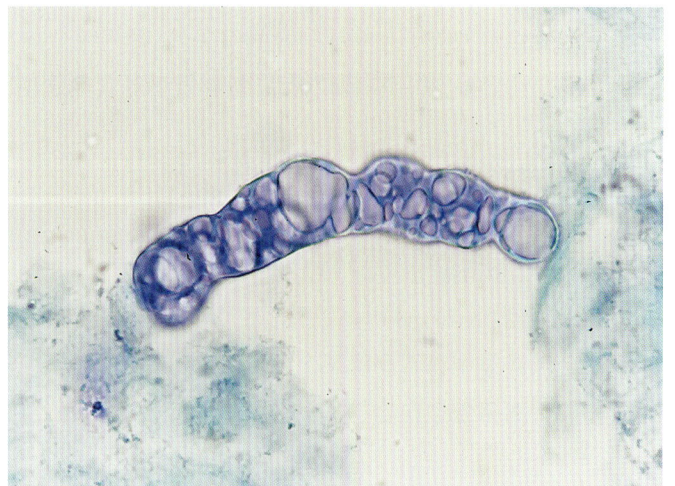

图 5-348 空泡变性管型,基质内的空泡区域不着色;来源于糖尿病肾病确诊病例(S 染色,×400)

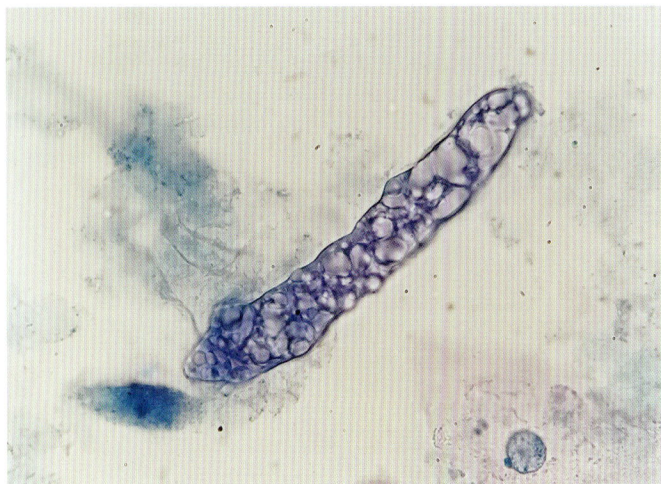

图 5-349 空泡变性管型,基质内可见大小不等的空泡(S 染色,×400)

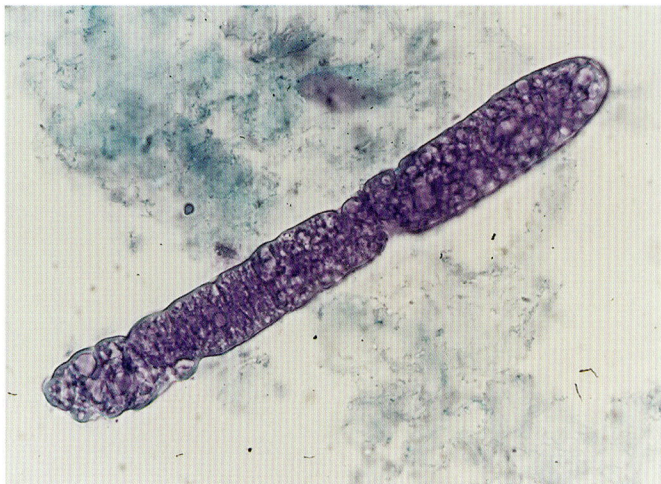

图 5-350 空泡变性管型,基质内布满小空泡;来源于糖尿病肾病确诊病例(S 染色,×400)

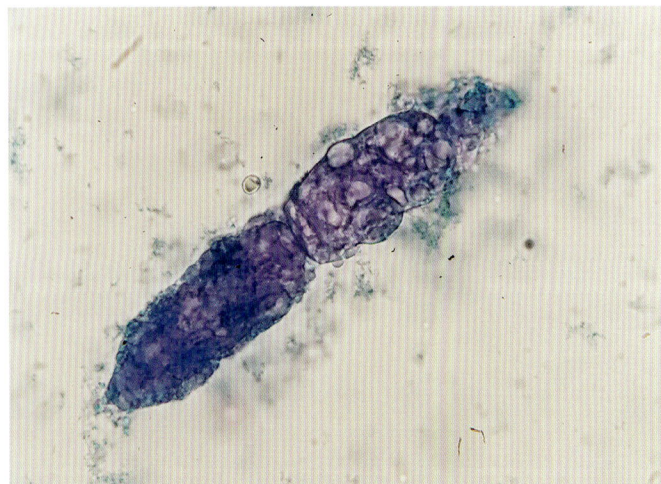

图 5-351 空泡变性管型;来源于糖尿病肾病确诊病例(S 染色,×400)

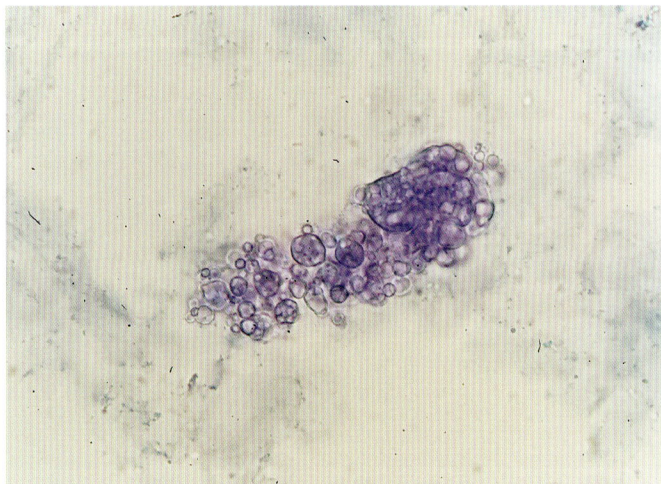

图 5-352 空泡变性管型;来源于糖尿病肾病确诊病例(S 染色,×400)

空泡变性管型除了与糖尿病肾病有关外,肾病综合征及其他肾炎偶见该类管型;在一些复杂的肾脏疾病中,尿液中出现空泡变性管型,常伴有颗粒管型、蜡样管型等其他管型。

十六、真菌管型与细菌管型

(一)形态特征

细菌管型(bacterial casts)是比较罕见的一类管型,指管型基质中含有数量不等的细菌,这些细菌可能紧密堆积、弥漫性分散或集中在管型的某个区域,背景中可见大量细菌及白细胞。管型内容物在普通光学显微镜下呈球状或杆状(图 5-353),细菌管型内容物呈颗粒状时可能被误认为颗粒状,可借助相差显微镜、干涉显微镜、透射电镜技术或染色法判断。

真菌管型(fungal casts)指管型基质中含有散在分布或聚集成堆的真菌孢子或菌丝(图 5-354),背景可见大量真菌、白细胞或其他种类管型。

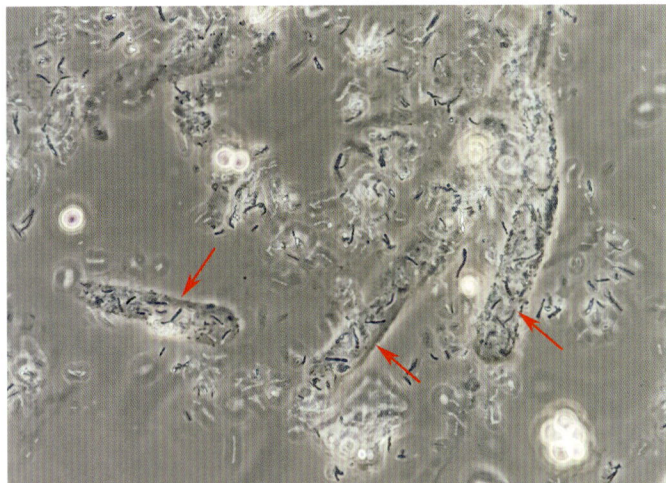

图 5-353 细菌管型（箭头所指），管型基质透明，其内包裹了杆菌，相差显微镜观察结构清晰（未染色，相差显微镜检查，×400）

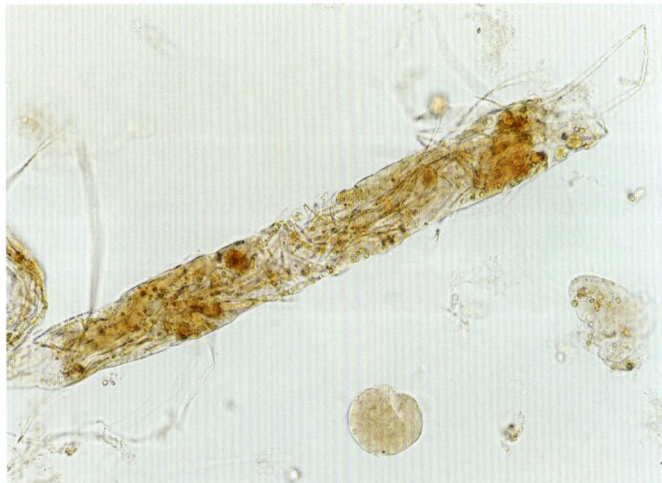

图 5-354 真菌管型，管型内包裹了大量真菌菌丝，背景中可见散在分布的真菌菌丝（碘染色，×400）

（二）临床意义

健康人尿液中无细菌管型或真菌管型，若出现该类管型多见于急性肾盂肾炎或内源性肾脏感染。

尿液中查见细菌管型能为急性肾盂肾炎、肾病伴泌尿道感染及肾脓毒性疾病等泌尿系统细菌感染性疾病提供诊断依据。若在尿液中发现细菌管型，或伴白细胞管型和/或白细胞细菌混合管型出现时，结合患者病史、尿液细菌培养及药敏试验，有助于疾病的诊断和治疗。

尿液真菌管型十分罕见，若发现该类管型有助于诊断肾念珠菌病。由于肾念珠菌病的严重程度及治疗方案不相同，所以鉴别真菌管型有着重要的临床意义。

十七、混合管型

（一）形态特征

1. **未染色**　管型基质中同时含有两种及以上的有形成分为混合管型（mixed casts）。胆红素尿中常见亮氨酸结晶与肾小管上皮细胞形成的混合管型（图 5-355～图5-358）。管型基质中同时含有两种及以上细胞称为混合细胞管型（mixed cell casts），如红细胞与白细胞或肾小管上皮细胞形成的混合细胞管型。混合管型成分复杂，长短、粗细不一，因所含物质不同，颜色各不相同（图 5-359～图 5-362）。使用相差显微镜或在暗视野下观察，管型结构清晰，基质内的结晶、脂肪滴、粗大的蛋白颗粒有较强的折光性。

2. **活体染色**　未染色时使用普通光学显微镜无法准确鉴别，可通过 S 染色、SM 染色或其他染色等方法鉴别内容物。活体染色管型基质、颗粒、细胞成分易着色，结晶、脂类及真菌等物质不易着色（图 5-363～图 5-372）。

（二）临床意义

尿液中出现较多的混合管型意味着病情复杂且严重，提示肾小球肾炎反复发作、肾内毛细血管出血及肾小管坏死等，常见于活动性肾小球肾炎、肾盂肾炎、间质性肾炎、肾病综合征、恶性高血压、缺血性肾坏死及肾移植排斥反应等疾病。

肾小球肾炎患者尿液中可见混合细胞管型，背景中常伴有多种异常形态红细胞、红细胞管型、血液管型、颗粒管型及肾小管上皮细胞管型等；若尿液中出现上述有形成分时对急性肾小球肾炎有诊断价值，特别是在尿液中找到混合细胞管型伴多种异常形态红细胞时，结合患者的影像学检查，是确诊急性肾小球肾炎的主要依据。

肾盂肾炎患者尿液中可见白细胞和肾小管上皮细胞混合细胞管型或白细胞与细菌混合管型，背景中常伴随大量白细胞或白细胞管型，有时可见闪光细胞；尿液中出现上述多种有形成分时对肾盂肾炎有参考价值，结合患者病史、尿液细

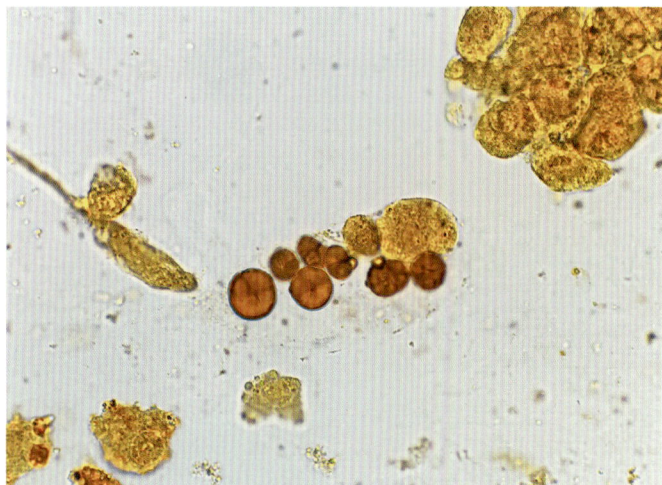

图 5-355 混合管型,以亮氨酸结晶为主,可见少量肾小管上皮细胞;来源于肝癌合并慢性肾衰竭确诊病例(胆红素尿,未染色,×1 000)

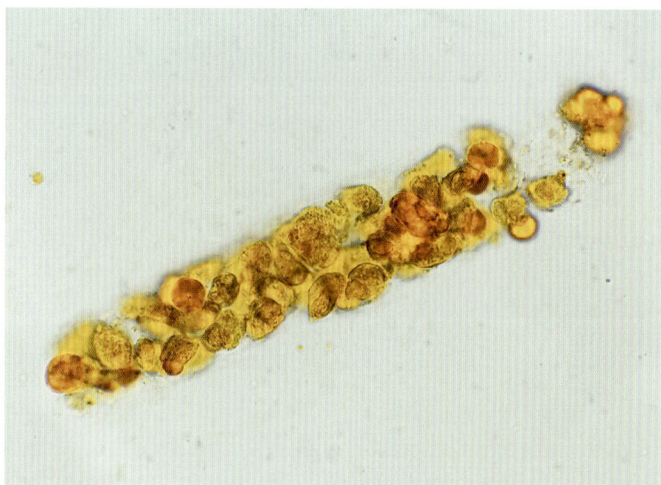

图 5-356 混合管型,基质内可见大量肾小管上皮细胞及亮氨酸结晶;来源于肝硬化确诊病例(胆红素尿,未染色,×1 000)

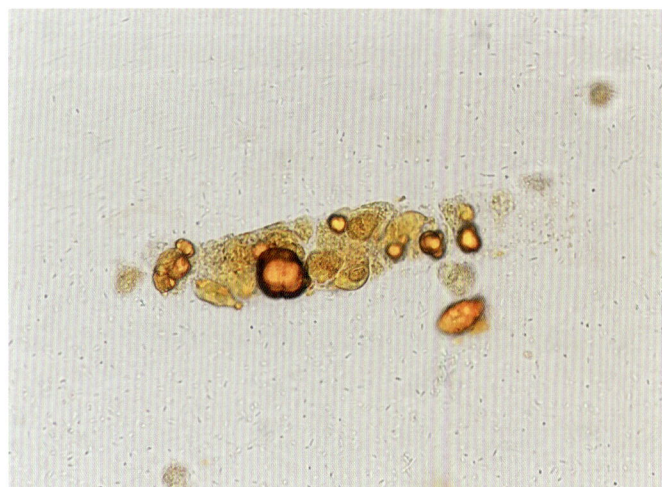

图 5-357 混合管型,以肾小管上皮细胞为主,亮氨酸结晶少量(胆红素尿,×1 000)

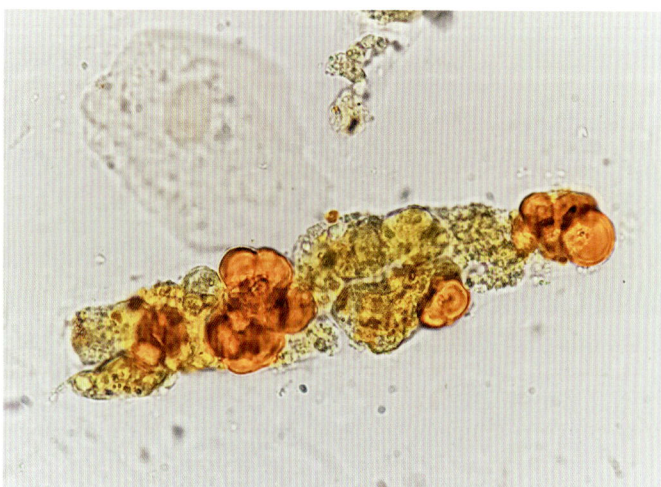

图 5-358 混合管型,管型宽大,其内可见肾小管上皮细胞、亮氨酸结晶及少量颗粒;来源于肝硬化确诊病例(胆红素尿,×1 000)

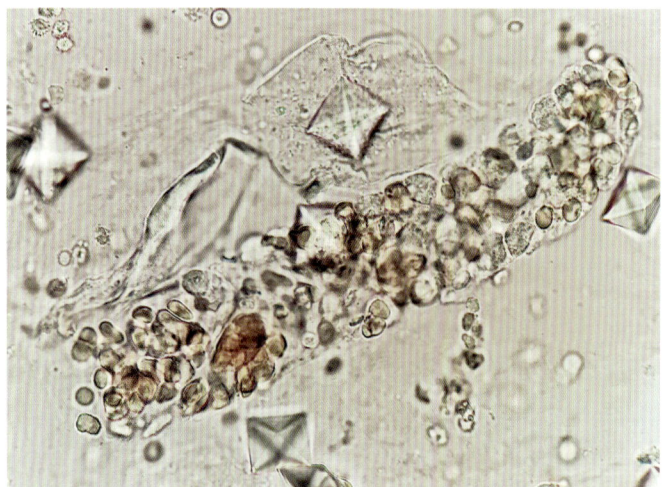

图 5-359 混合细胞管型,管型内可见大量红细胞及白细胞(未染色,×1 000)

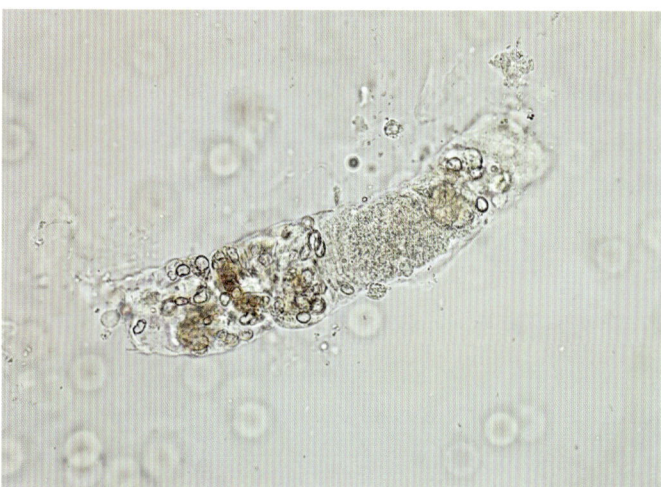

图 5-360 混合管型,管型一端可见大量影红细胞,另一端为灰白色颗粒(未染色,×1 000)

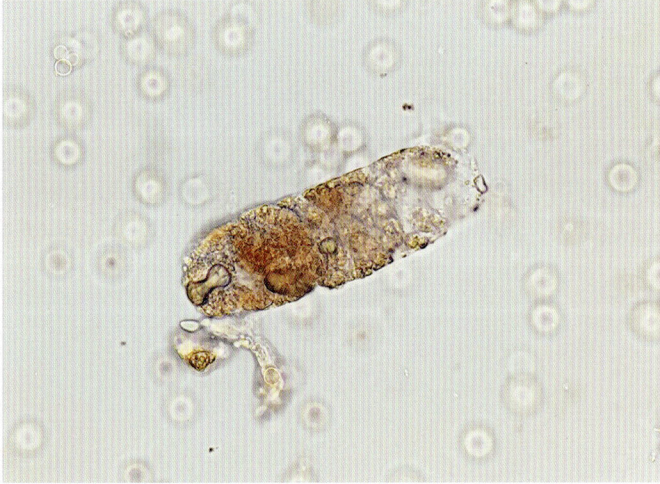

图 5-361 混合管型,管型以血液管型为基础,中间夹杂着少量草酸钙结晶（未染色,×1 000）

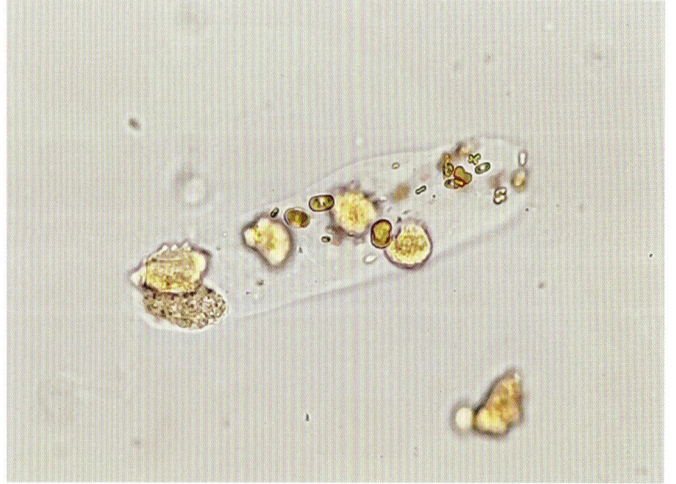

图 5-362 混合管型,管型基质透明,其内包含草酸钙结晶及肾小管上皮细胞（未染色,×1 000）

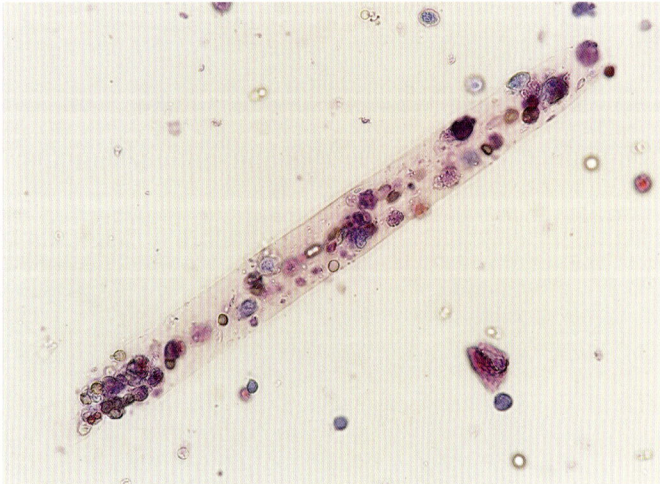

图 5-363 混合细胞管型,管型包含红细胞和白细胞（SM 染色,×400）

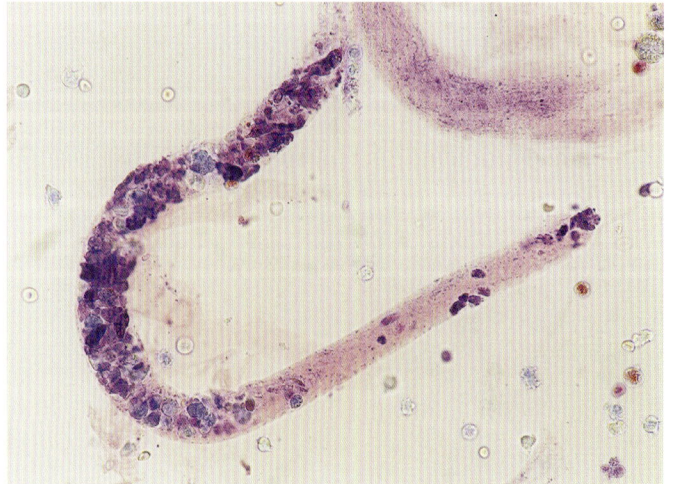

图 5-364 混合细胞管型,管型包含大量肾小管上皮细胞及少量白细胞（SM 染色,×400）

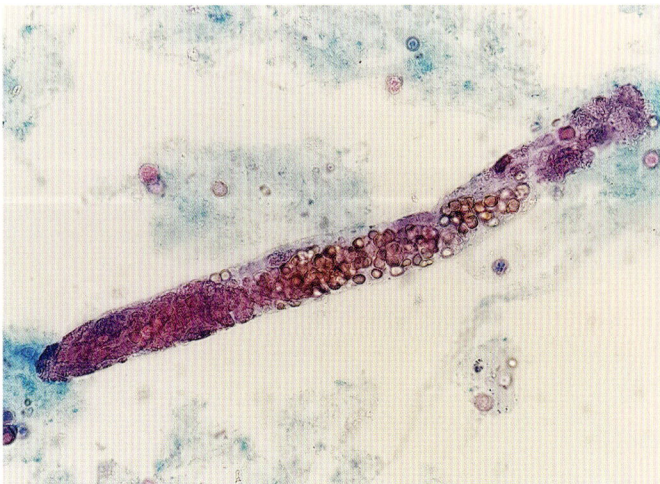

图 5-365 混合细胞管型,管型包含红细胞和变性坏死的肾小管上皮细胞（S 染色,×400）

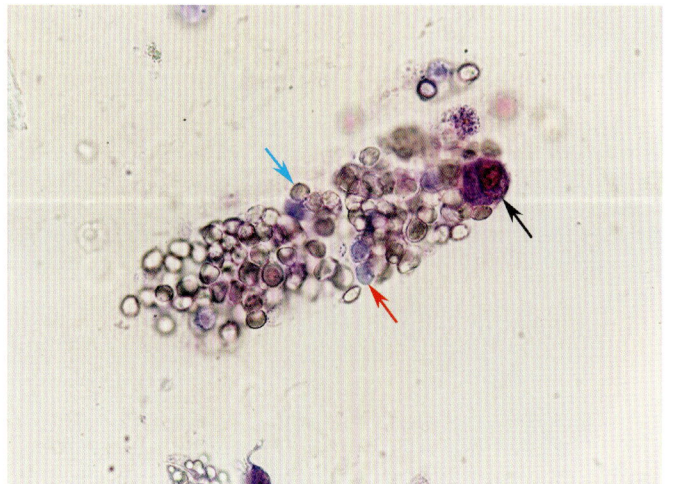

图 5-366 混合细胞管型,管型包含有大量红细胞（蓝箭所指）、少量肾小管上皮细胞（黑箭所指）及淋巴细胞（红箭所指）（SM 染色,×1 000）

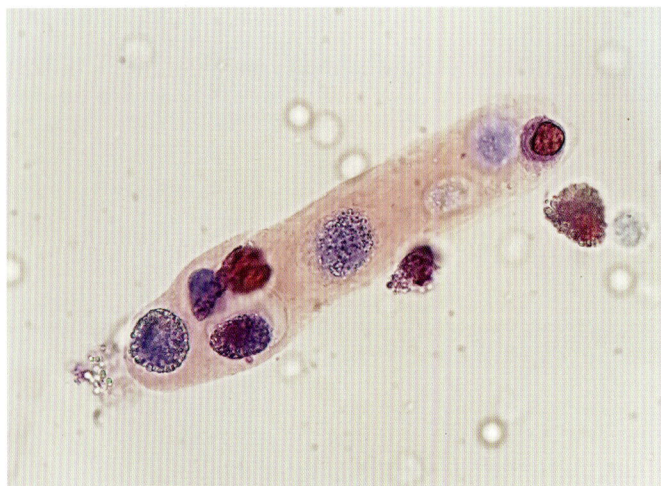

图 5-367 混合细胞管型,宽度较宽,其内包含有典型的肾小管上皮细胞和脂肪颗粒细胞;来源于慢性肾病 5 期患者(S 染色,×1 000)

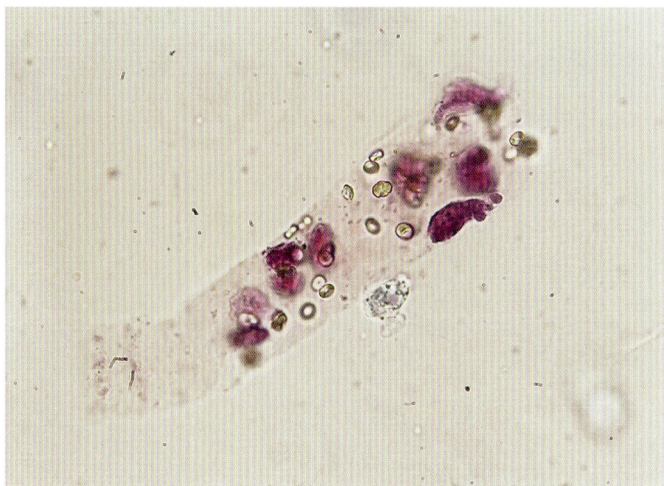

图 5-368 混合管型,基质其可见草酸钙结晶(不着色)及肾小管上皮细胞(S 染色,×1 000)

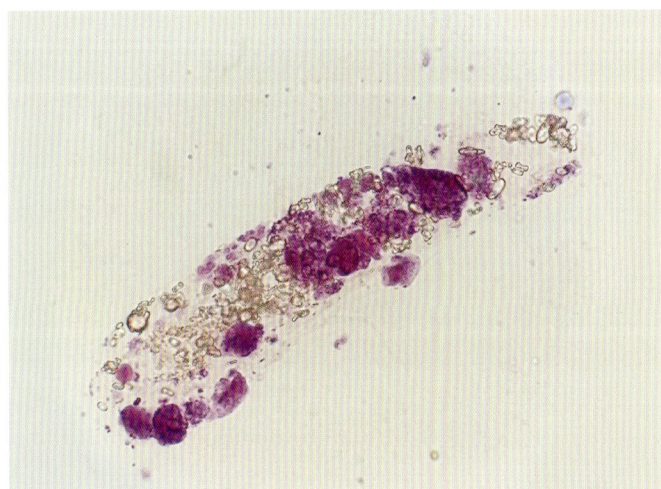

图 5-369 混合管型,管型包含大量的草酸钙结晶(体积大小不等,不着色)和着色偏深的肾小管上皮细胞(SM 染色,×1 000)

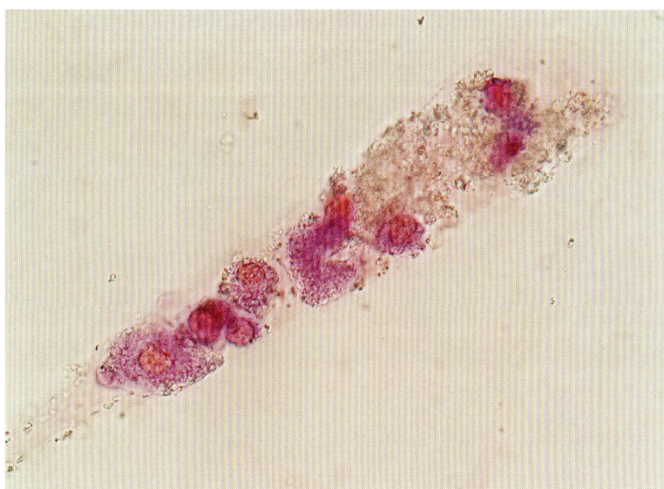

图 5-370 混合管型,管型包含典型的肾小管上皮细胞和大量非晶型盐类结晶(SM 染色,×1 000)

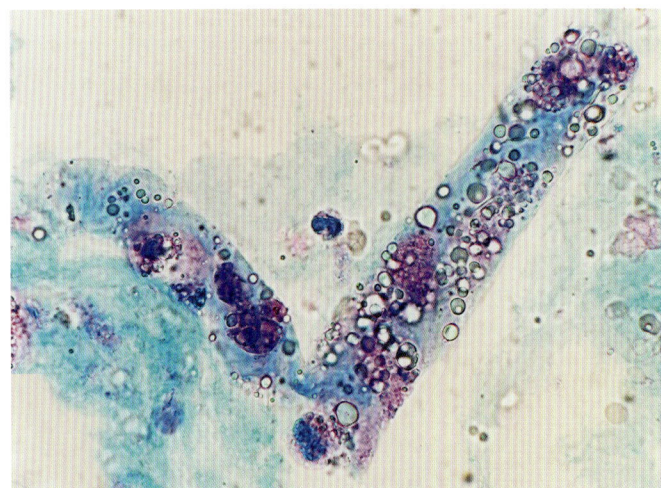

图 5-371 混合管型,管型基质呈蓝色,其内包裹大量脂肪颗粒(不着色)和肾小管上皮细胞;来源于肾病综合征确诊病例(S 染色,×1 000)

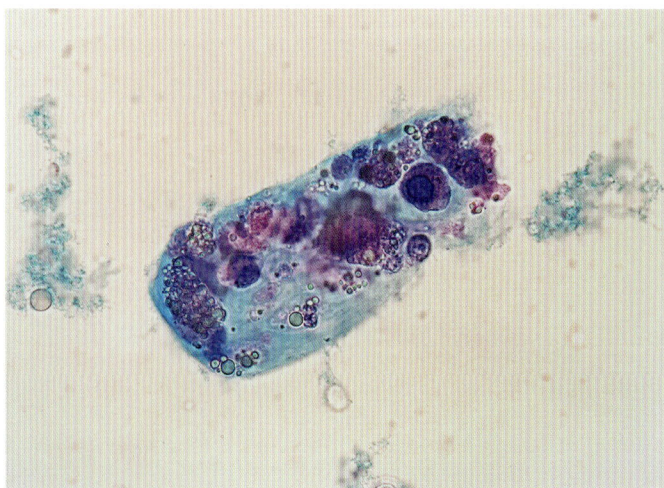

图 5-372 混合管型,宽度较宽,其内包含有典型的肾小管上皮细胞和脂肪颗粒细胞及少量脂肪滴;来源于慢性肾病 5 期患者(S 染色,×1 000)

菌培养及药敏试验可明确诊断。

　　肾移植术后患者出现急性肾移植排斥反应时,表现为尿量减少,尿蛋白增多,尿蛋白电泳为肾小管性蛋白尿,尿液显微镜检查可见肾小管上皮细胞与淋巴细胞混合管型,背景可见肾小管上皮细胞、淋巴细胞及红细胞管型、白细胞管型、肾小管上皮细胞管型等多种管型。

十八、重叠管型与嵌套管型

(一)重叠管型

1. 形态特征

　　(1)未染色:重叠管型(composite casts)是两个及以上管型并排重叠,管型较宽大,有清晰的边界,可由相同或不同类型的管型组成(图 5-373~图 5-378)。未染色时管型的基质、内容物、颜色及折光性与同种类型管型一致。

　　(2)相差显微镜观察:使用相差显微镜观察重叠管型,结构清晰,而且还可以观察管型基质及内容物的折光性(图 5-379~图 5-384)。

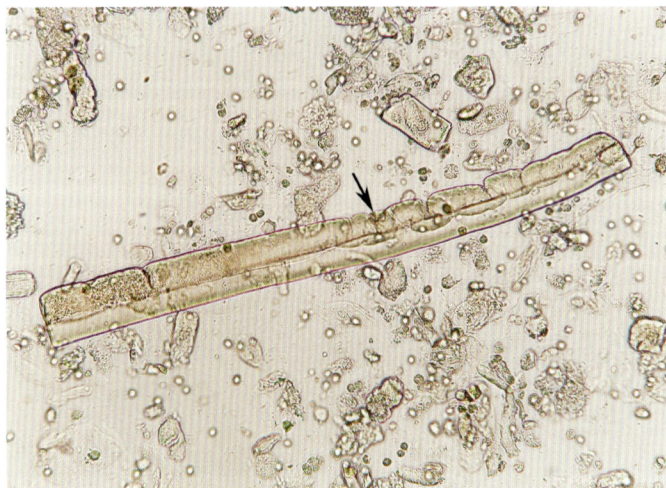

图 5-373　重叠管型,两条蜡样管型并排重叠(未染色,×400)

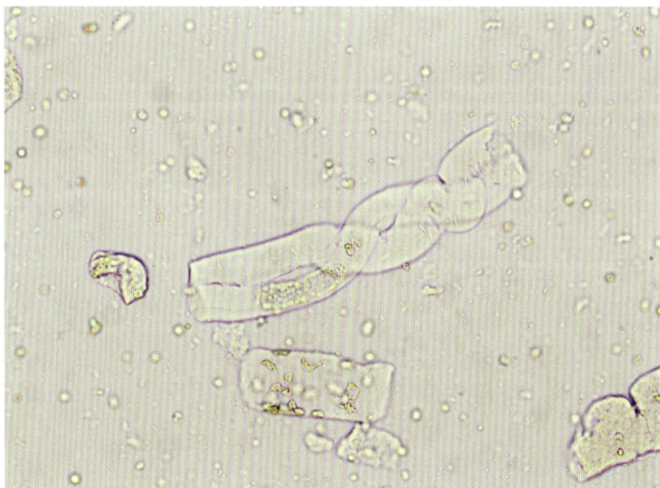

图 5-374　重叠管型,麻花样排列的两条蜡样管型(未染色,×400)

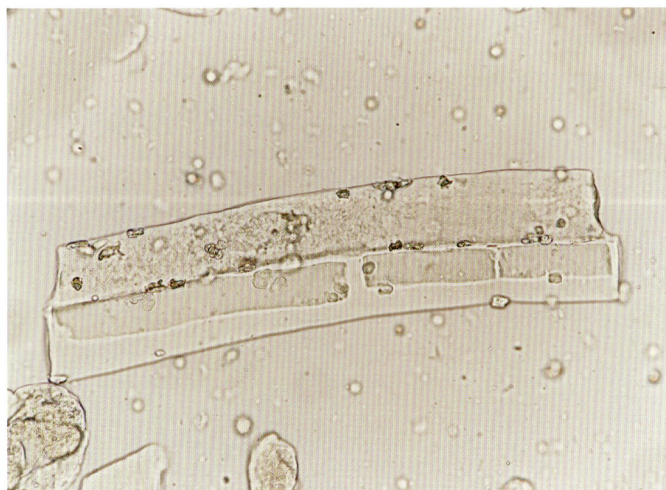

图 5-375　重叠管型,两条宽大的蜡样管型并排重叠(未染色,×400)

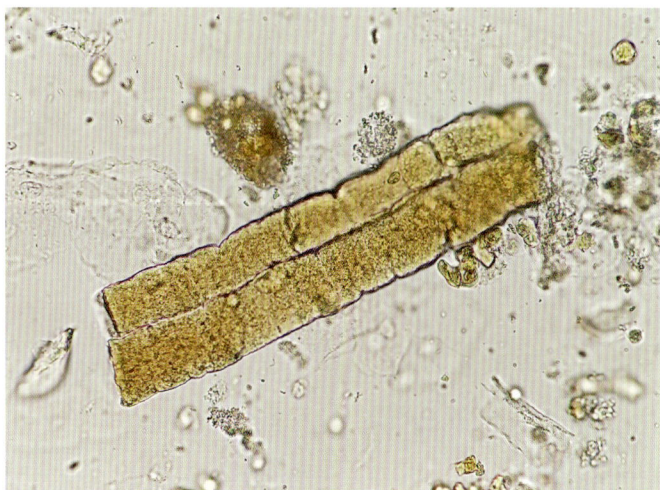

图 5-376　重叠管型,胆红素尿中的两条蜡样管型并排重叠(胆红素尿,未染色,×400)

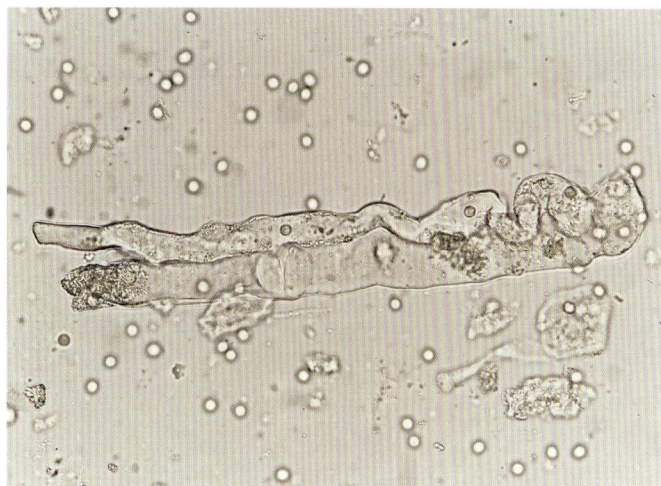

图 5-377 重叠管型,宽窄不一的蜡样管型重叠,一端相互融合(未染色,×400)

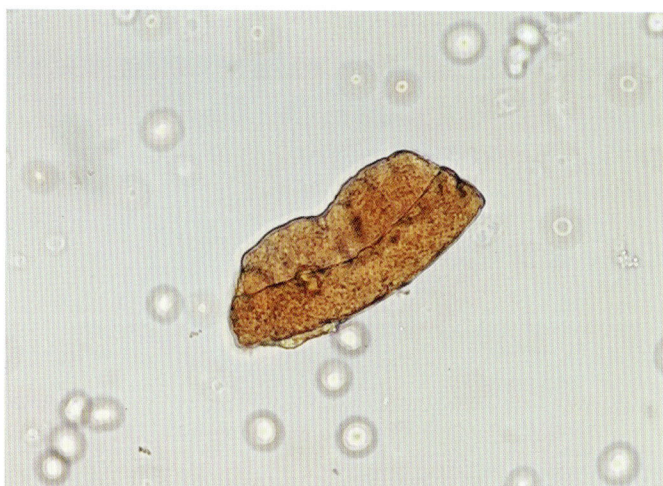

图 5-378 重叠管型,两条血红蛋白管型并排重叠,有清晰的界限,与血红蛋白管型具有相同的临床意义(未染色,×400)

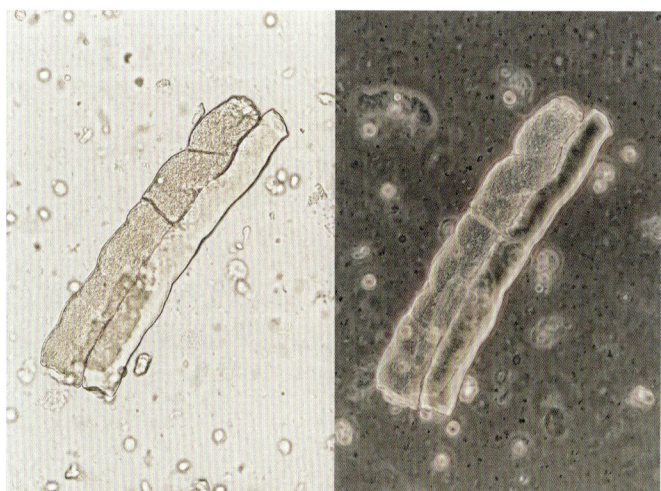

图 5-379 重叠管型,两条管型基质不同,一条有颗粒感,另一条蜡质感(未染色,明视野+相差显微镜镜检,×400)

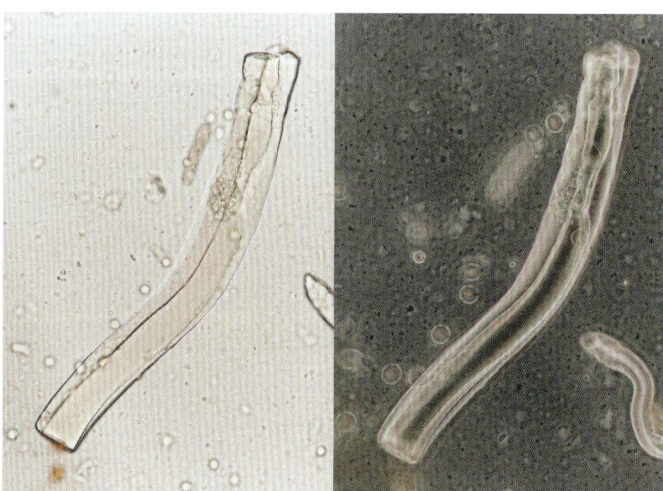

图 5-380 重叠管型,两条蜡样管型并排重叠,相差显微镜下管型结构清晰(未染色,明视野+相差显微镜镜检,×400)

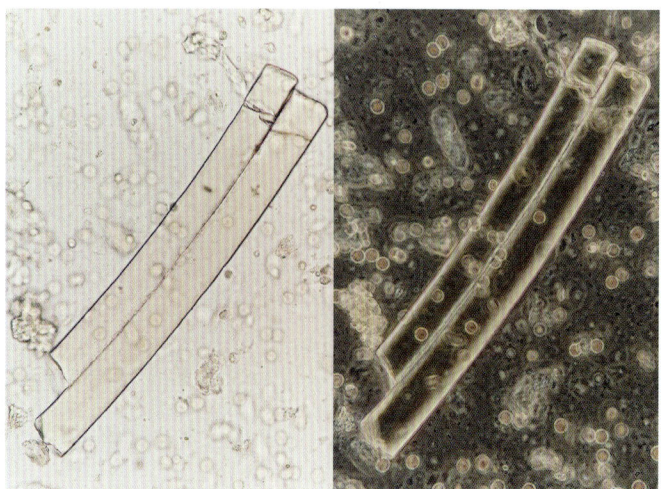

图 5-381 重叠管型,两条蜡样管型紧密排列(未染色,明视野+相差显微镜镜检,×400)

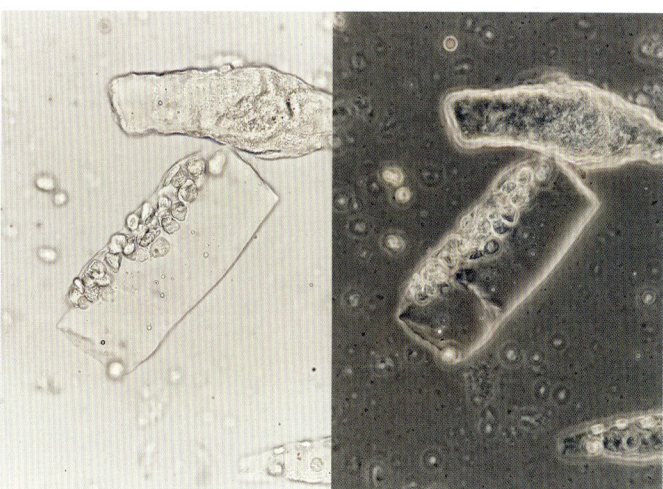

图 5-382 重叠管型,肾小管上皮细胞管型与宽大的蜡样管型并排重叠(未染色,明视野+相差显微镜镜检,×400)

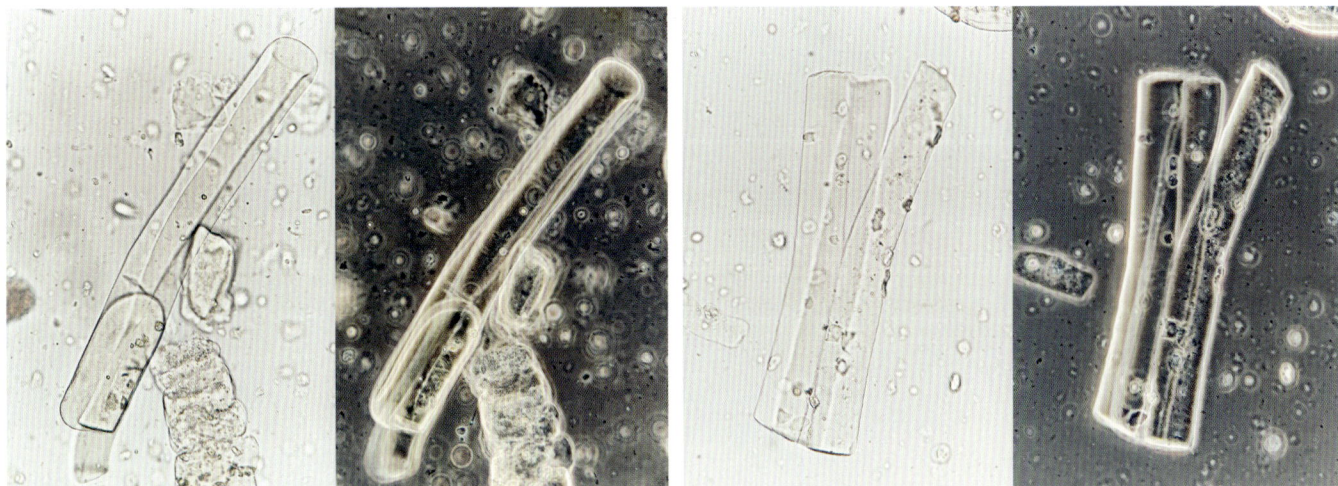

图 5-383 重叠管型,两条蜡样管型并排重叠;来源于慢性肾病确诊病例(未染色,明视野+相差显微镜镜检,×400)

图 5-384 重叠管型,三条蜡样管型并排重叠,极其少见(未染色,明视野+相差显微镜镜检,×400)

(3)活体染色:染色效果与相同类型的管型相同,颗粒管型、蛋白管型着色更深一些(图 5-385~图 5-389)。

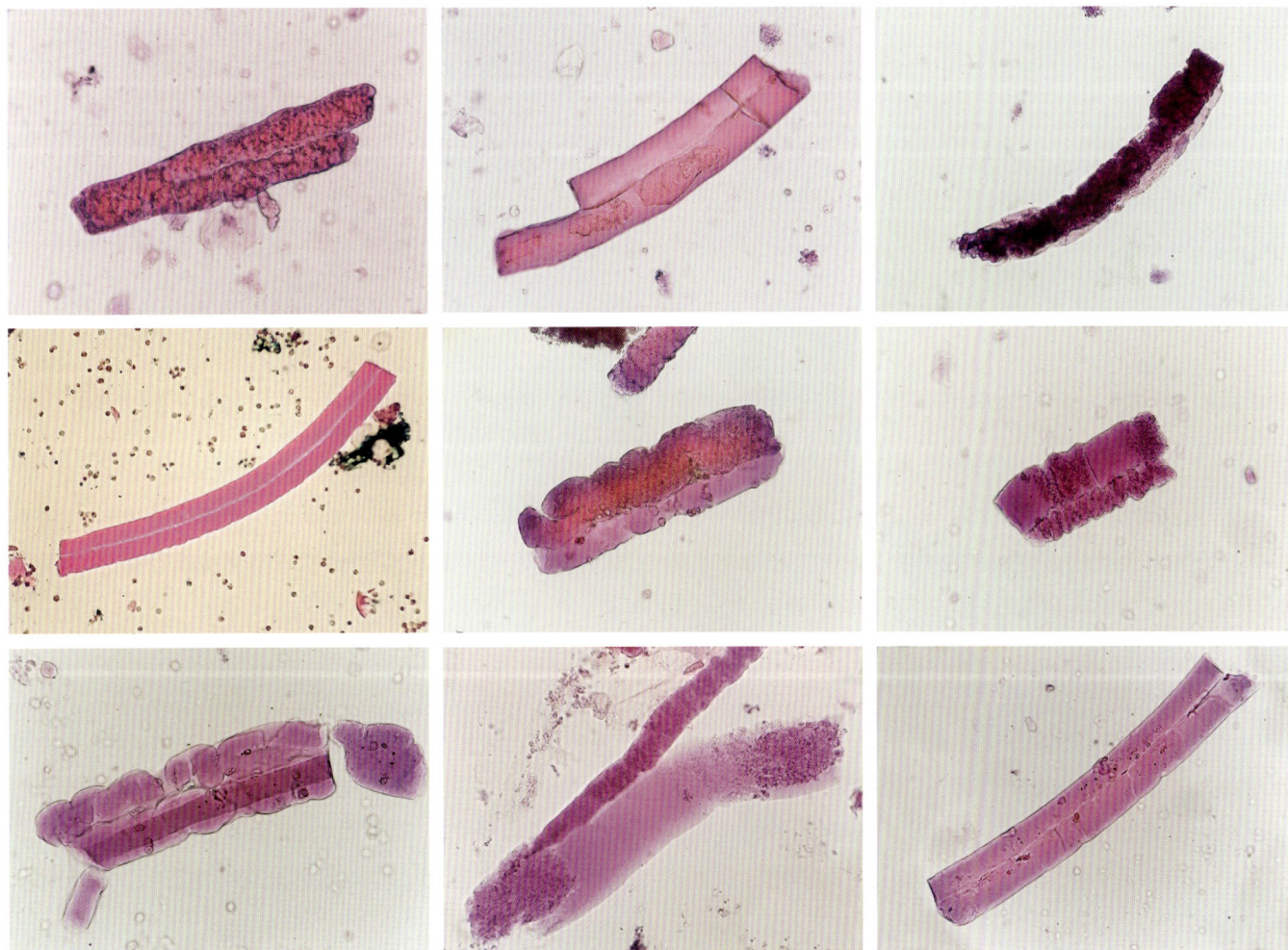

图 5-385 重叠管型(SM 染色,×400)
两条及以上的管型并排重叠,形成宽大的管型;并排重叠的管型可以是同类管型,也可以是不同种类的管型;SM 染色这类管型易着色,染色后结构清晰。

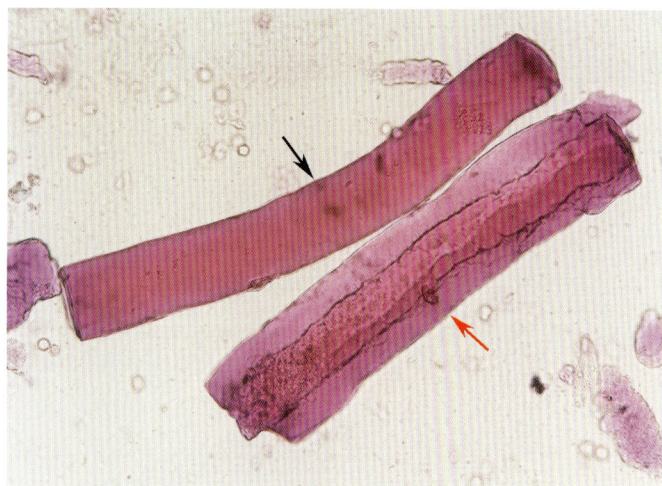

图 5-386 重叠管型（红箭所指），蜡样管型（黑箭所指）；来源于慢性肾病确诊病例（SM 染色，×400）

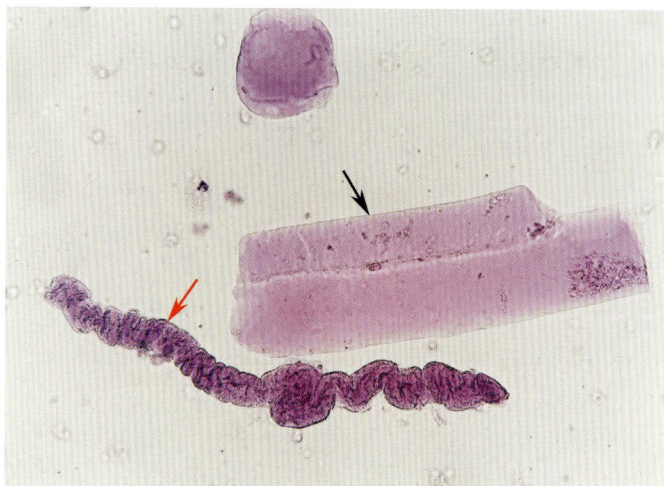

图 5-387 重叠管型（黑箭所指），两条管型并排重叠形成宽大管型；红箭所指为纤维蛋白管型（SM 染色，×400）

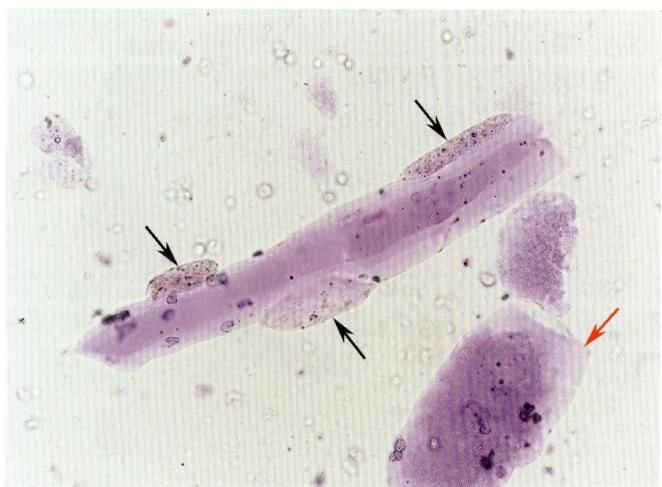

图 5-388 重叠管型，较宽大，边缘黏附短小管型；红箭所指为宽大蜡样管型（SM 染色，×400）

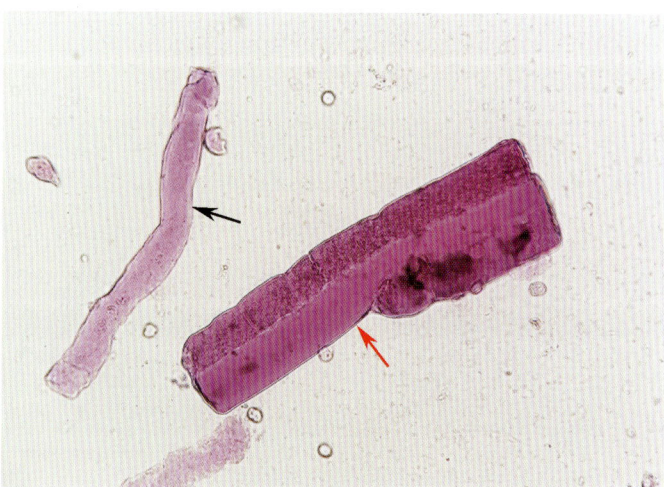

图 5-389 重叠管型（红箭所指），两条管型并排重叠，有清晰的界限；黑箭所指为蜡样管型（SM 染色，×400）

2. 临床意义　重叠管型这一概念很多参考书中并没有提及，但在实际工作中，很多疾病均可发现该类管型，尤其是一些严重的肾脏疾病或慢性肾病末期。重叠管型常与其他种类的管型同时出现，尤其是蜡样管型和宽幅管型等，与宽幅管型具有同样的临床意义，多见于严重的肾脏疾病，提示预后不良。

（二）嵌套管型

1. 形态特征

（1）未染色：嵌套管型（nested casts）是两个管型形成嵌套或包裹样结构，管型有相对独立的边缘。在肾小管上端形成细小管型后，随尿液流动移至肾小管下端，被卡在更粗大的肾小管内，再次停留，被新形成的管型包裹，形成较原管型更粗的嵌套管型；此外细小的管型淤滞堆积，外部包裹新的管型，也可以形成嵌套样结构。嵌套管型一般较宽大，形成嵌套结构的两条管型可以是同种或不同种类管型（图 5-390～图 5-395）。暗视野下观察嵌套管型结构清晰（图 5-396～图 5-399）。

（2）活体染色：染色后嵌套管型结构、内容物更清晰，易于鉴别，各种管型的染色效果与同类管型相同（图 5-400～图 5-405）。

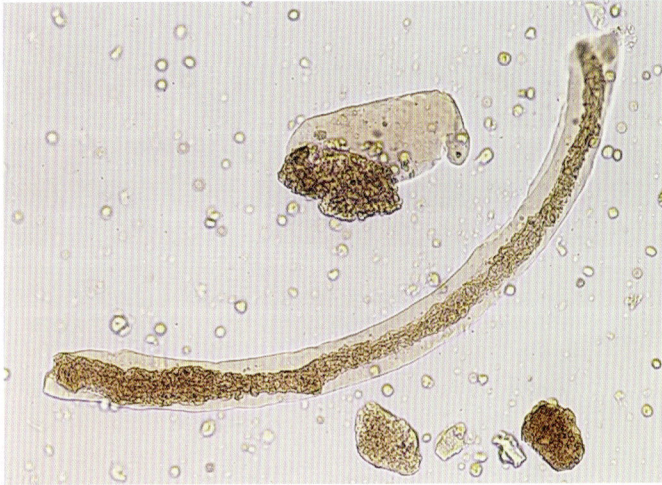

图 5-390 嵌套管型,蜡样管型包裹颗粒管型(未染色,×400)

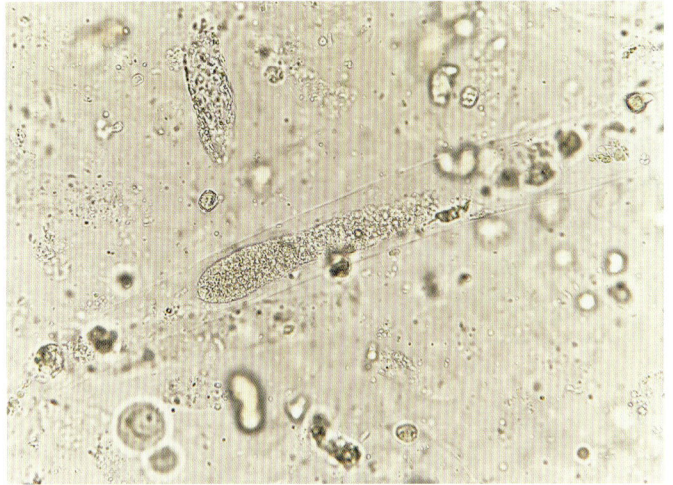

图 5-391 嵌套管型,透明管型包裹颗粒管型,形成嵌套结构(未染色,×400)

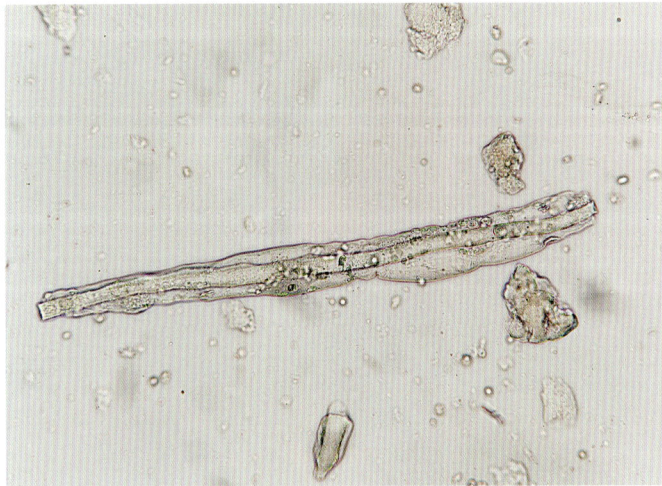

图 5-392 嵌套管型,两条蜡样管型形成嵌套样结构(未染色,×400)

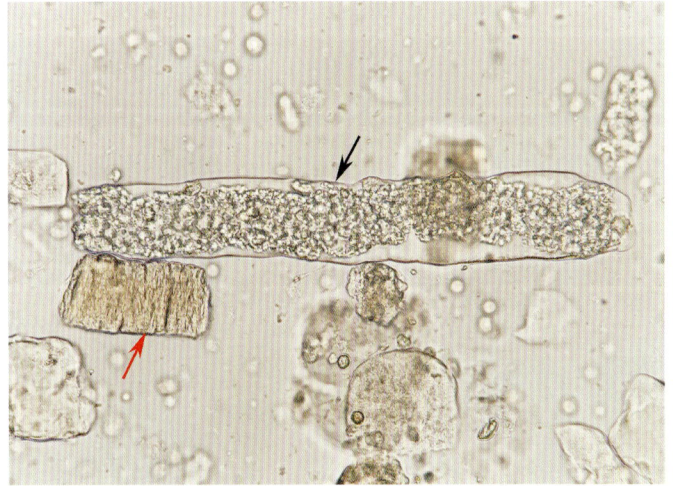

图 5-393 嵌套管型(黑箭所指),蜡样管型包裹蛋白管型;红箭所指为蜡样管型(未染色,×400)

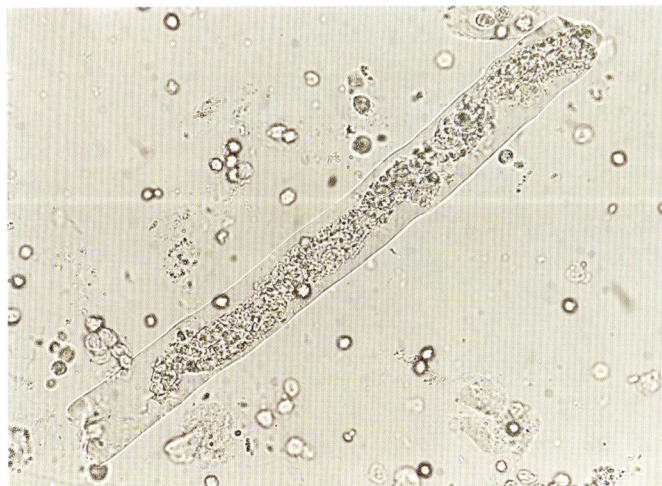

图 5-394 嵌套管型,蜡样管型包裹颗粒管型,形成嵌套样结构(未染色,×400)

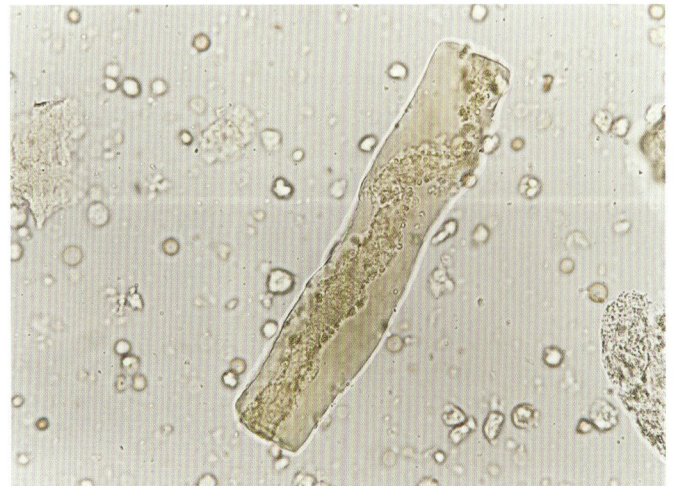

图 5-395 嵌套管型,管型宽大;来源于慢性肾病确诊病例(未染色,×400)

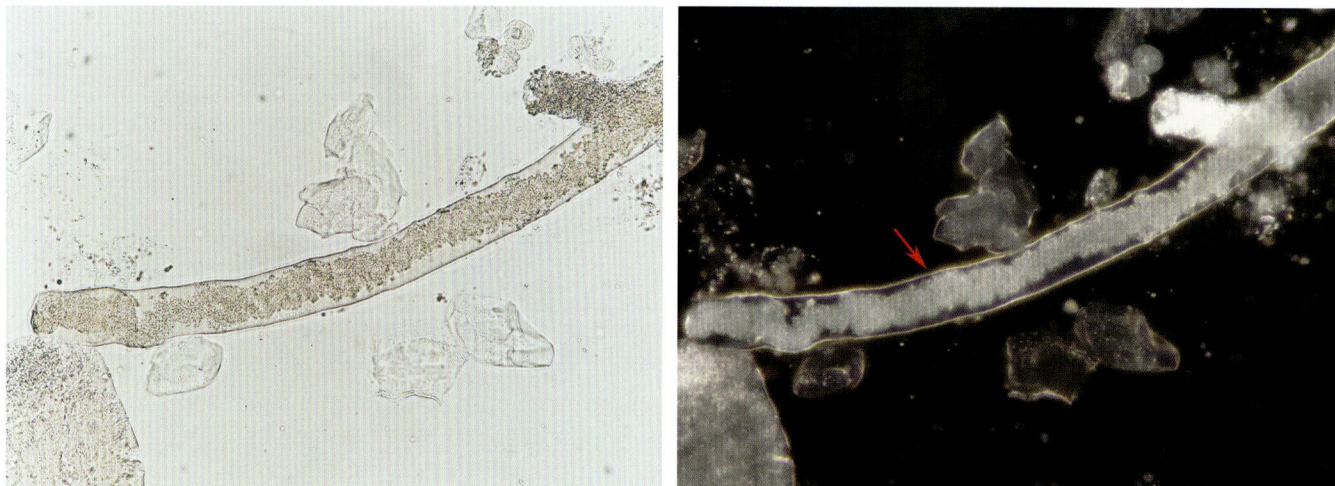

图 5-396 嵌套管型（未染色，×400）
蜡样管型包裹颗粒管型；暗视野下颗粒管型折光性稍强，蜡样管型基质透明，边缘有折光性。

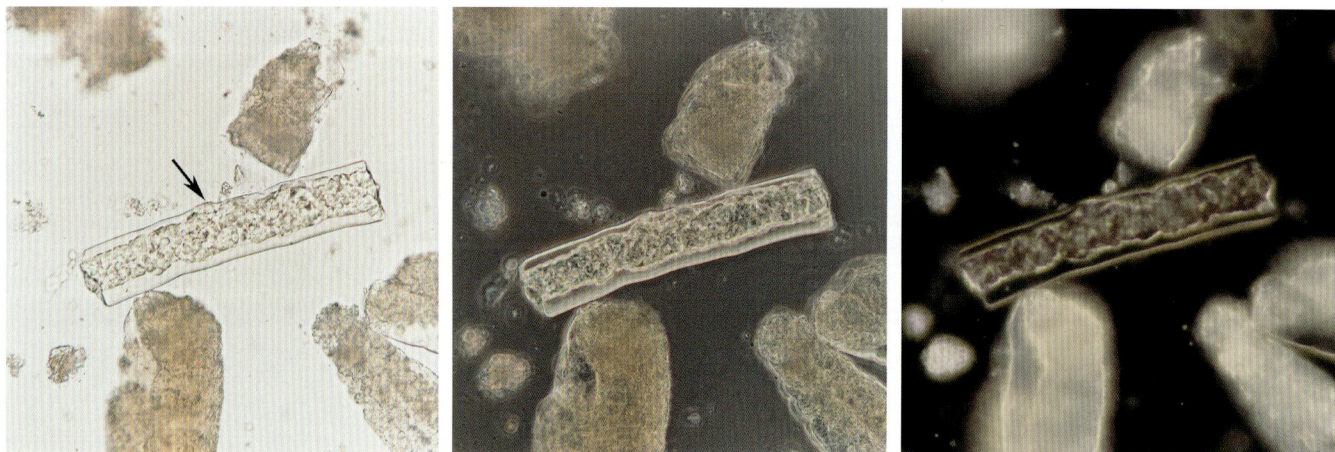

图 5-397 嵌套管型（未染色，明视野+相差显微镜+暗视野，×400）
蜡样管型包裹蛋白管型（黑色箭头），背景可见许多宽大管型；来源于慢性肾病 5 期确诊病例。

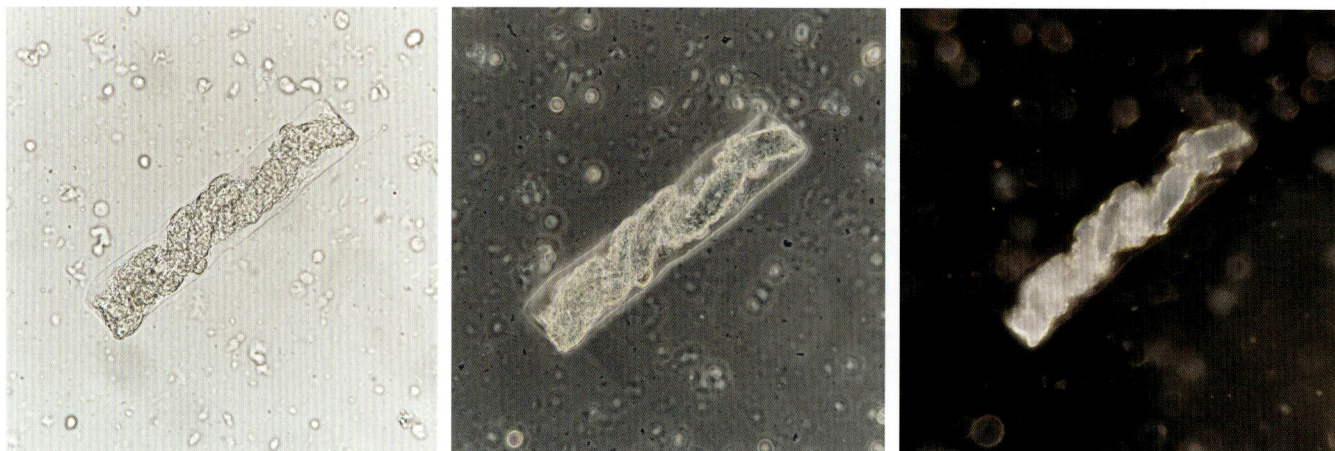

图 5-398 嵌套管型（未染色，明视野+相差显微镜+暗视野，×400）
透明管型包裹蛋白管型，透明管型在相差显微镜下观察结构清晰，而在暗视野下几乎看不见。

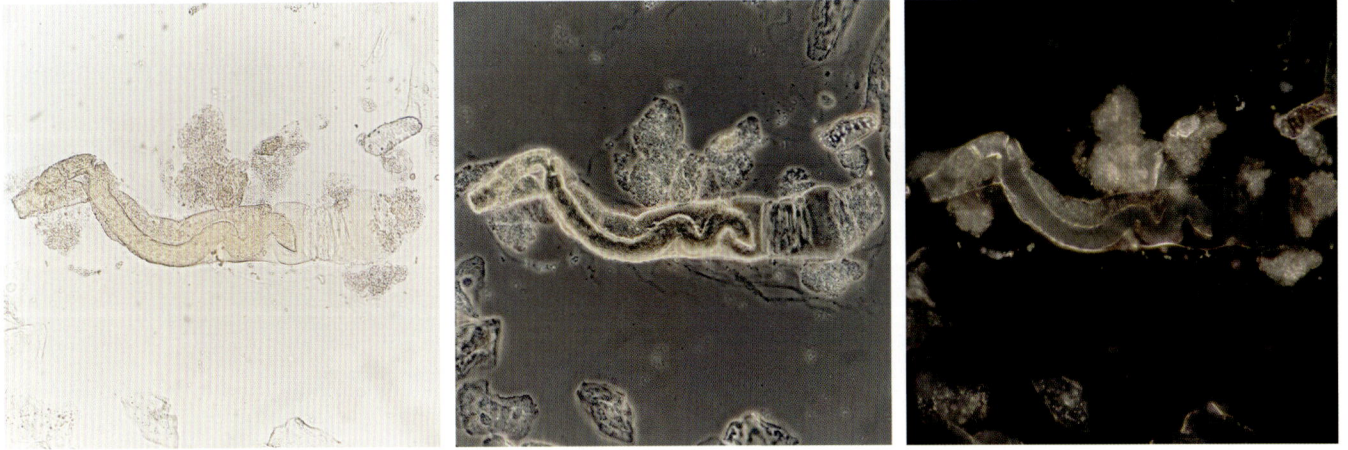

图 5-399 嵌套管型（未染色,明视野＋相差显微镜＋暗视野,×400）
两条蜡样管型形成嵌套结构,使用相差显微镜观察结构清晰。

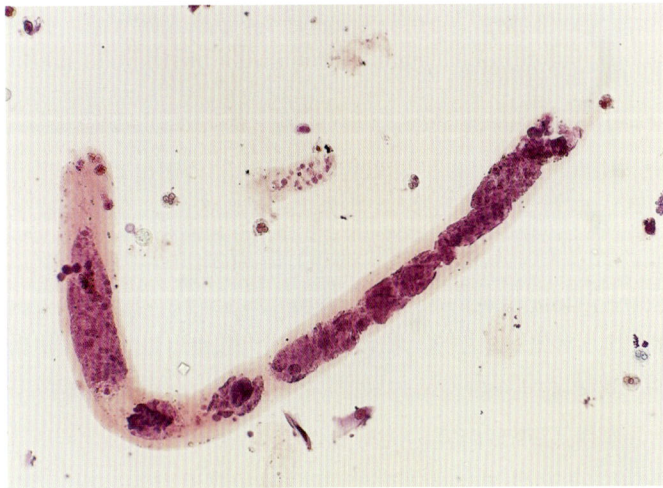

图 5-400 嵌套管型,透明管型包裹颗粒管型,透明管型着色较浅,颗粒管型着色较深（SM 染色,×400）

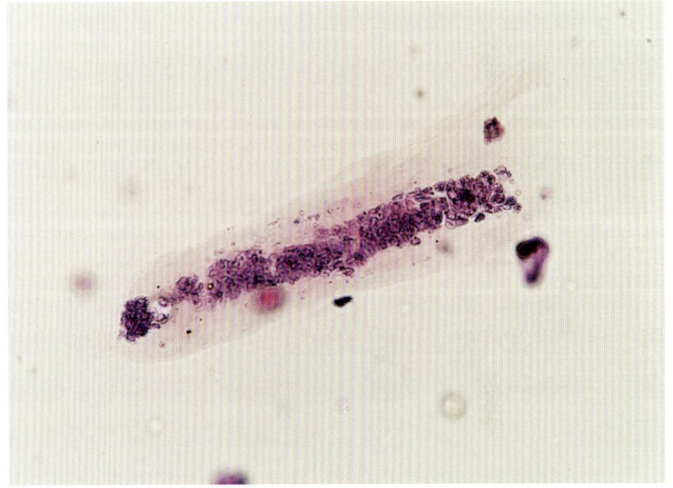

图 5-401 嵌套管型,较宽大,透明管型包裹颗粒管型（SM 染色,×400）

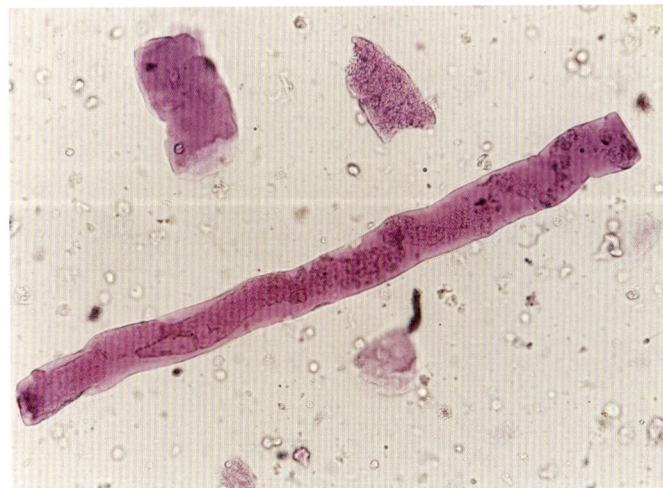

图 5-402 嵌套管型,蜡样管型包裹细颗粒管型（SM 染色,×400）

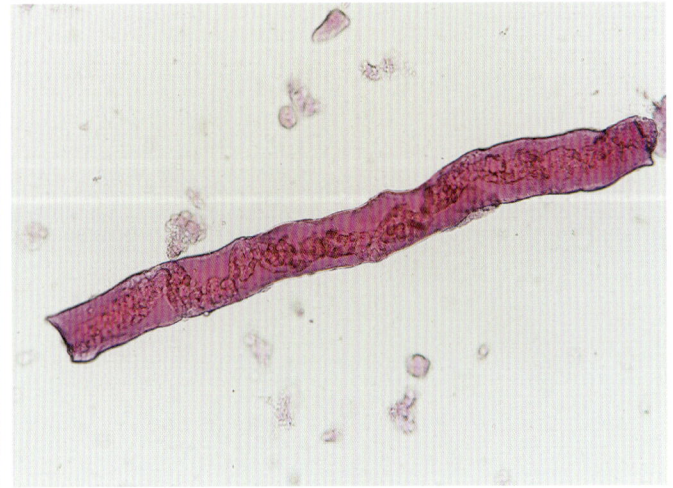

图 5-403 嵌套管型,蜡样管型包裹蛋白管型（SM 染色,×400）

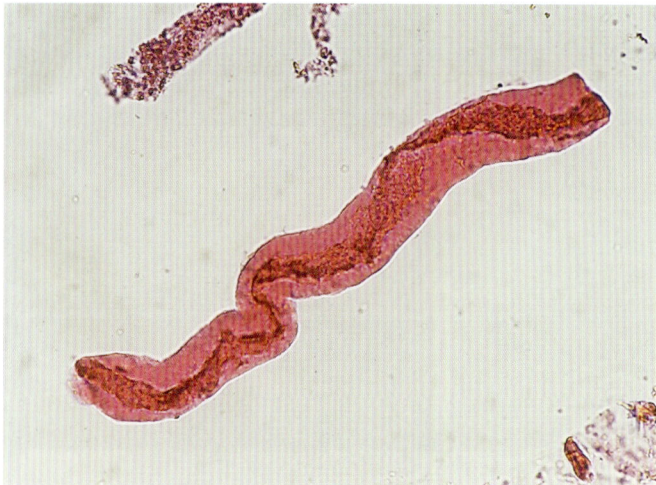

图 5-404 嵌套管型,着色偏红,蜡样管型包裹颗粒管型;来源于肾病综合征确诊病例（SM 染色,×400）

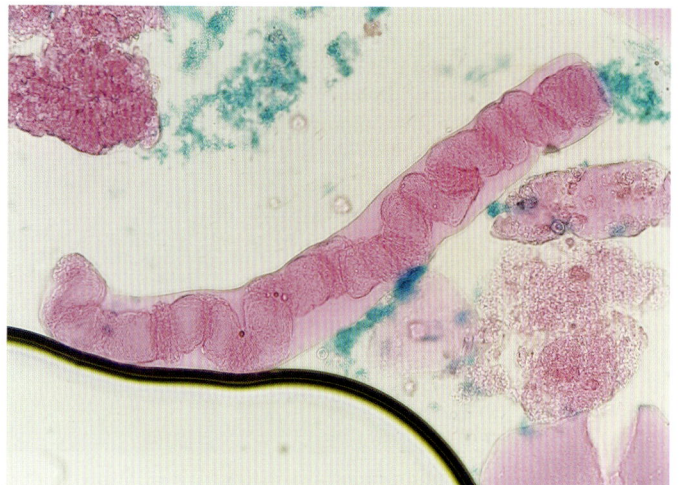

图 5-405 嵌套管型,管型宽大,两条管型形成嵌套结构;来源于慢性肾病确诊病例（S 染色,×400）

2. **临床意义** 嵌套管型一般较宽,多见于各种疾病引起肾损伤的进展期,包括肾病综合征、糖尿病肾病及慢性肾功能不全等。出现嵌套管型的尿液标本,管型数目及种类较多,提示肾脏疾病较重。

十九、特殊形态管型

（一）形态特征

1. **未染色** 在实际工作中,除了常见的管型外,在一些病例中会发现很多特殊形态的管型（图 5-406～图 5-419）,这些管型的形态不典型,内容物复杂,有时很难将这些管型划归到某一种具体的管型,但这些管型的形成与肾脏疾病密切相关。未染色时这些特殊形态管型粗细、长短不一,管型的颜色、基质透明度和内容物不同,可以结合多种显微镜镜检方法及染色技术综合分析。在相差显微镜或暗视野下,管型结构立体,可以观察内容物的折光性。

对于特殊形态管型的分类,如果有多种有形成分可以划归到混合管型,或者根据管型基质及主要内容物进行分类,并不影响临床的诊断。

2. **活体染色** 活体染色后的特殊形态管型结构清晰,还可以区分管型内容物（图 5-420～图 5-437）。

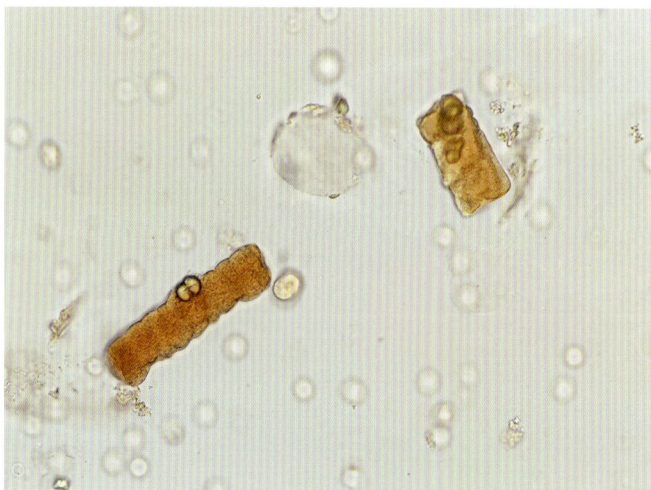

图 5-406 特殊形态管型,血红蛋白管型内含有少量的哑铃形草酸钙结晶,提示肾实质出血性病变（未染色,×400）

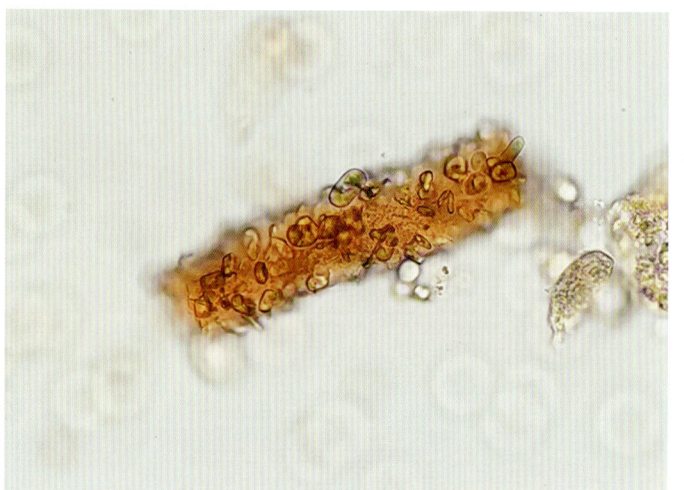

图 5-407 特殊形态管型,血液管型的基质内含有大量草酸钙结晶（未染色,×400）

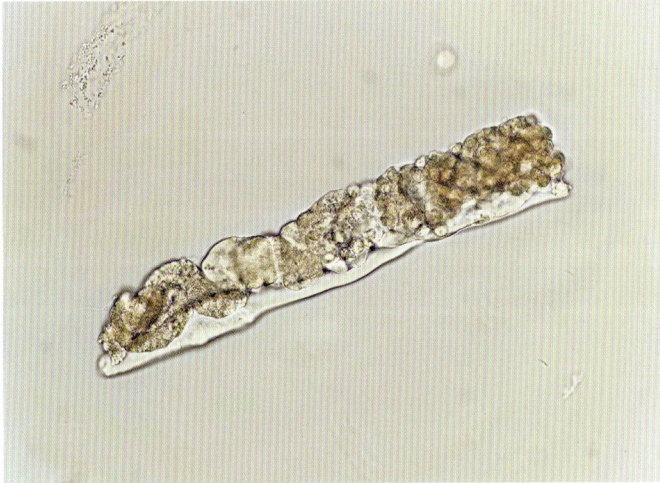

图 5-408 特殊形态管型,管型内容物复杂,扭曲,又形成重叠管型;来源于慢性肾病 4 期患者的尿液(未染色,×400)

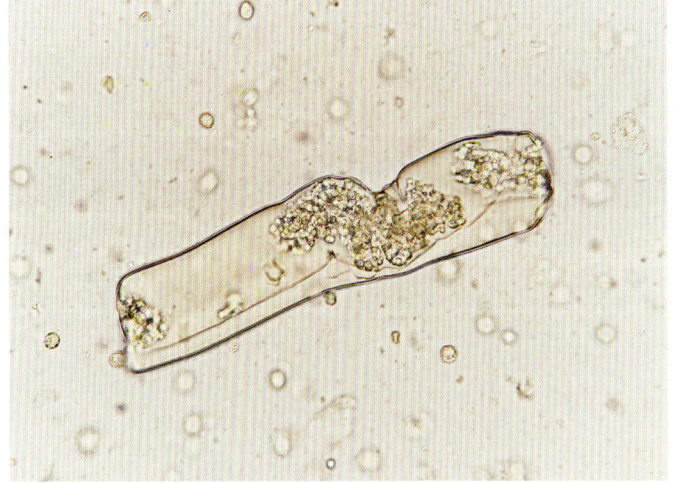

图 5-409 特殊形态管型,蜡样管型基质内含有蛋白颗粒,又形成宽大的重叠管型;来源于膜性肾病确诊病例(未染色,×400)

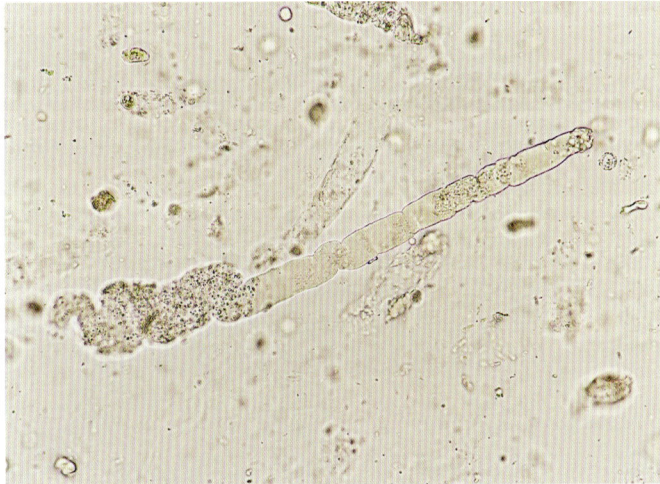

图 5-410 特殊形态管型,一端是稍细的蜡样管型,一端是含有颗粒的粗大管型(未染色,×400)

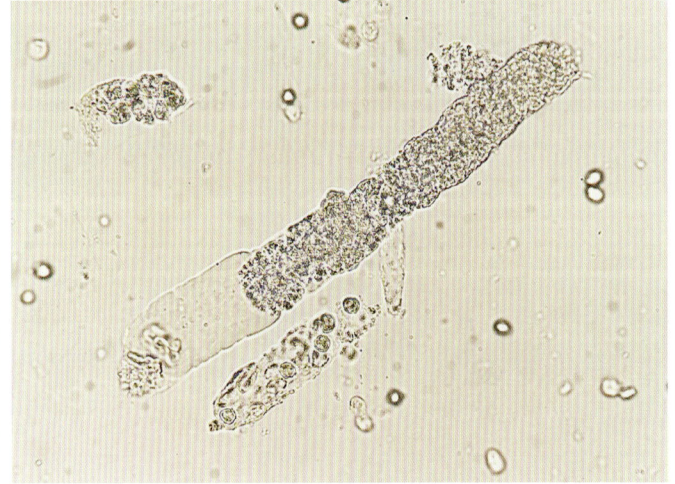

图 5-411 特殊形态管型,一端是蜡样管型,一端是颗粒管型,很多参考书将此类管型划分到混合管型(未染色,×400)

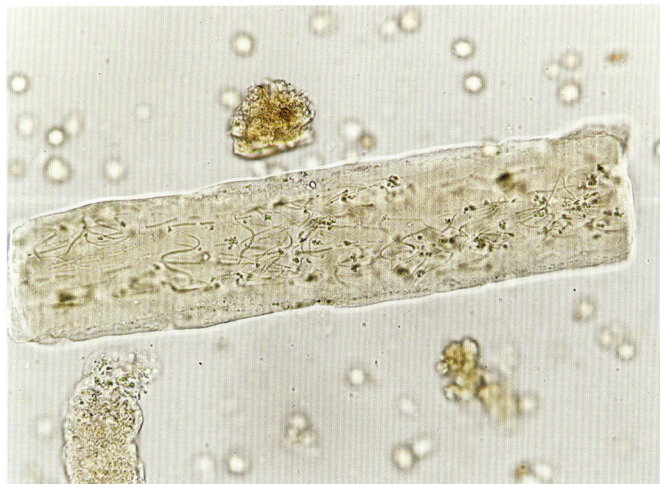

图 5-412 特殊形态管型,宽大的蜡样管型内含有一些丝状物,从形态分析,可能是一些纤维蛋白(未染色,×1 000)

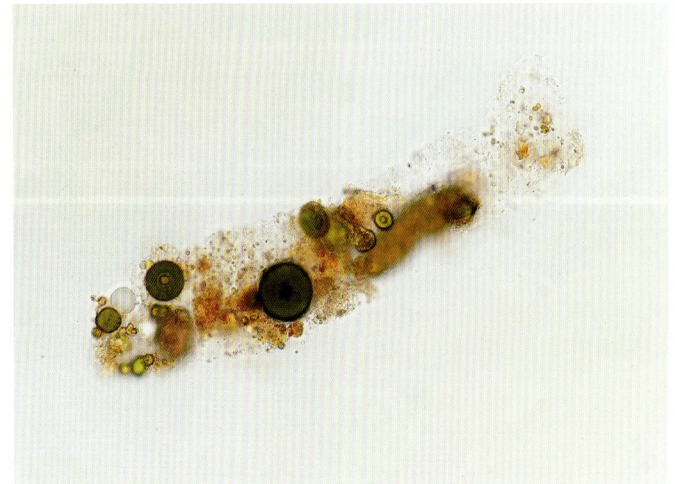

图 5-413 特殊形态管型,含有脂类、蛋白颗粒、亮氨酸结晶等多种成分的混合管型(CuSO$_4$ 染色,×1 000)

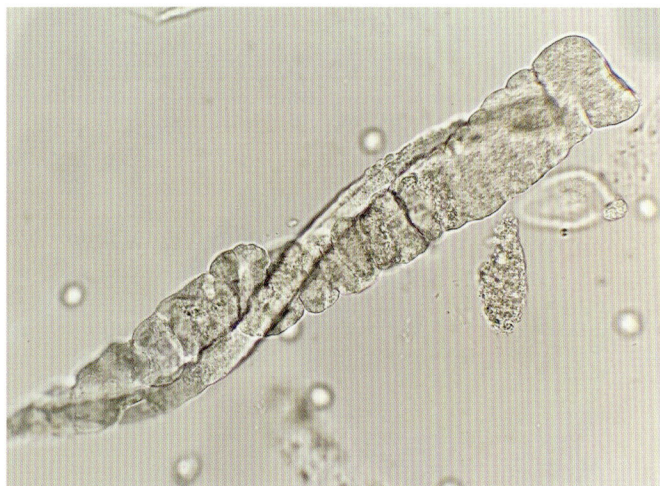

图 5-414 特殊形态管型,管型较宽大,与细小的管型形成麻花样(未染色,×1 000)

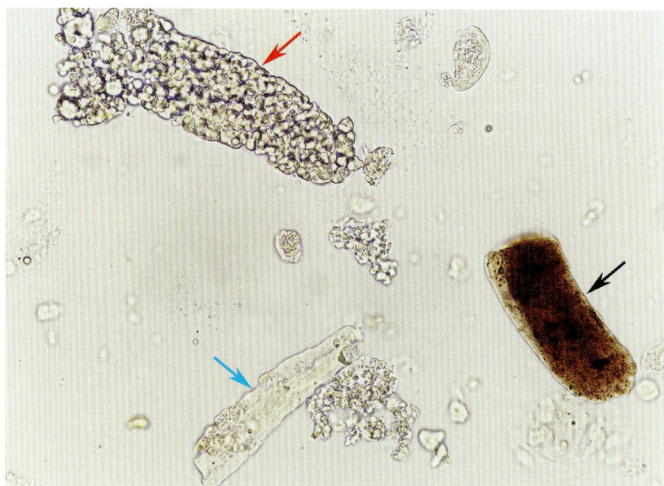

图 5-415 血液管型(黑箭所指);蛋白管型(红箭所指);蜡样管型(蓝箭所指)(未染色,×1 000)

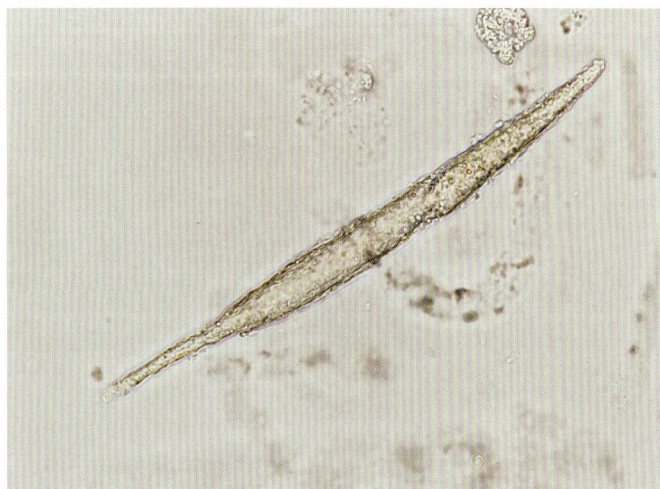

图 5-416 特殊形态管型,形态不规则,具有蛋白管型的基质,折光性强(未染色,×400)

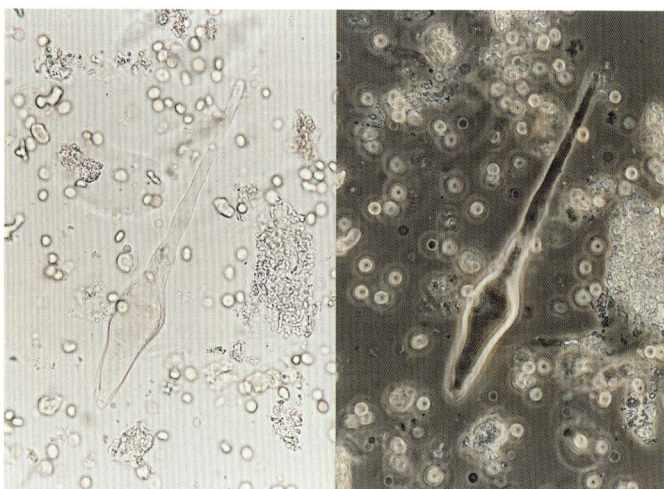

图 5-417 特殊形态管型,具有蜡样管型的基质(未染色,明视野+相差显微镜检查,×400)

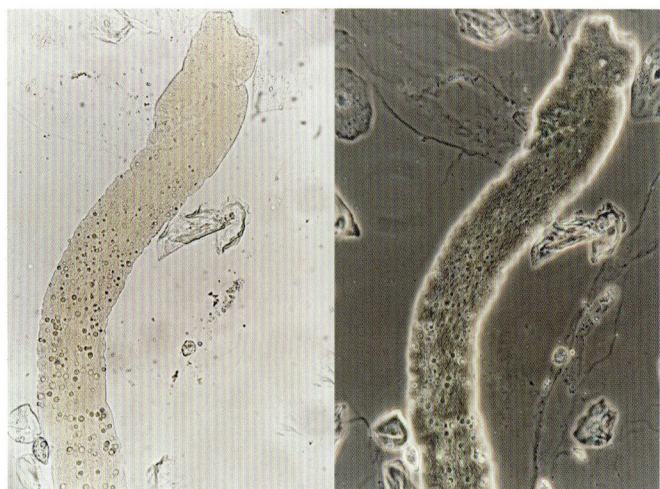

图 5-418 特殊形态管型,宽大的蜡样管型内含有一些小球形蛋白颗粒(明视野+相差显微镜检查,×400)

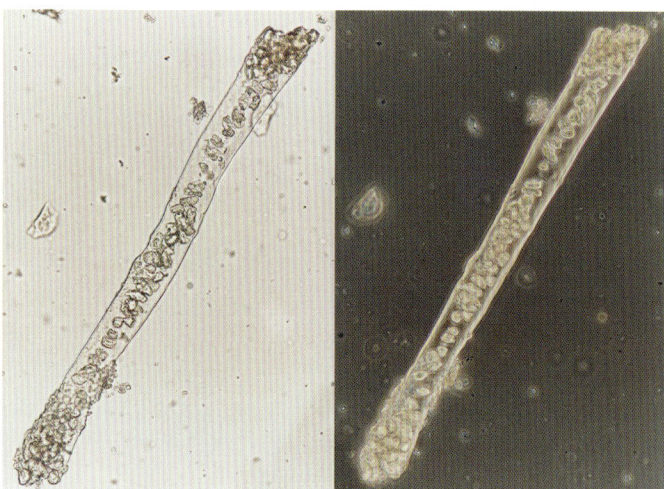

图 5-419 特殊形态管型,蜡样管型的基质内包含有大量的肾小管上皮细胞(明视野+相差显微镜检查,×400)

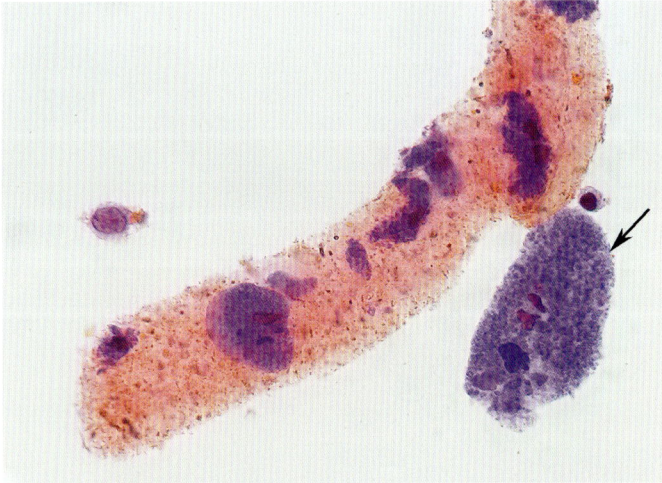

图 5-420 特殊形态管型,内含大量药物结晶及肾小管上皮细胞;箭头所指为变性坏死的肾小管上皮细胞;来源于白血病化疗后合并肾损伤的病例(SM 染色,×1 000)

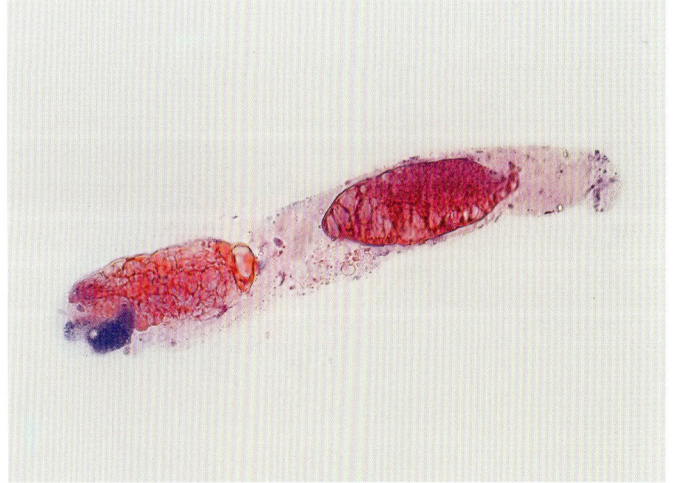

图 5-421 特殊形态管型,透明管型基质,内含两个空泡变性的肾小管上皮细胞,极少见;来源于糖尿病肾病确诊病例(SM 染色,×1 000)

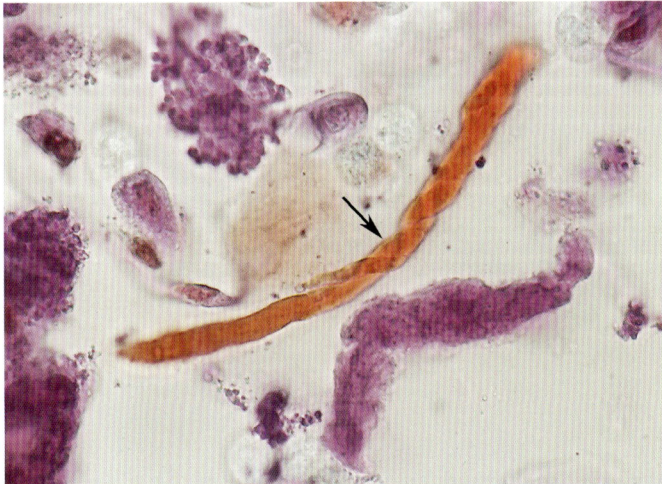

图 5-422 特殊形态管型,管型细小,呈麻花样,SM 染色后呈橘红色;来源于肾移植术后患者的尿液标本(SM 染色,×400)

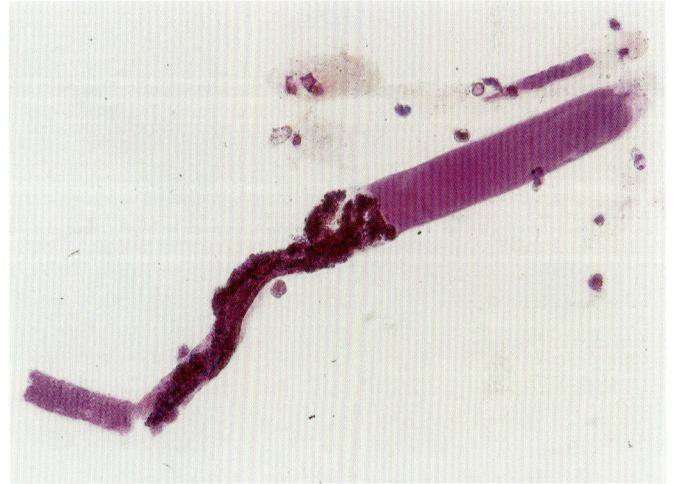

图 5-423 特殊形态管型,由颗粒管型、蛋白管型、蜡样管型组成,质地、颜色略有区别(SM 染色,×400)

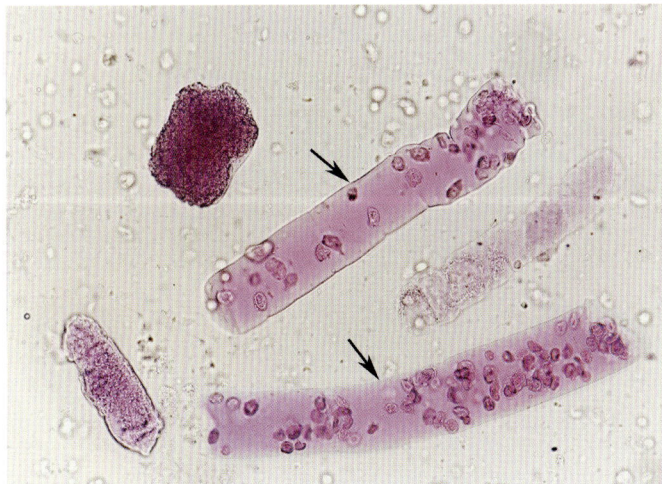

图 5-424 特殊形态管型(箭头所指),蜡样管型基质内可见大量的白细胞(SM 染色,×400)

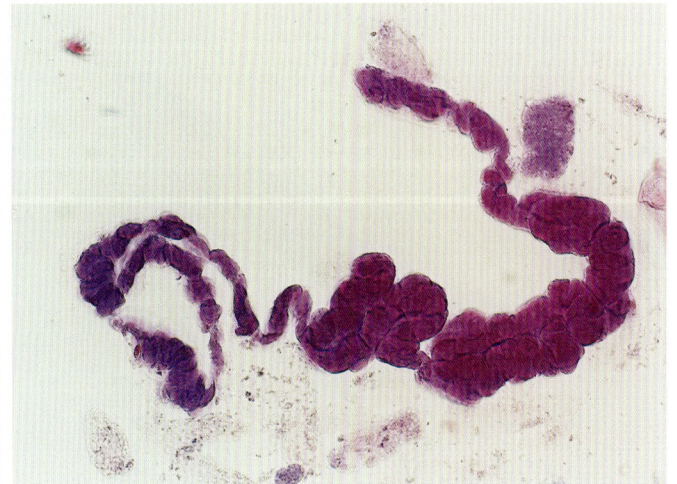

图 5-425 特殊形态管型,管型形态不规则,扭曲、折叠,蜡样管型基质(SM 染色,×400)

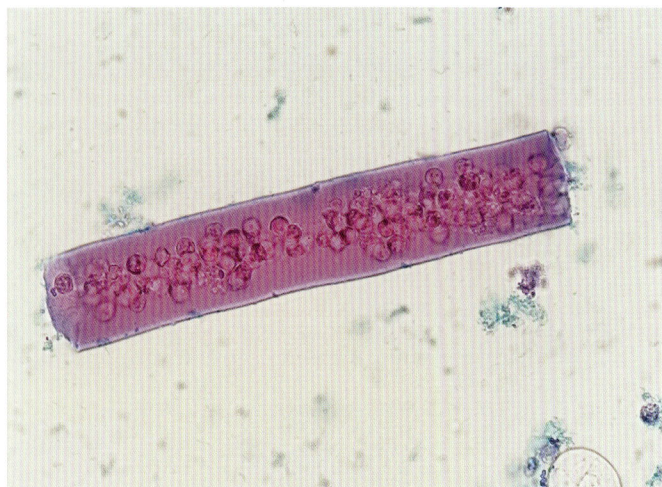

图 5-426 特殊形态管型,蜡样管型的基质内可见大量白细胞;来源于肾病综合征确诊病例(S 染色,×1 000)

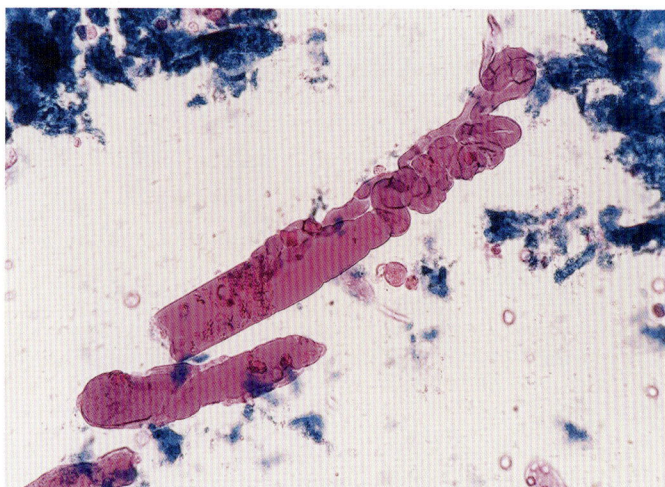

图 5-427 特殊形态管型,蜡样管型基质,一端含有少量颗粒,另一端细小、扭曲、折叠(S 染色,×400)

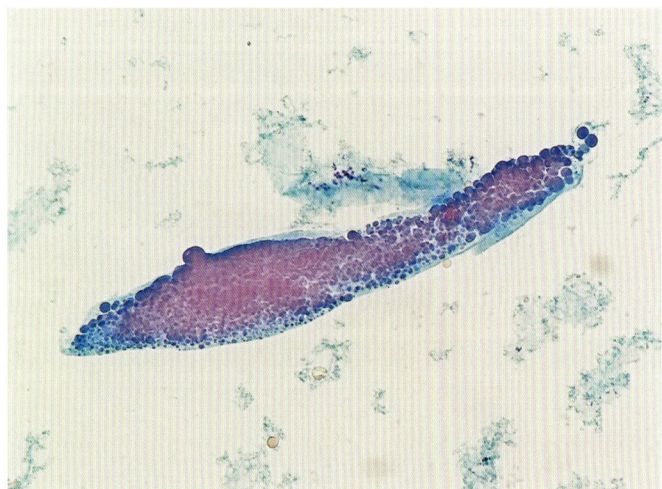

图 5-428 特殊形态管型,管型宽大,形态不规则,透明管型基质内含有大量蛋白颗粒,S 染色呈蓝紫色;来源于慢性肾衰竭确诊病例(S 染色,×400)

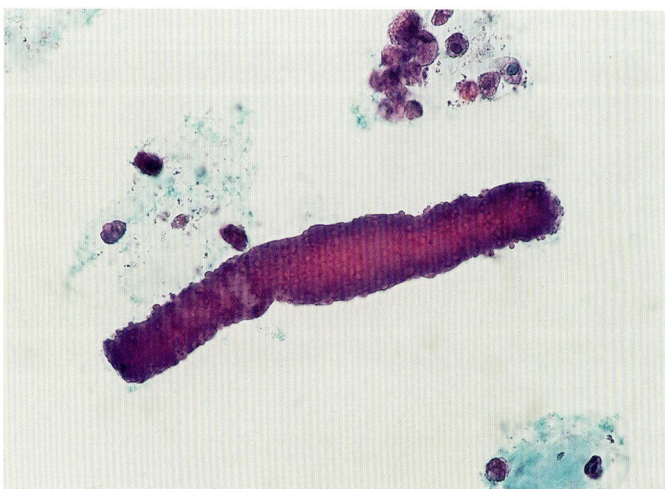

图 5-429 特殊形态管型,管型宽大,蜡样管型的基质内含有粗大的蛋白颗粒(如果是脂肪颗粒,活体染色不着色)(S 染色,×400)

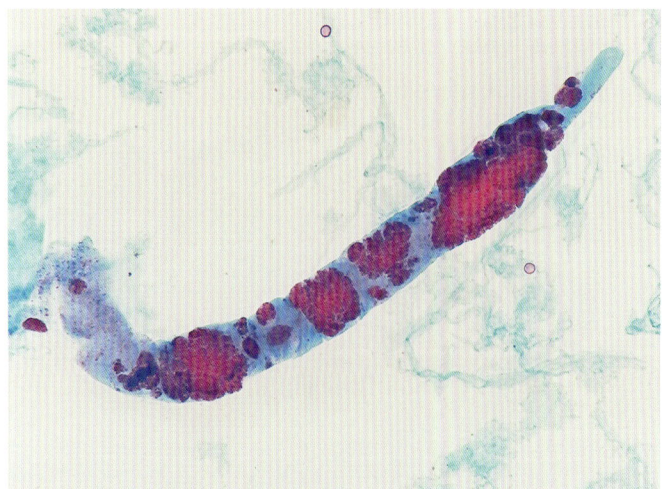

图 5-430 特殊形态管型,透明管型基质,其内可见变性坏死的肾小管上皮细胞,呈粗颗粒状,偶见完整的肾小管上皮细胞(S 染色,×400)

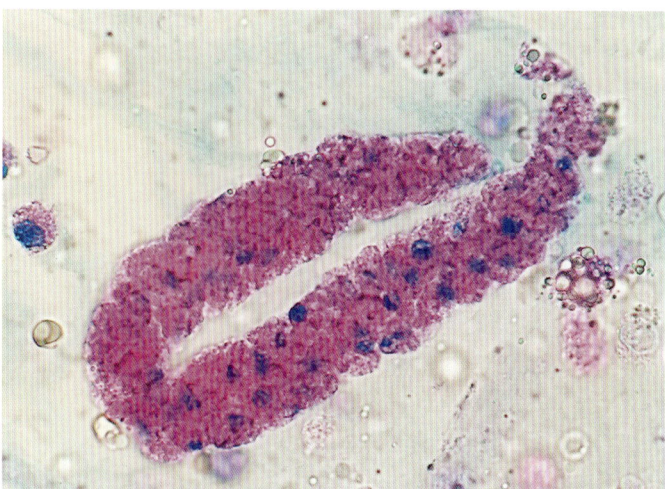

图 5-431 特殊形态管型,管型内可见变性坏死的肾小管上皮细胞,胞核呈蓝色,是肾小管上皮细胞管型向颗粒管型过渡阶段,未染色时划分到颗粒管型(S 染色,×400)

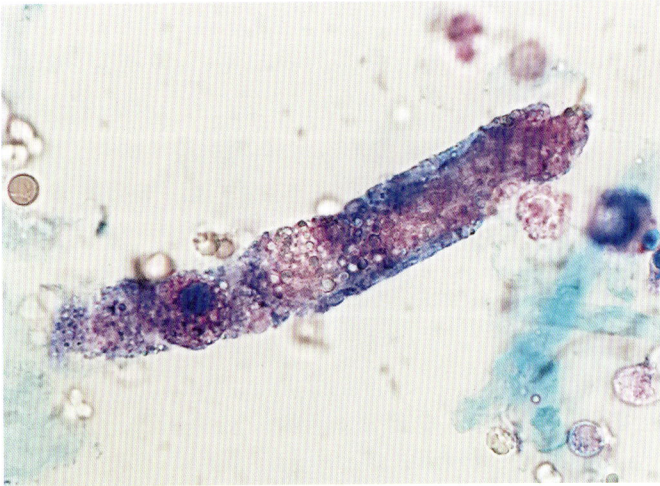

图 5-432　特殊形态管型,管型基质呈蓝色,其内可见变性坏死的肾小管上皮细胞及脂肪颗粒细胞,染色后结构清晰,可划归到混合细胞管型(S 染色,×400)

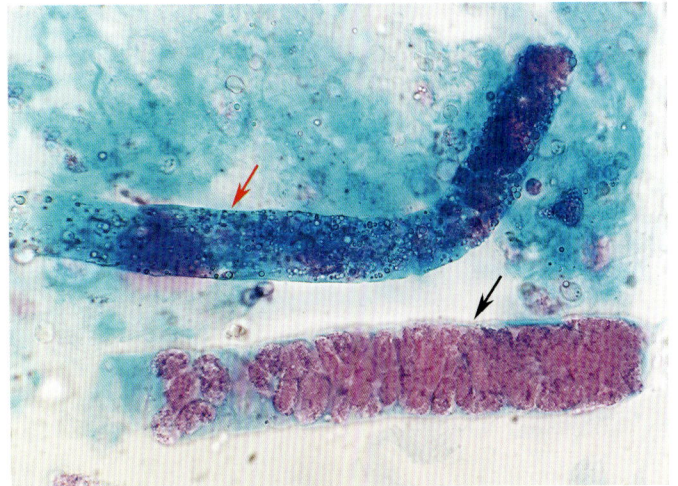

图 5-433　特殊形态管型,黑箭所指的管型基质呈蓝色,其内的变性坏死的肾小管上皮细胞呈紫红色;红箭所指是脂肪管型,基质蓝色,脂肪颗粒不着色(S 染色,×400)

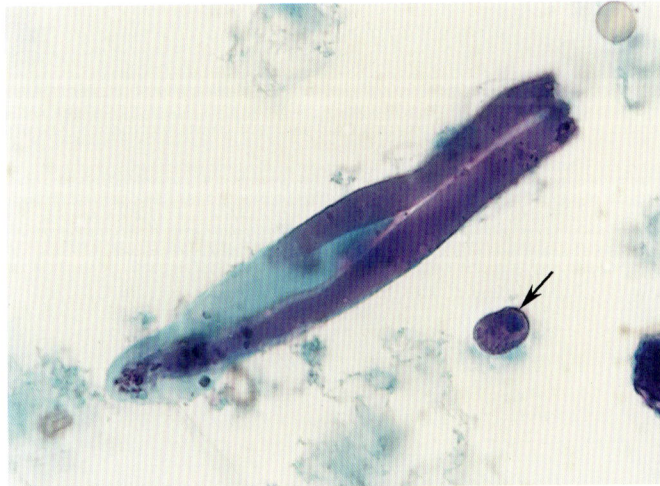

图 5-434　特殊形态管型,蜡样管型折叠,被透明基质包裹;箭头所指为肾小管上皮细胞;来源于肾病综合征确诊病例(S 染色,×400)

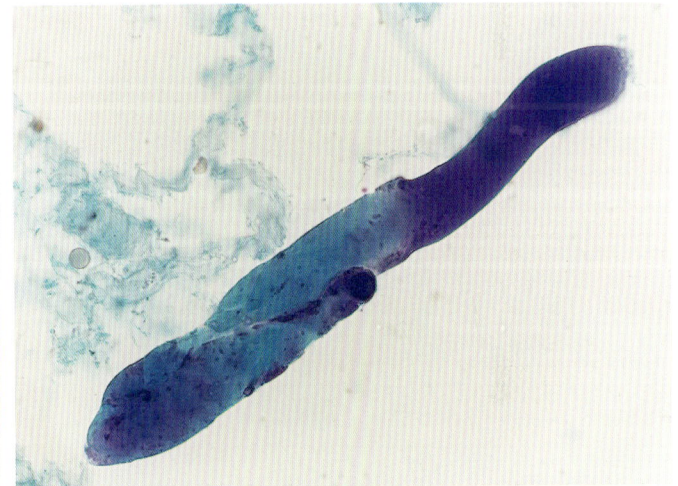

图 5-435　特殊形态管型,一端为蜡样管型,另一端为折叠的透明管型(S 染色,×400)

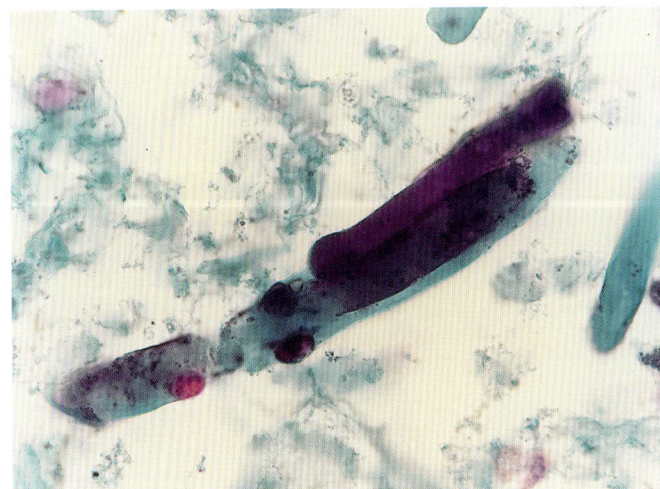

图 5-436　特殊形态管型,透明管型内含少量肾小管上皮细胞,一端包裹一条蜡样管型(S 染色,×400)

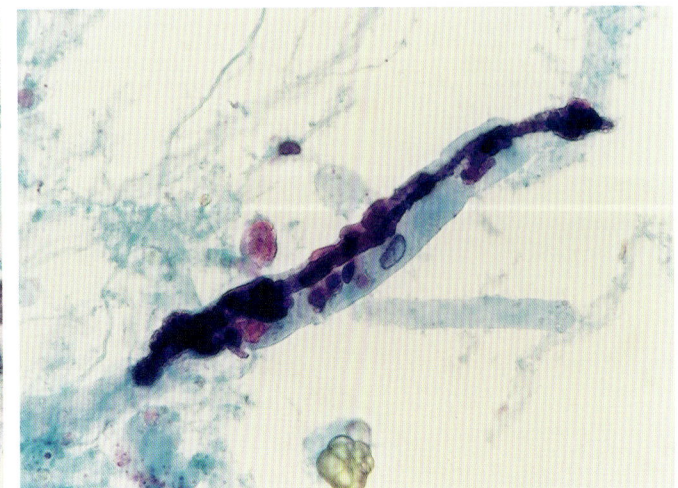

图 5-437　特殊形态管型,透明管型内包裹大量肾小管上皮细胞和一条蛋白管型(S 染色,×400)

（二）临床意义

特殊形态管型的划分主要基于显微镜下对管型的形态和结构特征的观察。由于管型的形成和转变是连续的过程，可能存在一些中间过渡阶段或含有多种成分，所以这类管型的分类有一定的困难。在临床实际工作中，可以根据管型的数量、形态特征以及其他实验室指标，结合涂片背景其他管型综合分析。特殊形态管型形态多样，与肾脏疾病密切相关，其临床意义可参考形态类似的管型。

二十、假管型

（一）假管型

1. 植物纤维 是尿液中常见的污染物，这些纤维丝长短、粗细不一，颜色各异，边缘常见毛刺，无蛋白基质（图 5-438）。

2. 植物网孔导管 这类物质出现在尿液中，均为外源性污染，有时与透明管型、蜡样管型不易区分，染色后看不到管型基质（图 5-439）。

3. 杆状物 此类物质呈圆柱形，无色透明，长短不一，部分杆状物较长；活体染色不着色；不溶于酸或碱（图 5-440）。

4. 结晶假管型 黏液丝黏附包裹非晶形盐类结晶或结晶聚集形成的假管型与结晶管型不易区别，可结合尿干化学及背景有形成分综合分析，必要时使用染色法进行明确（图 5-441～图 5-444）。

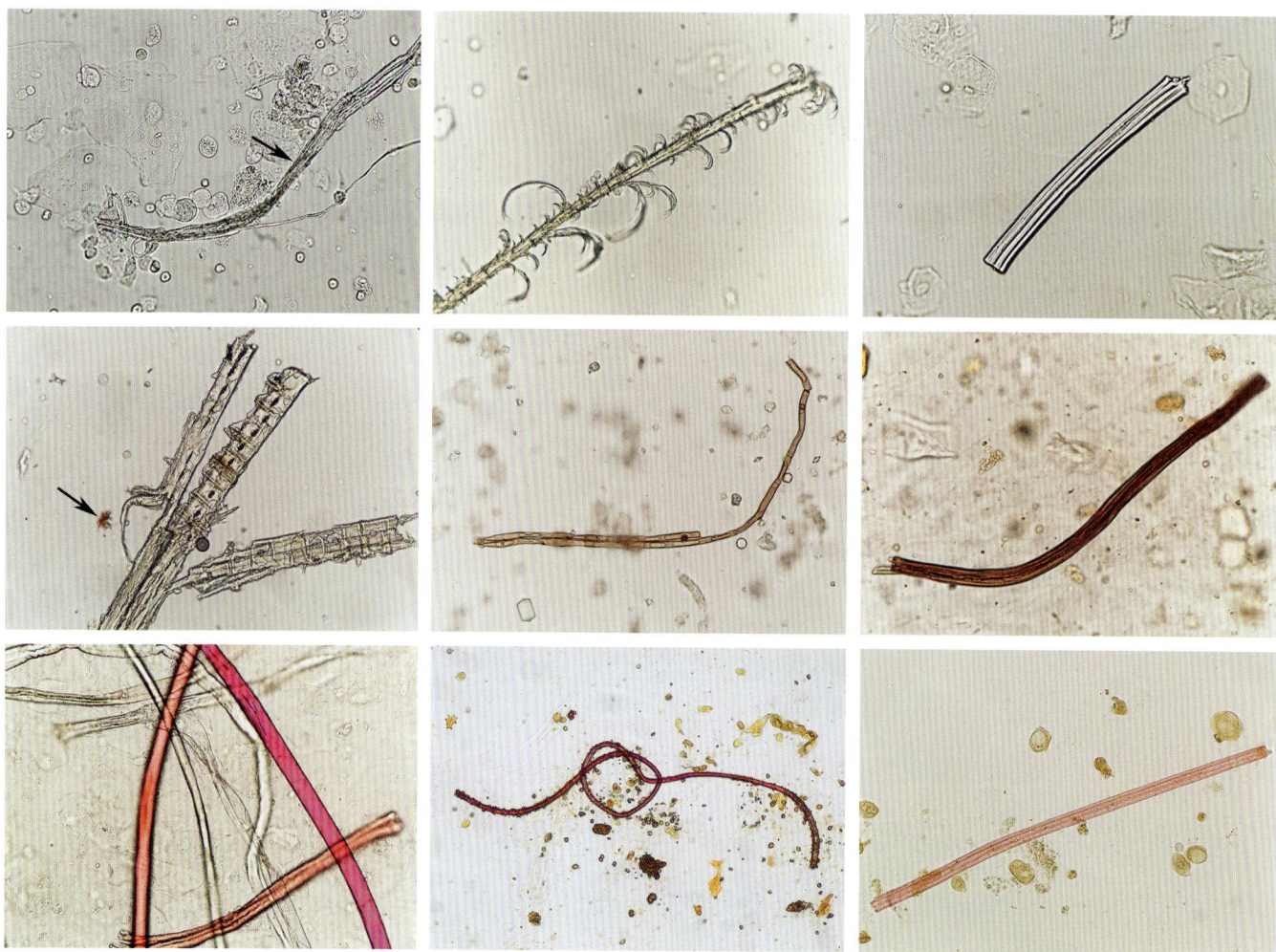

图 5-438 植物纤维
纤维丝长短、粗细不一，无固定结构。

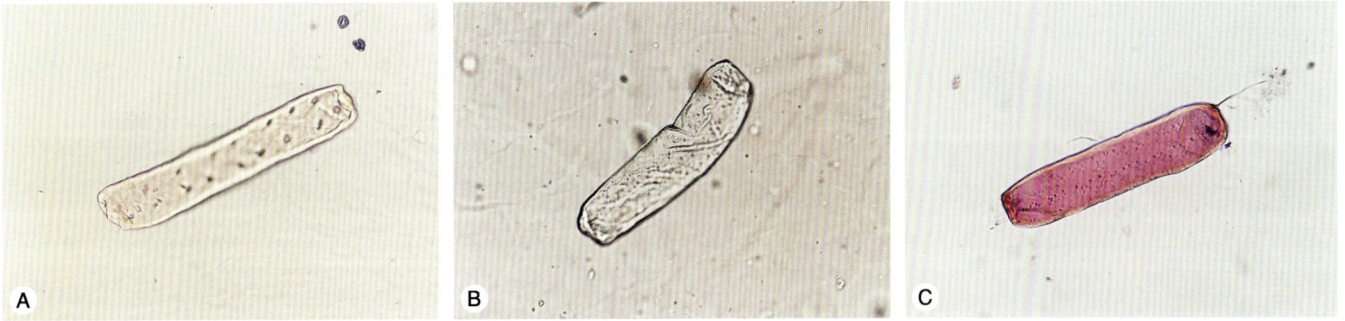

图 5-439 植物网孔导管（×400）
A. 表面有许多小孔；B. 中间中空；C. 可以着色，但无蛋白基质（SM 染色）。

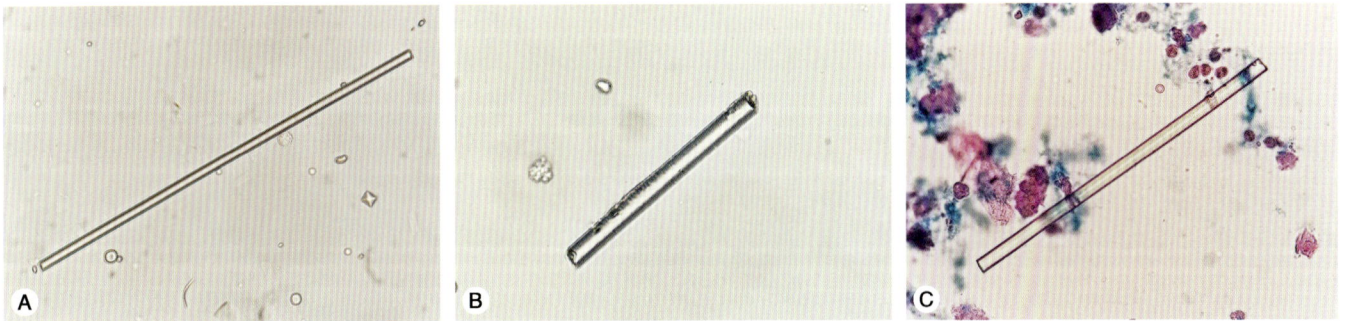

图 5-440 杆状物
A. 无色、透明（×100）；B. 折光性强（×200）；C. 活体染色不着色（S 染色，×200）。

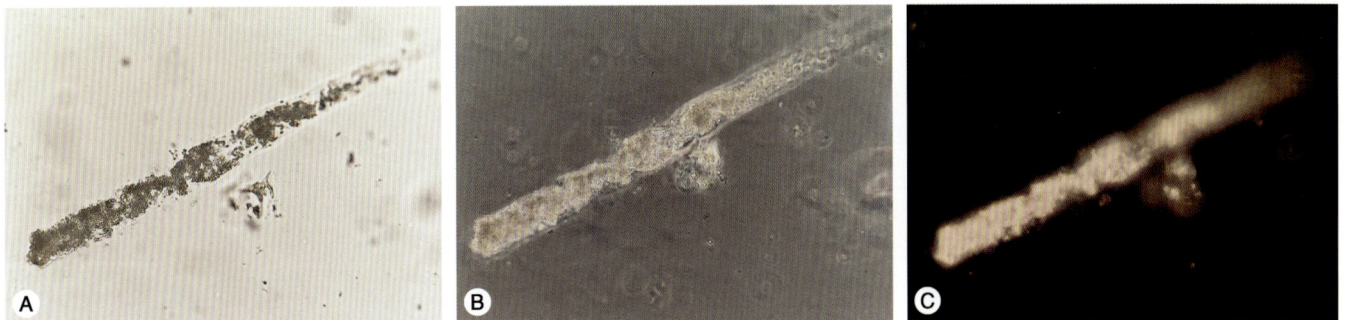

图 5-441 盐类结晶假管型（未染色，×400）
A. 黏液丝包裹大量非晶形盐类结晶；B. 相差显微镜观察管型结构清晰；C. 暗视野下观察非晶形盐类结晶折光性强。

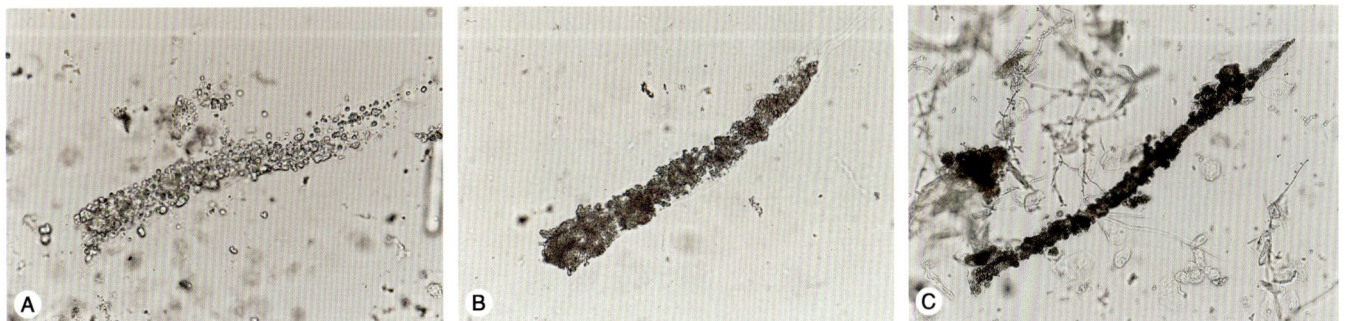

图 5-442 盐类结晶假管型（未染色，×400）
A. 黏液丝包裹非晶形磷酸盐；B. 非晶形尿酸盐结晶形成的假管型；C. 非晶形尿酸盐黏附在纤维丝上。

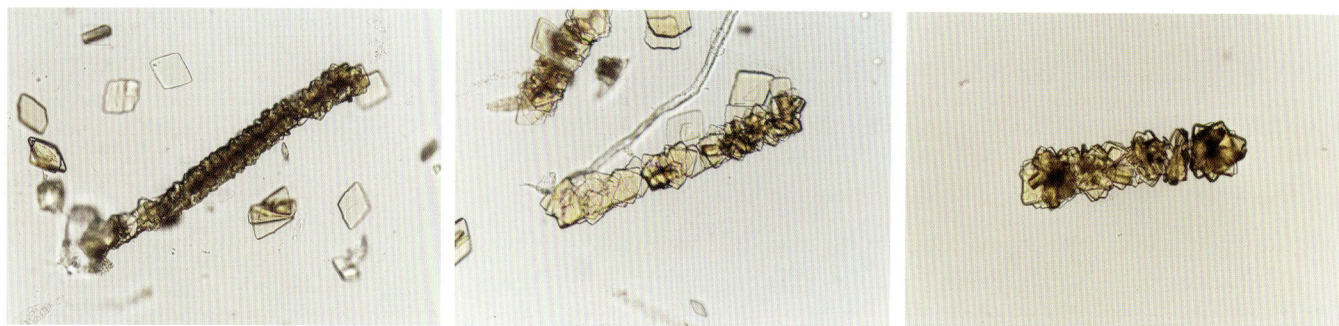

图 5-443 尿酸结晶假管型（未染色, ×400）
尿酸结晶常在一个方向聚集形成假管型,加入 KOH 后,尿酸结晶溶解。

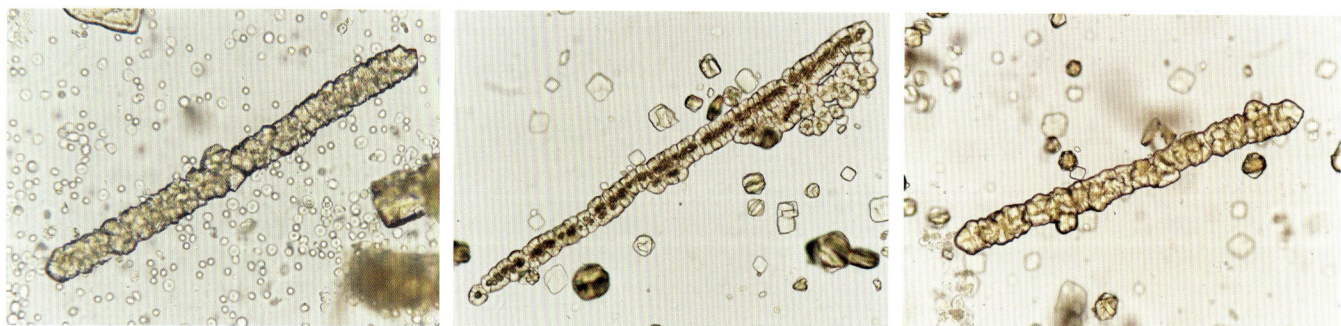

图 5-444 尿酸结晶假管型（未染色, ×400）
尿酸结晶聚集形成的假管型,无蛋白基质。

5. 表皮毛或植物根毛 该类物质存在于带毛的水果表面,如杏、桃子等,也可来源于植物叶子表面或植物的根毛;有的表皮毛与寄生虫丝状蚴或杆状蚴形态相似,可根据内部结构进行明确（图 5-445）。

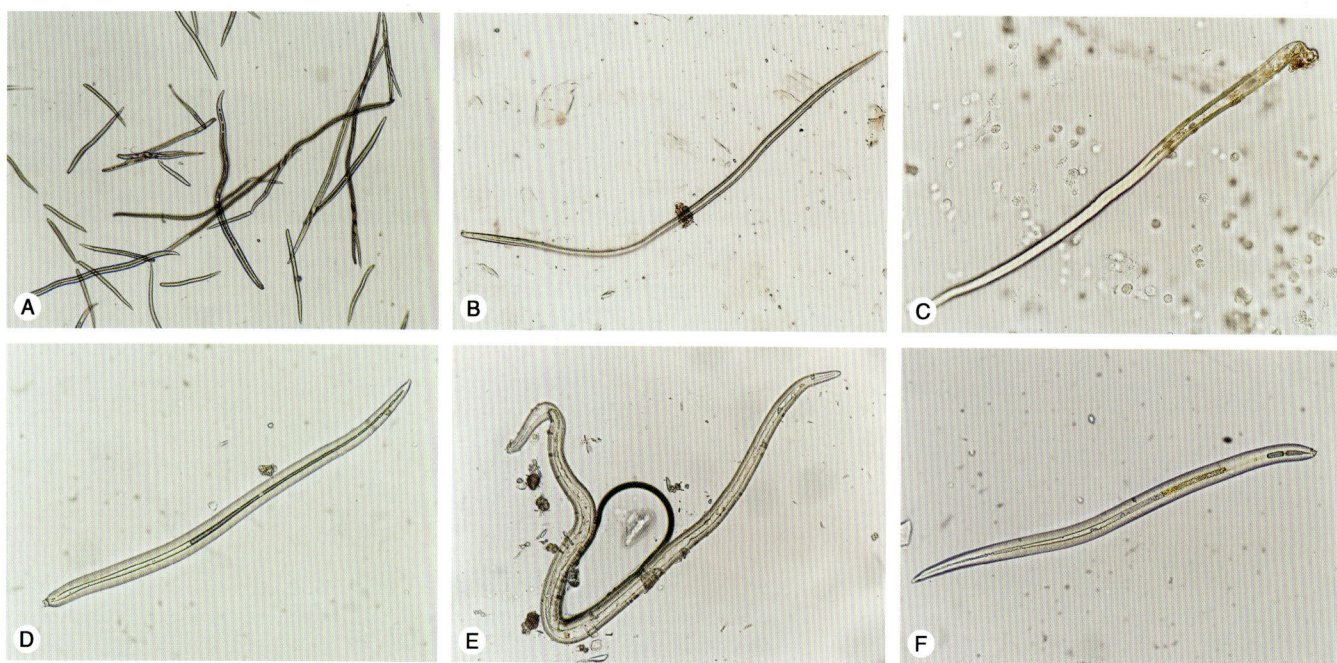

图 5-445 表皮毛或植物根毛（未染色）
A. 来源于桃子表面的表皮毛（×100）; B、C. 表皮毛,较长,需要与粪类圆线虫丝状蚴进行区别（×200）; D～F. 表皮毛,形态类似粪类圆线虫杆状蚴,但无寄生虫结构（×400）。

第一节　微生物与寄生虫

一、细菌

细菌（bacterium）是引起泌尿系统感染的主要原因,致病菌主要是革兰阴性杆菌,以大肠埃希菌最为常见;此外,葡萄球菌、链球菌、奇异变形杆菌、肺炎克雷伯杆菌、铜绿假单胞菌也可导致泌尿系统感染。

细菌性尿路感染（bacterial urinary tract infection）是指由细菌侵袭尿路所致的感染性疾病,是常见的泌尿系统疾病,主要包括膀胱炎、尿道炎、肾盂肾炎及无症状性细菌尿等,各年龄均可发病。根据发病部位分为上尿路感染（upper urinary tract infection）和下尿路感染（lower urinary tract infection）。①上尿路感染:是病原微生物侵入上尿路即输尿管、肾盂、肾盏和肾实质内繁殖而引起的一组炎症性疾病;感染途径包括血行感染、上行感染及淋巴道感染。临床表现为发热、腰痛、肾区压痛、叩击痛,以及尿路刺激症状等。②下尿路感染:是指膀胱及尿道细菌或真菌等病原体感染。典型的临床表现有尿频、尿急、尿痛、排尿不适、下腹部疼痛等,部分患者出现排尿困难,尿液浑浊或明显浑浊。

在生理情况下,人的尿液是无菌的。健康人尿液中检出少量细菌,主要为标本收集时污染所致,一般无临床意义;若尿液中出现大量细菌,并伴有大量白细胞时,多为尿路感染。尿液直接镜检或使用SM染色、瑞-吉染色,均可分辨细菌的基本形态（图6-1～图6-3）,但不能明确细菌种类,需通过革兰氏染色和细菌培养进一步明确。尿液中,除了可以发现常见形态的细菌外,在一些病例中还可发现变形的细菌（图6-4～图6-6）。

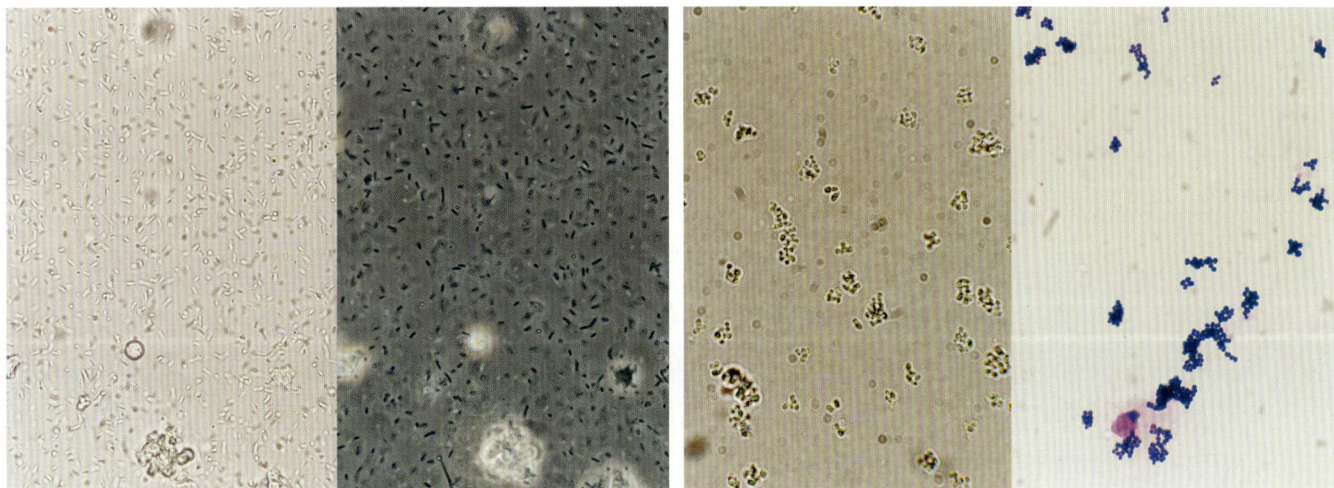

图6-1　杆菌;来源于菌尿标本（未染色,明视野+相差显微镜镜检,×1 000）

图6-2　球菌,革兰氏染色呈蓝紫色（未染色+革兰氏染色,×1 000）

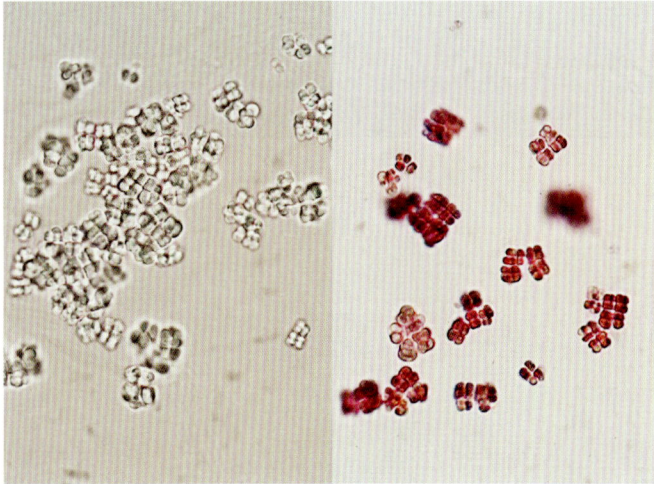

图 6-3　四联八叠球菌,染色后结构清晰(未染色+SM 染色,×1 000)

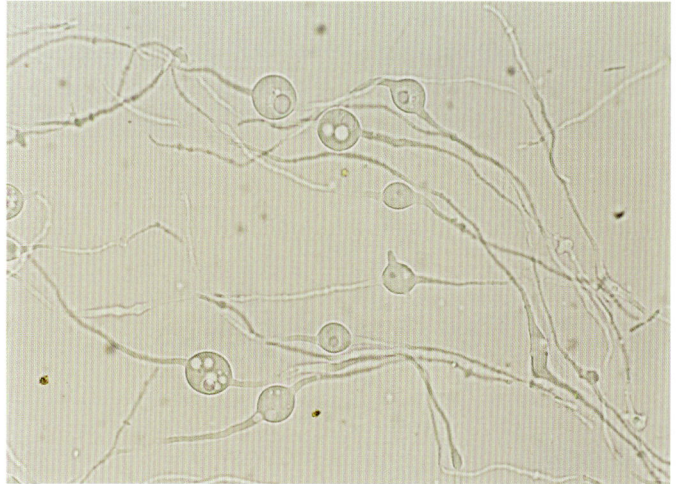

图 6-4　变形的细菌,菌体较长,中间可见球状膨大(未染色,×1 000)

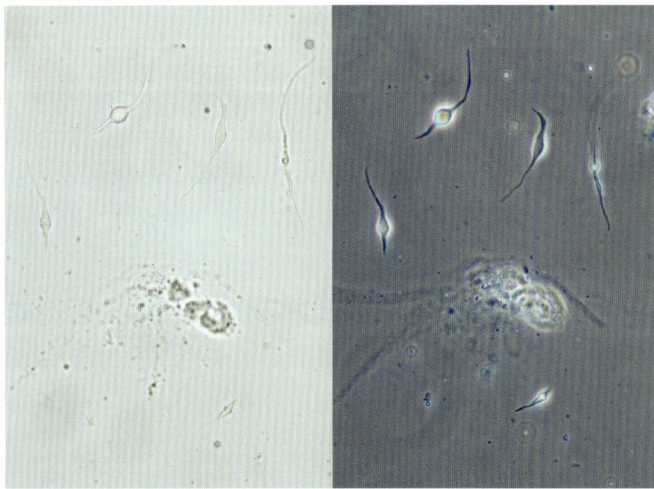

图 6-5　变形的细菌,长短不一;考虑应用抗生素后引起的形态改变(未染色,明视野+相差显微镜镜检,×400)

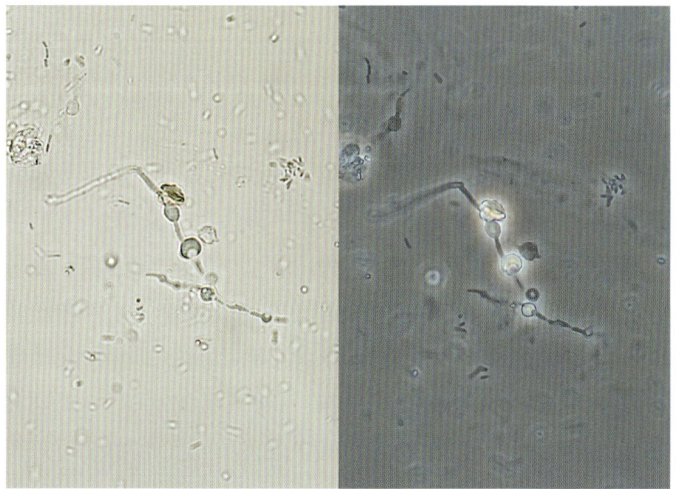

图 6-6　变形的细菌,有一个或多个球状膨出(未染色,明视野+相差显微镜镜检,×400)

二、真菌

　　尿液中可以发现多种真菌(fungus),以白念珠菌(canidia albicans)最为常见。白念珠菌又称白假丝酵母菌,常定植于人体口腔、上呼吸道、肠道、阴道等黏膜部位,为机会致病菌,当机体出现菌群失调,特别是免疫力下降时,可引起念珠菌病(candidiasis)。白念珠菌孢子出芽生殖,呈圆形或椭圆形,大小不一,无色,折光性稍强,有时可见假菌丝(图 6-7、图 6-8);瑞-吉染色后的真菌孢子及菌丝呈深蓝色(图 6-15、图 6-16)。尿液中的白念珠菌多见于泌尿系统真菌感染、糖尿病、女性尿液(阴道分泌物污染)、长期留置导尿管等。

　　真菌尿(funguria)多呈浑浊或明显浑浊,可通过显微镜检查与结晶尿、脓尿等进行鉴别。部分真菌孢子与球状突起样红细胞易混淆,可根据颜色、形态及折光性鉴别,还可加入 5% 冰醋酸或 10% 氢氧化钾,红细胞易被破坏,而真菌孢子不溶解。尿液中的真菌种类较多(图 6-9～图 6-14),可通过染色后的形态特征初步判断是酵母样真菌、丝状真菌,还是双相菌;对疑难真菌还需结合真菌培养、质谱分析、血清学试验、分子生物学及病原靶向测序(targeted next-generation sequencing, tNGS)进行明确。

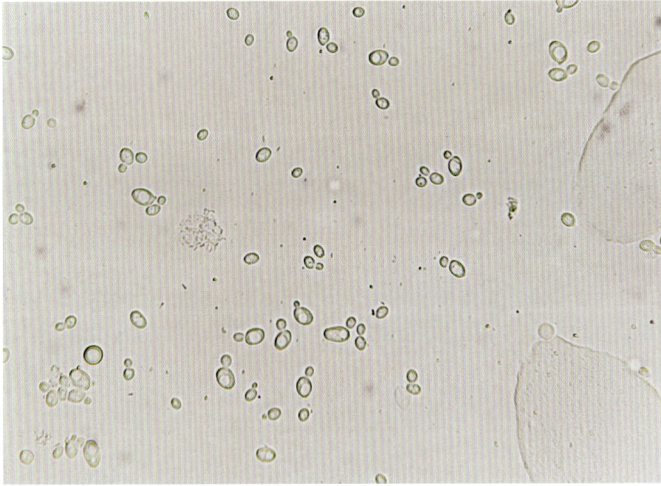

图 6-7　酵母样真菌孢子,体积大小不等,出芽生殖(未染色,×400)

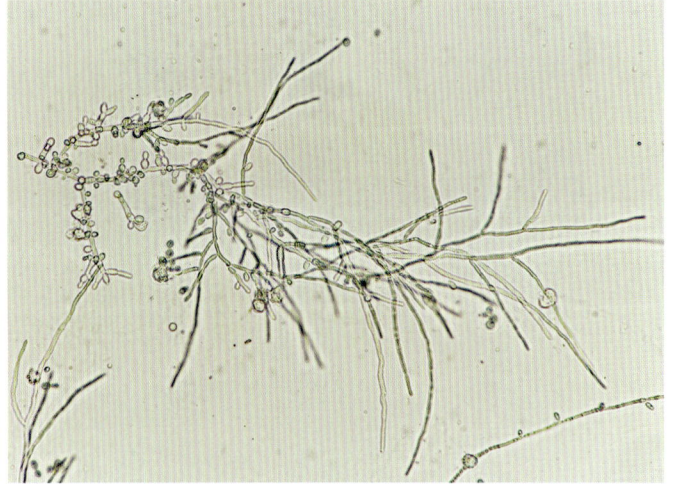

图 6-8　白念珠菌,假菌丝较长,呈分枝状(未染色,×400)

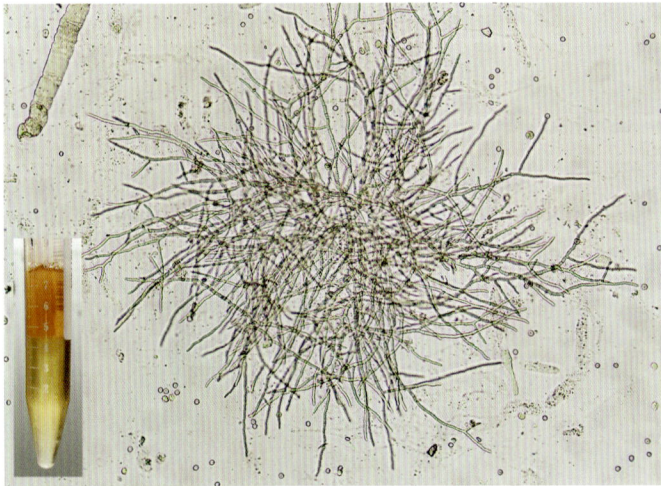

图 6-9　真菌菌丝,成簇分布;尿液底部可见絮状沉淀(未染色,×200)

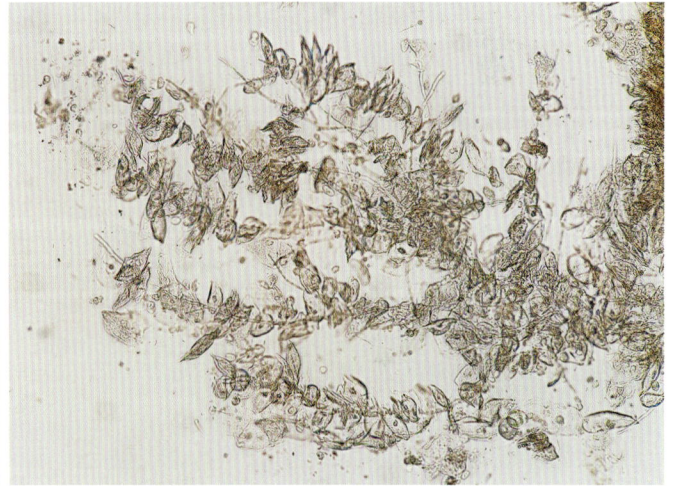

图 6-10　真菌菌丝黏附大量鳞状上皮细胞,形成串珠样结构(未染色,×200)

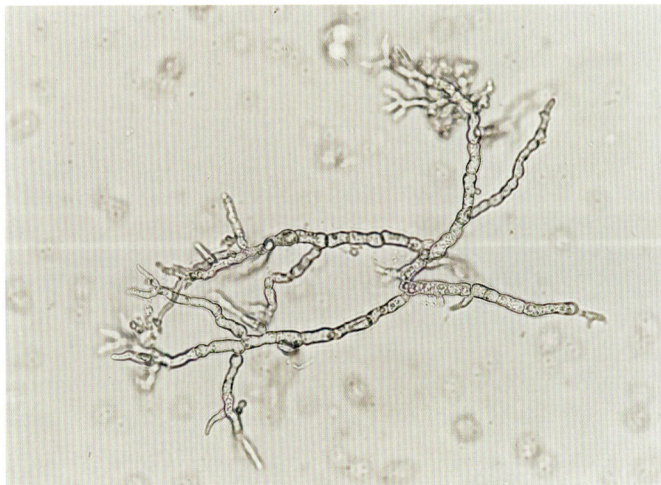

图 6-11　真菌菌丝,粗大,呈鹿角样,需培养鉴定是否为致病菌(未染色,×1 000)

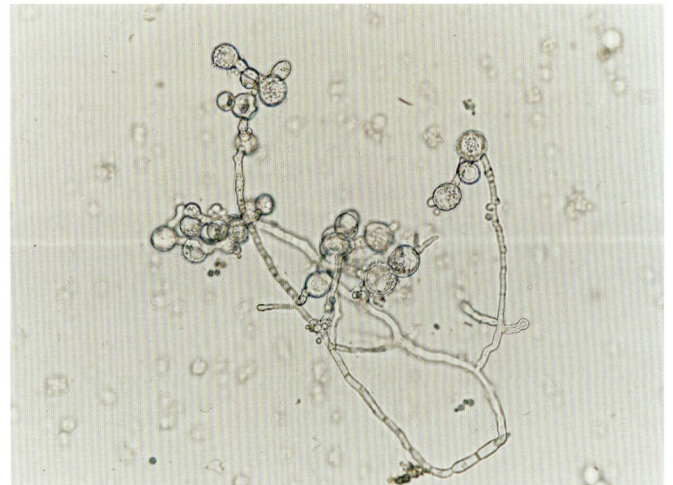

图 6-12　真菌孢子及菌丝,菌体顶端膨大,部分呈空泡样改变(未染色,×1 000)

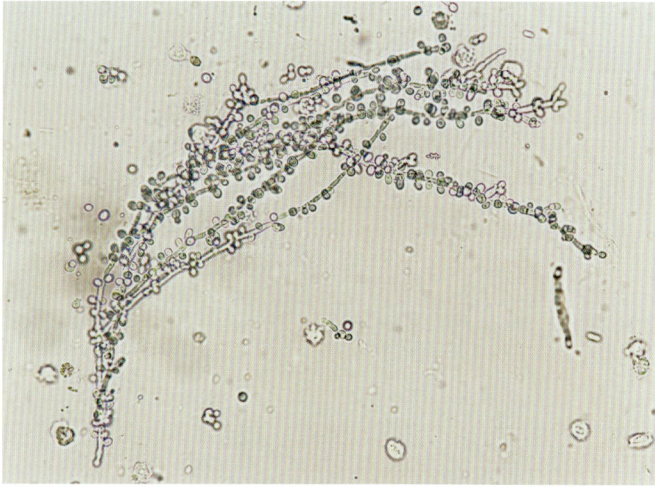

图 6-13 真菌菌丝及孢子,菌丝长出大量球形真菌孢子(未染色,×400)

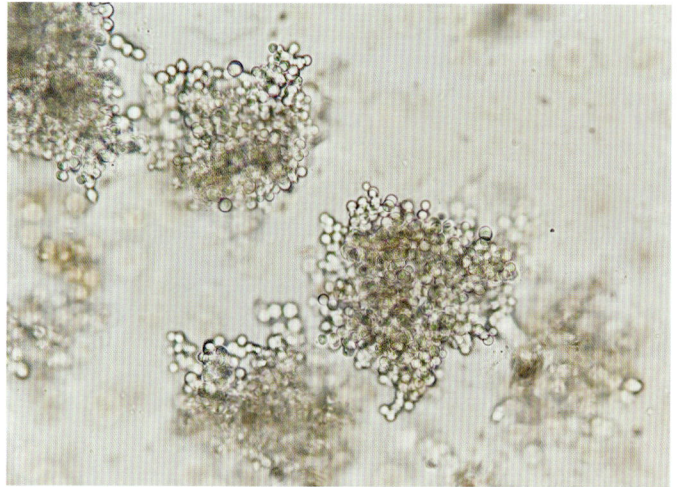

图 6-14 真菌孢子,体积较小,聚集成堆(未染色,×400)

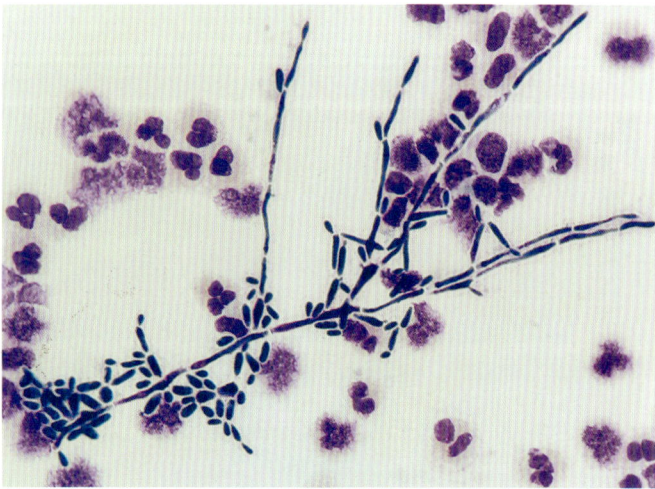

图 6-15 白念珠菌孢子及假菌丝,呈深蓝色(瑞-吉染色,×1 000)

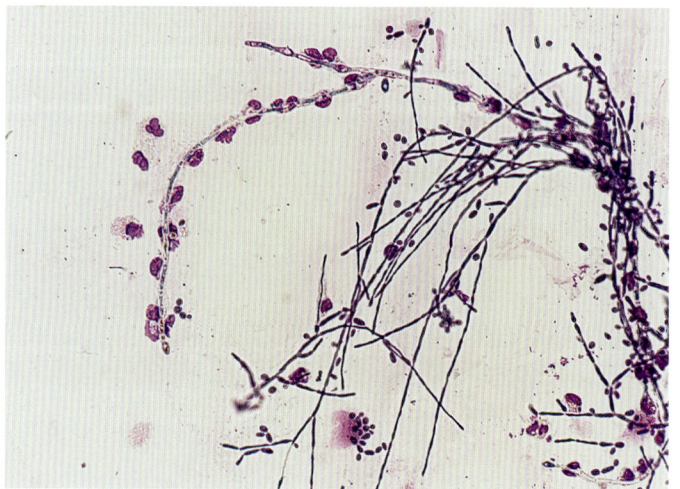

图 6-16 白念珠菌假菌丝,可见中性粒细胞吞噬孢子及菌丝(瑞-吉染色,×400)

镰刀菌(fusarium)是自然界分布极广的真菌,人感染镰刀菌可引起镰刀菌病(fusaridiosis)。镰刀菌感染与宿主免疫状态有关。在免疫正常宿主中,主要引起角膜炎、甲真菌病、皮损溃烂、足癣、皮肤感染或外科伤口感染等局部感染;对于免疫抑制宿主,可引起肺炎、真菌血症、化脓性眼内炎、脑脓肿、腹膜炎等严重的播散性感染。镰刀菌小分生孢子呈椭圆形,可有一个分隔;大分生孢子有分隔,形似独木舟,是镰刀菌的典型特征,可使用染色法进行鉴别(图 6-17)。

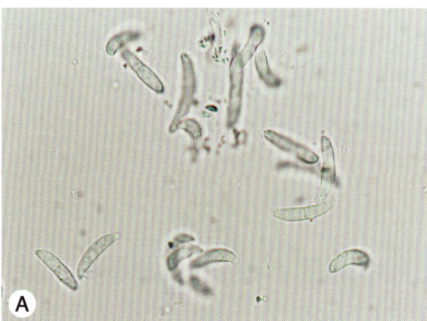

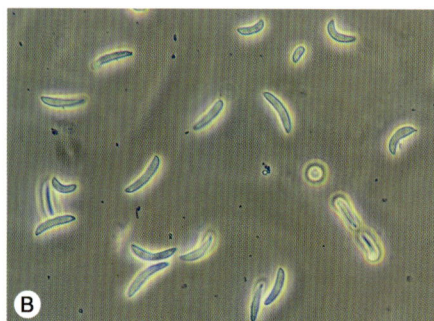

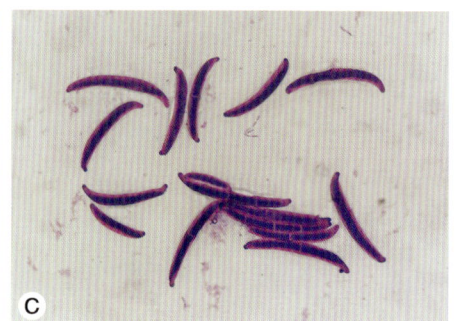

图 6-17 镰刀菌(×1 000)
A. 未染色;B. 相差显微镜镜检;C. 革兰氏染色。

三、寄生虫

寄生于泌尿生殖系统的寄生虫主要有阴道毛滴虫、埃及血吸虫、肾膨结线虫及微丝蚴等；日本血吸虫、曼氏迭宫绦虫裂头蚴、猪带绦虫的囊尾蚴、蛲虫、艾氏小杆线虫、蝇蛆等可异位寄生于泌尿生殖系统；此外，若尿液中发现蛲虫卵、螨虫、蛔虫卵、钩虫卵等，多由粪便污染所致。

（一）肾膨结线虫

肾膨结线虫（*Dioctophyma renale*）又称巨肾虫（giant kidney worm），是一种大型寄生线虫。本虫寄生于犬、水貂、狼等多种动物的肾脏及腹腔内。人由于食用含感染期幼虫的蛙或鱼类，或因吞食了生水中或水生植物上的寡毛类环节动物而感染，引起肾膨结线虫病（dioctophymiasis renale）。

肾膨结线虫通常寄生于终宿主的肾脏内，受精卵从宿主的尿中排出进入水体，发育成为含蚴卵，被中间宿主寡毛环节动物食入后继续发育。幼虫进入人体消化道后，穿过肠壁随血流移行至肾盂，进一步发育为成虫并产卵。肾膨结线虫感染可导致肾脏显著增大，多数感染者在肾盂背部形成骨质板，还可使肾小球和肾盂黏膜乳头变性；病变晚期，感染肾萎缩，未感染的肾因代偿而肥大。

（二）阴道毛滴虫

阴道毛滴虫（*Trichomonas vaginalis*）主要寄生于女性阴道和泌尿道，也可寄生于男性尿道、输尿管、前列腺等部位，引起滴虫病（trichomoniasis）。阴道毛滴虫生活史简单，仅有滋养体期而无包囊期，滋养体为感染和致病阶段，虫体以二分裂方式生殖。

尿液显微镜检查可以发现活动的滴虫，滋养体呈梨形或椭圆形，无色，稍有折光性，大小为（7～32）μm×（5～15）μm（图 6-18）。瑞-吉染色后虫体结构清晰，可以观察到虫体有 4 根前鞭毛和 1 根后鞭毛，体外侧前 1/2 处有一波动膜，其外缘与向后延伸的后鞭毛相连；虫体的前 1/3 处有一个椭圆形的细胞核，一根纤细的轴柱由前向后纵贯虫体中央并伸出体外；核的前缘有 5 颗排列成环状的基体，前鞭毛和后鞭毛由此发出（图 6-19～图 6-21）。

滴虫性阴道炎的传染源为患者和无症状带虫者，可通过直接或间接接触的方式传播。女性感染者可有外阴瘙痒或烧灼感，分泌物增多，多呈黄色泡沫状，有特殊气味；若累及泌尿道时，可出现尿急、尿频、尿痛等尿道刺激症状。阴道式分娩的婴儿可感染滴虫，感染部位以呼吸道和眼结膜多见。男性感染者常无临床症状但处于带虫状态，可导致配偶反复感染；当累及前列腺、储精囊或输尿管时，可出现前列腺肿大、尿痛等症状。

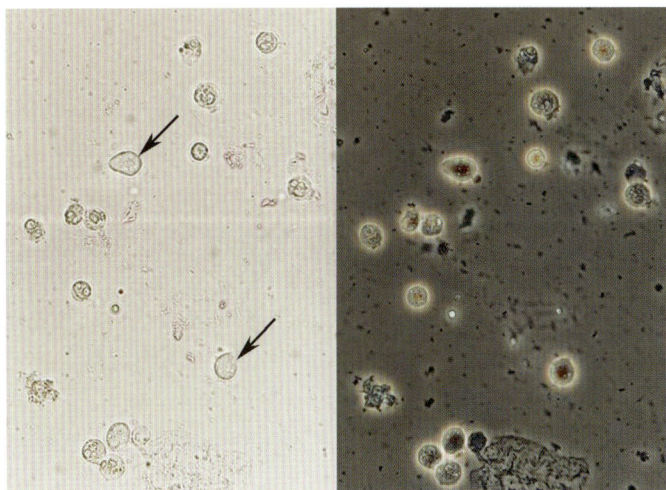

图 6-18 滴虫（箭头所指），比白细胞略大，梨形或椭圆形（未染色，明视野+相差显微镜检，×400）

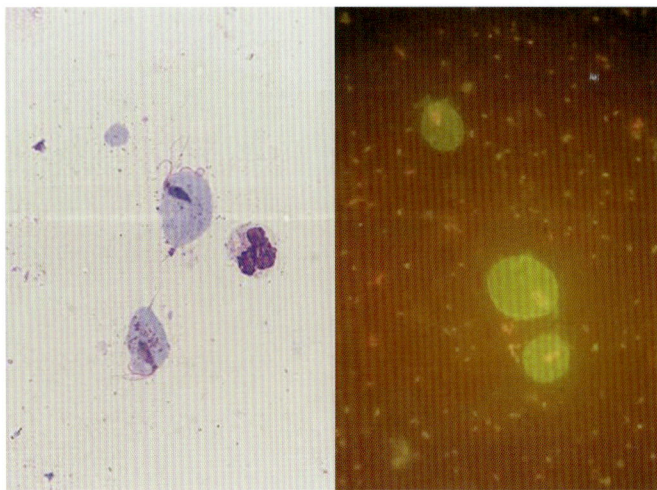

图 6-19 滴虫，瑞吉染色后鞭毛及胞核清晰可见，荧光染色后胞核结构清晰（瑞-吉染色+荧光染色，×1 000）

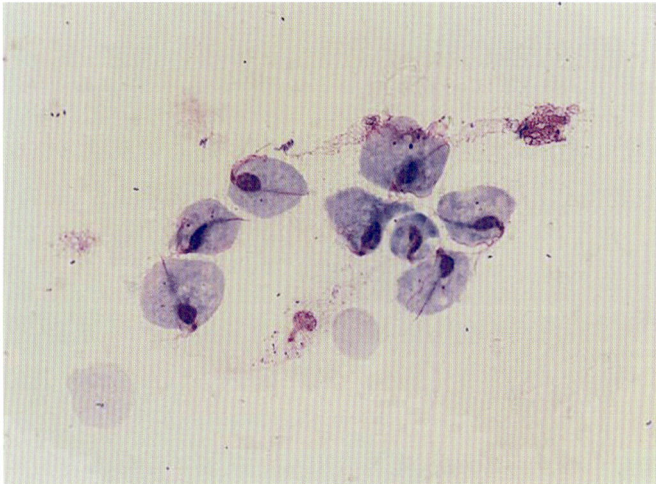

图6-20　滴虫,数量较多,虫体大小不等,染色后结构清晰(瑞-吉染色,×1000)

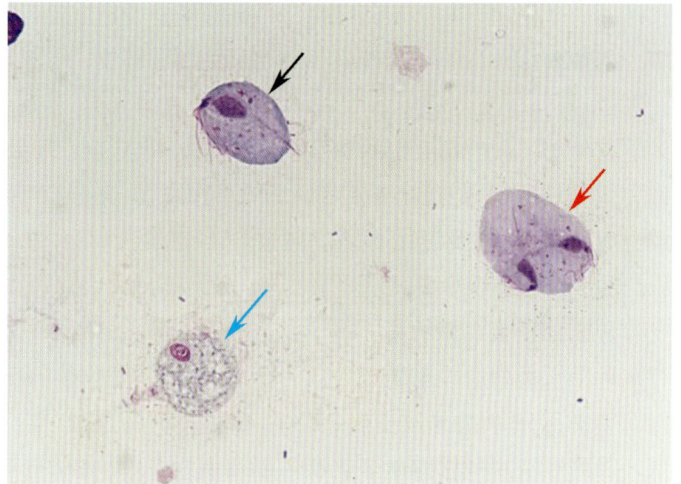

图6-21　滴虫(黑箭所指),分裂期滴虫(红箭所指),死体滴虫(蓝箭所指)(瑞-吉染色,×1000)

(三)埃及血吸虫

埃及血吸虫[*Schistosoma haematobium*(*Bilharz* 1852)]成虫寄生于人泌尿生殖系统的静脉内,如膀胱静脉、骨盆静脉丛、直肠小静脉,偶尔寄生于肠系膜静脉或肝门静脉系统。虫卵从尿中排出,卵内毛蚴在水中孵化后侵入中间宿主水泡螺(*Bulinus spp.*)等发育为尾蚴。当尾蚴侵入人体皮肤,脱去尾部形成童虫。童虫侵入小静脉,经右心、肺血管,最后到达肝脏。在肝内门静脉中约20天发育为成虫。雌雄合抱,逆血流移行至肠系膜下静脉、痔上静脉,有时停留在直肠静脉内,多数成虫通过痔静脉与会阴部静脉至膀胱静脉及盆腔静脉丛产卵,少数也可在直肠与肠系膜下静脉内产卵。

成虫雌雄异体,常合抱生活。雄虫乳白色,较粗短,虫体长7~14mm,体宽0.75~1.0mm,表皮上结节细小,口、腹吸盘均较发达,自腹吸盘以下虫体两侧向腹面卷曲而形成一条纵行的抱雌沟。雄虫有睾丸4~5个,椭圆形,呈串珠状排列于腹吸盘下的虫体背面。肠管在体中部后联合,盲端短。雌虫呈圆柱形,较细长,长16~20mm,体宽0.25~0.30mm,体末端表皮有小结节,卵巢位于虫体中线之后,子宫内含虫卵10~100个,肠管内含吞食的已消化或半消化的血液。虫卵大小为(112~175)μm×(45~68)μm,呈纺锤形,内含一毛蚴(图6-22、图6-23)。

埃及血吸虫病的急性期临床表现较轻;慢性期早期症状为无痛性终末血尿,逐渐出现尿频、尿痛等症状,继而导致排尿不畅或排尿困难、尿道阻塞、肾盂积水、逆行性细菌感染等,最后可导致肾衰竭、尿毒症等并发症。

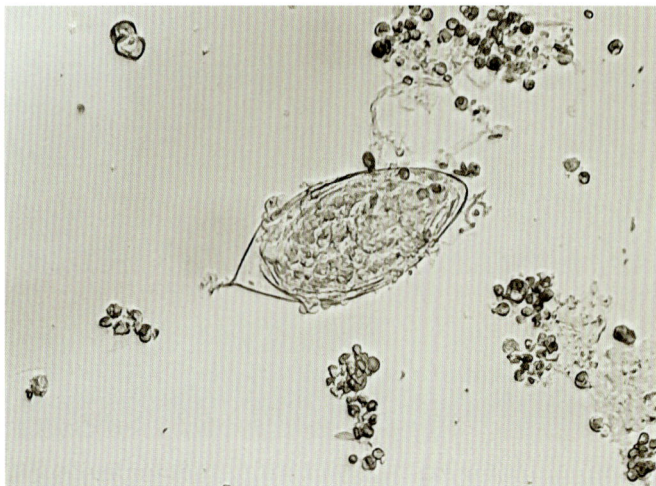

图6-22　埃及血吸虫虫卵,呈纺锤形,一端有一小棘(未染色,×400)

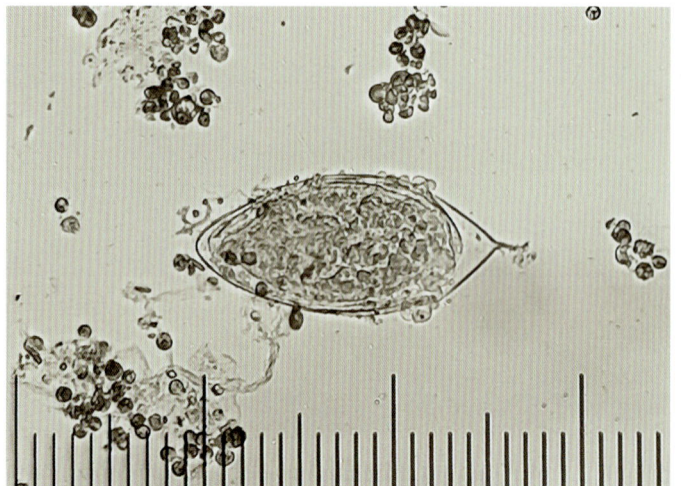

图6-23　埃及血吸虫虫卵,内含一毛蚴(未染色,×400)

（四）粪类圆线虫

粪类圆线虫（*Strongyloides stercoralis*）是一种兼性寄生虫，其生活史复杂，包括自生世代和寄生世代。自生世代成虫在潮湿、温暖的土壤中产卵，孵出杆状蚴，经4次蜕皮后直接发育为成虫。在不利环境下，其杆状蚴发育为对宿主具有感染性的丝状蚴，经皮肤或黏膜侵入人体，开始寄生世代。寄生世代有成虫、虫卵、杆状蚴和丝状蚴4个阶段。丝状蚴侵入人体皮肤或黏膜，通过小血管和淋巴管进入血液循环，经右心至肺毛细血管，侵入肺泡腔。大多数虫体沿支气管逆行至咽部，然后被吞咽至消化道，钻入小肠黏膜发育为成虫。少数幼虫在肺和支气管内发育成熟。寄生世代罕见雄虫，仅在肺内被发现。雌虫多寄生于肠黏膜内，并产卵。虫卵在数小时后即可孵出杆状蚴，并自肠黏膜逸出，进入肠腔，随粪便排出体外。当宿主机体免疫力低下或发生便秘时，寄生于肠道中的杆状蚴可迅速发育为具感染性的丝状蚴，这些丝状蚴可在小肠下段或结肠经黏膜侵入血液循环，引起体内自身感染。

自生世代雌虫长为1.0～1.7mm，宽0.05～0.075mm，尾端尖细，阴门位于虫体腹面中部略后，生殖系统为双管型，成熟成虫子宫内有单行排列的发育期虫卵。雄虫长0.7～1.0mm，宽0.04～0.05mm，尾端向腹面卷曲，有2根交合刺（图6-24）。寄生世代成虫仅见雌虫，其大小为2.2mm×（0.03～0.07）mm，体表具细横纹，尾尖细，末端略呈锥形，口腔短，咽管细长，生殖器官为双管型（图6-25）。丝状蚴即感染期幼虫，虫体细长，长0.6×0.7mm，咽管约为体长的1/2，尾端具微型小叉（图6-26）。杆状蚴头端钝圆，尾部尖细，长0.2～0.45mm，咽管为双球型，生殖原基明显（图6-27）。

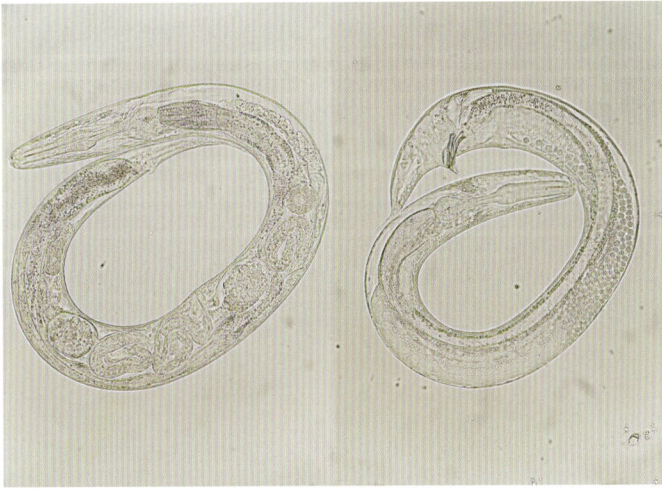

图6-24 粪类圆线虫自生世代雌虫（左）；粪类圆线虫自生世代雄虫（右）（未染色，×100）

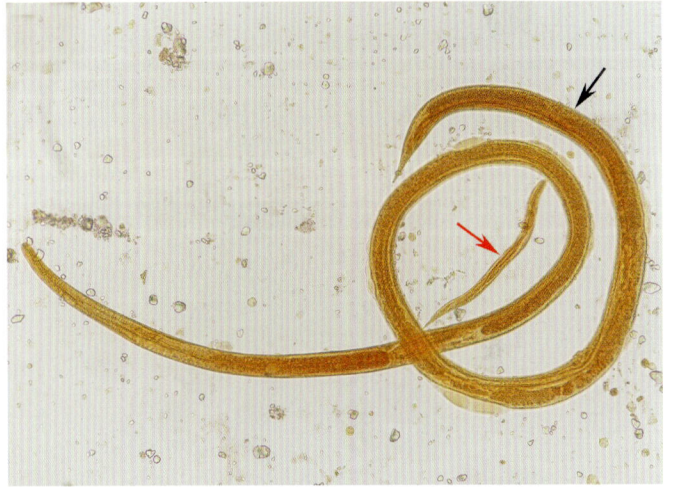

图6-25 粪类圆线虫寄生世代成虫，雌虫（黑箭所指）；粪类圆线虫杆状蚴（红箭所指）（碘染色，×100）

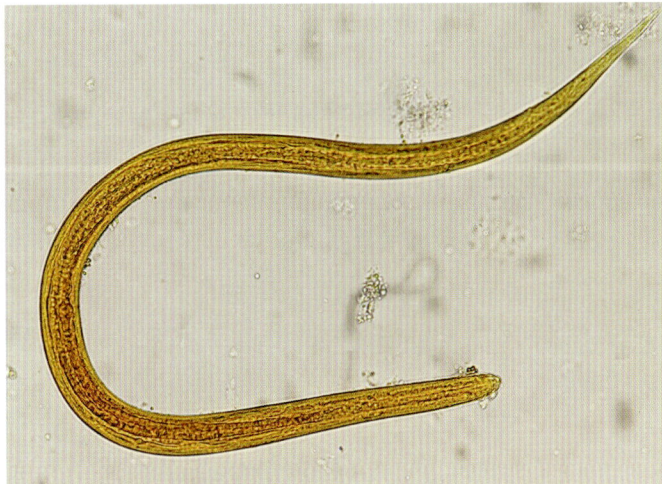

图6-26 粪类圆线虫丝状蚴（碘染色，×400）

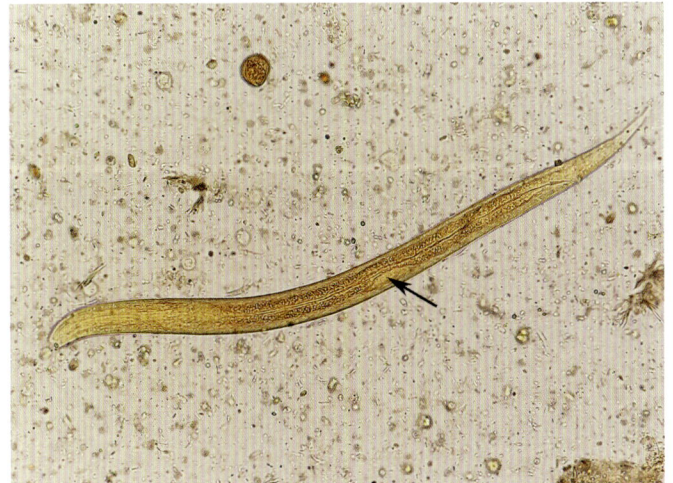

图6-27 粪类圆线虫杆状蚴，生殖原基明显（箭头所指）（碘染色，×400）

　　粪类圆线虫主要寄生于肠道,泌尿系统感染罕见,其致病与机体免疫力密切相关,大多数人感染后无任何症状,仅有嗜酸性粒细胞增高或出现间歇性胃肠症状。当免疫功能受损时(如长期使用免疫抑制剂、肿瘤化疗或艾滋病患者),可出现播散性重度感染(disseminated hyper infection),患者可因严重衰竭而死亡。

　　患者的临床表现与虫体侵犯部位和感染程度有关。①皮肤损害:丝状蚴侵入皮肤,可引起小出血点、丘疹、水肿充血,并伴有刺痛和痒感,甚至可出现移行性线状荨麻疹,可持续数周。②肺部损害:丝状蚴在肺部移行可出现点状出血和炎性细胞浸润。症状轻微者可有刺激性干咳或气促等,重度感染者可出现咳嗽、咳痰、持续性哮喘或呼吸困难等症状。若幼虫在支气管内发育为成虫,并寄生繁殖,可引起支气管肺炎。③肠壁损害:成虫寄生在小肠黏膜内的机械性刺激和其代谢产物的毒性作用,可引起炎症反应。④自身感染与机会致病:当患者免疫功能低下时,虫体可迅速繁殖,丝状蚴可移行至脑、肝、肺、肾及泌尿系统等部位,可引起重度自身感染。

(五)蓝氏贾第鞭毛虫

　　蓝氏贾第鞭毛虫(Giardia lamblia)主要寄生于人的小肠,引起贾第虫病(giardiasis)。其生活史有滋养体和包囊两个阶段。滋养体主要寄生于人的十二指肠或空肠。滋养体进入回肠下段或结肠内形成包囊,囊内核可再分裂,形成4核成熟包囊,随粪便排出体外。人因摄入被包囊污染的水或食物而感染,在十二指肠内包囊脱囊形成2个滋养体,滋养体借助吸盘吸附于小肠绒毛表面,以二分裂方式进行繁殖。

　　滋养体腹面扁平,背面隆起,呈倒置梨形,两侧对称,大小为(9~21)μm×(5~15)μm。瑞-吉染色后结构清晰,可见两个椭圆形的泡状核,有1对纵贯虫体中部的轴柱,有前、后、腹侧和尾部4对鞭毛(图6-28),虫体以鞭毛摆动不断翻滚运动。包囊为椭圆形,大小为(8~14)μm×(7~10)μm,囊壁较厚,囊壁与虫体之间有明显的空隙,未成熟包囊有2个核,成熟包囊有4个核(图6-29)。

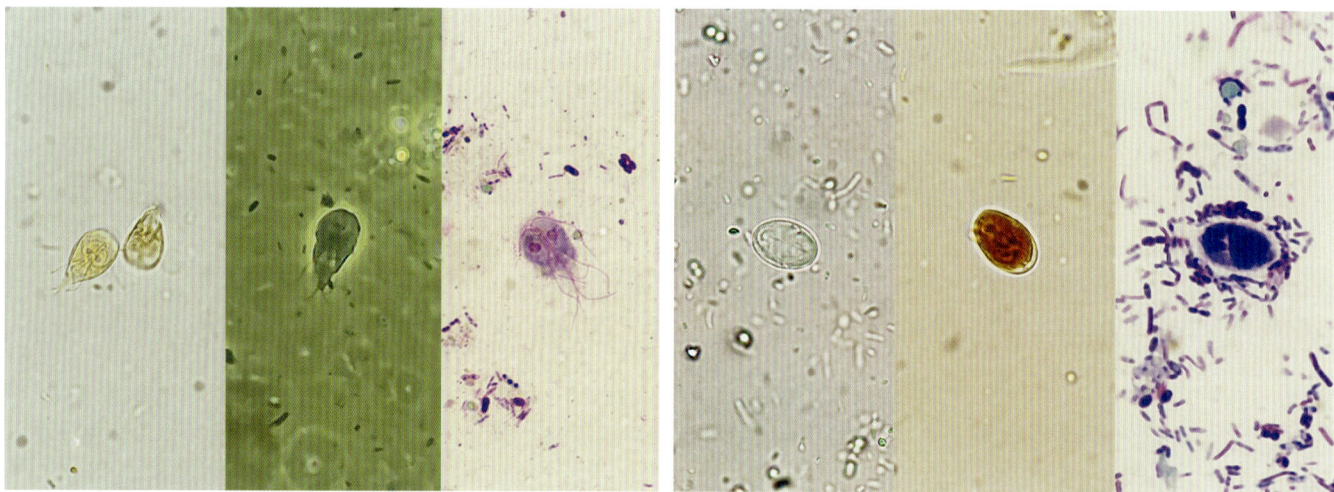

图6-28 蓝氏贾第鞭毛虫滋养体(碘染色+相差显微镜+瑞-吉染色,×1 000) **图6-29** 蓝氏贾第鞭毛虫包囊(未染色+碘染色+瑞-吉染色,×1 000)

　　蓝氏贾第鞭毛虫致病性与虫株毒力、宿主的免疫状态及细菌的协同作用有关。免疫功能正常者感染后多自行缓解或消失,仅排包囊而无明显临床症状。急性期患者的典型表现为以腹泻为主的吸收不良综合征,可出现胃肠胀气,呃逆及上中腹部痉挛性疼痛等症状,粪便呈水样,量多、恶臭、无脓血,含较多脂肪颗粒;急性期患者若治疗不及时,可转为亚急性期,表现间歇性排粥样恶臭软便,伴腹胀、痉挛性腹痛、恶心、畏食等消化道症状;若发展为慢性期,表现为周期性稀便、恶臭,病程可达数年。尿液中的虫体多来源于粪便污染。

(六)曼氏迭宫绦虫

　　曼氏迭宫绦虫(Spirometra mansoni)成虫主要寄生在猫科动物体内,偶然寄生于人体,但中绦期裂头蚴可在人体寄生,导致曼氏裂头蚴病(sparganosis mansoni)。曼氏迭宫绦虫的生活史中需要3~4个宿主,终宿主主要是猫和犬等食肉动物,第一中间宿主是剑水蚤,第二中间宿主主要是蛙、蛇、鸟类和猪等多种脊椎动物可作为其转续宿主。其成虫寄生于终宿主的小肠内,当虫卵(图6-30)自虫体子宫孔中产出,即可随宿主粪便排出体外。裂头蚴寄生于人体引起的曼氏裂头蚴病危害远大于成虫,其严重程度因裂头蚴移行和寄居部位不同而异。寄生在膀胱、输尿管及尿道时,可引起尿频、尿急、尿痛等泌尿系统症状。

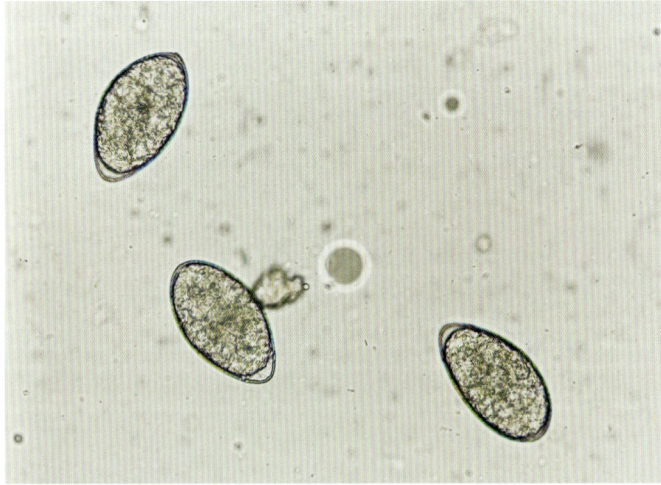

图6-30 曼氏迭宫绦虫虫卵(未染色,×1 000)

(七)猪带绦虫

猪带绦虫(*Taenia solium Linnaeus*)又称为链状带绦虫,成虫寄生于人体肠道,引起猪带绦虫病(taeniasis suis),幼虫寄生于人体皮下、肌肉或内脏,引起囊尾蚴病(cysticercosis)。人是猪带绦虫主要的终宿主,同时也可作为其中间宿主,猪和野猪是主要的中间宿主。

当人生食或半生食含有活囊尾蚴的"米猪肉"后,囊尾蚴在人小肠内受胆汁刺激而翻出头节,附着于肠壁,经过2~3个月,发育为成虫,并开始排出孕节和虫卵(图6-31);当猪带绦虫卵随食物进入人体后,在小肠内经消化液作用,胚膜破裂,六钩蚴从虫卵逸出并钻入肠壁,经血液循环或淋巴系统到达身体各处寄生,发育为囊尾蚴(图6-32),引起人体囊尾蚴病;此外,人也可成为猪带绦虫的中间宿主,当人误食虫卵或孕节后,可在人体发育成囊尾蚴,但不能继续发育为成虫。猪带绦虫囊尾蚴对人体的危害远大于成虫,其危害程度与猪囊尾蚴寄生的部位和数量有关。

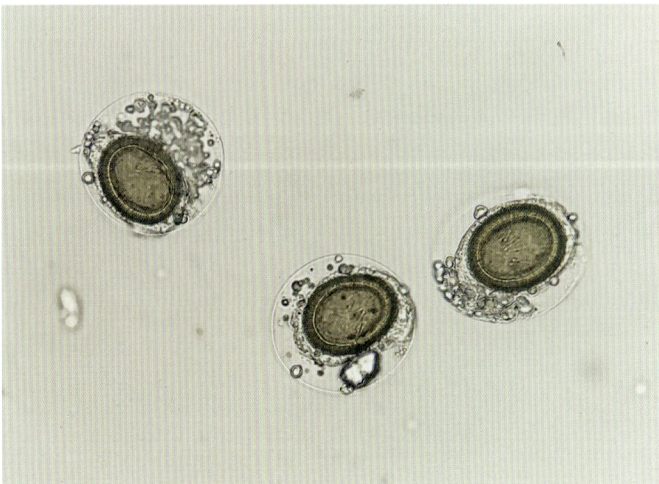

图6-31 带绦虫虫卵(未染色,×400)

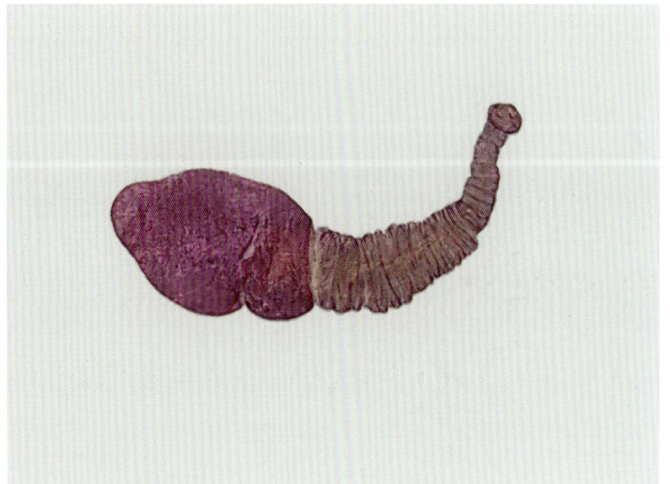

图6-32 猪囊尾蚴,(8~10)mm×5mm(卡红染色)

（八）艾氏小杆线虫

艾氏小杆线虫（*Rhahditis axei*）又称为艾氏同杆线虫，主要营自生生活，常出现在污水或腐败植物中，偶可寄生于人体，引起艾氏小杆线虫病（rhabditelliasis axei）。

雌、雄艾氏小杆线虫交配后产卵（与钩虫卵相似），卵孵化出杆状蚴（图 6-33）。杆状蚴能摄食，经蜕皮发育为成虫（图 6-34）。人体感染主要是在污水中游泳、捕捞水产品而接触污水或误饮污水导致幼虫经口进入消化道或经泌尿系统上行感染。

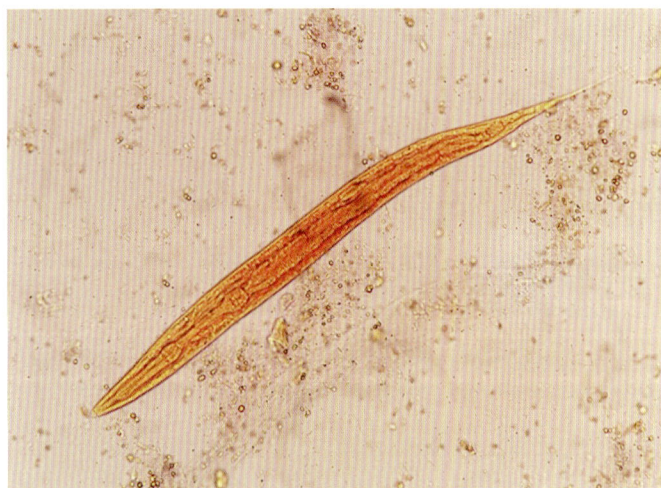

图 6-33　艾氏小杆线虫杆状蚴（碘染色，×400）

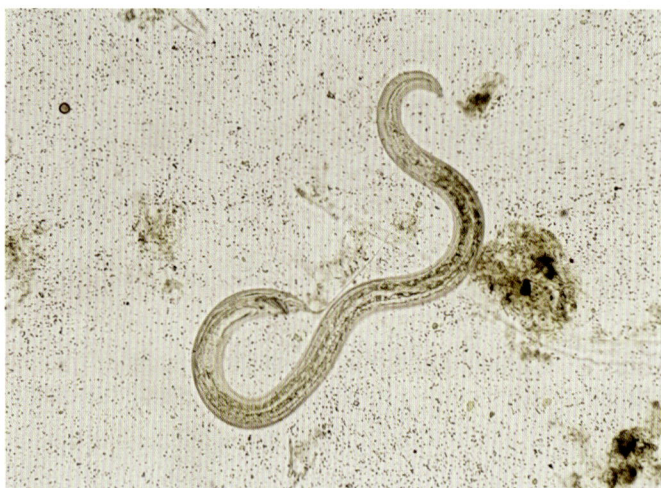

图 6-34　艾氏小杆线虫成虫，雄虫（未染色，×100）

艾氏小杆线虫侵入消化系统一般无明显的症状和体征，症状明显的可引起腹痛、腹泻等。侵入泌尿系统可引起发热、腰痛、血尿、尿频、尿急或尿痛等症状；肾实质受损时可出现下肢水肿、乳糜尿等；尿液检查有蛋白尿、脓尿、低比重尿，也可出现氮质血症等。在尿沉渣或粪便中发现虫体或虫卵是确诊本病的依据。艾氏小杆线虫与粪类圆线虫极易混淆，可根据其形态特征进行鉴别。

（九）螨虫

螨虫属于节肢动物门蛛形纲广腹亚纲类体型微小的动物，有 40 余种，其中与人体健康有关的有十多种，常见的有尘螨（图 6-35）、粉螨（图 6-36）、蠕形螨及疥螨等。尿液中的螨虫均为污染物。

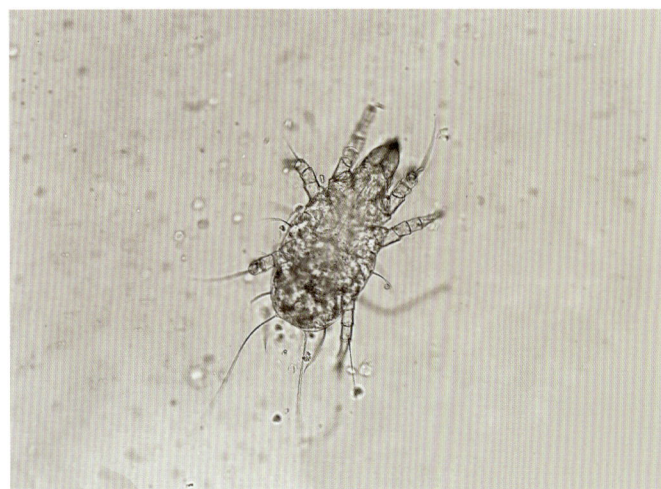

图 6-35　尘螨（未染色，×200）

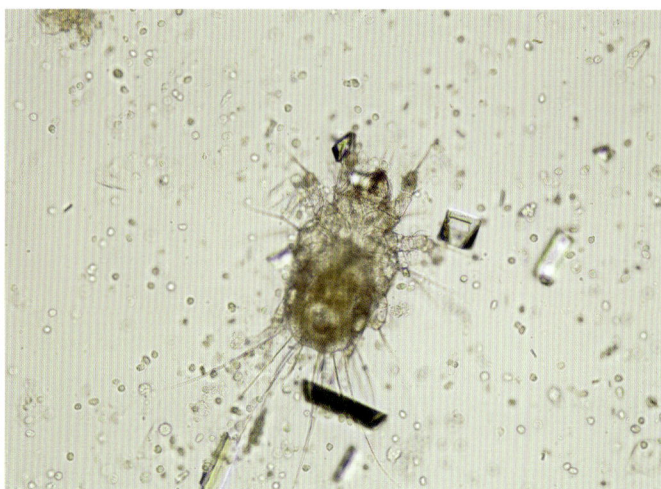

图 6-36　粉螨（未染色，×200）

（十）其他寄生虫或虫卵

粪便中的寄生虫卵（图 6-37）可污染至尿液中；若发现此类寄生虫卵，建议重留标本进行复查。

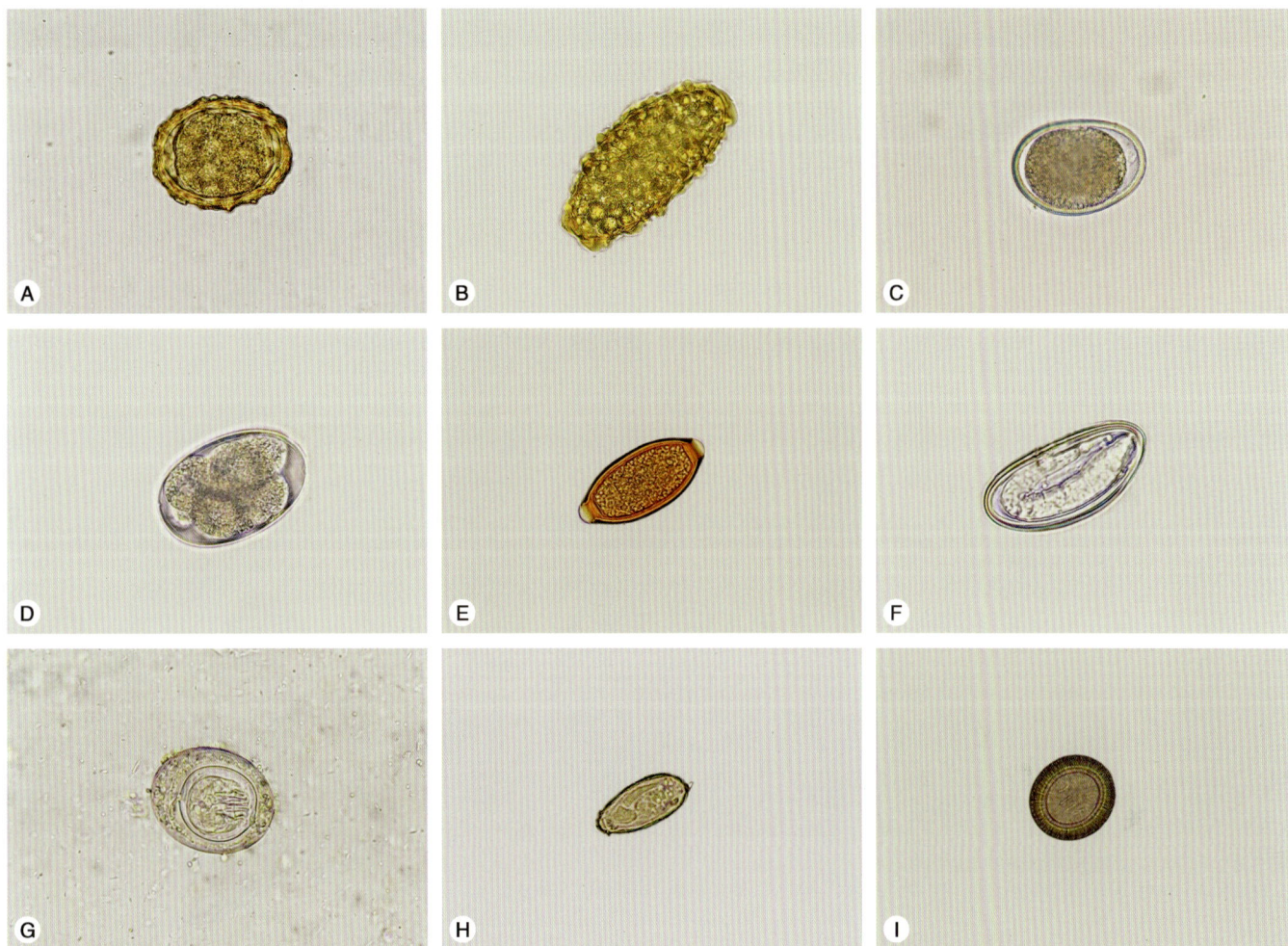

图 6-37　寄生虫卵（未染色，×1 000）
A. 受精蛔虫卵；B. 未受精蛔虫卵；C. 脱蛋白膜蛔虫卵；D. 钩虫卵；E. 鞭虫卵；F. 蛲虫卵；G. 短膜壳绦虫卵；H. 肝吸虫卵；I. 失去卵壳的带绦虫卵。

第二节　其他有形成分

一、脂肪滴

脂肪滴/脂肪球呈圆形球体，大小不等，无色或淡黄色，折光性强，注意与气泡进行区别，后者有较黑的边缘。中性脂肪经苏丹Ⅲ或油红 O 染色呈橘红色或橘黄色（图 6-38），在偏振光显微镜下观察无"马耳他十字"结构；而胆固醇脂苏丹Ⅲ或油红 O 染色不着色，在偏振光显微镜下可见"马耳他十字"结构（图 6-39）。

尿液中的脂肪滴/脂肪球多见于肾病综合征、糖尿病肾病及其他慢性肾病，也可见于肾脂肪栓塞、长骨骨折、类脂质性肾病、脂肪过多症等疾病；某些肾小管病变导致肾小管重吸收功能障碍，脂类物质不能被重吸收，随尿液排出；此外，粪便及羊水（图 6-40）中脂类物质也可污染至尿液。

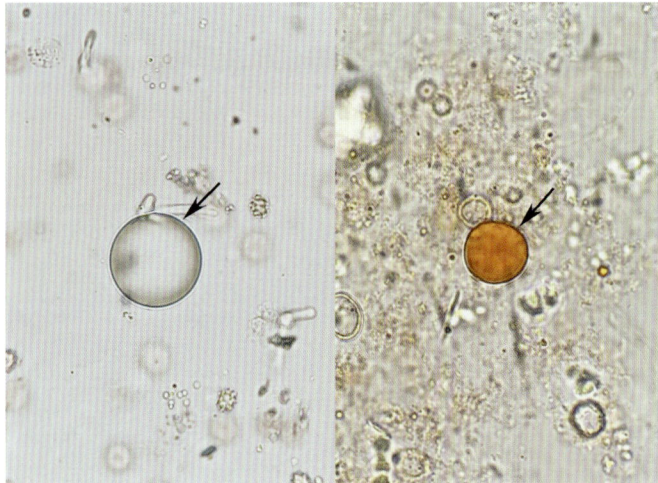

图 6-38 脂肪球（箭头所指），圆球形，体积较大，折光性强，油红 O 染色呈橘黄色（未染色＋油红 O 染色，×1 000）

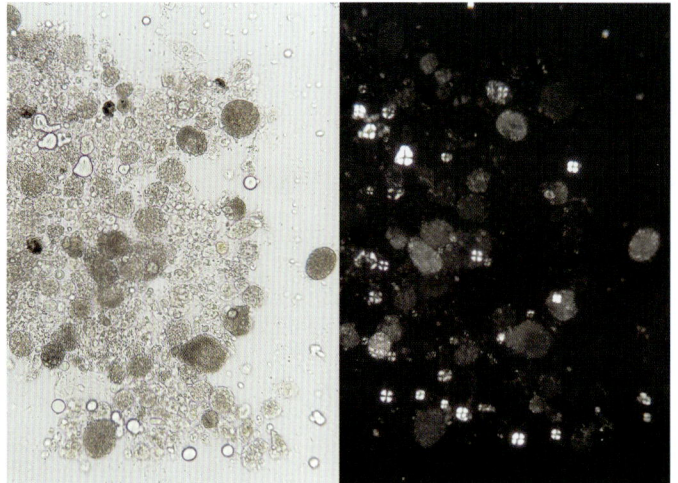

图 6-39 脂肪球伴大量脂肪颗粒细胞增多，大小不等，可见"马耳他十字"结构；来源于肾病综合征确诊病例（明视野＋偏振光显微镜，×400）

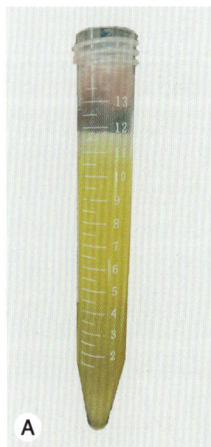

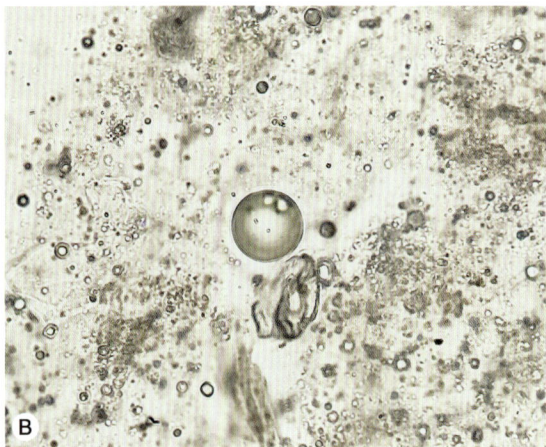

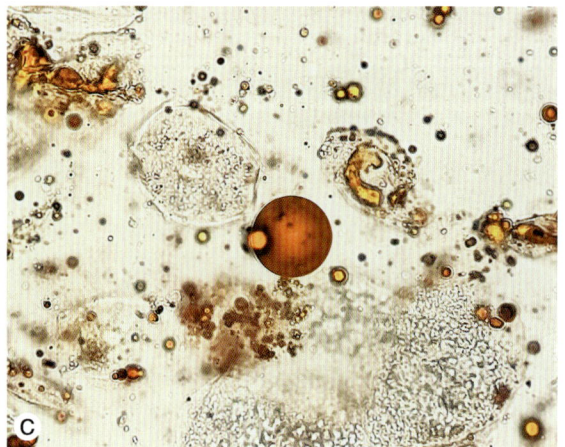

图 6-40 脂肪尿；来源于胎膜早破患者的尿液标本
A. 尿液标本呈黄色、浑浊；B. 脂肪球大小不等，折光性强（×400）；C. 油红 O 染色呈橘黄色（×400）。

二、黏液丝

黏液丝多为细长的丝状物，无色、透明，粗细不等，相差显微镜观察更清晰（图 6-41）。黏液丝可见于健康人尿液中，大量出现提示尿道受刺激或泌尿系统炎症等。

三、蛋白颗粒

在某些肾脏疾病中，大量蛋白质通过肾小球滤过膜，未被肾小管重吸收的蛋白质可从尿液排出，在酸性环境条件下易聚集成体积大小不等的颗粒状物质（图 6-42）。未染色时，蛋白颗粒为无色或淡黄色，体积大小不等，可相互融合，折光性稍强（图 6-43）；活体染色蛋白颗粒易着色，SM 染色呈紫红色或橘红色（图 6-44、图 6-45）。蛋白颗粒与精浆蛋白形态相似，不易区别，后者呈均质状，折光性较强，常伴精子大量出现。

在肾病综合征、糖尿病肾病、膜性肾病及各种慢性肾脏疾病尿液中，可见多种形态的蛋白颗粒，提示肾功能损伤较严重。部分蛋白颗粒呈小球形，与蛋白管型中的颗粒形态类似，无色或淡黄色，可相互融合，聚集成堆，呈蛙卵样（图 6-46A）；SM 染色极易着色，呈紫红色（图 6-46B）。此外，在肾移植术后患者的尿液标本中，常见膜状或片状的蛋白颗粒，该类物质无色或略带黄色，可聚集成堆，瑞 - 吉染色及活体染色均可着色（图 6-47）。

蛋白颗粒可与肾小管上皮细胞及各种管型同时出现，其临床意义详见第五章。

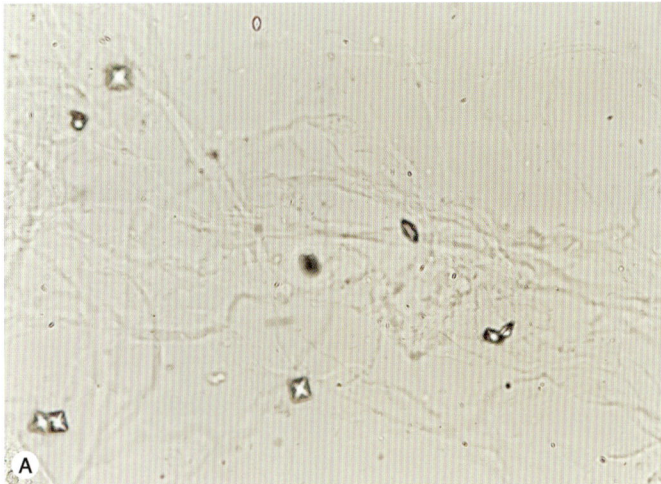

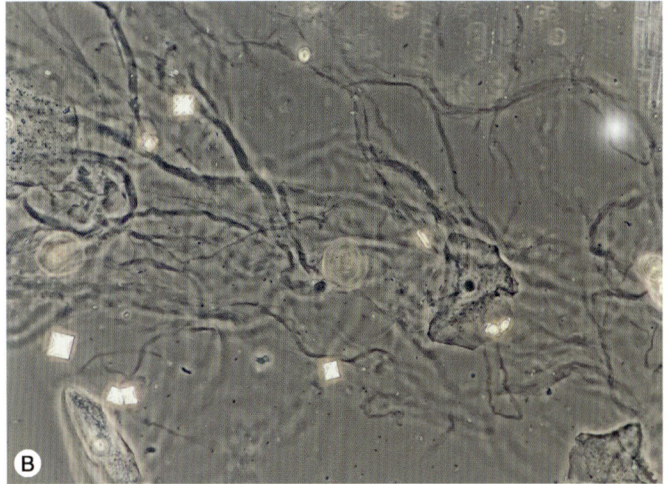

图 6-41 黏液丝（未染色，×1 000）
A. 明视野；B. 相差显微镜镜检。

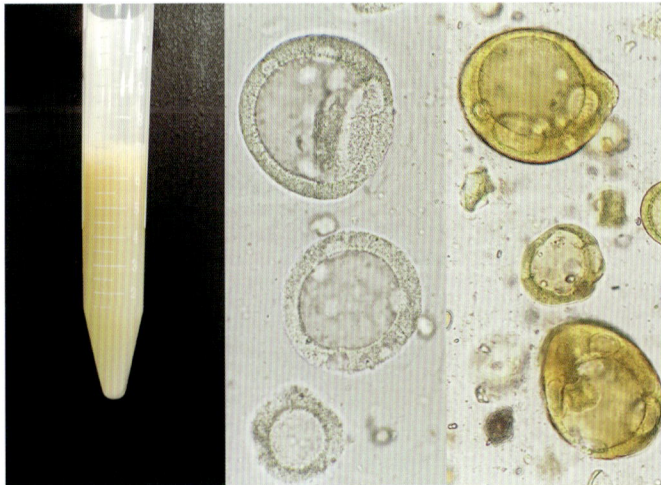

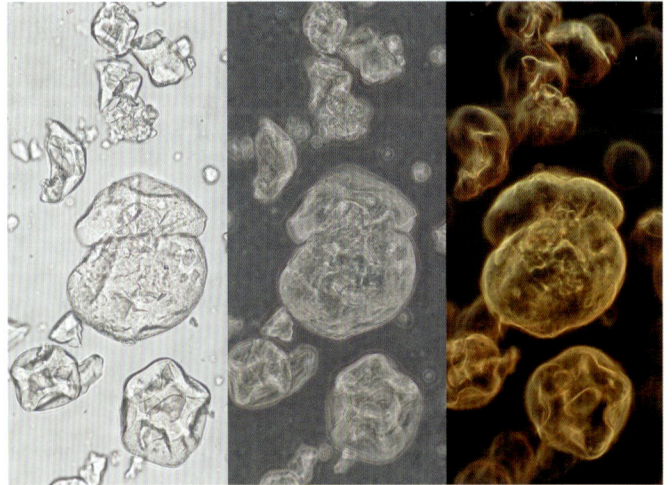

图 6-42 蛋白颗粒；标本呈乳糜样（未染色＋碘染色，×1 000）

图 6-43 蛋白颗粒（明视野＋相差显微镜＋暗视野，×1 000）

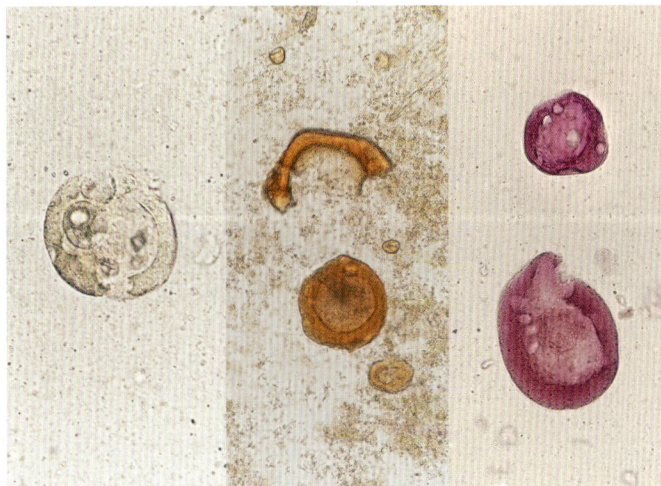

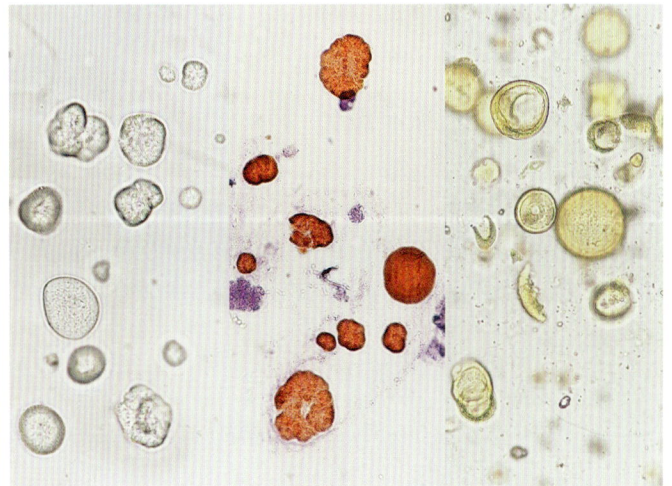

图 6-44 蛋白颗粒,体积大小不等;来源于紫癜性肾炎确诊病例（未染色＋油红 O 染色＋SM 染色，×1 000）

图 6-45 蛋白颗粒,易着色;来源于 IgA 肾病确诊病例（未染色＋SM 染色＋碘染色，×1 000）

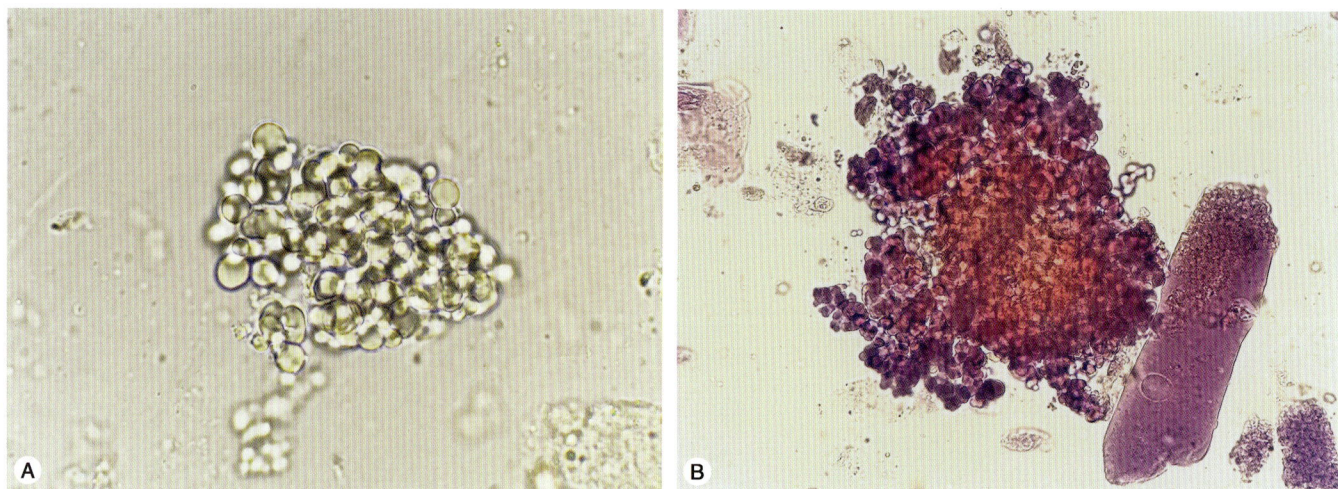

图6-46 蛋白颗粒；来源于膜性肾病确诊病例（×1000）
A. 呈蛙卵样，相互融合，折光性强（未染色）；B. SM染色极易着色，呈紫红色（SM染色）。

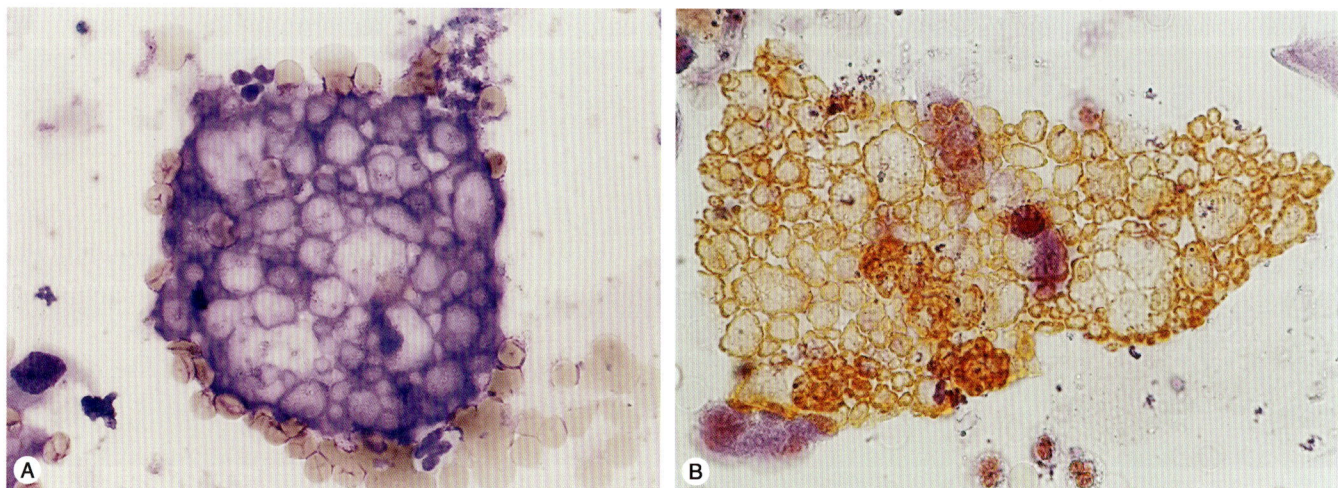

图6-47 蛋白颗粒；来源于肾移植术后患者的尿液标本（×1000）
A. 未染色时该类物质略带黄色，瑞-吉染色后呈紫红色（瑞-吉染色）；B. SM染色蛋白颗粒呈黄色（SM染色）。

四、精液或前列腺液成分

（一）精浆蛋白

精浆蛋白可出现在尿液中，镜检时该类物质体积巨大、均质状，无固定形态，多呈圆形、椭圆形或不规则形，折光性强（图6-48、图6-49）；SM染色易着色，呈粉红色或紫红色（图6-50）；有的精浆蛋白与透明管型或蜡样管型形态相似，应注意区别。

（二）精子

尿液中的精子（图6-51）来源于精液污染，一般无临床意义。

（三）卵磷脂小体

卵磷脂小体又称磷脂酰胆碱小体或前列腺小体，主要成分为卵磷脂，呈大小不等的颗粒状，折光性稍强（图6-52、图6-53）。尿液中的卵磷脂小体来源于前列腺液污染，一般无临床意义。

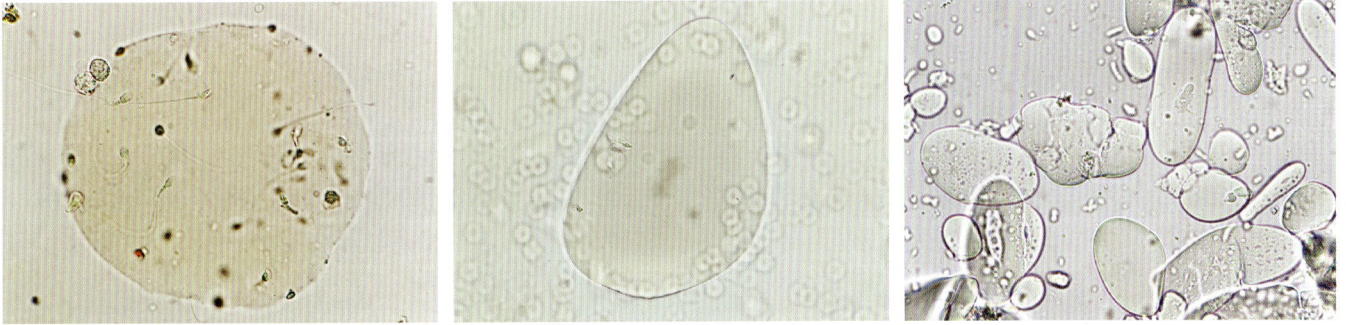

图 6-48　精浆蛋白（未染色，×400）
体积大小不等，无固定形态，略带黄色，均质状，可包裹数量不等的精子。

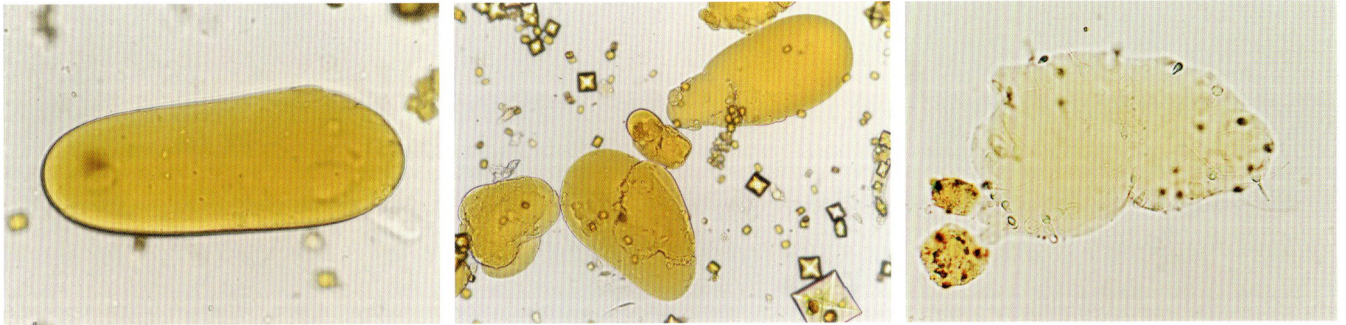

图 6-49　精浆蛋白（未染色，胆红素尿，×400）
胆红素尿中的精浆蛋白呈黄色，均质状，常包裹精子。

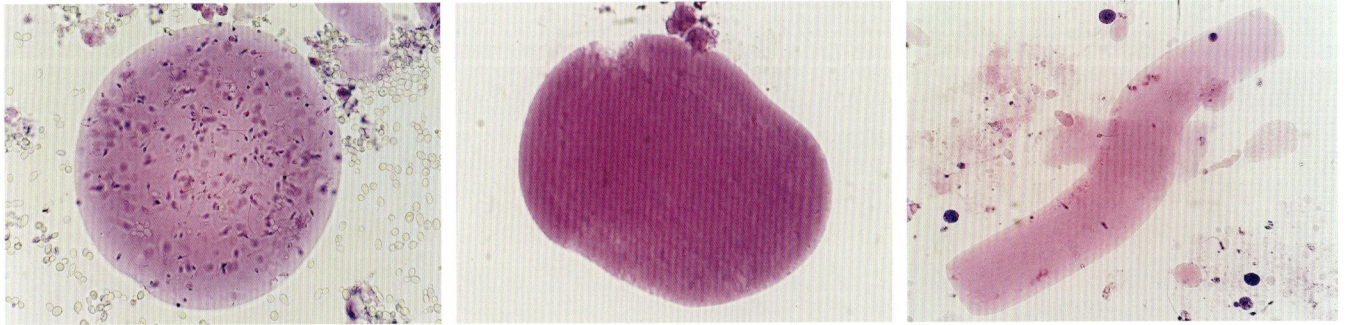

图 6-50　精浆蛋白（SM 染色，×400）
体积大小不等，形态不规则，有的形似管型，质地与蜡样管型类似，可包裹数量不等的精子。

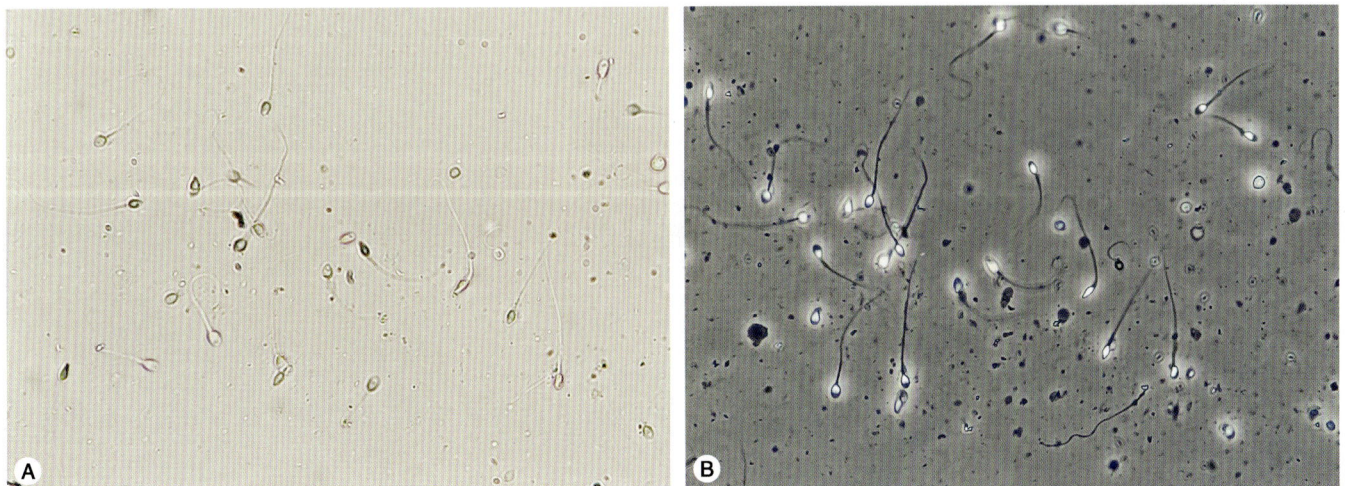

图 6-51　精子（未染色，×400）
A. 明视野；B. 相差显微镜。

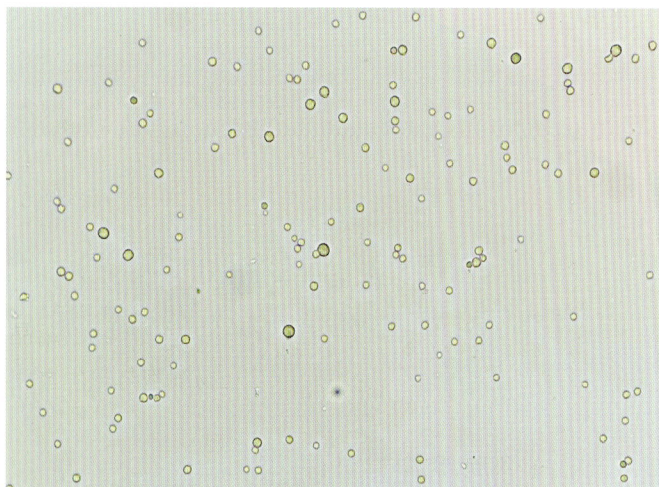

图 6-52　卵磷脂小体,大小不等的颗粒状(未染色,×400)

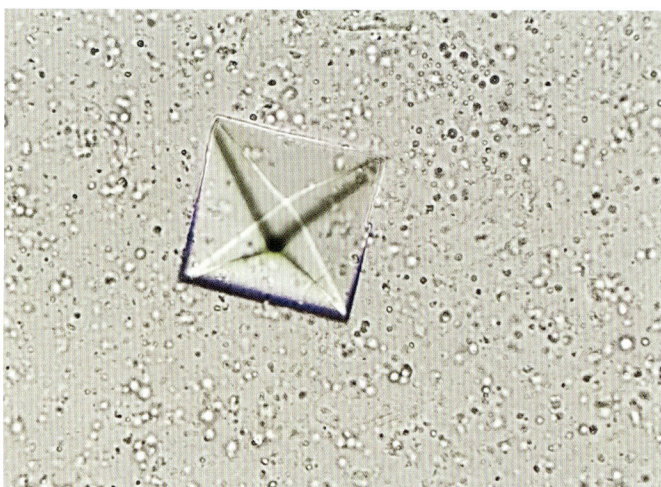

图 6-53　卵磷脂小体,可见一体积巨大的草酸钙结晶(未染色,×400)

(四)淀粉样小体

淀粉样小体(corpora amylacea)形似淀粉颗粒,具有同心环状条纹样物质,呈圆形、卵圆形或不规则形,体积大小不一,部分体积巨大,多散在分布或聚集成堆,有的淀粉样小体内包裹大量颗粒(图 6-54)。尿液中的淀粉样小体多呈黄色或深黄色,来源于前列腺液污染。

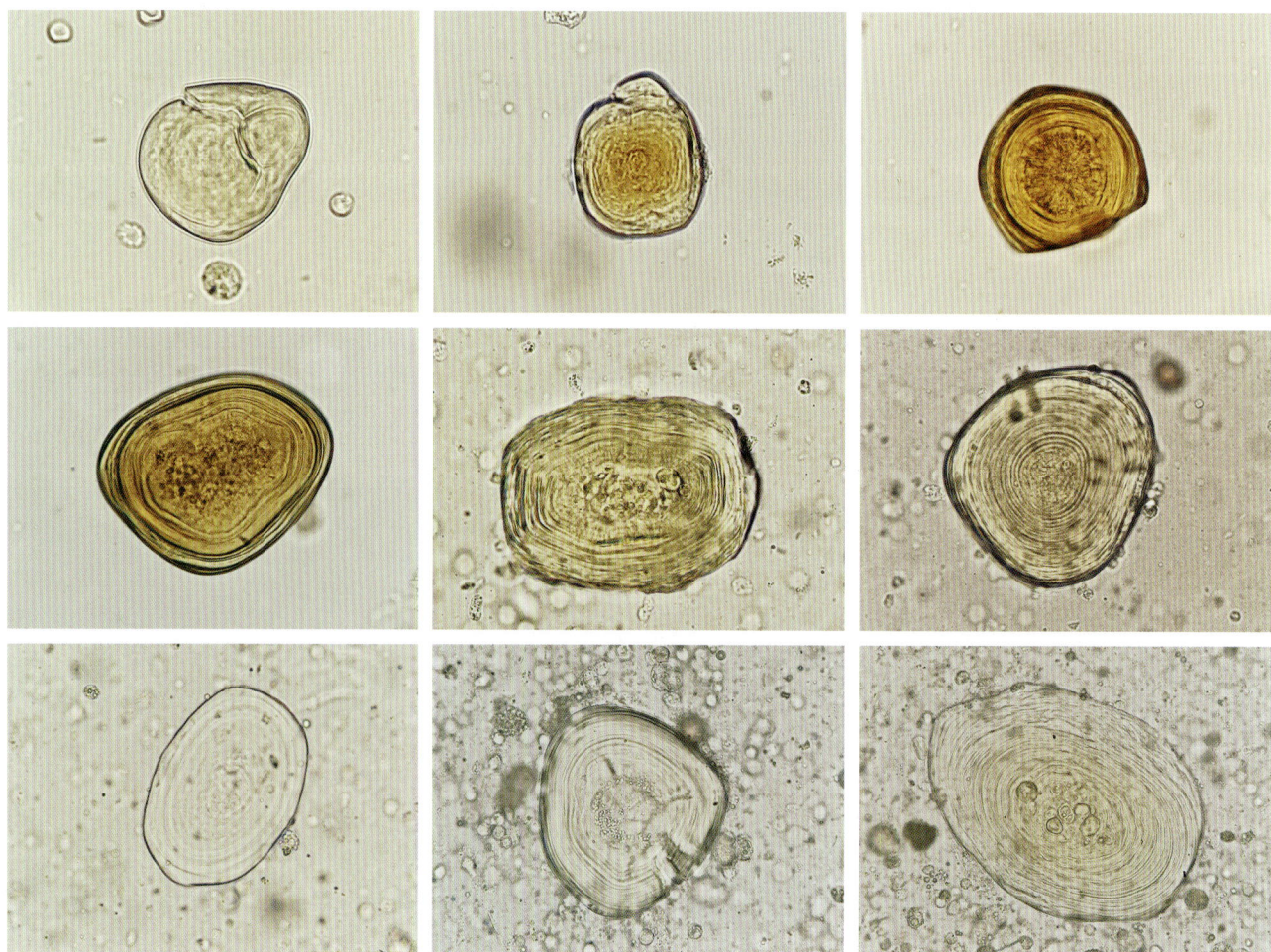

图 6-54　淀粉样小体(未染色,×400)
具有同心环状条纹,圆形、卵圆形或不规则形,体积大小不一,淡黄色或深黄色。

第三节 尿液常见的污染物

一、植物成分

（一）植物细胞

　　尿液中的植物细胞均来源于外界污染。植物细胞种类丰富,形态多样,有的植物细胞内含色素颗粒、淀粉颗粒、结晶等物质(图 6-55～图 6-57)。尿液中的植物细胞多来自粪便污染,无临床意义。需要注意的是有的植物细胞与寄生虫卵形态相似,应注意区别。

　　栅栏组织又称栅栏细胞或栅状细胞(palisade cells),是叶肉组织中的一群细胞,紧靠叶片上表皮下方,细胞通常有一至数层,呈长圆柱状,垂直于表皮细胞,并紧密排列呈栅状,内含较多的叶绿体(图 6-58)。尿液中的栅状细胞多来源于粪便污染。

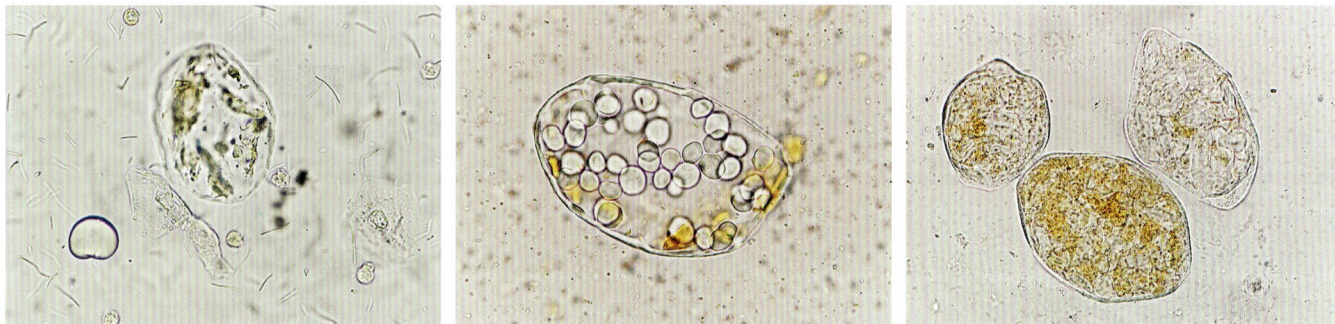

图 6-55 植物细胞(未染色,×400)

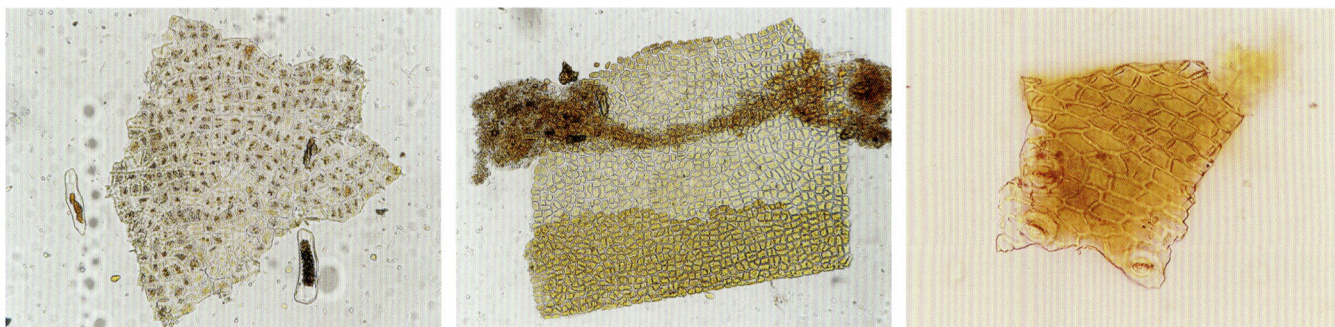

图 6-56 植物细胞(未染色,×200)
细胞排列紧密,成片分布。

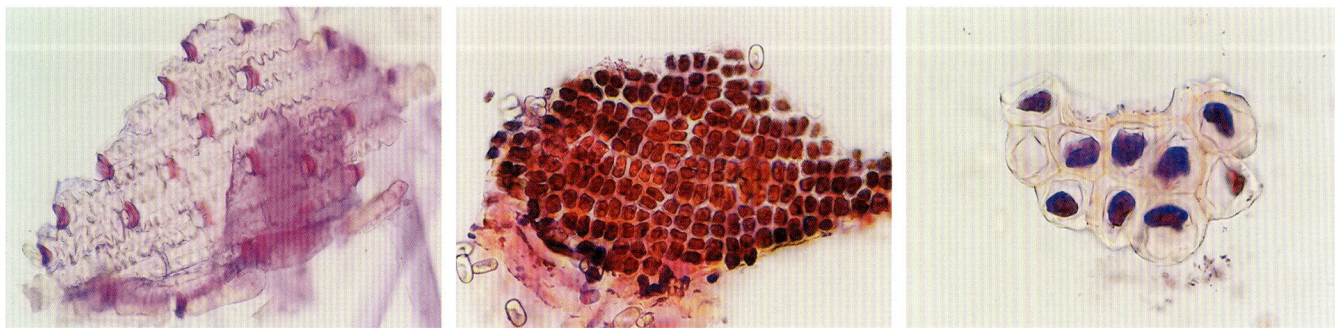

图 6-57 植物细胞(SM 染色,×400)
细胞边界不清,成片分布,SM 染色易着色。

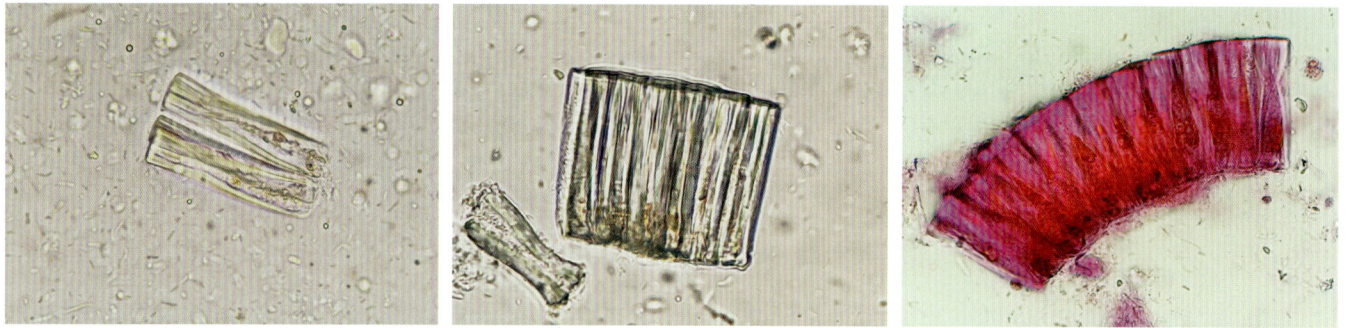

图 6-58 栅状细胞（未染色，×400）
细胞呈长柱状，栅栏样排列，活体染色易着色。

（二）植物导管

植物导管分为螺旋导管、环形导管、梯纹导管、网孔导管及孔纹导管（图 6-59）。尿液中的植物导管多来源于粪便污染，有的孔纹导管与管型形态类似，可通过染色法进行区别（图 6-60～图 6-63）。

（三）孢子

孢子（spore）种类较多，尿液中的菌类孢子（图 6-64A）、灵芝孢子（图 6-64B）及其他孢子（图 6-64C）均为污染物。此外，尿液还可发现链格孢（alternaria nees），是一种在自然界广泛分布的暗色真菌（图 6-64D-F），是土壤、植物、食品、工业材料上常见的腐生菌；大多数链格孢兼性寄生于植物上，引起植物病害，只有少数链格孢小孢子种可侵染入体，引起皮癣、甲癣、颌骨髓炎等疾病。

（四）植物针晶体

植物针晶体无色透明，细长，两端尖细（图 6-65），是植物在进化过程中形成的，本质是草酸钙，多见于菠萝、猕猴桃等水果中。夏科 - 莱登结晶（图 6-66）与植物针晶体形态相似，前者短粗，为双锥形，无色透明，常与嗜酸性粒细胞同时出现。

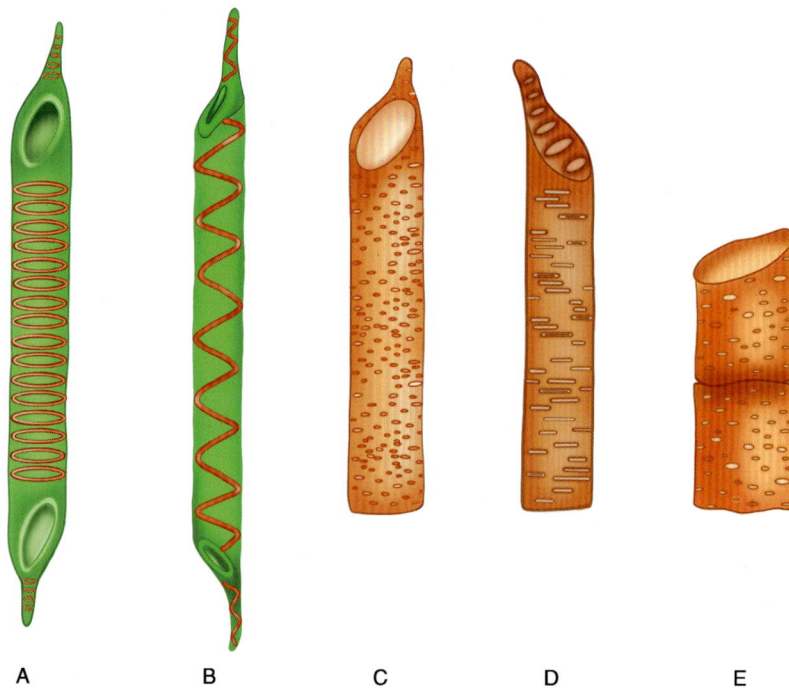

图 6-59 植物导管示意图
A. 环纹导管；B. 螺纹导管；C. 孔纹导管；D. 梯纹导管；E. 网纹导管。

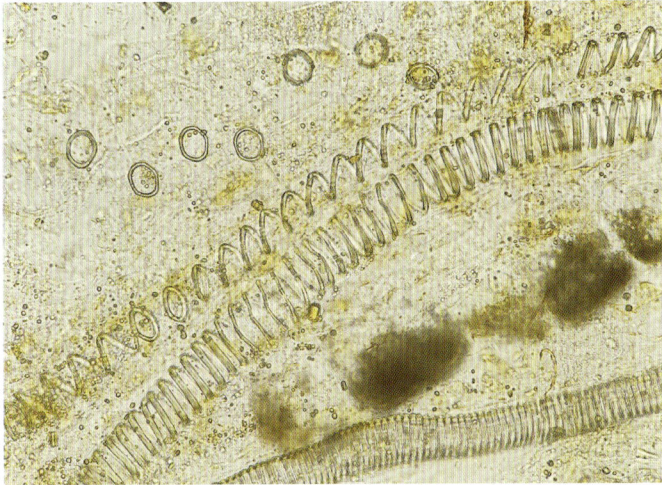

图 6-60　螺纹导管（未染色，×1 000）

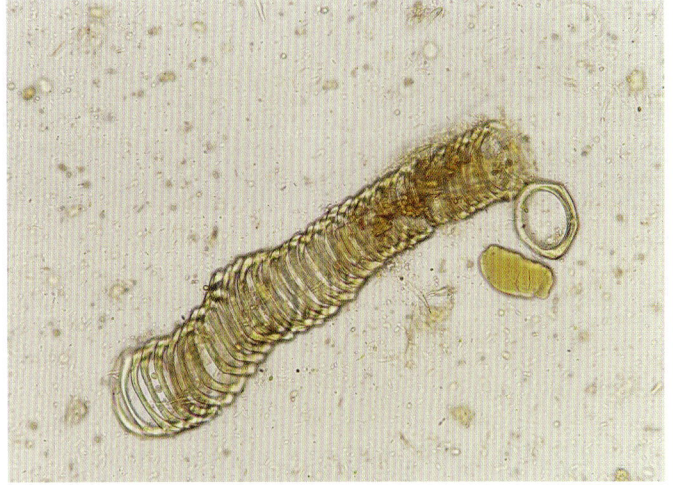

图 6-61　环纹导管（未染色，×1 000）

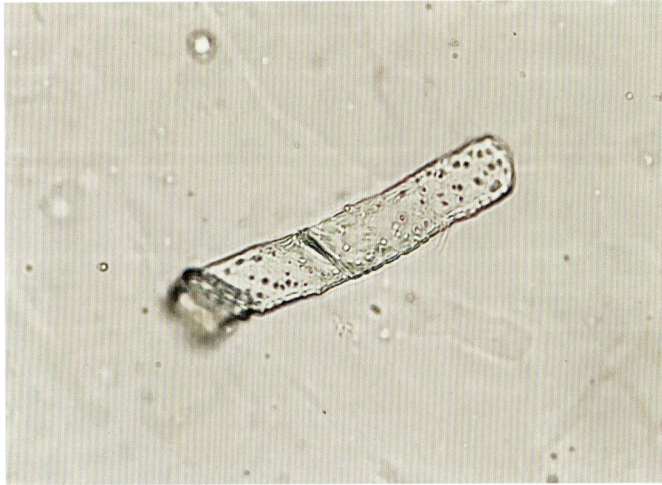

图 6-62　孔纹导管（未染色，×400）

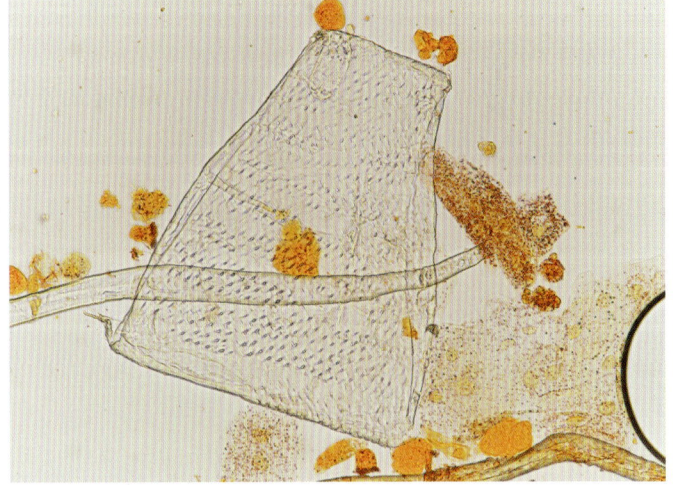

图 6-63　网纹导管（未染色，×1 000）

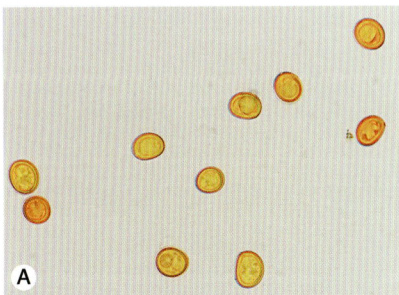

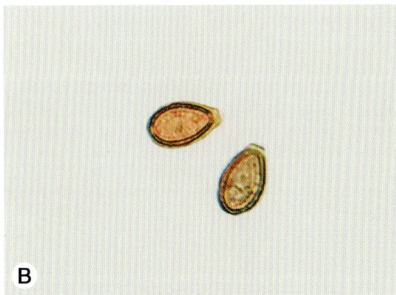

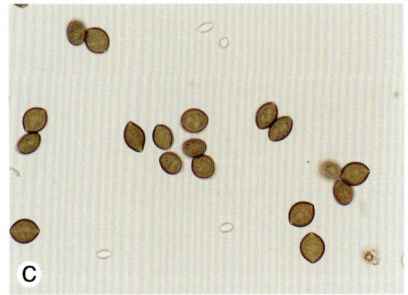

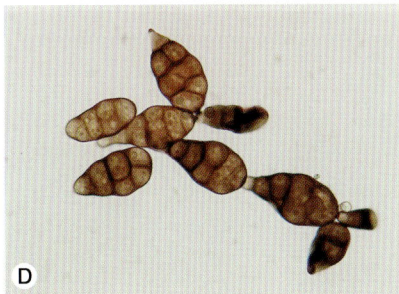

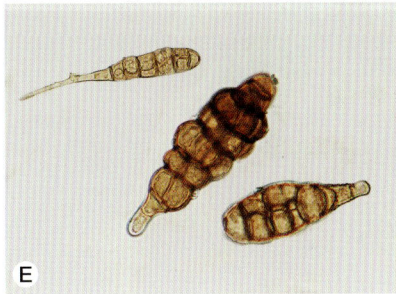

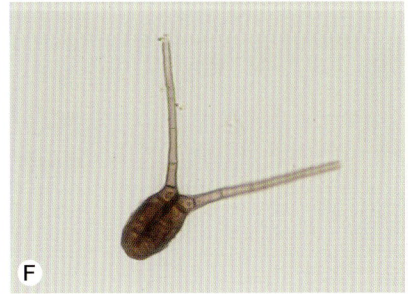

图 6-64　孢子

A. 菌类孢子；B. 灵芝孢子；C. 其他孢子；D～F. 链格孢。

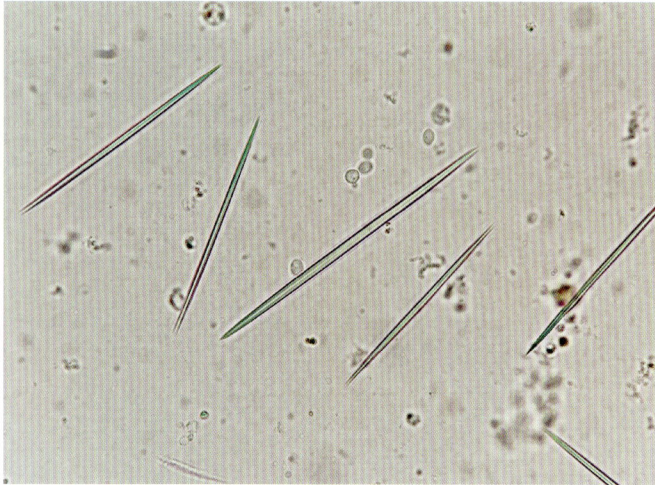

图6-65 植物针晶体,无色、透明,细长的针状,单根散在或成束排列(未染 图6-66 夏科-莱登结晶,双锥形,无色透明(未染色,×1 000)
色,×400)

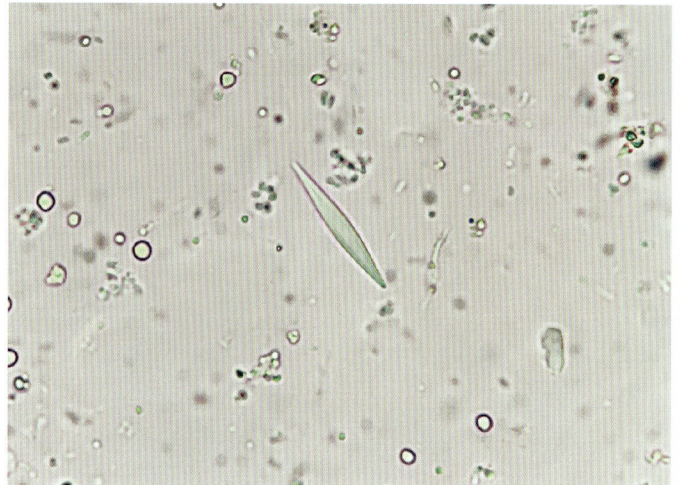

(五)植物花粉

植物花粉种类丰富,形态多样,尿液中的花粉来源于外界环境污染或粪便污染(图6-67)。有的花粉与寄生虫卵十分相似,应注意区别。

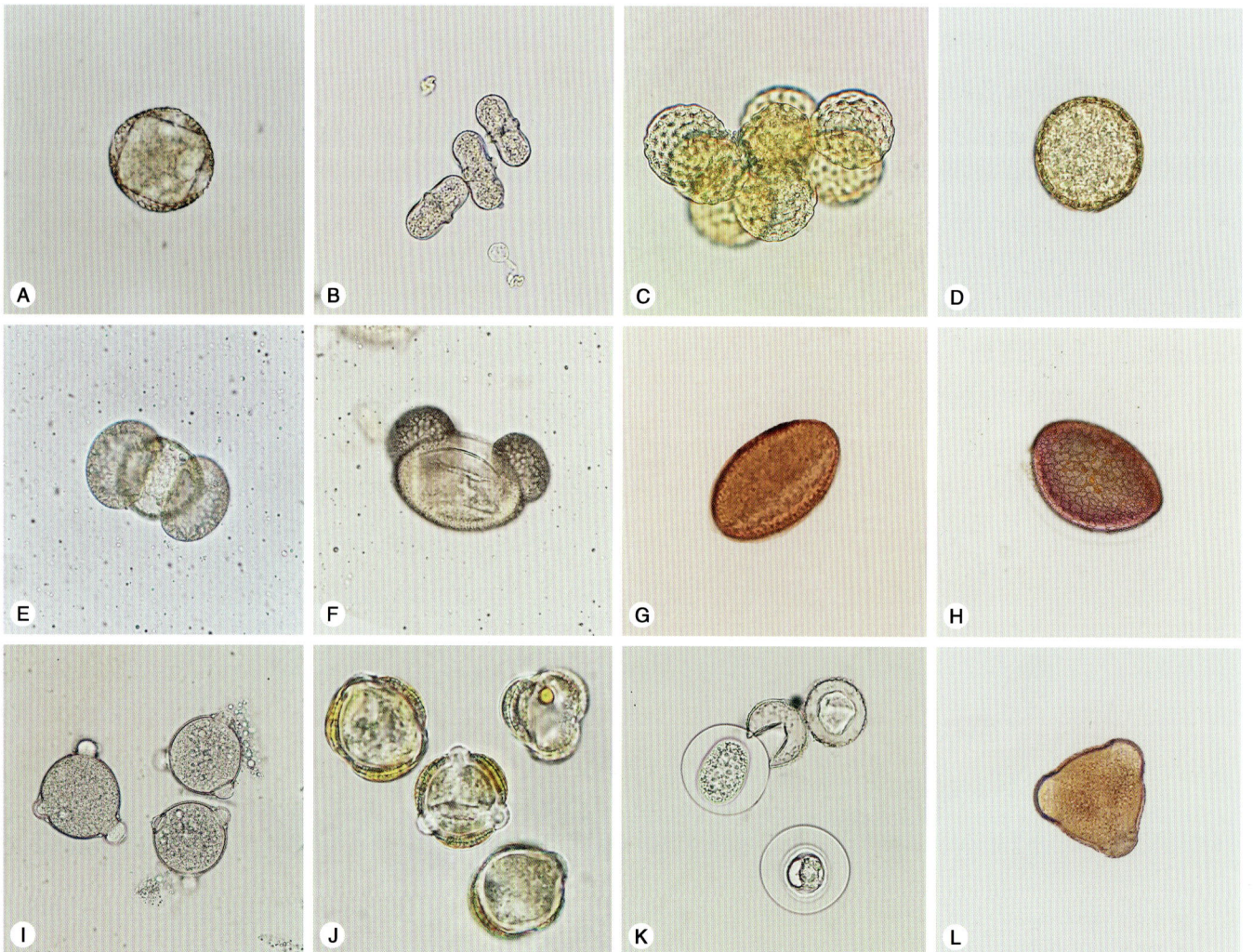

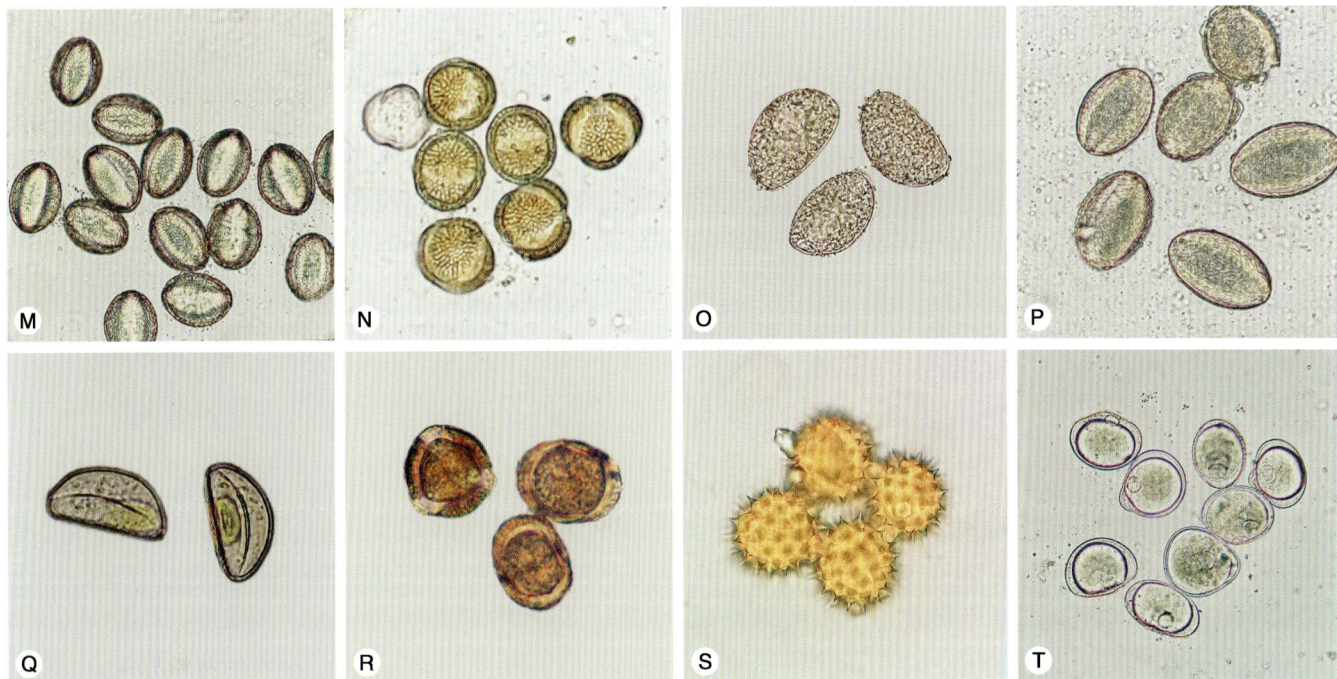

图6-67 花粉

A. 迎春花花粉；B. 香菜花粉；C、D. 菠菜花粉；E、F. 松花粉；G. 白菜花粉；H. 百合花花粉；I. 黄瓜花花粉；J. 蒿草花粉；K. 柏树/杉树花粉；L. 桃花花粉；M. 油菜花花粉；N. 黄心菜花粉；O. 韭菜花花粉；P. 苔菜花粉；Q. 葱花花粉；R. 葵花花粉；S. 菊花花粉；T. 玉兰花花粉。

（六）淀粉颗粒

淀粉颗粒来源于含淀粉的如玉米、小麦、马铃薯、木薯等。淀粉颗粒形态多样，碘染色后呈蓝紫色（图6-68～图6-71），在偏振光显微镜下观察可见"马耳他十字"结构（图6-72）。尿液中的淀粉颗粒均为污染物，无临床意义。

（七）表皮毛与根毛

表皮毛分布在植物果实、叶片、植物茎等表面，由植物表皮细胞发育而来。表皮毛与表皮上的气孔、角质层、蜡质等互相配合，具有保护功能。一方面，表皮毛的存在可以防止生物侵害；另一方面，削弱了强光的影响，加强了对蒸腾的控制，对植物的生长也是有利的。表皮毛的形态特征详见第五章。

植物的根毛在发育上与表皮毛具有相似的机制，也属于表皮毛的一种，在显微镜下观察呈单根分布或相互聚集（图6-73、图6-74）。尿液中的植物根毛均为污染物。

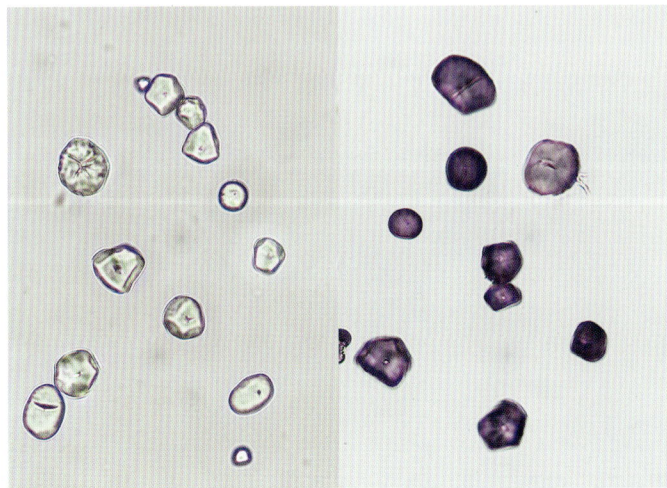

图6-68 淀粉颗粒，不规则形，中心区域凹陷，碘染色呈蓝紫色（未染色＋碘染色，×400）

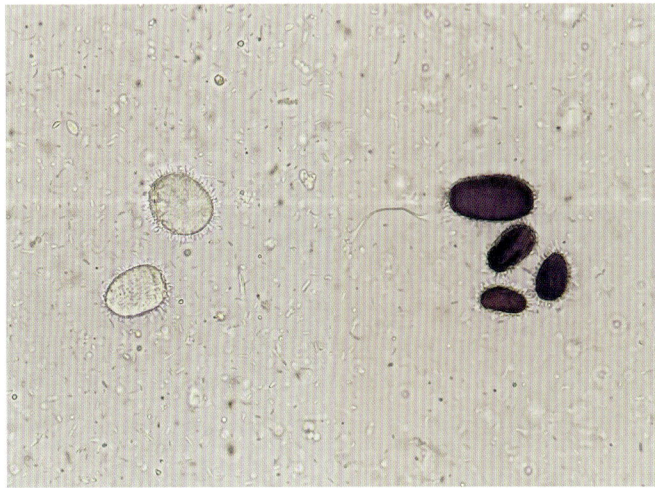

图6-69 淀粉颗粒，边缘呈绒毛样，碘染色呈蓝紫色（未染色＋碘染色，×400）

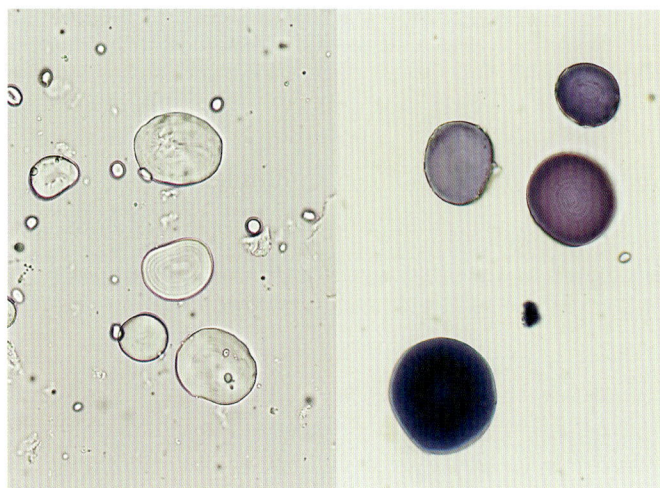

图 6-70 淀粉颗粒,具有年轮样条纹,碘染色呈蓝紫色(未染色+碘染色,×400)

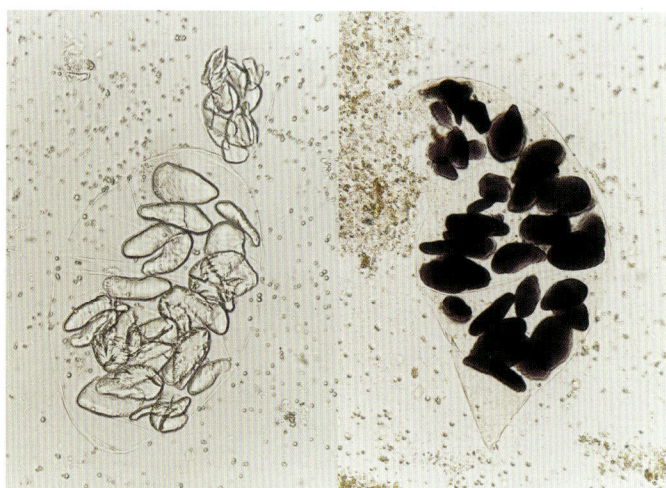

图 6-71 含淀粉颗粒的细胞,其内的淀粉颗粒碘染色后呈蓝紫色(未染色+碘染色,×400)

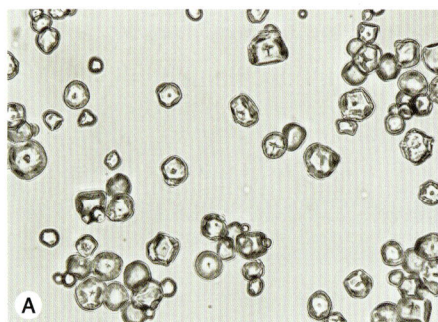

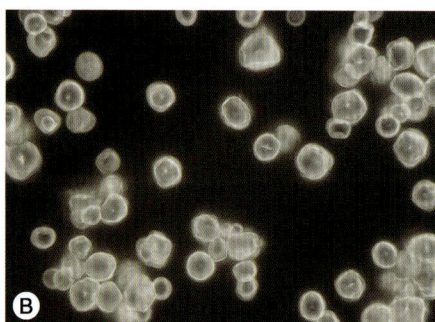

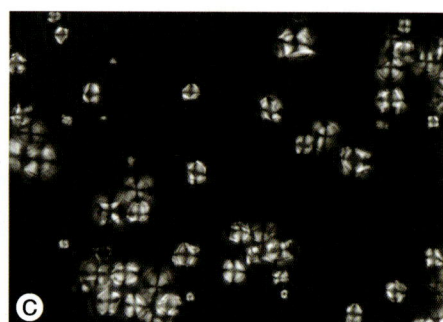

图 6-72 淀粉颗粒(×400)
A. 明视野;B. 暗视野;C. 偏振光显微镜。

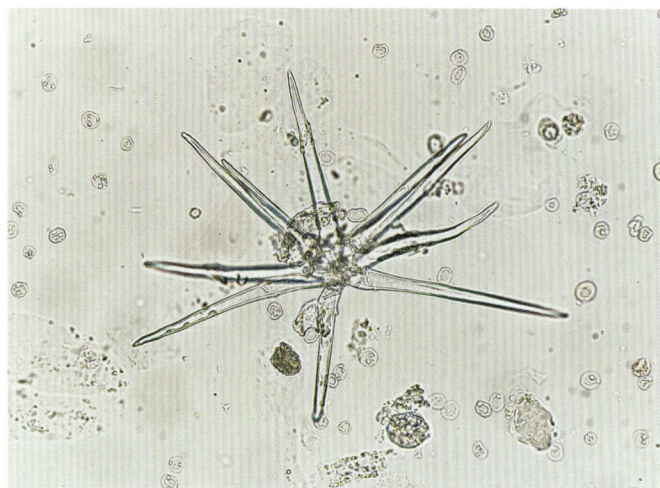

图 6-73 植物根毛(未染色,×400)

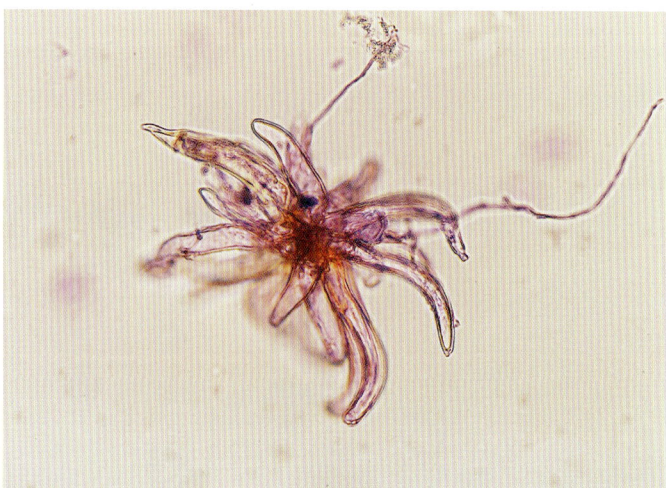

图 6-74 植物根毛(SM 染色,×400)

（八）植物纤维

植物纤维长短、粗细不一，有的纤维较长（详见第五章假管型）。尿液中的植物纤维均来自污染，有的纤维丝与管型相似，前者无蛋白基质、无固定形态，可通过染色法进行区别。

二、肌纤维

肌纤维是粪便中常见的一种物质，淡黄色或黄色，其表面可见清晰的纵纹及横纹，有的肌纤维形似蜡样管型（图6-75、图6-76）。尿液中偶见肌纤维，来自粪便污染。

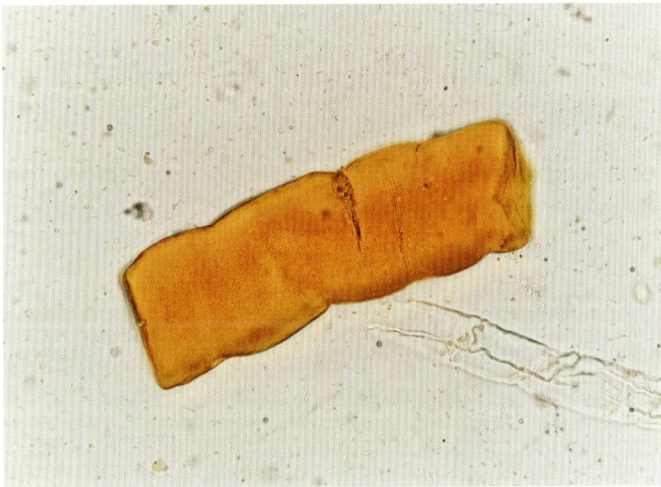

图6-75　肌纤维，深黄色，较宽大，形似蜡样管型（未染色，×1 000）

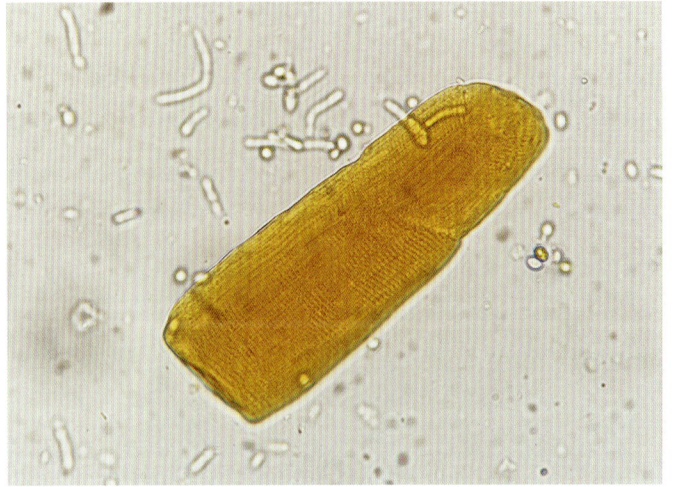

图6-76　肌纤维，黄色，表面可见明显横纹和纵纹（未染色，×1 000）

三、玻璃碎片与划痕

玻璃碎片是玻璃碎裂后形成的大小不一的碎片，在尿液湿片镜检中常见，均为污染物。玻璃碎片在暗视野下观察有折光性（图6-77），明视野观察无色透明，无固定形态，有锋利的边缘（图6-78A、B）。玻片划痕是玻片表面受损后出现的一些痕迹（图6-78C）。

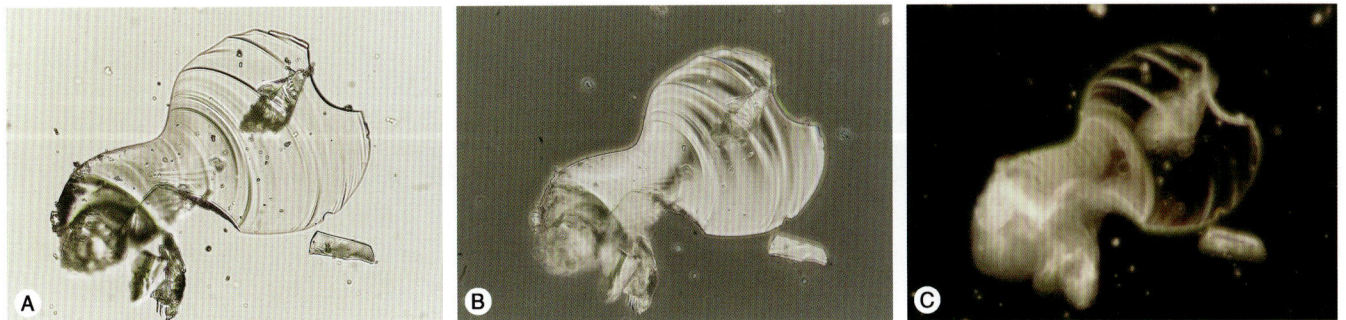

图6-77　玻璃碎片（×1 000）
A. 明视野；B. 相差显微镜；C. 暗视野。

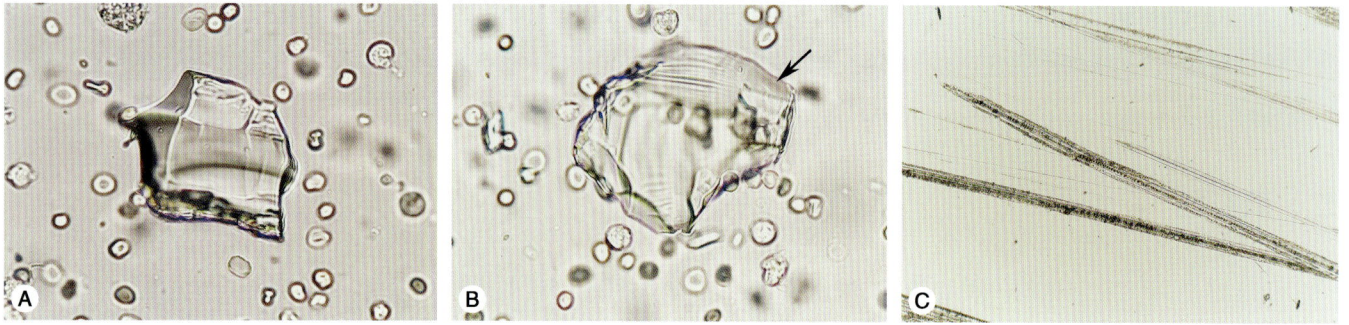

图 6-78 玻璃碎片与玻璃划痕（×1 000）
A、B. 玻璃碎片，无固定形态；C. 玻璃划痕。

四、鳞粉

鳞粉是指蝴蝶或昆虫皮肤表面的片状结构（图 6-79、图 6-80），形态多样，呈扇形或箭形，透明和半透明；鳞粉不仅有助于昆虫飞行，增添蝴蝶外表色彩，而且还有调节体温、防水、保护、联络信号等的作用。尿液中发现的鳞粉均来自外界环境污染。

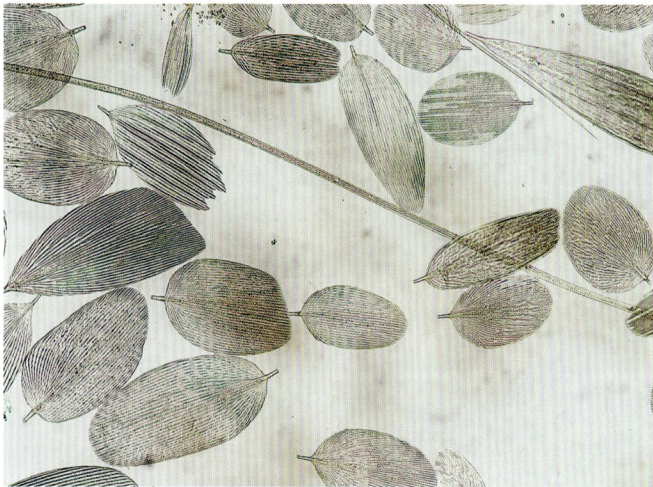

图 6-79 鳞粉，半透明，扇形（未染色，×400）

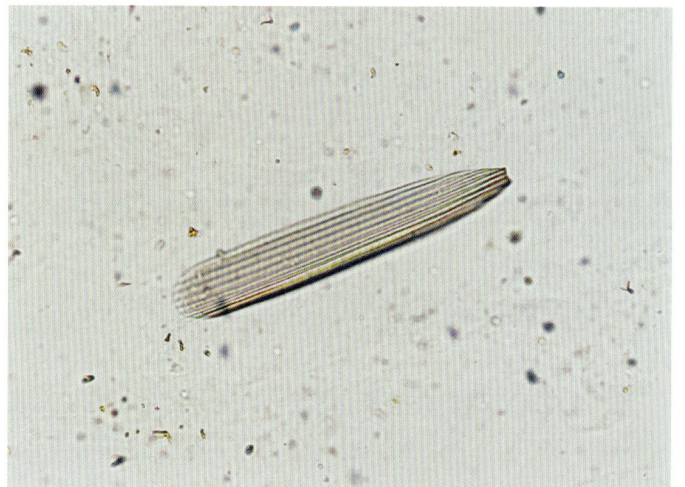

图 6-80 鳞粉，来源于外界环境污染（未染色，×400）

五、滑石粉颗粒

滑石粉是一种天然矿物质，主要成分为含水硅酸镁，具有优良的润滑性、耐火性和绝缘性，被广泛应用于各种化工领域，特别是在化妆品领域应用尤为广泛，如爽身粉、痱子粉、粉饼、眉粉、眼影、腮红等，都应用滑石粉为填充剂。滑石粉为微细、无砂性的粉末，手摸有滑腻感，在水、稀盐酸或稀氢氧化钠溶液中均不溶解。滑石粉颗粒在显微镜下观察为无色透明、无固定形态的颗粒物（图 6-81、图 6-82）。

以前，医用一次性有粉塑胶手套中常加入滑石粉，但该类物质可引起皮肤过敏反应，现多用玉米淀粉替代；尿液中出现滑石粉颗粒均为污染物。

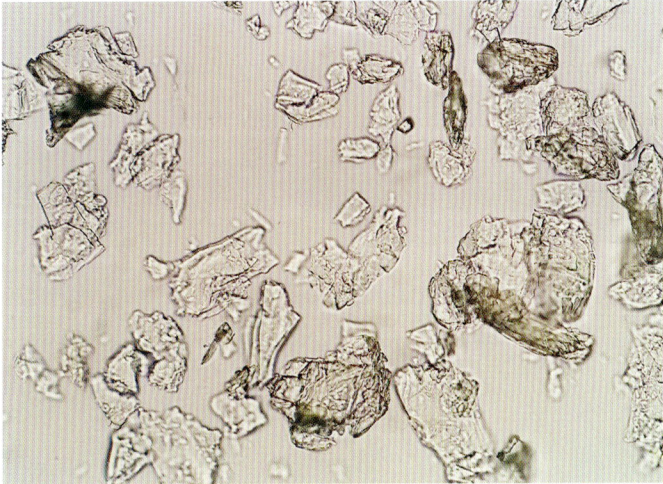

图 6-81 滑石粉颗粒,无色、透明,无固定形态(未染色,×400)

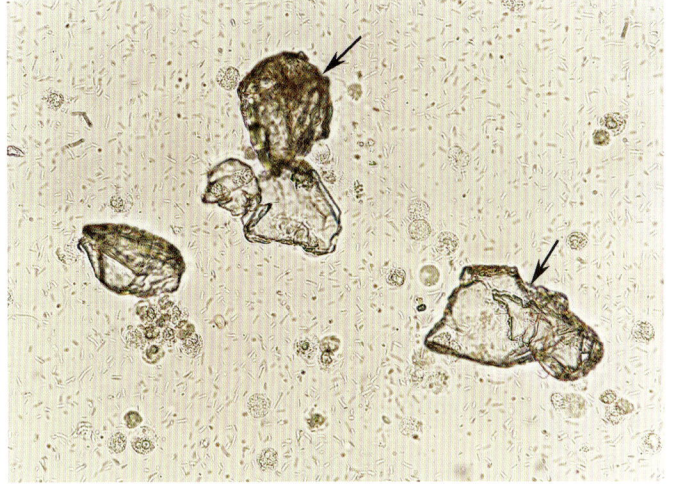

图 6-82 滑石粉颗粒(箭头所指),无固定形态(未染色,×400)

六、吸水树脂

吸水树脂(super absorbent polymer,SAP),是一种具有三维交联网络结构,含有大量亲水性基团的功能高分子材料。吸水树脂价格低廉、保水能力好,作为卫生材料的主要成分已广泛用于吸收体液的一次性尿布、卫生巾和失禁护垫等;此外,吸水树脂还是软膏、霜剂、擦剂、巴布剂等基质医用材料,具有保湿、增稠、皮肤浸润、胶凝的作用。尿液中的吸水树脂均为污染物(图6-83)。

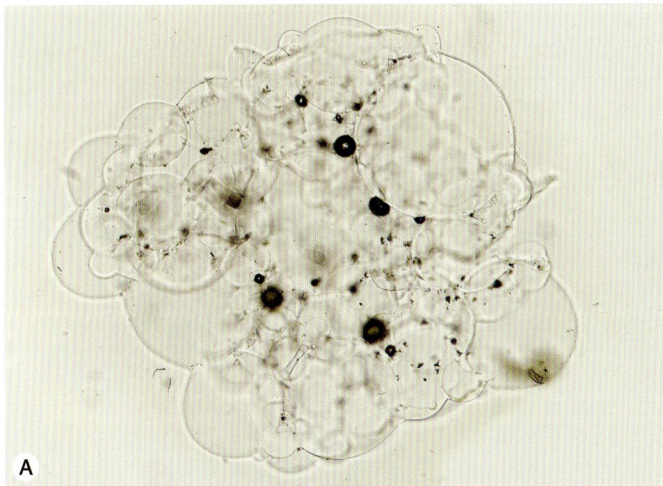

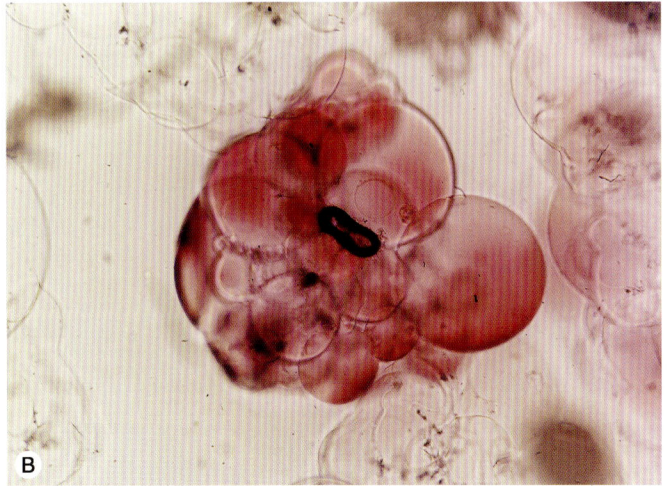

图 6-83 吸水树脂颗粒(×100)
A.无色、透明,颗粒大小不等,遇水体积迅速增大(未染色);B.体积大,可相互融合(SM染色)。

七、浮游生物

标本留取不规范或标本容器不干净,外界水体中的浮游生物可能污染尿液(图6-84)。

八、水藻

尿液中水藻来源于外界水体污染,其种类丰富,形态多样(图6-85)。

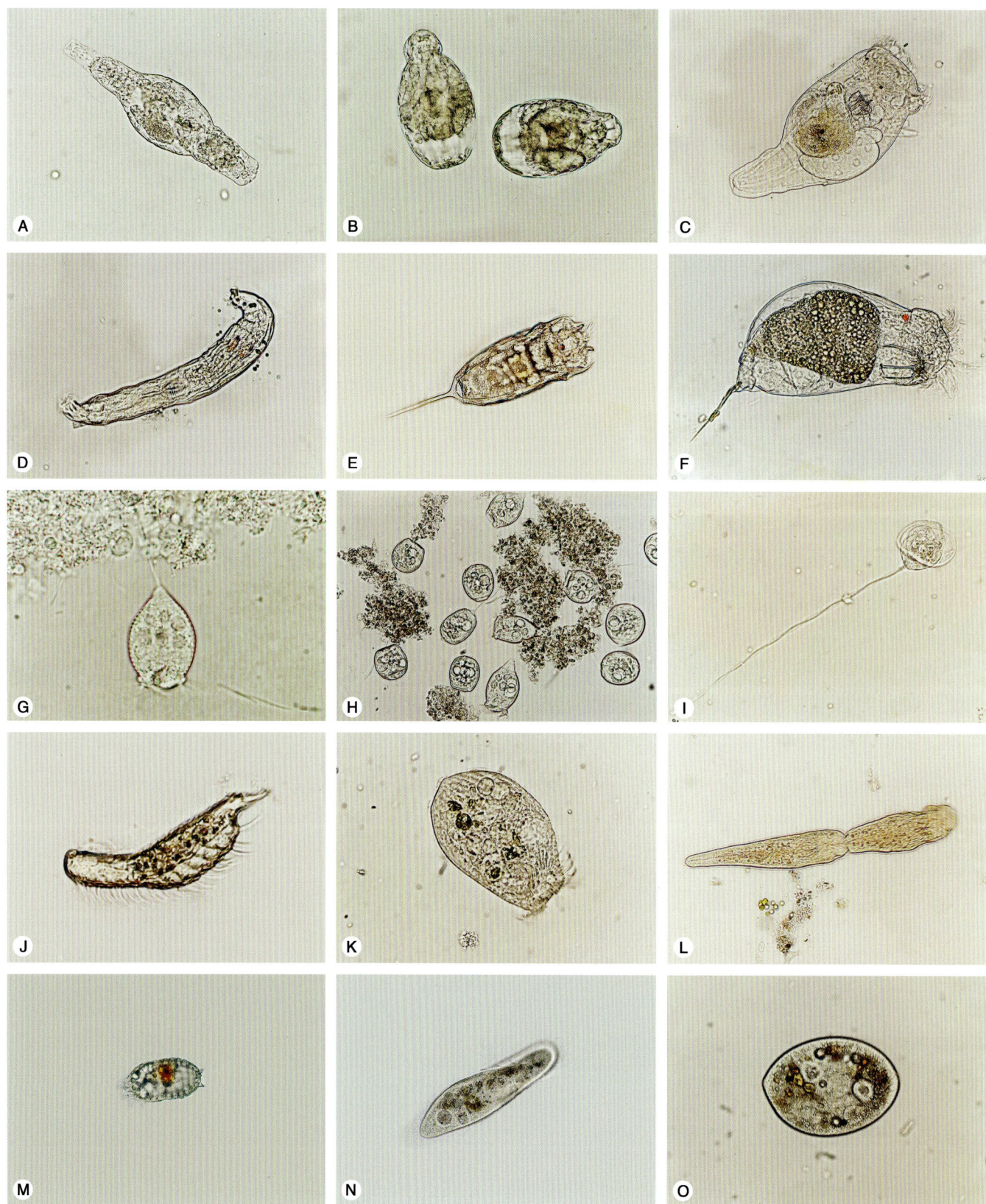

图 6-84 浮游生物

A～F. 轮虫；G～H. 钟虫；I. 独缩虫；J. 腹毛虫；K. 无柄钟虫；L. 涡虫；M. 板壳虫；N. 草履虫；O. 未明确的浮游生物。

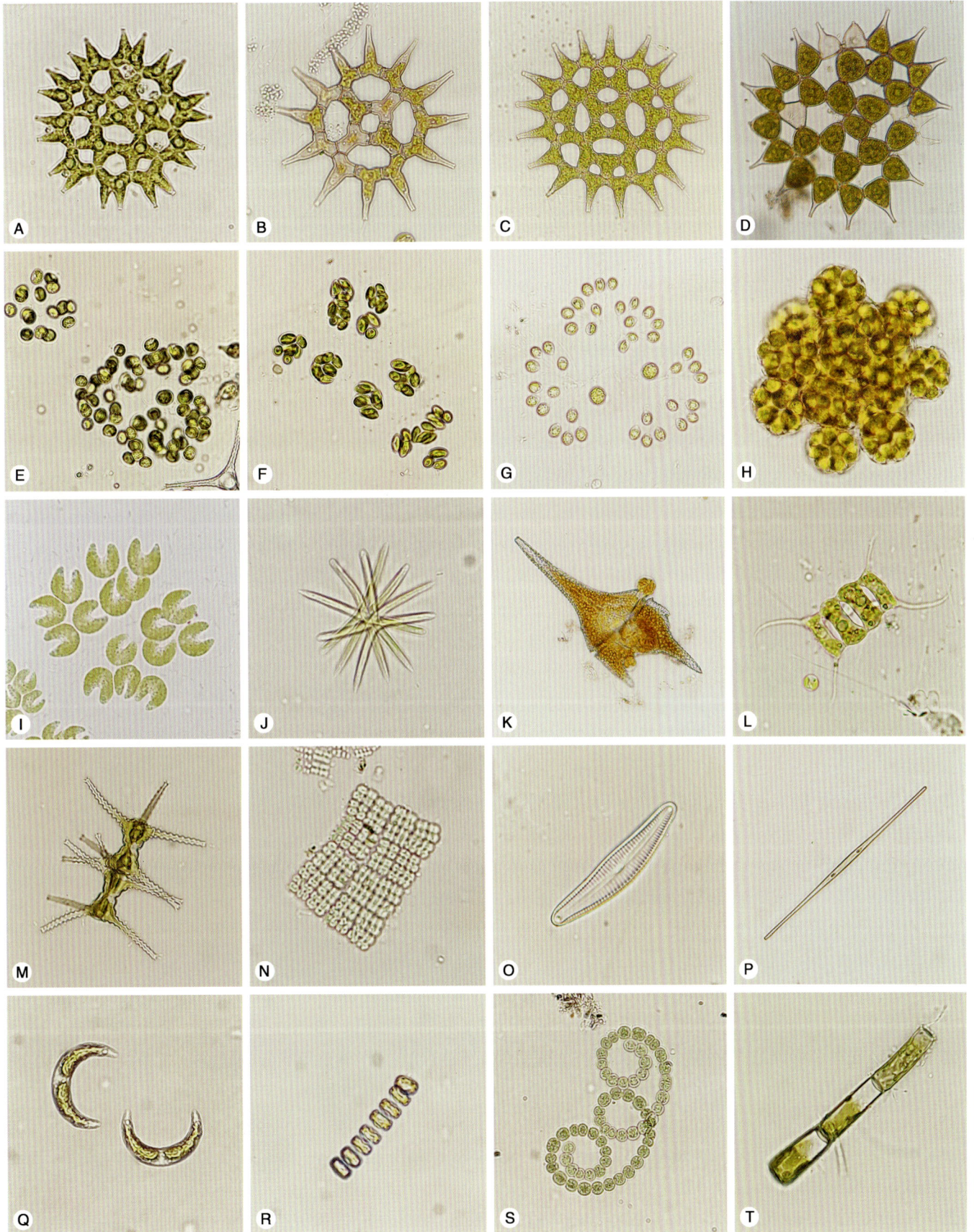

图 6-85　水藻
A～D. 盘星藻；E. 空球藻；F. 卵囊藻；G. 胶网藻；H. 空星藻；I. 蹄形藻；J. 纤维藻；K. 角甲藻；L. 栅藻；M. 角星鼓藻；N. 平裂藻；O. 桥穹藻；P. 针杆藻；Q. 月牙藻；R. 海链藻；S. 鱼腥藻；T. 黄思藻。

参考文献

［1］王海燕.肾脏病学［M］.3版.北京：人民卫生出版社，2008.

［2］丛玉隆.尿液有形成分检查及镜检筛选标准的制定［J］.中华检验医学杂志，2011，34（6）：481-483.

［3］王建中.临床检验诊断学图谱［M］.北京：人民卫生出版社，2012.

［4］唐军民，李英，卫兰.组织学与胚胎学［M］.北京：北京大学医学出版社，2012.

［5］曹跃华，杨敏，陈隆文，等.细胞病理学诊断图谱及实验技术［M］.2版.北京：科学技术出版社，2012.

［6］王永才，刘永娥，安月，等.最新脱落细胞病理诊断学图谱［M］.北京：人民军医出版社，2014.

［7］周强.尿沉渣检验图谱［M］.北京：人民军医出版社，2014.

［8］尚红，王兰兰.实验诊断学［M］.北京：人民卫生出版社，2015.

［9］尚红，王毓三，申子瑜.全国临床检验操作规程［M］.北京：人民卫生出版社，2015.

［10］许文荣，林东红.临床基础检验学技术［M］.北京：人民卫生出版社，2015.

［11］彭明婷.临床血液与体液检验［M］.北京：人民卫生出版社，2017.

［12］丁振若，于文彬，苏明权，等.尿液沉渣临床检验图谱［M］.郑州：河南科学技术出版社，2017.

［13］李惊子，李晓政.尿液有形成分分析的应用进展［M］.北京：北京大学医学出版社，2018.

［14］张纪云，龚道元.临床检验基础［M］.5版.北京：人民卫生出版社，2019.

［15］龚道元，张时民，黄道连.临床基础检验形态学［M］.北京：人民卫生出版社，2019.

［16］徐瑞华，万德森.临床肿瘤学［M］.5版.北京：科学出版社.2019.

［17］闫立志.尿液有形成分分析图谱新解及病例分析［M］.长沙：湖南科学技术出版社，2019.

［18］中华人民共和国国家卫生健康委员会.WS/T 662—2020临床体液检验技术要求［S］.北京：国家卫生健康委员会，2020.

［19］段爱军，吴茅，闫立志.体液细胞学图谱［M］.长沙：湖南科学技术出版社，2020.

［20］张时民.实用尿液有形成分图鉴［M］.2版.北京：人民卫生出版社，2020.

［21］闫立志，张时民.活体染色法在筛查尿液诱饵细胞中的应用［J］.临床检验杂志，2020，38（10）：738-740.

［22］李静芳，闫立志.尿液有形成分图谱精选［M］.昆明：云南科技出版社，2021.

［23］中华医学会检验医学分会血液学与体液学学组.尿液检验有形成分名称与结果报告专家共识［J］.中华检验医学杂志，2021，44（7）：574-586.

［24］司徒博，闫立志，郑磊.临床体液细胞AIE荧光染色图谱［M］.北京：科学出版社，2022.

［25］段爱军，闫立志，袁长巍.前列腺液细胞学图谱［M］.北京：科学出版社，2023.

［26］中华人民共和国国家卫生健康委员会.WS/T 229—2024尿液理学、化学和有形成分检验［S］.北京：国家卫生健康委员会，2024.

［27］Zheng L，Yan L Z，Zhang S M. Urine Formed Elements［M］. Singapore：Springer Nature，2024.

［28］Wojcik EM，Kurtycz DF，Rosenthal DL. The Paris system for reporting urinary cytology［M］. 2nd ed. Cham：Springer Cham，2022.

［29］Kurtz A. Endocrine functions of the renal interstitium［J］. Pflugers Arch，2017，469（7-8）：869-876.

［30］Vahabi B，Drake MJ. Physiological and pathophysiological implications of micromotion activity in urinary bladder function［J］. Acta Physiol（Oxf），2015，213（2）：360-370.

［31］ Pomian A, Majkusiak W, Kociszewski J, et al. Demographic features of female urethra length［J］. Neurourol Urodyn, 2018, 37（5）: 1751-1756.

［32］ Jackson AR, Hoff ML, Li B, et al. Krt5（+）urothelial cells are developmental and tissue repair progenitors in the kidney［J］. Am J Physiol Renal Physiol, 317（3）: F757-F766.

［33］ Pollak MR, Quaggin SE, Hoenig MP. The glomerulus: the sphere of influence［J］. Clin J Am Soc Nephrol, 2014, 9（8）: 1461-1469.

［34］ Naylor RW, Morais M, Lennon R. Complexities of the glomerular basement membrane［J］. Nat Rev Nephrol, 2021, 17（2）: 112-127.

［35］ Ndisang JF. Glomerular Endothelium and its Impact on Glomerular Filtration Barrier in Diabetes: Are the Gaps Still Illusive?［J］. Curr Med Chem, 2018, 25（13）: 1525-1529.

［36］ Fromm M, Piontek J, Rosenthal R, et al. Tight junctions of the proximal tubule and their channel proteins［J］. Pflugers Arch, 2017, 469（7-8）: 877-887.

［37］ Tanigawa S, Nishinakamura R. Functional renal collecting ducts from human PSCs［J］. Cell Stem Cell, 2022, 29（11）: 1510-1512.

［38］ Rao R, Bhalla V, Pastor-Soler NM. Intercalated Cells of the Kidney Collecting Duct in Kidney Physiology［J］. Semin Nephrol, 2019, 39（4）: 353-367.

［39］ Benzing T, Salant D. Insights into Glomerular Filtration and Albuminuria［J］. N Engl J Med, 2021, 384（15）: 1437-1446.

［40］ Holechek MJ. Glomerular filtration: an overview［J］. Nephrol Nurs J, 2003, 30（3）: 285-290.

［41］ Mozolowski W. Chemical composition of normal urine［J］. The Lancet, 1948, 251（6498）: 423.

［42］ Cavanaugh C, Perazella MA. Urine Sediment Examination in the Diagnosis and Management of Kidney Disease: Core Curriculum 2019［J］. Am J Kidney Dis, 2019, 73（2）: 258-272.

［43］ Huussen J, Koene RA, Hilbrands LB. The（fixed）urinary sediment, a simple and useful diagnostic tool in patients with haematuria［J］. Neth J Med, 2004, 62（1）: 4-9.

［44］ Perazella MA. The urine sediment as a biomarker of kidney disease［J］. Am J Kidney Dis, 2015, 66（5）: 748-755.

［45］ Ko DH, Ji M, Kim S, et al. An approach to standardization of urine sediment analysis via suggestion of a common manual protocol［J］. Scand J Clin Lab Invest., 2016, 76（3）: 256-263.

［46］ Yan L, Guo H, Han L, et al. Sternheimer-Malbin Staining to Detect Decoy Cells in Urine of 213 Kidney Transplant Patients ［J］. Transplantation proceedings, 2020, 52（3）: 823-828.

［47］ Yan L, Guo H, Han L, et al. Sternheimer-Malbin Staining to Detect Decoy Cells in Urine of 213 Kidney Transplant Patients ［J］. Transplantation proceedings, 2020, 52（3）: 823-828.

［48］ Kiran M, Sonal S. Urine cytology in paroxysmal nocturnal hemoglobinuria［J］. Diagnostic cytopathology, 2012, 40（9）: 804-805.

［49］ Taguchi S, Hidaka S, Yanai M, et al. Renal hemosiderosis presenting with acute kidney Injury and macroscopic hematuria in Immunoglobulin A nephropathy: a case report［J］. BMC nephrology, 2021, 22（1）: 132.

［50］ Ghio AJ, Roggli VL. Perls' Prussian Blue Stains of Lung Tissue, Bronchoalveolar Lavage, and Sputum［J］. J Environ Pathol Toxicol Oncol, 2021, 40（1）: 1-15.

［51］ Nolan CR 3rd, Anger MS, Kelleher SP. Eosinophiluria-a new method of detection and definition of the clinical spectrum［J］. The New England journal of medicine, 1986, 315（24）: 1516-1519.

［52］ Becker GJ, Garigali G, Fogazzi GB. Advances in Urine Microscopy［J］. American journal of kidney diseases: the official journal of the National Kidney Foundation, 2016, 67（6）: 954-964.

［53］Wolf DE. The optics of microscope image formation［J］. Methods in cell biology, 2013, 114: 11-42.

［54］Haber MH. Interference contrast microscopy for identification of urinary sediments［J］. American journal of clinical pathology, 1972, 57(3): 316-319.

［55］Abe M, Furuichi M, Ishimitsu T, Tojo A. Analysis of purple urine bag syndrome by low vacuum scanning electron microscopy［J］. Medical molecular morphology, 2022, 55(2): 123-130.

［56］Oldenbourg R. Polarized light microscopy: principles and practice［J］. Cold Spring Harbor protocols, 2013(11): pdb. top078600.

［57］Lee AJ, Yoo EH, Bae YC, et al. Differential identification of urine crystals with morphologic characteristics and solubility test［J］. Journal of clinical laboratory analysis, 2022, 36(11): e24707.

［58］Lichtman JW, Conchello JA. Fluorescence microscopy［J］. Nature methods, 2005, 2(12): 910-919.

［59］Sankaranarayanan R, Alagumaruthanayagam A, Sankaran K. A new fluorimetric method for the detection and quantification of siderophores using Calcein Blue, with potential as a bacterial detection tool［J］. Applied microbiology and biotechnology, 2015, 99(5): 2339-2349.

［60］Cavanaugh C, Perazella MA. Urine sediment examination in the diagnosis and management of kidney disease: core curriculum 2019［J］. American Journal of Kidney Diseases, 2019, 73(2): 258-272.

［61］Hebert LA, Parikh S, Prosek J, et al. Differential diagnosis of glomerular disease: a systematic and inclusive approach［J］. American journal of nephrology, 2013, 38(3): 253-266.

［62］Cohen RA, Brown RS. Microscopic Hematuria［J］. New England Journal of Medicine, 2003, 348(23): 2330-2338.

［63］Chase J, Hammond J, Bilbrough G, et al. Urine sediment examination: Potential impact of red and white blood cell counts using different sediment methods［J］. Vet Clin Pathol, 2018, 47(4): 608-616.

［64］Poirier KP, Jackson GG. Characteristics of leukocytes in the urine sediment in pyelonephritis: correlation with renal biopsies［J］. Am J Med, 1957, 23(4): 579-586.

［65］Mody L, Juthani-Mehta M. Urinary tract infections in older women: a clinical review［J］. JAMA, 2014, 311(8): 844-854.

［66］Singh N, Samant H, Hawxby A, et al. Biomarkers of rejection in kidney transplantation［J］. Curr Opin Organ Transplant, 2019, 24(1): 103-110.

［67］Amatya R, Bhattarai S, Mandal PK, et al. Urinary tract infection in vaginitis: a condition often overlooked［J］. Nepal Med Coll J, 2013, 15(1): 65-67.

［68］Shojaei-Baghini E, Zheng Y, Jewett MAS, et al. Mechanical characterization of benign and malignant urothelial cells from voided urine［J］. Applied Physics Letters, 2013, 102(12): 123701.

［69］Ridley JW. Fundamentals of the Study of Urine and Body Fluids［M］. Berlin: Springer Berlin Heidelberg, 2018.

［70］Perazella MA. The Urine Sediment as a Biomarker of Kidney Disease［J］. American Journal of Kidney Diseases, 2015, 66(5): 748-755.

［71］Yokoyama T, Nitta K. Recent Advances in Urinalysis as a Diagnostic Indicator of Renal Diseases［J］. Rinsho byori. The Japanese Journal of Clinical Pathology, 2015, 63(2): 252-258.

［72］Tummidi S, Kothari K, Agnihotri M, et al. Diagnostic utility of urine cytology in detection of decoy cells in renal transplant patients: Report of five cases and review of literature［J］. Diagnostic cytopathology, 2020, 48(3): 222-227.

［73］Her T, Schutzbank TE. Evaluation of the Luminex ARIES® system for the detection and quantification of BK virus(BKV) DNA in plasma samples from kidney transplant recipients［J］. Diagnostic microbiology and infectious disease, 2019, 94(2): 129-134.

［74］Jafari NV, Rohn JL. The urothelium: a multi-faceted barrier against a harsh environment［J］. Mucosal immunology, 2022,

15（6）：1127-1142.

［75］Adachi M, Hoshi M, Ushimaru S, et al. Clinical significance of hyaline casts in the new CKD risk classification（KDIGO 2009）［J］. Rinsho Byori. The Japanese Journal of Clinical Pathology, 2013, 61（2）：104-111.

［76］Xu D, Li J, Wang S, et al. The clinical and pathological relevance of waxy casts in urine sediment［J］. Renal Failure, 2022, 44（1）：1038-1044.

［77］Rivera M, Velez J. Urinary waxy casts are associated with greater severity of acute tubular injury［J］. Journal of Investigative Medicine, 2020, 68（2）：672.

［78］Neuendorf J. Description of Urinary Sediment Constituents［M］. Cham：Urine Sediment. Springer, 2020.

［79］Khalighi MA, Henriksen KJ, Chang A, et al. Intratubular hemoglobin casts in hemolysis-associated acute kidney injury［J］. American Journal of Kidney Diseases, 2015, 65（2）：337-341.

［80］Caleffi A, Lippi G. Cylindruria［J］. Clinical Chemistry Laboratory Medicine, 2015, 53（s2）：s1471-s1477.

［81］Wang Z, Zhang Y, Zhang J, et al. Recent advances on the mechanisms of kidney stone formation［J］. International journal of molecular medicine, 2021, 48（2）：1-10.

［82］Daudon M, Frochot V, Bazin D, et al. Crystalluria analysis improves significantly etiologic diagnosis and therapeutic monitoring of nephrolithiasis［J］. Comptes Rendus Chimie, 2016, 19（11-12）：1514-1526.

［83］Clark B, Baqdunes MW, Kunkel GM. Diet-induced oxalate nephropathy［J］. BMJ Case Reports CP, 2019, 12（9）：e231284.

［84］Efe O, Verma A, Waikar SS. Urinary oxalate as a potential mediator of kidney disease in diabetes mellitus and obesity［J］. Current opinion in nephrology hypertension, 2019, 28（4）：316-320.

［85］Trinchieri A, Montanari E. Biochemical and dietary factors of uric acid stone formation［J］. Urolithiasis, 2018, 46（2）：167-172.

［86］Trinchieri A, Montanari E. Prevalence of renal uric acid stones in the adult［J］. Urolithiasis, 2017, 45（6）：553-562.

［87］Behan KJ, Johnston MA. Protocols to dissolve amorphous urate crystals in urine［J］. Laboratory Medicine, 2022, 53（3）：e63-e68.

［88］Fogazzi G, Anderlini R, Canovi S, et al. "Daisy-like" crystals：A rare and unknown type of urinary crystal［J］. Clinica Chimica Acta, 2017, 471：154-157.

［89］Frochot V, Castiglione V, Lucas IT, et al. Advances in the identification of calcium carbonate urinary crystals［J］. Clinica Chimica Acta, 2021, 515：1-4.

［90］Trivedi DJ, Patil VP, Kamble PS. CYSTINURIA：crystals that make a baby cry［J］. Indian Journal of Clinical Biochemistry, 2017, 32（4）：364-366.

［91］Baumer Y, McCurdy SG, Boisvert WA. Formation and Cellular Impact of Cholesterol Crystals in Health and Disease［J］. Advanced Biology, 2021, 5（11）：2100638.

［92］Torous VF, Dodd LG, McIntire PJ, et al. Crystals and crystalloids in cytopathology：Incidence and importance［J］. Archives of Pathology & Laboratory Medicine, 2022, 130（10）：759-770.

［93］Hentzien M, Lambert D, Limelette A, et al. Bani-Sadr F. Macroscopic amoxicillin crystalluria［J］. The Lancet, 2015, 385（9984）：2296.

［94］Thammavaranucupt K, Spanuchart I. Sulfonamide Crystals［J］. The New England Journal of Medicine, 2021, 384（11）：1053.

［95］Mattoo TK, Shaikh N, Nelson CP. Contemporary Management of Urinary Tract Infection in Children［J］. Pediatrics, 2021, 147（2）：e2020012138.

［96］Olin SJ, Bartges JW. Urinary tract infections：treatment/comparative therapeutics［J］. The Veterinary clinics of North America. Small animal practice, 2015, 45（4）：721-746.

［97］Agrawal C, Sood V, Kumar A, et al. Cryptococcal Infection in Transplant Kidney Manifesting as Chronic Allograft Dysfunction［J］. Indian journal of nephrology, 2017, 27（5）：392-394.

［98］Poloni JAT, Rotta LN. Urine Sediment Findings and the Immune Response to Pathologies in Fungal Urinary Tract Infections Caused by Candida spp［J］. Journal of fungi, 2020, 6（4）：245.

［99］Leitsch D. Recent advances in the molecular biology of the protist parasite Trichomonas vaginalis［J］. F1000Research, 2021, 10：140.

［100］Antoni S, Ferlay J, Soerjomataram I, et al. Bladder cancer incidence and mortality：a global overview and recent trends［J］. European urology, 2017, 71（1）：96-108.

52检